高等职业教育药学类与食品药品类专业第四轮教材

实用药物学基础 第2版

（供药学类相关专业用）

主　编　邓庆华
副主编　布秀娟　刘　刚
编　者　（以姓氏笔画为序）
王　军（山东医药技师学院）
布秀娟（大庆医学高等专科学校）
刘　刚（连云港中医药高等职业技术学校）
许应生（皖西卫生职业学院）
李洪文（楚雄医药高等专科学校）
林奉儒（国药集团川抗制药有限公司）
郭婧潭（辽宁医药职业学院）
邓庆华（重庆医药高等专科学校）
田冲冲（江苏医药职业学院）
刘　娟（重庆医科大学附属永川医院）
李卓恒（重庆医药高等专科学校）
张在国（黑龙江生物科技职业学院）
聂海艳（浙江医药高等专科学校）

中国健康传媒集团
中国医药科技出版社

内容提要

本教材是“高等职业教育药学类与食品药品类专业第四轮教材”之一。根据实用药物学基础教学大纲的基本要求和课程特点编写而成，内容上涵盖了各系统药物的分类，典型药物的化学结构、理化性质、构－效关系、体内过程、药理作用、临床用途以及不良反应等内容；为适应学生毕业后不同岗位对实验实训的要求，分别设计了典型药物的制备实验、药物的定性鉴别实验、药品分类摆放实训项目等内容。本教材具有基础知识全面、丰富，专业针对性强的特点。本教材为书网融合教材，配套有 PPT、知识回顾、微课及习题等数字资源，使教学资源更加多样化、立体化。

本教材供药学类相关专业教学使用。

图书在版编目（CIP）数据

实用药物学基础／邓庆华主编．—2 版．—北京：中国医药科技出版社，2021.8（2024.8重印）

高等职业教育药学类与食品药品类专业第四轮教材

ISBN 978－7－5214－2570－3

Ⅰ.①实…　Ⅱ.①邓…　Ⅲ.①药物学－高等职业教育－教材　Ⅳ.①R9

中国版本图书馆 CIP 数据核字（2021）第 143053 号

美术编辑　陈君杞

版式设计　友全图文

出版　**中国健康传媒集团**｜中国医药科技出版社

地址　北京市海淀区文慧园北路甲 22 号

邮编　100082

电话　发行：010－62227427　邮购：010－62236938

网址　www. cmstp. com

规格　889×1194mm $^{1}/_{16}$

印张　28

字数　794 千字

初版　2017 年 2 月第 1 版

版次　2021 年 8 月第 2 版

印次　2024 年 8 月第 3 次印刷

印刷　大厂回族自治县彩虹印刷有限公司

经销　全国各地新华书店

书号　ISBN 978－7－5214－2570－3

定价　78.00 元

出版说明

“全国高职高专院校药学类与食品药品类专业‘十三五’规划教材”于2017年初由中国医药科技出版社出版，是针对全国高等职业教育药学类、食品药品类专业教学需求和人才培养目标要求而编写的第三轮教材，自出版以来得到了广大教师和学生的好评。为了贯彻党的十九大精神，落实国务院《国家职业教育改革实施方案》，将“落实立德树人根本任务，发展素质教育”的战略部署要求贯穿教材编写全过程，中国医药科技出版社在院校调研的基础上，广泛征求各有关院校及专家的意见，于2020年9月正式启动第四轮教材的修订编写工作。在教育部、国家药品监督管理局的领导和指导下，在本套教材建设指导委员会专家的指导和顶层设计下，依据教育部《职业教育专业目录（2021年）》要求，中国医药科技出版社组织全国高职高专院校及相关单位和企业具有丰富教学与实践经验的专家、教师进行了精心编撰。

本套教材共计66种，全部配套“医药大学堂”在线学习平台，主要供高职高专院校药学类、药品与医疗器械类、食品类及相关专业（即药学、中药学、中药制药、中药材生产与加工、制药设备应用技术、药品生产技术、化学制药、药品质量与安全、药品经营与管理、生物制药专业等）师生教学使用，也可供医药卫生行业从业人员继续教育和培训使用。

本套教材定位清晰，特点鲜明，主要体现在如下几个方面。

1. 落实立德树人，体现课程思政

教材内容将价值塑造、知识传授和能力培养三者融为一体，在教材专业内容中渗透我国药学事业人才必备的职业素养要求，潜移默化，让学生能够在学习知识同时养成优秀的职业素养。进一步优化“实例分析/岗位情景模拟”内容，同时保持“学习引导”“知识链接”“目标检测”或“思考题”模块的先进性，体现课程思政。

2. 坚持职教精神，明确教材定位

坚持现代职教改革方向，体现高职教育特点，根据《高等职业学校专业教学标准》要求，以岗位需求为目标，以就业为导向，以能力培养为核心，培养满足岗位需求、教学需求和社会需求的高素质技能型人才，做到科学规划、有序衔接、准确定位。

3. 体现行业发展，更新教材内容

紧密结合《中国药典》（2020年版）和我国《药品管理法》（2019年修订）、《疫苗管理法》（2019年）、《药品生产监督管理办法》（2020年版）、《药品注册管理办法》（2020年版）以及现行相关法规与标准，根据行业发展要求调整结构、更新内容。构建教材内容紧密结合当前国家药品监督管理法规、标准要求，体现全国卫生类（药学）专业技术资格考试、国家执业药师职业资格考试的有关新精神、新动向和新要求，保证教育教学适应医药卫生事业发展要求。

4. 体现工学结合，强化技能培养

专业核心课程吸纳具有丰富经验的医疗机构、药品监管部门、药品生产企业、经营企业人员参与编写，保证教材内容能体现行业的新技术、新方法，体现岗位用人的素质要求，与岗位紧密衔接。

5. 建设立体教材，丰富教学资源

搭建与教材配套的“医药大学堂”（包括数字教材、教学课件、图片、视频、动画及习题库等），丰富多样化、立体化教学资源，并提升教学手段，促进师生互动，满足教学管理需要，为提高教育教学水平和质量提供支撑。

6. 体现教材创新，鼓励活页教材

新型活页式、工作手册式教材全流程体现产教融合、校企合作，实现理论知识与企业岗位标准、技能要求的高度融合，为培养技术技能型人才提供支撑。本套教材部分建设为活页式、工作手册式教材。

编写出版本套高质量教材，得到了全国药品职业教育教学指导委员会和全国卫生职业教育教学指导委员会有关专家以及全国各相关院校领导与编者的大力支持，在此一并表示衷心感谢。出版发行本套教材，希望得到广大师生的欢迎，对促进我国高等职业教育药学类与食品药品类相关专业教学改革和人才培养作出积极贡献。希望广大师生在教学中积极使用本套教材并提出宝贵意见，以便修订完善，共同打造精品教材。

建设指导委员会

评审委员会

数字化教材编委会

主　编　邓庆华

副主编　布秀娟　刘　刚

编　者　(以姓氏笔画为序)

王　军（山东医药技师学院）

布秀娟（大庆医学高等专科学校）

刘　刚（连云港中医药高等职业技术学校）

许应生（皖西卫生职业学院）

李洪文（楚雄医药高等专科学校）

林奉儒（国药集团川抗制药有限公司）

郭婧潭（辽宁医药职业学院）

邓庆华（重庆医药高等专科学校）

田冲冲（江苏医药职业学院）

刘　娟（重庆医科大学附属永川医院）

李卓恒（重庆医药高等专科学校）

张在国（黑龙江生物科技职业学院）

聂海艳（浙江医药高等专科学校）

前言

《实用药物学基础》（第 2 版）是“高等职业教育药学类与食品药品类专业第四轮教材”之一。本版教材贯彻《国家职业教育改革实施方案》精神，明确教材定位，将价值塑造、知识传授和能力培养三者融为一体，增加数字化资源，体现医药行业发展变化，结合 2020 版《中国药典》及执业药师考试大纲的要求，优化内容，并在教材编写中融入课程思政元素，提升教材质量。

本教材在介绍实用药物学基础的基本知识、基本理论和基本技能的基础上，分析了药物的结构特征与理化性质、药理作用之间的内在联系，并与药物的实际生产、贮存、使用相联系，为学生后续课程的学习、知识技术的更新，毕业后在相关领域工作及职业岗位的变换和全面发展提供理论基础和技能支撑。

本教材体现医药卫生现代职业教育理念，按照医药卫生行业用人要求，体现培养目标和用人要求紧密结合。将药物化学及药理学的内容相互融合；教材内容涵盖执业药师职业资格考试内容，满足考试的要求，做到教考、课证融合；教材中融入相应的实训实验内容，将实验实训类内容与主干教材贯穿一起，注重实践技能的训练，体现理实一体。

本版教材将纸质资源和数字资源进行了书网融合。纸质资源在编写形式上，包括正文系统和非正文系统。通过学习引导引出正文内容，穿插了知识链接、实例分析、即学即练等版块，并配有相应的目标检测，实例分析及习题答案通过扫描二维码即可获得，提高学生学习的自主性。数字资源包括 PPT、知识回顾、微课及习题，通过扫描二维码或登录相应网站即可获得。习题的形式及所涉及的知识点参考了执业药师职业资格考试药学专业（一）和（二）的知识，为学生今后参加执业药师职业资格考试做知识储备。

本教材内容由理论知识和实验、实训项目三部分组成。其中，理论知识十三章。第一章总论，包括药物基本知识、药物效应动力学、药物代谢动力学、影响药物作用的因素、新药研发等内容；第二章至第十三章为各论，包括各系统药物的分类，典型药物的化学结构、理化性质、构 - 效关系、体内过程、药理作用、临床用途、不良反应、药物的稳定性及配伍变化等内容。实验、实训部分，包括典型药物的制备、药物的定性鉴别、药物的稳定性、动物实验基本技术等八个实验项目以及医院静脉用药配制、药品分类摆放等四个实训项目。本教材按 128 学时编写，可用于高等职业技术教育药品生产技术专业的实用药物学基础教学，其理论课时与实验课课时比例各校可根据具体情况酌情安排。

本教材在编写过程中得到了各参编单位编委老师的大力支持。本教材还吸收了医药行业的专家参与理论及实验、实训部分内容的编写，使教材内容更加贴近工作实际。邓庆华老师编写第一章第一至三节，第七章第一、二节，实验一至三；布秀娟老师编写第八章；刘刚老师编写第三章第五节，第十章，实验六、七，附录；王军老师编写第九章第四至六节，第十一章；田冲冲编写第三章第一至四节；刘娟副主任药师编写第七章第三、四节，实训一至四；李洪文老师编写第四章，实验四、五；李卓恒老师编写第五章第一至三节；许应生老师编写第二章；张在国老师编写第十二章；郭婧潭老师编写第六章；林奉儒副研究员编写第一章第四、五节，第十三章，实验八；聂海艳老师编写第五章第四、五节，第九章

第一至三节。

本教材编写也得到了第1版教材主编天津医学高等专科学校邸利芝老师及第1版其他编者老师的大力支持，在此一并表示诚挚感谢！本书虽然已经过反复核对，但鉴于编者的学术水平所限，加之编写时间仓促，难免有不足和疏漏之处，敬请各位专家、同行及同学们予以指正。

编者

2021年6月

目录
CONTENTS

第一章　总　论

学习引导

大学生小张因感冒发热、头疼不适无法集中注意力上课，到药房购药。药师向小张推荐了“对乙酰氨基酚缓释片（泰诺林）”，并告知其药物的用法用量，特别嘱咐他如果用药有什么不清楚的可以看看药品说明书。

讨论：1. 化学药品说明书一般包含哪些内容？2. 患者日常用药时，为了保障安全合理用药，需重点关注说明书的哪些内容？

药物是对付疾病最重要的武器之一。药物的本质是什么，对人体有何作用，人体因素又如何影响药物作用等相关问题都可以在本书中找到答案。本章主要介绍药物的基本知识、药动学、药效学、影响药物作用的因素及新药的研发等内容。

学习目标

1. **掌握**　药物及新药的概念；各类药物的基本结构及命名；药物的结构、理化性质对药物活性的影响；药物对机体的基本作用及不良反应有关概念；药物在体内的吸收、分布、代谢、排泄等过程的有关概念；药效学及药动学的相关参数。

2. **熟悉**　处方药与非处方药的区别；影响药物跨膜转运的因素；影响药物吸收、分布、代谢及排泄的因素；影响药物作用的因素；有机药物结构改造或修饰的主要方式及目的。

3. **了解**　药物的代谢反应类型，药品有效期，药物的作用机制；新药的设计方法，先导化合物的概念及先导化合物发现的途径。

实用药物学基础是一门研究药物的化学组成、结构特点、理化性质、构－效关系以及药物与机体相互作用及其作用规律的学科。它以有机化学、生理学等学科为基础，以药物的构－效关系作为纽带将传统的药物化学和药理学的内容进行了有机的融合，与药剂学、药物分析等学科密不可分，是药学领域的一门重要学科。

实用药物学基础不仅阐述药物的来源、名称、结构特点、一般性状、化学性质，而且阐述药物的构－效关系对其体内过程、药理作用、作用机制、临床应用、不良反应及药物相互作用的影响，使学生对药物的知识有较为全面的理解和掌握，为药物的生产、检验和应用奠定基础。

实用药物学基础课程的主要任务是以药物的构－效关系为主线、以与药物的稳定性和鉴别有关的理化性质为重点、以药物的临床应用为目的，学习和掌握有关药物的基础知识，满足药品类相关专业对药物的基本性质和基本应用的需要。

第一节　药物基本知识

PPT

一、药物的基本概念及分类

药物（drug）是指能影响机体组织器官功能及细胞代谢活动，用以预防、治疗、诊断疾病和计划生育的化学物质。我们通常所说的药品，是以人为使用对象，有目的地调节人的生理功能，有规定的适用证、用法和用量要求的物质。按照性质分类包括中药材、中药饮片、中成药、化学原料药及其制剂、抗生素、生化药品、放射性药品、血清、疫苗、血液制品和诊断药品等。根据其来源可分为天然药物、人工合成药物和生物技术药物三类。

1. 天然药物　是指经现代医药体系证明具有一定药理活性的没有经过加工的天然动物药、植物药和矿物药。天然药物不等同于中药或中草药。而来源于天然产物的药物是指从天然产物中提取得到的有效单体、通过发酵等方法得到的抗生素以及半合成得到的天然药物和半合成抗生素。这些药物中，有些是直接从天然的植物，根、茎、叶、花、果实、种子等部位中提取得到的天然活性物质，如丹参滴丸；有的是通过生物发酵得到的抗生素，如青霉素；但有很大一部分是以天然活性物质或抗生素为原料通过化学半合成或生物合成的方法得到的半合成天然药物或半合成抗生素，如罗红霉素。

2. 人工合成药物　是指通过化学合成方法得到的小分子有机或无机药物。这些药物都具有确定的化学结构和明确的药物作用和作用机制。如解热镇痛药阿司匹林及治疗胃溃疡的黏膜保护剂氢氧化铝凝胶。

3. 生物技术药物　生物技术药物是重组 DNA 技术和蛋白质工程技术生产的蛋白质、多肽、酶、激素、疫苗、单克隆抗体和细胞因子类药物及用生物技术研究开发的基因药物等，可用于防治肿瘤、心血管疾病、糖尿病等多种疾病，在临床上已广泛应用。

4. 药物的剂型　为了适应预防或诊治疾病的需要，药物可制备成多种给药形式（剂型），从而便于药物输送到体内发挥疗效。临床常见的药物剂型包括经胃肠道给药剂型和非经胃肠道给药剂型。

（1）经胃肠道给药剂型　是指给药后经胃肠道吸收而发挥作用的剂型，如散剂、片剂、颗粒剂、胶囊剂、溶液剂、乳剂、混悬剂等。这类剂型用药便捷，但易被胃酸或肝药酶破坏的药物及胃肠道刺激性强的药物一般不能采用这类剂型。

知识链接

缓释剂型和控释剂型

缓释剂型是指用药后能长时间在体内持续释放药物以达到长效作用的剂型，其药物释放主要呈一级速率过程，对于注射剂型，药物释放可持续数天至数月；口服剂型的持续时间根据其在消化道的滞留时间，一般以小时计。

控释剂型是指药物能在预定的时间内以零级或接近零级速率释放药物的剂型，其可使血药浓度长时间恒定维持在有效浓度范围的制剂。

缓释、控释制剂具备以下优势：①对半衰期短的或需要频繁给药的药物，可以减少用药频次。如普通剂型每天用药 3 次，制成缓、控释剂型可改为每天一次。这样可有效改善患者的用药依从性，特别适于需要长期用药的慢性病患者，如高血压、心绞痛、哮喘等。②减少血药浓度波动，避免峰谷现象，有利于减少药物的不良反应。

（2）非经胃肠道给药剂型 是指除胃肠道给药途径以外的其他所有剂型，这些剂型可在给药部位起局部作用或被吸收后发挥全身作用。①注射给药剂型：如注射剂，包括静脉注射、肌内注射、皮下注射、皮内注射及腔内注射等多种注射途径；②呼吸道给药剂型：如气雾剂、喷雾剂、粉雾剂等；③皮肤给药剂型：如外用溶液剂、洗剂、搽剂、软膏剂、硬膏剂、糊剂、贴剂等；④黏膜给药剂型：如滴眼剂、滴鼻剂、眼用软膏剂、含漱剂、舌下片剂、粘贴片及贴膜剂等；⑤腔道给药剂型：如腔道用栓剂、腔道用气雾剂、腔道用泡腾片、腔道用滴剂及滴丸剂等，可用于直肠、阴道、尿道、鼻腔、耳道等。

二、药物的结构与命名

1. 药物常见的化学结构及名称 化学药物大都是有机化合物，在其结构中存在基本骨架和官能团。其基本骨架主要包括两类：一类是只含有碳氢原子的脂肪烃环、芳烃环，另一类是除含有碳氢原子外，还含有氮、氧、硫等杂原子的杂环。药物结构中常见的化学骨架及名称见附录。

2. 常见的药物命名 每一种药物都有一个特定名称，通常有3种名称，即通用名、化学名及商品名。

（1）通用名（generic name 或 common name）也称为国际非专利药品名称（international nonproprietary name，INN），是世界卫生组织（WHO）推荐使用的名称，其可在世界范围内通用，不能取得专利和行政保护。INN也是文献、教材及药品说明书中标明有效成分的名称。以INN为命名依据，我国药典委员会制订并编写了《中国药品通用名称》（China Approved Drug Names，CADN），CADN是中国药品命名的依据，也是《中国药典》收载药物的名称。CADN的中文名可采用音译、意译或音、意合译的方法，一般以音译为主，尽量与英文名称对应。命名应避免采用可能给患者以暗示的有关药理学、解剖学、生理学、病理学或治疗学的药品名称，并不得用代号命名。CADN对INN常采用的词干规定了其对应的中文译名（表1－1），如Amoxicillin，其中－cillin的中文译名为“－西林”，整个药名译为阿莫西林。

表1－1 INN常用的部分词干及中文译名示例

词干		药物示例		药物类别
英文	中文	INN	通用名	
－azolam	－唑仑	Estazolam	艾司唑仑	镇静催眠药
－caine	－卡因	Tetracaine	丁卡因	局麻药
－dipine	－地平	Nifedipine	硝苯地平	钙阻断药
－olol	－洛尔	Propranolol	普萘洛尔	β受体阻断药
－tidine	－替丁	Cimetidine	西咪替丁	H_2受体阻断药
－oxacin	－沙星	Norfloxacin	诺氟沙星	喹诺酮类抗菌药
－cillin	－西林	Ampicillin	氨苄西林	青霉素类抗生素
－conazole	－康唑	Fluconazole	氟康唑	唑类抗真菌药
－azepam	－西泮	Diazepam	地西泮	镇静催眠药
－sartan	－沙坦	Losartan	氯沙坦	血管紧张素Ⅱ受体阻断药
－pril	－普利	Captopril	卡托普利	血管紧张素转化酶抑制药
cef－	头孢－	Cefalexin	头孢氨苄	头孢菌素类抗生素

（2）化学名　每个化学药物都有特定的化学结构，为了准确的表述药物的化学结构，通常使用其化学命名。

药物的化学名是根据其化学结构式来命名，用化学命名法命名的药物名称准确，可避免误解与混杂。英文化学命名的原则以美国化学文摘（CA）的命名为基本依据。中文命名可依照国际理论与应用化学联合会（IUPAC）公布的有机化合物命名原则及中国化学会（CCS）公布的“有机化学物质系统命名原则”进行命名。化学命名的基本原则是从化学结构选取某特定的部分作为母体，规定母体的位次编排，而将母体以外的部分均视为其取代基和官能团，对于手性化合物规定其立体构型或几何构型，药物结构中常见的化学骨架及名称见附录。例如：

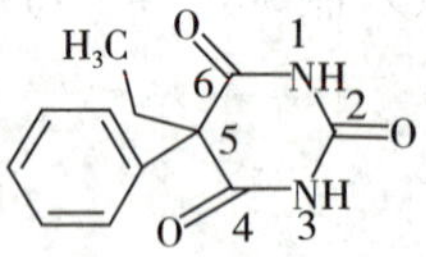

苯巴比妥

苯巴比妥（Phenobarbital），以嘧啶环及2，4，6位酮结构为母体，5－乙基－5－苯基为取代基，其化学命名5－乙基－5－苯基－2，4，6(1*H*，3*H*，5*H*)－嘧啶三酮。

（3）商品名　药物的商品名是制药企业为保护自己开发产品的生存权和市场占有权，向国家药品监督管理部门申请注册，并获批准后使用的药品名称。药品的商品名可以使制药企业的产品区别于其他企业的同类品种，其建立的品牌效应可帮助企业占领更广阔的市场，获取更大的效益，因此商品名受到法律的保护。一个药物可能会存在多个厂商生产的多个品种，因此商品名可以有多种，如苯巴比妥商品名有迦地那、鲁米那、佛罗那等，但含有同一种活性成分的药物只有一个通用名和化学名。

三、药品的质量和质量标准

药品作为一类特殊商品，广泛用于疾病的诊断、预防和治疗，其关乎人民健康安全。为确保药品的质量，国家对药品制定了强制执行的药品标准，药品标准俗称药品质量标准，系根据药品自身的理化与生物学特性，按照批准的处方来源、生产工艺、贮藏运输条件等所制定的、用以检测药品质量是否达到用药要求，并衡量其质量是否稳定、均一的技术规定。国家药品标准是我国法定的药品标准，具有法律效力。《中华人民共和国药品管理法》明确规定药品应当符合国家药品标准。

国家药品监督管理部门颁布的《中华人民共和国药典》和药品标准为国家药品标准。我国的药品标准体系还包括药品注册标准和企业药品标准。药品注册标准由国家药品监督管理部门核准给申请人特定药品的质量标准（也称为“核准标准”），该药品的生产企业应当执行该注册标准，药品注册标准不得低于国家药品标准的相关规定。企业药品标准是该药品的生产企业应该执行的标准，除应当按照国家药品标准或药品注册标准的规格与要求生产药品外，同时还应当制定有该药品的出厂放行规程。出厂放行规程亦称为“企业药品标准”或“企业内控标准”，仅在本企业的药品生产质量管理中发挥作用。

四、药品的有效期

药品有效期是指药品在规定的贮存条件下，能够保证质量的期限。由于药品理化性质及贮存条件的差异，药品的有效期往往长短不一（第十三章第一节）。

五、国家基本药物及遴选原则

国家基本药物是指能适应基本医疗卫生需求，剂型适宜，价格合理，并且能够保障供应，公众可公平获得的药品。制定国家基本药物政策的目的，一方面要满足广大人民群众防病治病的基本需要，又要使国家有限的卫生资源得到合理有效的利用，取得最佳的社会效益和经济效益。

国家基本药物遴选应当按照防治必需、安全有效、价格合理、使用方便、中西药并重、基本保障、临床首选和基层能够配备的原则，结合我国用药特点，参照国际经验，合理确定品种（剂型）和数量。国家基本药物目录是各级医疗卫生机构配备使用药品的依据，目录在保持数量相对稳定的基础上，实行动态管理，原则上 3 年调整一次。

存在下列情形的药品不纳入国家基本药物目录：①含有国家濒危野生动植物药材的；②主要用于滋补保健作用，易滥用的；③非临床治疗首选的；④因严重不良反应，国家明确规定暂停生产、销售或使用的；⑤违背国家法律、法规，或不符合伦理要求的。

六、处方药及非处方药

处方药与非处方药的分类并非着眼于药品本质属性的差别，而是对药品从管理方面做出的界定。药品分类管理是按照药品安全有效、使用方便的原则，依其品种、规格、适应证、剂量及给药途径不同，对药品分别按处方药和非处方药进行管理。就此国家药品监督管理部门制定了相应的法规、管理制度。我国《处方药与非处方药分类管理办法》及《处方药与非处方药流通管理暂行规定》均自 2000 年 1 月 1 日起实施。

1. 处方药 处方药（prescription drugs）是必须凭执业医师或执业助理医师处方才可调配、购买和使用的药品。常见的处方药包括：毒性较大的药物，如抗肿瘤药等；刚上市的新药，需要进一步观察其疗效及不良反应；能够产生依赖性的药物，如阿片类镇痛药及精神药品等；必须由医师确诊的某些疾病，并在其指导下使用的药物，如治疗心脑血管疾病的药物及降糖药等。

2. 非处方药 非处方药（nonprescription drugs，over the counter，OTC）是指不需要凭执业医师或执业助理医师处方即可自行判断、购买和使用的药品。非处方药遴选需要遵循以下 4 个原则。①应用安全：药物无潜在毒性，不易蓄积中毒，无致畸胎、致癌变、致突变作用，不引起依赖性，长期临床使用证实安全性高。②疗效确切：药物作用针对性强，功能主治明确；不需经常调整剂量；连续使用不引起耐受性。③质量稳定：在一般条件下，质量可控，性质稳定。④应用方便：用药时不需做特殊检查，以口服、外用、吸入等剂型为主。

非处方药的包装必须印有 OTC 标识，药品标签及说明书要符合规定，用语科学易懂、详细准确。依据对药品的安全性评价，非处方药分为甲、乙两类。非处方药专有标识图案为椭圆形背景 OTC 三个英文字母，标识图案为红底白字的是甲类，绿底白字的是乙类。乙类非处方药安全性更高，除了可以在药店出售外，还可以在经批准的超市、宾馆、商店等处销售。

即学即练 1－1

下列有关 OTC 的说法正确的有

A. 分为甲类和乙类

B. 乙类可以在超市出售

C. 甲类需要在医师指导下使用

D. OTC 的遴选原则：应用安全、疗效确切、质量稳定、应用方便

E. 非处方药的包装必须印有 OTC 标识

答案解析

知识链接

处方的基础知识

处方是指由注册的执业医师或执业助理医师在诊疗活动中为患者开具的、由药学专业技术人员审核、调配、核对，并作为患者用药凭证的医疗文书。处方具备法律效力，医师开具处方或药师调配处方出现差错造成医疗事故或药疗事故时，医师或药师要承担法律责任。处方结构一般包括：①前记：包括医疗机构名称、费别、患者姓名、性别、年龄、门诊或住院病历号、科别或病区和床位号、临床诊断、处方日期等。②正文：以 Rp 或 R 标示，分列药品名称、剂型、规格、数量、用法用量；其中用法用量应包括每次用药的剂量、每日用药的次数和给药途径。③后记：医师签名和（或）加盖专用签章；审核、调配、核对、发药药师签名或加盖专用签章。

答案解析

目标检测1-1

一、单选题

1. 药物的定义是

A. 预防疾病的活性物质　　B. 防治疾病的活性物质

C. 治疗疾病的活性物质　　D. 诊断疾病的活性物质

E. 预防、诊断和治疗疾病的活性物质

2. 遴选非处方药的原则是

A. 应用安全，不易变质　　B. 疗效确切，药到病除

C. 质量符合药典要求　　D. 应用安全，疗效确切，质量稳定，使用方便

E. 使用方便，便于运输、储存和养护

3. 非处方药分为甲、乙两类的根据是

A. 药品的价格　　B. 药品的适应证　　C. 药品的品种、规格

D. 药品的安全性　　E. 药品的质量标准

4. 根据《国家基本药物目录管理办法（2015）》，国家基本药物的遴选原则不包括

A. 防治必需　　B. 基本保障　　C. 安全有效　　D. 使用方便　　E. 价格低廉

5. 苯并咪唑的化学结构和编号

A. 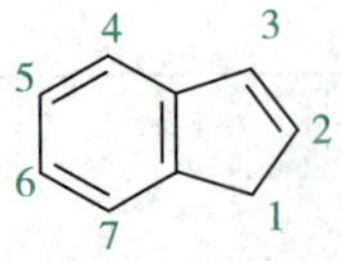　　B. 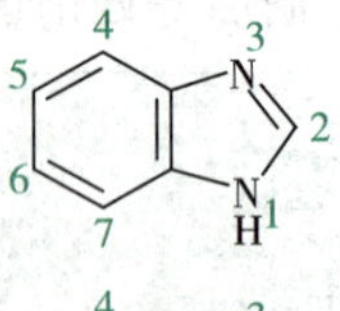　　C. 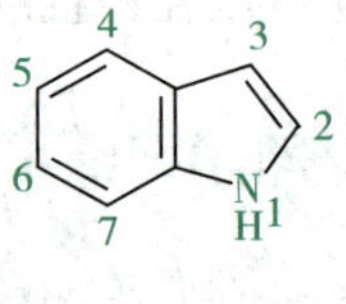

D. 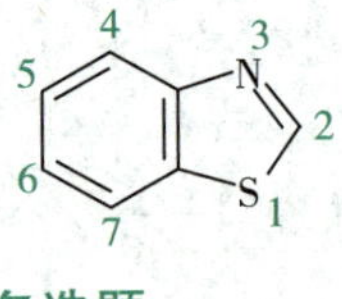　　E. 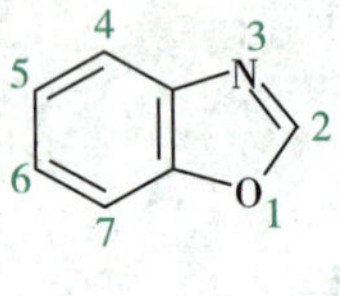

二、多选题

1. 药物根据来源分为

A. 天然药物　　B. 生物技术药物　　C. 人工合成药物

D. 抗生素　　E. 中药材

2. 按照中国新药审批办法的规定，药物的命名包括

A. 通用名　　B. 俗名　　C. 化学名　　D. 常用名　　E. 商品名

3. 关于药物名称的说法正确的是

A. 通用名是列入国家药品标准的药品名称，是药品的法定名称

B. 通用名应当符合国家药品监督管理局的规定并经国家药品监督管理部门批准方可使用

C. 已经作为通用名称的，该名称不得作为药品商标使用

D. 一个药品的商品名可以有多种

E. 商品名应当符合国家药品监督管理部门的规定并经国家药品监督管理部门批准方可使用

书网融合……

知识回顾

PPT

第二节　药物代谢动力学

药物对机体的作用取决于药物在机体靶位的浓度与维持时间，而药物在靶位的浓度与维持时间又与药物在体内的过程有关，即机体对药物的吸收（absorption）、分布（distribution）、代谢（metabolism）、排泄（excretion），简称 ADME 过程。

一、药物的跨膜转运

微课 1

药物在体内的吸收、分布、代谢和排泄都必须进出各类细胞，通过各类细胞器膜，这些膜性结构统称为生物膜（biomembrane）。生物膜由镶嵌有蛋白质和糖类的磷脂双分子层结构所构成，它是内外环境物质交换的场所。药物的跨膜转运方式有多种，主要是被动转运，其次是主动转运。被动转运包括简单扩散、滤过和易化扩散，其中简单扩散是大多数药物跨膜转运的方式。

1. 简单扩散（simple diffusion）　大部分药物是具有一定脂溶性的大分子有机化合物，它们先溶于膜的脂质成分，然后扩散到膜的另一侧。因此药物在膜两侧的浓度差越大，跨膜扩散的速度就越快；但药物须先溶于体液才能抵达生物膜，因此水溶性太低也不利于其通过生物膜。

临床应用的药物呈弱酸性或弱碱性，在体液中可部分解离，离子型的药物极性大，不易透过生物膜的脂质结构区，而分子型药物则易于跨膜，称为离子障现象，因此药物的解离状态对其跨膜转运影响很大。药物的解离状态既受其本身的解离常数（参见第一章第三节）的影响，也受其所在溶液的 pH 影响。弱酸性药物在酸性体液中分子型多，在碱性体液中离子型多；弱碱性药物在酸性体液中离子型多，而在碱性体液中分子型多。如苯巴比妥为弱酸性，其在碱性尿液中解离增多，跨膜重吸收减少，排泄速度加快，比在酸性尿中排泄快 7 倍，因此苯巴比妥中毒时应碱化尿液以加速其排泄。

2. 滤过（filtration）　水溶性物质（如锂盐、甲醇等）可通过亲水性孔道跨膜，凡是分子大小和电荷与膜上孔状结构相适应的溶质均可滤过转运，转运的动力为膜两侧的渗透压差和流体静压梯度差。通

过这种转运的药物较少。

3. 载体转运（carrier – medicated transport） 细胞膜上有许多特殊的跨膜蛋白，控制体内一些重要的生理物质（如糖、氨基酸、神经递质、金属离子）或药物进出细胞。跨膜蛋白在细胞膜的一侧与这些物质结合后，发生构型改变，在细胞膜的另一侧将它们释出，这种转运方式称为载体转运。载体转运分为主动转运（active transport）和易化扩散（facilitateddiffusion）两种方式。主动转运可逆浓度梯度进行转运，转运过程消耗能量；易化扩散顺浓度差由高浓度向低浓度扩散性转运，不消耗能量，因此，易化扩散也属于被动转运（passive transport）。

载体转运的特点：①选择性（selectivity），载体与药物的构型必须能配合才能转运；②饱和性（saturation），与药物结合的载体数量有限，载体被药物全部结合后，转运的能力就不会再增加；③竞争性（competition），结构相似的药物或内源性物质可竞争同一载体，这样就可发生竞争性抑制（competitiveinhibition），使一些物质的转运产生障碍。

二、药物的体内过程 微课2

药物从给药部位进入机体到药物被机体消除的全过程称为药物的体内过程，包括药物的吸收、分布、代谢和排泄四个环节。

（一）吸收

药物从给药部位进入血液循环的过程称为吸收（absorption）。除静脉给药外，其他给药途径均需通过吸收才能进入血液循环。药物只有经吸收后才能产生全身作用，但仅要求在局部发挥作用的药物，如在皮肤、黏膜应用的软膏，在胃肠道发挥作用的抗酸药及泻药，可不需要吸收。药物吸收的快慢和多少，直接影响药物呈现作用的快慢和强弱。吸收快而完全的药物显效快、作用强，反之则显效慢，作用弱。影响药物吸收的因素包括药物的理化性质、剂型、给药途径及吸收环境等，其中以给药途径的影响较为显著。

1. 口服给药 口服是最主要的用药方式，方便快捷，临床广泛采用。由于胃的吸收面积较小，排空较快，所以药物在胃的吸收较少，绝大多数弱酸和弱碱性药物主要在小肠吸收。小肠具有吸收面积大、血流丰富等特点，适合于大多数药物的吸收。由胃肠道吸收的药物，首先经门静脉进入肝脏，有些药物通过肝脏时即被代谢一部分，使进入体循环的药量减少，药效降低，这种现象称为首关消除（first pass elimination），也称首过消除或首过效应。首关消除较多的药物一般不宜口服给药，如硝酸甘油口服后约90%被首关消除，因此其口服无效。 微课3

2. 舌下给药 舌下黏膜血流丰富，但吸收面积较小，适用于脂溶性较高，用量较小的药物。此法吸收迅速，给药方便，且可避免首关消除。如硝酸甘油舌下给药可用于防治心绞痛。

3. 注射给药 皮下注射或肌内注射后，药物通过毛细血管进入血液循环，其吸收速度主要与局部组织血流量及药物的剂型有关。由于肌肉组织血流量较皮下组织丰富，故肌内注射比皮下注射吸收快。静脉注射和静脉滴注可使药物迅速进入体循环，无吸收过程。休克时，因周围循环不良，皮下注射和肌内注射吸收速度均大大减慢，需静脉给药才能达到急救的目的。

4. 吸入肺泡 表面积较大且血流丰富，气体、挥发性液体和气雾剂等均可通过肺泡壁而被迅速吸收。如吸入沙丁胺醇防治支气管哮喘。

5. 直肠给药 药物经肛门灌肠或使用栓剂置入直肠或结肠，由直肠或结肠黏膜吸收，起效快，可部分避开首关消除。如水合氯醛直肠给药可用于小儿惊厥。

6. 皮肤、黏膜给药 药物经皮吸收很少且缓慢，透皮给药剂型可使某些药物血浆浓度维持较长时间。如硝酸甘油贴剂作用时间延长可防止心绞痛的发作。

（二）分布

药物吸收后从血液循环到达机体各个组织器官的过程称为药物的分布（distribution）。影响药物分布的因素主要有以下几个方面。

1. 药物与血浆蛋白的结合 吸收入血的药物可与血浆蛋白不同程度地结合，与血浆蛋白结合的药物称为结合型药物，未结合的药物称为游离型药物。药物与血浆蛋白结合率是决定药物在体内分布的重要因素，药物与血浆蛋白结合具有以下特点：①结合是可逆的；②暂时失去药理活性；③结合型药物分子增大，不易跨膜转运；④药物之间具有竞争血浆蛋白结合的置换现象，如抗凝血药华法林与血浆蛋白的结合率为99%，当与阿司匹林同时应用，结合型的华法林被后者置换出来，使血浆中游离型的华法林明显增多，导致抗凝血作用增强甚至引起出血。

2. 药物的理化性质和体液的 pH 脂溶性药物或水溶性小分子药物易通过毛细血管壁，由血液分布到组织；水溶性大分子药物或离子型药物难以通过血管壁进入组织，如甘露醇为水溶性大分子，不易通过血管壁，故静脉给药后，可提高血浆渗透压，产生组织脱水作用；另外通过调节体液 pH 可改变药物的分布，如临床上救治苯巴比妥等弱酸性药物中毒时，可碱化尿液，减少药物在肾小管的重吸收，加速药物自尿液排出。

3. 药物与组织细胞的亲和力 有些药物对某些组织有特殊的亲和力，因而在该组织的浓度较高，如钙易沉积于骨骼；碘浓集于甲状腺，碘在甲状腺中的浓度比血浆中浓度高约 25 倍；四环素易蓄积于牙齿导致牙齿不可逆黄染。

4. 体内屏障

（1）血－脑屏障 是血液与脑组织、血液与脑脊液、脑脊液与脑组织三种屏障的总称，前两种对药物的通过具有重要的屏障作用，因为脑毛细血管内皮细胞间紧密连接，血管基底膜外还有一层星状细胞包围，药物较难通过，这是机体长期进化过程中大脑形成的自我保护机制。一般来说，分子量小、脂溶性高的药物易透过血－脑屏障；反之，不容易通过该屏障。如地西泮脂溶性高，易透过血－脑屏障产生中枢抑制作用。但血－脑屏障的通透性在病理条件下会发生改变，如脑膜炎时血－脑屏障对青霉素的通透性增高，使得青霉素可在脑部达到治疗浓度，但健康人的血－脑屏障对青霉素的通透性很低。

（2）胎盘屏障 是指胎盘绒毛与子宫血窦之间的屏障，其通透性与一般生物膜相似。绝大部分临床用的药物都能通过胎盘屏障进入胎儿体内，仅是程度、快慢不同。某些对胎儿发育有损害的药物，孕妇应禁用或慎用。

（3）血－眼屏障 药物在房水中的浓度远低于血药浓度，主要是由于循环血液与眼球内组织液之间存在血－眼屏障，因此大部分眼病的有效药物治疗方式是局部给药，如结膜囊给药、结膜下给药或球后注射给药，既能提高眼内的药物浓度，又能减少药物的全身不良反应。

5. 组织、器官血流量 药物分布的快慢与组织、器官血流量有关。高灌注量的心、肝、肺、肾和脑组织，药物分布速度快，药量多；而低灌注量的肌肉、皮肤、脂肪等组织，药物分布速度慢，药量少。如静脉注射硫喷妥钠，该药物首先分布于血流量大、富含类脂质的脑组织，快速呈现麻醉作用。

（三）代谢

药物在体内发生的化学变化称为代谢（metabolism）或生物转化（biotransformation）。生物转化是将药物（通常是非极性分子）转变成极性分子，再排泄至体外的过程。生物转化是药物在人体内发生的化学变化，也是人体对自身的一种保护功能。因此研究药物在体内的生物转化，更能阐明药理作用的特点、作用时程、结构的转变以及产生毒副作用的原因。

肝脏是药物生物转化的主要器官，其次是肠、肾、肺及脑等。多数药物经生物转化后失去药理活性成为代谢产物排出体外；某些药物如地西泮、水合氯醛等，其代谢产物仍具有药理活性；亦有部分药物如可的松、泼尼松等，只有经过生物转化后才具有药理活性。药物在体内生物转化过程一般经过两相反应：Ⅰ相反应（phase Ⅰ reaction）和Ⅱ相反应（phase Ⅱ reaction）。

1. Ⅰ相反应　也称为药物的官能团化反应，是体内的酶对药物分子进行的氧化、还原、水解等反应，在药物分子中引入或脱去功能基团，如羟基、羧基、巯基、氨基等，从而变成更具极性的代谢物。通过Ⅰ相反应药物的药理活性发生改变，大多数药物由活性转变为无活性的代谢物，但少部分药物的活性反而增强。

2. Ⅱ相反应　也称为药物的结合反应，常在Ⅰ相反应的基础上进行，通过与内源性物质（如葡萄糖醛酸、硫酸、乙酸和氨基酸等）经共价结合，生成极性大、水溶性高的代谢物有利于从尿或胆汁中排泄。

3. 药物代谢酶　药物在体内进行生物转化需要生物酶的催化，这些酶可分为两大类：①特异性酶：存在于血浆、胞浆和线粒体中的多种酶系，催化特定的底物，如胆碱酯酶选择性降解乙酰胆碱。②非特异性酶：主要是指肝微粒体细胞色素 P_{450} 酶系（cytochrome P_{450}，简称 CYP_{450}），其特异性较低。此酶系统存在于肝细胞的内质网，故又称为肝药酶，是促进药物生物转化的主要酶系统。肝药酶的活性和数量个体差异性较大，受遗传、年龄、营养、病理状态及药物作用等方面的影响。能使肝药酶活性增强或合成增多的药物称为药酶诱导剂，如苯巴比妥、苯妥英钠、利福平等；能使肝药酶活性减弱或合成减少的药物称为药酶抑制剂，如异烟肼、西咪替丁、氯霉素等。经肝药酶代谢的药物与药酶诱导剂或药酶抑制剂合用时，应注意调整药物的剂量。

（四）排泄

药物及其代谢产物经机体的排泄器官或分泌器官排出体外的过程，称为药物的排泄（excretion）。药物排泄的途径主要是肾，其次是消化道、呼吸道、乳腺、汗腺等。

1. 肾脏排泄　肾脏是最重要的药物排泄器官，排泄药物的方式分为肾小球滤过和肾小管分泌，肾小管对药物有部分重吸收。①肾小球滤过：肾小球毛细血管膜孔较大，除与血浆蛋白结合的药物外，游离型药物及其代谢产物均可经肾小球滤过。②肾小管分泌：近曲小管细胞能主动将药物自血浆分泌入肾小管。经同一机制分泌的药物可发生竞争性抑制，通常分泌速度较慢的药物可抑制分泌速度较快的药物。例如丙磺舒可竞争性抑制青霉素经肾小管分泌，使青霉素血药浓度增高，疗效增强；噻嗪类利尿药、水杨酸盐等可与尿酸竞争肾小管分泌通道而引起高尿酸血症，诱发痛风。③肾小管重吸收：药物主要在远曲小管以简单扩散的方式被重吸收，分子型的药物脂溶性高，易被重吸收，而离子型则相反。影响药物重吸收的因素包括药物的脂溶性、尿量及尿液的 pH，其中尿量及尿液的 pH 可人为调控。增加尿量，尿液中药物浓度降低，重吸收减少。对于弱酸性药物，碱化尿液可使其解离增多，重吸收减少；酸化尿液则可使其解离减少，重吸收增多；弱碱性药物则与之相反。因此，通过改变尿液的 pH 可影响药物的排泄，如弱酸性药物苯巴比妥中毒时，静脉滴注碳酸氢钠可碱化尿液，促进其解离，减少药物的重吸收，以加快其排泄。

2. 消化道排泄　有些药物及其代谢产物可经胆汁排泄进入肠道，随粪便排出。有的药物经胆汁排入肠道时，部分药物可在肠道被再次吸收入血，这种现象称为肝－肠循环（enterohepatic circulation）。

肝－肠循环可使药物排泄减慢，作用时间延长。通过阻断肝－肠循环，可促进药物的排泄。如强心苷中毒后，口服考来烯胺可在肠道和强心苷形成配合物，中断其肝－肠循环，加快其从粪便排泄。经胆汁排泄的抗生素阿奇霉素、多西环素等，因在胆汁中的浓度较高，有利于治疗胆道感染性疾病。微课 4

3. 其他排泄途径 药物也可经唾液、泪液或汗液排泄，但量较少，经唾液进入口腔的药物吞咽后可被再吸收。由于乳汁偏酸性，故碱性药物在乳汁内的浓度较血浆中略高，酸性药物则相反。如吗啡可通过乳汁排泄有可能会使哺乳的婴儿产生依赖。

三、药物代谢动力学参数 微课 5

（一）时－量（效）关系 微课 6

用药后血药浓度随时间而发生变化，药效也随之变化，一般血药浓度与作用强度呈正比关系。血浆药物浓度随时间变化的动态过程，可用时－量关系来表示；药物作用强度随时间变化的动态过程，可用时－效关系来表示。时－量（效）关系曲线的升段表明药物的吸收速度大于消除速度；曲线降段则表明消除速度大于吸收速度（图 1－1）。

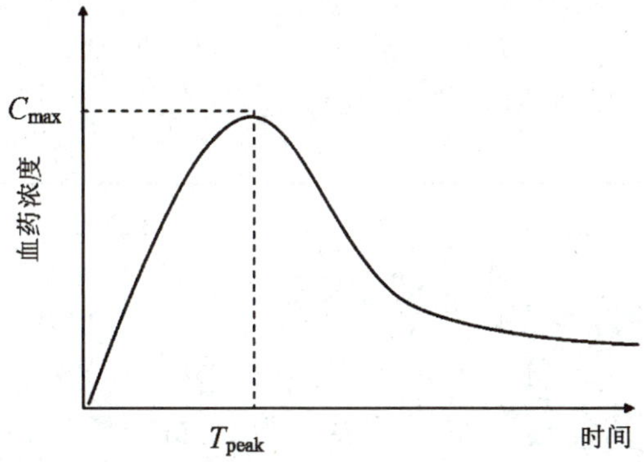

图 1－1 单次血管外给药的时－量（效）关系曲线

（二）药物消除动力学

药物自血浆的消除是指进入血液循环的药物，通过机体生物转化、排泄，血药浓度不断衰减的过程，药物消除动力学是指体内药物消除的速率过程。根据药物消除速率与血药浓度之间的关系特征，可分为两类：

1. 一级消除动力学 又称恒比消除，指药物在单位时间内按恒定百分比消除，消除速率与血浆药物浓度的高低相关。血药浓度高，单位时间内消除的药量多；反之则消除的药量减少。大多数情况下，药物的消除属于这一类型。

2. 零级消除动力学 又称恒量消除，指药物在单位时间内按恒定数量进行消除，即单位时间内消除的药量相等，其消除速率与血药浓度高低无关。当用药剂量过大时，超过机体恒比消除能力的极限时，机体只能以恒定的最大速度使药物自体内消除，待血药浓度下降到一定水平后，又可转化为恒比消除。

（三）血浆半衰期

血浆半衰期（half life，$t_{1/2}$）是指血浆药物浓度下降一半所需的时间，它反映了药物在体内的消除速度。由于多数药物是按恒比方式消除，故半衰期是固定的，不受血浆药物浓度和给药途径的影响。一次给药后，约经过 5 个半衰期，血浆中药物浓度消除约 96.87%，此时可认为药物已基本消除（表 1－2）。临床采用口服或肌内注射多次给药时，常以 1 个半衰期为给药间隔时间，以维持体内相对稳定的有效浓度，如每隔 1 个半衰期重复恒量给药，体内药量逐渐累积，约经 5 个半衰期，药物的给药速率与清除速率达到平衡（表 1－2），此时可认为达到稳态浓度（C_{ss}）。达到稳态浓度越早，药物的疗效出现就越快。所以临床当需要药物迅速显效时，可采用首次剂量加倍的方法，即可在第一个半衰期内达到稳态浓度的水平，以后每次予以常用量维持，首次加倍的剂量称为负荷剂量。静脉滴注时，将第一个 $t_{1/2}$ 内静脉滴注量的1.44倍静脉注射，则可迅速达到并维持稳态浓度。肝、肾功能不全时，药物消除缓慢，半衰期延长，易致蓄积中毒，应予注意。

表1-2　以半衰期为给药间隔的药物消除量和累积量一览表

$t_{1/2}$数	一次给药		连续恒速恒量给药	
	消除量%	累积量%	消除量%	累积量%
1	50	50	50	50
2	75	25	75	75
3	87.5	12.5	87.5	87.5
4	93.75	6.25	93.75	93.75
5	96.87	3.13	96.87	96.87
6	98.44	1.56	98.44	98.44
7	99.22	0.78	99.22	99.22
8	99.7	0.3	99.7	99.7
…	…	…	…	…

即学即练1-2

答案解析

某药按一级动力学消除，上午9时测得的血药浓度为100mg/L，下午6时测得的血药浓度为12.5mg/L，这种药物的半衰期为

A. 4小时　B. 2小时　C. 6小时　D. 3小时　E. 9小时

（四）表观分布容积

表观分布容积（apparent volume of distribution）是指当血浆和组织内药物分布达到平衡后，体内药物按此时的血药浓度在体内分布所需体液容积，用V_d表示。

$$V_d = \frac{A}{C_0}$$

A为体内药物总量，C_0为血浆和组织内药物达到平衡时的血浆药物浓度。

各种药物有其固定的V_d值，根据V_d很容易从血药浓度推算出在体内的药量。V_d值的大小取决于药物的脂溶性、药物与血浆蛋白的结合率以及组织蛋白的亲和力。脂溶性低、血浆蛋白结合率高、组织蛋白亲和力低者，不易分布至组织，易滞留于血浆中，V_d偏小；反之若药物易从血浆进入组织，V_d则偏大。根据V_d可推测药物分布范围，对一个70kg体重的正常人，若测得某药的V_d为5L，表示此药基本分布于血浆；若V_d为10~20L，表示药物分布于细胞外液；若V_d为40L，表示药物分布于全身体液；若V_d为100L以上，则表示药物存在器官组织浓集，如对骨骼肌或脂肪组织有较高亲和力的药物。

（五）清除率

清除率（clearance）是指机体消除器官在单位时间内清除药物的血浆容积，即单位时间内有多少毫升血浆中所含药物被机体清除，用Cl表示。多数药物是通过肝脏代谢、肾排泄从体内清除，清除率可反映肝、肾的功能，不受血药浓度的影响。对于肝、肾功能不全的患者，应适当调整剂量或延长给药间隔时间，以免过量蓄积中毒。

（六）生物利用度

生物利用度（bioavailability）是指药物吸收进入体循环的药物相对量和速度，是反映药物吸收情况的重要参数，用 F 表示。

$$F=\frac{A}{D}\times 100\%$$

A 为体内药物总量，D 为用药剂量。

生物利用度可分为绝对生物利用度和相对生物利用度。药物的吸收程度用给药后的时－量曲线下面积（AUC）来估算，通常吸收量越大，曲线下面积越大。静脉注射药物的生物利用度作为100%，血管外途径给药时的AUC与静脉注射时的AUC的比值称为绝对生物利用度。同一给药途径下不同制剂的AUC的比值为相对生物利用度。

$$F_{绝对}=\frac{AUC_{血管外给药}}{AUC_{静脉给药}}\times 100\% \qquad F_{相对}=\frac{AUC_{受试制剂}}{AUC_{标准制剂}}\times 100\%$$

生物利用度是评价药物吸收率、药物制剂质量的一个重要指标。绝对生物利用度可用于评价同一药物不同给药途径的吸收程度；相对生物利用度可用于评价药物剂型对吸收率的影响，是判定两种药物制剂是否具有生物等效性（bioequivalence）的依据，可以反映不同厂家同一种制剂或同一厂家的不同批次药品的吸收情况。药物的吸收速度可通过给药后的最大血药浓度（C_{max}）和达峰时间（T_{peak}）来反映。通常吸收越快，药－时曲线上升越陡，C_{max}越大，T_{peak}越短。

实例分析 1－1

实例 某研究小组为了比较左旋多巴两种不同制剂在人体内的代谢，在临床做了以下对照实验。

不同剂型的左旋多巴在人体内的药动学参数（$n=6$）

剂型	T_{max}（h）	C_{max}（μg/ml）	AUC（μg·h/ml）
肠溶性泡腾片	27±0.2*	2.97±0.28*	7.21±0.61
普通胶囊	11±0.2	1.76±0.42	3.89±0.99

结果显示：泡腾片的达峰时间延长了，但是达峰浓度和血药浓度下面积（AUC）都增加了，显示生物利用度增加了。

讨论 1. 试分析其原因？

2. 利用了什么原理设计泡腾片？

答案解析

目标检测1-2

答案解析

一、单选题

1. 药物的吸收是指

A. 药物进入胃肠道　　B. 药物随血液分布到各器官或组织

C. 药物从给药部位进入血液循环　　D. 药物与作用部位结合

E. 从蛋白结合部位游离出来而进入血循环

2. 药物的生物转化是指

A. 使无活性药物变成有活性药物
B. 药物在体内发生化学改变
C. 药物的解毒过程
D. 使有活性药物变成无活性的代谢物
E. 药物的再分布过程

3. 关于肝药酶诱导剂的描述不正确的是
A. 对肝药酶有诱导作用，使活性增加
B. 可加速另一类药物代谢
C. 可使另一类药物的半衰期延长，血药浓度升高
D. 可加速本身的代谢
E. 可使另一类药物的持续时间缩短，药效下降

4. 首关（首过）消除是指
A. 药物经肾脏时被排泄使进入体循环的药量减少
B. 药物被唾液破坏后进入体循环的药量减少
C. 胃酸对口服药物的破坏
D. 药物口服时被胃肠及肝脏破坏，使进入体循环的药量减少
E. 药物与血浆蛋白结合后游离浓度下降。

5. 药物血浆半衰期是指
A. 药物被机体吸收一半所需的时间
B. 血浆药物浓度下降一半所需的时间
C. 药物被机体破坏一半所需的时间
D. 药物被机体排除一半所需时间
E. 药物毒性减弱一半所需的时间

6. 药物的消除速度，决定药物作用的
A. 起效的快慢
B. 强度与维持时间
C. 后遗性的大小
D. 不良反应的大小
E. 直接作用或间接作用

7. 某药的 $t_{1/2}$ 为 2h，按 $t_{1/2}$ 间隔时间给药，达到稳态血药浓度的时间为
A. 4h
B. 6h
C. 12h
D. 10h
E. 18h

二、多选题

1. 药物半衰期具有的意义包括
A. 确定给药间隔时间
B. 预测药物潜伏期长短
C. 预测药物达到稳态浓度所需的时间
D. 预测药物消除所需的时间
E. 预测药物后遗效应持续时间

2. 关于药物生物转化的叙述正确的有
A. 主要在肝脏内进行
B. 与排泄统称为消除
C. 主要在肾脏内进行
D. 需要多种酶参与反应
E. 第一步为氧化、还原或水解，第二步为结合

3. 关于药物排泄叙述正确的有
A. 主要在肾脏内进行
B. 碱化尿液可促进酸性药物经尿排泄
C. 药物也可经胆汁排泄
D. 酸化尿液可使碱性药物经尿排泄减少
E. 肺脏是某些挥发性药物的主要排泄途径

4. 药物的物理化学因素和患者的生理因素均影响药物的吸收，属于影响药物吸收的物理化学因素有

A. 溶出速度　　B. 脂溶性　　C. 胃排空速率

D. 在胃肠道中的稳定性　　E. 解离度

三、简答题

1. 药物的血浆蛋白结合率对药物的分布和作用有何影响？
2. 影响药物肾脏排泄的因素有哪些？

书网融合……

知识回顾　微课1　微课2　微课3

微课4　微课5　微课6

第三节　药物效应动力学

PPT

药物效应动力学（pharmacodynamics，简称药效学）主要研究药物对机体的作用及作用规律。药效学主要阐述药物作用于机体所引起的效应及其机制、药物的量 - 效关系、构 - 效关系等，以提高对药物的有效性及安全性的认识。

一、药物的作用与量 - 效关系 微课1

药物对机体的初始作用称为药物作用（drug action），药物作用后所继发的机体各种变化称为药理效应（pharmacological effect）。作用是动因，效应是结果，如去甲肾上腺素激动血管平滑肌上的 α 受体是药物的作用，由此引起皮肤、黏膜及内脏血管的收缩是其药理效应。对药物作用与药物效应的区分有助于分析药物的作用机制，但一般在药效学上，药物的效应与作用可作为同义语而相互通用。

（一）药物的基本作用与药物作用的两重性

药物效应是在机体原有的生理、生化功能基础上产生的，能使机体原有功能增强的作用称为兴奋作用，如肾上腺素加快心率、呋塞米可使尿量增多；能使机体原有功能减弱的作用称为抑制作用，如普萘洛尔减慢心率、地西泮降低中枢兴奋性引起催眠。兴奋和抑制是药物作用的两种基本类型。同一种药物对机体不同组织的影响可有不同，如肾上腺素可使血管收缩、血压上升，但使支气管平滑肌松弛。

用药后药物产生的效应，如果从对机体是否有利的角度来分析，亦有两种结果，即有利或不利。药物产生的对机体有利，有助于防治疾病的作用即治疗作用（therapeutic effect）；而药物产生的对机体不利，并给患者带来不适或痛苦的反应即不良反应（adverse reaction）。药物往往可同时呈现治疗作用与不良反应，此即药物作用的两重性。

（二）药物的治疗作用

根据用药目的不同，治疗作用分为对因治疗和对症治疗。

1. 对因治疗（etiological treatment） 其用药目的在于消除原发致病因子，彻底治愈疾病，又称治本。如结核病应用异烟肼、利福平等抗结核药物治疗。

2. 对症治疗（symptomatic treatment） 其用药目的在于缓解或消除疾病症状，又称治标。如高热时应用解热镇痛药降低患者的体温，缓解疼痛。

对症治疗能有效减少患者的痛苦，但由于不针对病因，应注意防止滥用，掩盖病情，所以一般认为对因治疗比对症治疗更重要，但目前很多疾病的病因仍不清楚，有些疾病如病毒感染，病因虽清楚，但缺乏有效的对因治疗药物，并且对于病原体所引起的损害及机体过度反应所致继发病变，对因治疗往往不具改善作用，还需使用对症治疗药物。对症治疗可减轻患者的痛苦，在急、重症如休克、惊厥、心力衰竭、高热等情况下，症状处理比控制病因更为重要。此时立即对症处理，以防病情恶化，为对因治疗赢得时间。有些对症治疗还可延缓病程进展，预防并发症的发生，降低远期病死率，如抗高血压药的降压作用等。

（三）药物的不良反应

凡与用药目的无关，并给患者带来不适或痛苦的反应称为不良反应（adverse reaction）。少数较严重且较难恢复的不良反应称为药源性疾病（drug－induced disease），如链霉素引起的神经性耳聋、氯霉素引起的再生障碍性贫血、肼屈嗪引起的全身红斑狼疮样综合征。不良反应可分为以下几种。

1. 副作用（side reaction） 又称副反应，是指药物在治疗量时与治疗作用同时出现的与用药目的无关的作用。副作用可给患者带来不适或痛苦，但一般危害不大，多为可以恢复的功能性变化。产生副作用的原因是药物作用的选择性低，作用涉及的范围广泛，当药物的某一作用作为治疗作用时，其他作用就成为副作用。副作用与治疗作用可随用药目的不同而互相转化，如阿托品用于缓解胃肠绞痛时，松弛胃肠道平滑肌的作用为治疗作用，抑制腺体分泌引起口干则成为副作用；当阿托品用于麻醉前给药时，其抑制腺体分泌的作用为治疗作用，而松弛胃肠平滑肌引起腹气胀则为副作用。副作用是药物本身固有的作用，是可以预知的，可通过采取措施来减轻。临床用药时应将药物可能发生的副作用预先告诉患者，以免患者因副作用的发生而紧张。

2. 毒性反应（toxic reaction） 指在用药剂量过大或用药时间过长导致药物蓄积过多引起的危害性反应。一般表现为固有药理作用的增强，常引起重要脏器的损害，作用常难以逆转，应该避免发生。例如用链霉素治疗肺结核时，当用量过大，疗程过长，或患者有肾功能不全，由于血药浓度过高而出现的不可逆耳聋。毒性反应在用药后立即发生称为急性毒性反应，多损害循环、呼吸及神经系统功能，如地高辛过量可导致心律失常等。长期用药时，药物在体内逐渐蓄积后产生的毒性反应称为慢性毒性反应，多损害肝、肾、骨髓、内分泌等功能，如长期应用对乙酰氨基酚可引起肝损害。致畸、致癌、致突变，即三致反应，也属于慢性毒性反应。

3. 后遗效应（residual effect） 是指停药后血药浓度降至最小有效浓度（阈浓度）以下时残存的药理效应。如睡前服用地西泮催眠，次晨表现为困倦、乏力、注意力不集中等现象。

4. 继发反应（secondary reaction） 是指药物发挥治疗作用所引起的不良后果，或称治疗矛盾。如长期使用广谱抗菌药，体内敏感菌被抑制或杀灭，不敏感菌则大量繁殖，导致菌群失调引起新的感染，称为二重感染。

5. 停药反应（withdrawal reaction） 是指突然停药后原有疾病加剧，如长期使用可乐定治疗高血压，突然停药引起血压明显上升。

6. 超敏反应（allergic reaction） 又称过敏反应或变态反应是指已被致敏的机体对某些药物产生的一种病理性的免疫反应。常见于过敏体质患者，可表现为皮疹、血管神经性水肿、哮喘等，严重者可发生过敏性休克，如不及时救治，可致死亡。反应性质及药物剂量与原有效应无关，是药物触发免疫系统释放过量的活性物质或激活免疫细胞引起，因此量－效关系不明显，用药理拮抗药解救无效。停药后变态反应可逐渐消失，再用时可能再发生。致敏物质可能是药物本身或其代谢物，也可能是杂质。因此对易致超敏反应的药物或过敏体质患者，临床用药前应详细询问患者的用药过敏史，并进行过敏试验，对有该药过敏史或过敏试验阳性者应禁用。

7. 特异质反应（idiosyncratic reaction） 是指少数由于遗传因素所致的生化缺陷的患者对某些药物产生的特定反应。特异质反应并非免疫反应，其性质也可能与常人不同，反应严重程度与剂量成比例。如先天性葡萄糖－6－磷酸脱氢酶（G－6－PD）缺乏者，服用磺胺药、伯氨喹等易引起溶血反应，这种遗传异常不属于遗传疾病，因其一般在有关药物触发时才会出现异常症状。

8. 耐受性（tolerance） 是指在连续多次用药后，机体对药物的反应性逐渐降低，需增加剂量才能保持原有疗效。如长期使用镇静催眠药，患者对本类药物敏感性降低。

9. 依赖性（dependence） 长期使用某些药物后，药物与机体相互作用所造成的一种精神或身体依赖状态，表现出一种强迫性连续或定期用药的行为和其他反应，为的是感受它的精神效应或避免由于停药所引起的严重身体不适和痛苦。药物依赖分为：①躯体依赖性（physical dependence）又称生理依赖性（physiological dependence），是指长期用药后，使机体产生一种身体的适应状态，中断用药可导致戒断症状，表现为一系列生理功能紊乱；②精神依赖性（psychic dependence）又称心理依赖性（psychological dependence），是指长期用药后，患者产生欣快、愉悦和满足等精神症状，致使患者在精神上有继续用药的强烈欲望。绝大多数依赖性药物同时兼有躯体依赖性和精神依赖性。

（四）药物的量－效关系

药物的剂量（浓度）与效应之间的关系简称为量－效关系（dose－effect relationship）。一般来说，在一定剂量范围内，药理效应随着剂量（浓度）增大而增强。以药物剂量或血药浓度为横坐标，以药理效应为纵坐标作图，可得到量－效曲线（图1－2）。

1. 药物的剂量与效应 剂量是指一次的用药量，在一定范围内，剂量越大，体内药物浓度越高，药物作用也越强，但超过一定范围，则会引起中毒甚至死亡。剂量由小到大逐渐增加，依次可出现的剂量节点有：①阈剂量，是指引起药理效应的最小剂量，亦称最小有效量；②极量，是指能够产生最大效应但尚未引起毒性反应的量，又称最大治疗量，是由国家药典规定允许使用的最大剂量，超过极量有中毒的危险，会给患者造成损害，相关人员将承担相应的法律责任；③最小中毒量，是指引起毒性反应的最小剂量。治疗量是指最小有效量与极量之间的范围。临床实际为保障用药安全有效，常采用比最小有效量大而比极量小些的剂量，称为常用量。

2. 量反应型量－效关系 量反应（graded response）是指药理效应强弱呈连续性增减变化，可用具体数量或最大反应的百分率表示，如血压的高低、心率的快慢或尿量的多少等。以剂量或浓度为横坐标，药理效应为纵坐标，绘制的曲线呈直方双曲线；若以药物剂量或血药浓度的对数值为横坐标，效应强度为纵坐标，绘制的曲线呈近似对称的S型（图1－2），即量反应型量－效曲线。

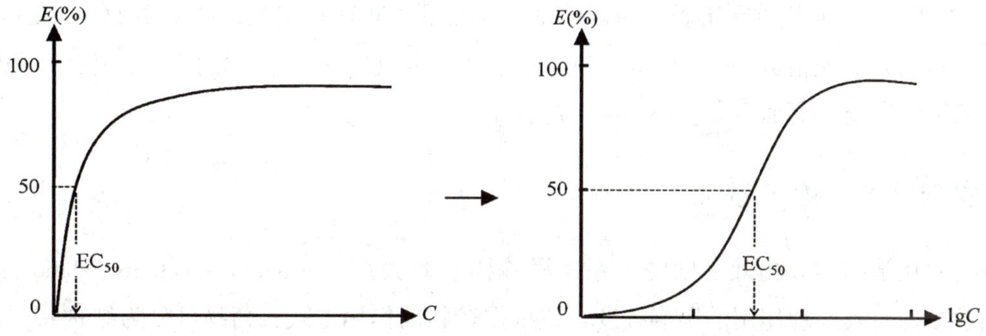

图1－2 量反应型量－效曲线

由量反应型量-效曲线可见，随着药物剂量的增加，药理效应也相应增强，当剂量增加到一定程度时，药理效应不再随着剂量或浓度的增加而增强，这一药理效应的极限称为最大效应或效能（efficacy）。

效价强度（potency）简称效价，是指能引起等效反应的相对浓度或剂量，其值越小则效价越大。能引起相同效应的药物，其效能和效价并不一定相同。如利尿药以每日排钠量为效应指标进行比较（图1-3），呋塞米的效能大于氢氯噻嗪，但氢氯噻嗪的效价大于呋塞米。

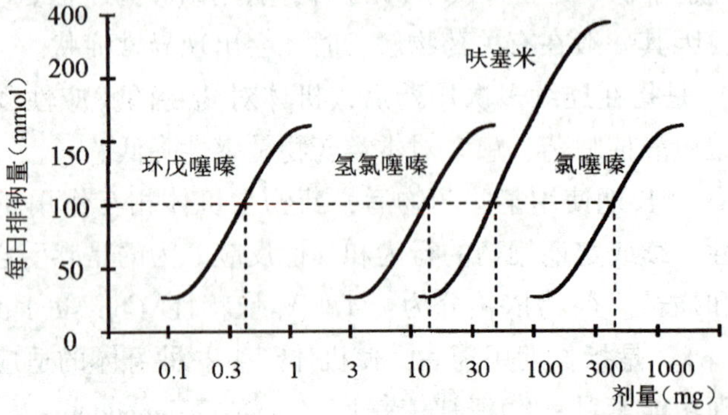

图1-3　不同利尿药的效能及效价比较

即学即练1-3

答案解析

结合上图，环戊噻嗪、氢氯噻嗪、呋塞米及氯噻嗪的效价强度和效能叙述正确的是

A. 效能最强的是呋塞米　　B. 效价强度最小的是呋塞米

C. 效价强度最大的是氯噻嗪　　D. 氢氯噻嗪效能大于环戊噻嗪小于氯噻嗪

E. 氢氯噻嗪、环戊噻嗪和氯噻嗪效价强度都相同

3. 质反应型量-效关系　质反应（quantal response）是指药理效应不是随着药物剂量或浓度的增减呈连续性的变化，而是表现为反应性质的变化。质反应一般用全或无、阳性或阴性、有效或无效、死亡或存活、惊厥与不惊厥等方式表示，其研究对象是一个群体。若以对数剂量为横坐标，阳性率为纵坐标，则为正态分布曲线；若以累加阳性率为纵坐标，同样可得到对称的S型曲线。S型曲线便于观测反映药物疗效和毒性的参数，如以出现治疗效果为指标，可测得半数有效量（ED_{50}）、95%有效量（ED_{95}）等；以死亡为指标，可测得半数致死量（LD_{50}）和5%致死量（LD_5）。

药物的LD_{50}/ED_{50}的比值称为治疗指数（therapeutic index，TI），其可用于药物安全性的评价。一般情况下，治疗指数越大，药物的安全性越大。但以治疗指数来评价药物的安全性，不可绝对化，如某些药物的ED_{50}和LD_{50}两条曲线首尾重叠，即有效量与致死量之间存在交叉，故采用1%致死量（LD_1）与99%有效量（ED_{99}）的比值或5%致死量（LD_5）与95%有效量（ED_{95}）之间的距离，即药物的安全范围，来评价药物的安全性更加可靠，距离越大越安全。

二、药物的构-效关系

是指药物的化学结构和药效之间的关系，简称构-效关系（structure-activity relationship，SAR）。根据药物化学结构对其药理作用的影响程度，或根据药物的作用方式，药物可分为结构特异性药物和结构非特异性药物。

大多数药物属于结构特异性药物，其结构中能被受体所识别和结合的三维结构要素的组合被称为药效团。受体与药物的结合实际上是与药效团的结合，其与药物结构上官能团的静电性、疏水性及基团的大小有关。该类药物的作用依赖于药物分子特异的化学结构，因此其化学结构的变化会直接影响其药效。

对于结构非特异性药物来说，其药理活性与其化学结构类型的关系较小，而与药物的理化性质直接相关。药物的理化性质主要包括药物的溶解度、分配系数和解离度。

（一）药物的溶解度、分配系数对其活性的影响

药物转运扩散至血液或体液，要求药物有一定的水溶性（即亲水性），而药物在通过各种生物膜时，由于膜是由磷脂所构成，又需要其具有一定的脂溶性（即亲脂性）。药物的亲水性或亲脂性大小一般以脂水分配系数来评价，其定义为：药物在生物非水相中物质的量浓度与在水相中物质的量浓度之比，用 P 来表示。

$$P = \frac{C_{\text{org}}}{C_{\text{w}}}$$

由于生物非水相中药物的浓度难以测定，通常使用在正辛醇中药物的浓度来代替。C_{org}表示药物在生物非水相或正辛醇中的浓度；C_{w}表示药物在水中的浓度。P 值越大，则药物的脂溶性越高，为了客观反映脂水分配系数的影响，常用其对数 $\lg P$ 来表示。

药物分子结构的改变对药物脂水分配系数的影响比较大。影响药物的水溶性因素比较多，当分子中官能团形成氢键的能力和官能团的离子化程度较大时，药物的水溶性会增大。相反若药物结构中含有较大的脂环等非极性结构时，则导致药物的脂溶性增大。药物结构中常见官能团对脂水分配系数的影响见表 1 –4。

各类药物因其作用不同，对脂溶性有不同的要求。如作用于中枢神经系统的药物，需通过血 – 脑屏障，一般需要具有较大的脂溶性。吸入性的全身麻醉药属于结构非特异性药物，其麻醉活性只与药物的脂水分配系数有关，最适 $\lg P$ 在 2 左右。

（二）药物的解离度对其活性的影响

临床应用的多数药物呈弱酸或弱碱性，在体液中部分解离，离子型和非离子型（分子型）同时存在。药物一般以分子型的形式通过生物膜，进入细胞后，在膜内的水介质中解离成离子型，再起作用。离子型药物不易通过细胞膜，主要是由于：①水是极化分子，与离子间产生静电引力，进行水合，离子的水合作用使药物分子体积增大，并更易溶于水，难以通过脂质的细胞膜；②细胞膜是由带电荷的大分子层所组成（如蛋白质的组成，部分氨基酸可解离为铵基正离子和羧基负离子），可排斥或吸附离子，从而阻碍离子的转运。

弱酸性药物如水杨酸和巴比妥类药物在酸性的胃液中几乎不解离，呈分子型，易在胃中吸收。弱碱性药物如奎宁、麻黄碱、地西泮在胃中几乎全部为离子型，很难吸收；而在肠道中，由于 pH 比较高，离子型减少而分子型增多，容易被吸收。因此，对药物的结构进行修饰调节药物的 p*K*a（p*K*a，解离指数，指药物解离 50% 时溶液的 pH）以增加药物的作用，减少其不良反应是非常必要的。

三、药物的结构与药物活性

化学药物都是具有一定化学结构的物质。任何一个化合物只要其化学结构确定后，自身的理化性质也就确定，进入体内和人体相互作用就会产生一定的生物活性（包括毒副作用）。因此，通过化学药物的化学结构认识药物的生物活性是学习本课程的基础。

（一）药物结构与官能团

在构－效关系研究中，将具有相同药理作用的药物化学结构中相同或相似的部分，称为基本结构。如二氢吡啶类钙通道阻断药代表药物硝苯地平，其结构中的1，4－二氢吡啶母核为此类药物的基本结构，是发挥药理效应的必需结构，在基本结构上进行侧链的改造，是新药开发的重要途径之一。

1. 药物的主要结构骨架与药效团 化学合成药物中的有机药物、天然药物及其半合成药物都是有机化合物，这些药物都是由一个核心的主要骨架结构（又称母核）和与之相连接的基团或片段（又称为药效团）构成。母核主要起到连接作用，将各种基团或结构片段组合在一起形成一个药物结构，而各种基团或结构片段起到与药物作用靶标相结合的作用。临床常用几类药物的基本结构骨架举例（表1－3）。

表1－3 临床常用几类药物的基本结构骨架

类别	基本结构骨架	类别	基本结构骨架
喹诺酮类	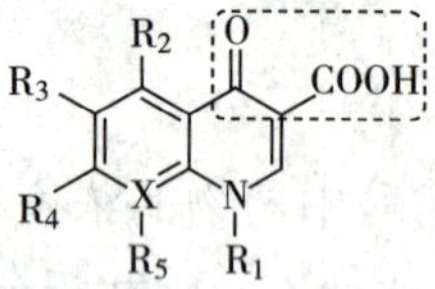	噻嗪类	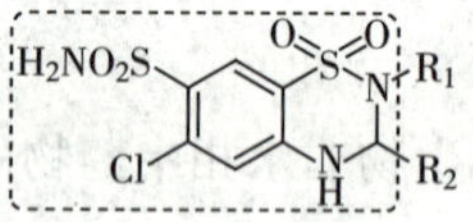
磺胺类	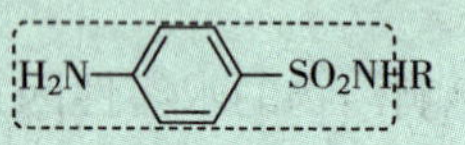	巴比妥类	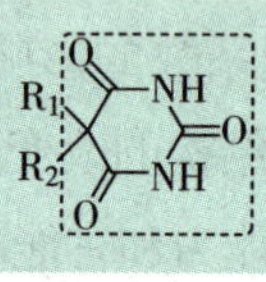
青霉素类	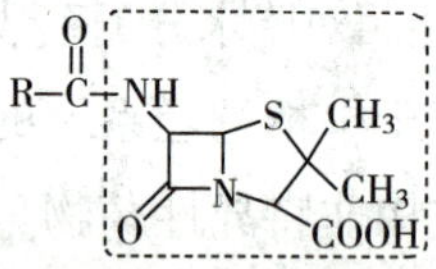	头孢菌素类	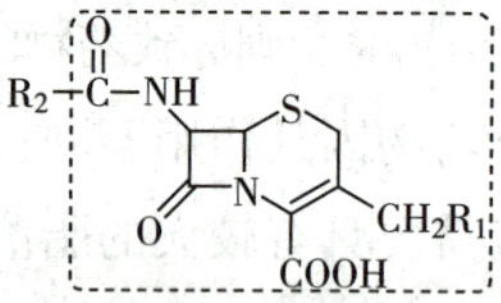
苯二氮䓬类	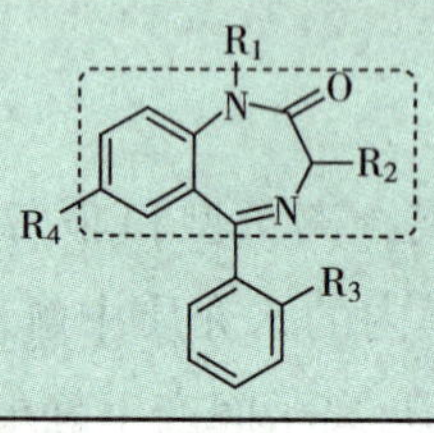	二氢吡啶类	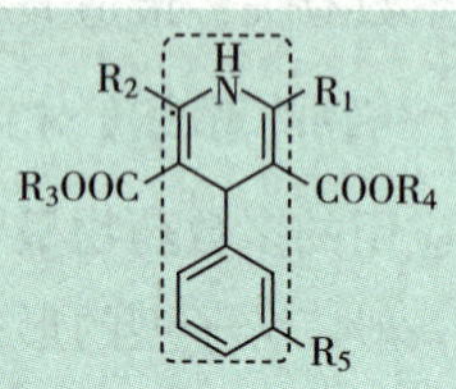

2. 药物的典型官能团对生物活性影响 药物结构中不同的官能团的改变可使整个分子的理化性质、电荷密度等发生变化，进而改变或影响药物与受体的结合、影响药物在体内的吸收和转运，最终影响药物的药效，有时会产生毒副作用。药物结构中常见官能团对药效的影响见（表1－4）。

表1－4 常见官能团对药效的影响

官能团	结构式	对药效的影响
烃基	—R	可提高脂溶性、增加脂水分配系数，降低解离度，还可增加位阻，从而增加稳定性
卤素	—X	强的吸电子基，可影响药物分子间的电荷分布，增加脂溶性及药物作用时间
羟基 巯基	—OH —SH	增加水溶性，改变生物活性 引入巯基时，脂溶性比相应的醇高，更易于吸收
醚 硫醚	—O— —S—	醚类含烷氧基健，氧原子具有亲水性，烷烃基具有亲脂性，易于通过生物膜 硫的极性大于碳而小于氧，硫醚呈弱吸电性，易被氧化为亚砜或砜
磺酸基 羧基 酯基	—SO_3H —COOH —COO—	磺酸基的引入使化合物的水溶性和解离度增加，不易通过生物膜，导致生物活性减弱，毒性降低。羧酸成盐可增加其水溶性。解离度小的羧酸可与受体的碱性基团结合，因而对增加活性有利。羧酸成酯可增大脂溶性，易被吸收。将羧酸制成酯的前药，既增加药物吸收，又降低药物的酸性，减少对胃肠道的刺激性

续表

官能团	结构式	对药效的影响
酰胺	—CONH—	易与生物大分子形成氢键，增强与受体的结合能力
胺类	$—NH_2$ —NH— | —N— R_4N^+	一般伯胺的活性较高，仲胺次之，叔胺最低。季铵易电离成稳定的铵离子，作用较强，但水溶性大，不易通过生物膜，以致口服吸收不好，也无中枢作用

（二）药物的化学结构修饰

是基于药物原有的基本化学结构，仅对其中某些官能团进行化学修饰，通过修饰可能会改变原有的理化性质，增加药物的生物活性，减少不良反应。在临床应用上有极其重要的作用。

1. 前体药物（prodrug） 也称前药、药物前体、前驱药物等，是指化学结构修饰后，体外无活性或活性很低，在体内经过体内代谢后变为有活性的物质。其目的：①增加药物的溶解度及生物利用度；②增加药物的化学稳定性；③加强靶向性，降低药物的毒性和副作用；④延长药物作用时间；⑤消除药物不适宜的性质，使患者容易接受。

临床常用各类药物中的前药见表1-5。其结构中圈示的部分结构，是该药在体内经水解或其他代谢而发生变化产生生物活性的结构。

表1-5 临床常用各类药物中的前药

分类	药物结构	作用特点
中枢神经系统药物	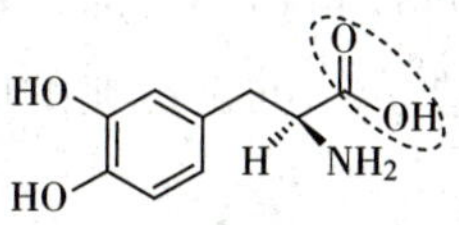 左旋多巴	左旋多巴本身并无药理活性，通过血-脑屏障进入中枢，经多巴脱羧酶作用转化成多巴胺而发挥药理作用，改善帕金森病症状
非甾体抗炎药	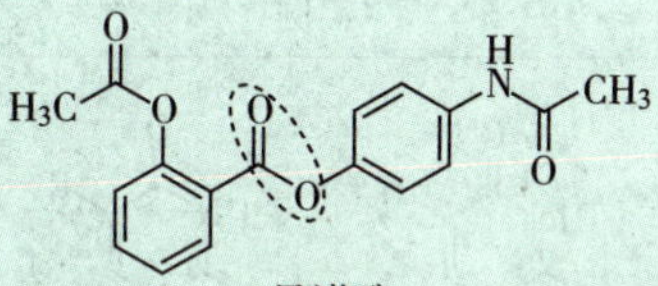 贝诺酯	贝诺酯进入体内，经水解生成阿司匹林和对乙酰氨基酚，既保留了原药的解热镇痛作用，又降低了原药的不良反应，还发挥协同作用
心血管系统药物	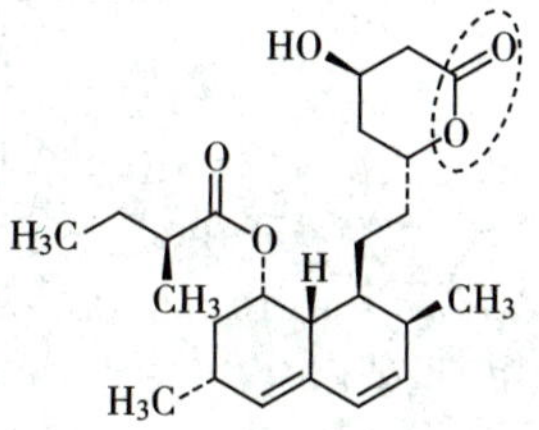 洛伐他汀	非活性内酯环形式存在的前体药物，口服后在肝脏内将结构中的内酯环打开转化成活性物质
激素类药物	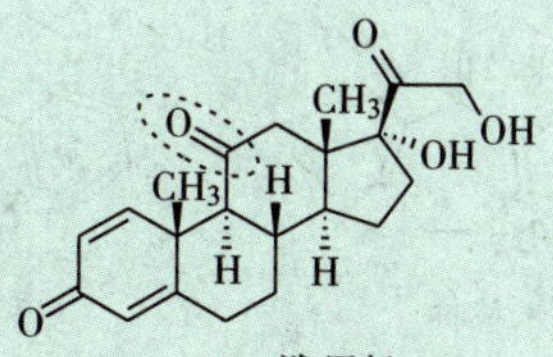 泼尼松	进入体内，在肝内将11-位酮基还原为11-羟基而发挥药理作用

续表

分类	药物结构	作用特点
抗菌药物	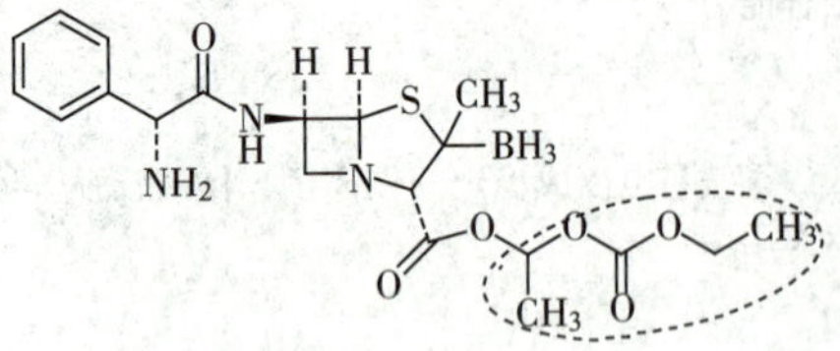 氨苄西林甲戊酯（巴氨西林）	吸收后被肠壁的非特异性酯酶水解为氨苄西林而发挥其抗菌作用
抗肿瘤药物	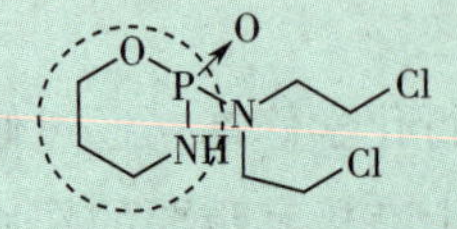 环磷酰胺	在体内经肝细胞色素 P_{450} 氧化生成中间产物醛磷酰胺，醛磷酰胺在肿瘤细胞内分解出强效的磷酰胺氮芥，与 DNA 发生烷基化

2. 生物电子等排体 电子等排体是指具有相同价电子数的原子或原子团（如—F、—OH 和—NH_2；—O—和—CH_2—、—NH—）互为电子等排体。而生物电子等排体不仅应具有相同总数外层电子，还应在分子大小、形状（键角、杂化度）、构象、电子分布（极化度、诱导效应、共轭效应、电荷、偶极等）、脂水分配系数、p*K*a、化学反应性（代谢相似性）和氢键形成能力等方面存在相似性。这些参数并不要求完全相似，仅在某些重要参数上相似即可。即其实质是具有相似的物理及化学性质的基团或取代基，会产生大致相似、相关或相反的生物活性。

随着生物电子等排原理的广泛应用，生物电子等排体的范围逐渐扩大，研究者把生物电子等排体分为两类，即经典和非经典的生物电子等排体，经典生物电子等排体包括一价原子和基团、二价原子和基团、三价原子和基团、四价原子和基团及环系等价体。在此主要介绍的是经典的电子等排体在药物设计中的应用见表 1-6。

表 1-6 经典的电子等排体在药物设计中的应用

类型	电子等排体	实例
一价等排体	—F、—OH、—NH_2、—CH_3、—Cl、—SH、—Br、—I	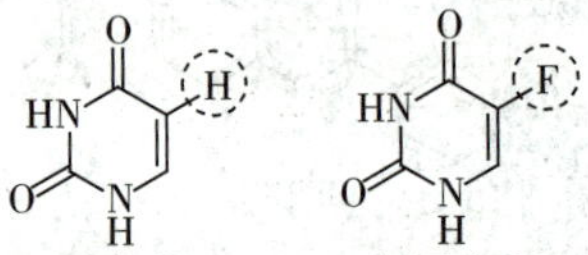 尿嘧啶　氟尿嘧啶
二价等排体	—O—、—S—、—CH_2—、—NH—	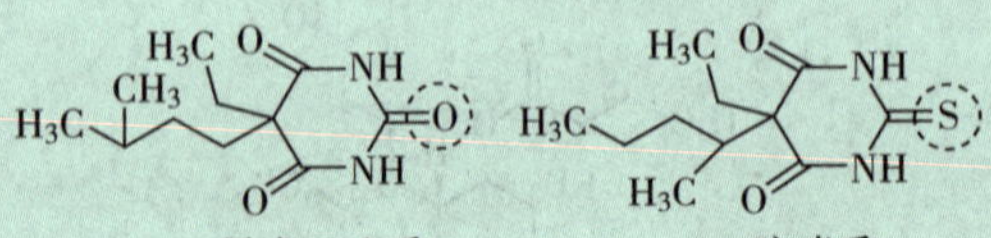 异戊巴比妥　硫喷妥
环内等排体	—CH＝CH—、—S—、＝CH—、—O—、—NH—、—CH_2—、—N＝	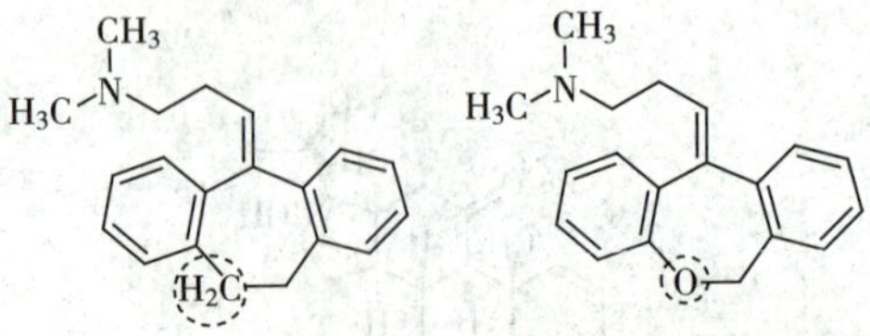 阿米替林　多塞平

四、药物的作用机制与受体 微课2

研究药物作用机制的目的在于认清药物在体内干扰或参与的各种生理或生化过程，这有助于理解和认识药物的药理作用和不良反应的本质，从而为提高药物疗效、减少不良反应提供理论依据，指导临床合理用药、安全用药。药物的作用机制是多种多样的，目前的认识已从器官水平深入到细胞、亚细胞水平甚至分子水平。药物作用的主要机制可概括为两大类，即非受体机制和受体机制。

（一）非受体机制

1. 改变理化环境 如抗酸药中和胃酸而用于胃溃疡疼痛的治疗；甘露醇通过物理性渗透作用而利尿。解毒剂（如二巯丙醇、依地酸钙钠等）通过与重金属阳离子的螯合可解救重金属或类金属的中毒。

2. 影响机体的代谢过程 如铁制剂参与血红蛋白的合成，治疗缺铁性贫血。也有些药物化学结构与细菌代谢物相似，干扰细菌的生化代谢过程，如磺胺类药物与对氨基苯甲酸（PABA）结构相似，干扰细菌二氢叶酸的合成，从而影响细菌的核酸代谢，产生抗菌作用。

3. 影响神经递质的释放或激素的分泌 如麻黄碱能促进去甲肾上腺素能神经末梢释放去甲肾上腺素，产生升压作用，可用于防止麻醉时的低血压；口服降糖药甲苯磺丁脲通过促进胰岛素分泌而降低血糖等。

4. 影响某些酶的活性 有些药物可对酶产生诱导、激活或抑制作用。如苯巴比妥可诱导葡萄糖醛酸转移酶，加速胆红素的代谢，用于防治新生儿黄疸；新斯的明可抑制胆碱酯酶，产生拟胆碱作用，用于治疗重症肌无力。

5. 影响离子通道功能 细胞膜上离子通道（如钙、钠、钾、氯离子通道）的开放和关闭可影响细胞内外无机离子的转运，改变膜电位或细胞内离子浓度，进而影响细胞功能。如抗高血压药物硝苯地平，通过阻滞血管平滑肌的 Ca^{2+} 通道，减少 Ca^{2+} 的内流，引起血管扩张而降低血压。抗心律失常药利多卡因，通过阻滞浦肯野纤维和心室肌细胞 Na^{+} 的内流，降低浦肯野纤维的自律性，产生抗心律失常作用。

6. 非特异性作用 一些药物并无特异性作用机制，如消毒防腐药对蛋白质的变性作用，可用于体外消毒或防腐。

（二）受体机制

受体（receptor）是一类能识别、结合周围环境中的某些微量物质，并产生特定效应的功能蛋白质。能与受体特异性结合的物质称为配体（ligand），受体对相应的配体具有极高的识别能力，体内存在很多能与受体结合的生理功能调节物质，称其为内源性配体，受体均有相应的内源性配体，如神经递质、激素、自体活性物质等。能与受体特异性结合的药物等外来物质则称为外源性配体。

许多药物是通过与受体结合而产生作用。药物与受体结合引起生物效应，需具备两个条件：一是亲和力，即药物与受体结合的能力；二是内在活性，即药物与受体结合产生效应的能力。根据内在活性的差异不同，可将药物分为以下三类。

1. 受体激动药 是指药物与受体既有较强的亲和力，又具有较强的内在活性，从而可兴奋受体产生明显效应。如 β 受体激动药异丙肾上腺素，能激动 β 受体产生心脏兴奋和支气管舒张的作用。

2. 受体阻断药 又称受体拮抗药，是指药物与受体只有亲和力，而没有内在活性，其与受体结合后，不产生效应，但可阻碍激动药与受体的结合，因而取消或对抗激动药的作用。如 β 受体阻断药普萘洛尔，可与肾上腺素竞争与 β 受体的结合，呈现对抗肾上腺素的作用，引起心脏抑制和支气管收缩。

3. 受体部分激动药 是指药物与受体虽具有亲和力，但仅有较弱的内在活性。部分激动药具有激动药与阻断药的双重特性，其单用时可产生较弱的效应，而与激动药合用时，则可呈现出拮抗激动药的效应。例如喷他佐辛（阿片受体部分激动药）单用时有弱的镇痛作用，而与吗啡（阿片受体激动药）合用时，则可减弱吗啡的镇痛作用。

知识链接

受体的调节

受体的数量和亲和力，可受病理、药物等因素的影响而发生改变，称为受体的调节。受体的调节是实现机体内环境稳定的重要因素，其调节方式有增敏和脱敏两种类型。①受体增敏（向上调节）：当受体周围活性物质浓度过低或长期阻断受体，可使受体数目增多，亲和力增强，称为向上调节。如长期使用β受体阻断药普萘洛尔，突然停药可引起“反跳”现象，这是β受体的敏感性增高所致。②受体脱敏（向下调节）：当受体周围活性物质浓度过高或长期激动受体，可使受体数目下降，亲和力减弱，称为向下调节。如长期使用地西泮后出现药效下降，需增大剂量才能维持原有疗效，就是受体向下调节的结果。

（三）药物的手性特征对生物活性的影响

药物与受体形成复合物，需要空间结构上的互补，药物的构型、构象和特定基团的改变，都将影响药物和受体的相互作用而影响药效。手性药物的对映体之间药物活性的差异主要有以下几个方面。

1. 旋光异构 含有手性中心的药物称为手性药物，手性药物的对映异构体的理化性质基本相似，仅仅是旋光性有所差别。但是值得注意的是，这些药物的对映异构体之间在生物活性上有时存在很大的差别，有时还会存在代谢途径的不同和代谢产物毒副作用的不同。这种差异反映了药物与受体结合时，受体对药物的立体选择性。药物不同的光学异构体对生物活性的差异见表1－7。

表1－7 光学异构体对生物活性的影响

生物活性的差异	药物实例
对映异构体之间具有等同的药理活性和强度	Ⅰ类抗心律失常药的两对映体具有类似的电生理活性，如对普罗帕酮
对映异构体之间产生相同的药理活性，但强弱不同	组胺类抗过敏药氯苯那敏，其右旋体的活性高于左旋体
对映异构体中一个有活性，一个没有活性	如抗高血压药物L－甲基多巴只有L－构型的化合物有效
对映异构体之间产生相反的活性	拟肾上腺素药异丙肾上腺素R－构型为β受体激动药，S－构型β为受体阻断药
对映异构体之间产生不同类型的药理活性	对映异构体奎宁为抗疟药，奎尼丁则为抗心律失常药
一种对映体具有药理活性，另一对映体具有毒性作用	氯胺酮为中枢性麻醉药物只有S－对映体才具有麻醉作用，而R－对映体则产生中枢兴奋作用，术后幻觉

知识链接

沙利度胺

沙利度胺（distaval）又称反应停，是研制抗菌药物过程中发现的一种具有中枢抑制作用的药物，曾经作为抗妊娠反应药物在欧洲和日本广泛使用，投入使用后不久，即出现了大量由沙利度胺造成的海豹肢症（phocomelia）畸形胎儿。全世界超过1万人！这就是震惊中外的“反应停事件”。

沙利度胺分子结构中含有一个手性中心，从而形成两种光学异构体，其中构型R－（＋）的结构有中枢镇静作用，另一种构型 $S-(-)$ 的异构体则有强烈的致畸性，通过分离手性异构体可以将沙利度胺的毒性降至最低。

1998 年 7 月 16 日，美国食品及药物管理局批准沙利度胺作为一种治疗麻风性结节性红斑的药物上市销售。

2. 几何异构 又称顺反异构，在有双键或环状结构的分子中，由于分子中与双键或环相连接的原子或原子团的自由旋转受阻碍，存在不同的空间排列而产生的立体异构现象，如顺反式己烯雌酚的雌激素活性不同（见第七章第一节雌激素）。

3. 构象异构 指具有一定构型的有机物分子由于碳－碳单键的旋转或扭曲（不是把键断开）而使得分子中各原子或原子团在空间产生不同的排列方式的一种立体异构现象。自由能低的构象稳定，出现频率高为优势构象。当药物分子与受体相互作用时，药物与受体互补并结合时的构象，称为药效构象。药效构象并不一定是药物的优势构象，不同构象异构体的生物活性也有差异。

答案解析

目标检测1-3

一、单选题

1. 属于对因治疗是
   A. 胰岛素降低糖尿病患者的血糖
   B. 阿司匹林治疗感冒引起的发热
   C. 硝苯地平降低高血压患者的血压
   D. 硝酸甘油缓解心绞痛的发作
   E. 青霉素治疗脑膜炎奈瑟菌引起的流行性脑脊髓膜炎
2. 连续服用普萘洛尔治疗高血压，突然停药后血压剧烈回升的现象称为
   A. 超敏反应　B. 停药反应　C. 后遗效应　D. 特异质反应　E. 毒性反应
3. 下列适宜用作评判药物安全性的指标是
   A. LD_{50}　B. ED_{50}　C. LD_{95}　D. ED_{50}/LD_{50}　E. LD_{50}/ED_{50}
4. 药物与受体结合后，可激动受体，也可阻断受体，取决于
   A. 药物是否具有亲和力　B. 药物是否具有内在活性
   C. 药物的特异性　D. 药物的脂溶性
   E. 药物的极性大小
5. 关于超敏反应的叙述，错误的是
   A. 过敏体质者用药前应询问患者有无用药过敏史
   B. 一种病理性的免疫应答
   C. 表现与药物的药理作用相关
   D. 皮试阳性者禁用
   E. 与剂量大小关系不大
6. 连续多次用药后机体对药物的反应性降低称为
   A. 耐受性　B. 继发反应　C. 高敏性　D. 反跳现象　E. 特异质反应

7. 口服碳酸钙中和胃酸治疗胃溃疡的作用属于

A. 局部作用　B. 吸收作用　C. 选择作用　D. 直接作用　E. 全身作用

二、多选题

1. 假设 A 药的效价强度大于 B 药，则以下哪些描述不正确

A. A 药的 ED_{50} 大于 B 药
B. 达到同等效应时 A 药所用剂量小于 B 药
C. A 药的最大效应较强
D. B 药的最大效应较强
E. B 药的副作用较小

2. 药物作用的两重性包括

A. 治疗作用　B. 不良反应　C. 对因治疗　D. 对症治疗　E. 副作用

3. 药物与受体结合后根据内在活性的不同，将药物分为

A. 受体激动药　B. 受体阻断药　C. 受体部分激动药
D. 前体药物　E. 自体活性物质

4. 经典生物电子等排体包括

A. 一价原子和基团　B. 二价原子和基团　C. 三价原子和基团
D. 四价原子和基因　E. 环系等价体

三、简答题

1. 药物的不良反应有哪些类型?
2. 简述治疗指数及其临床意义。

书网融合……

知识回顾　微课 1　微课 2

第四节　影响药物作用的因素

PPT

药物治疗疾病进入机体产生效应时，往往要受到机体内外各方面因素的影响，从而增强或减弱药效，甚至发生质的改变，产生不良反应。了解和掌握这些影响因素的规律，可以更好地发挥药物的效应，取得最佳治疗效果。一般影响药物作用的因素可归结为两个方面，即药物因素和机体因素。

实例分析 1-2

实例　患者李某，男性，66 岁，患激素依赖性哮喘，服用甲泼尼龙 8mg/d 治疗，症状控制稳定；合并使用利福平后，哮喘的症状恶化。用泼尼松龙代替甲泼尼龙，症状未见改善，停止服用利福平，哮喘得到改善。

讨论　为什么合用利福平后，该患者哮喘的症状会恶化，而停用利福平症状可改善?

答案解析

一、药物方面的因素 微课1

（一）药物的结构

一般化学结构相似的药物其作用相似，如喹诺酮类药物的化学结构相似，其作用也相似，均有抗菌作用。但化学结构相似的药物也可表现相反或拮抗作用，如维生素 K 与华法林结构相似但作用相反，前者能促进凝血过程，后者能对抗凝血过程。

（二）药物的理化性质

药物在水和有机溶剂中的分配比例不同，药物的溶解性不同，如有机酸、有机碱在水溶液中不溶，成盐后制剂可溶于水。每种药物都有保存期限，超过期限的药物发生性质改变而失效，如青霉素 G 在干粉状态下有效期为 3 年，而在水溶液中极不稳定，需现配现用。药物需在常温下干燥、密闭、避光保存，个别药物则需要在低温下保存，否则易挥发、潮解、氧化和光解。如乙醚易挥发、易燃；维生素 C、硝酸甘油易氧化；肾上腺素、去甲肾上腺素、硝普钠、硝苯地平等易光解。

（三）药物剂量

药物不同剂量（用药量）产生的作用是不同的，随着剂量的加大，效应逐渐增强，不但程度增强甚至能改变效应性质。如镇静催眠药巴比妥类在小剂量时出现镇静效应，随着剂量增加，可依次出现催眠、抗惊厥甚至导致死亡。在一定范围内剂量越大，药物在体内的浓度愈高，作用也愈强（参见第一章第三节药物效应动力学）。

（四）药物的剂型

药物有不同的剂型，如片剂、胶囊、颗粒剂、溶液剂、注射剂、气雾剂、栓剂等。同种药物的不同剂型，有不同的药动学特征，生物利用度往往也不同，这样药物起效时间、维持时间及作用强度等也会出现差别。例如口服给药时溶液剂吸收最快，片剂和胶囊等需先崩解，故吸收较慢。近年来，一些新的剂型如控释制剂和缓释制剂在临床广泛应用，缓释剂可使药物在体内产生非恒速缓慢释放的效果；而控释剂可使药物按零级动力学恒速或近似恒速释放，以保持恒速吸收。这些剂型有作用持久，用药次数少的优势，如某些高血压患者应用的硝苯地平，如果服用普通片剂，每天需用药 3 次，而服用控释剂每天仅需用药 1 次，可有效改善患者的用药依从性，进而达到平稳降压的效果。

（五）给药途径

药物的给药途径不同，其作用出现的快慢和强弱亦有差别。不同给药途径出现的作用快慢顺序一般为：静脉给药 > 吸入 > 舌下给药 > 肌内注射 > 皮下注射 > 直肠给药 > 口服给药 > 皮肤给药。某些药物改变了给药途径，还可产生不同性质的药理作用，如硫酸镁口服有导泻和利胆作用，肌内注射则出现抗惊厥和降血压作用，外用则可消肿。

（六）给药时间、次数

给药的时间也可影响药物疗效，一般情况下，饭前给药吸收较好，发挥作用较快；饭后给药吸收较差，显效也较慢。临床实际用药还需视具体药物和病情而定，如助消化药需在饭前或饭时服用；催眠药应在睡前服用；驱肠虫药宜空腹或半空腹服用；对胃肠道有刺激性的药物宜饭后服。

用药的次数，除需根据患者的病情需要外，药物的血浆半衰期是设计给药间隔的重要依据。一般来说，半衰期较短的药物，每日给药次数相应增多；半衰期较长的药物，每日给药次数相应减少，以维持有效血药浓度和防止蓄积中毒。如萘普生的 $t_{1/2}$ 约为 13 小时，需每日给药 2 次；地高辛的 $t_{1/2}$ 约为 36 小时，每日只需给药 1 次。肝、肾功能不全者应适当调节用药次数和给药间隔时间。

（七）药物相互作用

药物相互作用（drug interaction）是指联合应用两种或两种以上的药物，由于药物之间或药物与机体之间相互影响，使药物作用较单用时增强或减弱。药理效应增强称为协同作用，如阿司匹林与华法林合用，使后者的抗凝作用增强；药理效应减弱称为拮抗作用，如氢化可的松与胰岛素合用，使后者降血糖作用减弱。

1. 药物在体外的相互作用 是指药物在体外配伍时所发生的物理或化学性的相互作用，如果出现浑浊、沉淀、变色，引起疗效降低或毒性增大的现象称为药物配伍禁忌。例如头孢曲松钠注射剂与含钙溶液混合时，由于头孢曲松极易与钙形成不溶性头孢曲松钙沉淀或微粒，输注后可阻塞毛细血管，在组织中沉积并形成肉芽肿；酸性药物和碱性药物混合，产生中和反应而失效（详见第十三章第二节）。

2. 药动学方面的相互作用 是指药物在吸收、分布、代谢和排泄过程中的相互影响，导致药物效应增强或减弱，作用时间缩短或延长。联合用药后，胃排空、胃肠蠕动、消化道 pH 的改变等均可影响药物吸收。如促进胃排空的药物多潘立酮可加速其他药物从肠道吸收，而抑制胃排空和减慢蠕动的阿托品则减慢其他药物从肠道吸收；服用抗酸药可使胃肠道 pH 升高，若合用弱酸性药物，则可增加后者的解离而使其吸收减少。药物还可通过相互竞争与血浆蛋白结合影响药物的分布、通过对药酶的诱导或抑制作用影响药物的生物转化、改变尿液 pH 影响药物的排泄等，使另一药物作用增强或减弱，作用时间延长或缩短。

3. 药效学方面的相互作用 是指机体对药物的反应性被其他药物所改变，导致药物效应增强或减弱。①作用性质相似的两类药物合用，往往出现协同作用。如吗啡与氯丙嗪合用，可使中枢抑制作用增强。②作用性质相反的药物合用，往往出现拮抗作用。如尼可刹米可对抗吗啡抑制呼吸的作用。③作用于同一靶细胞受体的两种药物可发生相互作用而引起药效改变。如吗啡发挥效应主要是激动了体内的阿片受体，故吗啡中毒时可用阿片受体阻断药纳洛酮解救。④作用于同一代谢过程的不同环节的药物合用，可使药物作用增强或减弱。如磺胺嘧啶可抑制二氢叶酸合成酶，而甲氧苄啶可抑制二氢叶酸还原酶，两药合用对细菌叶酸代谢过程的不同环节起到双重阻断作用，使抗菌作用增强数十倍。⑤作用无关的药物合用，通过间接作用而影响另一药物的效应。如广谱抗菌药与华法林合用可使后者的抗凝血作用增强，因为广谱抗菌药可抑制肠道细菌的生长繁殖，细菌产生的维生素 K 减少，进而凝血因子生成减少使抗凝血药作用增强。

二、机体方面的因素 微课 2

（一）年龄

1. 儿童 儿童各器官和组织处于生长发育阶段，如肝、肾发育尚未完全，而使通过肝脏代谢、肾脏排泄的药物受影响，容易出现药物蓄积中毒，如早产儿及新生儿服用氯霉素后因不能形成葡萄糖醛酸酯而排泄，导致灰婴综合征。婴儿的血 - 脑屏障发育不完全，对吗啡较为敏感，易致呼吸抑制，而氨茶碱、麻黄碱、尼可刹米等易出现中枢兴奋而致惊厥反应。氨基糖苷类抗生素主要由肾脏排泄，但由于儿童肾脏排泄较慢，药物消除慢，易产生耳毒性；有些药物对儿童生长发育有较大的影响，如四环素可影响钙代谢，使牙齿黄染或骨骼发育停滞；喹诺酮类抗菌药结构含有氟，其容易对骨骼及牙齿造成影响，因此对婴幼儿应慎重使用。儿童体液占体重比例较大，而对水、盐代谢的调节能力较差，应用利尿药易致水电解质平衡紊乱。

即学即练 1-4

答案解析

下列哪些药物在应用于婴幼儿或儿童时应基于收益大于风险原则确定是否用药

A. 盐酸环丙沙星　　B. 阿米卡星　　C. 盐酸多西环素

D. 头孢呋辛酯　　E. 呋塞米

2. 老年人 随着年龄的增长，机体的组织器官及其功能可出现生理性的衰退，老年人肝、肾功能的衰退，使药物清除率逐渐下降，各种药物血浆半衰期有不同程度的延长，例如地西泮的半衰期正常成人为20~24小时，而老年人可延长4倍，如由肾脏排泄的氨基糖苷类抗生素的半衰期可延长2倍以上。在药效学方面，老年人对许多药物特别敏感，例如心血管药物易引起低血压和心律失常；非甾体抗炎药易致胃肠出血；抗胆碱药易致尿潴留、便秘和青光眼等，故老年人用药选药需慎重，用药剂量应适当减少；另外老年人记忆力差，用药依从性差，故用药种类宜少，并且需交代清楚用药方法。

（二）性别

女性体重一般轻于男性，在使用治疗指数低的药物时，为维持相同效应，女性用药剂量可能低于男性。女性患者在月经期、妊娠期、分娩期和哺乳期等特殊生理期用药应注意，月经期和妊娠期子宫对泻药和其他强烈刺激性药物比较敏感，有引起月经过多、流产、早产的危险。有些药物可以通过胎盘进入胎儿体内，对胎儿发育造成影响，严重的可致畸胎，故妊娠期用药应十分慎重。另外有些药物经乳汁排出，被乳儿摄入而引起中毒。

（三）精神因素

精神因素对药物作用有一定的影响，医护人员良好的服务态度和患者对医护人员的信任以及患者的乐观情绪可对药物疗效产生积极的影响。安慰剂本身是一些不具药理活性的物质，其疗效正是精神心理因素作用的结果，它主要是通过暗示作用而产生效果。暗示内容包括提高患者对药物的信赖程度或让患者预知药物的“治疗作用”等。安慰剂效应有显著的个体差异，无量-效关系，不能认为是药理作用。临床应用安慰剂治疗一些慢性疾病，如失眠、抑郁、头痛、心绞痛、高血压、神经症等能取得接近或超过30%~40%的疗效。所以药物治疗过程中应注意对用药者的心理疏导，充分发挥积极的心理效应，关心爱护患者，消除患者顾虑，使其主动乐观地接受治疗，以提高临床药物治疗效果，促进疾病的康复。

（四）病理因素

病理状态可以影响药物在体内的消除或使效应器官对药物的反应性发生改变，从而影响药物的效应。如肝功能不全时，药物消除缓慢，使血浆半衰期延长，可以适当延长给药间隔时间或减少剂量。在严重肝功能不全时对需要使用肾上腺皮质激素治疗的患者，常使用氢化可的松或泼尼松龙而不宜使用可的松或泼尼松，原因是后两药需转化为前两药方能生效。肾功能不全时，经肾排泄的药物，如氨基糖苷类的排泄速率减慢，而延长半衰期。营养不良时低蛋白血症可使药物与血浆蛋白的结合率降低，游离型药物增多，使药物作用增强，甚至引起毒性反应；巴比妥类药物中毒时，能耐受较大剂量中枢兴奋药而不致惊厥。

（五）遗传因素

基因是决定药物代谢酶、药物转运蛋白、受体活性和功能表达的结构基础，是药物代谢与反应的决定因素。药物代谢酶、药物转运蛋白和受体的遗传多态性是导致药物反应个体与群体差异的重要原因。如*N*－乙酰基转移酶活性在人群中呈多态分布，人群被分为慢型乙酰化代谢者与快型乙酰化代谢者，不同的乙酰化代谢者其对异烟肼、磺胺类等药物的代谢存在着差异性，从而影响药物的血药浓度，临床疗效和不良反应。如在服用同样剂量的异烟肼后，快型代谢人群的血药浓度较低，半衰期较短；而慢型代谢人群则易发生多发性外周性神经炎。药物的特异质反应也与遗传因素有关，如先天性G－6－PD缺乏者对伯氨喹、氯喹、磺胺类、阿司匹林、奎尼丁等药物易产生溶血性贫血。

知识链接

生物节律对药物作用的影响

机体的生物节律包括昼夜节律、周节律、月节律、季节律和年节律等。研究生物节律与药物之间关系的科学称为时辰药理学。一般认为昼夜节律对药物的影响最重要，机体在昼夜24小时内的不同时间，对某些药物的敏感性不同。按照人体生物节律变化设计临床给药方案，可更好地发挥药物疗效，减少不良反应。如肾上腺皮质激素分泌高峰出现在清晨，血浆浓度在上午8点左右最高，而后逐渐下降，直到午夜零时左右降到最低值。临床上根据这种节律变化，将皮质激素类药物由原来每日分次用药改为每日早晨一次给药或隔日早晨给药一次的疗法（隔日疗法），既提高了疗效，又减轻了对肾上腺皮质功能的影响。

目标检测1-4

答案解析

一、单选题

1. 阿托品解救有机磷农药中毒时的剂量可超过极量，其决定因素是
   A. 生理因素　B. 心理因素　C. 病理因素　D. 遗传因素　E. 个体差异
2. 属于药效学方面药物相互作用的是
   A. 多潘立酮可加速其他药物从肠道吸收
   B. 吗啡与氯丙嗪合用可使中枢抑制作用增强
   C. 苯巴比妥可促进本身或其他药物的代谢
   D. 阿司匹林与甲苯磺丁脲合用可使后者降糖作用增强
   E. 碳酸氢钠可促进苯巴比妥的排泄
3. 肝功能不良时，用药时需要减少剂量的是
   A. 所有的药物　B. 口服吸收的快药物　C. 主要在肝脏生物转化的药物
   D. 主要从肾排泄的药物　E. 主要经胆道排泄的药物
4. 短期内应用数次麻黄碱后其效应降低，属于
   A. 习惯性　B. 快速耐受性　C. 成瘾性　D. 耐药性　E. 以上都不对

二、多选题

1. 机体方面影响药物作用的因素包括

A. 年龄　B. 心理因素　C. 肝肾功能　D. 给药途径　E. 遗传因素

2. 药动学方面药物相互作用包括

A. 药物的转运　B. 药物的分布　C. 药物的吸收　D. 药物的排泄　E. 药物的代谢

3. 不属于滥用阿片类药物产生药物戒断综合征的药理反应

A. 精神依赖　B. 药物耐受性　C. 交叉依赖性　D. 身体依赖性　E. 药物强化作用

三、简答题

1. 药物方面影响药物作用的因素主要有哪些？

2. 简述药效学方面药物间的相互作用。

书网融合……

知识回顾　微课 1　微课 2

第五节　新药研发

PPT

新药是指我国未生产过的药品，已生产的药品改变剂型、改变给药途径、增加新的适应证或制成新的复方制剂，亦按新药管理。

历史上曾大规模合成新化合物，并利用疾病的动物模型进行系统筛选，获得了许多药物。临床上随着对药物的需求越来越多，对新药的要求也越来越高，新化合物的合成量急剧增加，而传统的药物筛选方式工作量剧增，筛选命中率低，时间和费用成本增加。20 世纪 70 年代科学家基于已知药物构 - 效关系的规律提出了新药设计（drug design）概念，以提高药物筛选的命中率，减少合成和筛选的工作量。

新药设计研究方法一般分成两个阶段：第一阶段是发现先导化合物（lead compound），即类型衍生化（lead generation）；第二阶段是以该先导化合物为先导，进行结构修饰，获得系列的衍生化合物，并在该系列衍生化合物中寻找最佳化合物，称作先导化合物优化（lead optimization），或系列设计（series design）。

一、先导化合物的发现与优化

先导化合物是指通过各种途径和手段得到的具有某种生物活性和化学结构的化合物，是现代新药研究的出发点。先导化合物一般应具有新颖的化学结构，有进一步的结构改造和修饰的发展潜力，可用作研究模型以及经结构优化而开发出新药品种的特点。一些新分离并确定结构的新化合物，只要有新的作用、新的结构，在药物研究中就有极大的价值，因此，发现先导化合物是新药开发的第一步。

因先导化合物存在着某些缺陷，如活性不够高、化学结构不稳定、毒副作用大、选择性不好、药代动力学性质不合理等，需要对先导化合物进行化学修饰，进一步优化使之发展为理想的新的药物。因此，发现了先导化合物后，需要对先导化合物进行优化以提高药物的成药性。先导化合物的优化常用化学法或计算机辅助设计来实现。先导化合物优化的主要工作包含应用药物化学提高先导物对靶点的专一性、优化化合物的药代动力学性质和生物可利用率、在动物身上进行化合物临床前的试验等工作，从而获得新的优秀药物。

先导化合物的发现途径及其修饰主要有以下 7 种。

1. 从天然产物活性成分中发现先导化合物 人类很早即使用动植物的制成品来治疗疾病，在物种进化演变中，动、植物产生了大量的具有生理活性的物质，这些物质或直接用作药物，或作为先导化合物，经过结构优化而得到更加优秀的药物，如从植物中分离的有效成分青蒿素具抗疟作用，以青蒿素为先导化合物经结构修饰而得蒿甲醚等药物（第九章第六节）；紫杉醇具有抗癌作用，以紫杉醇为先导化合物经结构修饰而得多西紫杉醇，具有更优秀的抗癌活性（第十章第二节）；从微生物及其代谢产物中发现的青霉素具抗菌作用，以青霉素为先导化合物经结构修饰获得一系列优秀的青霉素类药物如氨苄西林、氟氯西林等（第八章第二节）；从巴西毒蛇的毒液中分离出来的替普罗肽则具有降压作用，以此为先导化合物经结构修饰而得血管紧张素转化酶抑制剂（ACEI）卡托普利（图 1－4）。

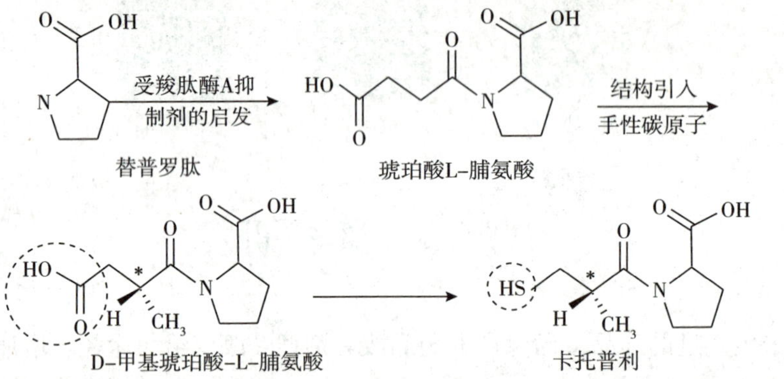

图 1－4 从先导物普罗肽开发卡托普利的结构修饰过程

2. 现有药物作为先导化合物 从临床药物的毒副作用或者老药新用途中发现先导化合物，现有药物因其吸收差、毒副作用大、疗效欠佳等缺点，以此为先导化合物进行结构修饰以发现新药的药物，且这类结构改造发现新药的成功率较大。吩噻嗪类抗精神失常药氯丙嗪及其类似物，是由抗组胺药异丙嗪的镇静副作用发展而来的（第三章第三节）。又如磺酰脲类降血糖药甲苯磺酰脲是根据抗菌药磺胺类药物降血糖的副作用经结构改造而发现的（图 1－5）。

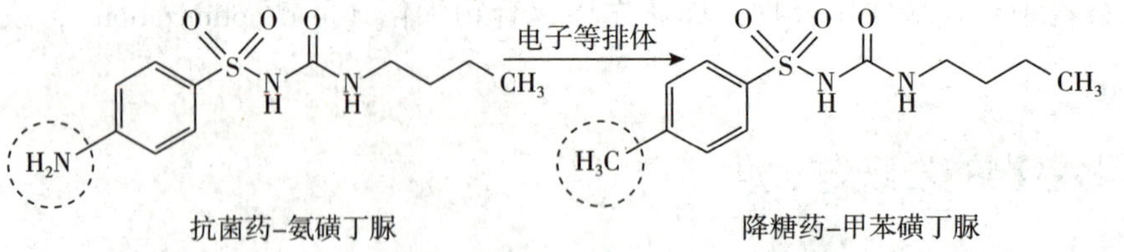

图 1－5 第一代降糖药的发现

即学即练 1－5

下列药物属于先导化合物是

A. 丁卡因 B. 普鲁卡因 C. 氨苄西林 D. 盐酸环丙沙星 E. 卡托普利

答案解析

3. 通过随机机遇发现先导化合物 某些先导化合物的发现具有一定的偶然性，如青霉素（第八章第二节）、β 受体阻断药普萘洛尔的发现（图 1-6）。

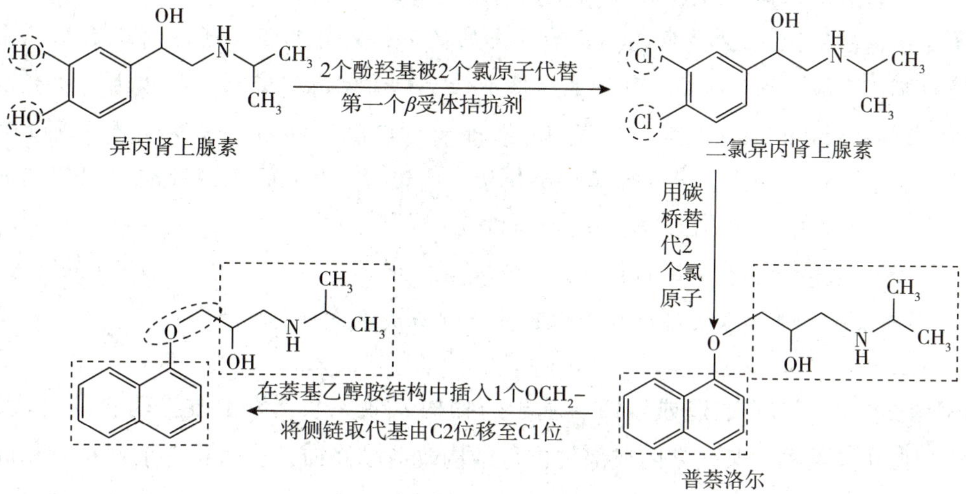

图 1-6 β 受体阻断药普萘洛尔的发现

4. 通过分子生物学途径发现先导化合物 利用受体、酶、离子通道等生理病理机制为先导化合物的发现提供了新的途径，如在 ACE 基础上发展起来的治疗高血压的 ACEI 抑制剂——卡托普利及类似物药物（第五章第一节）。在组胺受体激动药的基础上发展的 H_2 受体阻断药——替丁类抗溃疡药（第六章第三节）。

5. 从药物活性代谢产物中发现先导化合物 药物在体内经生物转化后，部分代谢产物活性降低，叫代谢失活；一些代谢产物活性会增强，叫代谢活化，代谢活化所得代谢产物既可直接作为药物使用，也可作为先导化合物，经结构修饰而得到新的药物。如百浪多息体外无活性，体内代谢的磺胺具有抗菌活性，并以磺胺为先导化合物开发了磺胺类药物（第九章第二节）。

6. 从药物合成的中间体发现先导化合物 在药物合成过程中，中间体具有与目标化合物相似的结构，具有类似的药物活性，可以此中间体为先导化合物经结构修饰而得新的药物。如阿糖胞苷合成中间体环胞苷具有很强的抗癌活性，且毒副作用小，以此开发成抗白血病药物安西他滨（第十章第二节）。

7. 从现有化合物库里筛选发现先导化合物 主要筛选方法有计算机辅助筛选和组合化学筛选等。

二、有机药物的结构修饰

具备生物活性的化合物，必须同时具备良好的药代动力学性质，才可成为临床药物使用。而很多活性化合物不具备良好的吸收、分布、代谢、排泄等性质，在临床上得不到应用，因此，基于药物的定量构-效关系（QSAR）基础，通过对有机药物的结构进行修饰，以改变药物的理化性质及药代动力学性质，从而获得新的药用化合物。改善药物的药代动力学性质通常采用制成适宜的剂型、化合物结构改造或修饰成同源类似物（analog）、制成前药（prodrug）来解决（第三节）。3 种方法各有优缺点及适用范围，都有大量的成功实例。通常做成前药的成功率较大，投资及风险较小，现已广泛应用于现有药物的改进及新药研发中。

实例分析 1-3

实例 针对患有肠梗阻、胃肠道吸收功能障碍、重症胰腺炎、高分解代谢状态（如大面积烧伤、严重复合伤、感染等）、严重营养不良等疾患的患者，因胃肠道功能障碍或衰竭，需要施行肠外营养给药补充氨基酸，因L-谷氨酰胺水溶性不佳，难于制成溶液剂，临床上使用受限，因此将L-谷氨酰胺与L-丙氨酸或甘氨酸制备成水溶性很好的二肽，即丙氨酰谷氨酰胺或甘氨酰谷氨酰胺，再与其他氨基酸一起制成复方注射液供临床使用，进入人体后，在酰化酶作用下二肽快速分解成L-谷氨酰胺及L-丙氨酸或甘氨酸补充人体需要。

讨论 1. 药物结构改造或修饰的目的是什么？

2. 可以通过哪些方法将难溶于水的药物制备成水溶性药物？

答案解析

1. 制成同源类似物的结构改造或修饰 基于药物构-效关系，为了改善药物的药代动力学性质，在药物相同或相似化学结构的某些基团或部位进行结构改造或修饰，从而获得系列具有相同或相似结构的同源类似物，经筛选获得药代动力学性质更优良的药用化合物。如二氢吡啶类药物通过对二氢吡啶环3，4，5-部位进行结构改造或修饰获得系列二氢吡啶类衍生物，临床上广泛用作抗高血压药（第五章第一节）。

2. 改善药物吸收性的结构修饰 药物的吸收性与其脂溶性和水溶性密切相关。药物分子中应兼具亲脂性和亲水性基团，两者的比例即分配系数适当才有利于吸收。如肾上腺皮质激素制剂的口服吸收差，可把21-羟基酯化，从而提高药物的吸收性，如可的松的吸收率35.0%，而醋酸可的松的吸收率则提高至45.3%（第七章第一节）

3. 提高药物稳定性的结构修饰 有些药物极易氧化失效，有些药物对胃酸不稳定，易水解失效，这些药物可通过对其结构进行修饰从而改善其稳定性。如维生素C在空气中易氧化失效，对其3-羟基酯化可提高其稳定性，苯甲酸维生素C酯即使在水溶液中也稳定，药效与维生素C同效。

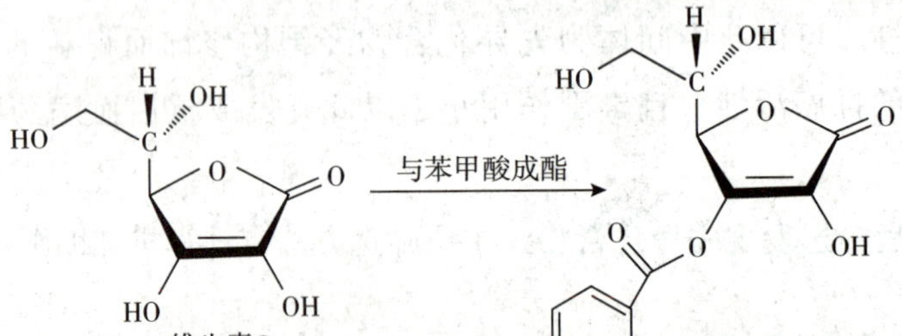

维生素C　　苯甲酸维生素C酯

4. 提高药物选择性的结构修饰 药物的作用强度取决于药物在作用部位的血药浓度，当药物没有选择性时，提高作用部位的血药浓度会使其他部位或组织的血药浓度也提高，副作用也可能随之增加。如把药物结构修饰为无生物活性的前药，使该药转运到作用部位时发挥药效，此时提高前药的血药浓度，就可选择性提高作用部位的血药浓度，使药效提高，减小或不增加副作用。如泻药羟苯吲哚酮是直肠给药，口服时不能到达肠道下段，因而不能很好地发挥药效，若将其结构进行酯化修饰，制成乙酰化产物双酯酚汀，则可口服，在肠道碱性水解生成羟苯吲哚酮发挥作用。

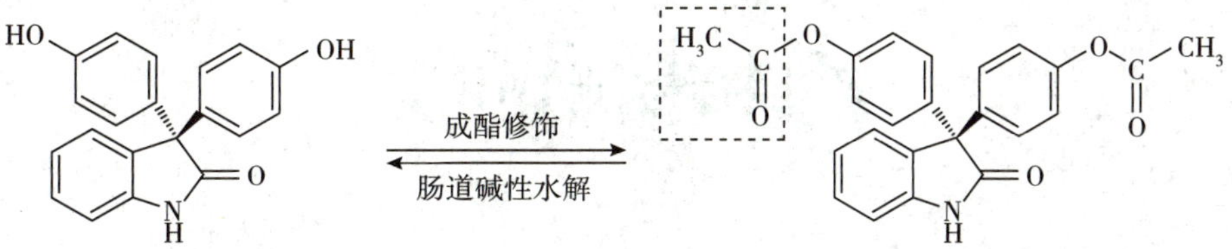

羟苯吲哚酮　　双酯酚汀（前药）

5. 提高药物水溶性的结构修饰　许多有机药物的水溶性较差，溶解性不佳，吸收较困难，作用慢，也难以制成注射剂或溶液剂使用，将其结构修饰为水溶性盐或酯，则可提高药物的溶解度，更适应制剂要求。在成盐修饰中，选择成盐试剂的原则：应有较为理想的药理作用、生成的盐应有适当 pH 及良好的溶解度与溶解速度、盐的稳定性好、比较容易合成制造。如青霉素类药物常与碱成钠盐或钾盐使用，阿昔洛韦水溶性差，口服吸收不好，将其成酯成盐为盐酸伐昔洛韦，则提高其水溶性和口服吸收率。

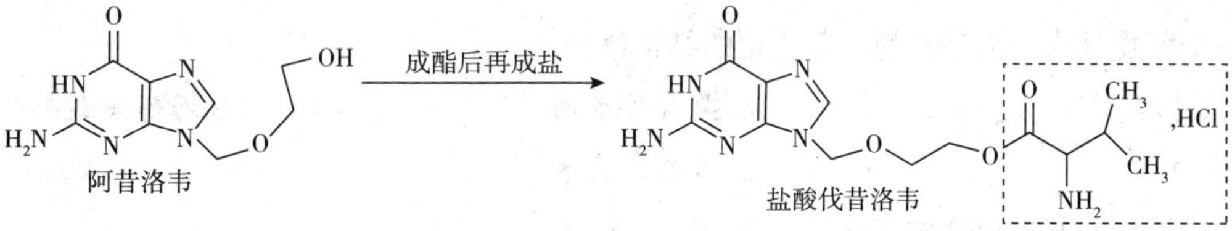

阿昔洛韦　　盐酸伐昔洛韦

6. 延长药物作用时间的结构修饰　药物服用后，经吸收、分布、代谢和排泄等过程，药物在体内的半衰期长短不一，半衰期短的药物，为了维持有效血药浓度，须反复给药，给治疗带来不便。如抗精神病药物氟奋乃静静脉注射给药后，吸收很快，药效仅维持 1 日，将其羟基酯化——氟奋乃静庚酸酯，脂溶性增大，易吸收，并且可以保持药效 2 周（第三章第三节）。

7. 降低药物毒副作用的结构修饰　有些药物用药后毒副作用较大，经酰化修饰成酯或成酰胺可降低其毒副作用。如抗糙皮病的烟酸，耐受性差并伴有刺激性，易引起血管扩张、面部潮红、皮肤发痒，将其羧基修饰为酰胺基，则疗效相同，副作用降低。

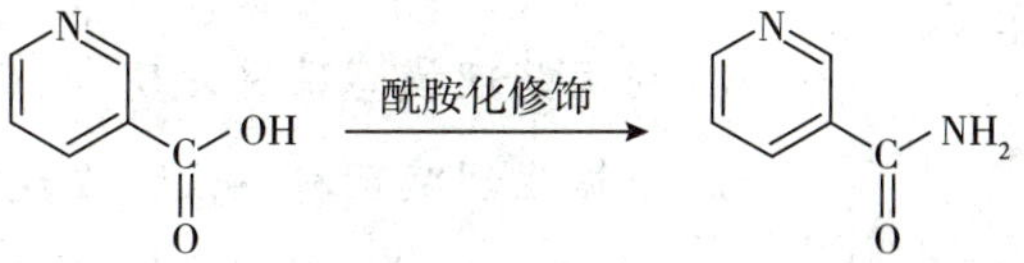

烟酸　　烟酰胺

8. 发挥药物配伍作用的结构修饰　将作用部位相同、吸收和代谢性质相似，具有配伍作用和剂量比为 1∶1 的两个药物结合成一个载体前药，发挥其配伍作用。如枸橼酸铋雷尼替丁，服药后，水解成雷尼替丁和枸橼酸铋，发挥两个药物的配伍作用。

9. 消除药物不良味觉的结构修饰　有些药物有强烈的苦味，将其结构修饰为酯或盐可消除其苦味。如红霉素经酰化成酯，制成琥乙红霉素，则苦味消除（第八章第三节）。*N*－环己氨基磺酸盐有甜味，有愉快感，故常将 *N*－环己氨基磺酸作为苦味消除剂，如氯非拉明马来酸味苦，而氯非拉明 *N*－环己氨基磺酸盐则几无苦味。

目标检测1-5

答案解析

一、单选题

1. 有机药物结构改造或修饰的最终目的是

A. 改善溶解性　B. 改善药物刺激性　C. 降低药物毒副作用

D. 延长作用时间　E. 改善药物的药代动力学性质，提高成药性。

2. 盐酸伐昔洛韦的原药是

A. 阿昔洛韦　B. L-缬氨酸　C. 更昔洛韦　D. 利巴韦林　E. 泛昔洛韦

3. 维生素C的酯化修饰目的是

A. 改善刺激性　B. 提高药物稳定性　C. 改善溶解性

D. 降低毒副作用　E. 延长药效时间

4. 下列哪一个药物是为了消除药物不良味觉的结构修饰

A. 盐酸伐昔洛韦　B. 氯普鲁卡因　C. 氟奋乃静庚酸酯

D. 双酯酚汀　E. 琥乙红霉素

5. 酸类药物成酯后，其理化性质变化是

A. 脂溶性增大，易离子化　B. 脂溶性增大，不易通过生物膜

C. 脂溶性增大，刺激性增加　D. 脂溶性增大，易吸收

E. 脂溶性增大，与碱性药物作用强

二、多选题

1. 属于化学结构改造获得的同源类似物有

A. 二氢吡啶类药物　B. 皮质激素类药物　C. 氟喹诺酮类药物

D. 维生素类药物　E. 头孢菌素类药物

2. 青霉素的发现是

A. 从天然产物中发现　B. 利用药理模型筛选发现　C. 随机偶然发现

D. 从现有药物中发现　E. 根据生理病理机制设计发现

3. 先导化合物可来源于

A. 借助计算机辅助设计手段的合理药物设计　B. 组合化学与高通量筛选相互配合的研究

C. 天然生物活性物质　D. 具有多重作用的临床现有药物

E. 偶然事件

4. 在成盐修饰中，选择成盐试剂的原则是

A. 应有较为理想的药理作用　B. 生成的盐应有适当pH

C. 生成的盐有良好的溶解度与溶解速度　D. 盐的稳定性好

E. 比较容易合成制造

三、简答题

简述先导化合物的定义及其优缺点，在新药研究中应用。

书网融合……

知识回顾　　习题

（邓庆华　林奉儒）

第二章　作用于传出神经系统的药物

学习引导

传出神经系统负责将中枢神经系统的冲动传递到各个组织效应器，从而发挥作用，传出神经系统所支配的效应器分布广泛，对于人体生理活动的调节起到至关重要的作用，作用于传出神经系统的药物在临床上广泛应用于心血管、内分泌系统、呼吸系统以及眼科等疾病的治疗，是临床中比较常见和重要的药物。这类药物有哪些代表药物？它们在临床中用于治疗哪些疾病？它们在临床应用过程中有什么需要注意的地方？

本章主要介绍作用于传出神经系统药物的分类及作用特点，各代表药的结构特征、理化性质、药理作用、临床应用及主要不良反应。

学习目标

1. **掌握**　传出神经系统受体的类型及效应；代表药毛果芸香碱、新斯的明、解磷定、阿托品、山莨菪碱、肾上腺素、多巴胺、麻黄碱、普鲁卡因、利多卡因等化学性质、药理作用及临床应用。

2. **熟悉**　传出神经递质体内过程；吡斯的明、东莨菪碱、去甲肾上腺素、异丙肾上腺素、哌唑嗪、受体阻断药、丁卡因、布比卡因等化学性质、药理作用及临床应用。拟肾上腺素、抗胆碱药及受体阻断药的构－效关系。

3. **了解**　合成解痉药及氯化琥珀胆碱、维库溴铵等化学性质、药理作用及临床应用。

第一节　传出神经系统药理概论

PPT

传出神经是指将中枢神经系统发出的冲动传至效应器，以支配效应器功能活动的一类神经。当中枢神经系统的冲动到达神经末梢时，通过神经末梢释放的神经递质作用于相应组织器官上的受体而发挥作用。作用于传出神经系统药物是指直接或间接影响传出神经末梢递质水平或影响其受体活性，以改变效应器功能活动的药物。

实例分析 2－1

实例　在一个漆黑的夜晚，小王同学哼着小曲正走在回家的路上，突然从路边窜出一条狗夺路而逃，小王同学“吓傻了”，出现呆立原地，腿脚酸软，手脚发凉，心跳突然加速等反应。待小王弄清事情的“真相”后，以“飞快”的速度逃离现场。

讨论　从传出神经兴奋后机体生理功能的变化角度解释：

1. 狗夺路而逃“吓傻”小王出现以上表现的原因是什么？

2. 小王为什么能“飞快”逃离？

答案解析

一、传出神经系统的分类

（一）按解剖学分类

1. 自主神经　包括交感神经和副交感神经。其共同的特点是自中枢发出后，中途均在神经节细胞处更换神经元，然后到达所支配的效应器，故自主神经有节前纤维和节后纤维之分。肾上腺髓质直接受交感神经节前纤维支配，自主神经主要支配心肌、平滑肌和腺体等效应器，其活动是非随意性的，不受人的意识所控制，如心脏搏动、血液分配和食物消化等。

2. 运动神经　自中枢发出后，中途不更换神经元，直接到达所支配的骨骼肌，所以运动神经无节前纤维和节后纤维之分。运动神经支配骨骼肌，其活动是随意性的，可受人的意识所控制，如肌肉的运动和呼吸等。

（二）按递质分类

神经冲动在传出神经末梢与次一级神经元或与效应器之间的传递是靠递质完成的，递质是神经末梢兴奋时释放的传递信息的化学物质。当神经冲动到达神经末梢时，突触前膜可释放递质，与次一级神经元或与效应器突触后膜或前膜上的特异性受体结合，产生各种生理效应。

传出神经系统的递质主要有乙酰胆碱（ACh）和去甲肾上腺素（NA）。根据神经末梢释放的递质不同，将传出神经主要分为胆碱能神经和去甲肾上腺素能神经两大类。

1. 胆碱能神经　兴奋时其末梢能释放出乙酰胆碱的神经，主要包括：①交感神经和副交感神经的节前纤维和支配肾上腺髓质的交感神经纤维；②副交感神经的节后纤维；③极少数交感神经的节后纤维，如支配汗腺分泌和骨骼肌血管舒张的神经；④运动神经。

2. 去甲肾上腺素能神经　兴奋时其末梢能释放出去甲肾上腺素的神经。绝大部分的交感神经节后纤维属于此类神经。

此外，某些效应器中尚存在有其他神经的分布，如肾脏中有多巴胺能神经、胃肠道平滑肌有嘌呤能神经、结肠有肽能神经等。

二、传出神经系统的递质、受体及效应

（一）传出神经系统的递质

1. 乙酰胆碱　主要在胆碱能神经末梢，以胆碱和乙酰辅酶A为原料，在胆碱乙酰化酶（ChAc）的催化下，合成乙酰胆碱，然后转移到囊泡中。当神经冲动下传到神经末梢时，突触前膜去极化，Ca^{2+}内流，促进囊泡向突触前膜移动，囊泡膜与突触前膜融合并形成裂孔，ACh通过裂孔外排至突触间隙（胞裂外排），激动突触后膜上受体产生效应。ACh释放后，一般在一至数毫秒内即被突触间隙中的胆碱酯酶（AChE）水解而失效，其水解产物为乙酸和胆碱，部分胆碱可被摄入神经末梢再利用。

2. 去甲肾上腺素　主要在去甲肾上腺素能神经末梢，以酪氨酸为原料，在酪氨酸羟化酶催化下生

成多巴，再经多巴脱羧酶催化生成多巴胺（DA），多巴胺进入囊泡，再经多巴胺β-羟化酶催化，生成去甲肾上腺素（图2-1）。当神经冲动到达去甲肾上腺素能神经末梢时，囊泡内的递质以胞裂外排的方式释放至突触间隙，激动突触后膜上的受体产生生理效应。

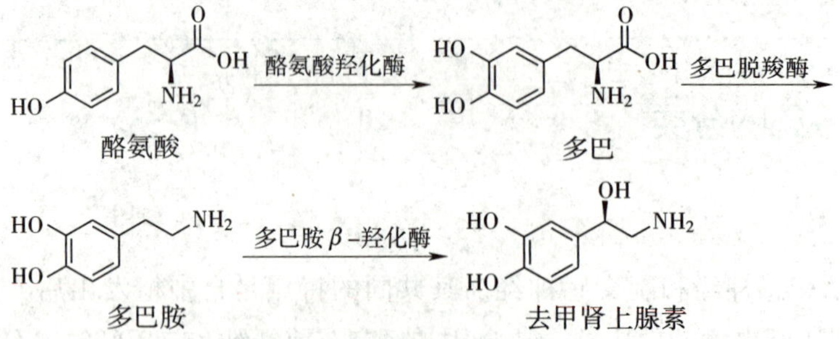

图2-1 去甲肾上腺素的合成

释放入突触间隙的NA 75% ~90%被突触前膜再摄取进入神经末梢内，其中大部分在囊泡内贮存起来以供下次释放，小部分被线粒体膜上的单胺氧化酶（MAO）所破坏；其余部分NA被非神经组织如心肌、平滑肌等摄取后，被细胞内的儿茶酚氧位甲基转移酶（COMT）和单胺氧化酶（MAO）破坏；此外，尚有少量NA从突触间隙扩散到血液中，最后被肝、肾等组织中的COMT和MAO破坏。

知识链接

化学递质传递神经信息的发现

1921年Loewi用离体蛙心灌流试验发现，当电刺激心脏迷走神经时，心跳减慢；将灌流液再注入另一蛙心，不给予电刺激也出现类似现象。这表明电刺激时，迷走神经释放某种物质，抑制心脏的活动。后来，这种物质被Dale（1922）证明是乙酰胆碱。1946年Von Euler应用类似方法证实心脏交感神经末梢内含去甲肾上腺素，当电刺激时释放量增加，增强心脏的活动。至此，传出神经系统的化学传递学说得到系统的实验资料支持。

（二）传出神经系统的受体及效应

在传出神经系统突触的后膜与前膜上，均分布有能与递质结合的受体。根据能与之选择性结合的递质来命名，将传出神经系统受体分为胆碱受体和肾上腺素受体。

1. 胆碱受体及效应 胆碱受体能选择性地与乙酰胆碱结合，可分为毒蕈碱型胆碱受体和烟碱型胆碱受体两类。

（1）毒蕈碱型胆碱受体及效应 毒蕈碱型胆碱受体（简称M受体）能选择性地与毒蕈碱结合，主要位于副交感神经节后纤维所支配的效应器细胞膜上，如心脏、血管、支气管及胃肠道平滑肌、瞳孔括约肌和腺体等。M受体激动时，表现为心脏抑制（心肌收缩力减弱、心率减慢、传导减慢、心排血量减少、耗氧量降低）、血管舒张、支气管及胃肠道平滑肌收缩、瞳孔缩小、腺体分泌（唾液腺、汗腺、泪腺）等效应。M受体激动时所产生的效应常被称为M样作用。

M受体又可分为M_1、M_2和M_3三种亚型。M_1受体主要分布于自主神经节、胃壁细胞、中枢神经系统等处；M_2受体主要分布于心脏；M_3受体主要分布于胃肠壁、膀胱壁、支气管平滑肌、胃肠及膀胱括约肌、瞳孔括约肌、血管内皮和腺体等处。

（2）烟碱型胆碱受体及效应　烟碱型胆碱受体（简称 N 受体）能选择性地与烟碱结合，可分为 N_n 受体和 N_m 受体两种亚型。N_n 受体分布于自主神经节和肾上腺髓质，激动时可引起神经节兴奋和肾上腺髓质分泌增加；N_m 受体分布于骨骼肌，激动时可引起骨骼肌收缩。N 受体激动时所产生的效应常被称为 N 样作用。

即学即练 2－1

答案解析

下列属于 M 样受体效应是

A. 心脏抑制　　B. 瞳孔缩小　　C. 骨骼肌收缩

D. 血管扩张　　E. 腺体分泌增加

2. 肾上腺素受体及效应　肾上腺素受体能选择性地与去甲肾上腺素（NA）或肾上腺素（AD）结合，可分为 α 肾上腺素受体和 β 肾上腺素受体两类。

（1）α 肾上腺素受体及效应　α 肾上腺素受体（简称 α 受体）可分为 α_1 受体和 α_2 受体两种亚型。α_1 受体主要分布于血管平滑肌、瞳孔开大肌、胃肠和膀胱括约肌等处，激动时可引起血管（皮肤、黏膜、内脏）收缩、瞳孔扩大、胃肠和膀胱括约肌收缩等效应；α_2 受体主要分布于去甲肾上腺素能神经末梢突触前膜、胰岛 B 细胞、血小板等处，激动时可引起 NA 分泌减少、胰岛素分泌减少、血小板聚集、血管收缩等效应。α 受体被激动所产生的效应常被称为 α 型效应。

（2）β 肾上腺素受体及效应　β 肾上腺素受体（简称 β 受体）分为 β_1、β_2 和 β_3 三种亚型。β_1 受体主要分布于心脏，激动时可引起心肌收缩力增强、心率加快、传导加快、心排血量增加、耗氧量增加等效应，同时在肾脏上也有分布，激动时会引起肾素的分泌增加；β_2 受体主要分布于支气管和骨骼肌血管平滑肌、肝脏等处，激动时可引起支气管扩张、骨骼肌血管舒张、糖原分解、血糖升高等效应，突触前膜的 β_2 受体激动可使 NA 分泌增多；β_3 受体分布于脂肪组织，激动时可引起脂肪分解。β 受体激动时所产生的效应通常被称为 β 型效应。传出神经受体效应总结如下（表 2－1）。

表 2－1　传出神经受体效应

效应器		胆碱能神经元兴奋		去甲肾上腺素能神经元兴奋	
		受体类型	效应	受体类型	效应
心脏	窦房结	M_2	心率减慢	β_1	心率加快
	传导系统	M_2	传导减慢	β_1	传导加快
	心肌	M_2	收缩力减弱	β_1	收缩力增强
血管	皮肤、黏膜血管			α	收缩
	内脏血管			α	收缩
	骨骼肌血管			β_2、α	舒张、收缩（弱势反应）
	冠状动脉			β_2	舒张
内脏平滑肌	支气管	M_3	收缩	β_2	舒张
	胃肠壁	M_3	收缩	α_2、β_2	舒张
	膀胱壁	M_3	收缩	β_2	舒张
	胃肠括约肌	M_3	舒张	α_1	收缩
	膀胱括约肌	M_3	舒张	α_1	收缩
	子宫	M_3	收缩	β_2、α	舒张、收缩

续表

效应器		胆碱能神经元兴奋		去甲肾上腺素能神经元兴奋	
		受体类型	效应	受体类型	效应
眼内肌	瞳孔开大肌			α_1	收缩
	瞳孔括约肌	M_3	收缩		
	睫状肌	M_3	收缩	β	舒张（弱势反应）
代谢	肝脏			β_2、α	肝糖原分解及异生
	骨骼肌			β_2	肌糖原分解
	脂肪			β_3	脂肪分解
其他	汗腺	M_3	分泌增加	α	分泌增加
	神经节	N_n	兴奋		
	肾上腺髓质	N_n	分泌		
	骨骼肌	N_m	收缩		

3. 多巴胺受体和效应 多巴胺受体（简称DA受体）能选择性地与多巴胺（DA）结合。中枢和外周神经系统均有DA受体存在，外周DA受体又分为D_1和D_2两种亚型。D_1受体主要分布于肾血管、肠系膜血管、冠状血管及脑血管等处，激动时可引起肾血管、肠系膜血管、冠状血管及脑血管扩张；D_2受体主要分布在去甲肾上腺素能神经末梢和胃肠平滑肌细胞上，激动时可引起NA分泌减少、胃肠平滑肌舒张。

机体的多数组织器官均受胆碱能神经和去甲肾上腺素能神经双重支配。在同一器官上，两类神经兴奋时所产生的效应大多是相反的，如心脏，当胆碱能神经兴奋时，可激动心脏的M_2受体，引起心脏抑制；当去甲肾上腺素能神经兴奋时，可激动心脏的β_1受体，引起心脏兴奋。在中枢神经系统的调节下，他们的功能既是对立的，又是统一的，共同维持机体各种功能的协调。当两类神经同时兴奋时，则占优势神经的效应通常会显现出来。一般情况下，心血管系统以去甲肾上腺素能神经支配为主，而胃肠、膀胱平滑肌、腺体等组织以胆碱能神经支配为主。

三、作用于传出神经系统药物的作用方式及分类

（一）传出神经系统药物的作用方式

1. 直接作用于受体 许多传出神经系统药物能直接与胆碱受体或肾上腺素受体结合而产生效应。结合后，如果产生与递质相似的作用，称拟似药或激动药；相反，却妨碍递质或激动药与受体的结合，从而阻断了冲动的传递，产生与递质相反的作用，称为阻断药或阻断药。

2. 影响递质

（1）影响递质的生物转化 如胆碱酯酶抑制剂新斯的明，通过抑制胆碱酯酶而阻碍ACh水解，使突触间隙的ACh含量增加，激动胆碱受体而发挥拟胆碱作用。

（2）影响递质的转运、贮存 如降压药利血平，通过抑制突触前膜对递质NA的再摄取，影响囊泡内递质的贮存而产生作用。

（3）影响递质的释放 如麻黄碱和间羟胺，除了直接激动肾上腺素受体外，还能促进NA释放而发挥效应。

（二）传出神经系统药物的分类

作用于传出神经系统药物可按其作用性质及对受体的选择性不同进行分类（表2-2）。

表 2-2　作用于传出神经系统药物的分类及其代表药

拟似药		阻断药	
一、胆碱受体激动药		一、胆碱受体阻断药	
1. M、N 受体激动药	卡巴胆碱	1. M 受体阻断药	
2. M 受体激动药	毛果芸香碱	（1）非选择性 M 受体阻断药	阿托品
		（2）M_1受体阻断药	哌仑西平
3. N 受体激动药	烟碱	2. N 受体阻断药	
二、胆碱酯酶抑制剂	新斯的明	（1）N_n受体阻断药	美加明
三、肾上腺素受体激动药		（2）N_m受体阻断药	筒箭毒碱
1. α、β 受体激动药	肾上腺素	二、胆碱酯酶复活剂	碘解磷定
2. α 受体激动药		三、肾上腺素受体阻断药	
（1）α_1、α_2受体激动药	去甲肾上腺素	1. α 受体阻断药	
（2）α_1受体激动药	去氧肾上腺素	（1）α_1、α_2受体阻断药	酚妥拉明
（3）α_2受体激动药	可乐定	（2）α_1受体阻断药	哌唑嗪
3. β 受体激动药		（3）α_2受体阻断药	育亨宾
（1）β_1、β_2受体激动药	异丙肾上腺素	2. β 受体阻断药	
（2）β_1受体激动药	多巴酚丁胺	（1）β_1、β_2受体阻断药	普萘洛尔
（3）β_2受体激动药	沙丁胺醇	（2）β_1受体阻断药	阿替洛尔
		（3）α、β 受体阻断药	拉贝洛尔

目标检测2-1

答案解析

一、单选题

1. 关于胆碱受体的叙述，错误的是
   A. 能与乙酰胆碱结合
   B. 分为 M 型和 N 型胆碱受体
   C. M 受体主要分布于胆碱能神经节后纤维所支配的效应器
   D. N 受体分为 N_n 和 N_m 受体
   E. Nn 受体主要分布于骨骼肌
2. 属于去甲肾上腺素能神经的是
   A. 交感神经节前纤维　B. 副交感神经节前纤维
   C. 绝大部分交感神经节后纤维　D. 绝大部分副交感神经节后纤维
   E. 运动神经
3. 与 M 胆碱受体激动无关的是
   A. 心率减慢　B. 腺体分泌增加　C. 瞳孔括约肌、睫状肌收缩
   D. 支气管和胃肠平滑肌收缩　E. 肾上腺髓质释放肾上腺素
4. 以下哪种表现属于 M 受体兴奋效应
   A. 膀胱括约肌收缩　B. 骨骼肌收缩　C. 瞳孔散大
   D. 汗腺分泌　E. 睫状肌舒张
5. 以下哪种反应与 β 受体激动无关
   A. 血管舒张　B. 支气管舒张　C. 心率加快
   D. 肾素分泌增加　E. 瞳孔扩大

二、多选题

1. 胆碱能神经兴奋可引起
   A. 心肌收缩力减弱　B. 骨骼肌收缩　C. 支气管胃肠道收缩
   D. 腺体分泌增多　E. 瞳孔括约肌收缩（缩瞳）
2. 去甲肾上腺素神经兴奋可引起
   A. 心收缩力增强　B. 支气管舒张　C. 皮肤黏膜血管收缩
   D. 脂肪、糖原分解　E. 瞳孔扩大肌收缩（扩瞳）
3. 参与代谢去甲肾上腺素的酶有
   A. 酪氨酸羟化酶　B. 多巴脱羧酶　C. 单胺氧化酶
   D. 儿茶酚氧位甲基转移酶　E. 多巴胺 β – 羟化酶

二、简答题

1. 简述传出神经所支配效应器的 α、β 受体主要分布部位及其效应。
2. 简述传出神经系统药物的分类。

书网融合……

知识回顾

第二节　影响胆碱能神经系统药物

PPT

影响胆碱能神经系统药物是指影响神经末梢释放的乙酰胆碱作用或改变胆碱酯酶活性的一类药物，包括拟胆碱药和抗胆碱药。

一、拟胆碱药

拟胆碱药是一类作用与乙酰胆碱相似的药物。根据作用机制的不同，分为胆碱受体激动药和胆碱酯酶抑制剂。

实例分析 2 – 2

实例　存在于眼睛前、后房内的液体医学上称为房水。若房水生成量过多或回流不通畅，导致眼内压持续或间断性升高，患者出现头痛、恶心、呕吐、视力下降甚至失明，该眼部疾病称作“青光眼”，成为人类致盲的主要杀手。

讨论　1. 青光眼患者应使用何种药物治疗？
2. 使用该药治疗过程中需要注意什么？

答案解析

（一）胆碱受体激动药

胆碱受体激动药是一类能与胆碱受体结合并激动胆碱受体，产生与胆碱能神经递质乙酰胆碱作用类似的药物。本书主要介绍M受体激动药，代表药为毛果芸香碱。

硝酸毛果芸香碱　Pilocarpine Nitrate

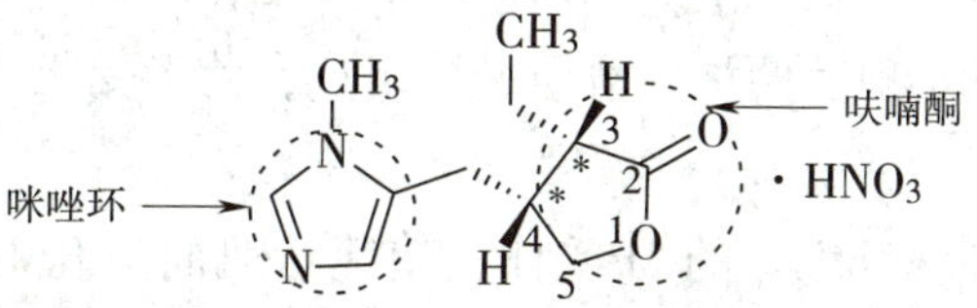

【化学名】 4－[（1－甲基－1*H*－咪唑－5－基）甲基]－3－乙基二氢－2（3*H*）－呋喃酮硝酸盐。

【性状】 本品为无色结晶或白色结晶性粉末；无臭；遇光易变质。在水中易溶，在乙醇中微溶，在三氯甲烷或乙醚中不溶。

【化学性质】 本品为芳叔胺型生物碱，可与一元酸生成稳定的盐。药用其硝酸盐。本品为顺式结构，受热异构化生成活性较弱的反式异构体——异毛果芸香碱。

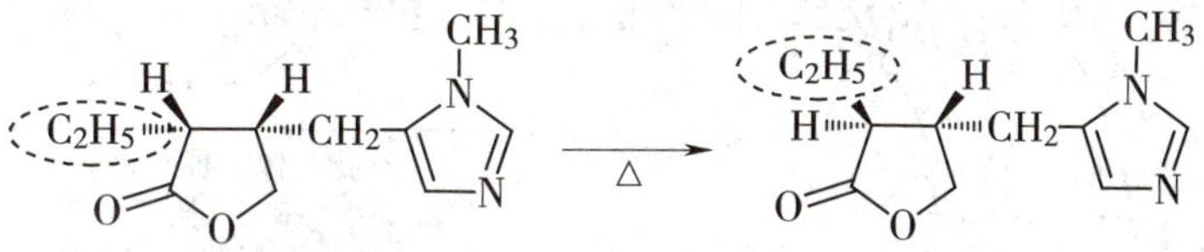

【稳定性】 本品分子中含有一个γ－羧酸内酯环，在碱性环境下，易水解生成毛果芸香酸而失去活性。pH＝4时水解速率最慢，但作为滴眼剂，需考虑眼睛的生理环境（pH 5～9），因此在配制硝酸毛果芸香碱的滴眼剂时，其pH值应综合考虑调节为6。

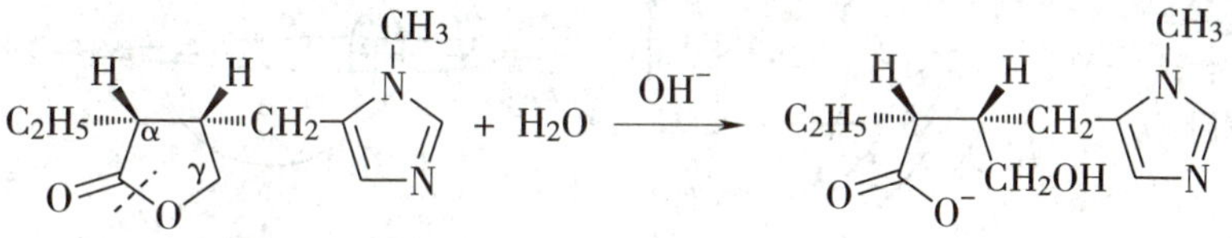

本品对热稳定，可进行热压灭菌；对光敏感，0.2%水溶液避光放置21个月稳定，见光放置21个月则有5%分解。该制剂应避光密封保存。

【鉴别】 取本品约10mg，加水2ml溶解后，依次加入重铬酸钾试液2滴、过氧化氢试液1ml与三氯甲烷2ml，振摇，三氯甲烷层即显紫色。

【药理作用】 直接激动M受体，产生M样作用，对眼和腺体的作用最为明显。 微课1

1. 对眼的作用　滴眼后易透过角膜，作用迅速、温和，产生缩瞳、降低眼内压和调节痉挛等作用。 微课2

（1）缩瞳　虹膜由瞳孔括约肌和瞳孔开大肌组成。瞳孔括约肌受动眼神经的副交感纤维（胆碱能神经）支配，上有M受体分布，激动时瞳孔括约肌收缩，瞳孔缩小；瞳孔开大肌受去甲肾上腺素能神经支配，上有α受体分布，激动时瞳孔开大肌收缩，瞳孔扩大。毛果芸香碱能直接激动瞳孔括约肌上的M受体，使瞳孔括约肌收缩，瞳孔缩小。局部用药后作用可持续数小时至1天。

（2）降低眼内压　房水是由睫状体上皮细胞分泌及血管渗出而产生，经瞳孔流入前房，到达前房角间隙，经滤帘流入巩膜静脉窦，最后进入血液循环（图2－2）。房水使眼球具有一定的压力，称为眼内压。任何原因造成房水回流障碍，均可引起眼内压升高，出现头痛、眼胀等一系列临床症状。毛果芸香碱通过缩瞳作用，使虹膜向中心方向拉紧，虹膜根部变薄，前房角间隙扩大，房水易经滤帘进入巩膜静脉窦流入血液循环，回流通畅，眼内压降低。

（3）调节痉挛　眼睛在视物时，通过晶状体聚焦，使物体能成像于视网膜上，从而看清物体，此即为眼的调节作用。眼睛的调节主要依赖于晶状体曲度的变化，晶状体受悬韧带的外向牵拉，悬韧带又受睫状肌控制，睫状肌由环状和辐射状两种平滑肌纤维组成，前者受胆碱能神经支配，后者受肾上腺素能神经支配。

毛果芸香碱能激动睫状肌环状纤维上的 M 受体，使睫状肌向瞳孔中心方向收缩，悬韧带松弛，晶状体因自身弹性而变凸，屈光度增加，此时，远处的物体不能成像在视网膜上，难以看清远物，只有视近物清楚（图 2－2）。毛果芸香碱的这种作用称为调节痉挛。

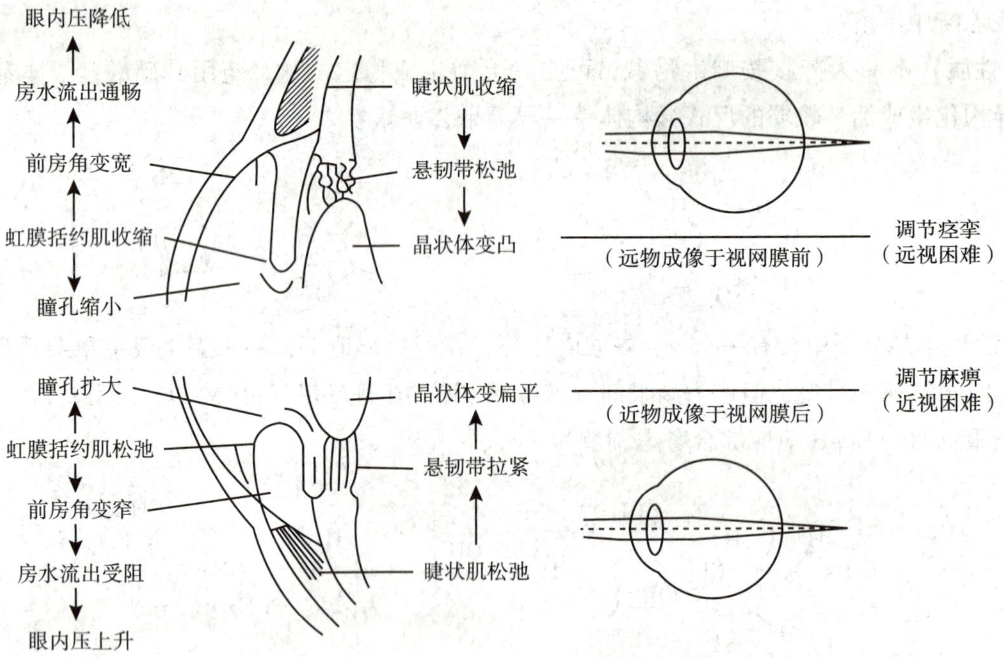

图 2－2　拟胆碱药和抗胆碱药对眼睛的作用

上：拟胆碱药作用　下：抗胆碱药作用

2. 对腺体的作用　分泌增多，尤其是汗腺和唾液腺。

【临床应用】

1. 治疗青光眼　青光眼为眼科常见疾病，因房水循环障碍导致眼内压增高，可引起头痛、眼胀、视力减退等症状，严重者可致失明。低浓度的毛果芸香碱（2% 以下）用于治疗闭角型青光眼（充血性青光眼），滴眼后可缩小瞳孔，开大前房角间隙，降低眼内压。不宜使用高浓度，因其可加重青光眼症状。对开角型青光眼早期也有一定疗效，但机制不明。

常用 1% ～2% 溶液滴眼，用药后数分钟即可见效，30～40 分钟缩瞳作用达到高峰，维持 4～8 小时。

2. 虹膜炎　与扩瞳药交替应用，防止虹膜与晶状体粘连。

3. 解救 M 受体阻断药中毒　全身给药，可用于对抗阿托品等 M 受体阻断药中毒引起的外周症状。

【不良反应】 药物吸收过量可出现 M 受体过度兴奋症状，如流涎、多汗、腹痛、腹泻、支气管痉挛等 M 样症状，可用阿托品对抗处理。滴眼时应压迫内眦，以免药液经鼻泪管流入鼻腔吸收而产生副作用。

知识链接

房水的生成及回流

房水是一种无色透明液体，其成分类似血浆，但蛋白质含量较血浆低，充盈于前、后房中。房水由睫状体上皮细胞分泌和血管渗出而生成，经瞳孔流入前房，到达前房角间隙，经小梁网流入巩膜静脉窦，最后进入血液循环。

正常的房水循环，使眼内保持恒定的房水量和眼内压。当眼球外伤刺破时，房水流出，眼内压不能保持，引起眼球变形、改变屈光能力；又如房水循环障碍时，眼内压升高，引起视力减退甚至失明，称为青光眼。

（二）乙酰胆碱酯酶抑制剂及复活剂

胆碱酯酶抑制剂能与胆碱酯酶（AChE）结合，抑制其活性，导致胆碱能神经末梢释放的 ACh 水解减少，在突触间隙蓄积而激动 M 受体和 N 受体，产生 M 样作用和 N 样作用。按药物与 AChE 结合后水解速度的快慢不同可分两类：易逆性胆碱酯酶抑制剂和难逆性胆碱酯酶抑制剂。前者如新斯的明、吡斯的明（Pyridostigmine Bromide）、毒扁豆碱（Eserine）等，后者主要是有机磷酸酯类杀虫药。

1. 易逆性胆碱酯酶抑制剂

溴新斯的明　Neostigmine Bromide

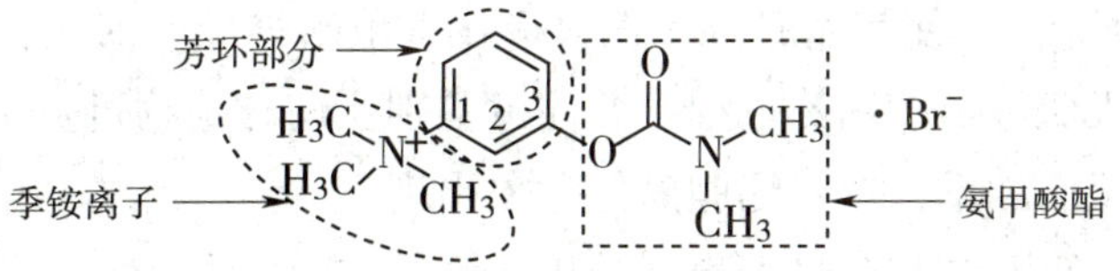

【化学名】 溴化 - *N*，*N*，*N* - 三甲基 - 3 - [（二甲氨基）甲酰氧基] 苯胺。

【性状】 本品为白色结晶性粉末；无臭。在水中极易溶解，在乙醇或三氯甲烷中易溶，在乙醚中几乎不溶。

【稳定性】 本品为季铵类化合物，分子中酯键在一般条件下性质较稳定，不易水解。与 NaOH 溶液共热，酯键可水解生成间二甲氨基酚钠盐及二甲氨基甲酸。前者与重氮苯磺酸试剂发生偶合反应，生成红色偶氮化合物；后者可进一步水解为具有胺臭的二甲胺。

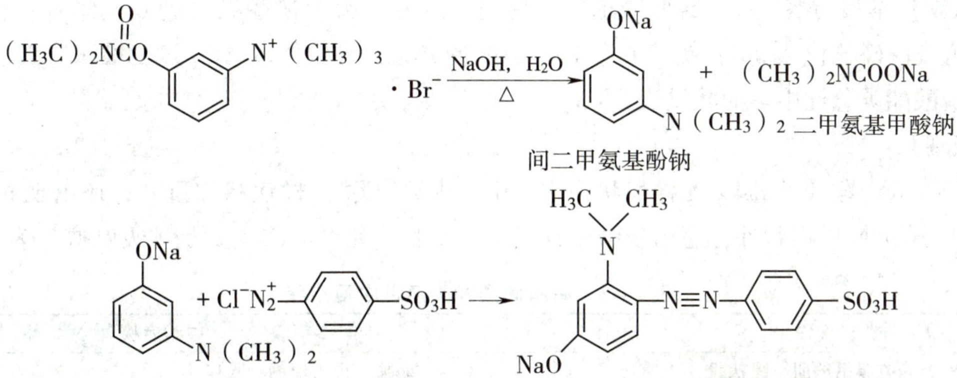

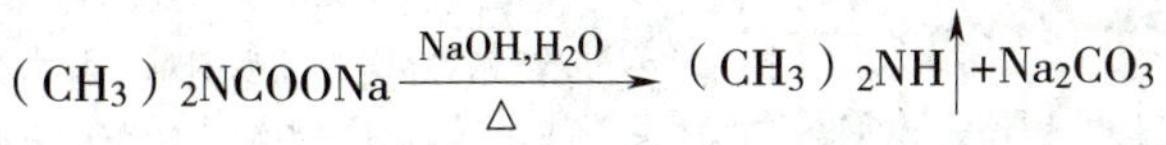

【鉴别】 ①取本品约 1mg，置蒸发皿中，加 20% 氢氧化钠溶液 1ml 与水 2ml，置水浴上蒸干，加水

1ml 溶解后，放冷，加重氮苯磺酸试液 1ml，即显红色。②本品的水溶液显溴化物的鉴别反应。

【体内过程】 本品口服不易吸收，给药后 1 小时显效，持续 3～4 小时；皮下注射或肌内注射 15 分钟显效，作用持续 2～4 小时。不易透过血－脑屏障，无明显中枢作用。

【药理作用】 本品通过抑制 AChE，使其暂时失去活性，导致 ACh 在突触间隙蓄积，产生 M 样和 N 样作用。

本品作用具有选择性，其特点是：①对骨骼肌兴奋作用最强，除能抑制胆碱酯酶外，还能直接激动骨骼肌运动终板上的 N_M 受体，并促进运动神经末梢释放乙酰胆碱，故对骨骼肌具有强大的兴奋作用；②兴奋胃肠和膀胱平滑肌作用次之；③心血管系统主要表现为心率减慢、心排血量下降；④其他：如缩瞳、眼压降低、腺体分泌增多等，但均较弱。

【临床应用】

（1）重症肌无力　兴奋骨骼肌，明显改善肌无力症状。一般病例可采取口服给药，病情较重者可皮下或肌内注射。静脉注射给药时有一定危险性，可出现心动过缓，甚至心脏停搏。

（2）腹气胀和尿潴留　兴奋胃肠平滑肌和膀胱逼尿肌，用于治疗手术后及其他原因引起的腹气胀和尿潴留。

（3）阵发性室上性心动过速　本品通过减慢心率，缓解阵发性室上性心动过速。

（4）阿托品和非除极化型肌松药（如筒箭毒碱）中毒。

【不良反应】 治疗量时不良反应较少，可引起恶心、呕吐、腹痛、心动过缓、呼吸困难、肌肉震颤等。过量可引起“胆碱能危象”，使骨骼肌持久性去极化，阻断神经－肌肉接头的正常传导，加重肌无力症状，严重者可引起呼吸肌麻痹。用药过程中要注意鉴别疾病与药物过量引起的肌无力症状，用药后如果肌无力不仅不缓解，反而加重，要警惕胆碱能危象出现。

机械性肠梗阻、尿路梗阻和支气管哮喘患者禁用。

为了寻找作用时间更长的拟胆碱药，对溴新斯的明进行了结构改造发现，芳基醇部分以间氨基酚活性最高，若邻位取代常无活性，中间连接部分应与乙酰胆碱相符合，于是得到了作用时间更长的的溴吡斯的明（Pyridostigmine Bromide）和苄吡溴胺（Benzpyrinium Bromide）。

2. 难逆性胆碱酯酶抑制剂及复活剂　有机磷酸酯类（Organophosphorus Compounds）主要为杀虫剂，如美曲膦酯（敌百虫）、敌敌畏、乐果、对硫磷（1605）、内吸磷（1059）、甲拌磷（3911）、马拉硫磷（4049）等；有些则为战争毒气，如塔崩、沙林和梭曼等。此类物质对人畜均有强烈毒性。

【中毒机制】 本品脂溶性高，经呼吸道、消化道、皮肤黏膜等途径吸收进入人体后，与 AChE 结合后生成难以解离的磷酰化 AChE，使其失去水解 ACh 的能力，导致体内 ACh 过度堆积，引起一系列中毒症状，有机磷酸酯类急性中毒症状见表 2－3。

【中毒表现】

（1）急性中毒　轻度中毒以 M 样症状为主；中度中毒时除 M 样症状加重外，还出现 N 样症状；严重中毒者除 M 样和 N 样症状外，还出现中枢神经系统症状。死亡原因主要是呼吸麻痹（表 2－3）。

表 2－3　有机磷酸酯类急性中毒症状

作用		中毒症状
M 样作用	兴奋虹膜括约肌、睫状肌	缩瞳、视力模糊、眼痛
	促进腺体分泌	口吐白沫、流涎、大汗淋漓、支气管分泌物增加
	呼吸道平滑肌兴奋	支气管痉挛、呼吸困难、肺水肿
	胃肠道平滑肌兴奋	恶心、呕吐、腹痛、腹泻、大便失禁
	膀胱平滑肌兴奋	小便失禁

续表

作用		中毒症状
	心脏抑制 血管扩张	心率减慢 血压下降
N样作用	兴奋神经节 N_N受体	心动过速、血压升高
	兴奋骨骼肌 N_M受体	骨骼肌震颤或抽搐，严重者肌无力、呼吸麻痹
中枢作用	先兴奋后抑制	兴奋、惊厥、昏迷、血压下降、呼吸衰竭

①M样症状　有机磷酸酯类经呼吸道吸入后，全身中毒症状可在数分钟内出现。如经皮肤或胃肠道吸收，可有不同程度延缓，视所接触毒物的化学性质、脂溶性、稳定性、是否需经体内活化、磷酰化AChE“老化”等因素而定。当人体吸入或经眼接触毒物蒸气或雾剂后，眼和呼吸道症状可首先出现，表现为瞳孔明显缩小、结膜充血、睫状肌痉挛、视力模糊、眼球疼痛等。随着药物的吸收，泪腺、唾液腺、支气管和胃肠道等腺体分泌增加，同时支气管痉挛和分泌物增加，出现咳嗽、气急、呼吸困难，严重者出现肺水肿。毒物由胃肠道吸收时，可先表现为恶心、呕吐、腹痛、腹泻等，毒物经由皮肤吸收时，可见吸收部位最邻近区域出汗及肌束颤动；严重中毒时，可见口吐白沫、呼吸困难、流泪、流涎、大汗淋漓、大小便失禁、缩瞳、心率减慢和血压下降等。

②N样症状　心动过速、心律失常、血压升高，骨骼肌震颤或抽搐，严重者肌无力，甚至呼吸麻痹。

③中枢神经系统症状　先出现兴奋、躁动不安、惊厥等，进而转入抑制，出现意识模糊、昏迷、反射消失、血管运动中枢抑制所致血压下降、呼吸中枢麻痹所致呼吸停止等。

（2）慢性中毒　多见于长期接触农药的人员，血中AChE活性持续明显下降，表现为神经衰弱综合征，腹胀、多汗，偶见肌束颤动、缩瞳等。

碘解磷定　Pralidoxime Iodide

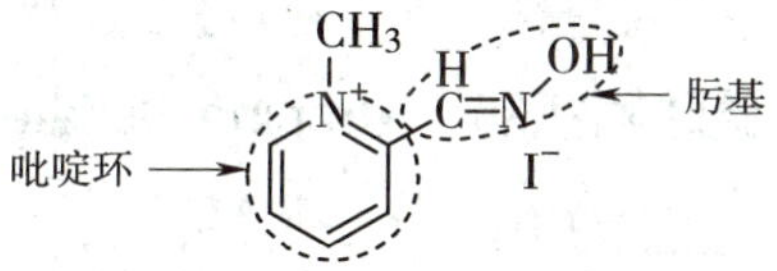

【化学名】 1-甲基-2-吡啶甲醛肟碘化物，又名解磷定。

【性状】 本品为黄色颗粒状结晶或结晶性粉末；无臭；遇光易变质。在水或热乙醇中溶解，在乙醇中微溶，在乙醚中不溶。

【化学性质】 本品水溶液在pH 4~5时稳定，pH偏高或偏低或温度升高，加速其分解。不同pH条件下，其分解过程和产物不同。当pH<4时，主要是酸催化水解，产物为碘化2-甲酰-1-甲基吡啶和羟胺。当pH>4时，主要是碱催化水解，先脱水生成碘化2-氰基-1-甲基吡啶，后转变为碘化2-羟基-1-甲基吡啶，同时生成剧毒的CN^-，经分子重排后生成N-甲基吡啶-2-酮。本品禁与碱性药物合用。

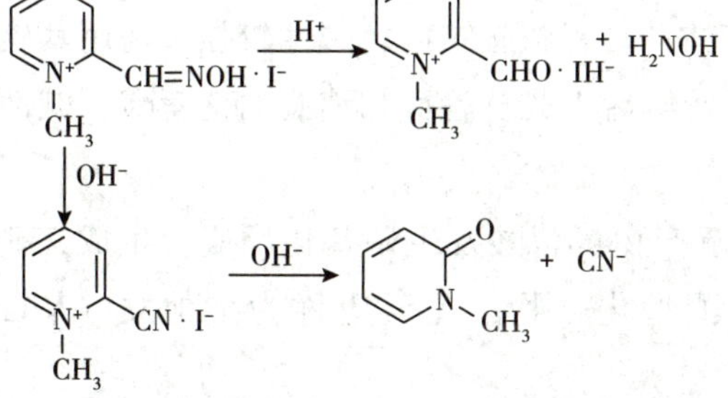

【稳定性】本品水溶液不稳定，遇光易缓慢氧化析出碘而使溶液呈黄色，其注射剂常加5%葡萄糖作为稳定剂，防止碘的析出。

【鉴别】①本品水溶液遇碘化铋钾试液，即生成红色沉淀；②本品水溶液遇三氯化铁试液，即显黄色。

【药理作用】本品在体内与磷酰化 AChE 中的磷酰基结合，进而裂解为磷酰化碘解磷定，游离出 AChE，恢复其水解 ACh 的活性。此外，尚能与体内游离的有机磷酸酯直接结合，形成无毒的磷酰化碘解磷定由尿排出。

【临床应用】用于有机磷酸酯类中毒的解救，对 N 样症状效果显著，能迅速控制肌束颤动，也能减轻部分中枢症状，促使昏迷患者较快苏醒，但解除 M 样症状效果差，中、重度中毒时需与 M 受体阻断药阿托品合用（具体见本章抗胆碱药）。

本品对不同有机磷酸酯中毒的疗效有差异，对内吸磷、对硫磷、马拉硫磷等中毒的疗效较好，对敌敌畏、敌百虫疗效差，对乐果等基本无效，故抢救乐果中毒主要以阿托品为主。

【不良反应】静注过快或剂量过大时，反可抑制 AChE，加之药物本身具神经－肌肉阻滞作用，可出见头痛、乏力、眩晕、视物模糊、恶心、呕吐、心动过速等症状。

二、抗胆碱药

抗胆碱药是能与胆碱受体结合，拮抗乙酰胆碱及胆碱受体激动药与胆碱受体结合，从而产生抗胆碱作用的一类药物。根据作用机制的不同，分为 M 胆碱受体阻断药和 N 胆碱受体阻断药。

（一）M 胆碱受体阻断药

1. 颠茄生物碱类 本类生物碱主要有阿托品、山莨菪碱、东莨菪碱等，由茄科植物颠茄、曼陀罗、莨菪等提取分离而得。

硫酸阿托品 Atropine Sulfate

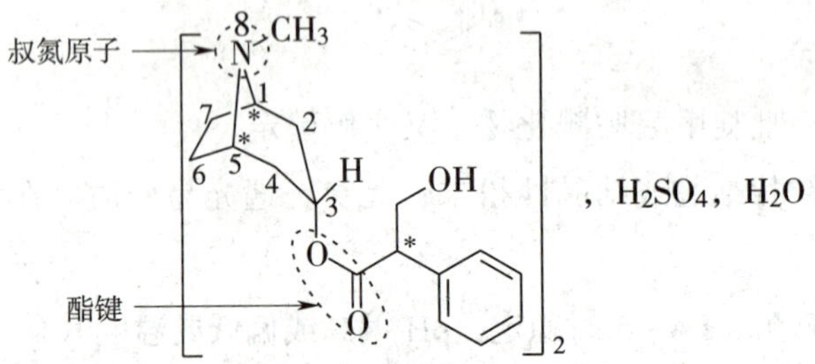

【化学名】（±）－α－(羟甲基)苯乙酸－8－甲基－8－氮杂双环[3.2.1]－3－辛酯硫酸盐一水合物。

【性状】本品为无色结晶或白色结晶性粉末；无臭。本品在水中极易溶解，在乙醇中易溶。

【化学性质】本品为外消旋体；具有叔胺结构，碱性较强，药用其硫酸盐。

【稳定性】本品具有酯键，水解后生成莨菪醇和消旋的莨菪酸，碱性环境更易水解。故水溶液在 pH 3.5～4.0 时最稳定。

本品与发烟硝酸共热，水解产物莨菪酸发生硝基化反应，生成三硝基衍生物，在 KOH 醇溶液中，分子内双键重排，生成紫色的醌型化合物，此反应称为维他立（Vitali）反应，为莨菪酸的特征性反应。

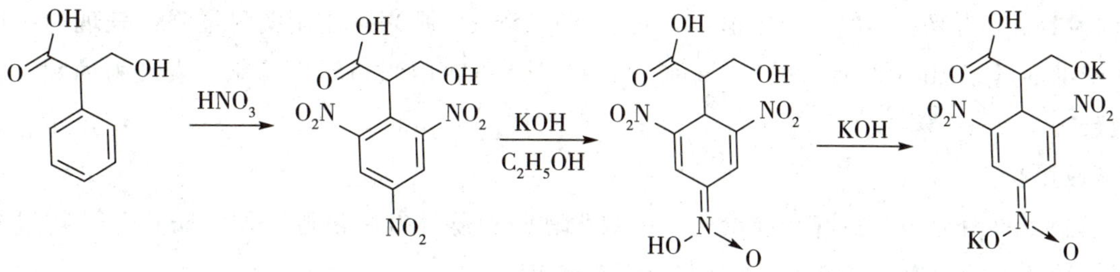

【鉴别】 本品与氯化汞（$HgCl_2$）反应，生成黄色氧化汞（HgO）沉淀，加热后转变成白色。亦能与多数生物碱显色剂及沉淀试剂反应。

【体内过程】 本品口服吸收迅速，生物利用度为50%，1小时后血药浓度达峰值。$t_{1/2}$为2～4小时，作用维持3～4小时，但对眼的作用可持续72小时或更久。肌内注射后15～20分钟血药浓度达峰值。吸收后广泛分布于全身组织，可通过血－脑屏障和胎盘屏障，约50%～60%药物以原型经尿排泄。

【药理作用】 本品竞争性地拮抗M胆碱受体。阿托品与胆碱受体结合后，阻断ACh或胆碱受体激动药与M受体结合，从而拮抗了它们的激动作用。

阿托品作用广泛，不同器官M受体对其敏感性也不同。随着剂量的加大，可依次出现腺体分泌减少、扩瞳和调节麻痹、胃肠道及膀胱平滑肌抑制、心率加快，大剂量可出现小血管扩张及中枢神经系统症状。

（1）抑制腺体分泌　对不同腺体的抑制作用强度不同。对汗腺和唾液腺作用最强，小剂量（0.3～0.5mg）即可引起口干、皮肤干燥，大剂量时可因抑制出汗而导致体温升高；泪腺和呼吸道腺体分泌明显减少；较大剂量也能抑制胃液分泌，但对胃酸分泌影响较小，因胃酸的分泌还要受体液等因素的调节。

（2）对眼的作用　①扩瞳：阻断瞳孔括约肌上的M受体，使瞳孔括约肌松弛，而去甲肾上腺素能神经支配的瞳孔开大肌上的α受体占优势，导致瞳孔扩大（图2－5）；②升高眼内压：由于瞳孔扩大，使虹膜退向边缘，前房角间隙变窄，阻碍房水回流进入巩膜静脉窦，造成眼内压升高（图2－2）；③调节麻痹：阻断睫状肌上的M受体，使睫状肌松弛而退向外缘，悬韧带拉紧，晶状体变扁平，屈光度降低，呈现远视状态，却不能将近物清晰地成像在视网膜上，即视远物清楚，而视近物模糊，这一作用称为调节麻痹（图2－2）。

（3）松弛内脏平滑肌　通过阻断M受体，松弛多种内脏平滑肌，但对正常活动的平滑肌影响较小，而对处于痉挛状态的平滑肌作用显著。其特点是：①对胃肠壁平滑肌松弛作用最强，降低蠕动的幅度和频率。②对尿道和膀胱壁平滑肌也有一定的松弛作用。③对胆管、输尿管和支气管平滑肌松弛作用较弱；④对子宫平滑肌影响较小。

（4）兴奋心脏　①加快心率：较大剂量阿托品（1～2mg）能阻断窦房结的M_2受体，解除迷走神经对心脏的抑制，使心率加快。心率加快的程度取决于迷走神经对心脏控制的张力高低，在迷走神经张力高的青壮年，加快心率的作用明显，对婴幼儿及老年人影响较小。②加速房室传导：阿托品能拮抗迷走神经过度兴奋所致的窦房结与房室结传导阻滞，从而加速房室传导。

（5）扩张血管　一般治疗量阿托品对血管作用不明显，大剂量可引起外周及内脏血管扩张，特别对处于痉挛状态的微血管作用明显，可改善微循环，增加重要脏器的血液灌注，迅速缓解组织缺氧状态。其扩血管作用机制不明，与阻断M受体无关。

（6）兴奋中枢神经系统　阿托品可透过血－脑屏障，治疗量（0.5～1mg）对中枢作用不明显；较大剂量（1～2mg）可兴奋延髓呼吸中枢；大剂量（3～5mg）则兴奋作用明显增强，表现为头痛、焦虑不安等；中毒剂量（10mg 以上）可产生幻觉、谵妄，严重时由兴奋转为抑制，表现为惊厥、昏迷、循环和呼吸衰竭。

【临床应用】

（1）抑制腺体分泌　全身麻醉前给药，可减少呼吸道腺体及唾液腺分泌，防止分泌物过多阻塞呼吸道及吸入性肺炎的发生。也可用于严重盗汗及流涎症。

（2）解除平滑肌痉挛　适用于缓解各种内脏绞痛：①对胃肠绞痛能迅速缓解症状，疗效较好；②对膀胱刺激症状（如尿急、尿频）及遗尿症等也有较好疗效；③对胆绞痛和肾绞痛疗效较差，常需配伍镇痛药如哌替啶，以增强疗效。

（3）眼科应用　①虹膜睫状体炎：阿托品能松弛瞳孔括约肌和睫状肌，使之充分休息，有助于炎症消退，同时与缩瞳药交替使用，可预防虹膜与晶状体的粘连；②检查眼底：利用阿托品的扩瞳作用检查眼底。但因其扩瞳作用可维持 1～2 周，调节麻痹作用维持 2～3 天，视力恢复较慢，现已被作用较短的后马托品等取代；③验光配镜：眼内滴入阿托品使睫状肌松弛，晶状体充分固定，可准确测定晶状体的屈光度，但阿托品仅用于儿童验光配眼镜，因儿童的睫状肌调节功能较强。

（4）治疗缓慢型心律失常　阿托品能解除迷走神经过度兴奋对心脏的抑制，提高窦房结自律性，加快心率，改善传导。可用于治疗窦性心动过缓、房室传导阻滞等缓慢型心律失常。

（5）抗休克　大剂量阿托品可用于多种感染中毒性休克的抢救，如暴发性流脑、中毒性菌痢、中毒性肺炎等，能解除小血管痉挛，改善微循环，但对休克伴有高热或心率加快者不宜使用。因其抗休克剂量大、中枢兴奋等不良反应多，目前多用山莨菪碱取代。

（6）解救有机磷酸酯类中毒　可迅速解除有机磷酸酯类中毒的 M 样症状，也可部分解除中枢神经系统的中毒症状，常与胆碱酯酶复活药合用。

即学即练 2-2

答案解析

下列属于阿托品临床应用的是

A. 麻醉前给药　B. 窦性心动过缓　C. 胃肠绞痛

D. 休克　E. 解救有机磷酸酯中毒

【不良反应】 阿托品作用广泛，故不良反应多。

（1）副作用　较多，常见有口干、皮肤干燥、视近物模糊、畏光、面部发红、心悸、排尿困难、便秘和体温升高等，停药后可逐渐自行消失。

（2）毒性反应　过量除上述副作用加重外，还会出现中枢兴奋症状，表现为烦躁不安、言语不清、精神错乱、高热、谵妄甚至惊厥，重者由兴奋转为抑制，出现昏迷及呼吸衰竭，呼吸麻痹是其中毒死亡的主要原因。解救的主要措施是迅速消除体内阿托品和对症治疗。外周症状可用胆碱受体激动药毛果芸香碱、毒扁豆碱或新斯的明等对抗；对中枢兴奋症状可用巴比妥类或地西泮等治疗，但剂量不宜过大，以免与阿托品引起的中枢抑制作用产生协同作用；如有呼吸抑制，可采用人工呼吸及吸氧等措施进行抢救；还可用冰袋及酒精擦浴，以降低患者体温。

老年人及心动过速者慎用，青光眼、前列腺肥大者禁用。

氢溴酸山莨菪碱（Anisodamine Hydrobromide）　药理作用与阿托品相似，对血管和内脏平滑肌的解痉作用选择性高，而扩瞳及抑制腺体分泌作用仅为阿托品的1/20～1/10，且不易透过血－脑屏障，较少产生中枢兴奋作用，故副作用及毒性反应均较阿托品低。主要用于感染性休克和内脏平滑肌绞痛。脑出血急性期、青光眼患者禁用。

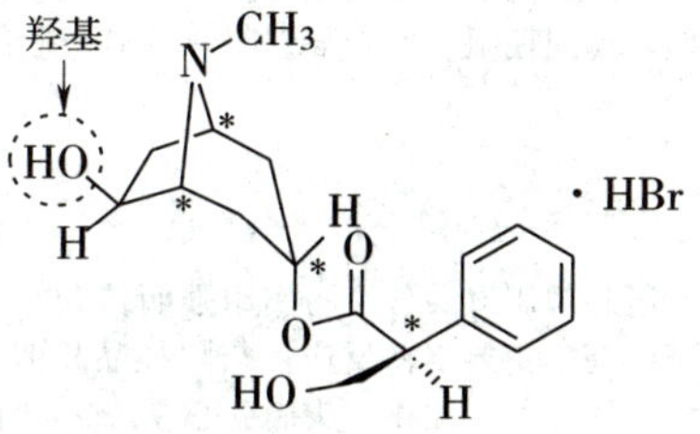

氢溴酸山莨菪碱

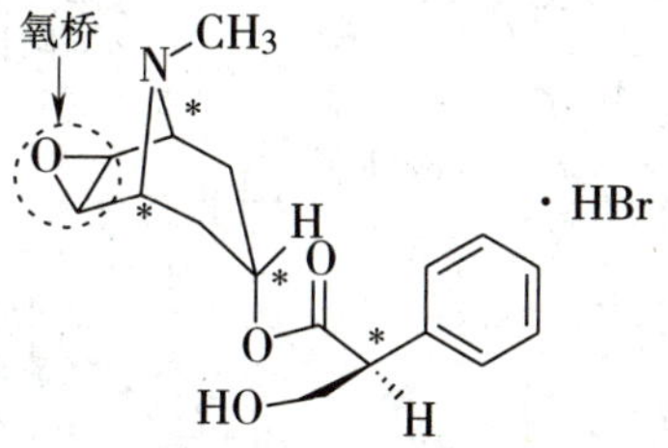

氢溴酸东莨菪碱

氢溴酸东莨菪碱（Scopolamine Hydrobromide）　本品外周抗胆碱作用与阿托品相似，抑制腺体分泌作用较强；扩瞳、调节麻痹作用稍弱；对心血管系统、胃肠道及支气管平滑肌的作用较弱。

中枢作用较阿托品强，治疗量即可引起中枢抑制作用，表现为困倦、遗忘、疲乏等，大剂量可引起意识消失，进入浅麻醉状态，但对呼吸中枢有兴奋作用。

2. 颠茄生物碱类的构－效关系　对比上述阿托品、山莨菪碱和东莨菪碱的化学结构及药理作用表明：存在于莨菪醇结构中的6，7－位氧桥和6－位羟基，对药物的中枢作用影响较大。①当C－6，7－位有氧桥时，增加药物分子亲脂性，中枢作用增强；②当C－6－位有羟基时，增加药物分子亲水性，中枢作用减弱。因此，东莨菪碱中枢作用最强，其次为阿托品，山莨菪碱中枢作用最弱。

3. 阿托品的合成代用品　阿托品作用广泛，选择性差，副作用较多，用于内脏平滑肌解痉时，其中枢兴奋性被视为毒副作用，将阿托品结构修饰成季铵盐，如异丙托溴铵（第六章第二节）、溴丙胺太林，增大水溶性，减少中枢副作用；阿托品用于扩瞳时，维持时间过长，影响正常视力的恢复。为克服缺点，提高疗效，通过对其化学结构进行修饰，合成一些阿托品的代用品见表2－4。

表2－4　阿托品的合成代用品

药物名称及结构	用途、主要不良反应
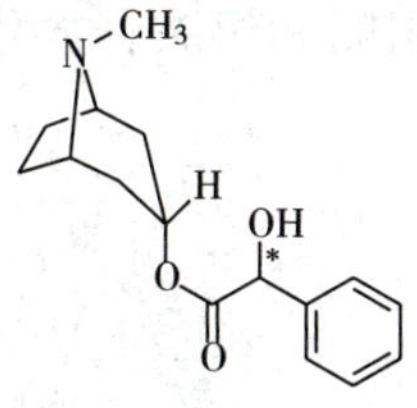 后马托品（Homatropine）	适合于一般的眼科检查。其散大瞳孔的作用起效快且作用较阿托品温和，用后瞳孔恢复也较快。主要不良反应：滴眼时按住内眦部，以免药液进入鼻腔，吸收中毒。青光眼及泌尿系统疾病患者禁用
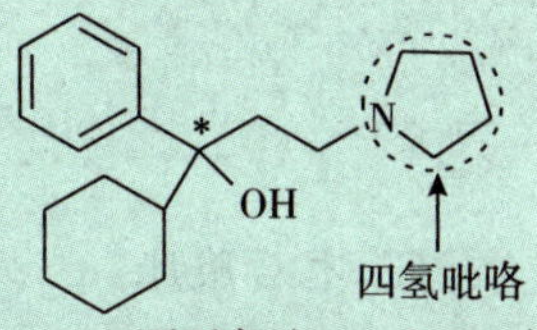 丙环定（Procyclidine）	用于帕金森病。主要不良反应：常见的有口干、便秘、尿潴留、瞳孔散大、视力模糊等抗胆碱反应。老年患者较敏感，青光眼、心动过速、尿潴留患者禁用
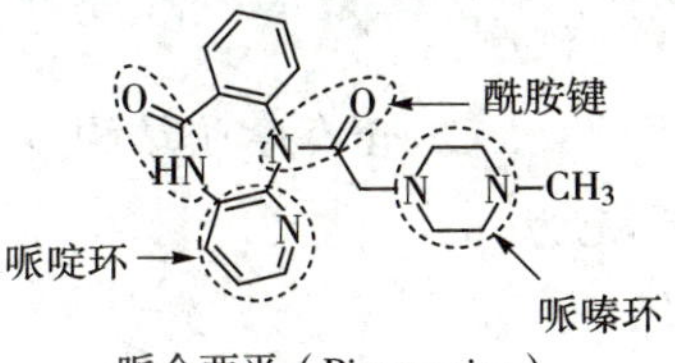 哌仑西平（Pirenzepine）	主要适用于治疗胃和十二指肠溃疡。主要不良反应：有轻度口干、眼睛干燥及视力调节障碍等副作用，停药后症状即消失。妇女在妊娠期内禁服，青光眼和前列腺肥大患者禁用

续表

药物名称及结构	用途、主要不良反应
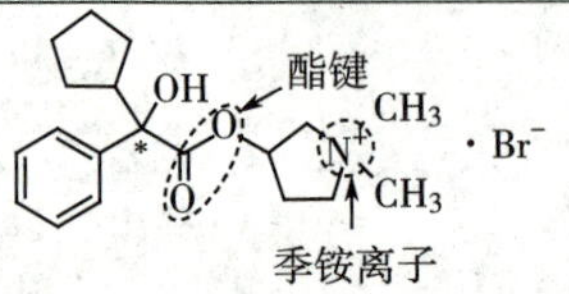 格隆溴铵（Glycopyrronium Bromide）	适用于胃及十二指肠溃疡、慢性胃炎、胃液分泌过多等疾病。主要不良反应：与阿托品相似。幽门梗阻、青光眼或前列腺肥大患者禁用
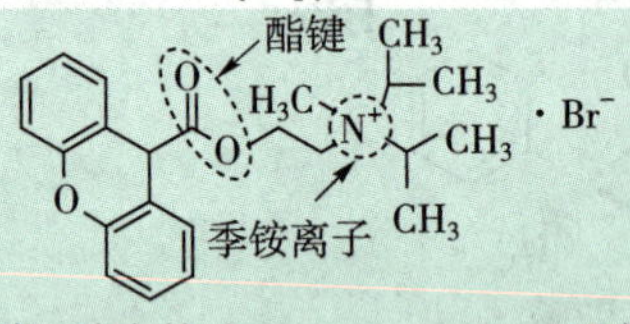 溴丙胺太林（Propantheline Bromide）	松弛胃肠平滑肌和抑制胃酸分泌的作用强而持久，主要用于治疗胃及十二指肠溃疡和胃肠绞痛。主要不良反应：与阿托品相似，但较轻。常见口干、面红、视力模糊、尿潴留、便秘、头痛、心悸等，减量或停药后可消失

（二）N胆碱受体阻断药

N胆碱受体阻断药分为N_N受体阻断药和N_M受体阻断药两大类。

1. N_N胆碱受体阻断药　本类药物因不良反应多且严重，现已少用。

2. N_M胆碱受体阻断药　N_M胆碱受体阻断药又称骨骼肌松弛药（简称肌松药），临床上作为全身麻醉的辅助用药，使肌肉松弛，减少麻醉药用量。

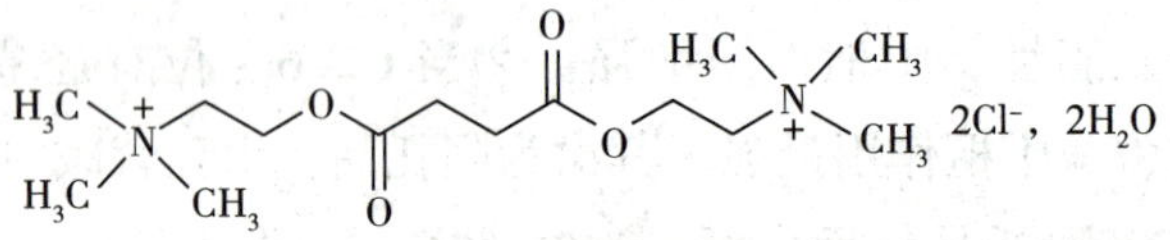

氯化琥珀胆碱

氯化琥珀胆碱（Suxamethonium Chloride）结构中含有2个季铵离子，水溶性大，起效快，外周作用强。含有酯键，易被胆碱酯酶水解失活，因此作用时间短，临床静脉注射适用于一些短时的操作，如气管内插管、气管镜、食管镜、胃镜。静脉滴注适用于较长时间手术的肌松需要。肌束颤动可致肌梭受损，部分患者出现肌肉痛，也可使眼内压升高、胃内压升高、血钾升高，剂量过大、静脉滴注过快可出现呼吸肌麻痹。

其他合成类的骨骼肌松弛药还有泮库溴铵（Pancuronium Bromide）、苯磺阿曲库铵（Atracurium Besylate）等。泮库溴铵具有起效快、维持时间长的特点，治疗量无神经节阻断和组胺释放作用。苯磺阿曲库铵起效快，维持时间短，不良反应比筒箭毒碱小。

目标检测2-2

答案解析

一、单选题

1. 毛果芸香碱可用于
   A. 重症肌无力　　B. 青光眼　　C. 术后腹胀
   D. 房室传导阻滞　　E. 检查晶状体屈光度
2. 与新斯的明不符的是
   A. 为胆碱受体激动药　　B. 易溶于水　　C. 含有季胺结构
   D. 与NaOH溶液共热可水解　　E. 主要用于治疗重症肌无力
3. 碘解磷定解救有机磷中毒的药理机制是
   A. 生成磷酰化胆碱酯酶　　B. 生成磷酰化解磷定　　C. 促进胆碱酯酶再生

D. 具有阿托品样作用　　E. 促进乙酰胆碱再生

4. 与阿托品不符的是

A. 具有旋光性，药用左旋体　　B. 水解后生成莨菪醇与莨菪酸

C. 具 Vitali 反应　　D. 能与生物碱沉淀试剂发生显色反应

E. 扩张血管，改善微循环

5. 托品烷分子中含有羟基，难以透过血－脑屏障的药物是

A. 硫酸阿托品　　B. 氢溴酸东莨菪碱　　C. 樟柳碱

D. 后马托品　　E. 氢溴酸山莨菪碱

二、多选题

1. 关于阿托品的叙述，正确的是

A. 其水溶液显碱性　　B. 具 Vitali 反应

C. 能与生物碱试剂发生显色反应　　D. 常用作解痉药

E. 可用于解救有机磷中毒

2. 新斯的明临床可用于治疗

A. 重症肌无力　　B. 支气管哮喘　　C. 腹气胀

D. 尿潴留　　E. 机械性肠梗阻

3. 阿托品的禁忌证包括

A. 青光眼　　B. 胃肠痉挛　　C. 前列腺肥大　　D. 感染性休克　　E. 心动过缓

4. 中重度有机磷酸酯类化合物中毒可出现

A. 大汗淋漓　　B. 呼吸困难　　C. 大小便失禁　　D. 骨骼肌震颤　　E. 兴奋躁动

三、简答题

1. 简述中重度有机磷酸酯类化合物中毒的解救药物及治疗依据。

2. 简述托品烷类的构－效关系。

书网融合……

知识回顾　　微课 1　　微课 2

第三节　影响肾上腺素能神经系统药物

PPT

实例分析 2－3

实例　患者，胡某，女，19 岁，因面色潮红、高热、咽痛、咽部不适等入院治疗。诊断为：急性扁桃体炎。皮试后医生给予青霉素肌内注射，10 分钟后，患者出现面色苍白、手脚发凉、胸闷、呼吸困难、血压骤降、抽搐等症状，医生立即抢救。

讨论 1. 患者注射青霉素后出现的上述症状，医学上如何称谓？

2. 首选何种药物立即抢救？

3. 生产使用中如何延缓该药氧化变质？

答案解析

影响肾上腺素能神经系统药物是指影响神经末梢释放的肾上腺素或去甲肾上腺素作用的一类药物，包括肾上腺素受体激动药和肾上腺素受体阻断药。

一、肾上腺素受体激动药

该类药物是一类能与肾上腺素受体结合并激动受体，产生与肾上腺素相似作用的药物，故又称拟肾上腺素药。因其基本化学结构为β－苯乙胺，且作用与交感神经兴奋的效应相似，也称拟交感胺类药。其中肾上腺素、去甲肾上腺素、异丙肾上腺素、多巴胺等含有儿茶酚的结构，又称儿茶酚胺类药。

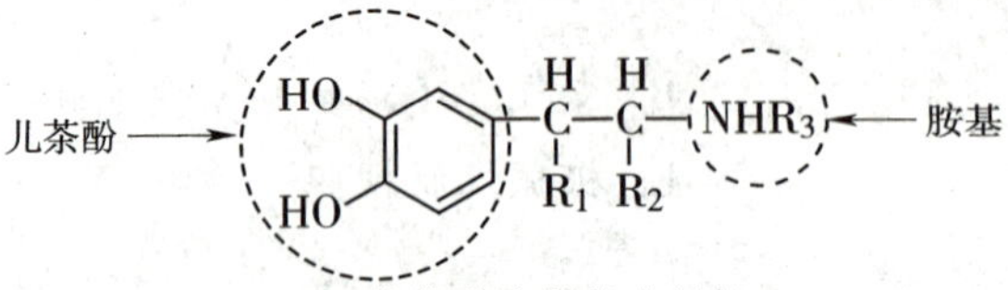

儿茶酚胺类基本结构

根据对肾上腺素受体选择性的不同，肾上腺素受体激动药可分为以下三大类：①α、β受体激动药，常用药物有肾上腺素、多巴胺、麻黄碱等；②α受体激动药，常用药物有去甲肾上腺素、间羟胺等；③β受体激动药，常用药物有异丙肾上腺素、多巴酚丁胺等。

（一）α、β受体激动药

肾上腺素 Epinephrine 微课

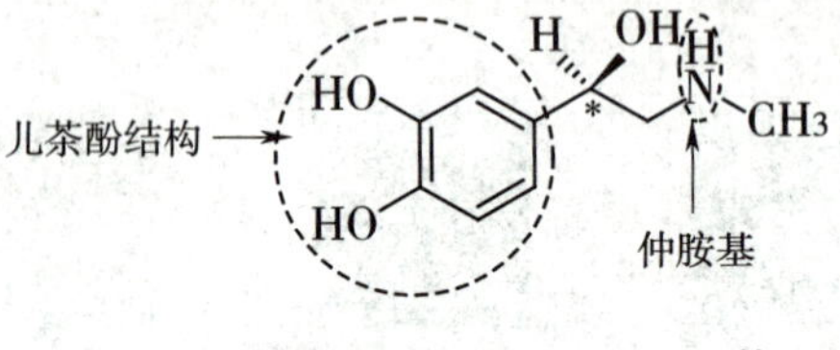

【化学名】（*R*）－4－[2－（甲氨基）－1－羟基乙基]－1，2－苯二酚。

【性状】本品为白色或类白色结晶性粉末；无臭。在水中极微溶解，在乙醇、三氯甲烷、乙醚、脂肪油或挥发油中不溶；在无机酸或NaOH溶液中易溶，在氨溶液或碳酸钠溶液中不溶。

【化学性质】本品分子中有1个手性碳原子，具有两种光学异构体，*R*（－）异构体比*S*（＋）异构活性强，药用品为左旋体。本品水溶液加热、放置，可发生消旋化反应，使效价降低，当pH＜4时、消旋化速度较快，故pH对其效价影响较大。

本品显酸碱两性。分子中酚羟基具有弱酸性，可与NaOH成盐溶解，但不溶于Na_2CO_3及氨溶液。仲胺结构呈弱碱性，可与强酸成盐溶于水，临床常用其盐酸盐。

【稳定性】本品具有邻苯二酚结构，具有较强的还原性。在中性或碱性溶液中，经空气、日光、热及微量金属离子等作用下极易氧化生成红色的肾上腺素红，进一步聚合成棕色多聚物。在生产及使用中的注意事项见表2－5。

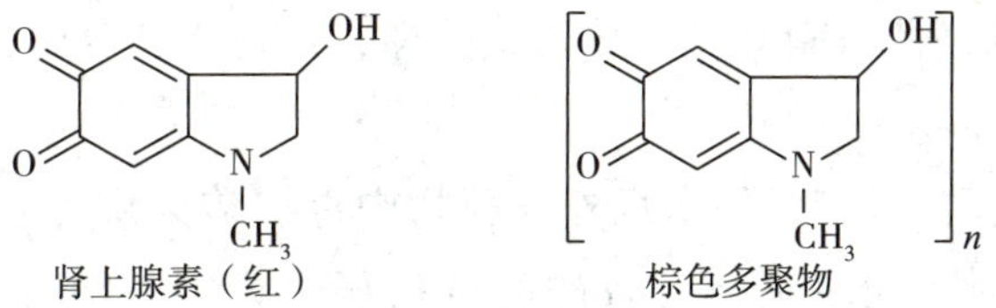

表 2－5　生产、使用盐酸肾上腺素注射液的注意事项

影响因素	采取措施
空气中的氧气	抗氧剂焦亚硫酸钠；注射用水经二氧化碳或氮气饱和
溶液的 pH	药典规定其注射液 pH 2.5～5.0
光照	遮光，密闭，置阴凉处存放
温度	采用流通蒸汽灭菌 15 分钟
微量金属离子	加入配合物乙二胺四乙酸钠

【鉴别】①本品加盐酸溶液溶解后，加水与三氯化铁试液，即显翠绿色；再加氨试液，即变紫色，最后变成紫红色。②本品盐酸溶液溶解后，加过氧化氢试液，煮沸，即显血红色。

【体内过程】本品结构中含儿茶酚羟基，故口服易在碱性肠液、肠黏膜和肝内被破坏，不能达到有效血药浓度。皮下注射因本品能收缩血管，吸收缓慢，故而作用时间较长，能维持 1 小时左右。肌内注射较皮下注射吸收快，能维持 10～30 分钟。静脉注射立即起效，作用仅维持数分钟。肾上腺素吸收后可被去甲肾上腺素能神经末梢摄取，或被组织中儿茶酚氧位甲基转移酶（COMT）及单胺氧化酶（MAO）破坏。本药特点是起效快、作用强、持续时间短。

【药理作用】激动 α 和 β 受体，产生较强的 α 型作用和 β 型作用。

（1）兴奋心脏　激动心肌、传导系统和窦房结的 β_1 受体，使心肌收缩力加强，传导加速，心率加快，心排血量增加；激动 β_2 受体，舒张冠状血管，改善心肌的血液供应，且作用迅速，是一个强效的心脏兴奋药。

（2）舒缩血管　其作用取决于各器官血管平滑肌 α_1 受体及 β_2 受体的分布密度以及给药剂量的大小。激动血管平滑肌 α_1 受体，使 α_1 受体占优势的皮肤、黏膜和肾脏的血管收缩；激动血管平滑肌 β_2 受体，使 β_2 受体占优势的骨骼肌血管和冠状血管舒张。冠状血管舒张也与其兴奋心脏、代谢产物腺苷（直接舒张冠状血管）的增加有关，对脑及肺血管影响微弱。

（3）影响血压　肾上腺素对血压的影响与剂量有关。①治疗量的肾上腺素可激动 β_1 受体，心脏兴奋，使心排血量增加，故收缩压升高；激动 β_2 受体，骨骼肌血管的舒张作用抵消或超过了皮肤、黏膜血管的收缩作用，故舒张压不变或略下降，脉压增大。②静脉注射较大剂量的肾上腺素，除强烈兴奋心脏外，还可使血管平滑肌上的 α_1 受体兴奋占优势，外周阻力显著增高，使收缩压和舒张压均升高，血压曲线呈双相反应。如先使用 α 受体阻断药如酚妥拉明，再使用原升压剂量的肾上腺素，则肾上腺素激动 α_1 受体的缩血管作用被取消，激动 β_2 受体的扩血管作用得以充分表现，此时血压下降，这种现象称为“肾上腺素升压作用的翻转”。故 α 受体阻断药引起的低血压不能用肾上腺素治疗，否则会导致血压进一步下降，应选用主要激动 α 受体的药物去甲肾上腺素。

（4）扩张支气管　激动支气管平滑肌细胞上的 β_2 受体，发挥强大的舒张支气管作用，并能抑制肥大细胞释放过敏介质，如组胺、5－羟色胺等；激动支气管黏膜血管上的 α_1 受体，使血管收缩，降低毛细血管的通透性，有利于消除支气管黏膜水肿。

（5）促进代谢　治疗量下，机体耗氧量即增加 20%～30%。激动 α 受体和 β_2 受体，促进糖原分解，降低外周组织对葡萄糖的摄取，使血糖升高；激动β_3受体，加速脂肪分解，使血液中游离脂肪酸升高。

【临床应用】

（1）心脏停搏　用于溺水、麻醉、手术意外、药物中毒、传染病和心脏传导阻滞等所致的心脏停搏，可静脉注射或心室内注射，同时进行有效的心脏按压、人工呼吸和纠正酸中毒等措施，以兴奋心脏，恢复心跳。对电击所致的心脏停搏也可使用肾上腺素，并配合心脏电除颤或利多卡因进行抢救。

抢救心脏停搏也可用心脏复苏三联针（肾上腺素、阿托品各1mg及利多卡因50～100mg）。其中肾上腺素直接作用β_1受体而兴奋心脏，阿托品阻断M受体而解除迷走神经对心脏的抑制，利多卡因产生膜稳定作用而抗室颤。

（2）过敏性休克　过敏性休克时，表现为小血管扩张和毛细血管通透性增加，有效循环血量减少，血压下降，同时伴有喉头水肿、支气管平滑肌痉挛，出现呼吸困难等症状。肾上腺素是抢救过敏性休克的首选药物，因其能激动α_1受体，收缩小动脉和毛细血管前括约肌，降低毛细血管的通透性；激动β_1受体，兴奋心脏，改善心功能；激动β_2受体，扩张冠状血管，缓解支气管痉挛，减少过敏介质释放，迅速缓解过敏性休克的临床症状，挽救患者的生命。

（3）支气管哮喘　激动支气管平滑肌上的β_2受体，可解除支气管痉挛，并抑制过敏介质的释放；激动α_1受体，使支气管黏膜血管收缩，消除黏膜水肿。控制支气管哮喘急性发作，皮下或肌内注射数分钟即可奏效，但由于其兴奋心脏，故禁用于心源性哮喘，以防出现严重的心律失常。

（4）与局麻药配伍　在局麻药中加入少量肾上腺素，可使局部血管收缩，延缓了局麻药的吸收，既减少了吸收中毒的可能性，又延长了局麻药的作用时间。一般浓度为1：250000，一次用药量不超过0.3mg。但肢体末端手术，如手指、脚趾、阴茎等处，不宜加用肾上腺素，以免血管收缩引起组织缺血坏死。

（5）局部止血　当鼻黏膜和齿龈出血时，可将浸有0.1%盐酸肾上腺素的纱布或棉花球填塞出血处，通过收缩血管作用而止血。

即学即练2－3

答案解析

下列属于肾上腺素临床应用的是

A. 心脏停搏　　B. 过敏性休克　　C. 支气管哮喘

D. 胃肠道痉挛　　E. 与局麻药配伍

【不良反应】治疗量即可出现心悸、烦躁、失眠、头痛、出汗和血压升高等。剂量过大或静脉注射速度过快时，可使血压骤升，有发生脑出血的危险。兴奋心脏，增加心肌耗氧量，可引起心律失常，甚至心室纤颤，故应严格掌握剂量。

高血压、脑动脉硬化、器质性心脏病、糖尿病及甲状腺功能亢进症患者禁用。

知识链接

肾上腺素的结构修饰

肾上腺素的儿茶酚羟基易被消化液分解，不宜口服，透膜吸收差，因此对2个酚羟基进行酯化得到前药地匹福林（Dipivefrin），改善其透膜吸收，并延长作用时间。临床用于治疗开角型青光眼。

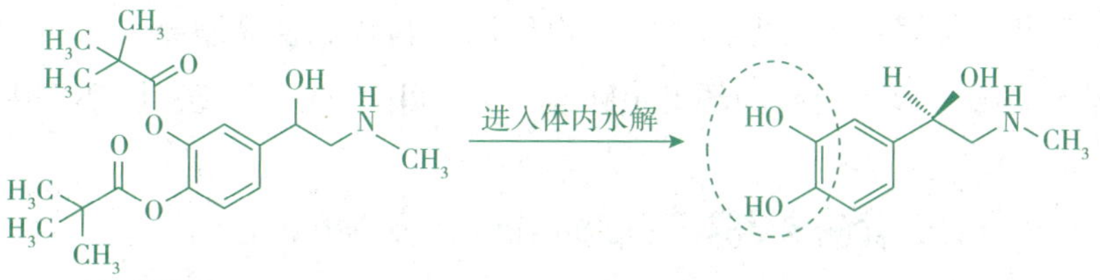

盐酸多巴胺　Dopamine Hydrochloride

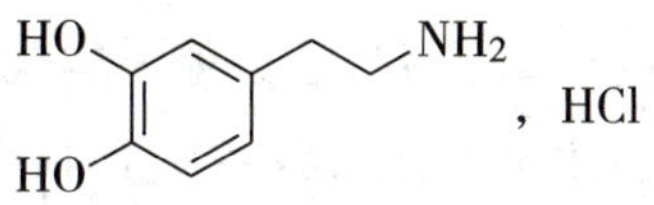

【化学名】 4 -（2 - 氨基乙基）- 1，2 - 苯二酚盐酸盐。

【性状】 本品为白色或类白色有光泽的结晶或结晶性粉末；无臭。在水中易溶，在无水乙醇中微溶，在三氯甲烷或乙醚中极微溶解。

【稳定性】 本品具邻苯二酚结构，在空气中易氧化变色。光照、受热、微量金属离子及溶液 pH 增大，均加速其氧化。

【鉴别】 ①本品适量，加水溶解后，遇三氯化铁试液，溶液显墨绿色；加氨试液，即转变成紫红色；②本品水溶液显氯化物鉴别反应。

【药理作用】 可直接激动 α 受体、β_1受体和外周多巴胺受体。

（1）兴奋心脏　主要激动心脏 β_1受体，并可促进去甲肾上腺素释放，使心肌收缩力加强，心排血量增加。一般剂量对心率影响不明显，大剂量可加快心率。与肾上腺素比较，较少引起心悸和心律失常。

（2）舒缩血管　多巴胺对血管的作用与剂量有关。治疗量时，能激动多巴胺受体（D_1受体），使肾脏、肠系膜和冠状血管扩张；激动 α_1受体，使皮肤、黏膜血管收缩。对 β_2受体的影响十分微弱。大剂量时，则以 α_1受体的兴奋作用占优势，主要表现为血管收缩。

（3）升高血压　治疗量时，多巴胺能激动 β_1受体，兴奋心脏，增加心排血量，故收缩压升高，而舒张压无明显变化，这可能是由于血管舒缩作用相抵消，总外周阻力变化不大的结果。大剂量时，除激动心脏 β_1受体，增加心排血量外，α_1受体兴奋作用占优势，引起血管收缩，总外周阻力增加，故收缩压和舒张压均升高。

（4）改善肾功能　治疗量多巴胺能激动 D_1受体，使肾血管舒张，肾血流量和肾小球滤过率均增加；还能直接抑制肾小管对 Na^+ 的重吸收，具有排钠利尿作用。但大剂量时，主要激动 α_1受体，则可使肾血管收缩，肾血流量减少。

【临床应用】

（1）抗休克　是临床常用的抗休克药物，治疗量多巴胺对心脏有正性肌力作用，兼有扩张肾血管、利尿作用，在保持升压的同时并不增加外周阻力。临床用于治疗各种休克，如感染性休克、心源性休克、出血性休克等，对于伴有心收缩力减弱、尿量减少而血容量已补足的休克患者疗效较好。

（2）急性肾衰竭　因多巴胺能改善肾功能，增加尿量，常与利尿药合用，治疗急性肾衰竭。

【不良反应】 一般剂量较轻，偶见恶心、呕吐，使用前应补足血容量及纠正酸中毒。剂量过大或静脉滴注速度过快时，可出现心动过速、心律失常、血压增高和肾血管收缩导致肾功能下降等，应减慢滴速或停药。输注时不能外溢，以免引起局部组织缺血坏死。用药期间，应密切观察患者血压、心率、尿量和一般状况等。

盐酸麻黄碱　Ephedrine Hydrochloride

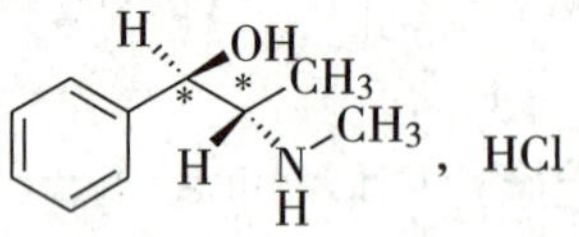

【化学名】［R－(R^*,S^*)－α－［1－(甲氨基)乙基］苯甲醇盐酸盐，又名麻黄素。

【性状】本品为白色针状结晶或结晶性粉末；无臭。在水中易溶，在乙醇中溶解，在三氯甲烷或乙醚中不溶。

【化学性质】分子中具有两个手性碳原子，有四个光学异构体，其中（1R，2S）（－）麻黄碱的活性最强，为临床主要药用异构体。

本品水溶液与碱性 $CuSO_4$ 试液作用，仲胺基与 Cu^{2+} 生成紫色配合物。加乙醚振摇，静置分层，配合物的二水合物溶于乙醚使得乙醚层显紫红色；四水合物溶于水层显蓝色。这是侧链胺基醇结构的特征反应。

本品β碳原子上羟基易被氧化，与碱性高锰酸钾或铁氰化钾反应时，生成甲胺与苯甲醛，前者可使红色石蕊试纸变蓝，后者具有苦杏仁的特殊气味。

本品在甲醇中与二硫化碳反应，生成氨基酸衍生物，再与硫酸铜反应，生成黄色的氨基酸铜盐，加碱后变成黑棕色。

【鉴别】①本品适量加水溶解后，遇硫酸铜试液与 NaOH 试液，即显蓝紫色；加乙醚振摇后，放置，乙醚层即显紫红色，水层变成蓝色；②本品水溶液显氯化物的鉴别反应。

【药理作用】直接激动α受体和β受体，又能促进去甲肾上腺素能神经末梢释放去甲肾上腺素。与肾上腺素比较，麻黄碱具有下列特点：①性质稳定，口服有效；②中枢兴奋作用显著；③连续用药易产生快速耐受性（一般认为与受体饱和及递质耗竭有关）；④兴奋心脏、收缩血管、升高血压和舒张支气管的作用缓慢、温和而持久。

【临床应用】①防治支气管哮喘：扩张支气管作用较肾上腺素弱，仅用于预防支气管哮喘发作和轻症的治疗；②缓解鼻黏膜充血：0.5%～1%麻黄素溶液滴鼻，可缓解鼻黏膜充血、肿胀，消除鼻塞；③防治低血压：主要用于防治硬膜外麻醉和蛛网膜下隙麻醉所引起的低血压；④缓解荨麻疹和血管神经性水肿所致的皮肤－黏膜症状。

【不良反应】有中枢兴奋症状如不安、失眠等，晚间服用宜加用镇静催眠药。老年患者和前列腺肥大者易引起急性尿潴留，用药前应先排尿。

禁用于高血压、冠心病、甲状腺功能亢进症患者。

（二）α受体激动药

重酒石酸去甲肾上腺素　Noradrenaline

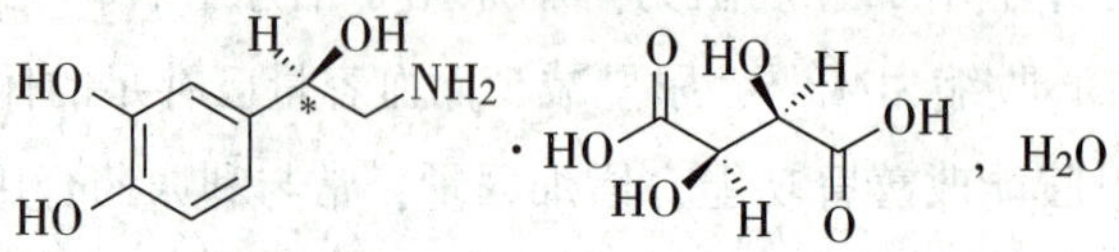

【化学名】（*R*）-4-（2-氨基-1-羟基乙基）-1，2-苯二酚重酒石酸盐一水合物。

【性状】本品为白色或类白色结晶性粉末；无臭。在水中易溶，在乙醇中微溶，在三氯甲烷或乙醚中不溶。

【稳定性】本品具有邻苯二酚结构，遇光、空气或弱氧化剂易氧化变质，故注射剂加入抗氧化剂焦亚硫酸钠，并避光保存。

【鉴别】①本品适量加水溶解后，加三氯化铁试液，振摇，即显翠绿色；再缓慢加碳酸氢钠试液，即显蓝色，最后变成红色。②本品适量加酒石酸氢钾溶解后，加碘试液，放置，再加硫代硫酸钠试液，溶液为无色或仅显微红色或淡紫色（与肾上腺素或异丙肾上腺素的区别）。③本品适量加水溶解后，再加10%氯化钾溶液，析出结晶性沉淀。

【体内过程】口服可使胃黏膜血管收缩而影响吸收，在肠内易被碱性肠液破坏。皮下或肌内注射时，因血管剧烈收缩，易发生局部组织坏死，故一般采用静脉滴注给药。主要分布于去甲肾上腺素能神经支配的脏器中，并迅速被去甲肾上腺素能神经末梢再摄取，经肝脏和其他组织中的COMT和MAO代谢失活，故作用维持时间短暂。代谢产物经尿排泄。

【药理作用】与肾上腺素比较，去甲肾上腺素激动α受体作用强，对β_1受体作用较弱，对β_2受体几无作用。

（1）收缩血管　激动血管平滑肌的α_1受体，产生强大的血管收缩作用。小动脉、小静脉均收缩，皮肤、黏膜血管收缩最明显，其次是肾脏血管的收缩，脑、肝、肠系膜甚至骨骼肌的血管也都呈收缩反应。冠状血管舒张，是因为激动心脏β_1受体，心脏兴奋，心肌的代谢产物腺苷增加所致，同时血压升高，也提高了冠状血管的灌注压力，故冠脉血流量增加。

（2）兴奋心脏　对心脏β_1受体有较弱的激动作用，可使心肌收缩性加强，但在整体情况下，心率可由于血压升高而反射性地减慢；剂量过大时，也会引起心律失常，但较肾上腺素少见。

（3）升高血压　小剂量静脉滴注，血管收缩作用尚不十分剧烈时，兴奋心脏可使收缩压升高，而舒张压升高不明显，脉压加大。较大剂量时，因血管强烈收缩，外周阻力显著增高，收缩压和舒张压均升高，脉压变小。α受体阻断药可拮抗去甲肾上腺素的升压作用。

（4）影响代谢　治疗量对代谢影响不明显，大剂量可出现血糖升高。

【临床应用】

（1）休克和低血压　目前去甲肾上腺素类血管收缩药物在休克治疗中已不占主要地位，仅用于早期神经源性休克或药物中毒（氯丙嗪、酚妥拉明等）所引起的低血压，小剂量、短时间应用，使收缩压维持在12kPa（90mmHg）左右，以保证心、脑等重要器官的血液供应。

因其强烈的血管收缩作用，大剂量、长时间应用，反而加重微循环障碍，减少重要脏器的供血。现主张去甲肾上腺素与α受体阻断药酚妥拉明合用，以拮抗其缩血管作用，保留其激动心脏的作用。

（2）上消化道出血　取本品1～3mg，适当稀释后口服。通过激动α受体，使食管、胃黏膜血管收缩，达到止血效果。

【不良反应】①局部组织缺血坏死：静脉滴注时间过长、浓度过高或药液漏出血管，均可引起局部血管强烈收缩，导致局部组织缺血，甚至坏死。如发现外漏或注射部位皮肤苍白，应立即停止注射或更换注射部位，进行热敷，并用普鲁卡因或α受体阻断药如酚妥拉明作局部浸润注射，以扩张血管。②急性肾衰竭：静脉滴注时间过长或剂量过大，可使肾血管剧烈收缩，产生少尿、无尿和肾实质损伤，故用药期间尿量至少保持在每小时25ml以上。

高血压、动脉硬化、器质性心脏病、少尿、无尿及严重微循环障碍的患者禁用。

重酒石酸间羟胺 Metaraminol

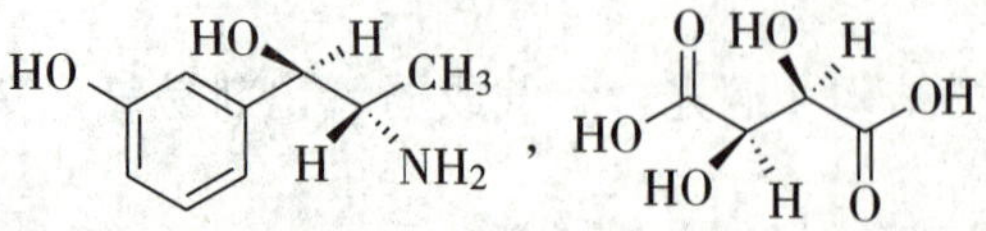

【化学名】（－）－α－（1－氨乙基）－3－羟基苯甲醇重酒石酸盐。

【性状】 本品为白色结晶性粉末；几乎无臭。在水中易溶，在乙醇中微溶，在三氯甲烷或乙醚中不溶。

【鉴别】 ①本品适量，加钼酸铵饱和 H_2SO_4溶液，混匀，即显蓝色；②本品适量，加水溶解后，再加硝普钠试液、丙酮与碳酸氢钠，水浴中加热，即显红紫色。

【药理作用与临床应用】 本品主要作用于 α 受体，对 β_1受体作用较弱。除直接激动肾上腺素受体外，还可促进去甲肾上腺素能神经末梢释放去甲肾上腺素而发挥作用。

与去甲肾上腺素比较，具有以下特点：①收缩血管、升高血压作用较弱而持久；②对肾脏血管的收缩作用较弱，较少引起急性肾衰竭；③兴奋心脏作用较弱，可使休克患者的心排血量增加；④对心率的影响不明显，也可因血压升高反射性地减慢心率，较少引起心悸和心律失常；⑤化学性质稳定，既可静脉给药，也可肌内注射。

是去甲肾上腺素的良好代用品，用于治疗各种休克或低血压症状。

（三）β 受体激动药

盐酸异丙肾上腺素 Isoprenaline Hydrochloride

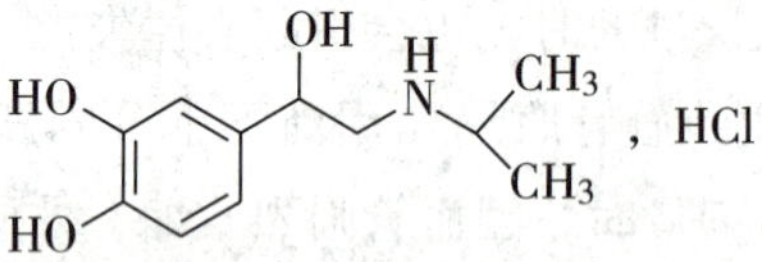

【化学名】 4－(2－异丙氨基－1－羟基)乙基]－1，2－苯二酚盐酸盐。

【性状】 本品为白色或类白色结晶性粉末；无臭。在水中易溶，在乙醇中略溶，在三氯甲烷或乙醚中不溶。

【化学性质】 本品分子中的烃胺基呈弱碱性，可与多种酸成盐。

【稳定性】 本品遇光和空气渐变色，在碱性溶液中更易变色。

【鉴别】 ①本品适量加水溶解后，遇三氯化铁试液，即显深绿色；再加新制碳酸氢钠溶液，即变蓝色，后变成红色。②本品适量加水溶解后，加盐酸滴定液及碘溶液，放置，再加硫代硫酸钠溶液，即显淡红色。③本品水溶液显氯化物的鉴别反应。

【药理作用】 对 β_1 和 β_2受体均有强大的激动作用，对 α 受体几无作用。

（1）兴奋心脏　激动心脏 β_1受体，表现为心肌收缩力加强、心率加快、传导加速、心排血量增加。与肾上腺素比较，异丙肾上腺素加快心率、加速快传导的作用较强，耗氧量增加，对窦房结有显著兴奋作用，虽能引起心律失常，但较少引起心室颤动。

（2）舒张血管　主要是激动 β_2受体，使骨骼肌血管舒张，对肾血管和肠系膜血管舒张作用较弱，对冠状血管也有舒张作用。

（3）影响血压　心脏兴奋使心排血量增加，血管扩张导致外周血管阻力降低，故收缩压升高而舒张压下降，脉压增大。

（4）扩张支气管　激动支气管平滑肌上的β_2受体，使支气管平滑肌松弛，其作用比肾上腺素略强，也具有抑制肥大细胞释放组胺等过敏介质的作用；但因无α样作用，对支气管黏膜血管无收缩作用，故消除黏膜水肿的作用不如肾上腺素。

（5）影响代谢　增加糖原分解，增加组织的耗氧量。升高血中游离脂肪酸的作用与肾上腺素相似，而升高血糖作用较弱。

【临床应用】①支气管哮喘：舌下含服或气雾吸入给药，用于控制支气管哮喘急性发作，疗效快而强；②房室传导阻滞：舌下含服或静脉滴注给药，用于治疗二、三度房室传导阻滞；③心脏停搏：用于抢救各种原因，如溺水、手术意外、药物中毒、高度房室传导阻滞和窦房结功能衰竭所致的心脏停搏，常与去甲肾上腺素或间羟胺合用。

【不良反应】①一般不良反应：常见心悸、头晕、心动过速、头痛、面色潮红等；②心律失常：哮喘患者已明显缺氧时，加之气雾剂剂量不易掌握，剂量过大易引起心律失常，甚至产生心室纤颤，用药过程中应注意控制患者心率；③耐受性：长期使用可产生耐受性致疗效下降，停药7～10天后耐受性可消失。应避免擅自盲目加大剂量而发生意外。

冠心病、心绞痛、心肌炎和甲状腺功能亢进症等禁用。

（四）肾上腺素受体激动药构－效关系

目前临床常用肾上腺素受体激动药绝大多数均含有1个苯环和乙胺（或异丙胺）侧链即β－苯乙醇胺的基本结构。其构－效关系见图2－3。

1. 苯环上引入羟基，则作用强度增强，作用时间缩短。如具有2个酚羟基的肾上腺素作用强度为无羟基取代麻黄碱的100～300倍，作用时间则是麻黄碱的1/10～1/7。

2. β手性碳原子大多连有醇羟基，其光学异构体对作用强度影响显著。通常左旋体活性大，右旋体活性小。如肾上腺素、去甲肾上腺素、异丙肾上腺素左旋体的活性分别比右旋体活性强12倍、70倍、800倍。

3. α碳原子上引入甲基，则为苯异丙胺类肾上腺素受体激动药。作用时间延长，但作用强度减弱。常用药麻黄碱和间羟胺。

4. 侧链胺基上烃基取代基的大小显著影响α和β受体效应。烃基增大，α受体效应减弱，β受体效应增强。如去甲肾上腺素，主要表现为α受体效应；肾上腺素兼有α和β受体效应；异丙肾上腺素，主要表现为β受体效应。

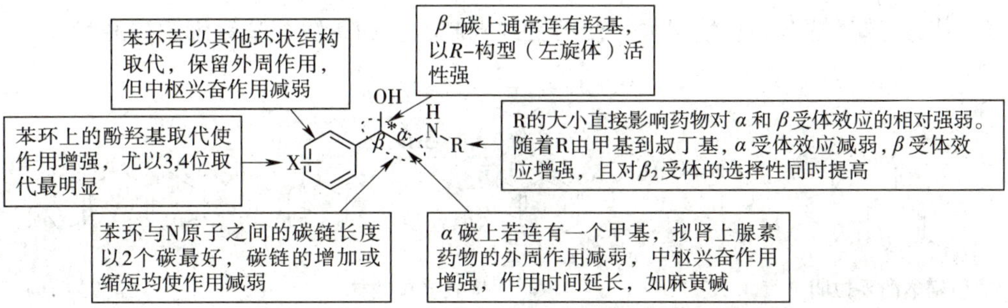

图2－3　拟肾上腺素药物的构－效关系

知识链接

选择性 β_2 受体激动药

针对儿茶酚胺类药物在体内易代谢分解的特点，从 20 世纪 60 年代起开发出一系列非儿茶酚胺类 β_2 受体激动药。在 N 上引入叔丁基对 β_2 受体选择性强，不良反应轻，作用时间延长。如特布他林（Terbutaline）及班布特罗（Bambuterol）。主要用于舒张支气管平滑肌，临床用于治疗哮喘、喘息性支气管炎、肺气肿等。班布特罗为特布他林的双二甲氨基甲酸酯前药。

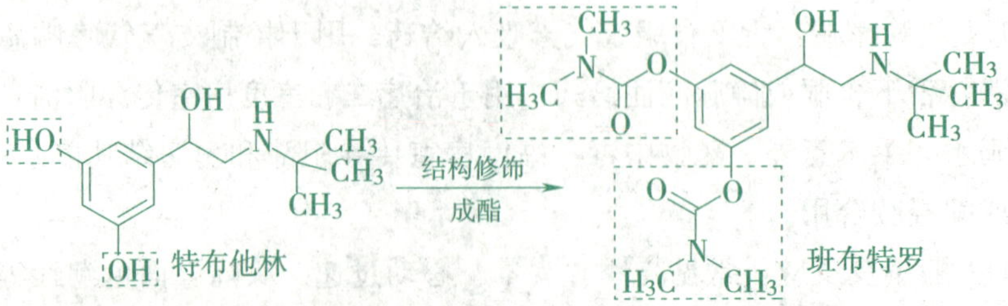

二、肾上腺素受体阻断药

肾上腺素受体阻断药是一类能与肾上腺素受体结合，阻断去甲肾上腺素能神经递质或肾上腺素受体激动药与受体结合，从而产生抗肾上腺素作用的一类药物。

此类药物根据对 α 和 β 肾上腺素受体选择性的不同分为 α 肾上腺素受体阻断药、β 肾上腺素受体阻断药两类。

（一）α 肾上腺素受体阻断药

α 肾上腺素受体阻断药，能选择性的与 α 受体结合，阻断去甲肾上腺素能神经递质及肾上腺素受体激动药与 α 受体结合，从而产生抗肾上腺素作用。

α 受体包括突触前 α_2 受体和突触后 α_1 受体。α_2 受体兴奋可产生负反馈效应，使去甲肾上腺素的释放减少，从而使心率减慢，血管平滑肌松弛，血压下降，对高血压患者有利；而阻断 α_1 受体，可使小动脉和小静脉血管平滑肌舒张，外周阻力降低，血压下降，可以降低心脏前后负荷。根据其作用，α 受体阻断药有非选择性 α 受体阻断药（α_1、α_2 受体阻断药）和选择性 α_1 受体阻断药。

妥拉唑林（Tolazoline）和酚妥拉明（Phentolamine）都是非选择性 α 受体阻断药，属于咪唑类化合物，为短效 α 受体阻断药，具有抗高血压活性，还有刺激胃肠道平滑肌、释放组胺刺激胃酸分泌的不良反应。临床可用于治疗和诊断嗜铬细胞瘤。

酚苄明（Phenoxy Benzamine）也是非选择性 α 受体阻断药，是一种 β－卤代烷胺类化合物，为长效 α 受体阻断药，因其选择性低，毒性很大，使用受到限制，仅用于缓解嗜铬细胞瘤症状。

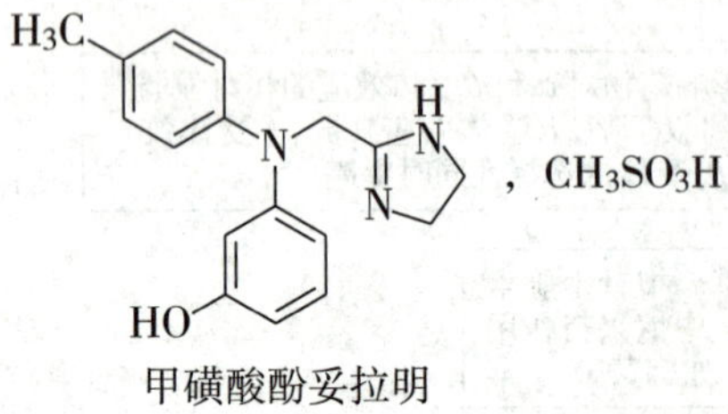
甲磺酸酚妥拉明

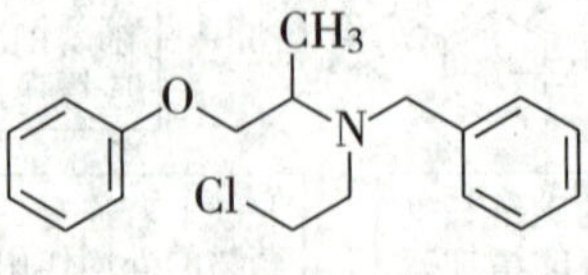
盐酸妥拉唑林

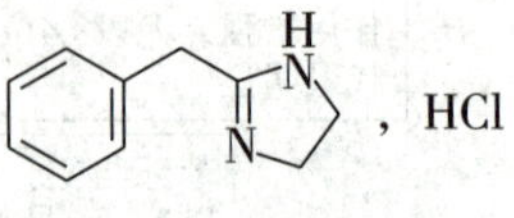
盐酸酚苄明

哌唑嗪（Prazosin）是选择性 α_1 受体阻断药，其结构属于喹唑林类，该类药物还包括特拉唑嗪

（Terazosin）和多沙唑嗪（Doxazosin）等，都具有选择性阻断 α_1 受体的作用，而使血管扩张，小动脉和小静脉张力降低，血压下降。临床主要用于高血压的治疗，也可用于充血性心力衰竭的治疗。

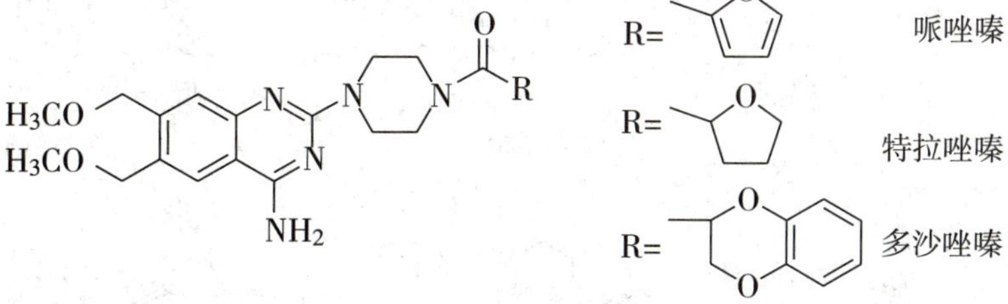

盐酸哌唑嗪　Prazosin Hydrochloride

【化学名】 1-（4-氨基-6,7-二甲氧基-2-喹唑啉基）-4-（2-呋喃甲酰基）哌嗪盐酸盐。

【性状】 本品为白色或类白色结晶性粉末；无臭，在乙醇中微溶，在水中几乎不溶。

【鉴别】 ①本品适量，加碳酸钠等量，拌匀，置干燥试管中，管口覆以1，2-萘醌-4-磺酸钠溶液湿润的试纸，在试管底部灼烧后，试纸显紫堇色；②本品水溶液显氯化物的鉴别反应。

【药理作用与临床应用】 选择性阻断血管平滑肌 α_1 受体，扩张小动脉和小静脉，发挥中等偏强的降压作用。因不阻断 α_2 受体，故不易引起反射性心率增快。适用于轻、中度高血压，对重度高血压合用 β 受体阻断药及利尿药可增强降压效果。

【不良反应】 主要是“首剂现象”，即首次给药可致直立性低血压。将首次剂量减为0.5mg，并在临睡前服用，可避免发生。

（二）β 肾上腺素受体阻断药

本类药物能选择性地与 β 受体结合，竞争性阻断去甲肾上腺素能神经递质及肾上腺素受体激动药与 α 受体结合，从而产生抗肾上腺素作用。临床广泛用于心绞痛、心肌梗死、高血压、心律失常等治疗。

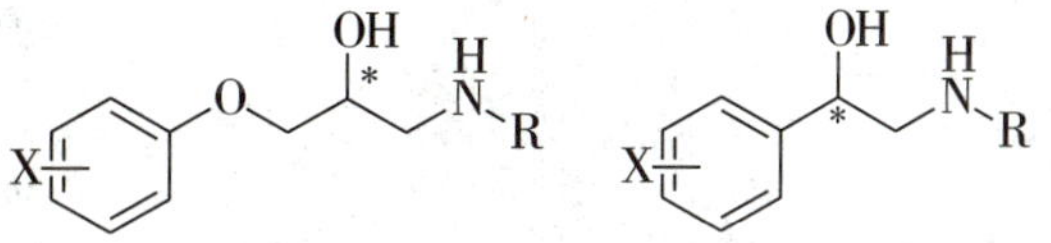

芳氧丙醇胺类　　　　苯乙醇胺类

【分类】 β 肾上腺素受体阻断药有两种分类方法。一是按其基本结构分为芳氧丙醇胺类和苯乙醇胺类。侧链上均含有带羟基的手性中心，该羟基在阻断药与受体相互结合时，通过形成氢键发挥作用，是关键药效团；二是根据药物对 β_1 和 β_2 受体选择性的不同，分为非选择性 β 受体阻断药、选择性 β_1 受体阻断药、非典型 β 受体阻断药3类，具体代表药物结构见表2-6，β 受体阻断药的分类和药效特性的比较见表2-7。

表2-6　β 肾上腺素受体阻断药分类

类别	药物
非选择性 β 受体阻断药	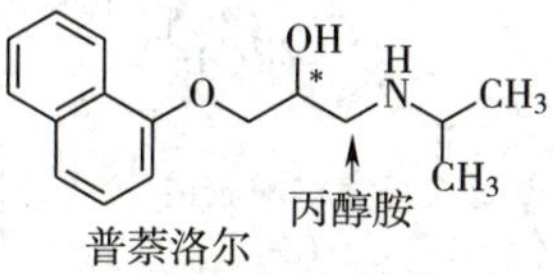 普萘洛尔 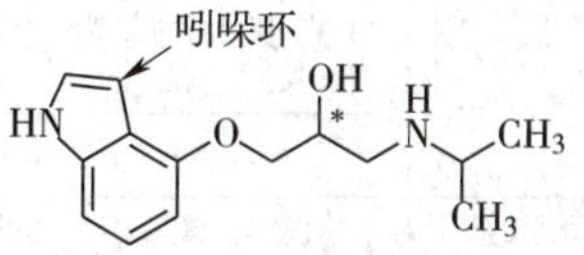 吲哚洛尔 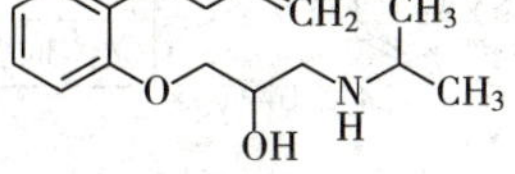 氧烯洛尔 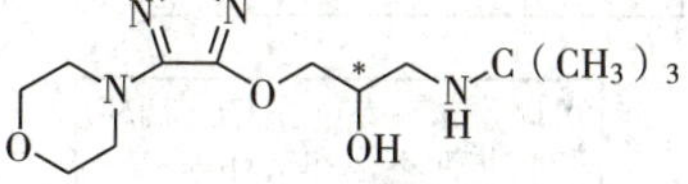 噻吗洛尔

续表

类别	药物
选择性 β_1 受体阻断药	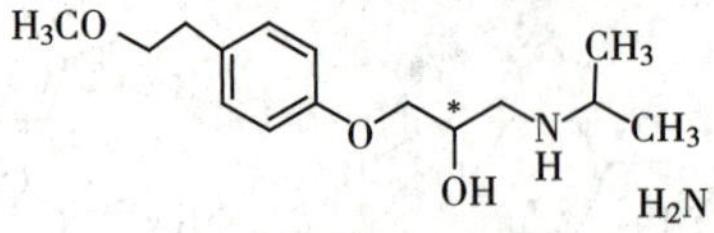 美托洛尔 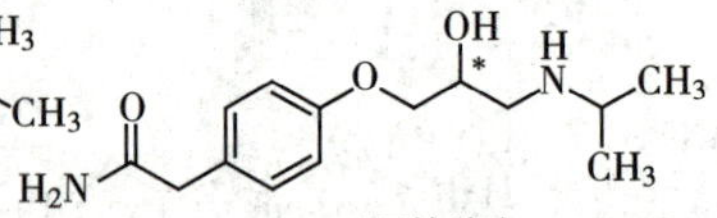 阿替洛尔 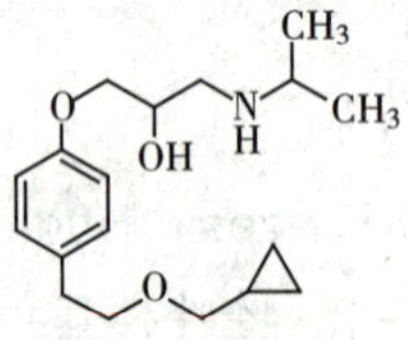 倍他洛尔 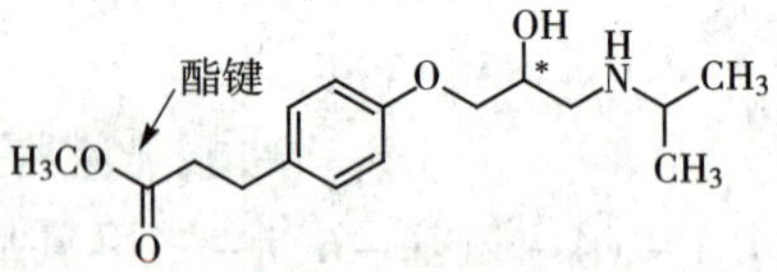 艾司洛尔
非典型 β 受体阻断药	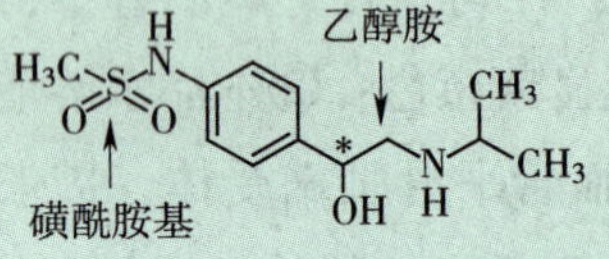 索他洛尔 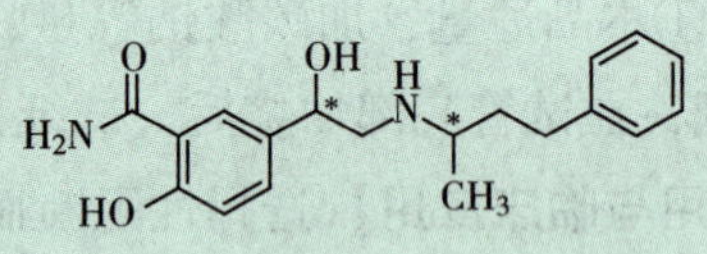 拉贝洛尔

表 2-7 β-肾上腺素受体阻断药的分类和药效特性的比较

类别和代表药	选择性	内在拟交感活性	作用强度	膜稳定作用
非选择性 β 受体阻断药				
普萘洛尔（Propranolol）			1	++
氧烯洛尔（Oxprenolol）		+	2	+
吲哚洛尔（Pindlol）		++	6~15	+
噻吗洛尔（timolol）			6~100	
选择性 β_1 受体阻断药				
阿替洛尔（Atenolol）	+		0.5~1	
倍他洛尔（Betaxolol）	+		4	
美托洛尔（Metoprolol）	+		1	
艾司洛尔（Acebutolol）	+		0.13	
非典型 β 受体阻断药				
拉贝洛尔			0.25	

【构-效关系】 β 受体阻断药的化学结构和 β 受体激动药异丙肾上腺素结构相近，其化学结构基本由三部分组成：芳环、仲醇胺侧链和 N-氧化物，其构-效关系见图 2-4。

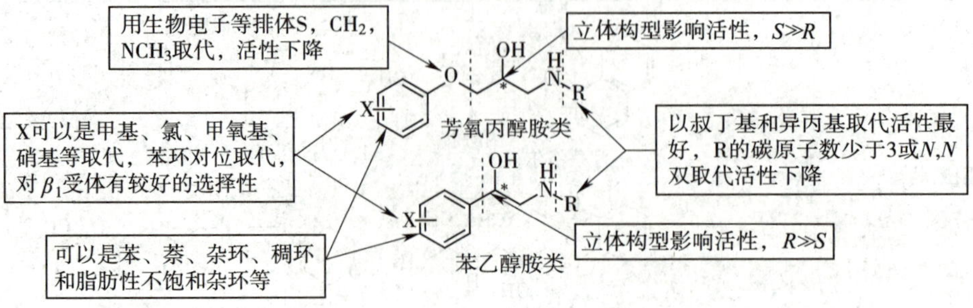

图 2-4 β 受体阻断药的构-效关系

【药理作用】该类药物大部分药理作用与阻断β受体有关，但其中某些药物尚具有部分激动β受体的内在拟交感活性、膜稳定作用和抑制血小板聚集作用。

1. β受体阻断作用 本类药物通过阻断多种脏器组织的β受体，拮抗或减弱神经递质或拟肾上腺素药对β受体的激动作用。

（1）心血管系统 ①对心脏的作用是本类药最主要的作用。阻断心脏的β_1受体，心率减慢，传导减慢，心肌收缩力减弱，心排血量减少，心肌耗氧量减少。②阻断血管平滑肌的β_2受体，加之心功能受抑制，反射性兴奋交感神经，使血管收缩，外周阻力增加，肝、肾、骨骼肌血管及冠脉血流量减少。

（2）支气管平滑肌 阻断支气管平滑肌的β_2受体，使支气管平滑肌收缩，管径变小，增加呼吸道阻力；该作用对正常人影响较小，对支气管哮喘患者有时可诱发或加重哮喘的急性发作，甚至危及生命。选择性β受体阻断药此作用较弱，因此，支气管哮喘患者禁用非选择性β受体阻断药，应用选择性β受体阻断药时也需慎重。

（3）代谢 本类药对血糖和血脂正常者的脂肪和糖代谢影响较小，但可抑制交感神经兴奋引起的脂肪分解，减弱AD的升高血糖作用，延缓用胰岛素后血糖水平的恢复，且往往会掩盖低血糖症状如心悸等，从而延误低血糖的及时发现。

（4）β受体阻断药可阻断肾脏近球细胞的β_1受体而抑制肾素释放，这可能是本类药产生降压作用的原因之一，其中普萘洛尔降低肾素释放的作用最强。

2. 膜稳定作用 某些β受体阻断药具有局部麻醉作用和奎尼丁样作用，这两种作用都由其降低细胞膜对离子的通透性所致，故称膜稳定作用。但该作用在高于临床有效血药浓度几十倍时才出现，所以目前认为这一作用在常用量时与其治疗作用关系不大。对β受体阻断药作用较强的噻吗洛尔可作为适宜的青光眼滴眼药。

3. 内在拟交感活性 有些β受体阻断药在与β受体结合后，在阻断β受体的同时可产生较弱的激动受体作用，该现象称内在拟交感活性，其实质为部分激动作用。由于这种作用较弱，往往被β受体阻断作用所掩盖。具有内在拟交感活性的β受体阻断药在临床应用时，其抑制心肌收缩力、减慢心率和收缩支气管平滑肌作用一般比不具有内在拟交感活性的药物为弱，但对支气管哮喘患者仍应慎重使用。

【临床应用】

1. 心律失常 受体阻断药对多种原因引起的室上性和室性心律失常均有效，尤其对运动或情绪紧张、激动所致心律失常或因心肌缺血、强心苷中毒引起的心律失常疗效好（见第五章第三节）。

2. 高血压 受体阻断药是治疗高血压的基础药物（见第五章第一节）。

3. 心绞痛 受体阻断药对冠心病心绞痛有良好的疗效，减少心绞痛发作，改善运动耐量，早期应用普萘洛尔、美托洛尔等均可降低心肌梗死患者的复发和猝死率（见第五章第二节）。

4. 其他 辅助治疗甲状腺功能亢进症及甲状腺危象，降低基础代谢率，对控制激动不安、心动过速和心律失常等症状有效。普萘洛尔试用于治疗偏头痛、肌震颤、肝硬化所致上消化道出血等。噻吗洛尔可用于青光眼的治疗。

【不良反应】常见不良反应有恶心、呕吐、轻度腹泻等消化道症状，偶见过敏性皮疹和血小板减少等，较严重的不良反应为诱发或加重支气管哮喘，诱发急性心力衰竭，诱发低血糖，长期用药后突然停用，可产生反跳现象，使原来病症加剧，故应逐渐减小剂量至停药。禁用于严重左心室功能不全、窦性心动过缓、中度房室传导阻滞和支气管哮喘患者。心肌梗死患者及肝功能不全者慎用。

（三）常用β受体阻断药

1. 非选择性β受体阻断药

盐酸普萘洛尔 Propranolol Hydrochloride

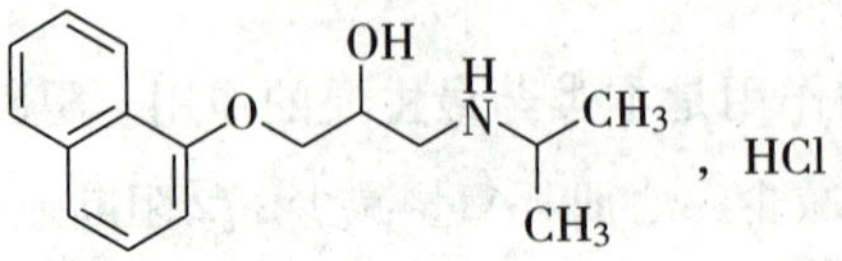

【化学名】1-异丙氨基-3-(1-萘氧基)-2-丙醇盐酸盐，又名心得安。

【性状】本品为白色或类白色的结晶性粉末；无臭。在水或乙醇中溶解，在三氯甲烷中微溶。药用品为外消旋体。

【化学性质】本品合成反应中未反应完的萘酚影响成品质量，可利用其溶于 NaOH 的特点而除去；利用萘酚与对重氮苯磺酸盐反应显示橙红色进行检查。

【稳定性】本品在碱性条件下较稳定，在酸性溶液中侧链易氧化分解，遇光易变质。

【鉴别】①本品水溶液与硅钨酸试液作用生成淡红色沉淀；②本品水溶液显氯化物的鉴别反应。

【药理作用与临床应用】本品能阻断心脏β受体，使心肌收缩力减弱，心率和传导减慢，心排血量减少，心肌耗氧量降低，血压略降。用药后因阻断β受体，肾小球球旁细胞分泌肾素减少，血压下降。用于治疗高血压、冠心病、心绞痛、心律失常、甲亢，对哮喘患者易诱发或加重哮喘发作。

【不良反应】常见有恶心、呕吐、轻度腹泻，停药后迅速消失。若应用不当，可引起急性心力衰竭、诱发或加重支气管哮喘等严重不良反应。长期用药突然停药，可产生反跳现象。严重心功能不全、窦性心动过缓、重度房室传导阻滞、支气管哮喘及肝功能不全等患者应视情况慎用或禁用。

2. 选择性β_1受体阻断药

酒石酸美托洛尔 Metoprolol Tartrate

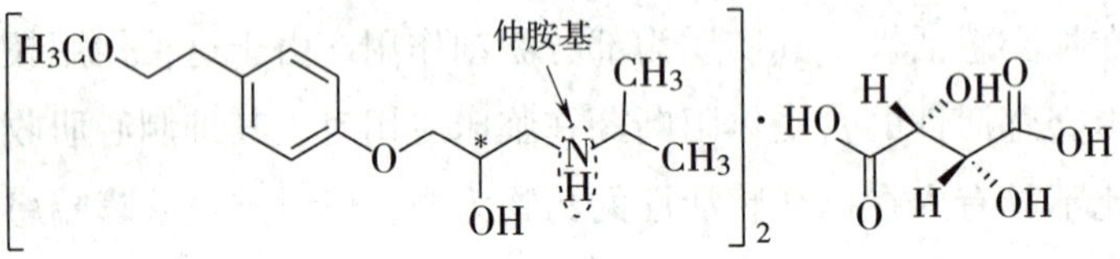

【化学名】(±)-1-异丙氨基-3-【4-(2-甲氧乙基)苯氧基】-2-丙醇 L-酒石酸盐。

【性状】本品为白色或类白色结晶性粉末；无臭。在水中极易溶解，在乙醇或三氯甲烷中易溶，在无水乙醇中略溶，在丙酮中极微溶解，在乙醚或苯中几乎不溶；在冰乙酸中易溶。

【化学性质】本品水溶液加硝酸银试液过量，即生成白色沉淀，滴加氨试液恰使沉淀溶解后，将试管置水浴中加热，管壁生成银镜。

【稳定性】干燥品性质稳定，10%水溶液 pH 6.2~6.5 条件下，室温储藏数年或在50℃下储藏3个月，均不发生物理化学变化。

【药理作用与临床应用】由于选择性阻断β_1受体，收缩支气管作用弱，较少发生支气管痉挛，对糖尿病患者血糖影响小于非选择性β受体阻断药。有较弱的膜稳定作用，无内在拟交感活性。可用于治疗窦性心动过速及某些室上性心律失常、高血压、冠心病、心肌缺血等。

【不良反应】偶有胃部不适、眩晕、头痛、疲倦、失眠、噩梦等，哮喘患者不宜应用大剂量，严重支气管痉挛患者慎用。肝、肾功能不良者慎用。二、三度房室传导阻滞、严重窦性心动过缓、低血压、孕妇、及对洋地黄无效的心力衰竭患者禁用。

其他常用的β受体阻断药见表2－8。

表2－8　其他常用的β受体阻断药

药物名称及结构	用途、主要不良反应
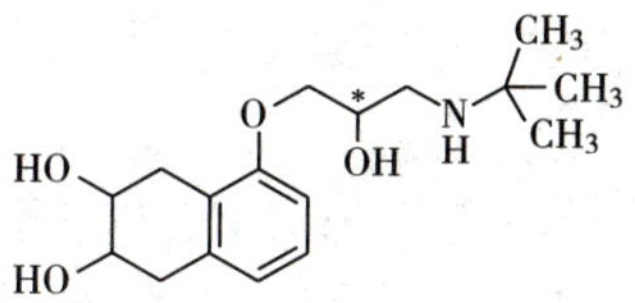 纳多洛尔（Nadolol）	用途：主治高血压、心绞痛及室上性快速性心律失常。可增加肾血流量，故适用于肾功能不全患者 主要不良反应：恶心、呕吐、轻度腹泻，停药后迅速消失
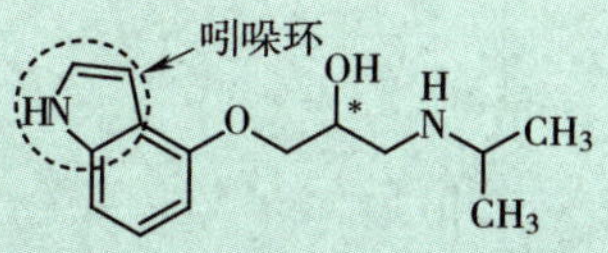 吲哚洛尔（Pindolol）	用途：用于治疗轻、中度高血压、心绞痛、室上性快速性心律失常 主要不良反应：有血压下降、消化道反应。禁忌证及慎用范围同普萘洛尔
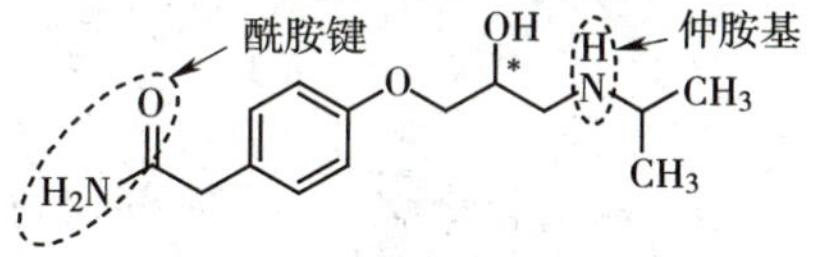 阿替洛尔（Atenolol）	用途：为选择性β_1受体阻断药。用于治疗轻、中度高血压，对心绞痛、室上性心动过速、房颤与房扑均有效 主要不良反应：为轻度心率减慢及消化道反应等。一般不诱发或加重支气管哮喘。禁忌证同普萘洛尔

答案解析

目标检测2-3

一、单选题

1. 下列叙述不符合该药物结构的是

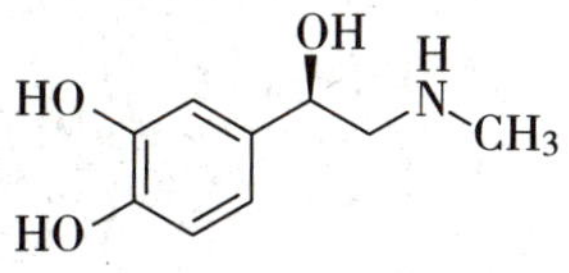

A. 去甲肾上腺素　　B. 临床用R构型左旋体　　C. 易氧化变质

D. 抢救心脏停搏　　E. 加热可发生消旋化

2. 肾上腺素易氧化变质，其化学结构中不稳定的部分为

A. 侧链上的羟基　　B. 儿茶酚胺结构　　C. 烃胺基侧链

D. 侧链上的胺基　　E. 苯乙胺结构

3. 下列哪项与临床用盐酸麻黄碱不符合

A. 为（－）（1R，2S）－麻黄碱　　B. 主要用于治疗支气管哮喘

C. 结构中有两个手性碳原子　　D. 遇碘化汞钾生成沉淀

E. 不易被氧化

4. 以下肾上腺素受体激动药中含有2个手性碳原子的是

A. 肾上腺素　　B. 去甲肾上腺素　　C. 麻黄碱

D. 多巴胺　　E. 异丙基肾上腺素

5. 以下哪项叙述与盐酸普萘洛尔无关

A. 溶于水　　B. 药用其外消旋体　　C. 可治疗心律失常

D. 可治疗高血压和心绞痛　　E. 对心脏β_1受体选择性强

二、多选题

1. 下列哪些符合肾上腺素受体激动药的构 – 效关系

A. 具有β – 苯乙胺基本结构

B. β – 苯乙胺苯环上3，4位有羟基，称为儿茶酚胺

C. β手性碳原子其光学异构体，通常左旋体活性大于右旋体

D. α碳原子上引入甲基则作用时间延长，作用强度减弱

E. 侧链胺基上烃基增大，α受体效应减弱，β受体效应增强

2. 下列属于β受体阻断药适应证的是

A. 心绞痛　　B. 快速型心率失常　　C. 高血压

D. 甲状腺功能亢进症　　E. 支气管哮喘

3. 肾上腺素可用于治疗

A. 心脏停搏　　B. 过敏性休克　　C. 心律失常　　D. 支气管哮喘　　E. 鼻黏膜出血

4. 肾上腺素受体激动药的化学不稳定性表现为

A. 饱和水溶液呈弱碱性　　B. 易氧化变质　　C. 受到MAO和COMT的代谢

D. 易水解　　E. 易发生消旋化

三、简答题

简述肾上腺素用于治疗过敏性休克的药理学基础。

书网融合……

知识回顾　　微课

第四节　局部麻醉药

PPT

实例分析2 – 4

实例　患者，王某，女，42岁，行“局麻下乳房良性肿瘤切除术”。局麻药局部浸润麻醉后5分钟，出现烦躁不安、寒战、呼吸急促、胸闷，继之四肢抽搐、惊厥。

讨论　1. 患者为什么会出现上述症状？最可能的原因是什么？

2. 该使用何种局麻药？

答案解析

麻醉是指机体或机体的一部分暂时失去对外界刺激反应性的一种状态或指造成这种状态的方法，达到手术时无痛的目的。

局部麻醉药，简称局麻药，是一类能在用药局部暂时性阻断神经冲动的产生和传导，在意识清醒的条件下引起局部感觉（痛觉、压觉、温觉等）丧失的药物。

一、概述

（一）局麻药发现过程

最早应用的局麻药是从南美洲古柯树叶中提取的可卡因，于1884年应用于临床。后发现其毒性较强，有成瘾性及水溶液不稳定等缺点，使用受到限制。对其结构进行构－效关系研究，于1904年合成盐酸普鲁卡因，作用优良，无可卡因的不良反应，临床常用。

（二）局麻药的分类 微课

局麻药的化学结构通常包括三个部分，根据连接芳环和胺基的中间部分不同分类。

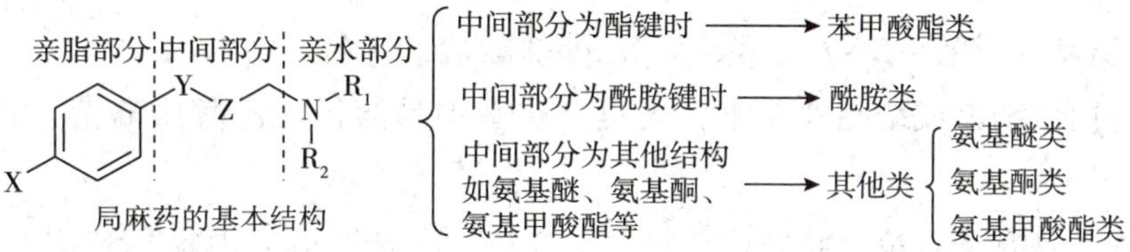

（三）局麻药药理作用

1. 局麻作用 局麻药在低浓度时选择性阻断感觉神经冲动的产生和传导，随着浓度升高对自主神经和运动神经等均有阻断作用。感觉消失的顺序首先是痛觉，其次是冷觉、温觉、触觉和压觉。神经冲动传导的恢复则是按相反的顺序进行。

2. 吸收作用 局麻药剂量过大或浓度过高，或误注入血管内而引起的全身作用，这实际上是局麻药的毒性反应。

（1）中枢神经系统 对中枢神经系统的作用是先兴奋后抑制，表现为眩晕、烦躁、肌肉震颤、焦虑等，进一步发展为神志错乱及全身性强直－阵挛性惊厥，最后转入昏迷，呼吸麻痹，可因呼吸衰竭而死亡。

（2）心血管系统 表现为心脏抑制如心肌兴奋性降低、传导减慢，甚至心脏搏动停止。还可使血管扩张、血压下降。

各种局麻药通过抑制交感神经或直接作用于血管产生血管扩张作用。因此，注射用局麻药时，除另有原因外［如指（趾）端手术等］，都应加入少量肾上腺素，以收缩血管，延缓局麻药的吸收，从而延长局麻药作用时间和预防吸收中毒。

知识链接

局部麻醉方法

局部麻醉方法分为五种。①表面麻醉：又称黏膜麻醉，是将穿透性较强的局麻药直接滴、喷或涂于黏膜表面，使黏膜下神经末梢麻醉。适用于眼、鼻、咽喉、气管、尿道等黏膜部位的浅表手术或检查。常选用丁卡因、利多卡因等。②浸润麻醉：将局麻药注入皮下或手术切口部位，使局部神经麻醉。适用于浅表小手术。常选用利多卡因、普鲁卡因等。③传导麻醉：是将局麻药注射到外周神经干附近，阻断神经冲动传导，使该神经支配的区域麻醉。适用于四肢、面部、口腔等手术。常选用利多卡因、普鲁卡因等。④蛛网膜下隙麻醉：又称腰麻，是将局麻药经腰椎间隙注入蛛网膜下隙，麻醉该部位脊神经根。适用于下腹部及下肢手术。常选用利多卡因、普鲁卡因等。⑤硬脊膜外腔麻醉：是将局麻药注入硬脊膜外腔，使通过硬脊膜外腔穿出椎间孔的神经根麻醉。适用于胸腹部手术。常选用利多卡因、普鲁卡因等。

二、典型药物

盐酸普鲁卡因　Procaine Hydrochloride

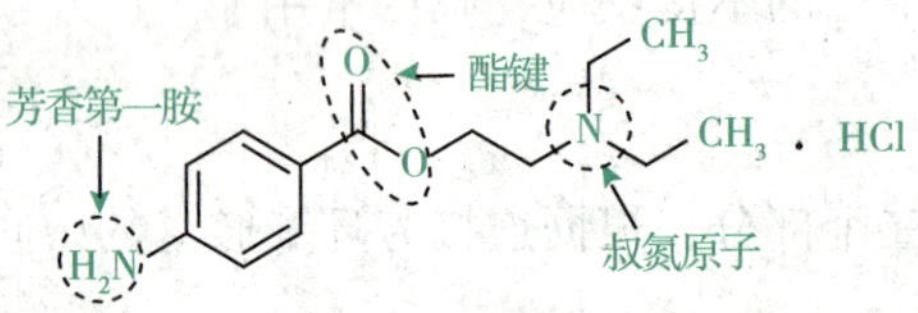

【化学名】 4－氨基苯甲酸－2－(二乙氨基)乙酯盐酸盐，又名奴佛卡因。

【性状】 本品为白色结晶或结晶性粉末；无臭。在水中易溶，在乙醇中略溶，在三氯甲烷中微溶，在乙醚中几乎不溶。

【稳定性】 ①本品具有芳香第一胺结构，易氧化变色。在碱性溶液中容易氧化，当 pH 大于 6.5 时，温度升高，加热时间越长，氧化变色显著，紫外线、氧和金属离子均可加速其氧化，故配置盐酸普鲁卡因注射液时，需调节 pH 为 3.5～5.5，以 100℃流通蒸气灭菌 30 分钟为宜。②干燥品性质稳定，在水溶液中酯键发生水解，生成对氨基苯甲酸和二乙氨基乙醇，pH 增大，水解加速。在一定条件下，对氨基苯甲酸脱羧生成有毒的苯胺。

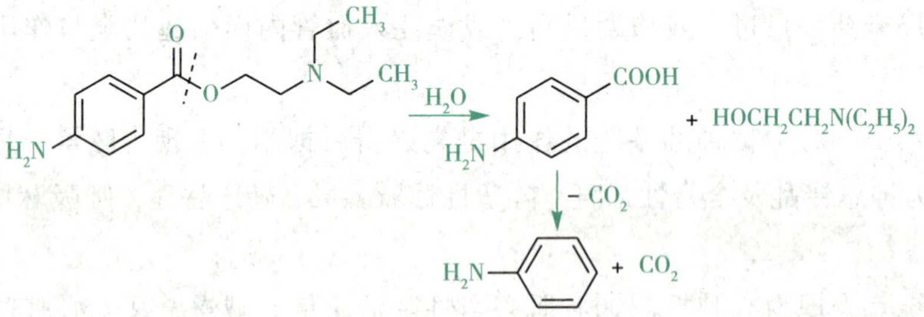

【鉴别】 ①本品适量加水溶解后，加 NaOH 溶液，即生成白色沉淀；加热，变为油状物；继续加热，生成的蒸气能使湿润的红色石蕊试纸变为蓝色；加热至油状物消失后，放冷，加盐酸酸化，即析出白色沉淀。②本品水溶液显氯化物的鉴别反应。③本品具芳香第一胺类的鉴别反应。

【药理作用与临床应用】 本品对黏膜的穿透力弱，一般不用作表面麻醉。注射后 1～3 分钟起效，维持 30～45 分钟。本药毒性相对较小，主要用于浸润麻醉、传导麻醉、蛛网膜下隙麻醉、硬脊膜外麻醉及局部封闭疗法。少数人出现过敏反应，故用药前应皮试。

即学即练 2－4

答案解析

临床上普鲁卡因用于哪些局麻方法

A. 表面麻醉　　B. 浸润麻醉　　C. 传导麻醉
D. 蛛网膜下隙麻醉　　E. 硬脊膜外麻醉

盐酸丁卡因　Tetracaine Hydrochloride

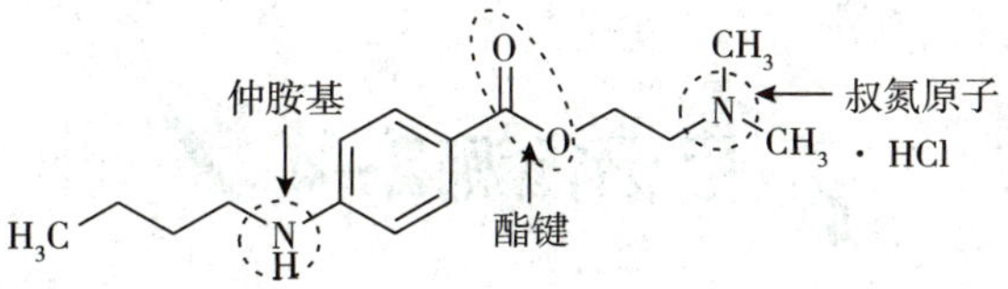

【化学名】 4 –（丁氨基）苯甲酸 – 2 –（二甲氨基）乙酯盐酸盐。

【性状】 本品为白色结晶或结晶性粉末；无臭。在水中易溶，在乙醇中溶解，在乙醚中不溶。

【鉴别】 ①本品适量加乙酸钠溶液溶解后，加硫氰酸铵溶液，即析出白色结晶；②本品适量加水溶解后，加硝酸，即显黄色；③本品水溶液显氯化物的鉴别反应。

【药理作用与临床应用】 本品起效迅速，1 ~ 3 分钟显效，麻醉时间可维持约 2 ~ 3 小时。局麻作用及毒性均比普鲁卡因强约 10 倍，穿透力强，最常用作表面麻醉，也可用于传导麻醉、腰麻及硬脊膜外腔麻醉。因毒性较大且易吸收入血，一般不用于浸润麻醉。

盐酸利多卡因　Lidocaine Hydrochloride

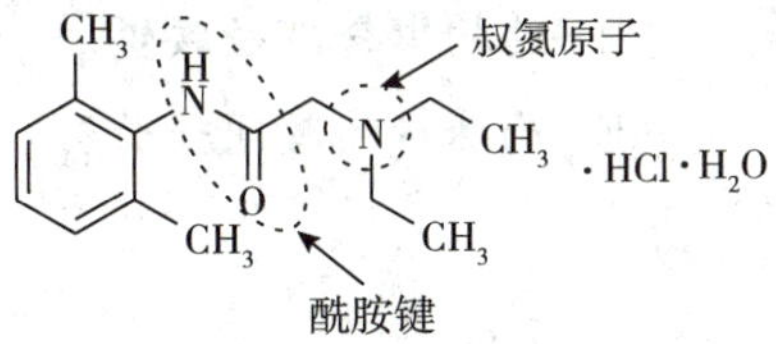

【化学名】 *N* –（2,6 – 二甲苯基）– 2 –（二乙氨基）乙酰胺盐酸盐一水合物。

【性状】 本品为白色结晶性粉末；无臭。在水或乙醇中易溶，在三氯甲烷中溶解，在乙醚中不溶。

【稳定性】 本品在空气中稳定，对酸、碱均较稳定，不易水解。本品具有叔胺结构，其水溶液加三硝基苯酚试液，生成复盐沉淀，熔融时分解。

【鉴别】 ①本品水溶液遇 $CuSO_4$ 和 Na_2CO_3 试液，显蓝紫色，加三氯甲烷振摇后放置，三氯甲烷层显黄色；②本品水溶液显氯化物鉴别反应。

【药理作用与临床应用】 本品穿透力强，起效快，作用强而持久，可持续 1 ~ 2 小时。本药可用于各种局麻方法，有“全能局麻药”之称。由于扩散力强，用于腰麻时应慎重。还具有抗心律失常作用（见第五章）。

盐酸布比卡因　Bupivacaine Hydrochloride

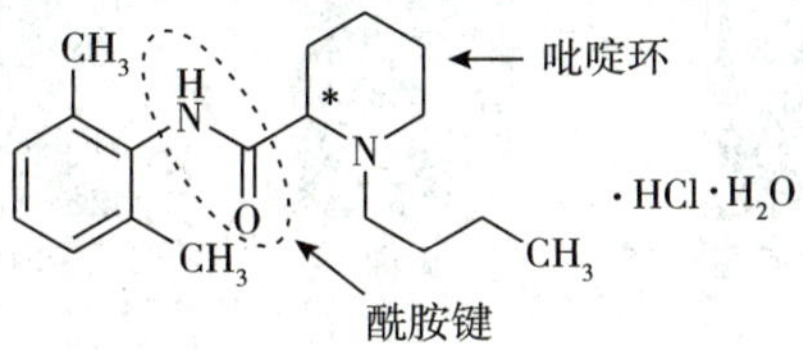

【化学名】 1 – 丁基 – *N* –（2,6 – 二甲苯基）– 2 – 哌啶甲酰胺盐酸盐一水合物。

【性状】 本品为白色结晶性粉末；无臭。在乙醇中易溶，在水中溶解，在三氯甲烷中微溶，在乙醚中几乎不溶。

【化学性质】 本品结构含有 1 个手性碳原子，左旋体与右旋体麻醉作用和毒性无差别，药用其外消旋体。本品性质稳定，酸、碱环境均不易水解。

【鉴别】 ①本品水溶液遇三硝基苯酚试液，析出黄色沉淀；②本品水溶液显氯化物鉴别反应。

【药理作用与临床应用】 本品局麻维持时间较长，约 10 小时。其局麻作用较利多卡因强 3 ~ 4 倍，对黏膜穿透力及扩散力较弱。主要用于浸润麻醉、传导麻醉和硬膜外麻醉，不适用于表面麻醉。

答案解析

目标检测2-4

一、单选题

1. 与盐酸普鲁卡因特点不符合的是
   A. 具有重氮化－偶合反应　B. 具有生物碱样的性质　C. 用于浸润麻醉和传导麻醉
   D. 易氧化变色　E. 结构中酰胺键易水解
2. 关于利多卡因叙述不正确的是
   A. 结构中含有酯键　B. 结构中含有酰胺键　C. 穿透力强
   D. 对酸、碱稳定　E. 可用于各种局麻方法
3. 关于盐酸布比卡因叙述不正确的是
   A. 结构中含有酯键　B. 结构中含有酰胺键　C. 毒性大
   D. 不宜用于浸润麻醉　E. 局麻持续时间较长

二、多选题

1. 普鲁卡因具有如下性质
   A. 易氧化变质　B. 具氧化性
   C. 可发生重氮化－偶合反应，用于鉴别　D. 弱酸性
   E. 水溶液在弱酸性条件下相对稳定，中性碱性条件下水解速度加快
2. 局麻药的结构类型有
   A. 苯甲酸酯类　B. 酰胺类　C. 氨基醚类　D. 巴比妥类　E. 氨基酮类
3. 关于丁卡因叙述不正确的是
   A. 结构中含有酯键　B. 结构中含有酰胺键　C. 含有1个手性碳原子
   D. 穿透力弱　E. 常用作表面麻醉

书网融合……

知识回顾　微课　习题

（许应生）

第三章　作用于中枢神经系统的药物

学习引导

据世界卫生组织（WHO）统计报告，全球约10亿人正在遭受精神障碍困扰，每40秒就有一人因自杀而失去生命。精神障碍已经成为一个突出的社会问题。报告指出，随着社会经济的发展以及竞争压力加大，失业、生活节奏变快等因素的影响，精神心理障碍对健康的危害日益突出和严重。失眠、抑郁症、焦虑症、酗酒、药物依赖、自杀发生率在世界均呈上升趋势。伴随着人类寿命逐渐延长，人口老龄化进程加快，老年精神障碍如阿尔茨海默病及老年期抑郁症的比例也在增高。失眠、癫痫、精神失常、疼痛等是常见的中枢神经系统疾病，相应的治疗药物种类繁多，这些药物是如何发挥治疗效果？有何不良反应？在生产、运输及使用过程等过程中应注意什么问题？

本章主要介绍作用于中枢神经系统药物的分类及作用特点，各代表药的结构特征、理化性质、药理作用、临床应用及不良反应。

学习目标

1. **掌握**　中枢神经系统药物的分类及基本结构特征。地西泮、苯巴比妥、苯妥英钠、氯丙嗪、左旋多巴等典型药物的结构特征、理化性质、药理作用、临床应用及主要不良反应和防治方法。

2. **熟悉**　中枢神经系统药物的构－效关系。常用药物的药理作用特点、临床应用、不良反应及其中毒的解救。

3. **了解**　中枢神经系统药物的体内代谢及作用机制。抗阿尔茨海默病药物的分类及代表药物。

中枢神经系统（CNS）在机体生理活动中发挥着主导和协调作用。作用于中枢神经系统的药物按其功能分为中枢抑制药和中枢兴奋药。正常情况下，中枢神经系统处于兴奋与抑制的平衡状态。中枢神经系统过于兴奋，需要抑制。中枢神经系统药物具有剂量依赖性抑制作用，根据需要抑制的程度，分为镇静催眠药、抗癫痫药、抗精神失常药、抗帕金森病药、镇痛药。中枢神经系统过于抑郁时，需要兴奋，分为抗抑郁症药和中枢兴奋药。

第一节　镇静催眠药

PPT

一、概述

失眠是指尽管有合适的睡眠机会和睡眠环境，患者对睡眠时间和（或）质量感到不满足，并影响日间社会功能的一种主观体验。又称入睡和维持睡眠障碍，为各种原因引起入睡困难、睡眠深度或频度过短、早醒及睡眠时间不足或质量差等，是一种常见病。在采用药物治疗前要仔细诊察失眠的可能原因，如由于疾病引起的失眠，应首先针对原发病进行治疗。药物治疗的适应证主要是健康人暂时性失眠或间断性失眠。对长期失眠者以非药物治疗为主，而药物治疗为辅助手段。

镇静催眠药是一类能抑制中枢神经系统而产生镇静和近似生理睡眠的药物。镇静催眠药对中枢神经系统具有普遍的抑制作用，常因剂量不同产生不同效果。小剂量产生镇静作用，中等剂量引起催眠作用，较大剂量时具有抗惊厥、抗癫痫等作用。

知识链接

正常生理性睡眠的分期

时相分期	非快动眼睡眠（NREMS） 慢波睡眠（SWS）	快动眼睡眠（REMS） 快波睡眠（FWS）
时间	60～90 分/次，4～6 次/晚	20～30 分/次，4～6 次/晚
表现	闭目、瞳孔缩小，呼吸节律和心率变缓，血压比清醒时下降，无眼球快速转动，全身肌肉松弛	眼球转动活跃，呼吸快，心率快，血压高，骨骼肌松弛
梦	多，完整，生动。夜惊、夜游多发生在此	少，梦境片段
作用	促进生长、恢复体力	与脑和智力发育、学习记忆的恢复有关

镇静催眠药按化学结构分为如表 3－1 所示几类。早期使用的巴比妥类显著缩短 REMS 和 SWS，长期用药骤停可引起 REMS 反跳，出现焦虑不安、失眠和多梦，现临床该类药物较少用于镇静催眠，主要作为抗癫痫药物；因此，本节主要介绍苯二氮䓬类（Benzodiazepines，BZDs）、非苯二氮䓬类及其他类。

表 3－1　镇静催眠药的分类

药物分类	巴比妥类	苯二氮䓬类	非苯二氮䓬类
发现	20 世纪初	20 世纪 60 年代	20 世纪 90 年代
代表药物	苯巴比妥	地西泮	唑吡坦

镇静催眠药多数在药事管理上属第二类精神药品，为处方药，严禁滥用。长期使用可产生药物依赖性，突然停药亦可产生戒断综合征。应严格按精神药品管理规定，每次处方量不应超过 7 日常用量，处方应保留 2 年备查。

二、苯二氮䓬类 微课 1

（一）发展

最早的苯二氮䓬类药物是 1960 年用于临床的氯氮䓬（利眠宁，Librium），起初用于精神紧张、焦虑、失眠，但味道非常苦。研究发现其分子中的脒基及氮上的氧并非药理活性所必需，于是经结构修饰制得同型物地西泮（Diazepam，安定），作用较氯氮䓬强，不仅能治疗神经官能症如紧张、焦虑和失眠，也是控制癫痫持续状态的较好药物。

发现地西泮后，通过研究其体内代谢，发现了奥沙西泮（Oxazepam，去甲羟安定）、劳拉西泮（Lorazepam，去甲氯羟安定）等，它们的疗效均与地西泮相似，且毒副作用小，为进一步增加药物在体内的代谢稳定性，在1，2位拼合三氮唑环，继而发现了艾司唑仑（Estazolam）、三唑仑（Triazolam）等苯二氮䓬类新药。其中的地西泮是目前临床应用较多的，其结构修饰见图3－1。

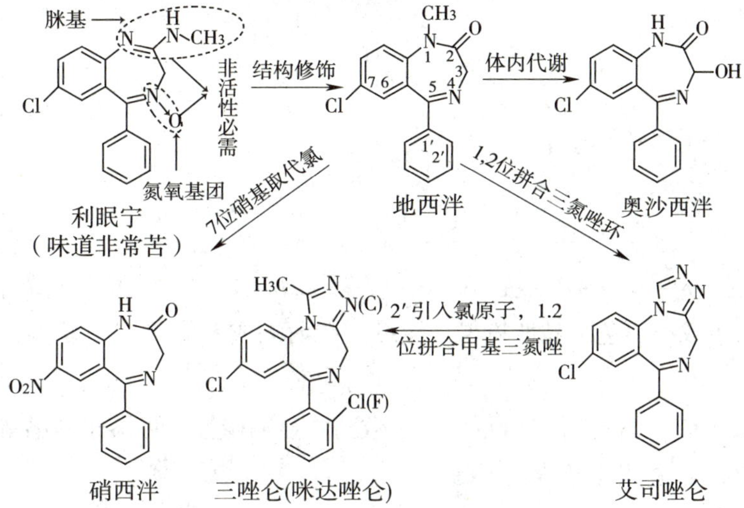

图3－1　苯二氮䓬类药物的结构修饰

（二）基本结构及分类

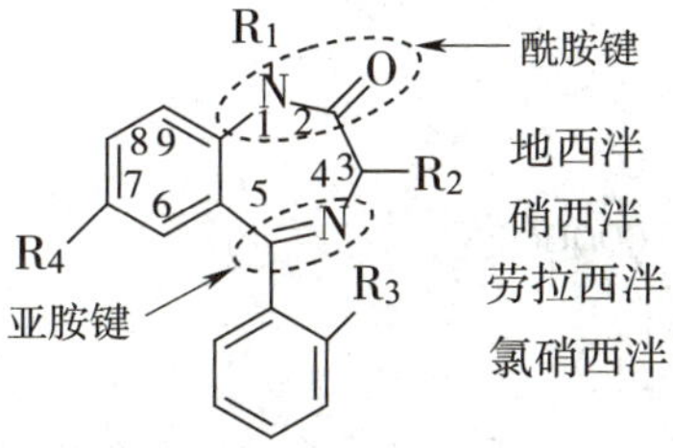

	R_1	R_2	R_3	R_4
地西泮	$—CH_3$	—H	—H	—Cl
硝西泮	—H	—H	—H	$—NO_2$
劳拉西泮	—H	—OH	—Cl	—Cl
氯硝西泮	—H	—H	—Cl	$—NO_2$

目前临床常用的苯二氮䓬类有二十余种，根据半衰期长短分为短效、中效和长效制剂。它们的作用机制虽然相同，但不同制剂在抗焦虑、镇静催眠、抗惊厥、中枢性肌肉松弛作用和临床应用等方面各有其特点（表3－2）。短、中效类药物多用于治疗失眠，而长效类药物更多地用于焦虑障碍和酒精依赖的戒断。

表3－2　常用的苯二氮䓬类药物作用特点及应用

分类	药物	作用特点	临床应用
长效	地西泮（Diazepam）	抗焦虑、镇静、催眠、抗惊厥、中枢性肌肉松弛	焦虑症、失眠、癫痫持续状态、麻醉前给药、骨骼痉挛
中效	氯硝西泮（Clonazepam）	抗惊厥作用比地西泮及硝西泮强	用于抗癫痫及抗惊厥
	硝西泮（Nitrazepam）	催眠作用显著，抗惊厥作用强	各种失眠，亦可用于癫痫，对癫痫持续状态作用显著
	艾司唑仑（Estazolam）	镇静催眠作用比硝西泮强2.5～4倍，但抗癫痫、抗惊厥作用较硝西泮弱，中枢肌松作用弱于其他苯二氮䓬类药物	主要用于抗焦虑、失眠。也可用于紧张、恐惧及抗惊厥和抗癫痫
短效	奥沙西泮（Oxazepam）	地西泮的主要代谢产物，作用与其相似，抗焦虑抗惊厥作用较强	焦虑症，也用于失眠和癫痫的辅助治疗。适用于老年人和肾功能不良者
	三唑仑（Triazolam）	速效、短效、强效。镇静、肌松、安定作用较地西泮强	失眠症和焦虑症，尤其是焦虑性失眠
超短效	咪达唑仑（Midazolam）	与地西泮相似，特点为起效快而持续时间短，代谢失活快，醒后舒适	失眠症，尤适用于入睡困难及早醒，麻醉前给药，亦可用于外科手术时作诱导睡眠用

（三）典型药物

地西泮 Diazepam 微课2

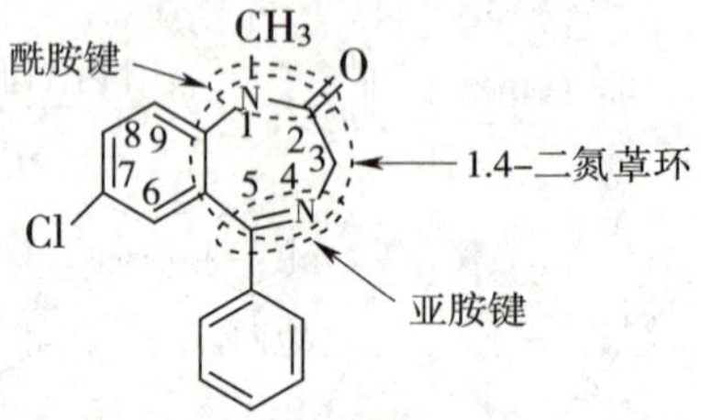

【化学名】1－甲基－5－苯基－7－氯－1，3－二氢－2*H*－1，4－苯并二氮杂䓬－2－酮。

【性状】本品为白色或类白色结晶性粉末，无臭。在丙酮或三氯甲烷中易溶，在乙醇中溶解，在水中几乎不溶。

【化学性质】本品含有1，4苯并二氮䓬环，多数药物显弱碱性，可溶于盐酸等强酸，生产中调节其注射液的pH为6.2～6.9，并用流通蒸汽灭菌。

【稳定性】本品具有1，2－位酰胺键及4，5位亚胺键，不稳定，易发生水解开环，生成二苯甲酮衍生物及相应的氨基酸（图3－2）。①1，2位及4，5位开环几乎同时进行；②4，5位开环是可逆的，药物口服后，在体温和酸性条件下，4，5位开环水解，进入碱性肠道后随着pH的升高，在4，5位重新环合，不影响其生物利用度。

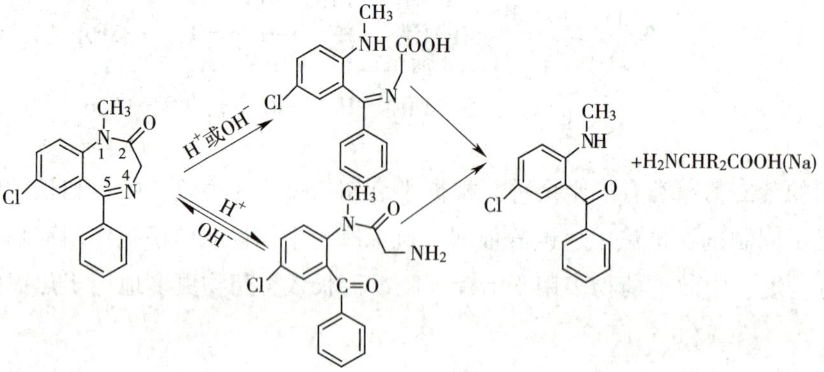

图3－2　苯二氮䓬类药物的水解开环反应

知识链接

医药史上的三大经典药物：青霉素、阿司匹林和地西泮

在医药界，虽然有很多药物被冠以“经典”之名，但只有青霉素、阿司匹林和地西泮是公认度最高的三大经典药物。作为人类最早发现的抗生素，青霉素的出现具有划时代的意义，对人类进程都产生了巨大的影响；阿司匹林作为经典的解热镇痛药，具有“天使药丸”的美誉，近年来还有新的用途不断被开发出来，真正成为经久不衰的药物分子；地西泮，又名安定，商品名为烦宁（Valium），一上市就成为了第一个年销量超过十亿美元的药物，并且在1969－1973年间领跑销量，成为传奇；时至今日，地西泮仍然是临床镇静催眠药的首选药物之一。

【鉴别】①本品的稀盐酸溶液，加碘化铋钾试液，产生橘红色沉淀，放置颜色渐深；②本品溶于硫酸后，在紫外光（365nm）下检视呈现黄绿色荧光。

【药理作用与临床应用】 与 γ - 氨基丁酸 A（$GABA_A$）受体上的苯二氮䓬类结合位点结合，通过增强 GABA 与 $GABA_A$ 受体的亲和力促进氯离子通道的开放，增强 GABA 的中枢抑制功能。具有以下作用。

（1）抗焦虑作用　小剂量地西泮是目前临床应用最好的抗焦虑药之一。用于治疗各种原因导致的焦虑症。

（2）镇静催眠作用　随着剂量增大，能明显缩短入睡时间，明显延长睡眠持续时间，减少觉醒次数。与巴比妥类相比，苯二氮䓬类催眠作用优于巴比妥类，有以下优点：①主要延长 NREMS 的第 2 期，对 REMS 影响较小，停药后反跳性 REMS 延长较巴比妥类轻；②治疗指数高，对呼吸影响小，安全范围较大；③对肝药酶几乎无诱导作用，不影响其他药物的代谢；④依赖性、戒断症状轻。是目前临床上常用的治疗失眠症药物之一。

（3）抗惊厥、抗癫痫作用　临床用于辅助治疗破伤风、子痫、小儿高热惊厥和药物中毒性惊厥。静脉注射地西泮是目前治疗癫痫持续状态的首选药。

（4）中枢性肌肉松弛作用　临床用于缓解脑血管意外、中枢或局部病变引起的肌张力增强和肌肉痉挛。

（5）临床上用于麻醉前给药　较大剂量会产生暂时性记忆缺失，可以使患者对不良刺激不复记忆。临床上静脉注射地西泮多用于心脏电击复律或内镜检查前，地西泮可以降低酒精成瘾者戒断症状的强度。

【不良反应】 ①中枢神经系统反应，治疗量连续用药可出现嗜睡、头晕、乏力和记忆力下降等反应。大剂量可致共济失调、言语不清、手震颤等，故驾驶员及其他机械操作人员慎用。过量急性中毒可致昏迷和呼吸抑制，必要时用特效拮抗药氟马西尼进行鉴别诊断和抢救。②耐受性和依赖性，长期用药仍可产生一定耐受性和依赖性，突然停药时会出现反跳和戒断症状如失眠、焦虑、激动、震颤等。③地西泮偶可引起注射局部疼痛或血栓性静脉炎。不宜用于肝、肾和呼吸功能不全患者，老年患者、驾驶员和高空作业者应慎用。重症肌无力、青光眼、孕妇、哺乳期妇女禁用。

艾司唑仑　Estazolam

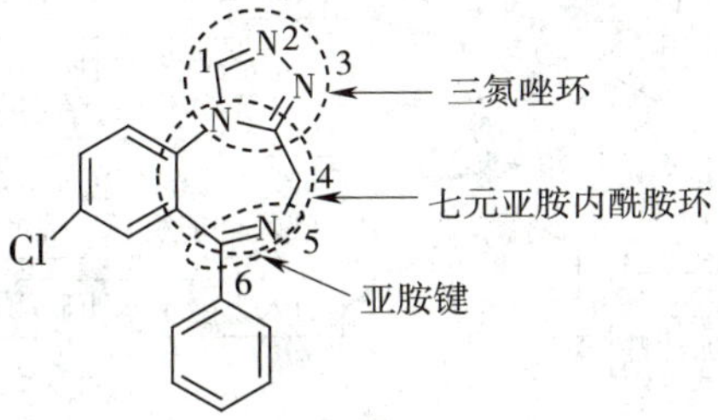

【化学名】 6 - 苯基 - 8 - 氯 - 4*H* - [1,2,4] - 三氮唑[4,3 - a][1,4]苯并二氮杂䓬。

【性状】 本品为白色或类白色的结晶性粉末；无臭，在三氯甲烷中易溶，在甲醇中溶解，在乙酸乙酯或乙醇中略溶，在水中几乎不溶；在醋酐中易溶。

【稳定性】 本品为苯二氮䓬环的 1，2 - 位拼合三唑环的产物，三唑环的引入使苯二氮䓬环的 1，2 - 位不易水解，因而增加了药物的化学稳定性和代谢稳定性，同时也增加了与受体的亲和力。

在酸性条件下，室温即可发生 5，6 位的水解，同样在碱性条件下，也会闭合成原药，不影响其生物利用度。

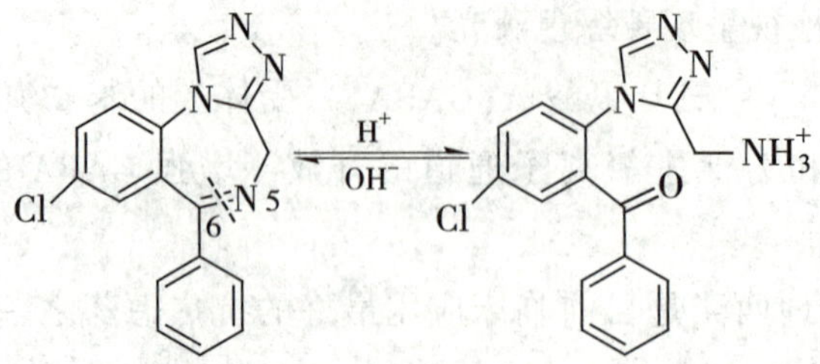

【鉴别】①本品加盐酸溶液，缓缓煮沸15分钟，放冷，溶液显芳香第一胺类的鉴别反应；②本品加稀硫酸，置于紫外光灯（365nm）下检视，显天蓝色荧光。

【药理作用与临床应用】本品镇静催眠作用比硝西泮强2.4～4倍，起效快，作用时间长。相较于其他苯二氮䓬类药物，该药安全性较好，反跳性失眠出现较少，可作为睡眠障碍患者初期苯二氮䓬类用药的选择。适用于各型失眠症，还用于焦虑、紧张、惊厥和癫痫。

【不良反应】用于催眠一般无后遗症，个别患者有轻度乏力、嗜睡口干、头胀等不适，减量可防止。

知识链接

毒品知识（三唑仑）

三唑仑，又称海乐神、酣乐欣，为淡蓝色无味片剂，是临床上常用的催眠药之一，可用于焦虑、失眠及神经紧张等。是一种强烈的麻醉药品，催眠作用是安定的45～100倍，口服吸收迅速（0.75mg即可让成人在10分钟内快速昏迷，昏迷维持时间可达4～6小时），故俗称迷药、蒙汗药、迷魂药。可溶于水、酒类及各种饮料中（咖啡除外），常被不法分子用作实施犯罪的手段。

（四）构－效关系

为了得到活性好不良反应小的药物，在地西泮的基础上对苯二氮䓬类药物进行了构－效关系的研究，见图3－3。

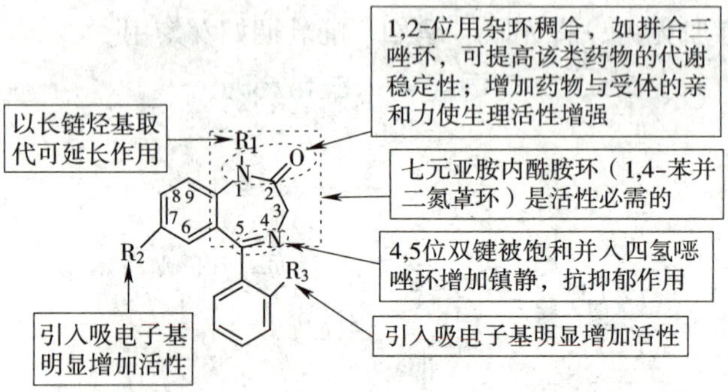

图3－3　苯二氮䓬类药物的构－效关系

即学即练3－1

答案解析

下列哪个药物可用于苯二氮䓬类药物中毒解救？

A. 毒扁豆碱　B. 氟马西尼　C. 碳酸氢钠　D. 毛果芸香碱　E. 阿托品

三、非苯二氮䓬类

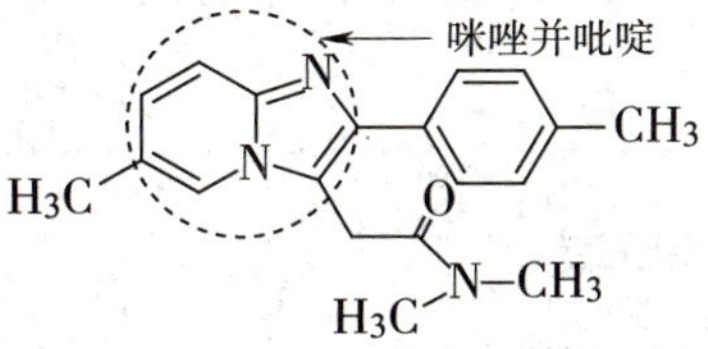

唑吡坦

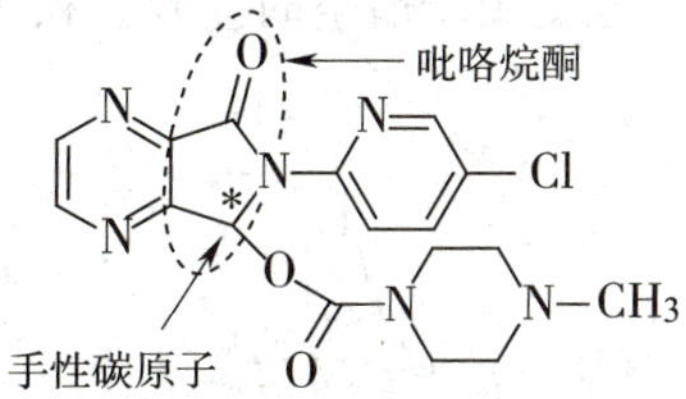

佐匹克隆

酒石酸唑吡坦（Zolpidem Tartrate）　第一个上市的咪唑并吡啶类药物，目前欧美国家主要镇静催眠药，有较弱的碱性和较好的亲脂性，生物利用度好，常用酒石酸盐。具有较强的镇静催眠作用和轻微的抗焦虑、肌肉松弛和抗惊厥作用。口服吸收迅速，起效快，半衰期短（平均为 2 小时）。口服生物利用度约为 70%。与传统的镇静催眠药如苯巴比妥类、水合氯醛和苯二氮䓬类药物相比不产生成瘾性。常见共济失调、精神紊乱，尤以老年患者居多。妊娠、哺乳期及 15 岁以下儿童禁用。

佐匹克隆（Zopiclone）　属于吡咯烷酮类化合物。最早发现的对苯二氮䓬类受体具有高度亲和力的非苯二氮䓬结构类型之一。含有一个手性中心，有旋光性，佐匹克隆为消旋异构体，其 5 - *S* - （+）异构体为艾司佐匹克隆。在失眠的短期药物治疗中，佐匹克隆是苯二氮䓬类适当的替代物。研究表明，其短效催眠作用来自于（+）异构体艾司佐匹克隆，因此在美国仅有艾司佐匹克隆。常见嗜睡、精神错乱、酒醉感、戒断现象。

实例分析 3－1

实例　有一男性患者，50 岁，教师。近日应聘到一个新的学校任教。他每天清晨就要上课，其余时间要进行辅导和批改作业。由于开始新的工作，使他每晚上不能入睡，不停想着次日上课的讲稿。他还陈述，一旦睡着后，就可以睡到天亮。该患者的身体并无其他疾病，医生诊断为因工作环境改变而导致的失眠。若向你咨询，请你在地西泮、咪达唑仑、艾司唑仑、阿普唑仑和唑吡坦中选一个最佳的药物，并加以分析。

讨论　选择哪一种镇静催眠药最好？

答案解析

四、其他镇静催眠药

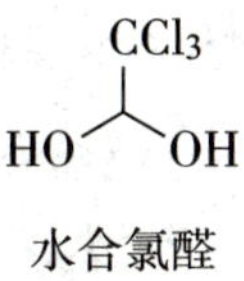

水合氯醛

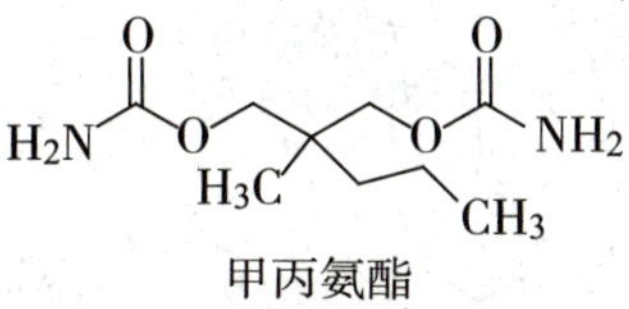

甲丙氨酯

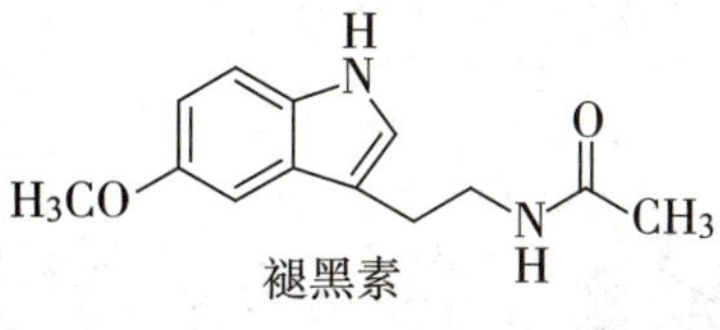

褪黑素

水合氯醛（Chloral hydrate）　口服吸收快，催眠作用显效快，不缩短 REM，无宿醉的后遗效应，优于巴比妥类，用于顽固性失眠或对其他催眠药疗效不佳者。大剂量可用于子痫、破伤风以及小儿高热等惊厥的治疗，但安全范围较小，应慎用。水合氯醛具有强烈的黏膜刺激性，极易引起恶心、呕吐等胃肠道反应，过量可损害心、肝和肾等实质性脏器。现临床多以直肠给药，可减少刺激性，久用可产生耐受性和成瘾性。

甲丙氨酯（Meprobamate）　临床主要用于镇静催眠及抗焦虑，尤其适用于老年失眠患者。有依赖性，偶见过敏反应，癫痫患者禁用。

褪黑素（Melatonin） 是大脑松果体分泌的激素。能调节人体昼夜睡眠节律，改善睡眠质量。用于各种类型的睡眠障碍，尤适用于航空时差及昼夜节律性睡眠失调者，但不宜用于未成年人的催眠。

知识链接

褪黑素的研发进展

2015 年 1 月，美国斯坦福大学发明一款名为“喷射睡眠”的喷雾剂，主要成分是纯净水与褪黑素。只要睡前轻轻向空中一喷，你就可以闻着“褪黑素空气”安然入睡。不少助眠药物中含有这个成分。不过，人只需要 0.03mg 的褪黑素就能入睡，而大部分的助眠药物中，褪黑素含量高达 3mg 甚至 9mg，这会让人在第 2 天早晨起床后感到头晕眼花。“喷射睡眠”喷雾剂目前仍在研发当中，预计不久的将来会小规模发放给消费者试用。

目标检测3-1

答案解析

一、单选题

1. 在苯二氮䓬类药物中，催眠、抗焦虑作用强于地西泮的药物是

A. 奥沙西泮　B. 三唑仑　C. 硝西泮　D. 氯氮䓬　E. 氟西泮

2. 不属于苯并二氮䓬的药物是

A. 地西泮　B. 氯氮䓬　C. 唑吡坦　D. 三唑仑　E. 美沙唑仑

3. 因左旋体引起不良反应，而右旋体已上市，具有短效催眠作用的药物是

A. 氟西汀　B. 艾司 佐匹克隆　C. 艾司唑仑　D. 齐拉西酮　E. 地西泮

4. 安定是下列哪一个药物的商品名

A. 苯巴比妥　B. 甲丙氨酯　C. 氯丙嗪　D. 地西泮　E. 苯妥英钠

5. 下列药物属于吡咯烷酮类化合物的是

A. 地西泮　B. 氯氮䓬　C. 唑吡坦　D. 佐匹克隆　E. 美沙唑仑

6. 下列药物属于咪唑并吡啶类镇静催眠药物的是

A. 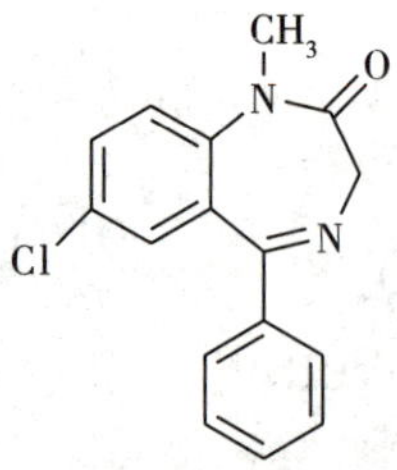

B. 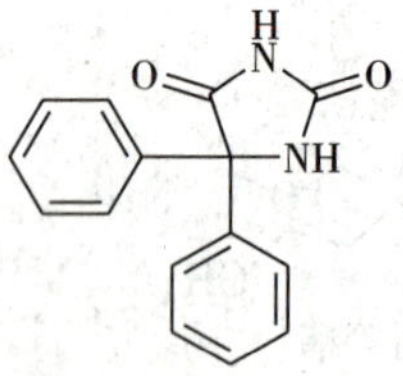

C. 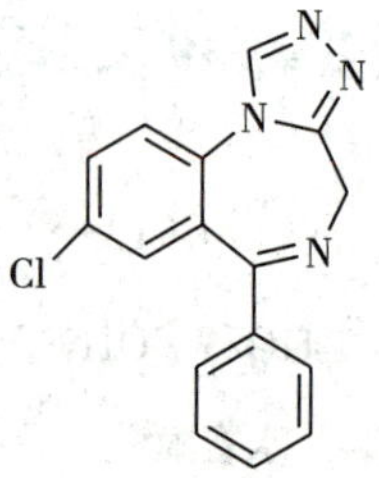

D. 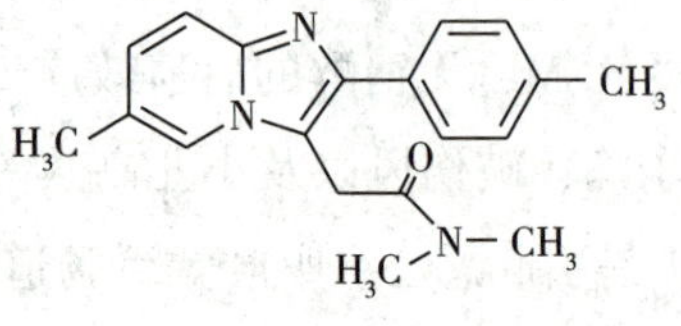

E. 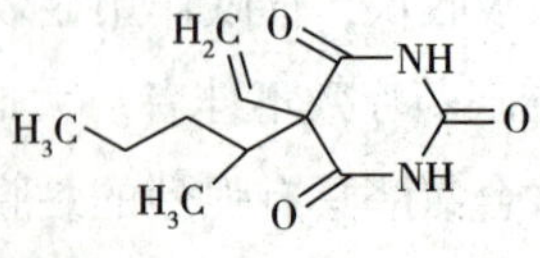

7. 体内代谢后，可产生有生物活性代谢物的药物是

A. 苯巴比妥　B. 甲丙氨酯　C. 地西泮　D. 司可巴比妥　E. 水合氯醛

二、多选题

1. 镇静催眠药的结构类型有

A. 巴比妥类　　B. GABA 衍生物　　C. 苯并氮䓬类

D. 咪唑并吡啶类　　E. 酰胺类

2. 关于地西泮催眠作用特点，正确的有

A. 缩短睡眠诱导时间　　B. 对睡眠持续无影响

C. 延长 REMS 睡眠时间　　D. 停药后反跳性 REMS 延长较轻

E. 连续应用可发生停药困难

3. 苯二氮䓬类取代巴比妥类的优点包括

A. 无肝药酶诱导作用　　B. 依赖性较轻　　C. 耐受性轻

D. 停药后反跳性 REMS 延长较轻　　E. 治疗指数高，对呼吸影响小

4. 属于苯并二氮䓬类的药物有

A. 氯氮䓬　　B. 苯巴比妥　　C. 地西泮　　D. 硝西泮　　E. 奥沙西泮

5. 地西泮水解后的产物有

A. 2－苯甲酰基－4－氯苯胺　　B. 甘氨酸　　C. 氨

D. 2－甲氨基－5－氯二苯甲酮　　E. 乙醛酸

三、简答题

试分析地西泮的稳定性，简述如何对其进行结构改造得到镇静催眠作用更好的艾司唑仑，并说明原因？

书网融合……

知识回顾　　微课 1　　微课 2

第二节　抗癫痫病药物

PPT

一、概述

癫痫（epilepsy）即俗称的“羊角风”或“羊癫风”，是一组由已知或未知病因所引起，脑部神经元高度同步化，且常具自限性的阵发性异常高频放电所导致，以反复发作性、短暂性、通常为刻板性的中枢神经系统功能失调为特征的综合征。根据癫痫发作时的临床表现分为：大发作、小发作、精神运动性发作、局限性发作和癫痫持续状态。

抗癫痫药主要用于防止和控制癫痫的发作。抗癫痫药的研究发展较慢，第一个被发现对癫痫有效的药物是溴化物，现已被淘汰。1912 年苯巴比妥开始使用治疗癫痫，能有效控制对溴化物耐受患者的症状。直到 1938 年发现苯妥英钠，其结构与巴比妥类有共同之处，至今这两个药物一直应用。1964 年发现丙戊酸钠可用于治疗癫痫。近年相继合成了一些疗效好、不良反应少、抗癫痫谱广的药物。虽然已有

多种治疗癫痫的药物，但人们仍在致力寻求疗效更好、副作用更少的药物。

目前临床上常用的抗癫痫药物，按化学结构类型可分为巴比妥类及其同型物（包括乙内酰脲类）、二苯并氮䓬类、脂肪羧酸类及其他类。

二、巴比妥类及其同型物

（一）巴比妥类药物

本类药物是巴比妥酸（丙二酰脲）的衍生物，是由脲与取代的丙二酸缩合而成环状酰脲，又称环状丙二酰脲。

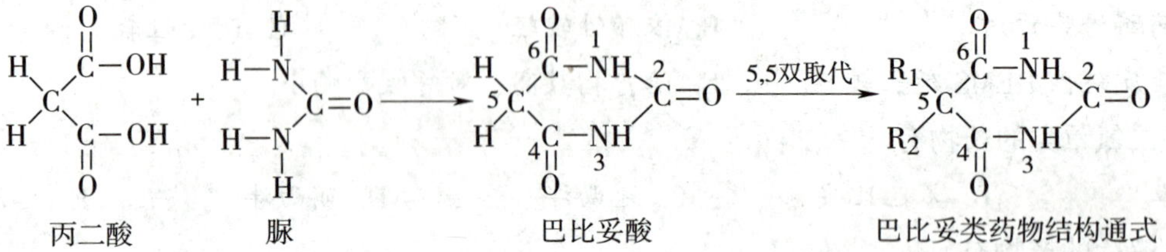

【构-效关系】 巴比妥类药物属结构非特异性药物，其作用强弱、显效快慢与该类药物的理化性质即解离指数 pK_a 和脂溶性（脂水分配系数）有关，作用时间长短与5位取代基在体内的代谢过程有关。微课

（1）巴比妥类药物镇静催眠作用需要通过血-脑屏障作用于中枢神经系统，需要适当的脂水分配系数。在生理pH下，解离度越小的药物越易通过血-脑屏障，作用越快。但解离度太小，作用过强，易产生惊厥作用。

知识链接

巴比妥类药物在pH 7.4时的解离与 pK_a 的关系

巴比妥酸本身无镇静催眠活性，其衍生物5-苯基巴比妥酸也无镇静催眠活性，但当巴比妥酸 C_5 位上的两个氢均被取代基取代时，就产生了镇静催眠活性。

药物	巴比妥酸	5-苯基巴比妥酸	苯巴比妥	异戊巴比妥	司可巴比妥
pKa	4.12	3.75	7.40	7.9	7.9
分子态（%）	0.05	0.02	50	75.97	75.97
起效时间（h）	—	—	0.5~1	0.25~0.5	0.25
作用时间	—	—	长	中	短

药物通常以分子形式透过生物膜，以离子的形式发生作用。药物的解离程度越小，起效越快；脂溶性越大，药物的起效越快。

（2）巴比妥类药物结构中的取代基与药理作用的关系见图3-4，其分类见表3-3。

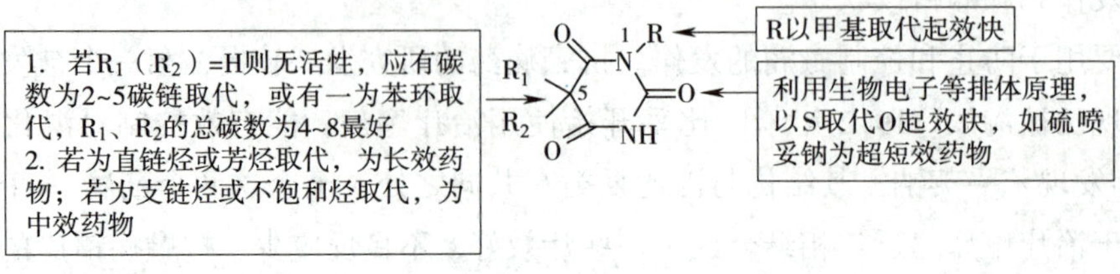

图3-4 巴比妥类药物的构-效关系

表 3－3　巴比妥类药物分类与主要用途

类别	药名	结构	脂溶性	主要用途
长效	苯巴比妥（Phenobarbital）	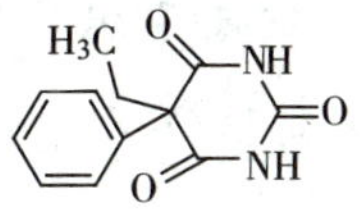	低	镇静、催眠、抗惊厥、抗癫痫
中效	异戊巴比妥（Pentobarbital）	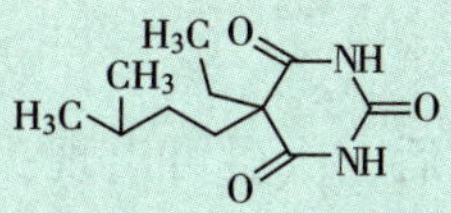	稍高	镇静、催眠、抗惊厥、麻醉前给药
短效	司可巴比妥（Secobarbital）	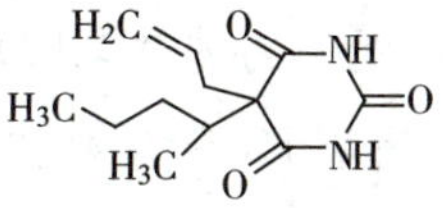	较高	抗惊厥、镇静催眠
超短效	硫喷妥（Thiopental）	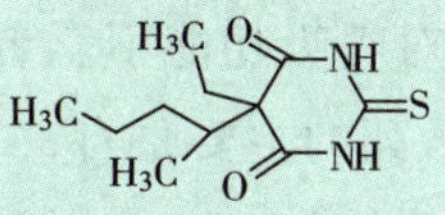	最高	催眠、静脉麻醉

【药理作用】

（1）中枢抑制作用　巴比妥类对中枢神经系统具有普遍性抑制作用，随着给药剂量的增加，其中枢抑制作用逐渐增强，表现为镇静、催眠、抗惊厥和抗癫痫，甚至麻醉等作用。较大剂量时可明显抑制心血管系统的功能，剂量过大可麻痹呼吸中枢而致死。

（2）诱导肝药酶　巴比妥类可诱导肝药酶，加速自身及其他经肝药酶代谢药物的代谢速度，长期联合用药应调整剂量。

【临床应用】

（1）镇静催眠　小剂量巴比妥类药物具有镇静作用，能缓解患者的紧张状态；中等剂量可缩短入睡时间，减少觉醒次数，延长睡眠时间而产生催眠作用。但巴比妥类药物可改变睡眠模式，缩短 REM 睡眠，引起非生理性睡眠。长期应用停药后可有反跳性地显著延长 REMS 睡眠时相，久用停药后，引起 REMS“反跳性”延长，伴有噩梦增多等症状，造成停药困难和要求继续用药的欲望而产生依赖性和成瘾性，已不常规作镇静催眠药使用。在临床属于麻醉药品管理，目前临床上巴比妥类作为催眠药已经被苯二氮䓬类所取代，其主要作为抗癫痫药物。

（2）抗惊厥　大于催眠剂量的巴比妥类可具有抗惊厥作用。临床用于治疗小儿高热、破伤风、子痫、脑膜炎、脑炎及中枢兴奋药引起的惊厥。巴比妥类也可用于癫痫大发作和癫痫持续状态的治疗，一般选用苯巴比妥钠或异戊巴比妥。

（3）麻醉及麻醉前给药　如硫喷妥等静脉注射时能产生短暂的麻醉作用。长效及中效巴比妥类亦可作麻醉前给药，以消除患者手术前的恐惧情绪，但疗效不及地西泮。

知识链接

注射死刑

注射死刑或注射毒药、致命性注射是利用注射足以致命剂量的药剂使被注射对象瞬间死亡的过程。主要用于死刑执行，但也可能在安乐死和自杀中。它通常先让被注射者丧失意识，然后停止其呼吸和心跳。我国从1997年起开始使用这种方式执行死刑。中国是继美国之后，世界上第二个正式采用药物注射死刑的国家。

通常来说，三种药品被用于注射死刑：硫喷妥钠使意识丧失，肌肉松弛剂巴夫龙（泮库溴铵）导致肌肉麻痹和呼吸衰竭，氯化钾刺激心肌，使心脏快速跳动，使得其他药物迅速遍布全身，起着辅助加速作用。

【不良反应】

（1）后遗效应　服用催眠剂量的巴比妥类后，次晨可出现头晕、困倦、嗜睡、精神不振及定向障碍等临床症状，称为“宿醉”现象，这是药物的后遗效应。

（2）耐受性　短期内反复应用巴比妥类可表现为药效逐渐降低，即产生耐受性。

（3）依赖性　长期连续服用巴比妥类可使患者产生依赖性和成瘾性。一旦突然停药，可于停药12～16小时后出现戒断症状，如兴奋、失眠、焦虑、震颤、肌肉痉挛和惊厥发作等。

（4）呼吸抑制　催眠剂量的巴比妥类即可对呼吸功能不全者产生显著影响，大剂量则可明显抑制呼吸中枢，呼吸深度抑制是巴比妥类药物中毒致死的主要原因。

（5）急性中毒　主要表现为深度昏迷、呼吸高度抑制、血压下降、体温降低、休克以及肾衰竭等。呼吸深度抑制是急性中毒导致死亡的主要原因。解救措施：清除毒物，维持呼吸与循环功能的稳定，保持呼吸道通畅和给氧，必要时行人工呼吸；可使用 $NaHCO_3$ 碱化尿液以加速巴比妥类药物的排泄，严重中毒患者应采用透析疗法。

分娩期和哺乳期妇女、甲状腺功能低下症、低血压、发热、贫血、出血性休克及老年患者等慎用。支气管哮喘、严重肝功能不全、严重呼吸功能不全、过敏等患者禁用。

实例分析3－2

实例　某实验小组为确定苯巴比妥钠注射液的稳定性，作如下对照实验：将苯巴比妥钠配制成10%的水溶液。①35℃贮存时，在1个月内分解达22%；②1℃贮存，2个月基本无变化。

讨论　1. 苯巴比妥钠水溶液为什么会分解？

2. 影响分解的因素有哪些？在生产及使用时注意什么问题？

3. 生产中选用何剂型？

答案解析

苯巴比妥　Phenobarbital

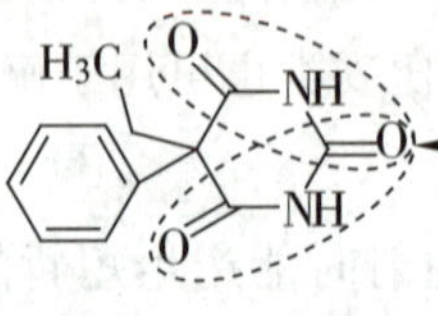

【化学名】5－乙基－5－苯基－2，4，6(1*H*，3*H*，5*H*)－嘧啶三酮。

【性状】本品为白色有光泽的结晶性粉末，无臭。饱和水溶液显酸性反应。在乙醇或乙醚中溶解，在三氯甲烷中略溶，在水中极微溶解；在NaOH或碳酸钠溶液中溶解。

【化学性质】巴比妥类药物的烯醇式互变异构体，显弱酸性，可溶于NaOH或 Na_2CO_3 溶液成钠盐增加水溶性，制成注射剂。但苯巴比妥的酸性弱于 H_2CO_3，其钠盐水溶液不稳定，容易吸收空气中的 CO_2 而析出巴比妥类沉淀。故钠盐使用时勿与酸性药物配合使用，避免与空气接触。

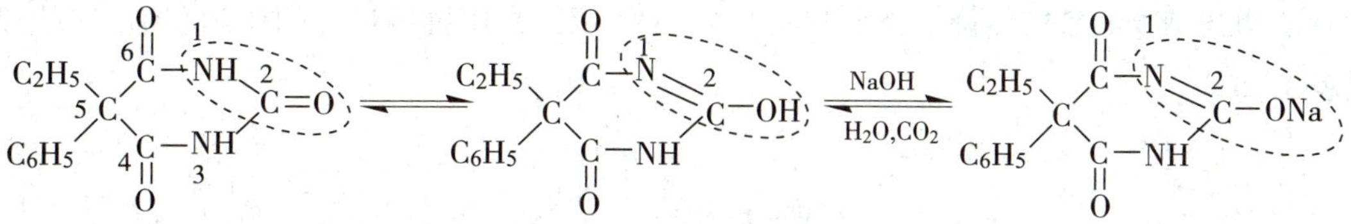

（内酰胺）酮式结构　　（内酰亚胺醇）烯醇式结构　　巴比妥钠

【稳定性】 本品结构中含有双内酰亚胺结构而具水解性。其水溶液放置过久易水解，产生苯基丁酰脲沉淀而失效。生产时应注意巴比妥类钠盐在吸湿的情况下也能分解，为避免水解，通常将苯巴比妥钠盐制成粉针剂使用，临用前现配。

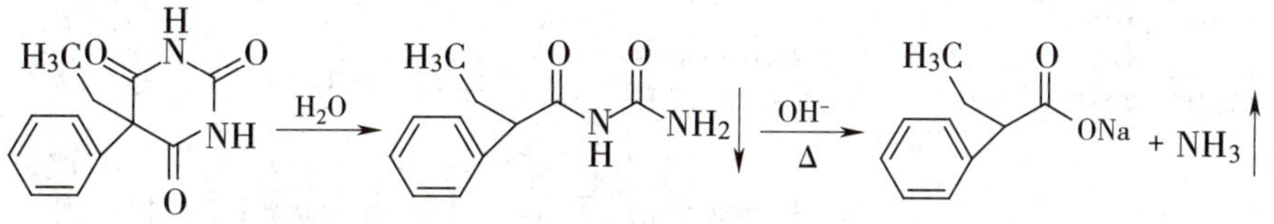

苯巴比妥　　苯基丁酰脲

【鉴别】 ①本品加 H_2SO_4 与亚硝酸钠混合，即显橙黄色，随即转橙红色；②本品加甲醛试液，加热煮沸，冷却，沿管壁缓缓加 H_2SO_4，使成两液层，置水浴中加热，接界面显玫瑰红色；③含有丙二酰脲结构，具有巴比妥类药物的鉴别反应（表 3-4）。

表 3-4　巴比妥类药物的鉴别反应

试剂	苯巴比妥	异戊巴比妥	司可巴比妥	硫喷妥
$Na_2CO_3-AgNO_3$ 试液	先生成可溶性的一银盐沉淀，当硝酸银试剂过量时，可生成不溶性的二银盐的白色沉淀，此沉淀可溶于氨试液			
吡啶 - $CuSO_4$ 试液		紫堇色络合物	显棕黄色继而消失	绿色
碘试液	无	无		无

【药理作用与临床应用】 苯巴比妥以其起效快、疗效好、毒性低和价格低廉等优点，用于防治癫痫大发作及治疗癫痫持续状态。对单纯性局限性发作及精神运动性发作亦有效，但对小发作、婴儿痉挛效果差。

【不良反应】 本品较大剂量可出现嗜睡、精神萎靡、共济失调等副作用，用药初期较明显，长期使用则产生耐受性；偶见巨幼细胞贫血、白细胞减少和血小板减少。此外，此药为肝药酶诱导剂，与其他药物联合应用时应注意调整剂量。

即学即练 3-2

答案解析

苯巴比妥与双香豆素伍用，使后者抗凝作用降低是由于

A. 酶诱导作用　　B. 酶抑制作用
C. 竞争血浆蛋白结合位点　　D. 改变胃肠道的吸收
E. 干扰药物从肾小管的重吸收

（二）巴比妥类同型物

将巴比妥类药物 -CONH- 换成 -NH- 即得到乙内酰脲类。将乙内酰脲中的 -NH- 以其电子等排体 -O- 或 $-CH_2-$ 取代，分别得到噁唑烷酮类和二丁酰亚胺类。

1. 巴比妥类同型物的结构修饰及类型 如图3-5所示，常用抗癫痫药的作用、临床应用及主要不良反应见表3-5。

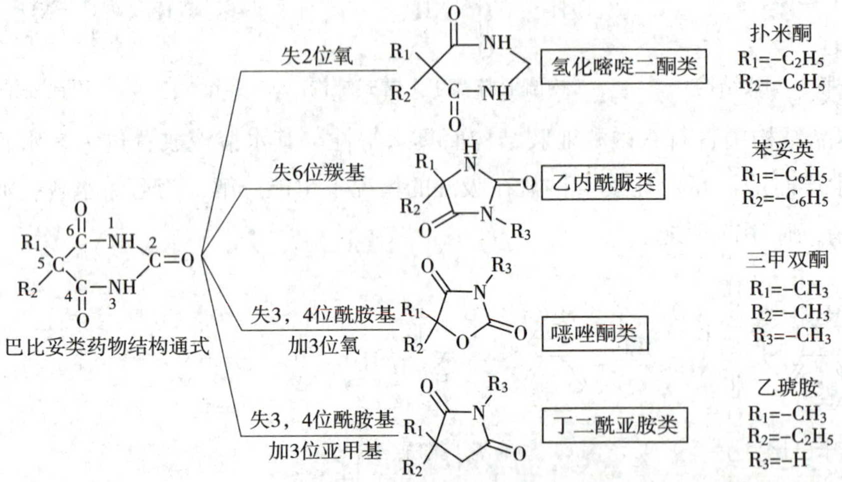

图3-5 巴比妥类同型物的结构修饰及类型

表3-5 常用抗癫痫药物

药物	作用及临床应用	主要不良反应
扑米酮（Primidone）	除失神小发作以外的所有各型癫痫	中枢抑制、眩晕、共济失调，造血障碍
苯妥英（Phenytoin）	具有抗癫痫、抗中枢性痛症及抗心律失常作用。癫痫大发作的首选药	齿龈增生、巨幼细胞贫血，可造成激素紊乱
三甲双酮（Trimethadione）	防治癫痫小发作，对其他类型的癫痫发作无效	可引起粒细胞减少及肝、肾功能损害，现已少用
乙琥胺（Ethosuximide）	小发作首选药。对其他类型发作无效	眩晕、嗜睡、胃肠道反应、粒细胞缺乏、再障

2. 典型药物

苯妥英钠 Sodium Phenytoin

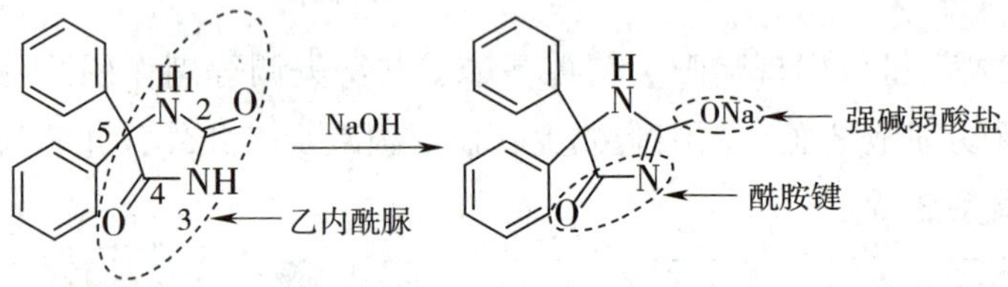

【化学名】 5，5-二苯基乙内酰脲钠盐。

【性状】 本品为白色粉末；无臭；微有引湿性；在空气中渐渐吸收二氧化碳，分解成苯妥英；水溶液显碱性反应，常因部分水解而发生浑浊。在水中易溶，在乙醇中溶解，在三氯甲烷或乙醚中几乎不溶。

【稳定性】 本品为强碱弱酸盐，水溶液呈碱性，常因部分水解而发生浑浊。在空气中渐渐吸收二氧化碳，析出苯妥英，使溶液浑浊。故本品及水溶液都应密闭保存或新鲜配制。

本品分子中具有乙内酰脲结构，在碱性溶液中受热易水解，可生成二苯基脲基乙酸，最后生成二苯基氨基乙酸，并释放出氨。所以本品注射剂为苯妥英钠与无水碳酸钠（10∶4）混合的灭菌粉末。

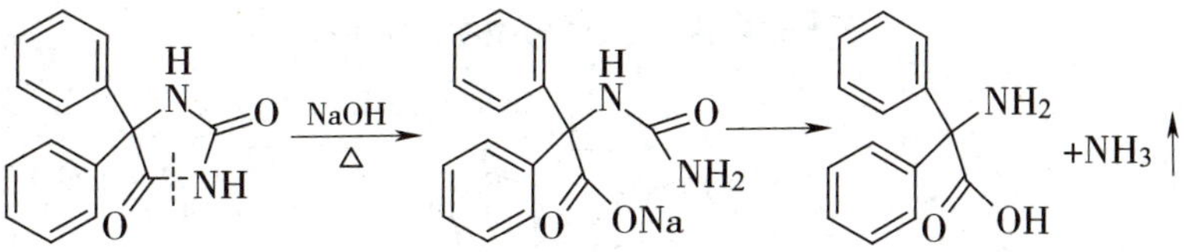

【鉴别】本品水溶液与二氯化汞试液作用，即生成白色沉淀；在氨试液中不溶。

知识链接

苯妥英钠与治疗药物监测

治疗药物监测（therapeutic drug monitoring，TDM）是指在药物动力学原理指导下，通过运用各种现代分析测试手段，定量分析生物样品中药物及其代谢产物的浓度，以探讨患者体内药物浓度与疗效及毒性反应的关系，从而确定有效及毒性药物浓度范围一种方法，其中血液是最常用的TDM样品。由于苯妥英钠是肝药酶的强诱导剂，其代谢具有“饱和代谢动力学”的特点，剂量过大或短时间反复用药，可使代谢酶饱和，产生毒性反应；加之治疗窗狭窄，个体差异大，因此，被列入常规TDM项目。

【药理作用】治疗量的苯妥英钠对中枢神经系统无镇静催眠作用时，即可发挥抗癫痫作用。但其仅能阻止异常放电向周围脑组织的扩散，而不能抑制癫痫病灶异常放电的产生。

【临床应用】

(1) 抗癫痫　本品是治疗癫痫大发作和局限性发作的首选药，亦可用于精神运动性发作，但对小发作（失神发作）无效。

(2) 治疗中枢性痛症　可用于三叉神经痛、舌咽神经痛等的治疗，可减轻疼痛，减少发作次数。

(3) 抗心律失常　本品对强心苷中毒所致室性心律失常的疗效较好，为首选药。

【不良反应】

(1) 局部刺激性　苯妥英钠碱性较强，对胃肠道有直接刺激作用，口服引起食欲减退、恶心、呕吐和腹痛等胃肠道症状，宜饭后服用。

(2) 毒性反应　①苯妥英钠过量引起的急性中毒可表现为眼球震颤、复视及共济失调等，甚至出现语言障碍、精神错乱以及昏迷等；②长期应用能引起齿龈增生，发生率约20%，多发生于儿童及青少年，长期用药还可导致叶酸缺乏，引起巨幼细胞贫血，可用甲酰四氢叶酸治疗；③因其能诱导肝药酶，加速维生素D的代谢，长期应用后可使儿童患者发生佝偻病样的改变，成年患者可见骨软化症。

(3) 过敏反应　少数患者可发生皮疹、粒细胞缺乏、血小板减少、再生障碍性贫血及肝坏死。长期用药应勤查血常规和肝功能。

(4) 其他反应　可致畸胎，故孕妇慎用；偶见女性多毛症、男性乳房增大和淋巴结肿大等；静脉给药过快会导致心律失常、血压下降等心血管功能的抑制；久用骤停可诱发癫痫发作或癫痫持续状态。

三、二苯并氮䓬类

代表药物卡马西平是1974年美国FDA批准的第一个该类药物。

卡马西平　Carbamazepine

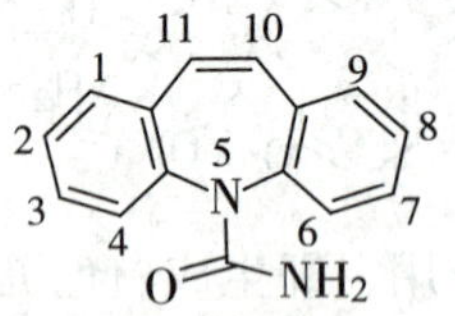

【化学名】5*H*－二苯并［*b*，*f*］氮杂䓬－5－甲酰胺。

【性状】本品为白色或类白色的结晶性粉末；几乎无臭。在三氯甲烷中易溶，在乙醇中略溶，在水或乙醚中几乎不溶 。

【稳定性】本品结构中具有10、11位双键，其片剂在干燥状态及室温下较稳定。但在潮湿的环境中可生成二水合物，导致片剂表面硬化，溶解和吸收困难，药效下降。本品长时间光照，可发生聚合和氧化反应，固体表面由白色变橙色，部分生成二聚体或10，11－环氧化合物，故需避光密闭保存。

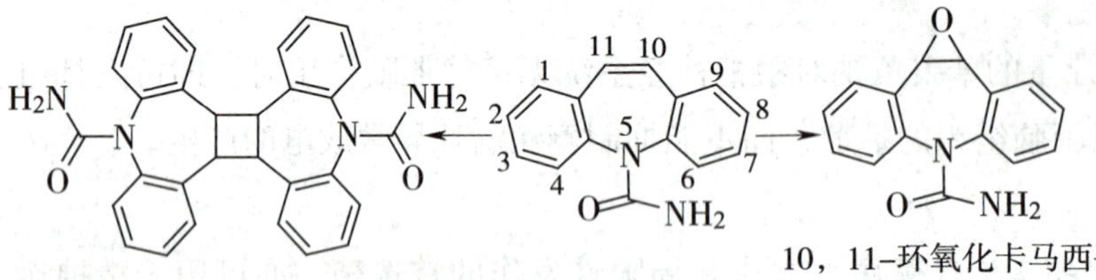

10，11–环氧化卡马西平

【鉴别】本品与硝酸水浴上加热，即显橙红色。

【药理作用与临床应用】本品为广谱抗癫痫药，各种类型的癫痫均有效，对复合性局限性发作（如精神运动性发作）疗效较好，是治疗精神运动性发作的首选药；对大发作和单纯部分性发作也有效，对小发作（失神性发作）和肌阵挛性发作效果差或无效；卡马西平对中枢疼痛综合征的疗效优于苯妥英钠。亦可用于治疗锂盐无效的躁狂症者。

【不良反应】①常见的不良反应可见眩晕、视力模糊、恶心、呕吐等，少数患者可出现共济失调、手指震颤、皮疹以及粒细胞和血小板减少等，偶见再生障碍性贫血；②由于结构类似三环类抗抑郁药，可能会激发潜在精神病及老年人的精神紊乱、激动不安。

四、脂肪羧酸类及其他抗癫痫病药

1963年科学家在筛选抗癫痫药物时意外发现作为溶剂的丙戊酸本身有强的抗癫痫作用，后来的实验结果显示它的钠盐具有抗惊厥作用并且安全，在此基础上，进一步研究和发展了一类具有脂肪羧酸结构的抗癫痫药。除此之外，近年来也发现了一些具有抗癫痫病药的新结构类型，其作用特点及用途见表3－6。

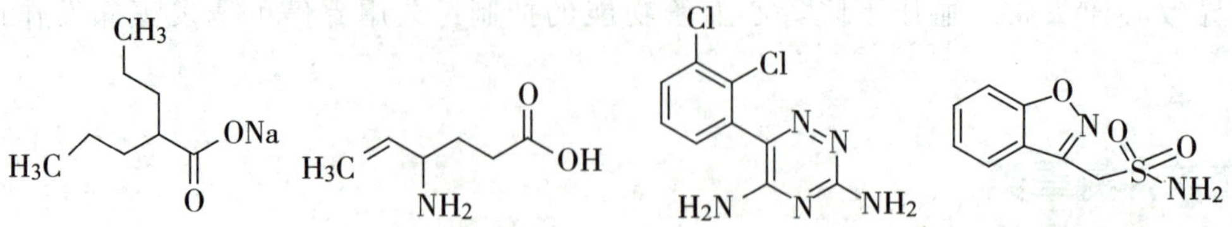

丙戊酸钠　氨己烯酸　拉莫三嗪　唑尼沙胺

表 3-6 脂肪羧酸类及其他常用抗癫痫药物

类型	常用药物	作用特点及用途
脂肪羧酸类	丙戊酸钠（Sodium Valproate）	广谱抗癫痫药。对各种癫痫均有一定疗效。小发作合并大发作首选
GABA 类似物	氨己烯酸（Vigabatrin）	用于治疗顽固性部分性癫痫发作，严重癫痫患儿有效而安全
苯基三嗪类	拉莫三嗪（Lamotrigine）	一种新型抗癫痫药，作为补充治疗药
磺酰胺类	唑尼沙胺（Zonisamide）	为碳酸酐酶抑制剂，用于控制癫痫大发作

答案解析

目标检测3-2

一、单选题

1. 苯巴比妥过量中毒，为促其加速排泄，应
   A. 碱化尿液，使解离度增大，减少肾小管再吸收
   B. 碱化尿液，使解离度减小，增加肾小管再吸收
   C. 碱化尿液，使解离度增大，增加肾小管再吸收
   D. 酸化尿液，使解离度增大，减少肾小管再吸收
   E. 酸化尿液，使解离度减小，增加肾小管再吸收
2. 巴比妥可与吡啶和硫酸铜溶液作用，生成
   A. 绿色络合物　B. 紫堇色络合物　C. 白色胶状沉淀　D. 氨气　E. 红色
3. 在代谢过程中，具有“饱和代谢动力学”特点的药物
   A. 苯妥英钠　B. 苯巴比妥　C. 地西泮　D. 硫酸镁　E. 丙戊酸钠
4. 苯妥英钠不能用于
   A. 癫痫持续状态　B. 癫痫大发作　C. 精神运动性发作
   D. 局限性发作　E. 癫痫小发作
5. 癫痫持续状态应首选下列哪种药物
   A. 苯妥英钠　B. 苯巴比妥　C. 地西泮　D. 硫酸镁　E. 丙戊酸钠
6. 卡马西平属于哪一类抗癫痫药
   A. 二苯并氮杂䓬类　B. 巴比妥类　C. 丁二酰亚胺类
   D. 苯二氮䓬类　E. 丁酰苯类
7. 在代谢过程中，主要代谢产物为环氧化物的是
   A. 地西泮　B. 乙琥胺　C. 苯巴比妥　D. 苯妥英钠　E. 卡马西平

二、多选题

1. 影响巴比妥类药物镇静催眠作用强弱和起效快慢的理化性质和结构因素是
   A. pK_a　B. 脂溶性　C. 5 位取代基的氧化性质
   D. 5 取代基碳的数目　E. 酰胺氮上是否含烃基取代
2. 苯妥英钠可引起
   A. 共济失调　B. 齿龈增生　C. 巨幼细胞贫血
   D. 过敏反应　E. 成瘾性

3. 下列哪些药物对癫痫小发作有效

A. 苯妥英钠　　B. 乙琥胺　　C. 苯巴比妥　　D. 丙戊酸钠　　E. 地西泮

4. 巴比妥类药物急性中毒的解救措施包括

A. 保持呼吸道通畅，吸氧　　B. 必要时进行人工呼吸　　C. 应用中枢兴奋药

D. 静脉滴注碳酸氢钠　　E. 透析治疗

三、简答题

1. 常用抗癫痫药物有哪些？各适用于何种类型的癫痫病？

2. 配制巴比妥类药物的钠盐或苯妥英钠注射液时，所用蒸馏水为什么需预先煮沸？接触的空气为什么要用 NaOH 液处理？

书网融合……

知识回顾　　微课

第三节　抗精神失常药

PPT

一、概述

精神失常（Psychiatric disorders）是由多种原因引起的精神活动障碍的一类疾病，表现为认知、情感、行为和意识等的异常。治疗这类疾病的药物统称为抗精神失常药，根据临床用途，分为三类：即抗精神病药（antipsychotic drugs）、抗躁狂抑郁症药（antimanic and antidepressive drugs）及抗焦虑药（anti-anxiety drugs）。本节主要以抗精神病药和抗抑郁症药进行学习。

二、抗精神病药

精神分裂症（schizophrenia）是一组以思维、情感、行为之间不协调，精神活动与现实脱离为主要表现特征的最常见的一类精神病。根据临床症状，精神分裂症可分为Ⅰ型和Ⅱ型，Ⅰ型以幻觉、妄想、思维紊乱等阳性症状为主；Ⅱ型以情感淡漠、意志缺失、主动性缺乏等阴性症状为主。其病因是由于脑内多巴胺（DA）神经系统的功能亢进，使脑部 DA 过量或是由于 DA 受体超敏导致，药物的作用机制主要与阻断 DA 受体有关。

抗精神病药主要应用于治疗精神分裂症，按作用特点分为经典和非经典抗精神病药两类，经典的常发生锥体外系反应，而非经典的抗精神病药作用部位不在 DA 受体，因此锥体外系反应较轻。经典的抗精神病药对阳性症状非常有效，非经典的抗精神病药对阳性及阴性症状均有效。

依据化学结构，经典抗精神病药分为吩噻嗪类、硫杂蒽类、丁酰苯类。非经典抗精神病药物包括二苯丁基哌啶类（五氟利多）、苯甲酰胺类（舒必利）、二苯并二氮草类（氯氮平）、苯丙异噁唑类（利培酮）等。

（一）吩噻嗪类

20 世纪 40 年代在研究噻嗪类抗组胺药异丙嗪（Promethazine）的构－效关系时，发现了第一个吩噻

嗪类抗精神病药氯丙嗪（Chlorpromazine，图 3－6）。

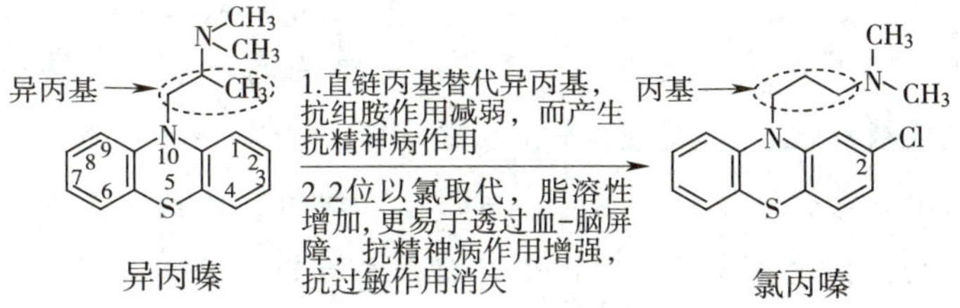

图 3－6　氯丙嗪的发现

氯丙嗪有较强的安定作用，临床上常用来治疗以兴奋症为主的精神病，但副作用较大，主要是锥体外系副作用。因此以氯丙嗪为先导化合物进行结构修饰，结构修饰的部位主要在吩噻嗪环上的 2－位取代基、10－位 N 上的取代基及三环的生物电子等排体等三方面，得到了一系列抗精神病药物（图 3－7），吩噻嗪类药物的构－效关系总结如下。

（1）吩噻嗪类药物 2 位引入吸电子基团时可增强活性。作用强度与 2－位取代基的吸电子性能成正比，$-CF_3 > -Cl > -COCH_3 > -H > -OH$。2－位乙酰基可降低药物的毒性和副作用，如乙酰丙嗪（Acetylpromazine）作用弱于氯丙嗪，但毒性亦较低。

（2）母核上的 10 位 N 原子与侧链碱性氨基之间相隔 3 个直链碳原子时作用最强，是吩噻嗪类抗精神病药的基本结构。

（3）侧链末端的碱性基团常为叔胺，如二甲氨基；也可为氮杂环，以哌嗪环取代作用最强。奋乃静（Perphenazine）、氟奋乃静（Fluphenazine）的活性都要比氯丙嗪强十几倍到几十倍。

（4）氟奋乃静的作用时间只能维持一天，利用其侧链上的伯醇基与长链脂肪酸成酯，制备前药，前药在注射部位贮存并缓慢水解释放出氟奋乃静，可使药物维持作用时间延长，特别适用于需长时间治疗且服药不合作的患者，如庚氟奋乃静（Fluphenazine Enanthate）及癸氟奋乃静（Fluphenazine Decanoate），前者注射一次可维持作用 1 周，后者可维持作用 2～3 周，使用更加方便。

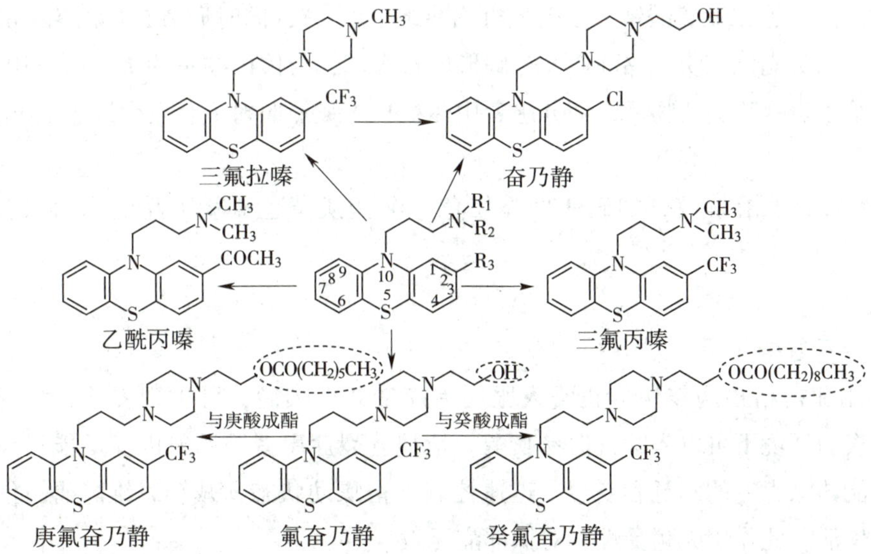

图 3－7　吩噻嗪类药物的结构修饰

实例分析 3-3

实例 患者，男性，39岁。因自主点头、手抖、走路头偏向一侧、躯干歪向另一侧4个月入院，患者于3年前因出现精神恍惚、狂躁不安、幻视幻听、兴奋躁动、打人毁物等异常行为，诊断为精神分裂症，一直服用氯丙嗪及奋乃静治疗，病情基本缓解，停药4个月后出现上述症状，就诊当地医院诊断为帕金森病，给予美多巴治疗2个月症状无好转。查体，神志清楚，问答合理，脑神经及感觉系统正常，四肢肌力Ⅴ级，四肢肌张力偏高，头颅CT及脑电图正常，考虑为服用抗精神病药所致的药源性迟发性运动障碍，停用抗精神病药和抗胆碱能药物治疗，症状有所缓解。

讨论 请分析当地医院误诊的原因，针对该患者的情况给出更为合理的用药建议。

答案解析

盐酸氯丙嗪 Chlorpromazine Hydrochloride

微课1

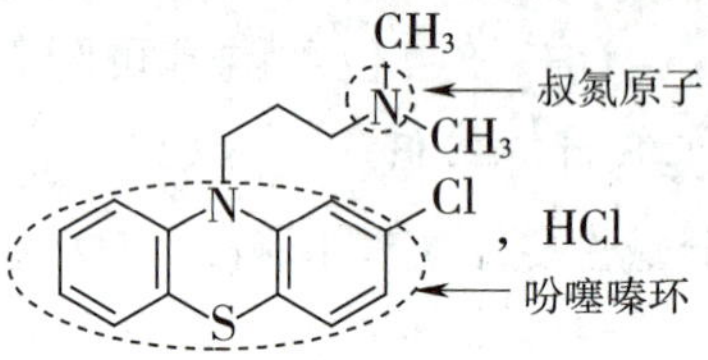

【化学名】 *N*，*N*－二甲基－2－氯－10*H*－吩噻嗪－10－丙胺盐酸盐。

【性状】 本品为白色或乳白色结晶性粉末；有微臭，有引湿性；遇光渐变色；水溶液显酸性反应。在水、乙醇或三氯甲烷中易溶，在乙醚或苯中不溶。

【化学性质】 游离的氯丙嗪含叔氮原子显弱碱性，利用此性质在生产中得到氯丙嗪后，与饱和的盐酸醇溶液反应得到盐酸氯丙嗪。

【稳定性】 含有吩噻嗪环易被氧化，其注射液在空气或日光中放置渐变红色，因此在生产中，需加入抗氧化剂（对氢醌、连二亚硫酸钠、亚硫酸氢钠或维生素C），同时调节5%水溶液pH为4～5，并于密闭阴凉处保存，以防变色；吩噻嗪环遇光分解形成自由基，与体内的一些蛋白质作用时，发生过敏反应。口服或注射给予吩噻嗪类药物后，部分患者用药在日光强烈照射下会发生严重的光化毒反应，如皮肤出现红疹。

【鉴别】 ①本品加水溶解后，加硝酸即显红色，渐变淡黄色；②本品的水溶液显氯化物的鉴别反应。

【药理作用】

1. 对中枢神经系统的作用

（1）镇静作用和抗精神病作用　正常人服用治疗量氯丙嗪后，可出现安静、少动、淡漠、迟钝，但神志正常，在安静环境下可以入睡，但易唤醒。精神分裂症患者服用氯丙嗪后能迅速控制兴奋躁动，大剂量连续用药能消除患者的幻觉和妄想、迅速控制兴奋躁动状态，减轻思维障碍，使患者恢复神志，情绪稳定，自理生活。此作用无耐受性，对抑郁症无效。

（2）镇吐作用　小剂量可抑制延髓催吐化学感受区的D_2受体，抑制呕吐反射；大剂量直接抑制呕吐中枢，对多种药物和疾病引起的呕吐有显著的镇吐作用。

（3）对体温调节的作用　氯丙嗪抑制下丘脑体温调节中枢，使体温调节失灵，使机体体温随环境温度变化而升降。不仅可降低发热机体的体温，也可降低正常人体温。若配合物理降温，可降至正常体温以下。而解热镇痛药只降低发热体温而不降低正常体温。

2. 对自主神经系统的作用　氯丙嗪能阻断 α 受体，可引起血管扩张，血压下降；可翻转肾上腺素的升压效应，故氯丙嗪引起的血压过低需用去甲肾上腺素治疗；阻断 M 受体，可引起口干、便秘、视力模糊等。

3. 对内分泌系统的作用　氯丙嗪能阻断下丘脑多巴胺受体，增加催乳素的分泌，抑制促性腺激素和糖皮质激素的分泌，还可抑制垂体生长激素的分泌（可试用于巨人症的治疗）。

【临床应用】

（1）精神分裂症　本品临床治疗以妄想型精神分裂症疗效尤为突出，其次为青春型、偏执型和紧张型，对单纯型疗效最差。对急性患者效果显著，但不能根治，需长期用药，甚至终生治疗。但连续用药后，安定及镇静作用则逐渐减弱，出现耐受性，症状控制后须立即停药。

（2）呕吐和顽固性呃逆　本品可用于药物、尿毒症、恶性肿瘤、放射病、妊娠中毒所致的呕吐。对顽固性呃逆也有显著疗效，但对晕动症引起的呕吐无效。

（3）低温麻醉与人工冬眠　氯丙嗪配合物理降温可用于低温麻醉。氯丙嗪与其他中枢抑制药（哌替啶、异丙嗪）合称冬眠合剂，用于“人工冬眠”。人工冬眠多用于严重创伤、感染性休克、高热及甲状腺危象等病症的辅助治疗。

【不良反应】　微课 2

（1）常见不良反应　①嗜睡、口干、无汗、便秘、视力模糊、心动过速等。②局部刺激性较强，宜深部肌内注射；静脉注射可引起血栓性静脉炎，应以生理盐水或葡萄糖溶液稀释后缓慢注射。③长期用药可致乳房肿大、泌乳、闭经及生长缓慢等。

（2）锥体外系反应　为长期大量应用氯丙嗪治疗精神分裂症时最常见的共同副反应。主要表现有：①药源性帕金森综合征，多见于中老年人，急性肌张力增高、面容呆板、动作迟缓、肌肉震颤、流涎等。②静坐不能，以青、中年人多见，表现为坐立不安、反复徘徊，不能控制。③急性肌张力障碍，多见于青少年，出现强迫性张口、伸舌、斜颈、呼吸运动障碍及吞咽困难。以上 3 种反应可用中枢胆碱受体阻断药苯海索缓解。④迟发性运动障碍，较少见，表现为口－舌－颊三联症，如吸吮、舐舌、咀嚼等不自主的刻板运动及四肢舞蹈样动作。停药后难消失，抗胆碱药不但无效反而会使其加剧，而不典型抗精神病药氯氮平能使此反应减轻。预防措施是：在长期用药过程中，宜采用最小有效量维持，一旦发生其先兆症状，如唇肌、眼肌抽搐，应及时停药。

（3）过敏反应　偶有皮疹、光敏性皮炎、肝损害、急性粒细胞缺乏等。由于吩噻嗪环的 S 和 N 有丰富的电荷密度，易被氧化。日光对氯丙嗪致皮炎有激发作用（光敏感），患者服药期受日光照射，可使机体产生更高的反应。故服用吩噻嗪类抗精神病药时，患者应尽量避免日光直接照射。还有部分患者对吩噻嗪类药物的变态反应性，可维持相当长的时间，且该类药物之间存在着交叉敏感性，故在为严重药物疹患者换药时，注意药物的类别，避免同类药物。

（4）急性中毒　使用超大剂量氯丙嗪可发生急性中毒，出现昏睡、血压迅速下降、心动过速、心电图异常等。目前无特效解毒药，主要采取对症治疗。

有癫痫史者、严重肝功能损害者、昏迷者、青光眼禁用。伴有心血管疾病的老年患者慎用，冠心病者易猝死，应密切注意。

即学即练 3-3

答案解析

男，45岁，因患严重精神分裂症用氯丙嗪治疗，两年来用的氯丙嗪量逐渐增加至600mg/d，才能较满意的控制症状．但近日出现肌肉震颤，动作迟缓，流涎等症状，对此，应选何药纠正

A. 苯海索　B. 左旋多巴　C. 金刚烷胺　D. 地西泮　E. 溴隐亭

（二）硫杂蒽类（噻吨类）

利用电子等排体的原理，将碳原子取代吩噻嗪环10位上氮原子，得到硫杂蒽类衍生物（图3-8），本类药物10位因双键存在，因此存在几何异构体。侧链与2位取代基在同侧为顺式，反之则为反式，本类药物一般顺式异构体活性大于反式异构体。推测可能是多巴胺受体的构象与顺式异构体可部分重叠，有利于与受体的相互作用。

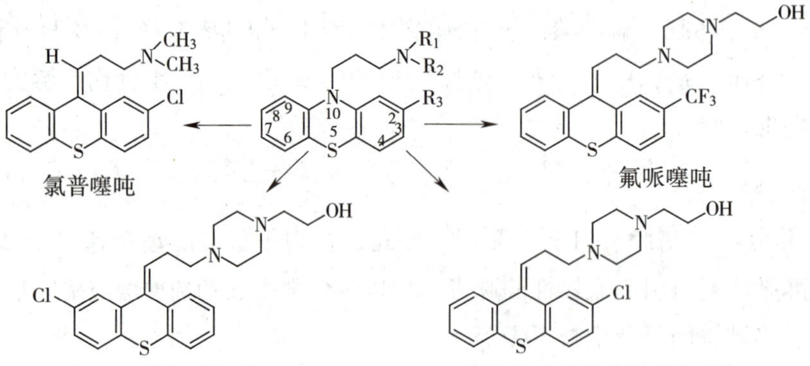

图3-8　硫杂蒽类药物

氯普噻吨（Chlorprothixene）　本品结构与三环类抗抑郁药相似，故有较弱的抗抑郁作用。氯普噻吨抗幻觉妄想作用不及氯丙嗪，但调整情绪、控制焦虑抑郁的作用比氯丙嗪强。由于其抗肾上腺素与抗胆碱作用较弱，故不良反应较少，锥体外系症状也较轻。氯普噻吨主要适用于伴有强迫状态或焦虑抑郁情绪的精神分裂症、焦虑性神经官能症以及更年期抑郁症。

氟哌噻吨（Flupentixol）　抗精神病作用与氯丙嗪相似，有一定的抗抑郁焦虑作用，镇静作用弱，锥体外系反应多见，偶有猝死报道。氟哌噻吨适用于抑郁症或伴焦虑的抑郁症，口服0.5~3mg，每天最后一次用药不得迟于午后4时，用药一周无效时应停止用药。由于氟哌噻吨有特殊的激动效应，禁用于躁狂症患者。

（三）丁酰苯类

在研究镇痛药哌替啶结构改造过程中，发现将哌啶N上的甲基用丙酰基取代，将丙基延长为丁基得到丁酰苯类，除镇痛作用外，还具类似氯丙嗪样作用，该类药物比吩噻嗪类抗精神病作用强，氟哌啶醇是最早用于临床的丁酰苯类药物，对躁狂症和忧郁症都有效，无吩噻嗪类药物的毒性反应，对氟哌啶醇进行结构改造，得到一些丁酰苯类抗精神病药，如三氟哌多（Trifluperidol）。

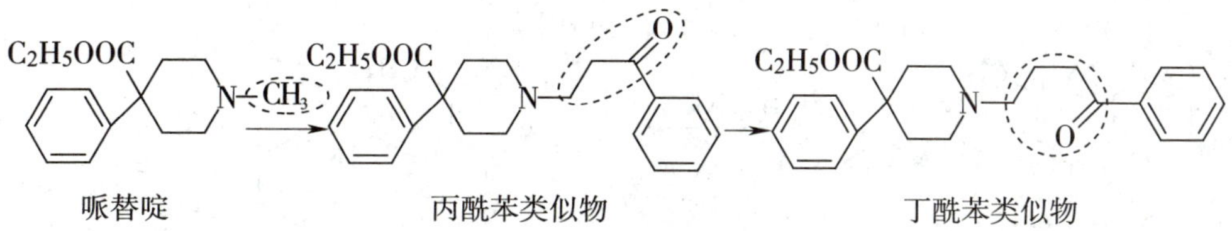

氟哌啶醇　Haloperidol

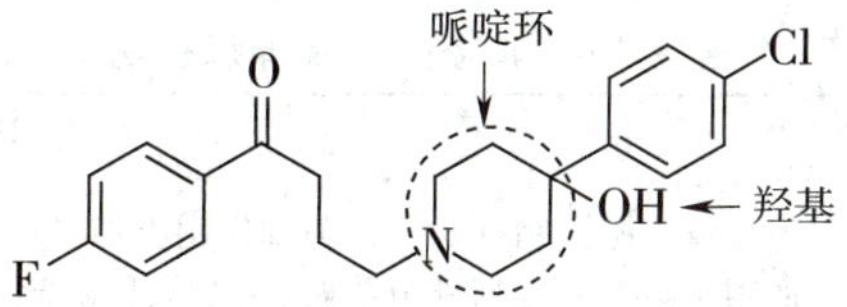

【化学名】 1-(4-氟苯基)-4-[4-(4-氯苯基)-4-羟基-1-哌啶基]-1-丁酮。

【性状】 本品为白色或类白色结晶性粉末；无臭，无味。在三氯甲烷中溶解，在乙醇中略溶，在乙醚中微溶，在水中几乎不溶。

【稳定性】 本品含哌啶环及羟基，在室温避光条件下稳定，可贮存五年，受光照射，颜色加深。在105℃干燥时，发生部分降解，可能是羟基的脱水产物。为增加稳定性，羟基可与癸酸成酯，制成长效药物氟哌啶醇癸酸酯。

本品片剂的稳定性与处方中的乳糖的杂质5-羟甲基-2-糠醛有关，因而在生产和调剂中不能与乳糖接触。否则会形成加成物影响质量及使用。

【鉴别】 本品为含氟有机化合物，遇强氧化剂如三氧化铬的饱和 H_2SO_4 溶液，微热，即产生氟化氢，能腐蚀玻璃表面，造成 H_2SO_4 溶液流动不滑畅而类似油垢，不能再均匀涂于管壁。

【药理作用与临床应用】 本品又称氟哌丁苯，是第一个合成的丁酰苯类药物，为这类药物的典型代表，属高效价抗精神病药。其抗精神病作用和镇吐作用比氯丙嗪强，适用于以兴奋、激动、幻觉、妄想为主的精神分裂症，对氯丙嗪无效的患者仍有效，还可用于焦虑性神经官能症、顽固性呃逆、呕吐等。

【不良反应】 本品的药理作用类似吩噻嗪类抗精神病药物，但无吩噻嗪类药物的毒性反应，副作用以锥体外系反应最多见，且有致畸作用。能引起抑郁症，抑郁症患者禁用；可从乳汁中泌出，哺乳期妇女禁用。

（四）非经典的抗精神病药

对阳性及阴性症状均有效，且几乎没有锥体外系的反应。常用非经典的抗精神病药分类及代表药物（表3-7）。

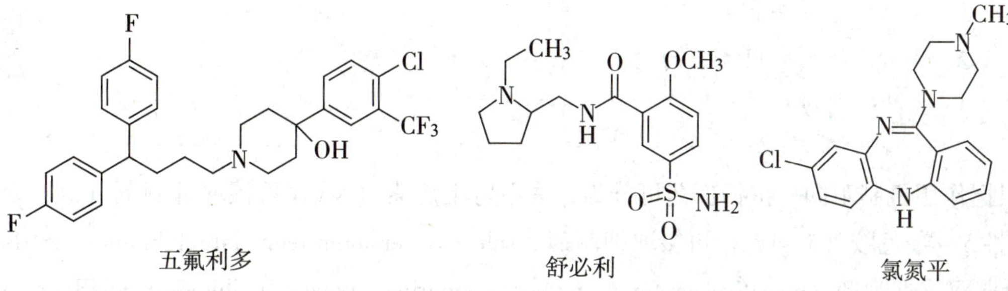

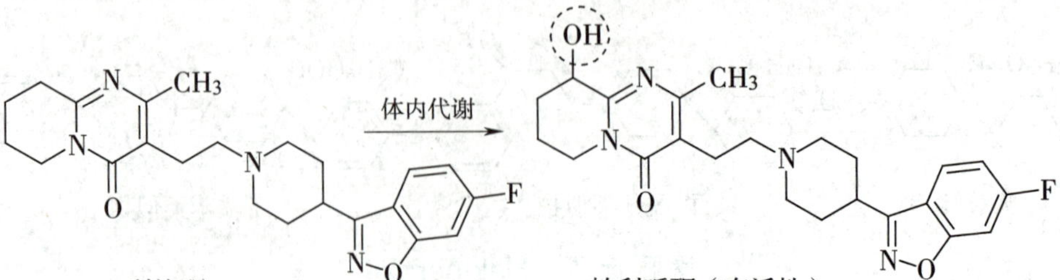

利培酮　　　　帕利哌酮（有活性）

表 3-7　非经典抗精神病药物

类别	药物	作用及应用特点
二苯丁基哌啶类	五氟利多（Penfluridol）	为长效口服抗精神病药，药理作用类似氟哌啶醇，抗精神病作用起效慢、持续时间久，适用于急、慢性精神分裂症，尤其适用于慢性患者，对幻觉、妄想、退缩均有较好疗效。副作用以锥体外系反应最常见
苯甲酰胺类	舒必利（Sulpiride）	对紧张型精神分裂症疗效高、起效快，有“药物电休克”之称。可减轻患者幻觉和妄想症状；对情绪低落，忧郁，顽固性恶心、呕吐等症状有治疗作用；其锥体外系副反应较少
二苯并二氮䓬类	氯氮平（Clozapine）	第一个非经典的抗精神病药，为一广谱神经安定药，作用强，起效迅速，多在1周内见效。主要用于其他抗精神病药无效或锥体外系反应明显的患者，对Ⅰ型和Ⅱ型精神分裂症患者都有效，锥体外系反应毒副作用较轻，但可引起粒细胞减少，严重者可致粒细胞缺乏（女性多于男性）。可诱发躁狂，躁狂患者禁用
其他类	利培酮（Risperidone）	口服吸收快而完全，为第二代非经典抗精神病药物，适于治疗首发急性及慢性患者，已成为治疗精神分裂症的一线药物。较少锥体外系反应及迟发性运动障碍等毒副作用

三、抗抑郁症药 微课3

抑郁症（depression）是由各种原因引起的以心情低落为主要症状的一种疾病。表现为兴趣丧失、自罪感、注意困难、食欲下降和自杀观念等，并有其他认知、行为和社会功能异常，患病率高，复发率高，致残率高。据WHO统计，全球约有3.5亿人正在遭受抑郁症的折磨，且发病率逐年攀升，带来严重的社会经济负担。抗抑郁症药（antidepressants）主要通过提高中枢单胺递质功能或降低受体敏感性从而达到治疗目的。

实例分析 3-4

实例　抑郁症还有一个伤感的名字——海明威综合征。荣获1954年诺贝尔文学奖的美国著名作家海明威，以中篇小说《老人与海》闻名于世。1960年，海明威被诊断患有抑郁症，医生对他采用电击治疗，而痛苦的电疗严重伤害了他的记忆力。1961年7月2日早晨，61岁的海明威用一颗子弹终结了自己的生命。

讨论　1. 抑郁症与自杀有何关联？

2. 医生为什么采用痛苦的电击疗法？

3. 如果海明威生活在现在，结局会有所不同吗？

答案解析

目前根据作用机制不同，抗抑郁药可分为，去甲肾上腺素（NA）再摄取抑制剂（新三环类抗抑郁药）、选择性5-羟色胺（5-HT）再摄取抑制剂（selective serotonin reuptake inhibitors，SSRIs）、5-HT和NA再摄取双重抑制剂（selective serotonin and norepinephrine reuptake Inhibitors，SSNRIs）、NA能和特异性5-HT能抗抑郁药（noradrenergic and specific serotonergic antidepressants，NaSSA）和单胺氧化酶抑

制剂（monoamine oxidase inhibitors，MAOIs）。大多以单胺假说作为抑郁症发病机制，并在此基础上建立动物模型筛选药物，所以在药理作用、临床应用和不良反应等方面有较多相似之处。各类药物及作用特点见表3-8。

表3-8　各类抗抑郁代表药物的作用特点

分类	代表药物	作用特点
三环类抗抑郁药（TCAs）	丙米嗪、阿米替林、氯米帕明、多塞平	非选择性单胺摄取抑制剂，主要抑制 NA 和 5-HT 的再摄取，从而增加突触间隙递质的浓度，促进突触传递功能而发挥抗抑郁作用
选择性 5-HT 再摄取抑制剂（SSRIs）	氟西汀、帕罗西汀舍曲林、氟伏沙明	抑制突触前膜 5-HT 的再摄取，增加突触间隙内 5-HT 的浓度，提高 5-HT 能神经的传导
5-HT 和 NA 再摄取双重抑制剂（SSNRIs）	文拉法辛、度洛西汀	能同时阻滞 5-HT 和 NA 的再摄取，同时轻度抑制 DA 的摄取
NA 能和特异性 5-HT 能抗抑郁药（NaSSA）	米氮平	拮抗 NA 前膜 α_2受体，阻断负反馈机制，促进中枢 NA 释放；拮抗 5-HT 后膜 α_2受体，增加 5-HT 的释放。
单胺氧化酶抑制剂（MAOIs）	吗氯贝胺、异丙肼苯乙肼	抑制中枢神经末梢 MAO，使单胺类递质分解减少，从而增强单胺递质功能，发挥抗抑郁作用

（一）去甲肾上腺素（NA）再摄取抑制剂

主要为三环类抗抑郁药，其应用始于20世纪50年代末，是第一代三环类抗抑郁药，因其化学结构中含有由一个中央杂环与2个苯环连接构成的三环，并具有一叔胺或仲胺侧链，故称为三环类抗抑郁药（Tricyclic Antidepressants，TCAs）。从化学结构上可分为二苯并氮䓬类、二苯并环庚二烯类及二苯并氧氮杂䓬类。

1. 二苯并氮䓬类　丙米嗪（Imipramine）可看作是利用生物电子等排原理，由吩噻嗪类分子的结构修饰而得到的。氯米帕明（Clomipramine）是由丙米嗪2位引入氯原子而得，其结构修饰见图3-9。

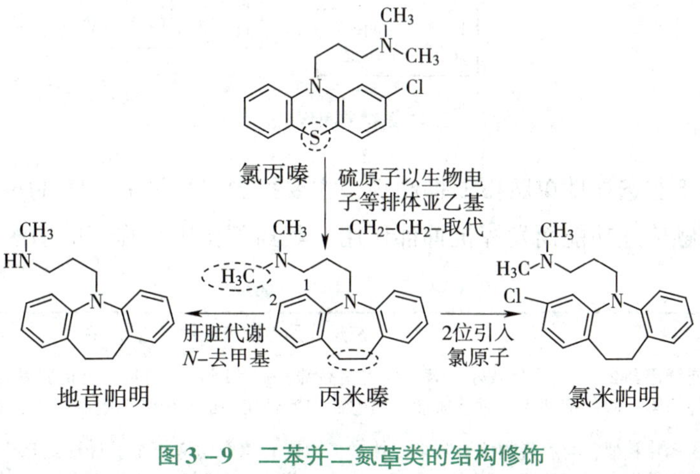

图3-9　二苯并二氮䓬类的结构修饰

2. 二苯并环庚二烯类　采用生物电子等排体原理，将丙米嗪的氮原子以碳原子取代，并通过双键与侧链相连，便形成二苯并环庚二烯类抗抑郁药。其代表药物是阿米替林（Amitriptyline，图3-10）。

盐酸阿米替林（Amitriptyline Hydrochloride）　本品具有双苯并稠环共轭体系并且侧链含有脂肪族叔胺结构，对日光较敏感，易被氧化，故在生产及贮存保管中均需避光。在生产中金属离子能催化本品降解，加入金属离子螯合剂 EDTA-2Na 可增加稳定性；此外，在注射剂生产中所使用的安瓿质量对制剂的稳定性也有影响。

3. 二苯并氧氮䓬类 将阿米替林中的碳原子用氧原子取代得到二苯并氧氮䓬结构，其代表药物多塞平（Doxepin，图 3-10）。

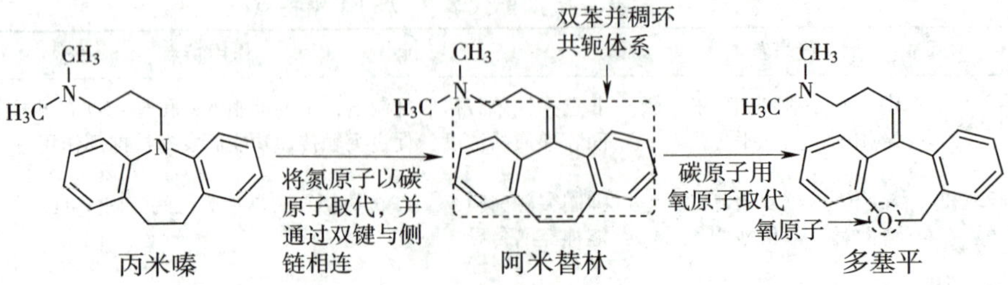

图 3-10 丙米嗪的的结构修饰

研究表明，三环类药物结构中的两个苯环处于非共平面，这在吩噻嗪类抗精神病药物中也曾提到。三环类母核的非共平面性与药物的生理活性有关，而中间环为七元环的三环类化合物分子扭曲程度更大，抑制 NA 再摄取作用较强，因而精神松弛作用较强，适用于治疗抑郁症。

侧链末端氨基的结构也影响药物的抗抑郁作用。以丙米嗪为例，它是以氨基的质子化形式发生作用的，其甲基的立体效应是极其重要的因素，若换成乙基、丙基则失去作用。丙米嗪在体内代谢脱去一个甲基形成属于仲胺类的地昔帕明（Desiparamine），其抑制 NA 再摄取作用强于丙米嗪，这个现象在阿米替林（Amitriptyline）等药物中同样存在，可见这类药物分子具有与 NA 侧链部分相同的仲胺，对抑制 NA 的再摄取作用更强。该类药物的构-效关系如图 3-11 所示。

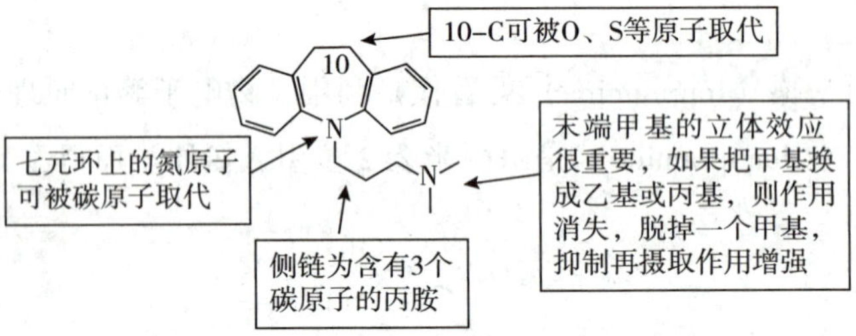

图 3-11 三环类抗抑郁药的构-效关系

三环类抗抑郁药属于非选择性单胺摄取抑制剂，主要抑制 NA 和 5-HT 的再摄取，从而增加突触间隙递质的浓度，促进突触传递功能而发挥抗抑郁作用。其药理作用与临床应用的比较见表 3-9。

表 3-9 三环类抗抑郁药物

药物	药理作用与临床应用
丙米嗪	抑郁症患者连续用药 2~3 周后疗效才显著，使情绪高涨，症状减轻；同时具有抗胆碱作用和心血管系统副作用。可用于治疗各种原因引起的抑郁症，对遗尿症、焦虑症和惊恐症等也有效。前列腺肥大、青光眼患者禁用
阿米替林	药理特性与丙米嗪相似，与后者相比，阿米替林对 5-HT 再摄取的抑制作用明显强于对 NA 再摄取的抑制，镇静作用和抗胆碱作用也较强。用于治疗各种抑郁症，尤其是焦虑性或激动性抑郁症。不良反应与丙米嗪相似但更严重
氯米帕明	具有起效快的特点，它同时还能抗焦虑。在肝脏代谢生成活性的代谢产物去甲氯米帕明，其血药浓度是原药的 2 倍，亦具有抑制 NA 再摄取的作用。适用于焦虑症、惊恐症和遗尿症等，是治疗强迫症的首选药物
多塞平	是顺式及反式异构体的混合物，其中顺式异构体抑制 5-HT 再摄取的活性较强，反式异构体抑制 NA 再摄取的活性较优。作用与丙米嗪相似，抗抑郁作用比后者弱，抗焦虑作用强，镇静作用和对血压的影响也比丙米嗪强，但对心脏影响较小。对伴有焦虑症状的抑郁症疗效最佳，也可用于消化性溃疡

（二）选择性5－羟色胺（5－HT）再摄取抑制剂

是目前抗抑郁新药开发最多的一类，与TCAs的结构不同，但对5－HT再摄取的抑制作用选择性强，对其他递质和受体作用甚微，保留了与TCAs相似的疗效并克服了TCAs诸多不良反应，比较安全，已成为第一线抗抑郁药。

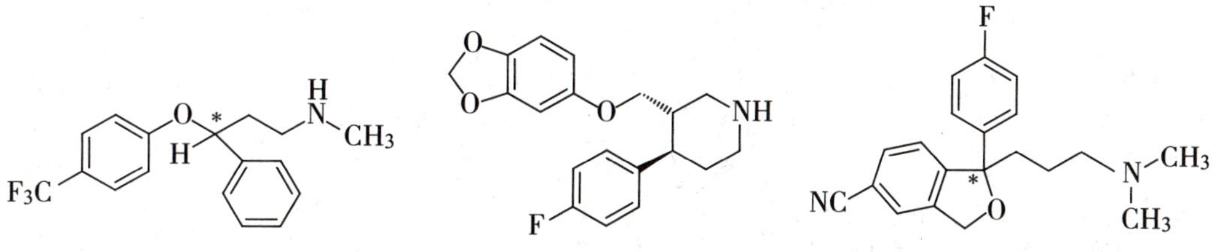

氟西汀　　帕罗西汀　　西酞普兰

氟西汀（Fluoxetine）　是一种强效选择性5－HT摄取抑制剂，抑制5－HT摄取作用比抑制NA摄取作用强200倍。口服易吸收，在肝脏代谢生成去甲基代谢产物去甲氟西汀，仍具有活性，其活性与原形相同，但$t_{1/2}$较长。治疗抑郁症、神经性贪食症。不良反应偶见恶心、呕吐、头痛、乏力、失眠、厌食、体重下降、震颤和惊厥等，肝、肾功能不全者慎用，心血管疾病和糖尿病患者亦应慎用。禁与MAOIs合用，避免显著升高脑内5－HT水平而致5－HT综合征，表现为不安、肌阵挛、腱反射亢进、多汗、腹泻、高热等，严重者可致死。氟西汀需停药5周才能换用MAOIs，其他SSRIs需2周。

帕罗西汀（Paroxetine）　为强效、高选择性5－HT再摄取抑制剂，增加突触间隙递质浓度而发挥抗抑郁症的作用，无认知功能或精神运动性障碍。口服易吸收，其抗抑郁疗效与TCAs相当，而抗胆碱、体重增加、对心脏影响及镇静等副作用均较TCAs弱。可用于治疗各种类型的抑郁症，对严重抑郁症以及其他抗抑郁药治疗无明显疗效者仍有效。常见不良反应为口干、便秘、视力模糊、头痛、震颤及恶心等。停用时可出现停药反应。

西酞普兰（Citalopram）　对于5－HT再摄取抑制作用强，选择性更高，对其他神经递质及其受体的影响较小，不影响认知和精神运动性行为。尤其适用于躯体疾病伴发抑郁且需多种药物合用者，如脑卒中后抑郁。主要不良反应是出汗、嗜睡、口干、恶心等。

艾司西酞普兰（Escitalopram）　于2002年8月由美国FDA批准上市。本品为外消旋西酞普兰的左旋对映体，主要作用为选择性抑制5－HT再摄取，而对NA和DA再摄取作用微弱，其作用为西酞普兰右旋对映体作用的100倍。临床用于重症抑郁症和广泛性焦虑症的治疗。药物不良反应有失眠、恶心、便秘、多汗、口干、疲劳、头痛、嗜睡、焦虑等，偶见躁狂或低钾血症，有惊厥史者慎用。

（三）5－HT和NA再摄取双重抑制剂

与SSRIs类抗抑郁药物相比，5－HT和NA再摄取双重抑制剂（SNRIs）不仅能直接抑制5－HT及NA的再摄取，还能间接提高突出间隙的DA水平，因此，与SSRIs相比，SNRIs能显著地改善患者认知症状及恢复内在驱动力，能增强NA对疼痛的控制作用，对于治疗抑郁伴疼痛感疾病时更有优势。SNRIs对NA、DA、5－HT均有作用，能更好地改善抑郁症，残留症状少，尤其是在兴趣、疲劳、犹豫不决等与NA、DA相关的症状方面比SSRIs更有效。SNRIs类抗抑郁药物的单剂治愈率普遍高于SSRIs类。

文拉法辛（Venlafaxine）具5－HT和NA再摄取双重抑制作用，是第一个SNRIs类抗抑郁药物，抗抑郁作用与TCAs相似或更强，但不良反应较少，用于治疗焦虑性抑郁症，对中度和重度抑郁症治疗效果都较好。*O*－去甲文拉法辛（地文拉法辛，Desvenlafaxine）是其体内主要活性代谢物，与文拉法辛药理活性相当。文拉法辛常见不良反应有恶心、头痛、嗜睡、口干、头晕和失眠等，也可见焦虑、性功能障碍、与剂量相关的血压升高。长期服用文拉法辛突然停药可能会出现撤药综合征。

度洛西汀（Duloxetine）是神经元 NA 和 5 – HT 再摄取的强抑制剂，对 DA 再摄取的抑制作用相对较弱。用于治疗抑郁症、广泛性焦虑障碍和慢性肌肉骨骼疼痛。药物不良反应与文拉法辛相似，但与文法拉辛相比，度洛西汀引起的心血管反应相对较轻，且戒断反应相对少很多。

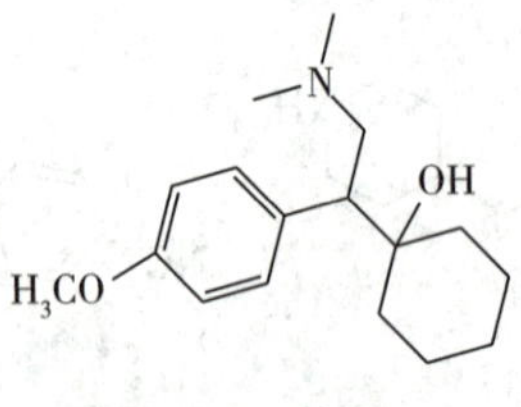

文拉法辛

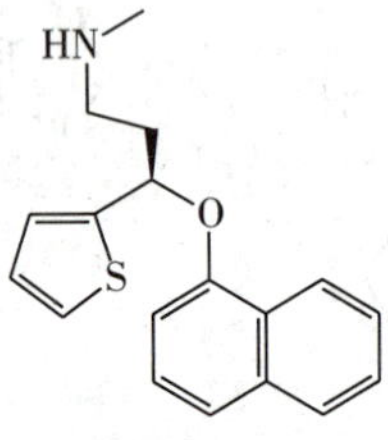

度洛西汀

（四）NA 能和特异性 5 – HT 能抗抑郁药

米氮平（Mirtazapine）是全球第一个 NA 能和 5 – HT 能的抗抑郁药，1996 年获美国 FDA 批准，已在 70 多个国家临床使用。能同时拮抗中枢突触前膜 α_2 受体和突触后膜的 5 – HT_2 和 5 – HT_3 受体，从而增加 NA 和 5 – HT 的释放。由于对组胺 H_1 受体亲和力较高，因此还具有特异性的镇静作用。该药有较好的耐受性，几乎无抗胆碱能作用，对心血管系统无影响。临床广泛用于治疗各种抑郁症，对于精神运动性抑郁、睡眠不好以及体重减轻症状都有很好的疗效。常见不良反应有食欲增加、体重增加等，严重的也有可能会出现躁狂症，惊厥，身体浮肿等症状。本药在用药 1 ~ 2 周后起效。

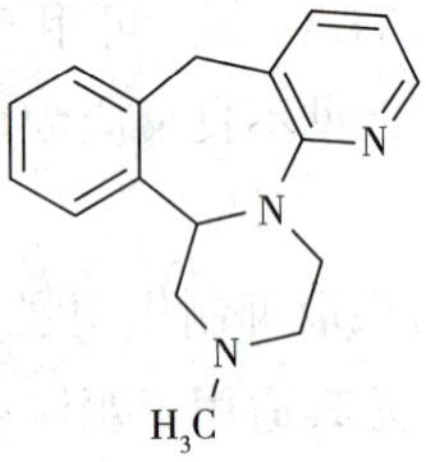

米氮平

（五）单胺氧化酶抑制剂

单胺氧化酶（MAO）是一种催化体内单胺类递质代谢失活的酶，单胺氧化酶抑制剂（MAOIs）可通过抑制 NA、5 – HT 等的代谢失活，减少脑内 NA 和 5 – HT 的氧化脱胺代谢，使脑内神经递质 NA 或 5 – HT 浓度增加，有利于突触的神经传递而达到抗抑郁的效果。

单胺氧化酶抑制剂异丙异烟肼（Iproniazid）是第一个临床应用的抗抑郁药，原本用于结核病的治疗。Nathan Kline 偶然发现该药具有提高患者精神状态的副作用。受其启发，后来又合成了苯乙肼（Phenelzine）、异卡波肼（Isocarboxazid）等，这些药物对 MAO 具有不可逆的抑制作用，副作用与毒性较大，特别是肝脏和心脏毒性，限制了其在临床上的应用。

后来发现，脑内 MAO 有 MAO – A 和 MAO – B 两种亚型，其中 MAO – A 与 NA 和 5 – HT 的代谢脱胺有关系，被认定是抗抑郁的主要靶点，由此发展了一类新型选择性的 MAO – A 抑制剂，吗氯贝胺（Moclobemide）和托洛沙酮（Toloxatone）是该类抗抑郁药的代表药物。

吗氯贝胺（Moclobemide） 为特异性 MAO – A 的可逆性抑制剂。临床适用于各种抑郁症，尤其是不典型抑郁、重症抑郁以及有焦虑惊恐的抑郁等。TCAs 治疗无效者也可试用。口服吸收快而完全，分布广，几

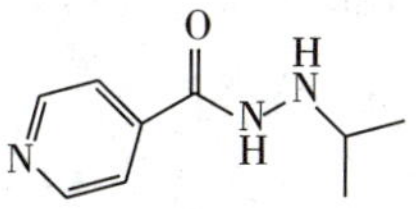
异丙异烟肼

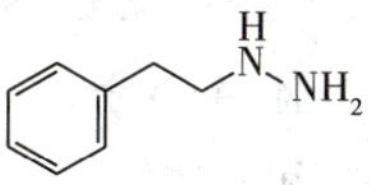
苯乙肼

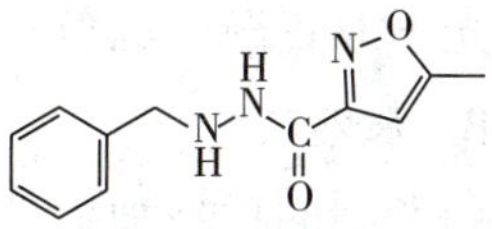
异卡波肼

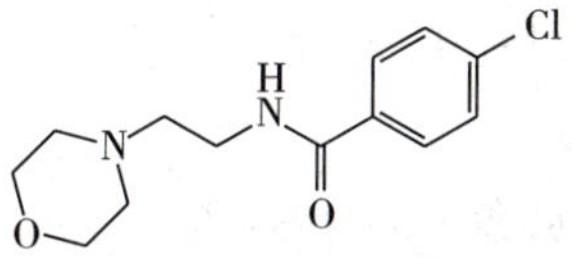
吗氯贝胺

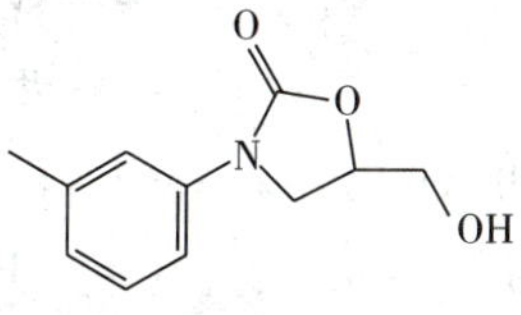
托洛沙酮

乎全部由肝脏代谢。本品无催眠副作用，与不可逆酶抑制剂相比，停药后 MAO 活性恢复快，不良反应轻。常见不良反应为头痛、头晕、出汗、心悸、直立性低血压和体重增加等。MAOIs 禁止与其他抗抑郁药合用，以免引起 5 - HT 综合征。MAOIs 在停用 2 周后才能换用其他抗抑郁药。一般不作为首选药。

目标检测3-3

答案解析

一、单选题

1. 吩噻嗪第 2 - 位上为哪个取代基时其安定作用最强

A. －H　　B. －Cl　　C. $-COCH_3$　　D. $-CF_3$　　E. $-CH_3$

2. 盐酸氯丙嗪不具备的性质是

A. 溶于水、乙醇或三氯甲烷　　B. 含有易氧化的吩嗪母环

C. 遇硝酸后显红色　　D. 与三氧化铁试液作用，显蓝紫色

E. 在强烈日光照射下，发生严重的光化毒反应

3. 将奋乃静制成长链脂肪酸酯的前药的目的是

A. 提高稳定性　　B. 增强选择性　　C. 延长作用时间

D. 降低毒副作用　　E. 改善溶解度

4. 氯丙嗪的化学结构是

A. 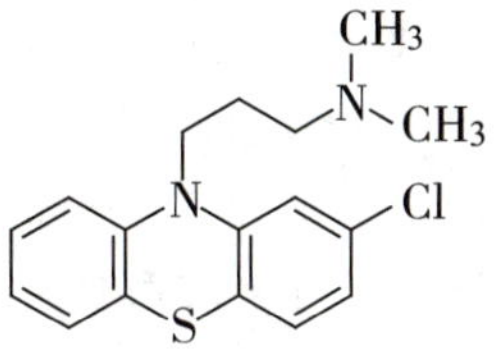

B. 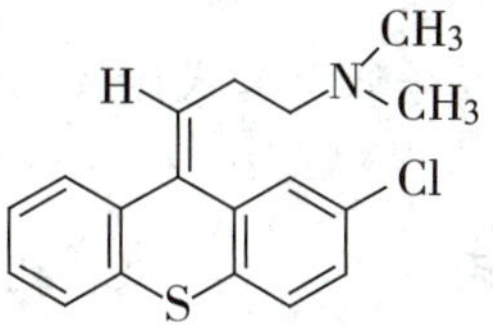

C. 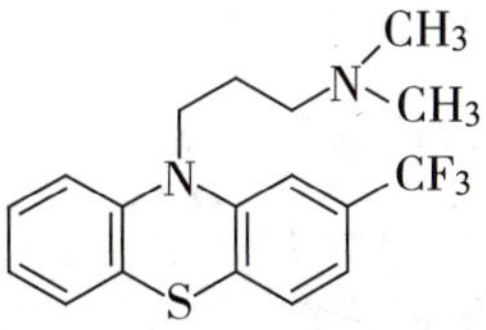

D. 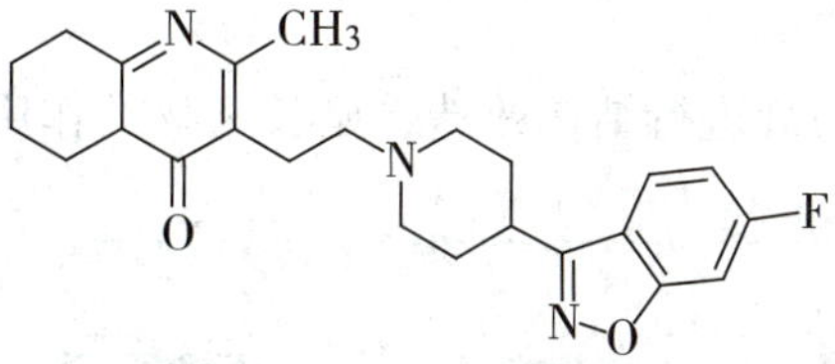

E. 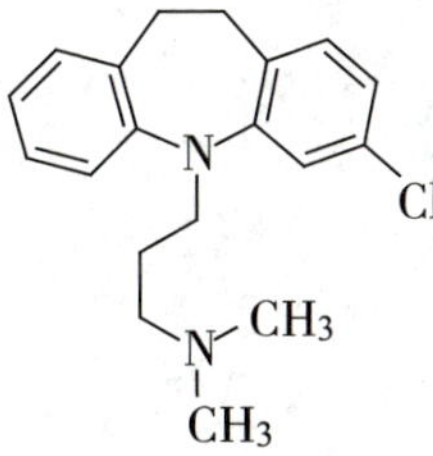

5. 奋乃静在空气中或日光下放置渐变红色，分子中不稳定的结构部分为
A. 羟基　B. 哌嗪环　C. 侧链部分　D. 苯环　E. 吩噻嗪环
6. 氟哌啶醇属于哪种结构类型的抗精神失常药物
A. 吩噻嗪类　B. 硫杂蒽类　C. 丁酰苯类
D. 苯酰胺类　E. 二苯并二氮（䓬）类
7. 盐酸氟西汀属于哪一类抗抑郁药
A. 去甲肾上腺素重摄取抑制剂　B. 单胺氧化酶抑制剂
C. 阿片受体抑制剂　D. 5 - 羟色胺再摄取抑制剂
E. 5 - 羟色胺受体抑制剂
8. 氯丙嗪用药数月，患者可出现
A. 恶性高热　B. 血压升高　C. 室颤
D. 药源性帕金森综合征　E. 成瘾
9. 丙米嗪的临床应用是
A. 抗抑郁　B. 抗焦虑　C. 抗精神病　D. 抗躁狂　E. 镇吐

二、多选题

1. 以下药物哪些属于三环类抗精神失常药
A. 盐酸氯丙嗪　B. 盐酸丙米嗪　C. 盐酸阿米替林　D. 奋乃静　E. 氟哌啶醇
2. 属于 5 - 羟色胺重摄取抑制剂的药物有
A. 文拉法辛　B. 阿米替林　C. 氟西汀　D. 西酞普兰　E. 舍曲林
3. 在下列精神病药物中，属于非典型抗精神病药物的是
A. 氟哌啶醇　B. 氯氮平　C. 奋乃静　D. 舒必利　E. 利培酮
4. 氯丙嗪对体温调节影响的特点是
A. 抑制下丘脑体温调节中枢，使体温调节失灵
B. 使机体体温随环境温度变化而升降
C. 不影响正常人体温
D. 在物理降温的配合下可略降正常体温
E. 与某些中枢抑制剂合用可降低患者代谢及组织耗氧量
5. 冬眠合剂的药物组成包括
A. 哌替啶　B. 异丙嗪　C. 氯丙嗪　D. 吗啡　E. 阿司匹林

三、简答题

如何对奋乃静进行结构改造，延长药物的作用时间？

书网融合……

知识回顾　微课 1　微课 2　微课 3

第四节　抗帕金森病药和抗阿尔茨海默病药

PPT

帕金森病（Parkinson disease，PD）和阿尔茨海默病都属中枢神经系统退行性疾病，虽然这类疾病的病因及病变的部位各不相同，但病理表现为脑和（或）脊髓发生神经元退行性变性、脱失，且伴有神经细胞大量凋亡。

知识链接

世界帕金森病日

欧洲帕金森病联合会从1997年开始，将每年的4月11日定为“世界帕金森病日”，以此纪念最早描述这种疾病的英国内科医生詹姆斯·帕金森博士，这天是他的生日。世界卫生组织（WHO）赞助并全力支持了世界帕金森病日及欧洲联合会纲领。这一活动的宗旨在于，促使帕金森病患者、他们的家人、专业医疗人员共同努力，不仅让帕金森病家喻户晓，而且要提高公众的关注程度。世界各国纷纷在纪念日这一天举办了相应的庆祝活动。

一、抗帕金森病药

帕金森病也称震颤麻痹，是一种常见的中老年神经系统变性疾病，是锥体外系功能紊乱引起的一种慢性中枢神经系统退行性疾病。该病典型临床症状为静止震颤、肌肉僵直、运动迟缓和姿势反射受损，严重者伴有记忆障碍和痴呆。该病的病变主要位于脑部的黑质、纹状体及黑质－纹状体多巴胺能神经通路上。黑质负责制造并储存神经递质多巴胺（dopamine，DA），黑质－纹状体通路向纹状体输送DA。DA为纹状体的抑制性神经递质，乙酰胆碱（acetylcholine，ACh）为纹状体的兴奋性神经递质。正常情况下，这两种递质处于一种动态平衡，在维持锥体外系功能上起着重要的作用。而帕金森病患者由于黑质病变，DA合成减少，使纹状体中的DA减少，而ACh含量不变，破坏了DA与ACh之间的平衡，最终表现为DA的功能减弱，ACh的功能相对增强，因而产生帕金森病的种种症状。随着人口的老龄化，其发病率呈逐年上升趋势，给家庭和社会都造成了负担。

目前药物治疗并不能完全治愈PD，但合理用药可显著改善患者的生活质量。根据其作用机制，将抗PD药分为拟DA药和中枢抗胆碱药两类，两类药物合用可增强疗效。两类药物治疗作用的基础在于恢复DA能和ACh能神经系统功能的平衡状态。

实例分析3－5

实例　帕金森病是一种常见的神经功能障碍疾病，目前尚不能治愈，被称为“沉默杀手”。邓小平、巴金（著名文学家）、陈景润（著名数学家）、阿里（拳王）、凯瑟琳·赫本（4次奥斯卡影后）、约翰·保罗二世（罗马教皇）等都是帕金森病患者。

讨论　1. 帕金森病症状？发病机制有哪些？

2. 如何设计帕金森病治疗药物？

答案解析

（一）拟多巴胺药

常用药物包括多巴胺前体药物（左旋多巴）、多巴脱羧酶（AADC）抑制剂（卡比多巴和苄丝肼等）、多巴胺受体激动药（溴隐亭、罗匹尼罗等）、促多巴胺释放剂（金刚烷胺）、多巴胺加强剂（司来吉兰、恩替卡朋等）等。

1. 多巴胺前体药物 由于DA碱性较强，在体内生理pH条件下以离子形式存在，不能透过血-脑屏障进入中枢，因此不能直接供药用。而DA的生物前体左旋多巴，虽然本身无药理活性，由于其碱性较弱，在体内不能完全离子化，因此能以分子形式透过血-脑屏障，在脑内转化为DA补充脑内DA发挥药理作用。

左旋多巴 Levodopa 微课

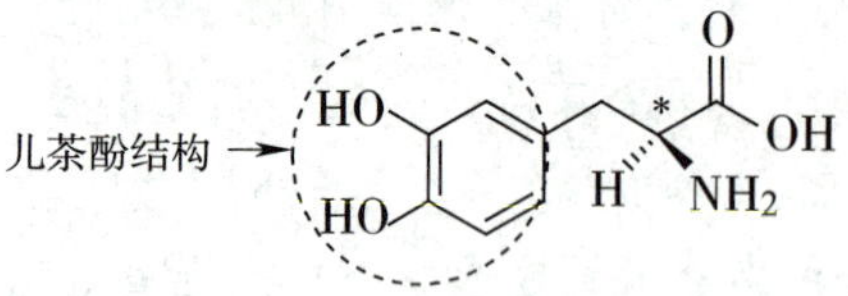

【化学名】（-）-3-（3,4-二羟基苯基）-L-丙氨酸。

【性状】本品为白色或类白色的结晶性粉末；无臭。在水中微溶，在乙醇、三氯甲烷或乙醚中不溶；在稀酸中易溶。

【稳定性】本品含儿茶酚结构，极易被空气中的氧氧化变色。其水溶液久置后，可变黄、红紫，直至黑色，高温、光照、碱及金属离子可加速其变色。因此本品注射液在生产中应避免高温，避光，不与金属的器皿接触，注射液中加抗氧剂L-半胱氨酸盐酸盐，如变黄则不能供临床使用。

【鉴别】①本品加盐酸溶液溶解，加$FeCl_3$试液，即显绿色。分取溶液加过量的稀氨溶液，即显紫色；剩余的溶液中加过量的NaOH试液，即显红色。②本品加水溶解后，加1%茚三酮溶液，置水浴中加热，溶液渐显紫色。

【药理作用与临床应用】

（1）治疗PD　左旋多巴治疗PD的作用机制是其在脑内转变为DA，补充了纹状体中DA的不足，抑制胆碱能神经元的功能。用于各种类型的PD患者，无论年龄、性别差异和病程长短均适用，但对吩噻嗪类等抗精神病药所引起的帕金森综合征无效。其作用特点为：①疗效与黑质-纹状体病损程度相关，轻症或较年轻患者疗效好，重症或年老体弱者疗效较差；②对肌肉僵直和运动困难的疗效好，对肌肉震颤的疗效差；③起效慢，用药2~3周体征改善，1~6月后疗效最强。

（2）治疗肝性脑病　左旋多巴能使肝性脑病患者的意识从昏迷转变为清醒，但不能改善肝功能，故不能根治。

知识链接

如何减少左旋多巴的不良反应

口服入血后95%以上的左旋多巴被外周的L-芳香族氨基酸脱羧酶（L-amino acid decarboxylase，AADC）脱羧生成DA，而外周的DA不能透过血-脑屏障，只能在外周组织中成为产生不良反应的根源。大约仅有1%的原形药物能进入脑循环，在脑内转变为DA而发挥治疗作用。实际中主要通过以下两种措施减少左旋多巴的不良反应。

1. 与AADC抑制剂合用，使左旋多巴在外周的代谢减少，血浆左旋多巴的水平提高，血浆$t_{1/2}$延长，更多的有效成分进入脑内。同时给予 AADC 抑制剂可将左旋多巴的用量减少 75%。

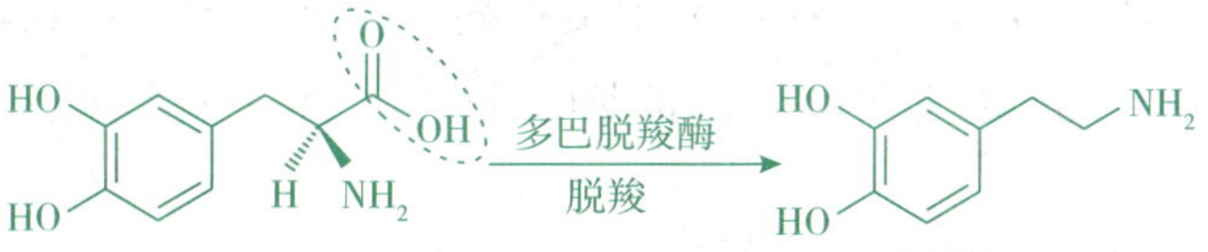

2. 利用前药原理，将左旋多巴制成左旋多巴乙酯增加其稳定性，进入体内，经十二指肠迅速水解为左旋多巴加以应用。

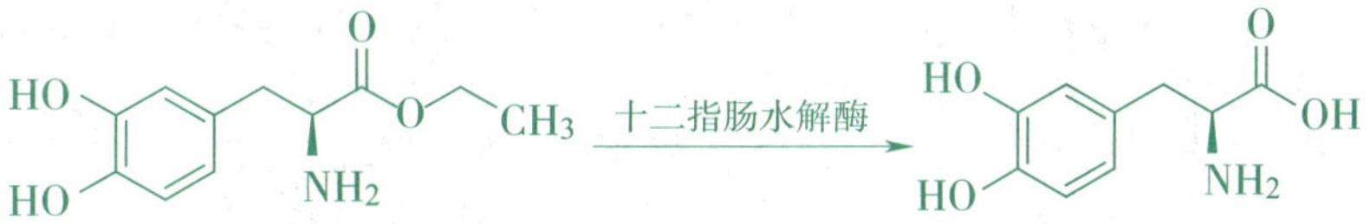

【**不良反应**】左旋多巴的不良反应大多是由于左旋多巴在体内生成的 DA 所引起的。①胃肠道反应：治疗早期可出现厌食、恶心、呕吐或上腹部不适，偶见消化性溃疡出血和穿孔。②心血管反应：部分患者早期出现轻度直立性低血压，部分患者感到头晕，偶见晕厥，继续用药症状减轻；此外，由于 DA 兴奋 β 受体，可引起心律失常。③不自主运动：约有一半的患者在长期用药后出现异常的不自主运动，包括面舌抽搐、怪相、摇头及躯干的摇摆运动。长期服用左旋多巴，部分患者可出现“开－关”现象（on－off phenomena），即患者突然多动不安（开），而后又出现肌强直运动不能（关），两种现象可交替出现，严重妨碍患者的日常活动。④精神障碍：引起幻觉、妄想、躁狂、失眠、焦虑、噩梦和情感抑郁等。

2. 氨基酸脱羧酶抑制剂　不易进入中枢，仅抑制外周左旋多巴转化为 DA，使循环中左旋多巴含量增加 5~10 倍，因而进入中枢的左旋多巴的量也增多，与左旋多巴合用，既可减少左旋多巴的用量，又可降低左旋多巴对心血管系统的不良反应。

临床常用的 AADC 抑制剂有卡比多巴和苄丝肼，与左旋多巴制成复方制剂合用。

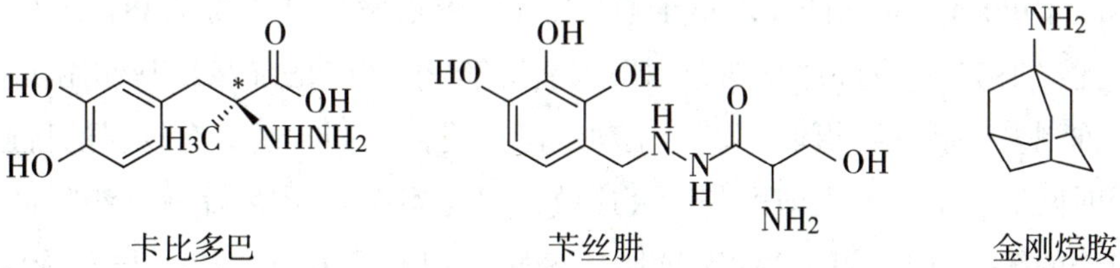

卡比多巴　　苄丝肼　　金刚烷胺

卡比多巴（Carbidopa）是 α－甲基多巴肼的左旋体，是左旋多巴增效药。卡比多巴有较强的 AADC 抑制作用，不能透过血－脑屏障。单独应用卡比多巴无治疗作用。和左旋多巴合用时，可减少左旋多巴在外周组织脱羧，使较多的左旋多巴到达黑质－纹状体而发挥作用，从而提高左旋多巴的疗效。本品与左旋多巴组成的复方制剂称为心宁美（Sinemet），混合比例为 1∶4 或 1∶10。

即学即练 3－4

答案解析

左旋多巴与卡比多巴组成复方制剂心宁美，可以使

A. 左旋多巴排泄加快　　B. 左旋多巴排泄减慢

C. 左旋多巴代谢加快　　D. 增加外周 DA 生成

E. 使更多的左旋多巴进入脑内，提高利用率

3. 多巴胺受体激动药 多巴胺受体有5种亚型，D_1和D_5亚型位于突触后膜，D_2、D_3和D_4亚型分别位于突触前膜和突触后膜，其中D_2受体的变化是帕金森病受体病理改变中最主要的病变。目前应用的多巴胺受体激动药可分为两大类，即麦角碱类和非麦角碱类多巴胺受体激动药。

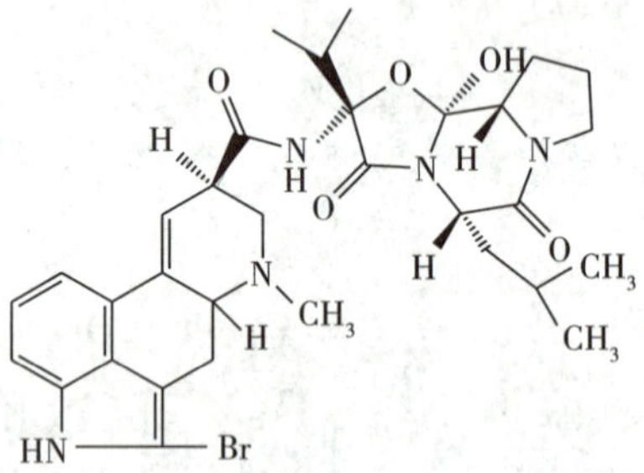

溴隐亭

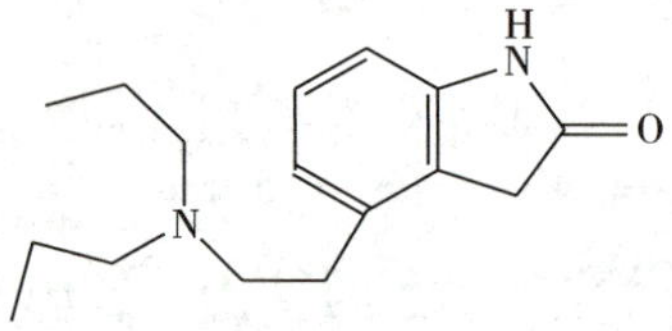

罗匹尼罗

溴隐亭（Bromocriptine） 是半合成的麦角碱化合物，为多巴胺D_1和D_2受体的部分激动药。美国最早将溴隐亭作为催乳素抑制药用于临床，后来发现对PD有治疗作用。小剂量首先激动结节－漏斗通路D_2受体，抑制催乳素的生长激素分泌，用于治疗溢乳－闭经综合征和肢端肥大症；较大剂量可激动黑质－纹状体通路的D_2受体，与左旋多巴合用比单用效果好，能减少症状波动。该药必须有一定量的内源性DA存在才对PD起作用。常有恶心、呕吐、头痛、头晕、发力、肢体水肿等不良反应，还可以出现低血压、运动障碍、多动症和精神障碍；大量长期应用可引起胸膜、肺、腹膜纤维化。随着新型DA受体激动药的开发和应用，溴隐亭已被其他DA受体激动药所替代。

罗匹尼罗（Ropinirole） 是一种选择性非麦角碱类多巴胺D_2受体激动药，可直接激动纹状体多巴胺受体，从而改善运动迟缓、僵直和震颤及抑郁情绪，提高患者的日常生活能力，也可减轻长期使用左旋多巴而产生的并发症。相对于溴隐亭，该药耐受性好，胃肠道反应较小，也没有致肺纤维化的副作用，临床上越来越多地作为PD的早期治疗药物。

4. 促多巴胺释放剂

金刚烷胺（Amantadine） 本品的发现早于DA受体，偶然发现可作为抗PD药物。其可作为抗病毒药用于预防A_2型流感。1972年意外地发现金刚烷胺能缓解PD患者的症状。其作用机制促使多巴胺能神经元释放多巴胺，抑制多巴胺的再摄取，直接激动多巴胺受体，同时还具有较弱的抗胆碱作用。本品用药后显效快，作用时间短，应用数天即可获最大疗效，但连用6～8周后疗效逐渐降低。对PD的肌肉僵直、震颤和运动障碍的缓解作用较强，优于抗胆碱药物，但不及左旋多巴。与左旋多巴合用有协同作用。长期应用可出现双下肢网状青斑。与抗胆碱药合用或有精神病史的患者可出现幻觉、精神错乱和噩梦，偶致惊厥，癫痫患者禁用。

5. 多巴胺加强剂 DA的体内代谢主要通过单胺氧化酶（MAO）、多巴胺β－羟化酶（DBH）和儿茶酚氧位甲基转移酶（COMT）进行。这三种酶的抑制剂都能降低脑内DA的代谢，从而提高脑内DA水平，称为多巴胺加强剂，对PD有治疗作用。目前临床使用的主要是单胺氧化酶抑制和儿茶酚氧位甲基转移酶抑制剂。

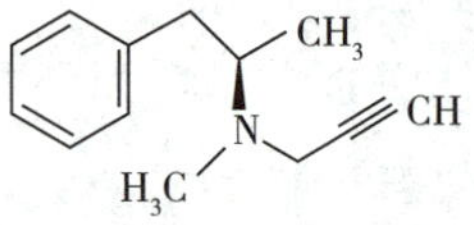

司来吉兰

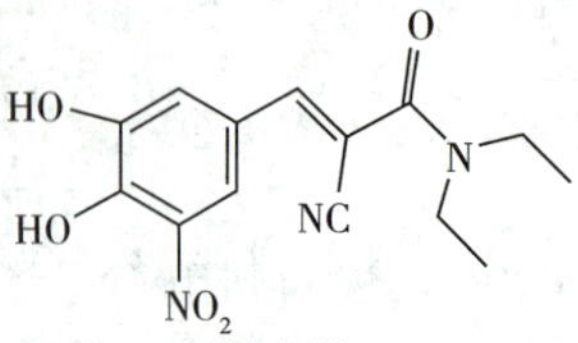

恩他卡朋

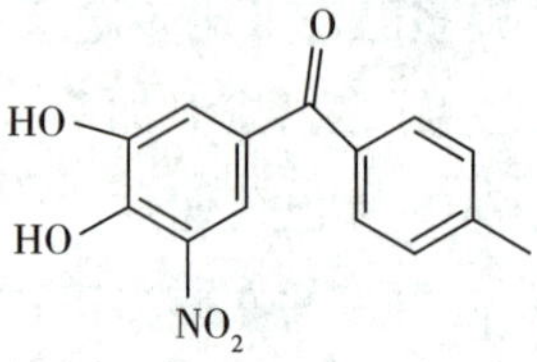

托卡朋

（1）MAO－B 抑制剂　人体内单胺氧化酶（MAO）分为 A、B 两型，MAO－A 主要分布在肠道，其功能是对食物、肠道和血液循环中的单胺进行氧化脱氨代谢；MAO－B 主要分布在黑质－纹状体，其主要功能是降解 DA。

司来吉兰（Selegiline），又称丙炔苯丙胺（Deprenyl），为不可逆性 MAO－B 抑制剂。低剂量（≤10mg/d）时对 MAO－B 有高度选择性抑制作用，具有温和的抗 PD 作用，与左旋多巴合用可增加疗效，降低左旋多巴用量减少外周副反应。大剂量（>10mg/d）亦可抑制 MAO－A，影响肠道和血液中 DA 和酪胺的代谢，可能会产生非选择性 MAOIs 所引起的高血压危象，应避免使用。代谢产物为苯丙胺和甲基苯丙胺，可引起焦虑、失眠、幻觉等精神症状。慎与哌替啶、TCAs 或其他 MAOIs 合用。

（2）COMT 抑制剂　早期用于临床的 COMT 抑制剂由于毒性大、特异性差、作用时间短，目前仅作为工具药用于体外药力学试验。近年来发现了选择性强、毒性小、高效的第二代 COMT 抑制剂，如恩他卡朋（Entacapone）、托卡朋（Tolcapone），能抑制左旋多巴和多巴胺的代谢，增强左旋多巴的疗效和延长作用时间。其中托卡朋是唯一能同时抑制外周和中枢 COMT 的药物，比恩他卡朋生物利用度高，半衰期长，COMT 抑制作用也更强。恩他卡朋仅抑制外周 COMT。二者均可明显改善病情稳定的 PD 患者日常生活能力和运动功能，尤其伴有症状波动的患者，但需注意的是，托卡朋主要不良反应为肝损害，甚至出现暴发性肝衰竭，因此仅适用于其他抗 PD 药物无效时，且应用时需严密监测肝功能。

（二）中枢抗胆碱药

在左旋多巴问世前的一个多世纪，抗胆碱药一直是治疗 PD 最有效的药物。目前抗胆碱药仅用于轻症或由于副作用、禁忌证不能耐受左旋多巴以及左旋多巴治疗无效的患者。此外，抗胆碱药与左旋多巴合用，可使半数以上的患者病情得到进一步改善。抗胆碱药对抗精神病药引起的帕金森病也有效。

盐酸苯海索　Benzhexol Hydrochloride

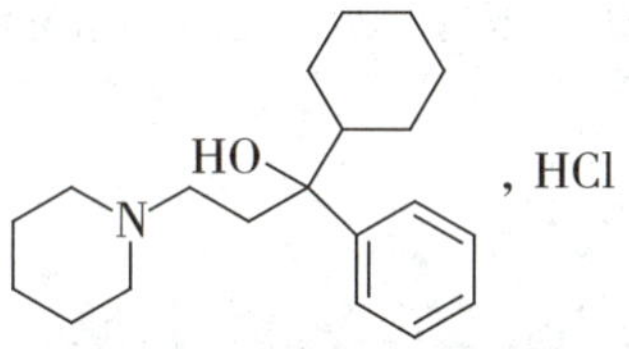

苯海索（安坦），口服易从胃肠道吸收，通过阻断胆碱受体而减弱黑质－纹状体通路中 ACh 的作用，抗震颤效果好，亦能改善运动障碍和肌肉强直，对僵直及运动迟缓的疗效较差。外周抗胆碱作用为阿托品的 1/10～1/3，不良反应与阿托品相似，但较轻。闭角型青光眼、前列腺肥大者慎用。对 PD 疗效有限，副作用较多，现已少用。

需要注意的是，有报道认为本类药物可能会加重 PD 患者伴有的痴呆症状，因此，伴有明显痴呆症状的 PD 患者应慎用本类药物。

二、抗阿尔茨海默病药

阿尔茨海默病是一种以记忆和认知功能进行性损害为特征的、多病因相关的神经退行性疾病。表现为记忆力、判断力、抽象思维能力的丧失。65 岁以上老年人患有的痴呆主要有阿尔茨海默病（Alzheimer Disease，AD）和血管性痴呆（vascular dementia，VaD）。AD 病程 3～20 年，确诊后平均存活 10 年，先有精神死亡，继之肉体死亡。

由于阿尔茨海默病的病因未明，尚无特效治疗药物，因此临床治疗效果不佳。近年来随着人们对老年神经生理、生化、药理等方面研究的不断深入，使抗阿尔茨海默病的药物治疗学开始有所进展，逐渐发现一些供临床选用主要针对治疗 AD 的药物。现有的药物治疗策略是增强中枢胆碱能神经功能，主要有胆碱酯酶抑制药（cholinesterase inhibitors，ChEIs）、兴奋性氨基酸受体阻断药及其他类。ChEIs 能够增加突触间隙乙酰胆碱含量，是治疗轻、中度 AD 的一线药物，除能改善 AD 患者认知功能、整体功能和日常功能外，对精神症状也有改善作用；也可用于治疗 VaD 和 AD 伴脑血管病，兴奋性氨基酸受体阻断药，即 *N* - 甲基 - D - 天冬氨酸（NMDA）受体阻断药。主要用于中重度痴呆的治疗，同时也是 AD 治疗的一线药物。可有效改善认知功能、全面能力、日常生活能力，并对重度痴呆者激越和攻击行为有一定改善作用，也可用于中重度 VaD 的治疗。其主要药物见表 3 - 10。

表 3 - 10　抗阿尔茨海默病药

药物名称及结构	作用及主要不良反应
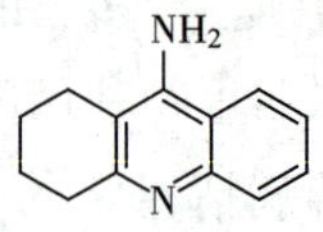 他克林（Tacrine）	第一代可逆性 ChEIs，具有高度脂溶性，易透过血 - 脑屏障。他克林是首个获得美国 FDA 批准用于治疗 AD 的 AChEI。但由于其不良反应较多，特别是肝毒性较大，已停用
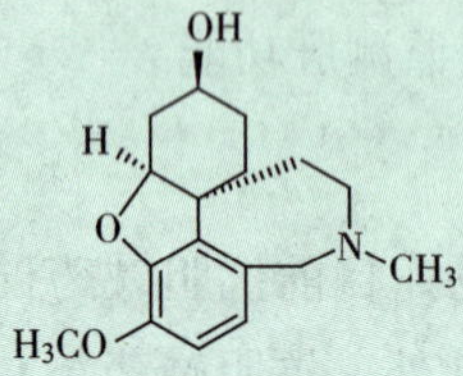 加兰他敏（Galantamine）	属于第二代可逆性 ChEIs。疗效与他克林相当，肝毒性小。本药可能成为 AD 治疗的首选药。主要不良反应为用药早期的恶心、呕吐及腹泻等胃肠反应
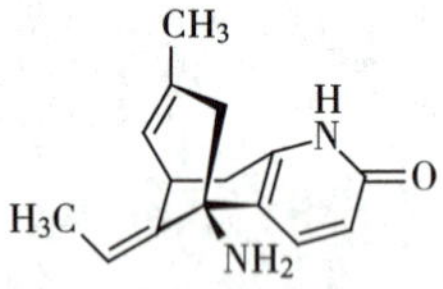 石杉碱甲（Huperzine A）	是我国学者从天然植物分离得到的一种强效、可逆性 ChEIs，易透过血 - 脑屏障，用于各型老年性记忆功能减退及阿尔茨海默病患者，不良反应有胃肠道反应和头晕、多汗等
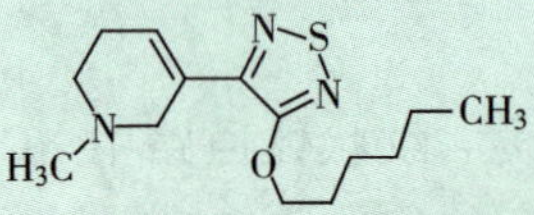 占诺美林（Xanomeline）	是 M_1 受体选择性激动药，为目前选择性最高的 M_1 受体选择性激动药之一。口服易吸收，易透过血 - 脑屏障，大剂量可明显改善 AD 患者的认知功能和行为能力，但易引起胃肠道和心血管方面的不良反应。可选择经皮肤给药
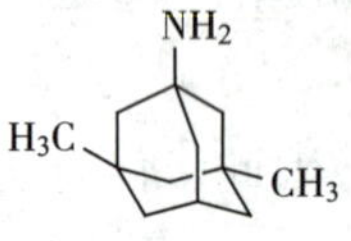 美金刚（Memantine）	是非竞争性 *N* - 甲基 - D - 天冬氨酸（NMDA）受体阻断药，是第一个 FDA 批准用于治疗重度 AD 的药物。该药能显著改善轻度至重度 AD 患者的认知能力，而且对较严重的患者效果更好。将美金刚与 ChEIs 同时使用效果更好。不良反应多为轻、中度一过性反应

盐酸多奈哌齐　Donepezil Hydrochloride

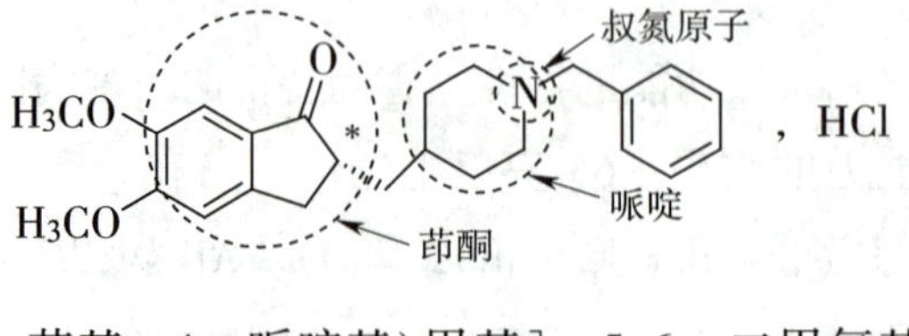

【化学名】（±）-2 -[(1 - 苯基 -4 - 哌啶基)甲基] -5,6 - 二甲氧基 -1 - 茚酮盐酸盐。

【性状】本品为白色或类白色结晶性粉末。在三氯甲烷中易溶，在水中溶解，在乙醇中略溶；在盐酸溶液（1：1000）中略溶。

【稳定性】 本品含哌啶环见光易被氧化，应遮光，密封，阴凉处保存。

【鉴别】 本品的水溶液显氯化物的鉴别反应。

【药理作用与临床应用】 本品为哌啶衍生物，属于叔胺类 AChE 的可逆性抑制剂，脂溶性大，易透过血－脑屏障，使脑内 ACh 量增加，补充脑细胞功能。与他克林相比，本药效果强，选择性高，且无肝毒性。适用于大多数轻、中度 AD 患者的治疗，对血管性痴呆患者也有显著疗效。

【不良反应】 常见的不良反应有恶心、腹泻、疲劳和肌肉痉挛，这些反应轻微、短暂，连续服药 2～3 周后自行消失。

在 AD 患者的脑组织中有大量的淀粉样蛋白沉积，可溶性β－淀粉样蛋白（β－amyloid peptide，Aβ）单体聚集成不溶性高聚物，因此阻止淀粉样蛋白生成和沉淀的药物在 AD 治疗中非常重要。抗氧化剂维生素 E（Vitamin E）和单胺氧化酶抑制剂司来吉兰（Selegliline）在体外实验中能抑制 Aβ 的聚合和神经毒性，成为研究的热点。此外钙阻断药、非甾体类抗炎药、降低胆固醇的药物（他汀类药物）、神经营养因子（DNF）与基因治疗、雌激素替代治疗法用于 AD 的治疗，也在研究中。

目标检测3-4

答案解析

一、单选题

1. 下列抗帕金森病药哪个是通过在脑内转变为多巴胺起作用

A. 左旋多巴　B. 卡比多巴　C. 金刚烷胺　D. 溴隐亭　E. 苯海索

2. 增加左旋多巴抗帕金森氏病疗效减少不良反应的药物是

A. 丙胺太林　B. 维生素 B_6　C. 利血平　D. 苯乙肼　E. 卡比多巴

3. 卡比多巴治疗帕金森病时可

A. 提高多巴脱羧酶活性，使外周左旋多巴转变成多巴胺增加

B. 提高多巴脱羧酶活性，使中枢左旋多巴转变成多巴胺增加

C. 抑制多巴脱羧酶活性，使外周左旋多巴转变成多巴胺减少

D. 抑制多巴脱羧酶活性，使中枢左旋多巴转变成多巴胺减少

E. 对多巴脱羧酶活性没有影响

4. 长期使用左旋多巴的不良反应是

A. 血压升高　B. 心动过缓　C. 运动障碍　D. 困倦、嗜睡　E. 躯体依赖性

5. 多巴胺受体阻断药引起椎体外系反应，可用的药物是

A. 多奈哌齐　B. 苯海索　C. 氯氮平　D. 哌替啶　E. 氯丙嗪

6. 胆碱酯酶抑制剂是目前最常用的治疗老年性痴呆症的药物，它不包括

A. 毒扁豆　B. 加兰他敏　C. 石杉碱甲　D. 他克林　E. 占诺美林

7. MAO－B 抑制剂

A. 苯海索　B. 左旋多巴　C. 司来吉兰　D. 恩托卡朋　E. 拉莫三嗪

8. 溴隐亭抗帕金森病的机制是

A. 中枢抗胆碱作用　B. 激活 DA 受体　C. 激活 GABA 受体

D. 提高脑内 DA 的敏感性　　E. 使 DA 合成增加

二、多选题

1. 抗帕金森病药包括以下几类

A. 多巴胺受体阻断药　　B. 拟多巴胺类药　　C. 胆碱受体激动药

D. 胆碱受体阻断药　　E. 肾上腺素受体激动药

2. 金刚烷胺的特点有

A. 作用慢，维持时间长　　B. 与左旋多巴合用有协同作用

C. 有较强的中枢抗胆碱作用　　D. 偶致惊厥，癫痫患者禁用

E. 长期用药下肢皮肤出现网状青斑，是外周血管收缩所致

3. 下列有关苯海索的叙述中哪些是正确的

A. 对抗精神病药引起的帕金森病无效

B. 对帕金森病的疗效不如左旋多巴

C. 对改善肌肉僵直及动作迟缓疗效好而对肌肉震颤疗效差

D. 外周抗胆碱作用是阿托品的 1/10 ~ 1/3

E. 有口干、散瞳、尿潴留、便秘等不良反应

4. 下列哪些药物可用于抗阿尔茨海默病

A. 多奈哌齐　　B. 加兰他敏　　C. 石杉碱甲　　D. 美金刚　　E. 金刚烷胺

三、简答题

1. 简述由左旋多巴的结构特点分析其药理作用、临床应用及主要不良反应。

2. 简述治疗阿尔茨海默病药的分类及作用特点。

书网融合……

知识回顾　　微课

第五节　镇痛药

PPT

一、概述

疼痛可由多种原因引起，常分为急性锐痛、慢性钝痛。疼痛发生时可出现血压、呼吸变化及恐惧、紧张等情绪反应，是多种疾病的常见症状之一。现常用于镇痛的药物有两大类，一类是抑制前列腺素合成的解热镇痛药（非甾类抗炎药），一类是作用于阿片受体的镇痛药。

知识链接

内源性镇痛物质

现已发现人体内二十余种具有多肽结构的内源性镇痛物质，统称为阿片肽。内阿片肽 + 阿片受体组成内源性痛觉调制系统。调节心血管、胃肠、免疫、内分泌功能。研究显示作用与阿片生物碱相

似的肽类主要有脑啡肽、β-内啡肽、强啡肽、亮啡肽、内吗啡肽等。亮啡肽为δ受体内源性配体。强啡肽为κ受体内源性配体。内吗啡肽为μ受体内源性配体。σ受体内源性配体未明确。阿片肽的发现和研究对了解脑功能和镇痛神经系统有重大意义，推动了阿片受体分型的研究，也为镇痛药的构-效关系研究奠定了物质基础，进而为开发新型、高效、非成瘾性的多肽类镇痛药提供了理论基础和研究方向。

镇痛药是一类作用于中枢神经系统，在不影响意识和其他感觉（触、视、听觉）的情况下选择性地消除或缓解疼痛的药物，同时，可减轻疼痛引起的恐惧、紧张、焦虑和不安。大多数镇痛药属于阿片生物碱类及其同类人工合成代用品，统称为阿片类药物。其镇痛作用机制可能是由于药物与不同脑区的阿片受体相结合，抑制 P 物质释放而发挥镇痛作用。该类药物镇痛作用强大，多用于严重创伤或烧伤的锐痛以及晚期癌症疼痛，反复应用易于成瘾，凡易成瘾的药物，通称“麻醉性镇痛药”，在药政管理上列为“麻醉药品”，国家颁布的《麻醉药品管理条例》，对生产供应和使用都严格加以管理和限制，以保障人民健康。

镇痛药根据其与阿片受体的相互作用，分为阿片受体激动药、部分激动药及阻断药。按结构与来源又可分 3 类：吗啡生物碱、半合成镇痛药及合成镇痛药。

实例分析 3-6

实例　吗啡（Morphine）是鸦片类毒品的重要组成部分，在鸦片中的含量平均10%左右。生鸦片因产地不同，呈黑色或褐色，有氨味或陈旧尿味，味苦，气味强烈。纯净的吗啡为无色或白色结晶或粉末，难溶于水，易吸潮，久置易变色，有极强的镇痛作用，多用于创伤、手术、烧伤等引起的剧痛，但久用易成瘾。

讨论　1. 生鸦片为何有氨味？

2. 如何改变吗啡的溶解性使其成为注射液？

3. 吗啡久置变色的原因，如何对其进行结构改造增加其稳定性，得到成瘾性小的药物？

4. 吗啡口服为何首过效应明显？

答案解析

二、吗啡及其衍生物

（一）吗啡

最早应用的镇痛药是阿片生物碱，吗啡（Morpheus）是从罂粟未成熟果实的白色浆汁中提取的主要成分，含量最高约占 9%～17%；另外还有可待因、蒂巴因和罂粟碱等 20 多种生物碱，其中，阿片的生物活性大部分是由吗啡所致。1805 年德国药师 Sertürner 首次从阿片中提取得到吗啡，1927 年 Gulland 等阐明吗啡的基本结构，1952 年 Gates 等全合成吗啡成功，1968 年进一步证实其绝对构型。由于吗啡全合成成本太高，现一般仍从植物中提取获得。阿片作为粉剂和酊剂（阿片酊、复方樟脑酊）已经被广泛使用了许多世纪。

天然提取的吗啡为左旋体，由 A、B、C、D 和 E 5 个环稠合。分子中含有 5 个手性中心（5*R*、6*S*、9*R*、13*S*、14*R*），有旋光性，左旋体有镇痛活性，而右旋吗啡无镇痛作用。C_3上有酚羟基，C_6上连有醇羟基、C_7和C_8之间是双键、C_4和C_5之间有一氧桥、N_{17}上有一个甲基。

盐酸吗啡 Morphine Hydrochloride

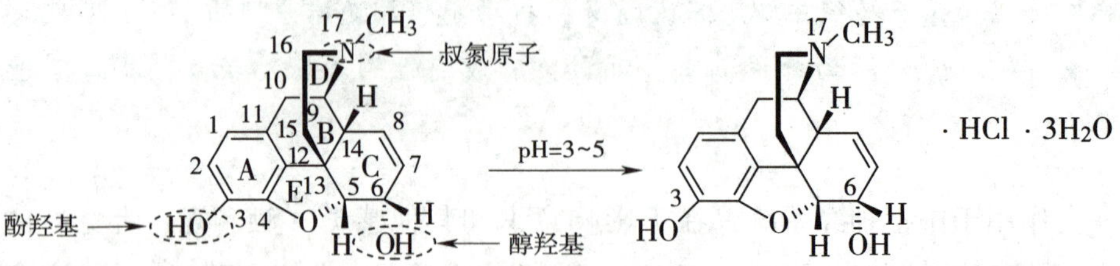

【化学名】17-甲基-4，5α-环氧-7，8-二脱氢吗啡喃-3，6α-二醇盐酸盐三水合物。

【性状】本品为白色有丝光的针状结晶或结晶性粉末，无臭，味苦。在沸水中易溶，在水中能溶，在乙醇中略溶，在氯仿或乙醚中不溶。

【化学性质】本品含有酸性的酚羟基和碱性的叔胺基团，是酸碱两性药物。其17位叔氮能与无机酸生成稳定的盐，增加水溶性，临床常用其盐酸盐。

【稳定性】①吗啡及其盐酸盐含有酚羟基，见光易氧化变色。其水溶液放置后，可自动氧化（图3-11）生成毒性较大的双吗啡（又称伪吗啡）、*N*-氧化吗啡和微量甲胺（有氨味）等，故应避光保存。②E环不稳定，在盐酸或磷酸等酸性溶液中加热可发生脱水及分子重排反应生成阿扑吗啡（图3-12），临床上用作催吐剂。阿扑吗啡具有邻苯二酚结构，极易被氧化显红色。《中国药典》中规定对吗啡中所含阿扑吗啡做限量检查。③盐酸吗啡注射液在中性或碱性条件中，不稳定易被氧化，因此在生产及使用时的注意事项见表3-11。

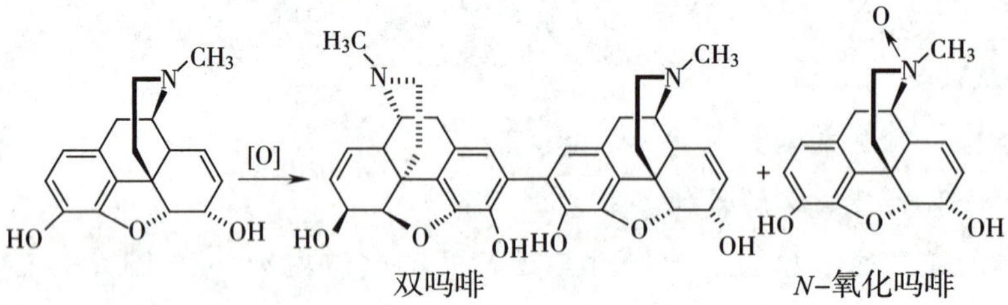

图3-11 吗啡的氧化

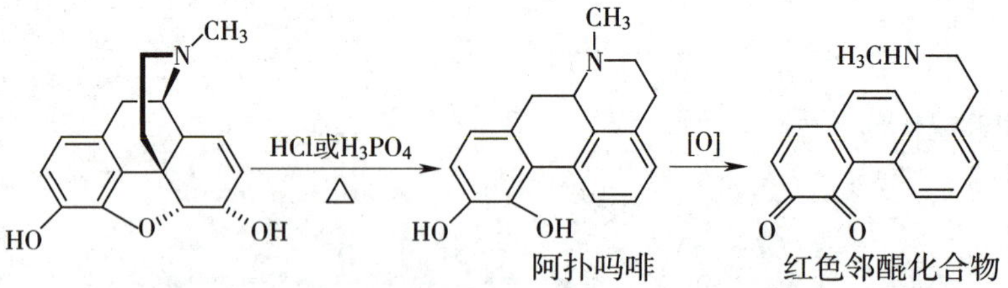

图3-12 吗啡的氧化

表3-11 生产及使用盐酸吗啡注射液的注意事项

结构特点	影响因素	预防措施	使用及保管
酚羟基（易发生氧化反应）	pH、氧化剂、金属离子、温度、光照	①pH 3~5，使用中性玻璃安瓿；②加焦亚硫酸钠或亚硫酸氢钠，安瓿中充氮气；③EDTA-2Na；④密闭、避光、阴凉处保存	严格按照麻醉药品的保管原则。注射时不宜与碱性药物配伍使用

【鉴别】①含酚羟基，其水溶液遇中性$FeCl_3$试液呈蓝色；②含苯环与甲醛、硫酸试液反应呈蓝紫色

(Marquis 反应)；③本品与钼硫酸试液反应显紫色，继变成蓝色，最后变为绿色；④本品与稀铁氰化钾试液反应，即显蓝绿色（与可待因的区别）。

【药理作用】为阿片受体的激动药。具有以下作用。①有强大的镇痛作用，对慢性、持续性钝痛的疗效优于间断性锐痛；同时也有明显的镇静作用，能消除患者伴有的不愉快情绪反应；可引起欣快感。②镇咳作用，对各种剧烈咳嗽均有良好疗效；但吗啡易成瘾，故不作镇咳药用。③呼吸抑制作用，吗啡直接抑制呼吸中枢对 CO_2 的敏感性，过量可致呼吸衰竭而死亡。④兴奋平滑肌，增加肠道平滑肌张力引起便秘，并使胆管、输尿管、支气管平滑肌张力增加。⑤血管扩张作用，吗啡扩张血管，可减轻心脏的前、后负荷，降低外周血管阻力，患者由卧位转为直立可能发生直立性低血压；对心率无明显影响。

【临床应用】①疼痛，因吗啡久用易成瘾，一般仅限短期应用于其他镇痛药无效的急性锐痛，主要用于严重烧伤、创伤等剧痛和癌症晚期疼痛，对胆绞痛和肾绞痛等内脏绞痛需合用阿托品等 M 受体阻断药；②心源性哮喘，左心衰竭除应用强心苷、氨茶碱和吸氧外，配合静脉注射吗啡常可取得良好的效果；③腹泻，适用于急、慢性消耗性腹泻，可选用含有吗啡成分的阿片酊或复方樟脑酊，有感染时应同时服用抗感染药。

【不良反应】①一般不良反应可有头晕、嗜睡、恶心、呕吐、便秘、抑制呼吸及排尿困难等。②过量可致急性中毒，主要表现为昏迷、呼吸深度抑制、瞳孔极度缩小呈针尖样、发绀、血压下降、严重缺氧，最后死于呼吸麻痹。抢救时除对症处理外，需静注阿片受体阻断药纳洛酮，亦可用烯丙吗啡作为拮抗药。③治疗剂量连续应用 2～3 周即可产生耐受性。若按每日 3 次给药，连续使用 1～2 周即可产生耐受性和成瘾性，一旦突然停药，可出现戒断症状，如兴奋、失眠、流泪、出汗、呕吐、腹泻，甚至虚脱、意识丧失等。④支气管哮喘、肺源性心脏病、颅脑损伤、严重肝功能障碍者、哺乳期妇女及新生儿禁用，禁用于分娩止痛。

即学即练 3-5

吗啡无下列哪种不良反应

A. 引起腹泻

B. 引起便秘

C. 抑制呼吸中枢

D. 抑制咳嗽中枢

E. 引起直立性低血压

答案解析

（二）吗啡的半合成衍生物

吗啡虽有良好的镇痛功效，但使用时容易成瘾和抑制呼吸中枢，加之结构复杂、全合成困难，自 1833 年吗啡用于临床后，寻找成瘾性小、活性高、不良反应少的药物一直是研究开发新镇痛药的目标。1929 年开始，对吗啡进行结构修饰（图 3-12），并研究其构-效关系，以吗啡为原料合成了一系列衍生物（表 3-12）。

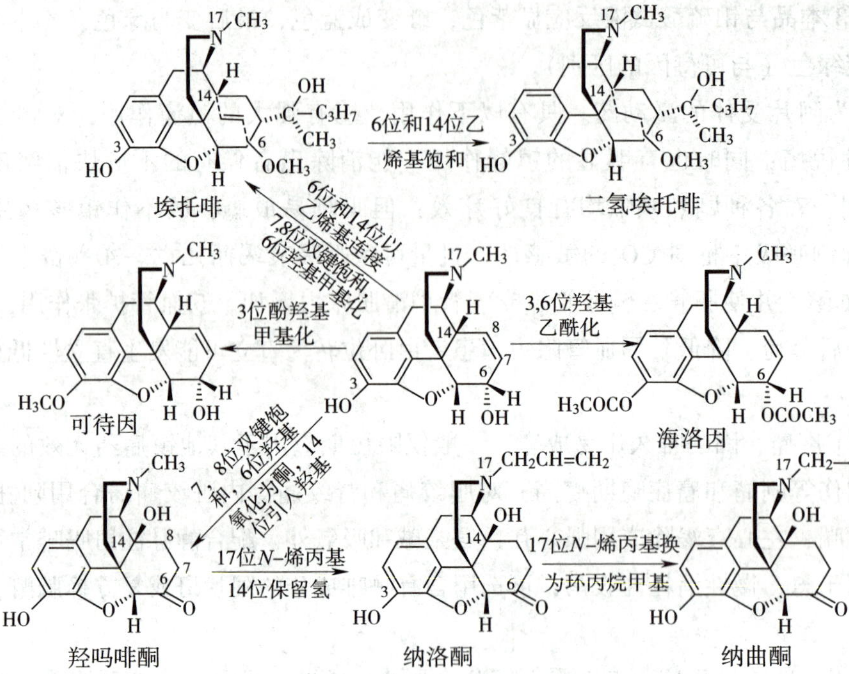

图3-13　吗啡的半合成镇痛药

表3-12　吗啡的半合成衍生物

药物	作用特点	应用及主要不良反应
可待因（Codeine）	不易被首关消除，口服生物利用度高，在体内脱甲基成吗啡产生镇痛、镇咳作用	中枢麻醉性镇咳药，轻度成瘾
海洛因（Herion）	3，6位双乙酰化后，脂溶性增大，较易通过血-脑屏障，因此镇痛及麻醉均强于吗啡	镇痛一次性成瘾，已被列为毒品
羟吗啡酮（Oxymorphone）	镇痛作用及成瘾性均强于吗啡，口服效果差，一般为肌内注射	镇痛作用10倍于吗啡，成瘾性较吗啡强
纳洛酮（Naloxone）	为吗啡专一性的阻断药，用于戒毒治疗。纳洛酮因17位氮上烯丙基双键不稳定，易被代谢，首关消除明显，口服无效需注射给药	解救麻醉行镇痛药急性中毒，吗啡依赖者应用纳洛酮后迅速诱发出戒断症状
纳曲酮（Naltrexone）	纳曲酮为环丙烷甲基取代稳定，只有口服制剂	几乎无成瘾性
二氢埃托啡（Dihydroetophine）	我国自主研制的强镇痛药。用于吗啡、哌替啶无效时的镇痛。小剂量间断用药不易成瘾	较强的躯体及精神依赖性按麻醉药品管理

知识链接

毒品与国际禁毒日

毒品并非是“毒性药品”的简称。它是指出于非医疗目的而反复连续使用能够产生依赖性（即成瘾性）的药品，包括麻醉性镇痛药。这类物质在严格管理条件下合理使用具有临床治疗价值，它并非毒品，而是药品，但如果为非正常需要而强迫性觅求，便失去了药品的本性就成为毒品。因此毒品是一个相对的概念，例如海洛因成瘾性大，早已淘汰出药品范围，只视为毒品。

联合国为引起世界各国对毒品问题的重视，同时号召全球人民共同来解决毒品问题。于1987年6月12日至26日，在维也纳召开有138个国家的3000多名代表参加的麻醉品滥用和非法贩运问题部长级会议。会议提出了“爱生命，不吸毒”的口号。与会代表一致同意将每年的6月26日定为“国际禁毒日”。

三、合成镇痛药

（一）合成镇痛药的结构类型及其典型药物

1. 合成镇痛药的结构类型　吗啡的半合成衍生物在不同程度上仍具有吗啡样副作用，且需要吗啡为原料，植物来源受到限制。为了得到结构简单易于合成的镇痛药，对吗啡分子中E、C、B、D环依次进行去除或开环简化，得到了不同结构类型的镇痛药（图3-14），按化学结构可分为吗啡喃类、苯吗喃类、苯基哌啶类及氨基酮类等镇痛药（表3-13）。

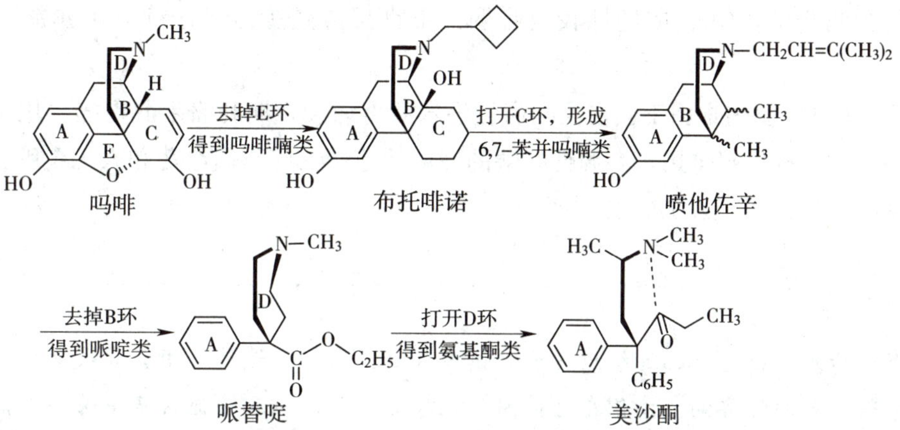

图3-14　吗啡的全合成镇痛药

表3-13　吗啡的合成镇痛药

结构类型	代表药物	药理作用及临床应用
吗啡喃类	布托啡诺（Butorphanol）	κ受体激动药，μ受体阻断药。成瘾性小，减轻中度至重度的疼痛，安全有效
苯吗喃类	喷他佐辛（Pentazocine）	阿片受体部分激动药，激动κ受体。镇痛强度为吗啡的1/3，口服有首过效应。口服制剂一般用其盐酸盐，皮下、肌注或静脉滴注给药，制剂常用其乳酸盐。适用于各种手术麻醉的镇痛。由于成瘾性较低，不作为麻醉药品管理
苯基哌啶类	哌替啶（Pethidine）	μ受体激动药，与吗啡作用相似，镇痛强度相当于吗啡的1/10。主要用于各种剧烈疼痛、人工冬眠、心源性哮喘及麻醉辅助用药
氨基酮类	美沙酮（Methadone）	μ受体激动药，其左旋体的镇痛作用强，右旋体作用弱，药用其外消旋体。药效与吗啡类似，具有镇痛作用，并可产生呼吸抑制、缩瞳、镇静等作用，但成瘾性较小，临床也用于戒除吗啡类药物成瘾性的替代疗法

2. 典型代表药物

盐酸哌替啶　Pethidine hydrochloride

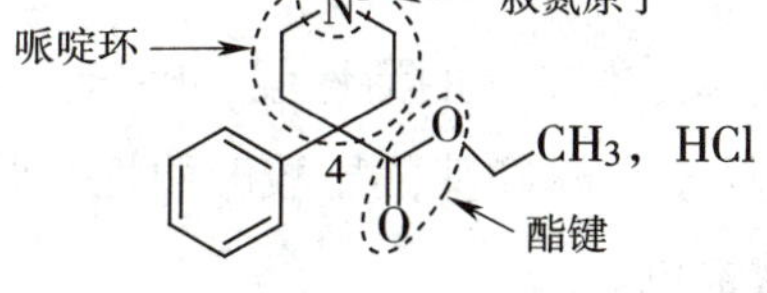

【化学名】 1-甲基-4-苯基-4-哌啶甲酸乙酯盐酸盐，又名度冷丁。

【性状】 本品为白色结晶性粉末；无臭或几乎无臭。本品在水或乙醇中易溶，在三氯甲烷中溶解，在乙醚中几乎不溶。

【稳定性】①易吸潮，含哌啶环见光易变质；②本品含酯键可水解，但因邻位苯基和哌啶基的空间位阻影响，使其不易水解；③本品含叔氮原子，显弱碱性与盐酸成盐配成注射液；④综合考虑其结构因素，生产中配制其注射剂时，避免酸性过强，应调整 pH 为 4，也不宜长时间煮沸消毒，应密闭、避光保存。

【鉴别】①本品水溶液加碳酸钠试剂，即析出油滴状的哌替啶，干燥后凝结成黄色或淡黄色固体；②本品遇甲醛、硫酸试液显橙红色；③其乙醇溶液可与苦味酸试液产生黄色沉淀。

【药理作用】本品能激动 μ 受体，产生镇静、镇痛、欣快、抑制呼吸、扩张血管和免疫抑制作用，但其效价强度仅为吗啡的 1/10，成瘾性较吗啡弱，不良反应较少，但连续应用亦能成瘾，不宜长期使用。

【临床应用】①可代替吗啡用于创伤性剧痛、手术后疼痛、晚期肿瘤引起疼痛，用于治疗内脏绞痛时需合用阿托品；②可替代吗啡用于心源性哮喘的辅助治疗；③麻醉前给药和人工冬眠，与氯丙嗪、异丙嗪配伍组成冬眠合剂，用于人工冬眠。

实例分析 3-7

实例　有一严重车祸患者已连续应用吗啡镇痛数日，因担心继续使用会导致药物的依赖性，医生拟更换镇痛药。若向你咨询，请你在可待因、哌替啶、美沙酮和喷他佐辛中选一个最佳的药物，并加以分析。

讨论　选择哪一种镇痛药最好？

答案解析

【不良反应】①治疗量时可出现轻度的眩晕、出汗、口干、恶心、呕吐、心动过速及直立性低血压等，久用也可成瘾；②剂量过大明显抑制呼吸，并致震颤、肌肉抽搐、瞳孔散大、反射亢进甚至惊厥，然后转入抑制。纳洛酮不能对抗其惊厥症状，此时只能用地西泮或巴比妥类药物解除。

喷他佐辛　Pentazocine

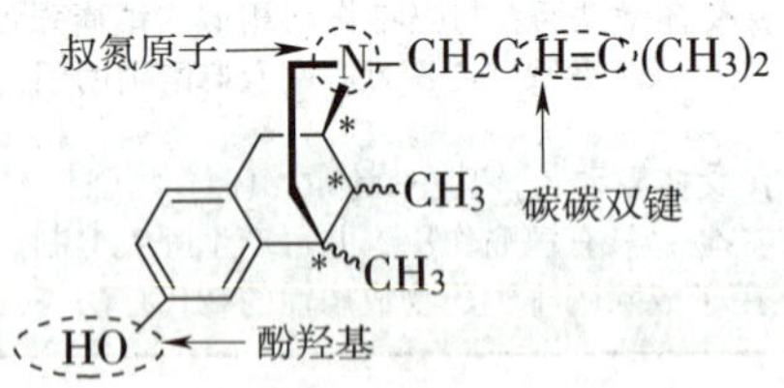

【化学名】（±）1,2,3,4,5,6－六氢－顺式－6,11－二甲基－3－（3－甲基－2－丁烯基）－2，6－甲撑－3－苯并吖辛因－8－醇。

【性状】本品为白色或微褐色粉末，无臭，味微苦。不溶于水，可溶于乙醇，易溶于三氯甲烷，略溶于乙醚，微溶于苯和乙酸乙酯。

分子中有三个手性碳原子，左旋体比右旋体的活性强，临床上用其消旋体。

【化学性质】本品分子中含叔氮原子和酚羟基，显酸碱两性，临床上常用其盐酸盐。分子中含碳碳双键，其盐酸溶液可使高锰酸钾溶液褪色。

【鉴别】本品的稀 H_2SO_4 溶液与 $FeCl_3$ 作用显黄色。

【药理作用与临床应用】是第一个用于临床的非成瘾性阿片类合成镇痛药（表 3-13）。

【不良反应】 恶心、出汗、眩晕，剂量大时可致血压上升、心率加快、呼吸抑制。

盐酸美沙酮　Methadone Hydrochloride

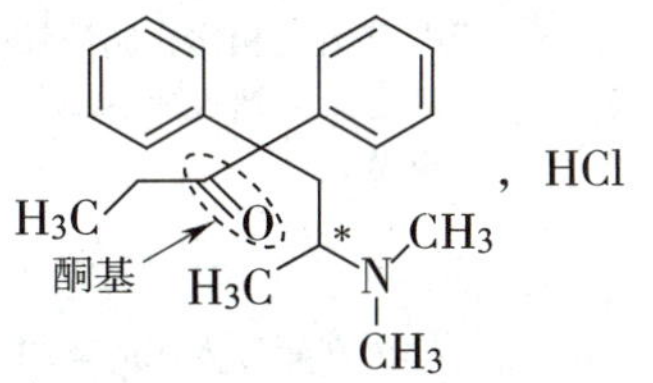

【化学名】 为4，4－二苯基－6－(二甲氨基)－3－庚酮盐酸盐。

【性状】 本品为无色结晶或白色结晶性粉末；无臭。在乙醇或三氯甲烷中易溶，在水中溶解，在乙醚中几乎不溶。

【化学性质】 本品为强酸弱碱盐，加入NaOH溶液，析出游离碱美沙酮。本品水溶液遇常见的生物碱沉淀试剂，能生成沉淀。

【稳定性】 本品含酮基因空间位阻大，因而较稳定，不生成缩氨脲和腙，也不能被还原剂钠汞齐或异丙醇铝还原。

【鉴别】 ①本品水溶液，加甲基橙指示液，即生成黄色沉淀；②本品显氯化物的鉴别反应。

【药理作用与临床应用】 为μ阿片受体激动药，药效与吗啡类似，具有镇痛作用，并可产生呼吸抑制、缩瞳、镇静等作用。与吗啡比较，具有作用时间较长、不易产生耐受性、药物依赖性低的特点，是二战期间德国合成的替代吗啡的麻醉性镇痛药。临床用于各种剧痛，亦可替代吗啡等进行戒毒治疗。但本品不宜静脉注射给药，尤其是脱毒治疗时禁止注射给药；用于疼痛治疗时，可采用口服、肌内注射或皮下注射给药。

【不良反应】 ①对胎儿呼吸有抑制作用，故在产前不宜用；②有头痛、眩晕、恶心、出汗、嗜睡等，但较轻。

3. 芬太尼类镇痛药　为了进一步发展哌啶类镇痛药，在4－苯基哌啶类结构中，哌啶环的4位引入苯基氨基，氮原子上丙酰化得到4－苯氨基哌啶类镇痛药（图3－15）。以芬太尼为基础，将其结构中的苯基以极性的基团如乙基四氮唑环、噻吩环或羧酸酯代替，开发了一系列芬太尼类化合物（表3－14）。

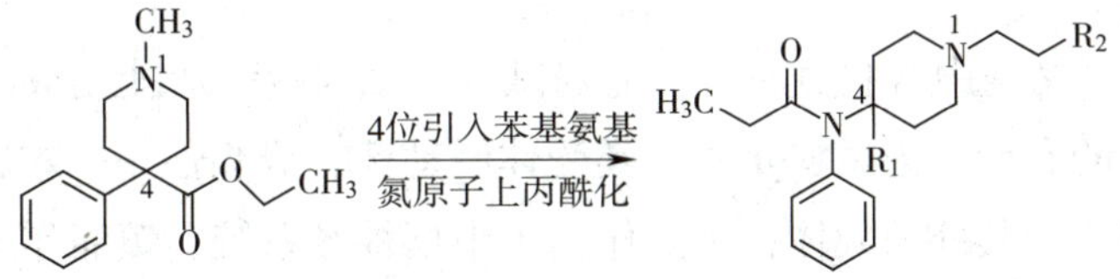

哌替啶　　　　4-苯氨基哌啶类

图3－15　哌替啶的结构改造

表3－14　芬太尼类镇痛药

R_1、R_2	药物	药理作用与临床应用
R_1=—H R_2= 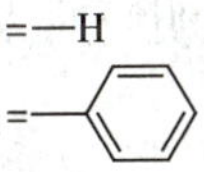	芬太尼（Fentanyl）	强效阿片μ受体激动药。具有高效、高亲脂性和维持时间短的特点。可用于各种剧痛。但成瘾性较强

续表

R_1、R_2	药物	药理作用与临床应用
R_1=—CH_2OCH_3 R_2=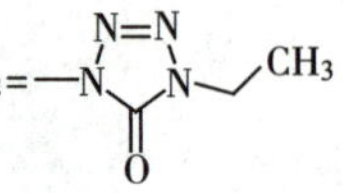	阿芬太尼（Alfentanyl）	与芬太尼相比，脂溶性低，蛋白结合率高，在 pH 7.4 时，85% 呈非解离状态，易透过血－脑屏障，为“超短效镇痛药”，临床用于手术中辅助麻醉
R_1=—CH_2OCH_3 R_2=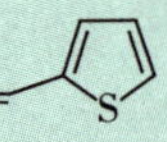	舒芬太尼（Sufentanyl）	脂溶性是芬太尼的 2 倍，易透过血－脑屏障。与阿片受体亲和力强，其代谢产物去甲舒芬太尼也有药理活性（相当于芬太尼）。临床用于辅助麻醉
R_1=R_2 R_2=—$C(=O)-OCH_3$	瑞芬太尼（Remifentanyl）	本品含酯键为前体药物，镇痛作用最强，消除迅速。适用于诱导和维持全身麻醉期间止痛、插管和手术切口止痛等，但术后无镇痛作用

（二）其他合成镇痛药

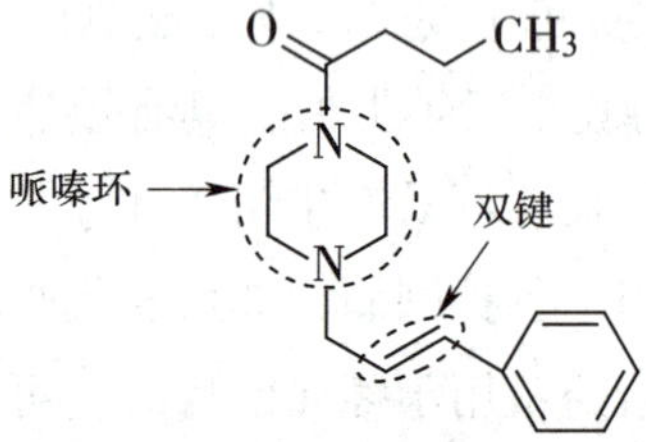

布桂嗪

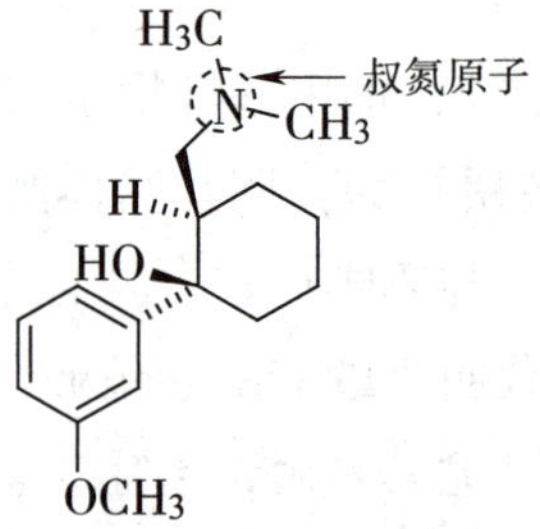

曲马多

布桂嗪（Buguiqin） 结构中含有哌嗪环，显弱碱性，可与盐酸成盐溶于水配成注射液。①其水溶液加硝酸银试液，即产生白色沉淀；②加 1% 三硝基苯酚试液数滴，即产生黄色沉淀；③含双键加溴试液，颜色即消褪。均可作为鉴别方法。

本品为阿片受体的部分激动药。镇痛作用约为吗啡的 1/3，一般注射后 10 分钟起效，维持 3～6 小时，为速效镇痛药。临床上用于偏头痛、三叉神经痛、炎症性及外伤性疼痛、关节痛、痛经、癌症引起的疼痛等，偶有恶心或头晕、困倦等，停药后即消失。我国已将本品列为麻醉药品，连续使用本品可致耐受和成瘾，故不可滥用。

曲马朵（Tramadol） 结构中含叔氮原子，显弱碱性，多与盐酸成盐制成注射液及口服片剂。含有两个手性碳原子，曲马朵的右旋体为微弱 μ 阿片类受体激动药，成瘾性小。左旋体抑制去甲肾上腺素重摄取，阻断疼痛传导。临床用其外消旋体，主要作用于中枢神经系统，镇痛作用显著，可代替吗啡用于中重度术后或慢性疼痛的止痛。消旋曲马朵的镇痛作用得益于两者的协同性和互补性作用，ED_{50} 比吗啡大 9 倍。曲马朵用药过量会产生依赖，对人体的作用类似吗啡和海洛因。2008 年，中国将盐酸曲马朵作为精神药品进行管制。

四、镇痛药的构－效关系

通过对天然镇痛药吗啡及合成镇痛药的结构特点、构－效关系的研究，归纳总结表明吗啡及其衍生物虽然结构复杂多样，却具有类似的药理作用。

Becket 和 Casy 于 1954 年根据吗啡及其衍生物具有共同的药效构象，提出了吗啡活性部位模型

（图3－16），主要结合点为：①负离子部位；②一个适合芳环结构的平坦区；③一个与哌啶环的乙撑基适合的凹槽部位。通过与体内有三维立体结构的阿片受体的结合与相互作用产生镇痛活性。

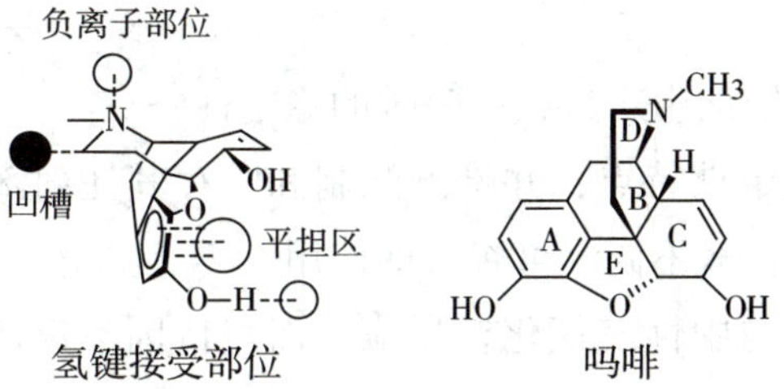

图3－16　吗啡与受体的结合位点

吗啡及其衍生物与受体三点结合模型，可用来解释简化吗啡结构发展的大多数镇痛药物的作用，但不能说明激动药和阻断药本质上的区别，不能解释内源性镇痛药物质的作用机制。因此，在三点结合模型基础上提出了四点论、五点论，还提出了受体两种构象学说。另外研究表明，吗啡及其衍生物的活性还与药物分子的立体构型有关，大部分有手性的药物均是左旋体的镇痛活性比右旋体高。

目标检测3－5

答案解析

一、单选题

1. 全合成镇痛药的化学结构可分为哪几类
   A. 吗啡类、哌啶类、氨基酮类、吗啡喃类和苯吗喃类
   B. 吗啡类、哌啶类、氨基酮类、吗啡喃类和其他类
   C. 哌啶类、氨基酮类、吗啡喃类、苯吗喃类和其他类
   D. 吗啡类、哌啶类、氨基酮类、吗啡喃类、苯吗喃类和其他类
   E. 吗啡类、哌啶类、氨基酮类、苯吗啡喃类和其他类
2. 吗啡常用注射给药的原因是
   A. 首关消除明显　B. 片剂不稳定　C. 易被肠道破坏
   D. 口服不吸收　E. 口服刺激性大
3. 下列具有4－苯氨基哌啶结构的镇痛药是
   A. 哌替啶　B. 盐酸曲马朵　C. 盐酸布桂嗪　D. 枸橼酸芬太尼　E. 盐酸美沙酮
4. 盐酸吗啡注射液放置过久，颜色会变深说明发生了哪种化学反应
   A. 水解反应　B. 还原反应　C. 加成反应　D. 聚合反应　E. 氧化反应

二、多选题

1. 在进行吗啡的结构改造研究工作中，得到新的镇痛药的工作有
   A. 羟基的酰化　B. N上的烷基化　C. 1位的脱氢　D. 羟基烷基化　E. 除去D环
2. 临床吗啡的中毒不可选用哪些药物解毒
   A. 盐酸纳洛酮　B. 喷他佐辛　C. 盐酸曲马朵　D. 盐酸布桂嗪　E. 埃托啡
3. 以下药物与哌替啶的药理作用不同的是
   A. 卡马西平　B. 美沙酮　C. 对乙酰氨基酚　D. 布洛芬　E. 吲哚美辛

三、简答题

1. 合成类镇痛药按结构可以分成几类？这些药物的化学结构类型不同，但为什么都具有类似吗啡的作用？
2. 依据吗啡的结构特点，简述采取何措施增加生产过程中吗啡的稳定性？
3. 根据盐酸哌替啶的化学结构式分析其稳定性特点，并推测配制和贮存其注射剂时应分别采取哪些措施？本品镇痛作用和不良反应与吗啡有什么不同？可否长期使用？
4. 根据吗啡与可待因的结构，解释吗啡可与中性三氯化铁反应，而可待因不反应以及可待因在浓硫酸存在下加热，又可以与三氯化铁发生显色反应的原因？

书网融合……

知识回顾　　习题

（田冲冲　刘　刚）

第四章　解热镇痛抗炎药和抗痛风药

学习引导

患者，男性，44 周岁，2 个月前发现双手指关节活动不灵、僵硬、发紧，但疼痛感不明显，1 周前发现关节发红、肿胀、疼痛感明显，后经医生确诊为类风湿性关节炎。医生给予布洛芬药物进行治疗。布洛芬与阿司匹林、对乙酰氨基酚、吲哚美辛等药物属于非甾体抗炎药，具有抗炎、抗风湿、解热和镇痛等作用。是世界各国用量最大的一类以 OTC 为主的药物，加之人口老龄化逐渐显现，其用量也在逐年增加。因此学习掌握此类药物的基本知识是对后续各门专业课程的学习，对药学服务能力的养成与提高，都有非常重要的意义。

学习目标

1. **掌握**　解热镇痛抗炎药的分类及基本结构特征；阿司匹林、对乙酰氨基酚、布洛芬、双氯芬酸钠、吲哚美辛等典型药物的结构特征、理化性质、药理作用、临床应用、主要不良反应和防治。

2. **熟悉**　解热镇痛抗炎药常用药物的药理作用机制、临床应用、不良反应；抗痛风药的分类及作用特点。

3. **了解**　解热镇痛抗炎药的发展及分类；常用的非羧酸类抗炎药物；常用药物秋水仙碱、别嘌醇、丙磺舒的结构特点、临床应用。

第一节　解热镇痛抗炎药

PPT

实例分析 4－1

实例　阿司匹林在解热镇痛方面有较好的作用，它与青霉素、地西泮被称为西医药史上三大经典药物。阿司匹林治疗范围极广，包括感冒、发热、头痛、牙痛、关节痛及风湿痛等，还能预防手术后血栓形成、心肌梗死和中风。某厂阿司匹林片剂生产班组在制粒工序中，由于温控器失灵导致颗粒干燥温度超过工艺规程温度，干燥后出现较明显的醋酸气味。

讨论　1. 阿司匹林在温度升高时会产生醋酸气味的原因？

2. 为何阿司匹林还能预防手术后血栓生成？

答案解析

解热镇痛抗炎药，是当今世界各国用量最大的一类以非处方药为主的药物，我国大约每天有500万人在使用这类药物。由于这类药物应用广泛、使用方便，加之人口老龄化日显突出，其用量仍在逐年增加。

一、解热镇痛抗炎药的作用及机制 微课

解热镇痛抗炎药也称为非甾体抗炎药（NSAIDs），是一类具有解热、镇痛，大多数还具有抗炎、抗风湿作用，在临床上主要用于炎症、风湿、发热和缓解慢性疼痛的药物，亦常称为解热镇痛药。

知识链接

抗炎药

抗炎药是指用于治疗组织受到损伤后所发生的炎症反应药物。有两大类：一类是甾体抗炎药，糖皮质激素类是甾体抗炎药（SAIDs），但其不良反应多，患者耐受性较差，应用受到限制；另一类是化学结构与糖皮质激素的甾体结构不同的非甾体抗炎药。因此非甾体抗炎药更加广泛地应用于炎症的治疗。

炎症的产生过程有多种机制，其中一种机制与花生四烯酸（AA）的代谢过程有关。AA的代谢途径之一是在环加氧酶（COX）催化下氧化代谢成前列腺素。前列腺素（PGs）存在于体内各组织中，能够产生广泛而复杂的生物活性。例如PGE_2、PGI_2和PGD_2能扩张血管增加通透性，并能增强其他炎症介质的致炎作用，促进炎症发展；PGE_2还是目前已知的最强的致热物质之一，引起体温升高；同时前列腺素也是已知的致痛物质之一，并有对疼痛的增敏作用。

解热镇痛抗炎药的作用机制是通过抑制环氧合酶，抑制前列腺素的生物合成，进而起到解热、镇痛、抗炎、抗风湿作用。①解热作用：发热通常是由于病原体感染或其他因素造成中性粒细胞或其他细胞产生并释放内热原，后者进入中枢神经系统作用于体温调节中枢，使该处前列腺素的合成和释放增多，导致体温调节点上移造成体温升高。本类药物通过抑制环氧合酶减少前列腺素的合成，使异常升高的调节点恢复至正常水平，因此本类药物只能降低发热患者的体温，而对正常体温几乎没有影响。②镇痛作用：本类药物的镇痛主要在外周神经系统。当组织受损或炎症时，局部产生或释放缓激肽、前列腺素和组胺等致痛化学物质，致痛化学物质作用于神经末梢导致疼痛。其中前列腺素除有致痛作用外，还能提高痛觉感受器对致痛物质的敏感性，对炎性疼痛起到放大作用。本类药物抑制炎症部位的前列腺素的合成，因而对慢性钝痛，如神经痛、牙痛、关节痛、月经痛等有较好的止痛效果。③抗炎和抗风湿作用：前列腺素是参与炎症反应的重要生物活性物质，且能增强缓激肽等的致炎作用，尤其在炎症组织中发现有大量前列腺素的存在。除苯胺类外，本类药物通过抑制炎症反应时的前列腺素合成，能减轻炎症的红、肿、热、痛等反应，故可明显地缓解炎症的症状。

知识链接

环加氧酶

近年来的研究发现，环加氧酶至少具有两种异构酶，即COX－1和COX－2。COX－1为结构型，多参与机体的一些正常生理反应：对机体进行生理性保护、保护胃肠、调节血管舒缩、调节血小板集聚及肾脏功能；而COX－2是诱生型的酶，在炎症组织中大量存在，与炎症的病理过程密切相关，参与发

热、疼痛、炎症过程，引起发热、疼痛及炎症反应。对 COX－2 的抑制，是治疗作用的基础，对 COX－1 的抑制是产生不良反应的原因。所以，选择性 COX－2 抑制剂的研究、开发及应用已成为近年来 NSAIDs 的一个研究热点。

二、药物常见的不良反应及防治

1. 胃肠道损害　是解热镇痛抗炎药最常见的不良反应。例如水杨酸钠、吲哚美辛、阿司匹林、保泰松、甲灭酸、吡罗昔康等都可以引起消化不良、黏膜糜烂、胃及十二指肠溃疡出血，严重者可致穿孔。不能耐受解热镇痛抗炎药或大剂量使用者、年老、有胃肠出血史、溃疡史或同时使用糖皮质激素、抗凝血药均是造成胃肠道损害的危险因素。

2. 肾损害　表现为急性肾功能不全、间质性肾炎、肾乳头坏死及水钠潴留、高钾血症等。例如布洛芬、萘普生可致肾病综合征，酮洛芬可致膜性肾病，吲哚美辛可致肾衰竭和水肿。

3. 心脑血管损害　选择性 COX－2 抑制剂如塞来昔布、罗非昔布等，在临床使用中都表现出可能增加使用者心血管疾病发生率的倾向。

4. 其他不良反应　多数解热镇痛抗炎药可抑制血小板聚集，使出血时间延长；也可能引起头痛、头晕、耳鸣、视神经炎等中枢神经系统疾病；也有报道造成肝损伤等。

解热镇痛抗炎药不良反应的预防：①尽可能避免大剂量长期应用；②发现药物致消化性溃疡或出血、肾损害等应及时停药，并积极治疗并发症；③尽量避免和减少各种危险因素对用药的影响，如既往有溃疡病、高血压等疾病或同时使用利尿药、皮质激素、氨基糖苷类抗生素等；④老年人一般应从小剂量开始；⑤合理选用不良反应小的品种和剂型，如肠溶阿司匹林或肠溶萘普生对胃肠道的损伤比常规制剂小，因此可用其肠溶制剂代替常规制剂；⑥加用胃黏膜保护剂以减少药物对胃肠道的损害，例如米索前列醇具有抗分泌及胃黏膜保护作用，能减少药物对胃及十二指肠的损伤。

三、分类及典型药物

解热镇痛抗炎药包括水杨酸类、苯胺类、吡唑酮类，临床主要用于抗炎、抗风湿。此处，还包括邻氨基苯甲酸类、吲哚乙酸类、芳基烷酸类及 1，2－苯并噻嗪类等（表 4－1）。

表 4－1　解热镇痛药及非甾体抗炎药的分类

类别	典型代表药物
水杨酸类	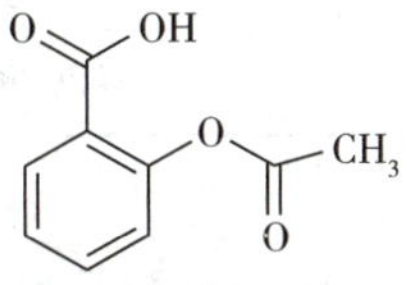 阿司匹林（Aspirin）
苯胺类	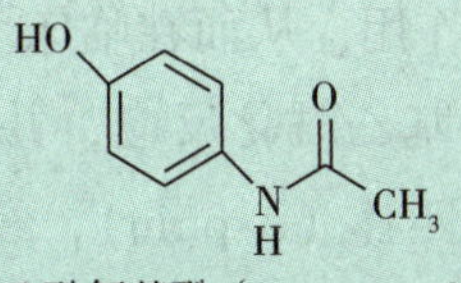 对乙酰氨基酚（Paracetamol）

续表

类别	典型代表药物
吡唑酮类	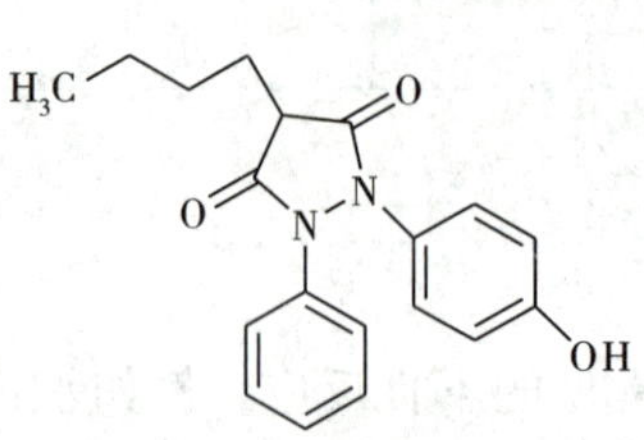 羟布宗（Oxyphenbutazone） 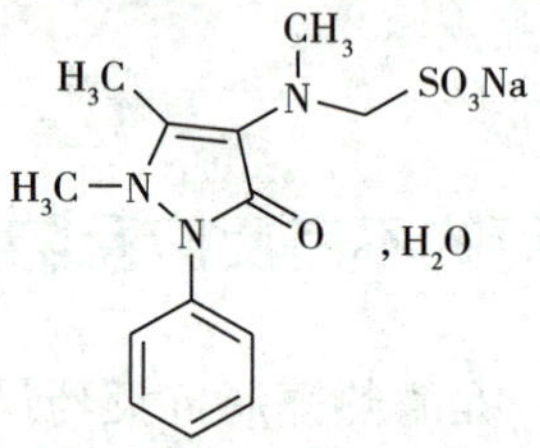 安乃近（Metamizole Sodium）
邻氨基苯甲酸类	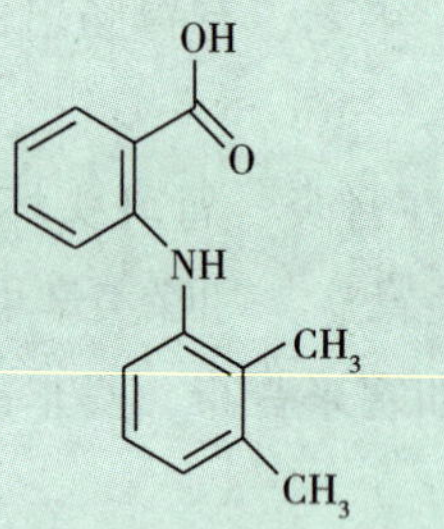 甲芬那酸（Mefenamic Acid） 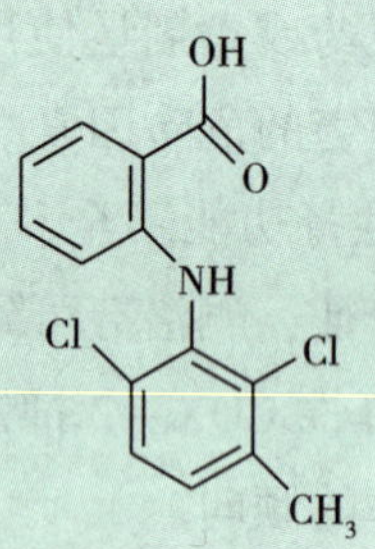 甲氯芬那酸（Meclofenamic Acid）
吲哚乙酸类	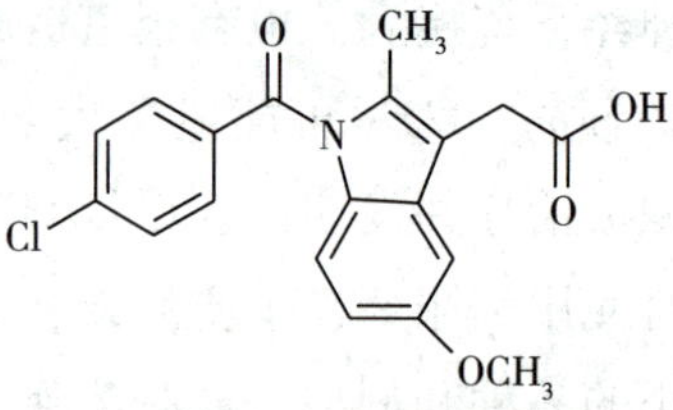 吲哚美辛（Indomethacin）
芳基烷酸类	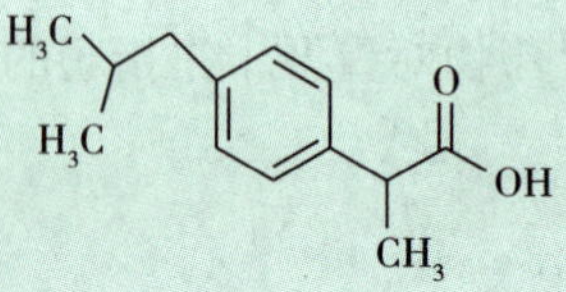 布洛芬（Ibuprofen） 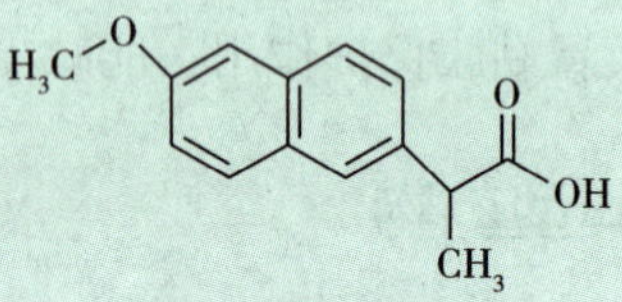 萘普生（Naproxen）
苯乙酸类	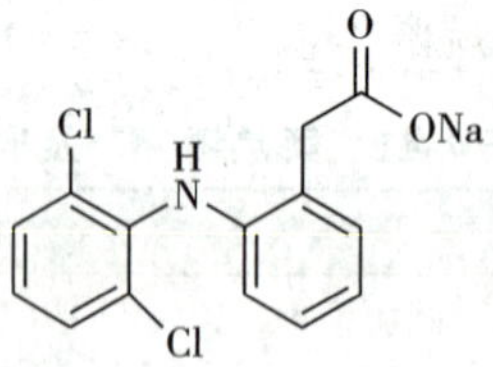 双氯芬酸钠（Diclofenac Sodium）

（一）水杨酸类

1838 年从水杨树皮中分离得到水杨酸（Salicylic Acid），1875 年巴斯首先发现了水杨酸钠（Soduim Salicylate）具有解热镇痛和抗风湿作用，从而在临床上使用，但它有严重的胃肠道副作用。1898 年德国化学家霍夫曼又进行了水杨酸酚羟基乙酰化反应，并为他父亲治疗风湿关节炎，疗效极好。1899 年由德莱塞介绍到临床，并取名为阿司匹林（Aspirin），经过百余年来的临床应用，证明为有效的解热镇痛药。在 1979 年证明阿司匹林可预防血栓的形成。但其对胃黏膜的刺激性较大，主要是由于游离羧基的存在，于是对其进行结构修饰以减少不良反应的发生见图 4－1、表 4－2。

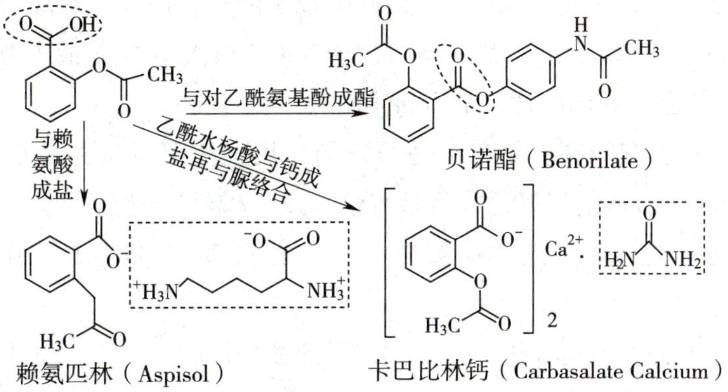

图 4－1　阿司匹林的结构修饰

表 4－2　其他临床常用的解热镇痛药

结构修饰	药物名称	临床应用	主要不良反应
成盐	赖氨匹林	主要用于治疗多种原因引起的发热和疼痛，如上呼吸道感染引起的发热、手术后疼痛、癌性疼痛、风湿痛、关节痛及神经痛	偶有轻微胃肠反应（如胃部不适、恶心呕吐）及出汗等
成盐	卡巴匹林钙	用于感冒引起的发热，也用于缓解轻至中度疼痛如头痛、关节痛、偏头痛、牙痛等。预防暂时性脑缺血发作；心肌梗死或其他手术后血栓形成	可引起恶心、呕吐、上腹部不适或疼痛等胃肠道反应；胃痛时应停服；亦可引起胃肠道出血，久服可致贫血
成酯	贝诺酯（扑炎痛）	为对乙酰氨基酚与阿司匹林形成的酯的前药，主要用于类风湿性关节炎，急、慢性风湿性关节炎，风湿痛，感冒发热，头痛，神经痛及术后疼痛等	可引起呕吐、胃灼热、便秘、嗜睡及头晕等；用量过大可致耳鸣、耳聋；肝、肾功能不全、阿司匹林过敏者禁用

阿司匹林　Aspirin

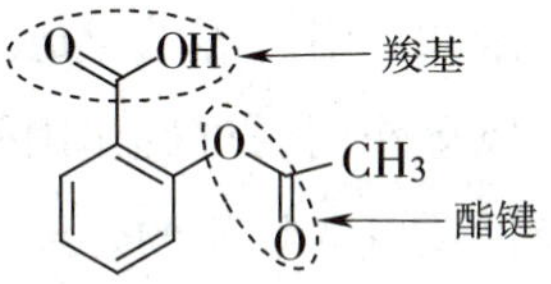

【化学名】2－（乙酰氧基）苯甲酸。

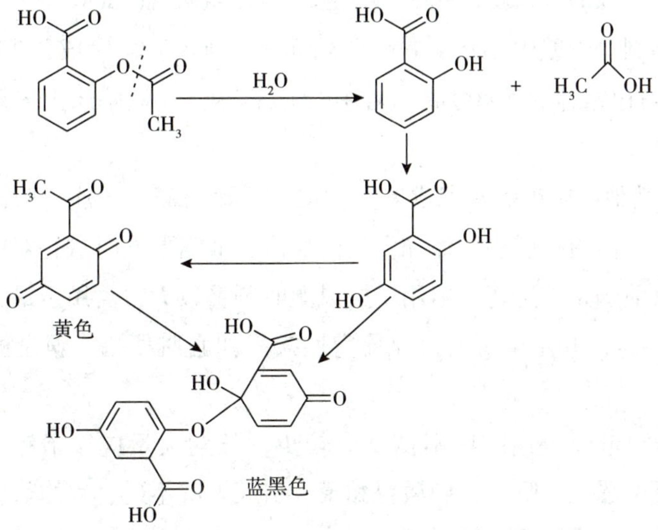

【性状】本品为白色结晶或结晶性粉末；无臭或微带醋酸臭，遇湿气即缓缓水解。在乙醇中易溶，在三氯甲烷或乙醚中溶解，在水或无水乙醚中微溶，在 NaOH 或 Na_2CO_3溶液中溶解，但同时水解。

【化学性质】本品含羧基，显弱酸性。常用固体制剂。

【稳定性】本品分子中含有酯键，兼有羧基的邻助作用，使阿司匹林易水解生成水杨酸和醋酸。水解产物水杨酸的酚羟基，易被空气氧化成醌型有色物质。碱性、光照、温度及微量 Cu^{2+}、Fe^{3+}等金属离子可促进氧化反应进行。因此要注意成品的贮存温度、湿度以及制剂工艺中工艺条件的控制。

【鉴别】①取本品约 0.5g，加碳酸钠试液 10ml，煮沸 2 分钟后，放冷，加过量的稀硫酸，即析出白色沉淀，并发生醋酸的臭气；②取本品 0.1g，加水 10ml，煮沸，放冷，加三氯化铁试液 1 滴，即显紫堇色。

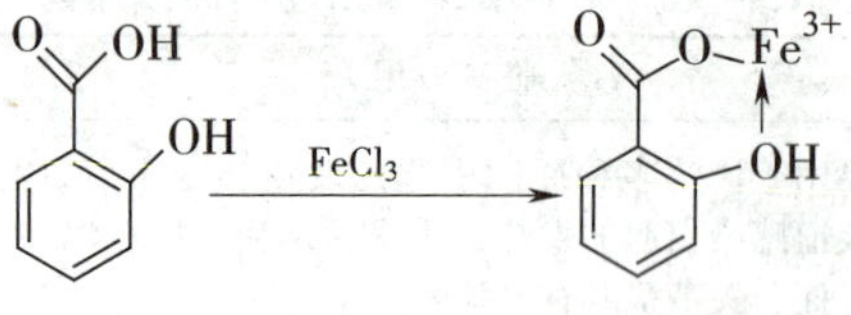

【体内过程】本品为弱酸性药物，在酸性条件下不易解离，因此在胃部和小肠上段易于吸收，吸收后很快被体内酯酶水解为水杨酸和醋酸，水杨酸为主要活性成分，能迅速分布到全身组织，也可进入关节腔及脑脊液，并可通过胎盘。水杨酸代谢时仅一小部分进一步氧化成2，5－二羟基苯甲酸、2，3－二羟基苯甲酸和2，3，5－三羟基苯甲酸，大部分与葡萄糖醛酸或甘氨酸结合后经肾脏排出体外。

【药理作用】本品为非选择性 COX 抑制剂，抑制 COX，使前列腺素（PG）合成减少。①解热作用：通过作用于下丘脑体温调节中枢而引起外周血管扩张、皮肤血流增加、出汗等，使散热增加而起解热作用。②镇痛作用：通过抑制前列腺素及缓激肽、组胺等的合成，产生镇痛作用。属于外周性镇痛药，但不能排除中枢镇痛的可能性。③抗炎、抗风湿作用：抗炎作用确切，机制尚不清楚，可能与本品作用于炎症组织并抑制前列腺素或其他能引起炎性反应的物质的合成有关。抑制溶酶体酶的释放及白细胞趋化性也与抗炎作用有关；抗风湿机制除解热、镇痛作用外，主要在于抗炎作用。④抑制血小板聚集：低浓度的阿司匹林就可抑制血小板的环氧酶，减少血小板中血栓素 A_2（TXA_2）的生成，而发挥抗血栓的作用；高浓度的阿司匹林抑制血管壁中 COX，减少前列环素（PGI_2）的生成，PGI_2的合成减少可促进血栓形成。血小板中 COX 对阿司匹林的敏感性比血管中 COX 高很多。故临床上采用小剂量阿司匹林（50～100mg）防血栓。

【临床应用】①常与其他解热镇痛药配成复方，用于缓解头痛、牙痛、肌肉痛、神经痛和感冒发热等。本品仅能缓解症状，不能治疗引起疼痛和发热的病因，故需要同时进行对因治疗；②用于急性风湿热和类风湿性关节炎，目前仍是首选药，但用于抗风湿时剂量较大，需用至最大耐受剂量（成人一般为3～5g/d 分 4 次于饭后服用）；③用于防治血栓栓塞性疾病如心肌梗死、脑血栓等，采用小剂量（口服75～150mg/d）。

【不良反应】本品小剂量或短期应用不良反应较少，长期大量应用治疗风湿病则不良反应较多。①消化道反应：最为常见，恶心、呕吐，刺激胃黏膜，引起上腹不适、胃灼热，甚至诱发或加重溃疡和出血。饭后服用、服用抗酸药或服用肠溶片或与 PEG_2 同服可减轻避免胃肠道反应。②凝血障碍：一般治疗量即可抑制血小板聚集而延长出血时间。长期或大剂量使用（5g/d以上）还可抑制凝血酶原形成，延长凝血酶原时间，造成出血。可用维生素K预防。③变态反应：少数患者可出现荨麻疹、血管神经性水肿甚至过敏性休克，少数患者服用阿司匹林或其他非甾体解热镇痛抗炎药可诱发哮喘，称为“阿司匹林哮喘”，可用抗组胺药和糖皮质激素治疗。④水杨酸反应：本品剂量过大可引起头痛、眩晕、恶心、呕吐、耳鸣、视力减退等症状，严重者可出现谵妄、高热、大量出汗、脱水、过度呼吸，酸碱平衡失调，甚至精神错乱。应立即停药，静脉滴入$NaHCO_3$碱化尿液，可加速水杨酸盐排泄。⑤瑞夷（Reye）综合征：极少数病毒感染伴发热的儿童或青少年应用阿司匹林后可出现严重的肝功能损害合并脑病，严重者可致死。⑥对肾脏的影响：前列腺素对正常肾脏的血管扩张作用较小，但伴有心、肝、肾功能损害的患者对前列腺素的扩血管作用较正常人为敏感。

葡萄糖-6-磷酸脱氢酶缺陷者、痛风及心、肝、肾功能不全者，青少年儿童病毒感染时慎用。活动性溃疡病或其他原因引起的消化道出血、血友病或血小板减少症，有阿司匹林或其他非甾体抗炎药过敏史者，尤其出现哮喘、神经血管性水肿或休克者禁用。

【水杨酸类药物的构-效关系】①水杨酸中的羧基是产生抗炎活性的必须结构。如酸性降低，保留镇痛作用，抗炎作用基本消失。②若改变苯环上的羧基和羟基的邻位关系，可使活性消失。③阿司匹林分子中游离羧基的存在是引起胃黏膜刺激的主要原因，将阿司匹林制成盐或酯，可减小副作用。④水杨酸苯环的5位引入芳环（酯的对位），可使其抗炎活性增加。

即学即练4-1

阿司匹林不用于（　　）

A. 感冒发热　B. 牙痛　C. 风湿性关节炎　D. 胃肠绞痛　E. 预防血栓生成

答案解析

（二）苯胺类

早期此类药物的代表为乙酰苯胺（Acetanilide），但其毒性太大已被淘汰。随后以非那西汀（Phenacetin）广泛用于临床，但同样因毒性大，目前除少数复方制剂还应用外，均被其活性代谢产物对乙酰氨基酚取代，对乙酰氨基酚是目前应用量最大的解热镇痛药物之一。

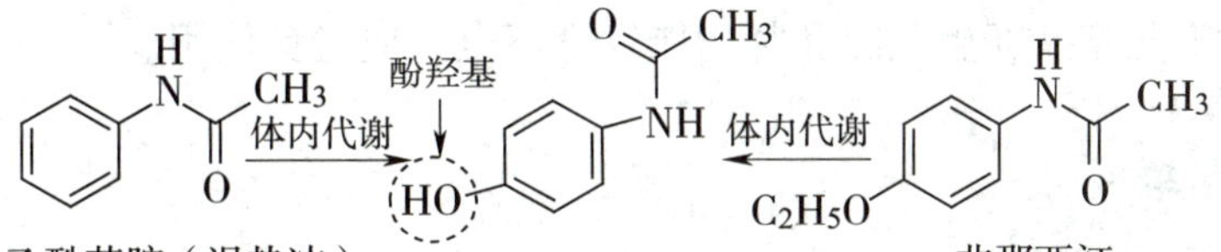

乙酰苯胺（退热冰）　　非那西汀

对乙酰氨基酚　Acetaminophen

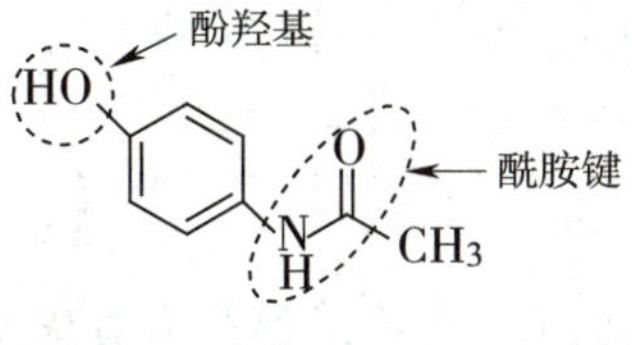

【化学名】4′-羟基乙酰苯胺。

【性状】本品为白色结晶或结晶性粉末；无臭。在热水或乙醇中易溶，在丙酮中溶解，在水中略溶。

【稳定性】本品为芳香第一胺的乙酰化物，干燥品稳定，水溶液在pH 6时最为稳定，但在酸性或碱性条件下可发生酰胺的水解，生成对氨基苯酚（或钠盐）和醋酸（或钠盐）。因此，在本品的制剂及储存过程中，要注意防止水解。

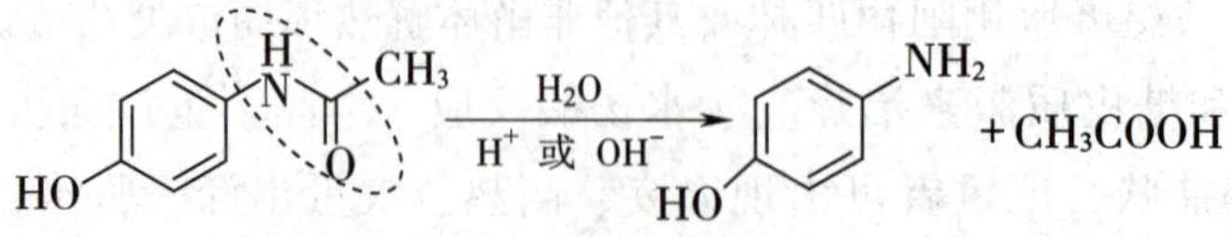

【鉴别】①本品水溶液，加三氯化铁试液，即显蓝紫色。

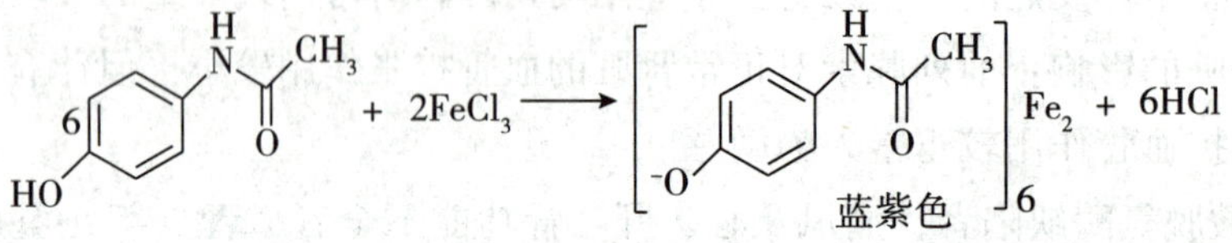

②重氮化偶合反应：取本品约0.1g，加稀盐酸5ml，置水浴上40分钟，放冷；取0.5ml，滴加亚硝酸钠试液5滴，摇匀，用水3ml稀释后，加碱性β-萘酚试液2ml，振摇，即显红色。

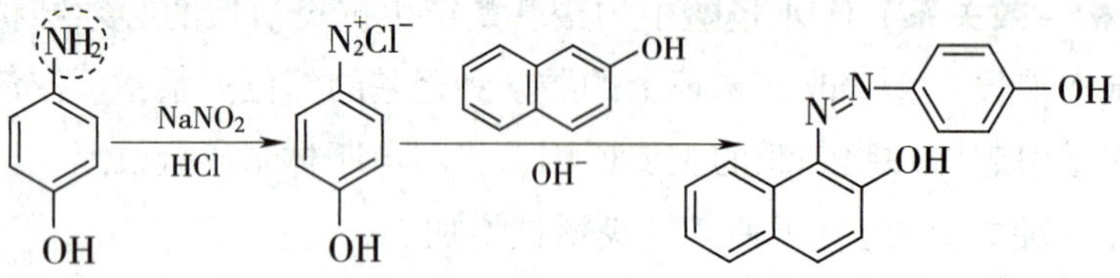

红色

【体内过程】本品在体内代谢时，55%~75%与葡萄糖醛酸结合，20%~24%与H_2SO_4结合，少量生产*N*-羟基乙酰氨基酚，进一步转化为毒性代谢物*N*-乙酰基亚胺醌，此代谢物在正常情况下可与肝脏内谷胱甘肽结合而解毒，而大剂量或超剂量服用本品时，因肝脏中贮存的谷胱甘肽被消耗，此代谢物即与肝细胞大分子结合，从而引起肝坏死。

【药理作用与临床应用】本品的解热镇痛作用缓和持久，为一良好的解热镇痛药，但无抗炎作用。是常用的感冒药物的复方成分之一。临床主要用于发热、头痛、关节痛、风湿痛、神经痛、痛经及对阿司匹林不能耐受或过敏的患者，其解热镇痛作用与阿司匹林相当或稍低。

【不良反应】本品治疗量时不良反应较少见，偶见皮疹、厌食、恶心、呕吐或高铁血红蛋白血症、粒细胞减少等，大剂量可引起急性重症肝炎，过量使用可见肾毒性、肝脏损害，甚至肝坏死及肾乳头坏死、肾衰竭等。3岁以下儿童及新生儿因肝肾功能发育不全，应避免使用。

答案解析

即学即练4-2

不具备抗炎抗风湿作用的是

A. 对乙酰氨基酚　　B. 阿司匹林　　C. 羟基保泰松
D. 吲哚美辛　　E. 布洛芬

实例分析4-2

实例1　某患者，因感冒发热，需用退热药，但其有胃溃疡病史，医生给其选用阿司匹林。

讨论　请问此用药是否合理？并说明原因。

实例2　某患者因感冒发热、头痛就医。医生处方中有贝诺酯这一药物。贝诺酯是一个由阿司匹林与对乙酰氨基酚脱水生成的酯类药物，在目前临床上使用非常广泛。作为前药，贝诺酯在体外无任何活性。

讨论　1. 贝诺酯在体内会发生何种变化。为什么医生处方中会有贝诺酯这一药物？

2. 根据药物的化学结构，在药物制剂过程中应特别注意防止药物的哪类化学变化以保证其稳定性？

答案解析

（三）吡唑酮类

1946 年，瑞士科学家合成了具有吡唑烷二酮结构的保泰松，发现具有良好的消炎镇痛作用，临床上用作抗炎药。但副作用较大，于是对其进行构－效关系的研究，结果表明：3，5－吡唑烷二酮类药物的抗炎作用与化合物的酸性有密切关系，即与 4 位的氢原子酸性大小有关。凡能增强 4 位 *H* 酸性的因素都能增加药物的作用效果。常用的几种同类药物及其作用特点见表 4－3。

表 4－3　羟布宗的同类药物及其作用特点

药物名称及结构	作用特点及主要不良反应
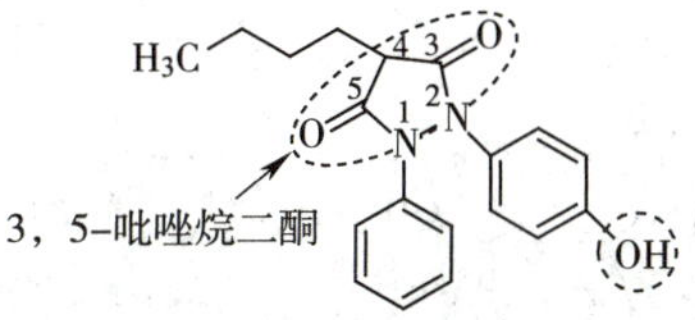 羟布宗（Oxyphenbutazon）	本品是保泰松的体内活性代谢产物，抗炎、抗风湿作用强而解热镇痛作用较弱。临床主要用于风湿性及类风湿性关节炎、强直性脊柱炎。对胃肠刺激较大，并可致消化道溃疡，可引起粒细胞减少。由于不良反应较多，已少用
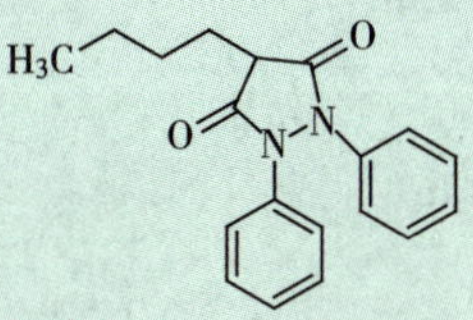 保泰松（Phenylbutazone）	解热镇痛作用较弱，抗炎作用较强，有促进尿酸排泄的作用。用于类风湿性关节炎、痛风，但不良反应较多。对胃肠道刺激较大，可出现恶心、呕吐、腹痛、便秘，过量可致消化道溃疡，出现便血等
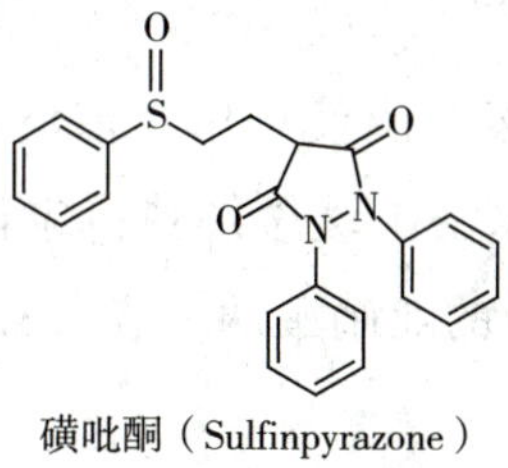 磺吡酮（Sulfinpyrazone）	消炎作用较弱，但具有较强的排除尿酸作用，用于治疗痛风及风湿性关节炎。抑制血小板聚集，增加血小板存活时间。常见的不良反应为消化道刺激症状，偶见溃疡发生
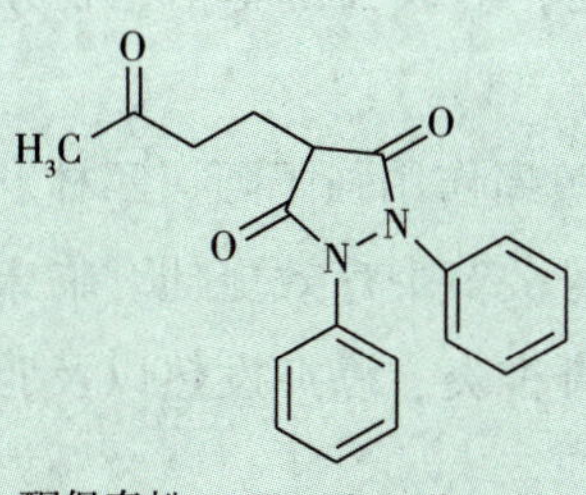 γ-酮保泰松 γ-Ketophenylbutazone	作用与磺吡酮相似。消炎作用较弱，但具有较强的排除尿酸作用，用于治疗痛风及风湿性关节炎。常见的不良反应为消化道刺激症状，偶见溃疡发生

（四）吲哚乙酸类

吲哚美辛 Indomethacin

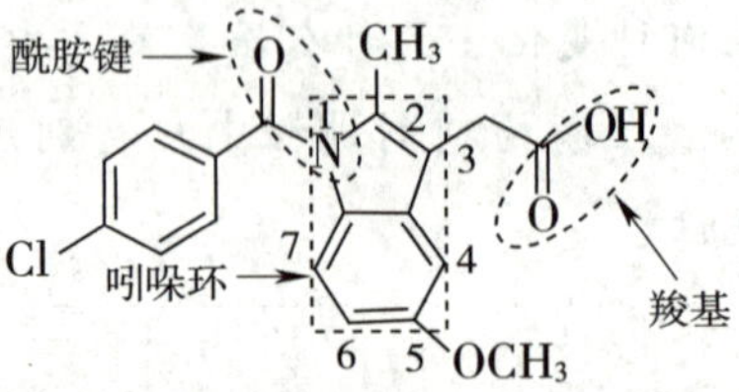

【化学名】 2－甲基 1－(4－氯苯甲酰基)－5－甲氧基－1*H*－吲哚－3－乙酸。

【性状】 本品为类白色或微黄色结晶性粉末，几乎无臭，无味；本品在丙酮中溶解，在甲醇、乙醇、三氯甲烷或乙醚中略溶，在甲苯中极微溶解，在水中几乎不溶。

【化学性质】 本品含羧基，显酸性。

【稳定性】 ①本品固体在室温下空气中稳定，但对光敏感，应注意避光贮存。水溶液在 pH 2～8 时较稳定。②分子中有芳酰胺结构，可被强酸或强碱水解，生成对氯苯甲酸和 5－甲氧基－2－甲基吲哚－3－乙酸，后者脱羧生成 5－甲氧基－2，3 二甲基吲哚，吲哚类的分解物还可进一步被氧化成有色物质。

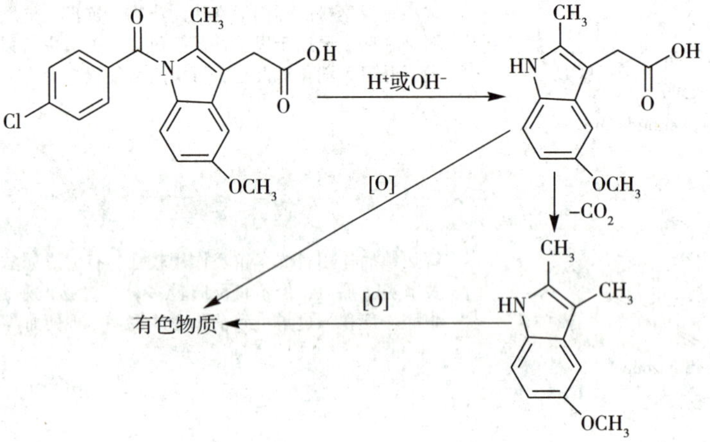

【鉴别反应】 ①取本品约 10mg，加水 10ml 与 20% 的氢氧化钠溶液 2 滴使溶解；取溶液 1ml，加 0.03% 的重铬酸钾溶液 0.3ml，加热至沸，放冷，加硫酸 2～3 滴，置水浴上缓缓加热，应显紫色；加 H_2SO_4 2～3 滴，置水浴上缓缓加热，应显紫色；另取溶液 1ml，加 0.1% 的亚硝酸钠溶液 0.3ml，加热至沸，放冷，加盐酸 0.5ml，应显绿色，放置后，渐变黄色。

【体内过程】 本品在胃肠道吸收快速而完全，在肝内和肾脏内代谢，形成去甲基衍生物和去酰基衍生物，以葡萄糖醛酸结合的形式从尿中排泄。

【药理作用与临床应用】 本品是最强的 COX 抑制剂之一，抗炎及镇痛作用强于阿司匹林。对急性风湿性关节炎、类风湿性关节炎有消炎、镇痛作用，对痛风性关节炎及骨关节炎疗效更佳。临床主要用于水杨酸类疗效不明显或不易耐受的风湿性关节炎、骨关节炎、强直性脊椎炎、癌症发热以及胆绞痛、输尿道结石引起的绞痛等，但其不良反应较严重，限制了其使用。

【不良反应】 胃肠反应可有食欲减退、恶心、腹痛；上消化道溃疡，偶可穿孔、出血；腹泻（有时因溃疡引起），还可引起急性胰腺炎。中枢神经系统反应可有前额头痛、眩晕，偶有精神失常。造血系统反应可有粒细胞减少、血小板减少、再生障碍性贫血等。过敏反应常见为皮疹，严重者哮喘。本药抑制 PG 合成酶作用强大。“阿司匹林哮喘”者禁用本药，因为也可发生哮喘。

舒林酸 Sulindac

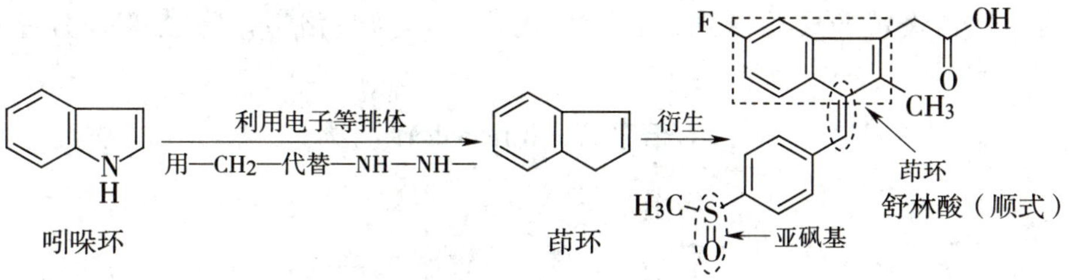

舒林酸是对吲哚美辛的结构改造后得到的衍生物，是具有亚砜结构的前体药物，本身几乎无药理活性，在体内转化为硫基化合物而显示生物活性，抑制 COX 而具有较强的解热、镇痛、抗炎作用。与吲哚美辛比较，强度不及后者的一半，但作用较持久，胃肠道不良反应比吲哚美辛小，为目前临床广泛使用的长效抗炎镇痛药。

（五）邻氨基苯甲酸类

该类药物又称为灭酸类。此类药物是利用电子等排体的原理设计，将水杨酸中酚羟基的氧原子用氮原子取代的衍生物，甲芬那酸为本类药物的代表。

甲芬那酸 Mefenamic Acid

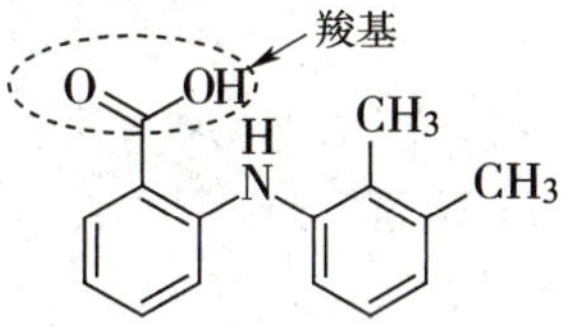

【化学名】 *N*-2，3-二甲基苯基邻氨基苯甲酸。

【性状】 本品为白色或类白色结晶性粉末，无臭。在乙醚中略溶，在乙醇或三氯甲烷中微溶，在水中不溶。

【鉴别】 ①取本品约 25mg，加三氯甲烷 15ml 溶解后，置紫外灯下（254nm）下检视，显绿色荧光；②取本品约 5mg，加硫酸 2ml 使溶解，加 0.5% 重铬酸钾溶液 0.05ml，即显深蓝色，随即变为棕绿色。

【药理作用与临床应用】 本品具有很强的镇痛和抗炎作用，主要用于风湿性、类风湿性关节炎。

【不良反应】 甲芬那酸常见的不良反应有嗜睡、眩晕、头痛、恶心、腹泻，也可发生胃肠溃疡和出血；偶有溶血性贫血和骨髓抑制，暂时性肝、肾功能异常。连续用药一般不应超过 1 周。肝、肾功能损害者及孕妇慎用。

甲芬那酸还有一系列的结构类似的药物，如甲氯芬那酸（Meclofenamic Acid）、氯芬那酸（Chlofenamic Acid）与氟芬那酸（Flufenamic Acid）等。

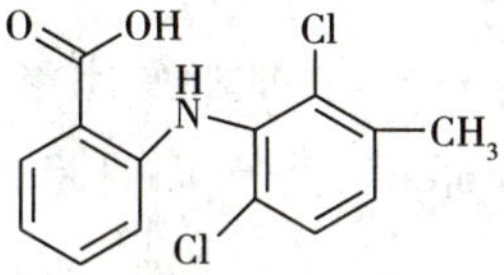
甲氯芬那酸

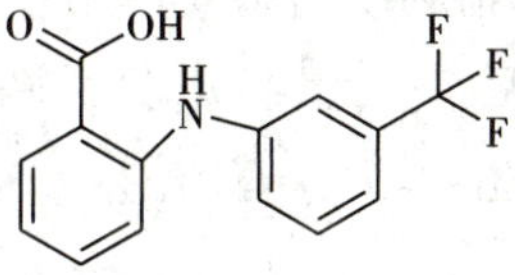
氟芬那酸

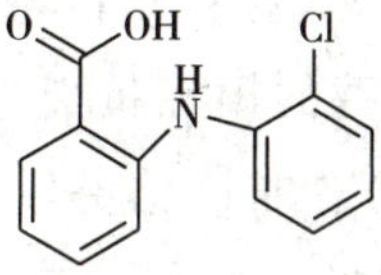
氯芬那酸

（六）芳基烷酸类

芳基烷酸类化合物的苯环上增加亲水性基团可使抗炎作用增强。4－异丁基苯乙酸首先用于临床，但长期大剂量服用可使天冬氨酸氨基转移酶升高。在4－异丁基苯乙酸分子的乙酸的 α－碳原子上引入甲基后，其消炎镇痛作用增强，且副作用小，称为布洛芬。布洛芬是芳基烷酸类消炎镇痛药的代表。

布洛芬　Ibuprofen

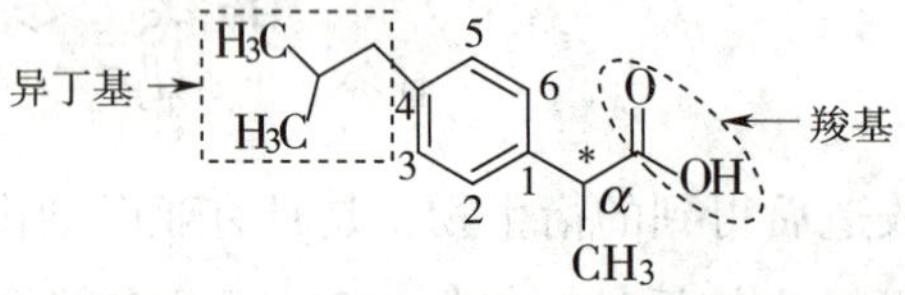

【化学名】α－甲基－4－(2－甲基丙基）苯乙酸。

【性状】本品为白色结晶性粉末，稍有特异臭。在乙醇、丙酮、三氯甲烷或乙醚中易溶，在水中几乎不溶，在 NaOH 及 Na_2CO_3 溶液中易溶。

【化学性质】本品具有光学活性，临床使用消旋体，*S*(＋）型活性强，体内代谢 *R* 型体内可转化成 *S* 型。

【鉴别反应】异羟肟酸铁显色反应：本品与氯化亚砜、乙醇成酯，进而与盐酸羟胺作用生成羟肟酸，羟肟酸与 $FeCl_3$ 作用生成紫红色的羟肟酸铁，作为鉴别方法。

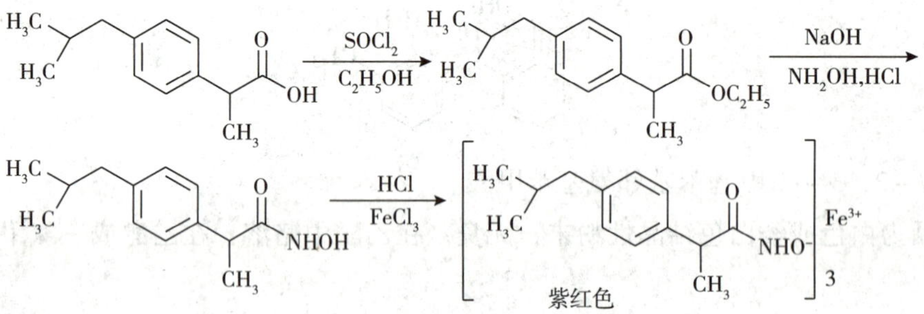

【体内过程】本品口服易吸收，与食物同服时吸收减慢，但吸收量不减少。与含铝和镁的抗酸药同服不影响吸收。布洛芬在肝脏代谢迅速，所有的代谢物均失活，大部分经肾由尿排出，一部分随粪便排出。

【药理作用与临床应用】本品主要作用特点与阿司匹林相似，而不良反应发生率明显低于阿司匹林、吲哚美辛，为临床常用的解热镇痛抗炎药，解热、镇痛、抗炎作用强而副作用小。适用于风湿及类风湿性关节炎、骨关节炎、强直性脊椎炎，也可用于一般性解热镇痛。代谢快，不易蓄积，更适合老年人。

【不良反应】本品不良反应较轻，偶见轻度消化不良、皮疹、胃肠道溃疡及出血、氨基转移酶升高、血小板减少和视力模糊。胃与十二指肠溃疡患者慎用。

自从发现布洛芬的镇痛抗炎作用后，又相继开发了许多优良的品种如氟比洛芬（Flurbiprofen）、萘普生（Naproxen）、非诺洛芬（Fenoprofen）、酮洛芬（Ketoprofen）等，而且新的药物还在不断的问世。

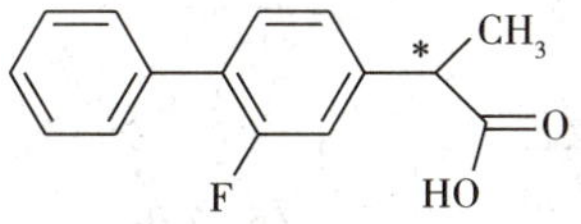

氟洛芬

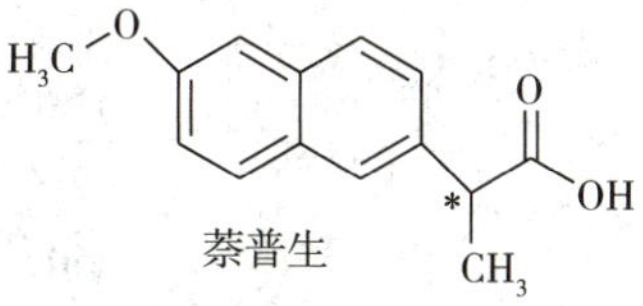

萘普生

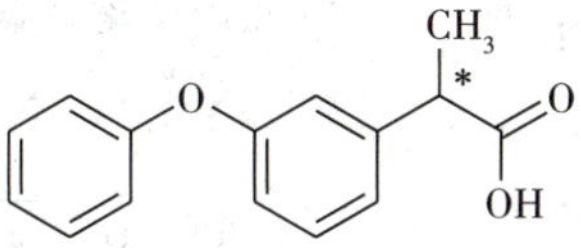

非诺洛芬

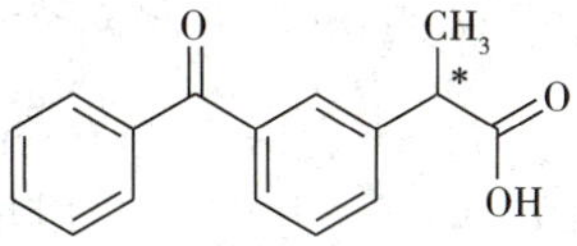

酮洛芬

（七）苯乙酸类

双氯芬酸钠 diclofenac sodium

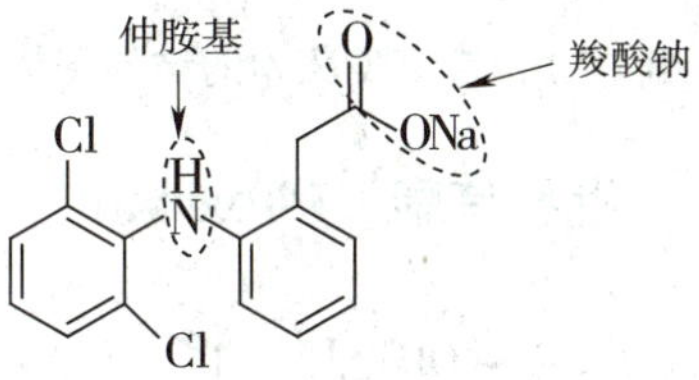

【化学名】 2-[(2,6-二氯苯基)氨基]-苯乙酸钠。

【性状】 本品为白色或类白色结晶性粉末，无臭，有刺鼻感和引湿性。略溶于水，在乙醇中溶解，不溶于乙醚或甲苯。水溶液 pH 7.68。

【化学性质】 本品是在甲氯芬那酸的结构中，去除 *N*-苯环上的甲基，将甲酸改为乙酸得到的药物。性质较稳定，含氯原子，显氯化物的鉴别反应。

【体内过程】 本品剂量小，口服吸收快速而完全，本品主要在肝脏代谢，主要代谢产物有四个，主要是 4′-羟基衍生物，占排泄量的 20%～30%；而其他三个衍生物分别是 5-羟基衍生物、3′-羟基衍生物和 4′，5-羟基衍生物，所有代谢物活性都比双氯芬酸钠低。排泄快，长期应用无蓄积作用。

【药理作用与临床应用】 本品个体差异小，作用机制比较特别，除抑制环氧合酶、减少前列腺素的生物合成和血小板的生成外，还能抑制脂氧合酶，减少白三烯的生成，尤其是人白三烯（LTB_4）；其次双重的抑制作用还可以避免由于单纯抑制环氧合酶而导致脂氧合酶活性突增引起的不良反应；此外本品还能抑制花生四烯酸的释放并刺激花生四烯酸的再摄取。因此双氯芬酸的抗炎作用强，副作用小，是一种新型的强效消炎镇痛药，其镇痛、消炎及解热作用比吲哚美辛强 2～2.5 倍，比阿司匹林强 26～50 倍。用于类风湿性关节炎、神经炎、红斑狼疮、癌症、手术后疼痛以及各种原因引起的发热。

【不良反应】 本品可引起腹痛、腹泻、恶心等胃肠道反应，偶见头痛、头晕、氨基转移酶升高，少见的有肾功能下降等。

（八）1，2-苯并噻嗪类

具有 1，2-苯并噻嗪结构的抗炎药称为昔康类，是一类含有烯醇类结构的化合物。如舒多昔康（Sudoxicam）、伊索昔康（Isoxicam）和噻吩昔康（Tenoxicam），抗炎作用均优于吲哚美辛。在舒多昔康的 5-位引入甲基，则得到美洛昔康（Meloxicam），选择性作用于 COX-2，几无胃肠道副作用，抗炎作用较吲哚美辛强。其结构通式及常用的药物见图 4-1。

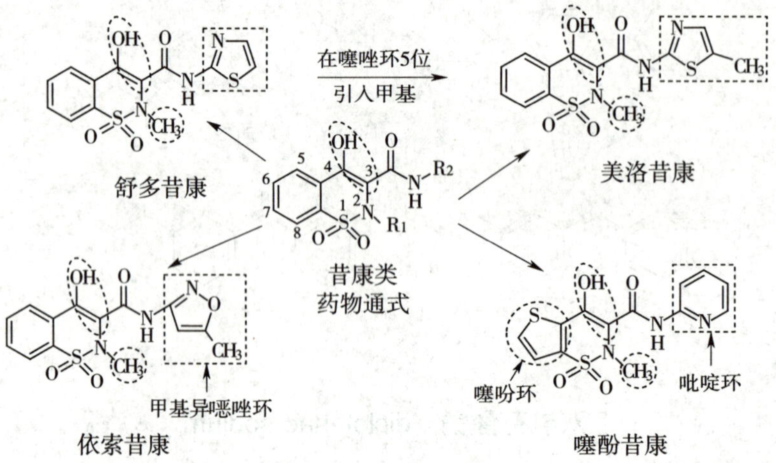

图4-1　昔康类药物的结构修饰

吡罗昔康　Piroxicam

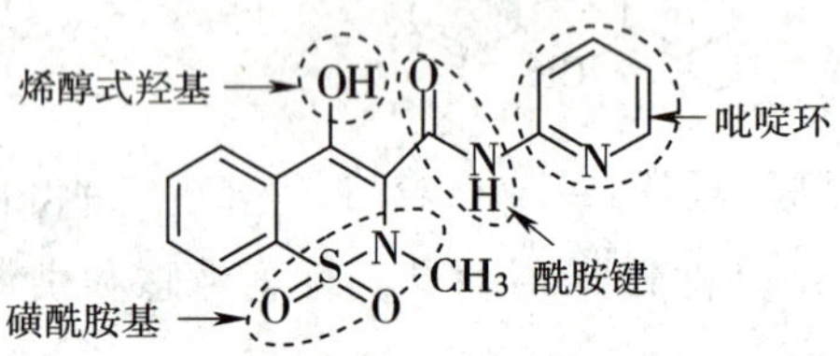

【化学名】 2-甲基-4-羟基-*N*-(2-吡啶基)-2*H*-1,2-苯并噻嗪-3-甲酰胺-1,1-二氧化物。

【性状】 本品为白色至微黄色的结晶粉末；无臭，无味。在三氯甲烷中易溶，丙酮中略溶，乙醇或乙醚中微溶，水中几乎不溶；在酸中溶解，碱中略溶。

【化学性质】 本品具有酸性，pK_a为6.3，其他昔康类药物的pK_a大多为4~6。其分子中含有烯醇羟基，本品三氯甲烷溶液与三氯化铁反应，显玫瑰红色，可作为鉴别反应。

【药理作用与临床应用】 本品抗炎作用比保泰松和萘普生强，与吲哚美辛相似，镇痛作用比布洛芬、萘普生强，与阿司匹林相似。口服吸收迅速，完全，主要特点是$t_{1/2}$长，每日给药一次即可。临床用于治疗类风湿性和风湿性关节炎、骨关节炎、强直性脊椎炎、急性肌肉骨骼疾病、术后及创伤后疼痛和急性痛风。

【不良反应】 恶心、胃痛、少食及消化不良等胃肠不良反应最为常见，也可有中性粒细胞减少、嗜酸粒细胞增多、血尿素氮增高、头晕、眩晕、耳鸣、头痛、全身无力、水肿、皮疹、瘙痒、肝功能异常和血小板减少等。对本品过敏、消化性溃疡、慢性胃病患者禁用。

知识链接

解热镇痛抗炎药的应用注意

解热镇痛抗炎药在与其他药物合用时：①与其他同类药物合用疗效不加强，而胃肠道不良反应增加，引起出血危险的概率增加，引起肝、肾损害的可能加大；②与抗凝血药、溶栓药合用，增加出血危险；③与糖皮质激素合用，增加胃肠溃疡和出血的危险；④吲哚美辛、布洛芬等药与强心苷合用时，可使后者的血药浓度升高而增加毒性，应注意调整剂量；⑤与呋塞米合用，本类药物抑制前列腺素的合成，减少肾血流量，能降低呋塞米的利尿作用，加重肾损害。

（九）选择性 COX－2 抑制剂

环加氧酶有两个亚型，COX－1 和 COX－2，其中 COX－2 是导致炎症的亚型。选择性抑制 COX－2 可避免胃肠道的副作用。近年来，临床中发现选择性 COX－2 抑制剂引起患者增加严重心血管血栓事件风险，其原因是选择性 COX－2 抑制剂可抑制血管内皮的前列腺素生成，使血管内的前列腺素和血小板中的血栓素动态平衡失调，导致血栓素升高，促进血栓形成。

药品管理部门均要求对这类药物的标签增加警示性标注。常见选择性 COX－2 抑制剂见表 4－4。

表 4－4　临床常用 COX－2 抑制剂

药物名称及结构	作用特点及主要不良反应
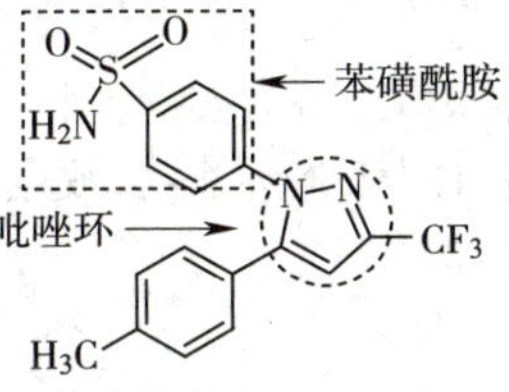 塞来昔布（Celecoxib）	临床上除治疗类风湿性关节炎和骨关节炎引起的疼痛，也可用于减少家族性腺瘤性息肉患者结直肠息肉数目的辅助治疗。不良反应主要有磺胺过敏反应、消化道反应、神经系统反应以及心血管系统反应等
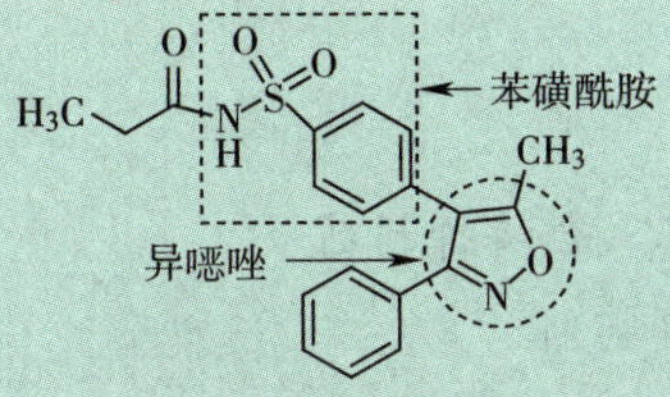 帕瑞昔布（Parecoxib）	全球第一种注射用选择性 COX－2 抑制剂。是伐地昔布的前体药物。注射后经肝酶水解，迅速转化为有药理学活性的伐地昔布。半衰期短，适用于手术后疼痛的短期治疗

（十）解热镇痛药常用的复方制剂

解热镇痛抗炎药经常配伍使用，以增强疗效，减少不良反应，见表 4－5。其组成一般包括解热镇痛药、收缩血管药、咖啡因、抗过敏药、减轻鼻塞症状的麻黄碱、抗病毒药及镇咳药。

表 4－5　常用复方解热镇药的成分

药名	成分与含量（g/片）								
	阿司匹林	非那西丁	咖啡因	氨基比林	苯巴比妥	对乙酰氨基酚	盐酸伪麻黄碱	右美沙芬	氯苯那敏
复方阿司匹林（APC）	0.22	0.15	0.035						
去痛片（索米痛）		0.15	0.05	0.15	0.015				
氨酚伪麻美芬片（日片）						0.5	0.03	0.015	
氨麻美敏片（夜片）						0.5	0.03	0.015	0.002

目标检测4－1

答案解析

一、单选题

1. 在下列药物中，哪一个是吡唑酮类非甾体抗炎药

A. 贝诺酯　B. 羟布宗　C. 布洛芬　D. 吲哚美辛　E. 吡罗昔康

2. 将水杨酸分子中的羟基乙酰化，其作用是

A. 增大溶解度　B. 增加稳定性　C. 降低刺激性

D. 防止水解氧化　E. 增加水溶性

3. 羟布宗分子中 4 – 位的氢原子，因受何基团的影响而显酸性

A. 丁基　B. 1，2 – 位氮 – 氮键　C. 两个羰基

D. 酮基　E. 双键

4. 以下哪个药物是阿司匹林与对乙酰氨基酚所形成的酯

A. 吲哚美辛　B. 贝诺酯　C. 吡罗昔康　D. 布洛芬　E. 安乃近

5. 阿司匹林放置后变色，主要原因是

A. 吸潮水解　B. 直接被空气氧化　C. 吸潮水解后被空气氧化

D. 对光敏感　E. 对热敏感

6. 下列关于布洛芬叙述，不正确的是

A. 具有解热作用　B. 具有抗炎作用　C. 长期用药可诱发消化性溃疡

D. 胃肠道反应严重　E. 可治疗风湿性关节炎

7. 非甾体抗炎药物是

A. β – 内酰胺酶抑制剂　B. 花生四烯酸环氧合酶抑制剂

C. 二氢叶酸还原酶抑制剂　D. 磷酸二酯酶抑制剂

E. 胆碱酯酶的抑制剂

8. 阿司匹林解热作用的特点是

A. 仅能降低发热患者的体温　B. 降低发热患者及正常人体温

C. 仅能降低正常人体温　D. 解热作用受环境温度的影响明显

E. 使产热减少，散热增加

9. 可以预防血栓栓塞性疾病的药物是下列哪一个

A. 吲哚美辛　B. 吡罗昔康　C. 阿司匹林　D. 布洛芬　E. 秋水仙碱

二、多选题

1. 分子中含有羧基，临床上可用于解热、镇痛、抗炎的药物是

A. 阿司匹林　B. 双氯酚酸　C. 对乙酰氨基酚　D. 布洛芬　E. 吡罗昔康

2. 下列叙述，与对乙酰氨基酚不相符的是

A. 具有抗炎抗风湿作用　B. 易溶于水　C. 为水杨酸类衍生物

D. 具有解热作用　E. 可与阿司匹林成前药

3. 可与 $FeCl_3$ 发生显色反应的有

A. 阿司匹林　B. 羟布宗　C. 可待因　D. 对乙酰氨基酚　E. 贝诺酯

4. 为了检查对乙酰氨基酚中是有对氨基苯酚，可选用哪种试剂

A. 三氯化铁　B. 亚硝酸钠/盐酸、碱性 β – 萘酚　C. 硝酸

D. 亚硝基铁氰化钠　E. 苦味酸

三、简答题

1. 简述非甾体抗炎药的主要不良反应及预防措施。

2. 简述常见非甾体抗炎药的主要临床应用。

书网融合……

知识回顾　　微课

第二节　抗痛风药

PPT

实例分析 4-3

实例　某男，30 岁，浙江温州人。短暂的大专读完后就和朋友一起开了游戏工作室，专门开发游戏。因为都是年轻人，熬夜是难免的，大家又经常在一起喝着啤酒吃着烧烤，讨论创意，导致 2 年来因关节疼痛伴低热反复就诊，均被诊断为风湿性关节炎，经抗风湿和激素治疗后，疼痛现象稍有好转。2 个月前因疼痛加剧，抗风湿治疗无效前来就诊。查体，体温 37.5℃。双足关节肿胀，左侧较明显，局部皮肤有脱屑及瘙痒症状，双侧耳廓触及绿豆大的结节数个。

讨论　1. 对患者疾病的诊断可能是什么？

2. 应该怎样进行治疗？

答案解析

一、概述

痛风（gout）是体内嘌呤代谢紊乱引起的一种疾病，主要表现为高尿酸血症，尿酸盐在关节、结缔组织和肾脏沉积，引起粒细胞浸润、局部炎症和疼痛。急性痛风发作主要表现为关节炎，目前治疗主要采用秋水仙碱和非甾体抗炎药，而对慢性痛风的治疗主要是通过抑制尿酸合成或促进尿酸排泄而降低血中的尿酸浓度，可使用的药物有别嘌醇和丙磺舒等，临床上使用的抗痛风药按作用机制可分为三类：①控制尿酸盐对关节造成炎症的药物，如秋水仙碱；②增加尿酸排泄速率的药物，如丙磺舒和苯溴马隆；③通过抑制黄嘌呤氧化酶来抑制尿酸生成的药物，如别嘌醇。

二、典型药物

秋水仙碱　Colchicine

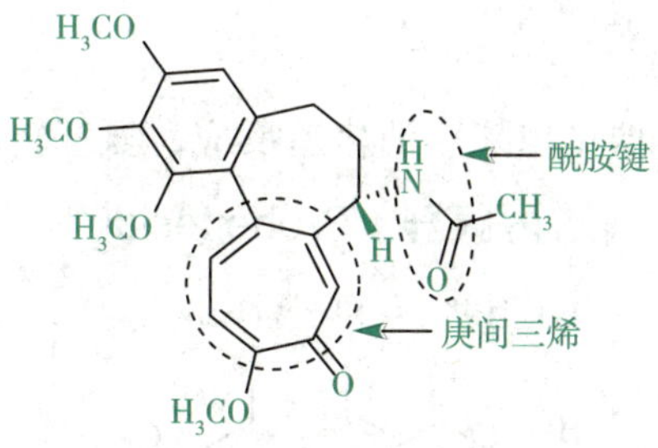

【化学名】（*S*）-*N*-（5,6,7,9-四氢-1,2,3,10-四甲氧基-9-氧-苯并[*α*]庚间三烯并庚间三

烯-7-基)乙酰胺。

【性状】本品为淡黄色结晶性粉末；无臭，遇光色变深。在乙醇或三氯甲烷中易溶，在水中溶解(但在一定浓度的水溶液中能形成半水合物的结晶析出)，在乙醚中极微溶解。熔融时同时分解。

【体内过程】本品通过口服吸收，0.5～2小时血药浓度达峰值。本品的血浆蛋白结合率较低，吸收后主要分布在肠道、肝、肾、脾等器官。在体内保留时间较长，单次给药后10日仍能从体内检测出。主要在肝脏代谢，代谢产物为药物分子中酰胺键水解后的伯胺衍生物，从胆汁及肾脏（10%～20%）排泄。

【药理作用与临床应用】本品是从百合科植物丽江山慈菇的球茎中得到的一种生物碱。①和中性粒细胞微管蛋白的亚单位结合而改变细胞膜功能，包括抑制中性粒细胞的趋化、黏附和吞噬尿酸盐结晶的作用。②抑制磷脂酶 A_2(PLA_2)，减少单核细胞和中性粒细胞释放前列腺素和白三烯。③抑制局部细胞产生白介素-6等，从而达到控制关节局部的疼痛、肿胀及炎症反应。秋水仙碱不影响尿酸盐的生成、溶解及排泄，因而无降血尿酸作用。急性痛风性关节炎于口服后12～24小时起效，90%的患者在服药24～48小时疼痛消失，对慢性痛风无效，对一般性疼痛及其他类型的关节炎无效。④抗癌药，通过抑制细胞有丝分裂，临床用于治疗白血病、乳腺癌等。⑤用于硬皮病、原发性胆汁性肝硬化、酒精性肝硬化等的临床治疗。

【不良反应】本品的不良反应与剂量大小有明显的相关性，口服比静脉注射的安全性高。本品的不良反应主要有胃肠道症状、肌肉和周围神经病变、骨髓抑制、静脉炎和蜂窝织炎、致畸作用等。本品的毒性较大，长期使用能产生骨髓抑制。胃肠道反应是严重中毒的前兆，应立即停药。

别嘌醇　Probenecid

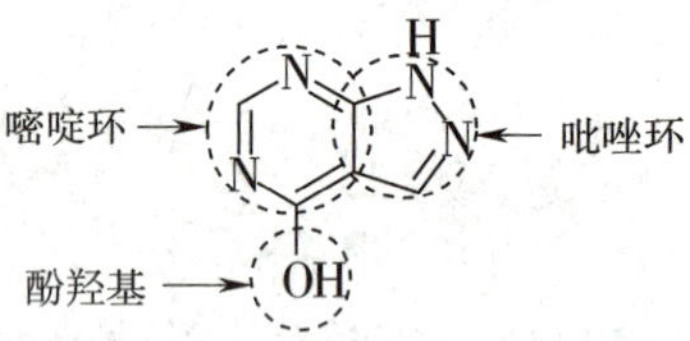

【化学名】1*H*-吡唑并（3，4-d）嘧啶-4-醇，又名别嘌呤醇。

【性状】本品为白色或类白色结晶性粉末。无臭，无味。极微溶于水和乙醇，不溶于乙醚和三氯甲烷，易溶于碱性溶液中。

【稳定性】本品在pH 3.1～3.4时最稳定，pH升高时本品分解成3-氨基吡唑-4-羧酸胺。

【鉴别】本品的NaOH溶液加入碘化汞钾试液加热至沸，放置后生成黄色沉淀。

【体内过程】本品口服后在胃肠道内吸收完全，与氧嘌呤醇均由肾脏排出，经肝脏代谢，可抑制肝药酶的活性。约有70%的量代谢为有活性的别黄嘌呤。

【药理作用与临床应用】本品和别黄嘌呤均有抑制黄嘌呤氧化酶，使次黄嘌呤不能氧化生成黄嘌呤，从而使尿酸生成减少，避免尿酸盐结晶的沉积，是目前临床唯一能抑制尿酸生成的药物。临床主要用于原发性或继发性痛风发作的治疗。

【不良反应】不良反应发生少，偶见皮疹、消化道反应、氨基转移酶升高和粒细胞减少等。

丙磺舒　Probenecid

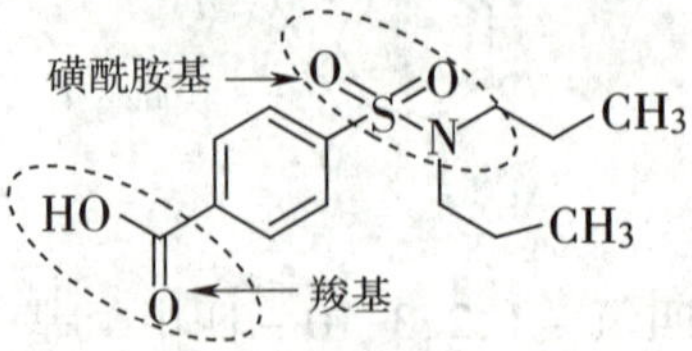

【化学名】 对-[（二丙氨基）磺酰基]苯甲酸。

【性状】 本品为白色结晶性粉末，无臭，味微苦。溶于丙酮，略溶于乙醇或三氯甲烷，几乎不溶于水。溶于稀 NaOH 溶液，在稀酸中几乎不溶。

【体内过程】 本品在肝内代谢为羧基化合物及羟基化合物，这些代谢物均有促尿酸排泄的作用。代谢物主要经肾脏排泄，在 24～48 小时中有 5%～10% 的给药量以原形排出。

【药理作用与临床应用】 本品通过竞争抑制肾小管对有机酸的转运，抑制肾小管对尿酸的再吸收，增加尿酸排泄，也可促进尿酸盐的溶解。临床用于高尿酸血症伴慢性痛风、减慢或预防痛风结节的形成和痛风关节的病变；因没有镇痛和抗炎作用，不适用于急性痛风。

【不良反应】 治疗剂量时，不良反应少见。

答案解析

目标检测4-2

一、单选题

1. 含磺酰胺基的抗痛风药是

A. 舒林酸　B. 吡罗昔康　C. 别嘌醇　D. 丙磺舒　E. 秋水仙碱

2. 别嘌醇临床用于治疗

A. 高血压　B. 帕金森病　C. 抑郁症　D. 痛风　E. 失眠

3. 临床用于急性痛风发作，用于缓解炎症症状的药物是

A. 舒林酸　B. 吡罗昔康　C. 别嘌醇　D. 丙磺舒　E. 秋水仙碱

4. 在治疗痛风的过程中主要是增加尿酸排泄的药物是

A. 阿司匹林　B. 吡罗昔康　C. 丙磺舒　D. 别嘌醇　E. 秋水仙碱

5. 主要通过抑制尿酸生成治疗痛风的药物是

A. 别嘌醇　B. 吡罗昔康　C. 阿司匹林　D. 丙磺舒　E. 秋水仙碱

二、多选题

1. 下列不具有抗痛风作用的药物是

A. 别嘌醇　B. 吡罗昔康　C. 阿司匹林　D. 丙磺舒　E. 秋水仙碱

2. 在作用机制方面主要通过增加尿酸排泄治疗痛风的药物是

A. 苯溴马隆　B. 吡罗昔康　C. 别嘌醇　D. 丙磺舒　E. 秋水仙碱

三、简答题

简述秋水仙碱的作用机制。

书网融合……

知识回顾　习题

（李洪文）

第五章 作用于心血管系统的药物

学习引导

心血管疾病，又称为循环系统疾病，是一系列涉及循环系统的疾病，循环系统指人体运送血液的器官和组织，主要包括心脏、血管（动脉、静脉、毛细血管），可以细分为急性和慢性，一般都是与动脉硬化有关。这些疾病都有着相似的病因、病发过程及治疗方法。据《中国循环杂志》的报告显示，中国心血管病防治工作在取得初步成效的同时，又面临新的严峻挑战。总体上看，中国心血管病患病率及死亡率仍处于上升阶段。推算心血管病现患人数约2.9亿，心血管病死亡率仍居首位，占居民疾病死亡构成的40%以上，特别是农村近几年来心血管病死亡率持续高于城市。我们应该如何治疗心血管疾病呢？

本章主要介绍作用于心血管系统药物的分类及作用特点，各代表药的结构特征、理化性质、药理作用、临床应用及主要不良反应。

学习目标

1. **掌握** 典型心血管类药物的结构特征、构－效关系、体内过程、药理作用、临床应用、不良反应以及药物间相互作用。
2. **熟悉** 常见药物的结构特点、药理作用、临床应用及主要不良反应。
3. **了解** 心血管系统其他药物的作用机制。

实例分析 5－1

实例 患者女性，72岁，发现血压升高10年，有吸烟史，高脂血症，曾查出餐后2小时血糖9.2mmol/L。长期服用美托洛尔（25mg/次，2次/日）和氢氯噻嗪（25mg/次，2次/天），血压（150～170）/（80～90）mmHg波动。颈动脉超声提示右侧颈总动脉粥样硬化斑块形成。24小时尿蛋白定量186mg。

讨论 1. 该患者有糖脂代谢异常，长期合用大剂量β受体阻断药与利尿剂是否合理？

2. 选用哪些抗高血压药合适？

答案解析

第一节 抗高血压药

PPT

一、概述

高血压（hypertension）是指以体循环动脉血压（收缩压和/或舒张压）增高为主要特征［收缩压≥140mmHg和（或）舒张压≥90mmHg］，可伴有心、脑、肾等器官的功能或器质性损害的临床综合征。根据血压升高的情况及重要脏器功能有无损伤及损伤程度将高血压分为Ⅰ级（轻）、Ⅱ级（中）、Ⅲ级（重度）。临床需根据高血压的不同分期及类型选用适当药物治疗。

高血压分为原发性及继发性两类。继发性高血压是某些疾病的一种临床表现，应主要针对原发性疾病进行治疗。原发性高血压（又称高血压病），在临床上占90%以上，其病因尚未完全清楚，目前认为与交感神经功能紊乱、血浆肾素水平升高及体内一些活性因子的变化等有关。本节所介绍的抗高血压药主要指用于原发性高血压的药物。

高血压累及多种重要脏器，并发症有心、脑血管疾病、肾衰竭、眼底病变等，甚至危及生命。合理应用抗高血压药，保持血压正常、平稳可以保护靶器官免受损伤，减少脑血管意外、慢性心功能不全、肾衰竭等严重并发症的发生，降低死亡率，提高生命质量。

人体血压调节的生理因素很多，但直接影响血压的因素主要是心排血量、外周血管阻力和血容量，此外尚有血管壁弹性。其中外周血管阻力的影响尤为显著。目前使用的各种类型的抗高血压药，通过不同方式降低外周血管阻力、心排血量或血容量，从而发挥降压作用。

根据药物在血压调节系统中主要作用部位或作用机制，临床上可分为常用抗高血压药和其他抗高血压药（表5－1）。 微课

知识链接

正常血压及高血压分级

类别	收缩压（mmHg）		舒张压（mmHg）
理想血压	<120	和	<80
正常血压	<130	和	<85
正常高值	120～139	和（或）	80～89
高血压	≥140	和（或）	≥90
Ⅰ级（轻度）	140～159	和（或）	90～99
Ⅱ级（中度）	160～179	和（或）	100～109
Ⅲ级（重度）	≥180	和（或）	≥110
单纯收缩期高血压	≥140	和	<90

注：当收缩压和舒张压分属于不同分级时，以较高的级别作为标准。

表5－1 抗高血压药的分类

药物分类	常用药物
利尿药	氢氯噻嗪、吲达帕胺
肾素－血管紧张素－醛固酮系统抑制剂	

续表

药物分类	常用药物
血管紧张素转化酶抑制剂（ACEI）	卡托普利、依那普利等
血管紧张素Ⅱ（AT_1）受体阻断药	氯沙坦、厄贝沙坦等
钙通道阻滞剂	硝苯地平、尼群地平等
抗交感神经药	
中枢性降压药	可乐定、甲基多巴等
神经节阻断药	美加明、咪噻芬等
去甲肾上腺素能神经末梢阻断药	利血平、胍乙啶等
肾上腺素受体阻断药	
α_1受体阻断药	哌唑嗪、特拉唑嗪等
α、β受体阻断药	拉贝洛尔
β受体阻断药	普萘洛尔、美托洛尔等
血管扩张药	
直接扩血管药	肼屈嗪、硝普钠
钾通道开放剂	吡那地尔、米诺地尔等

二、利尿药

利尿药为基础降压药，降压作用温和，单用有降压作用，合用能增强其他降压药的作用，无耐受性。噻嗪类利尿药可降低高血压并发症如脑卒中和慢性心功能不全的发病率和死亡率。

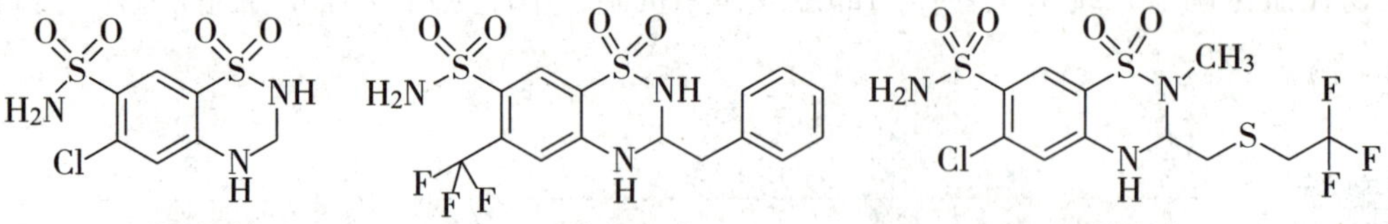

氢氯噻嗪　　苄氟噻嗪　　泊利噻嗪

氢氯噻嗪　Hydrochlorothiazide

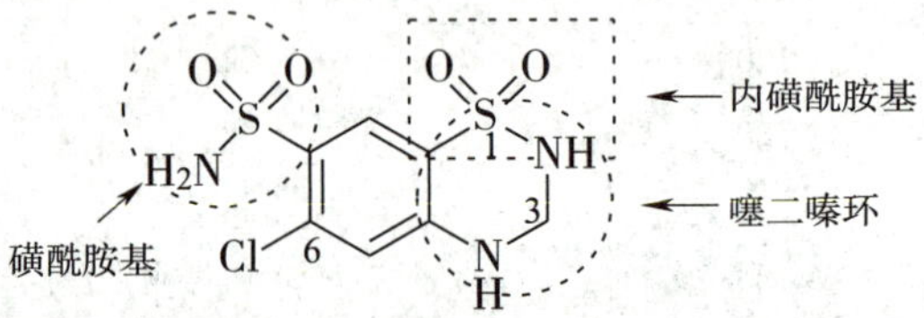

【化学名】 6－氯－3，4－二氢－2*H*－1，2，4－苯并噻二嗪－7－磺酰胺－1，1－二氧化物。

【性状】 本品为白色结晶性粉末；无臭。在丙酮中溶解，在乙醇中微溶，在水、三氯甲烷或乙醚中不溶；在 NaOH 试液中溶解。

【作用机制】

1. 短期降压机制 通过排钠利尿造成体内 Na^+ 和水的负平衡，使细胞外液和血容量减少而降压。

2. 长期降压机制 长期排 Na^+，使细胞内 Na^+ 减少。①血管壁细胞内 Na^+ 的含量减少，导致 Na^+-Ca^{2+} 交换减少，使血管平滑肌细胞内 Ca^{2+} 减少，因而血管平滑肌舒张；②细胞内 Ca^{2+} 的减少使血管平滑肌对收缩血管物质如去甲肾上腺素等的反应性降低；③诱导血管壁产生扩血管物质，如缓激肽、前列腺素等。

【临床应用】 单独用于轻度高血压的首选药；与其他降压药合用于中、重度高血压，作用温和，不易产生耐受性。

【不良反应】 不良反应较少，长期大量应用可引起低钾血症，应合并使用保钾利尿药或与血管紧张素转化酶抑制剂（ACEI）合用。此外还可影响机体代谢（高血糖、高脂血症、高尿酸血症）和肾素活性增高等。肝功能减退、痛风、糖尿病患者慎用。

其他利尿药如呋塞米也可用于高血压治疗。呋塞米降压作用强，但时间短暂，主要用于急性肺水肿或严重肾功能不良者。

吲达帕胺（Indapamide）为非噻嗪类吲哚衍生物，具有和氢氯噻嗪相当的利尿强度；此外，本品还有钙通道阻滞作用，可减少 Ca^{2+} 内流，扩张血管，降低血压。吲达帕胺适用于轻、中度高血压，尤其适用于伴有浮肿者；由于其不引起血脂改变，还适用于高脂血症患者。不良反应轻，可有上腹不适、恶心、食欲缺乏、头痛、嗜睡、腹泻及皮疹等，可致血糖及血尿酸轻度升高，长期应用可使血钾降低。

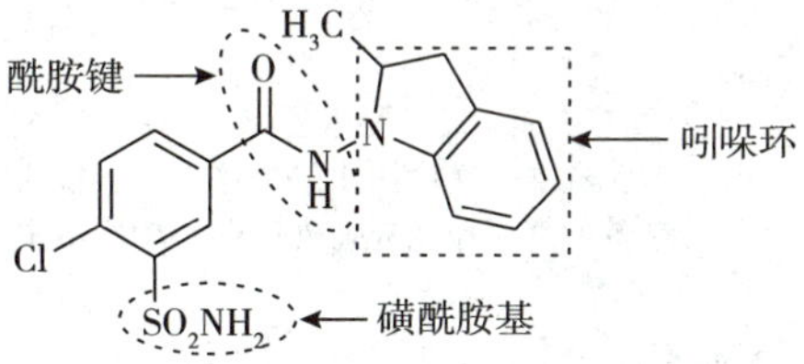

吲达帕胺

三、影响肾素 - 血管紧张素 - 醛固酮系统的降压药

肾素 - 血管紧张素系统（RAS）是人体重要的体液调节系统，也存在于血管、心脏、中枢、肾脏和肾上腺等组织中。RAS 对维持心血管系统的功能、水和电解质的平衡以及血压的调节均有重要作用。病理情况下 RAS 是参与高血压发病的重要机制。

作用于 RAS 的药物，通过干扰 RAS 的不同环节产生降压作用，如肾素抑制剂、血管紧张素转化酶（ACE）抑制剂和 AT_1 受体阻断药等，为高血压的治疗开辟了新的途径。血管紧张素转化酶抑制剂是此类药中发展最快，并在临床广泛应用的一类，其中卡托普利（Captopril）为第一个口服有效的药物，此外还有依那普利（Enalapril）、赖诺普利（Lisinopril）、地拉普利（Delapril）、雷米普利（Ramipril）等。它们的作用机制相同，仅在降压作用强弱、快慢、不良反应等方面有差异。

（一）血管紧张素转化酶抑制剂

血管紧张素转化酶抑制剂（angiotensin converting enzyme inhibitors，ACEI）能防止和逆转心肌肥大和血管增生，ACEI 的发现是高血压治疗史上的重大进步。这类药物通过抑制 ACE 活性，使 AngⅡ数量减少，减少缓激肽的降解，扩张血管，降低血压。这类药物不仅有良好的降压效果，并且能减少并发症，可作为伴有糖尿病、左心室肥厚、左心室功能不全的高血压患者和急性相关心肌梗死的首选药物。常见 ACEI 见表 5 - 2，构 - 效关系见图 5 - 1。为了减少因含有巯基引起的不良反应，许多 ACEI 为前药。

知识链接

血管紧张素Ⅱ

肾素 - 血管紧张素系统（renin - angiotensin system，RAS）是一种参与心血管功能的重要的神经内分泌系统，在高血压的发展中起重要作用。血管紧张素Ⅱ（AngⅡ）是一种强的血管收缩剂，作为RAS中的一个主要生物活性物质，升高血压的机制为：①激动血管平滑肌AT_1受体，直接收缩血管，兴奋心肌的AT_1受体，增强心肌收缩力，升高血压；②兴奋肾上腺髓质AT_1受体，促进儿茶酚胺的释放；③激动肾上腺皮质AT_1、AT_2受体，促进醛固酮分泌，增加水钠潴留与血容量；④激动交感神经末梢突触前膜AT_1受体，促进去甲肾上腺素释放。此外AngⅡ还通过刺激原癌基因和其他生长因子的表达，导致血管平滑肌细胞和成纤维细胞增生，导致心脏和血管重构，参与高血压、缺血性心脏病、动脉粥样硬化的病理生理过程。

表5-2　常见血管紧张素转化酶抑制剂

药物名称及结构	作用及临床应用
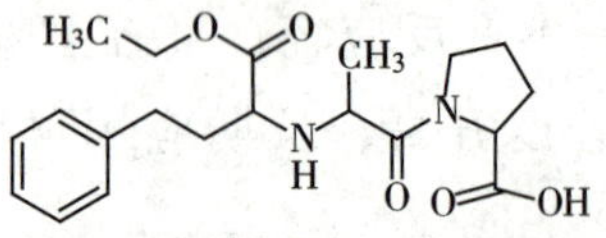 依那普利（Enalapril）	不含巯基，在体内水解为依那普利拉发挥作用。适用于各种程度高血压、肾性高血压及糖尿病合并高血压的治疗，也可用于慢性充血性慢性心功能不全的治疗，尤其是以常规应用洋地黄或利尿药难于控制者，能延缓充血性慢性心功能不全的临床进展。由于本品效果优于卡托普利，不良反应又较轻，故使用日益广泛，为高血压治疗的首选药
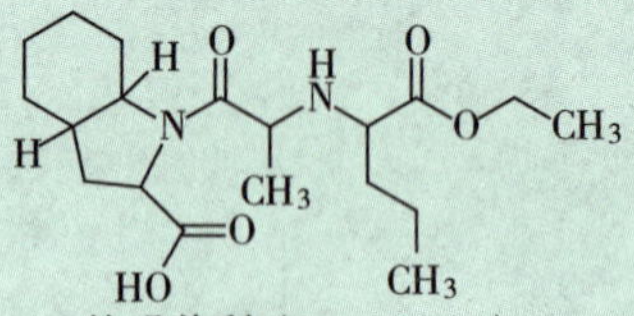 培哚普利（Perindopril）	不含巯基，在体内水解为培哚普利拉才发挥作用。具有强效和长效的特点。用于治疗各种高血压及充血性慢性心功能不全
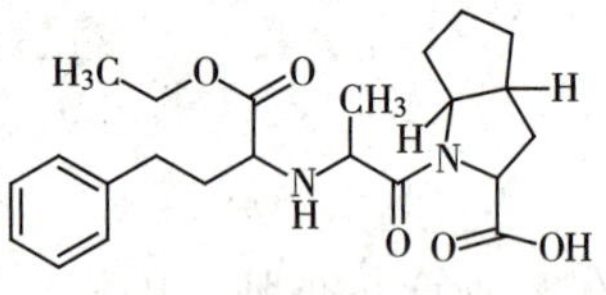 雷米普利（Ramipril）	不含巯基，在体内水解成雷米普利拉才发挥作用。适用于肾性及轻、中度及重度原发性高血压以及中度和恶性充血性心力衰竭，尤其是可以和利尿剂、毛花洋地黄类药物等联合应用

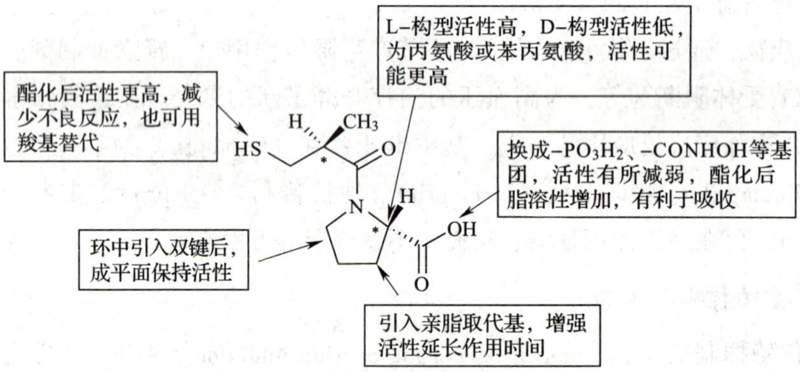

图5-1　卡托普利的构-效关系

卡托普利　Captopril

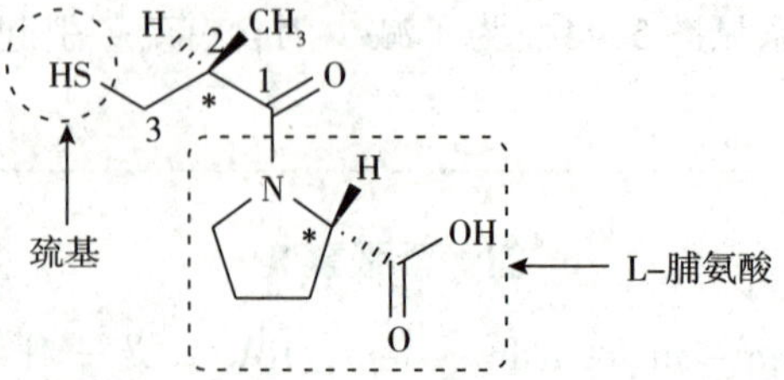

【化学名】1－[(2*S*)－2－甲基－3－巯基－丙酰基]－L－脯氨酸。

【性状】本品为白色或类白色结晶性粉末；有类似蒜的特臭。在甲醇、乙醇或三氯甲烷中易溶，在水中溶解。

【化学性质】本品结构中 L－脯氨酸的羧基显酸性，巯基也显示一定的弱酸性，但其弱酸性不易测得。

【稳定性】本品含巯基，固体的稳定性较好，但在水溶液中易氧化，二分子药物经过氧化形成双分子的二硫化物。卡托普利的氧化反应受 pH、金属离子以及本身浓度的影响，可以通过增大浓度、加入配合物和抗氧剂等办法防止氧化反应的发生；此外，在剧烈的条件下，酰胺也可水解。

【鉴别】本品加乙醇溶解后，加亚硝酸钠结晶少许与稀 H_2SO_4 10 滴，振摇，溶液显红色。

【药理作用与降压机制】本品为第一个口服有效的 ACEI，具有轻、中度降压作用。能降低肾外周血管阻力，增加肾血流量，降压时不伴有反射性心率加快。主要通过以下机制降压：①抑制 ACE，减少 AngⅡ生成，血管扩张；减少醛固酮分泌，减少水钠潴留，降低血容量；肾血管扩张排钠作用也强化。②ACEI 也具有缓激肽酶降解的作用，抑制缓激肽的降解，使扩血管物质如 NO、PGI_2增加，增强降压效果。③抑制局部 AngⅡ在血管组织及心肌内的形成，抑制血管平滑肌细胞增殖和左心室肥厚，改善心脏衰竭患者的心脏功能。

【不良反应】长期小剂量应用，不良反应少而轻，有较好的耐受性。①干咳，为主要不良反应，可能是由于抑制了 ACE，使缓激肽的降解减少，导致缓激肽、P 物质和前列腺素在肺部堆积的结果，停药后可消失；②首剂低血压，多出现于开始剂量过大，部分患者首次服用卡托普利 5mg 可使平均动脉压降低 30% 以上，首剂应采用低剂量；③皮疹、味觉减退等不良反应，可能与药物分子中的巯基有关，应用其他转化酶抑制剂较少发生；④少数患者可出现蛋白尿，此外可引起血管神经性水肿，发生率为 0.1% ~0.2%，偶发生于喉头。

（二）血管紧张素Ⅱ受体阻断药

AngⅡ受体分为 AT_1受体和 AT_2受体。AT_1受体广泛分布于血管、心、脑、肾和肾上腺皮质等，介导 AngⅡ的升压作用及心血管重构作用，AT_2受体主要分布于肾上腺髓质，目前认为其与心血管稳定性的调节无关。AngⅡ受体阻断药（ARB）主要为 AT_1受体阻断药，其降压作用与 ACEI 相似，但选择性更强。由于对缓激肽系统无影响，故没有 ACEI 引起的血管神经性水肿、咳嗽等不良反应。常用药物为氯沙坦、缬沙坦等（表 5－3）。构－效关系如图 5－2 所示。

表 5－3　常见血管紧张素Ⅱ（AT_1）受体阻断药

药物名称及结构	药理作用
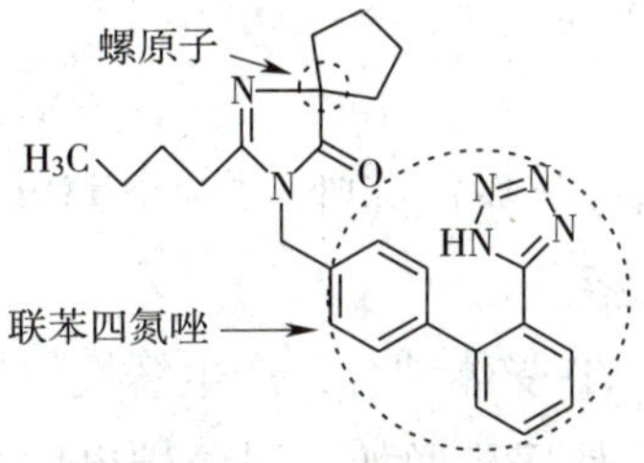 厄贝沙坦（Irbesartan）	本品为缺乏氯沙坦结构中的羟基的螺环化合物，但与受体的结合力是氯沙坦的 10 倍。用于原发性高血压以及合并高血压的 2 型糖尿病肾病的治疗，也可与氢氯噻嗪组成复方制剂用于单用一种药物降压不能控制的高血压患者

续表

药物名称及结构	药理作用
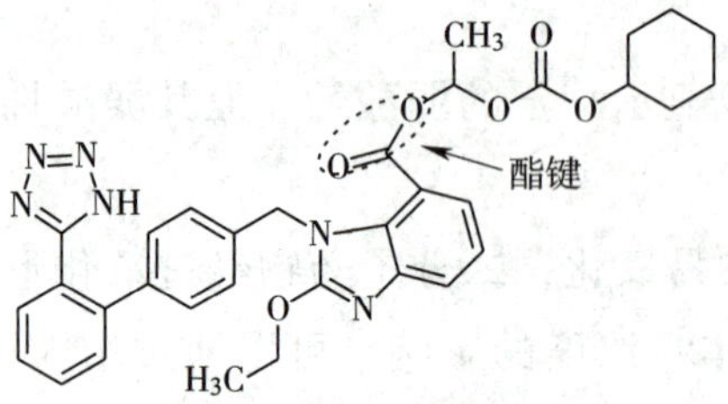 坎地沙坦酯（Candesartancilexitil）	坎地沙坦酯为前药，在体内迅速被水解成活性代谢物坎地沙坦，用于治疗原发性高血压。本品可单独使用，也可与其他抗高血压药物联用
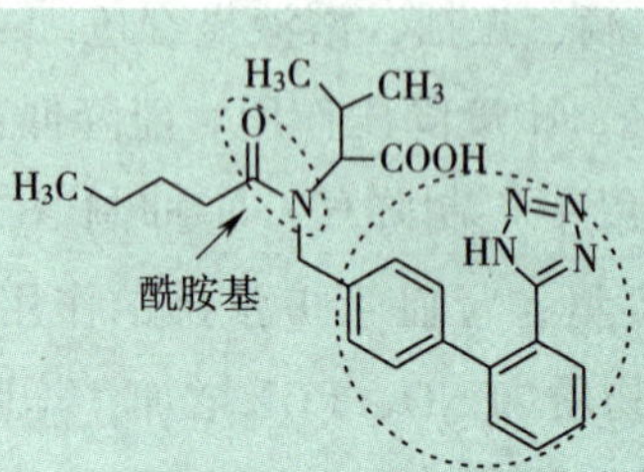 缬沙坦（Valsartan）	第一个不含咪唑环的、口服有效的、特异性的 AT_1 受体阻断药，其作用稍强于氯沙坦，本品的酰胺基与氯沙坦的咪唑环上 N 互为电子等排体，与咪唑环上的 N 一样，能与受体形成氢键。其特点为起效快，作用强，维持时间长，不良反应发生率较低

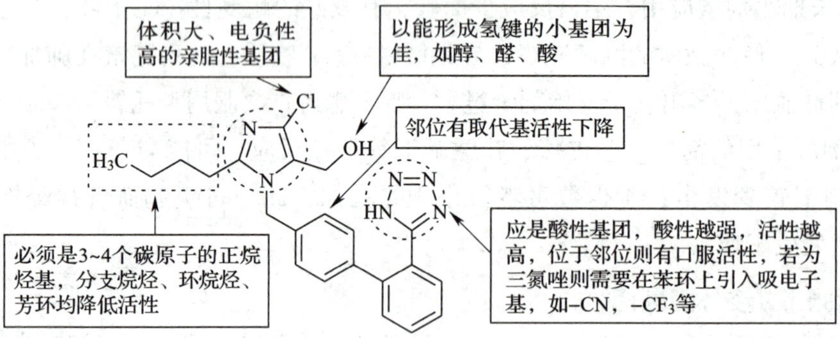

图 5-2 氯沙坦的构-效关系

氯沙坦 Losartan

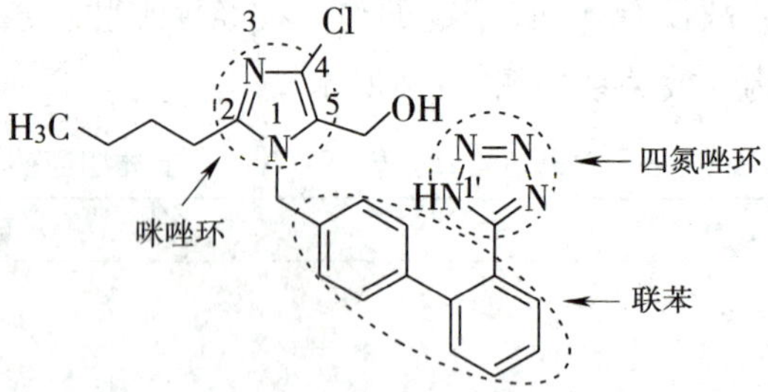

【化学名】2-丁基-4-氯-1-[4-(2-1H-四唑-5-基苯基)苄基)]咪唑-5-甲醇单钾盐。

【性状】本品为白色或类白色结晶性粉末。本品在水、甲醇中易溶。

【药理作用与临床应用】本品及其活性代谢产物能阻断 AngII 与 AT_1 受体结合，产生缓慢而持久的舒张血管和逆转心血管重构作用；还能增加肾血流量和肾小球滤过率，使尿量增加，尿酸排出增多，具有肾保护作用。用于治疗轻、中度高血压的治疗及慢性心功能不全。

【不良反应】本品副作用少，不引起咳嗽、血管神经性水肿等反应。剂量过大可致低血压。应避免与补钾或保钾利尿药合用，偶见胃肠不适、头痛、头晕等。血容量不足、肾功能不全及肝硬化等患者须减少剂量，肾动脉狭窄者、妊娠及授乳妇女禁用。

四、钙通道阻滞剂

钙通道阻滞剂是一类治疗高血压的重要药物。由于高血压的表现主要是外周血管阻力增加，而细胞内 Ca^{2+} 浓度决定了血管平滑肌的收缩程度，因此抑制跨膜 Ca^{2+} 移动，可降低细胞内 Ca^{2+} 量。钙通道阻滞剂通过阻滞 Ca^{2+} 内流，使进入细胞内的 Ca^{2+} 总量减少，导致小动脉舒张，降低外周阻力而发挥降压作用，对静脉血管的影响不大。

（一）钙通道阻滞剂分类

钙通道阻滞药因其化学性质和结构不同以及对组织器官的选择性不同，曾具有多种分类方法。1992年国际药理学联合会（CIUPHAR）将电压依赖性钙通道阻滞剂分为三类：选择性地作用于 L－型钙通道的药物、选择性地作用于其他电压依赖性钙通道的药物及非选择性钙通道调节药，其中作用于 L－型钙通道的药物最为重要，根据其化学结构分为 1，4－二氢吡啶类、苯并硫氮䓬类及苯烷基胺类，而从化学结构上可将其分为二氢吡啶类和非二氢吡啶类。二氢吡啶类对血管平滑肌具有选择性，较少影响心脏，作为抗高血压常用药物的有硝苯地平、尼群地平、氨氯地平等；非二氢吡啶类包括维拉帕米等，对心脏和血管均有作用。

（二）1，4－二氢吡啶类

该类药物是 20 世纪 60 年代后期开发的一类新结构类型药物，于 1975 年上市的硝苯地平是第一个用于临床的药物，此后已成功开发了一系列 1，4－二氢吡啶类药物并总结其构－效关系见图 5－3，常用代表药物的作用特点及应用见表 5－4。

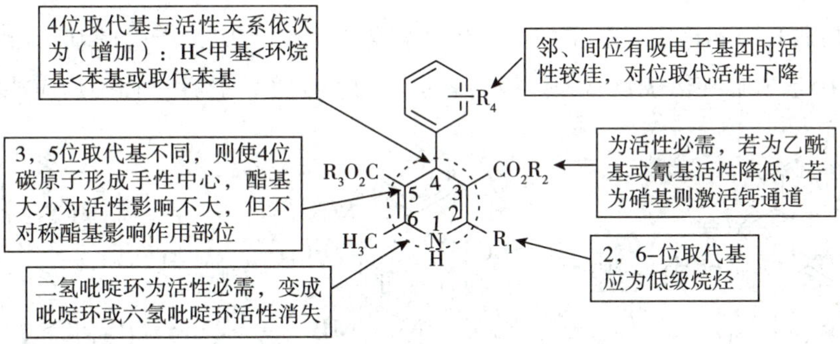

图 5－3　二氢吡啶类药物的构－效关系

表 5－4　钙通道阻滞剂代表药物

药物名称及结构	作用特点及应用
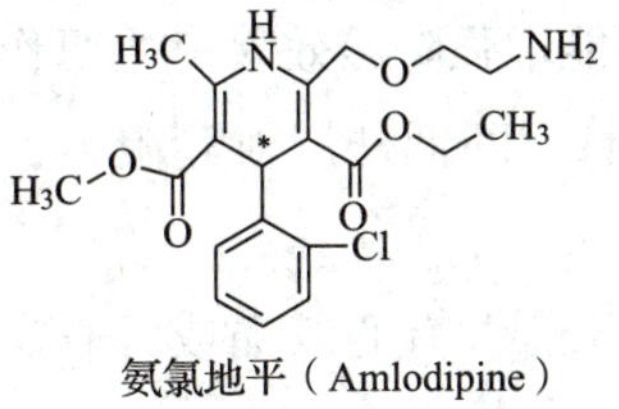 氨氯地平（Amlodipine）	临床用外消旋体或活性的左旋体，是很强的外周和冠状血管扩张剂，对血管平滑肌具有高度选择性而对心肌收缩力或传导的影响很小。用于高血压及稳定型或变异型心绞痛治疗，可单用或与其他药合用，其疗效超过硝苯地平等其他钙通道阻滞剂，不良反应发生率较低

续表

药物名称及结构	作用特点及应用
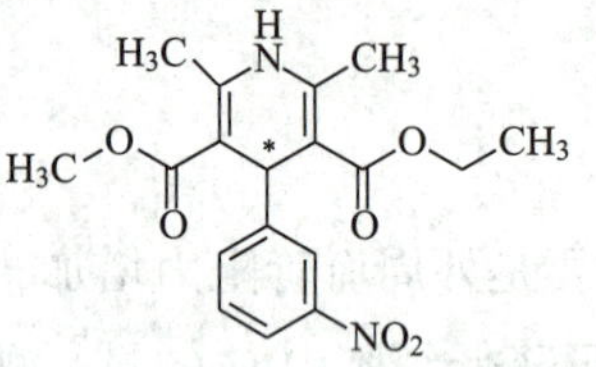 尼群地平（Nitrendipine）	对血管的选择性比心肌高，血管舒张作用强于硝苯地平，作用温和持久，用于各型高血压及冠心病。妊娠和哺乳妇女慎用
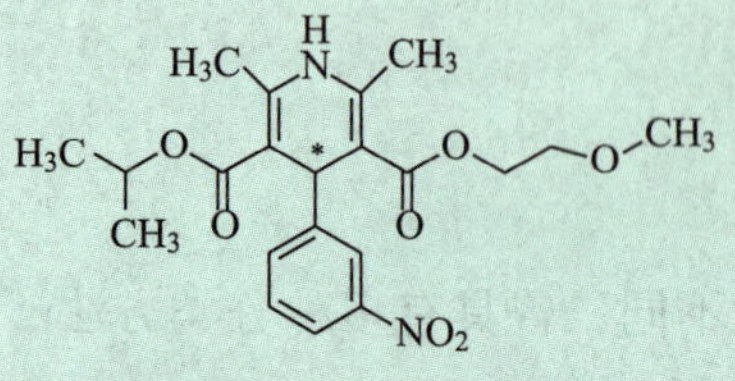 尼莫地平（Nimodipine）	选择性作用于脑血管，对外周血管作用较小，对缺血性脑损伤有保护作用，用于脑血管疾病。如预防蛛网膜下隙出血后脑血管痉挛引起的缺血性神经损伤以及老年性脑功能损伤、偏头痛、突发性耳聋等

硝苯地平 Nifedipine

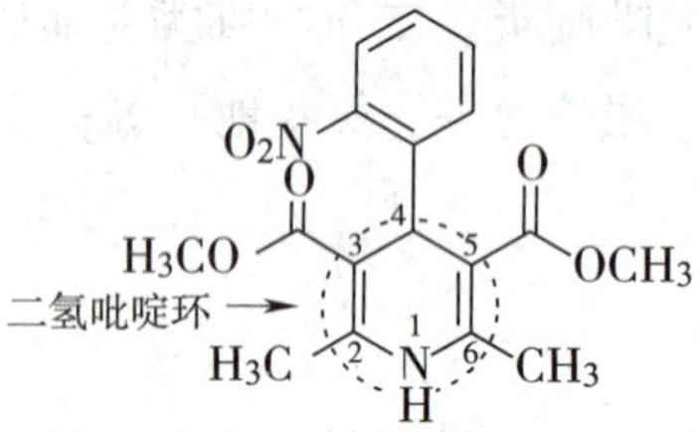

【化学名】 2，6－二甲基－4－(2－硝基苯基)－1，4－二氢－3，5－吡啶二甲酸二甲酯。

【性状】 本品为黄色结晶性粉末，无臭，遇光不稳定。在丙酮或三氯甲烷中易溶，在乙醇中略溶，在水中几乎不溶。

【稳定性】 本品遇光极不稳定，分子内部发生光催化的歧化反应，产生硝基苯吡啶衍生物和亚硝基苯吡啶衍生物。亚硝基苯吡啶衍生物对人体极为有害，故在生产、贮存过程中均应注意避光。

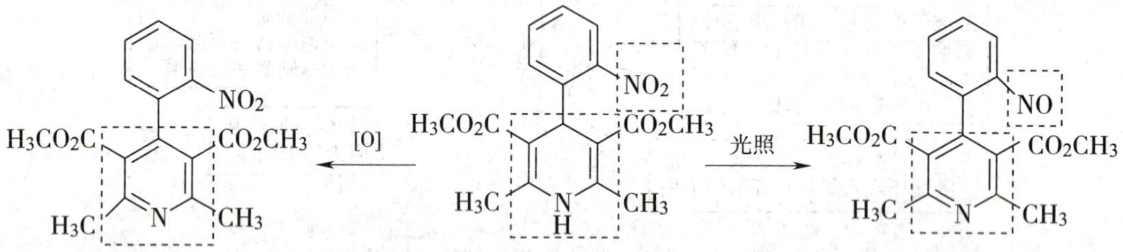

硝基苯吡啶　　硝苯地平　　亚硝基苯吡啶

【鉴别】 本品加丙酮溶解，加 NaOH 溶液，振摇，溶液显橙红色。

【药理作用】 本品降压作用快而强，常伴有反射性心率加快，心排血量增加，血浆肾素活性增高，但这一作用仅抵消极少部分降压作用，加用β受体阻断药可对抗反应并能增强降压效果。主要作用机制为抑制血管平滑肌和心肌细胞的 Ca^{2+} 内流，对小动脉平滑肌较静脉敏感，降低外周血管阻力，从而血压下降。

【临床应用】 可单独或与其他药合用治疗各种类型高血压，亦适用于合并有心绞痛或肾脏疾病、糖尿病、哮喘、高脂血症的高血压患者及恶性高血压患者。

【不良反应】 血管扩张引起心动过速、头痛、低血压、颜面潮红、踝部水肿、眩晕、恶心等，也可发生过敏反应，如发热、皮疹及肝功能异常等。血压过度降低可导致脑或心肌缺血，低血压及心功能不良者慎用，禁用于心源性休克，严重主动脉狭窄患者可能增加心衰危险，肝功能不良者应减量。

（三）苯并硫氮䓬类

与二氢吡啶类钙通道阻滞药不同的是，该类药物对冠状动脉和侧支循环有较强的扩张作用，也有减缓心率的作用（第五章第二节）

（四）苯烷基胺类

该类药物包括维拉帕米、塞帕米和加洛帕米（第五章第五节）。

五、β 受体阻断药

本类药物最初用于治疗心绞痛，临床应用中偶然发现该类药物能使心绞痛合并高血压患者的血压降低，随后的研究证实β受体阻断药均能有效地降低血压，目前是治疗高血压的一线药物。用于治疗高血压的β受体阻断药有普萘洛尔、纳多洛尔、美托洛尔、阿替洛尔等（其结构及性质详见第二章第二节）。

【药理作用与机制】 β受体阻断药的降压作用机制如下：①阻断心脏β_1受体，心收缩力减弱，心率减慢，心排血量降低；②可透过血－脑屏障，阻断中枢β受体，使兴奋性神经元活性减弱，外周交感神经张力降低，血管阻力降低；③阻断肾小球旁器细胞的β_1受体，减少肾素分泌，从而抑制 RAS 系统而发挥降压作用；④阻断突触前膜β_2受体，减少去甲肾上腺素的释放。由于拮抗了支气管平滑肌的β_2受体，可引起支气管平滑肌收缩，故支气管哮喘患者禁用。同时对糖代谢、脂代谢也有一定的影响。

普萘洛尔（Propranolol） 为非选择性β受体阻断药，对β_1和β_2受体具有相同的亲和力，缺乏内在拟交感活性。

普萘洛尔降压作用温和、缓慢、持久，不易产生耐受性，伴有心率减慢，口服后 1～2 周后起效，3～4 周作用明显，立位和卧位的收缩压和舒张压都能明显降低。很少发生直立性低血压，适用于轻度及中度高血压，对伴有冠心病、脑血管病变及夹层动脉瘤的高血压患者尤为适用，对伴有心排血量偏高或血浆肾素水平偏高的高血压患者效果较好。与利尿药或血管扩张药合用可增强疗效，支气管哮喘、心源性休克、严重的房室传导阻滞和重度心功能不全、窦性心动过缓禁用。

美托洛尔（Metoprolol）和阿替洛尔（Atenolol） 为选择性β_1受体阻断药，其降压作用优于普萘洛尔。低剂量时主要作用于心脏，而对支气管的影响小，对伴有阻塞性肺疾病患者相对安全，不良反应少。

六、直接扩血管药

直接舒张血管平滑肌，使外周阻力降低，血压下降。但降压的同时可引起反射性兴奋交感神经，使心率加快，心排血量增加；肾素分泌增加，激活肾素－血管紧张素－醛固酮系统（RAAS）导致水钠潴留，从而部分对抗其降压作用。因而此类药一般不单独用，常与利尿药或交感神经阻滞药合用以增强疗效，减少不良反应。

根据作用特点，血管扩张剂主要分为两种类型，一种仅作用或主要作用于小动脉平滑肌（如肼屈嗪），另一种对小动脉、小静脉均有舒张作用（如硝普钠）。

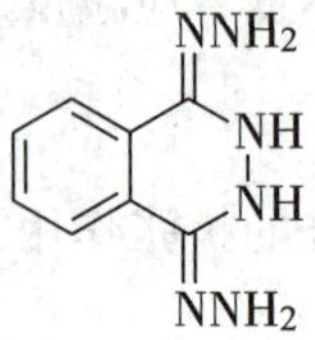
双肼屈嗪

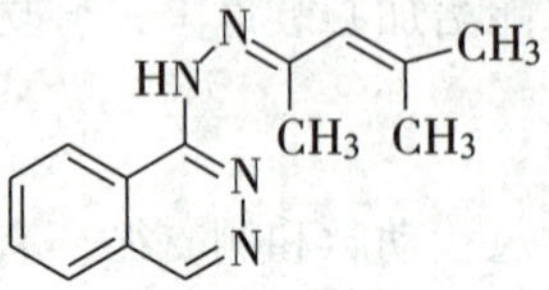
布屈嗪

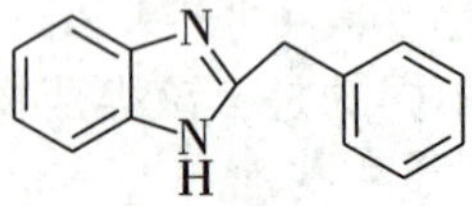
地巴唑

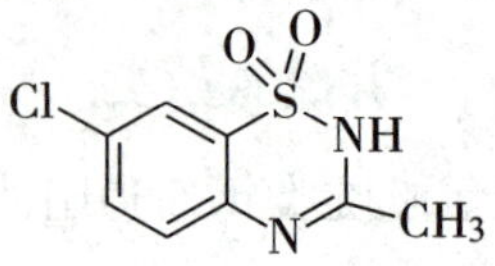
二氮嗪

盐酸肼屈嗪 Hydralazine Hydrochloride

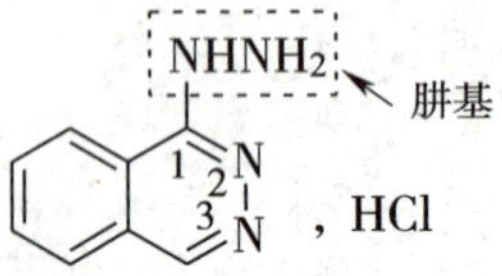

【化学名】1－肼基－2，3－二氮杂萘的盐酸盐。

【性状】本品为白色至淡黄色结晶性粉末；无臭。在水中溶解，在乙醇中微溶，在乙醚中极微溶解。

【鉴别】本品加水溶解后，加氨制硝酸银试液，即产生气泡与黑色浑浊，并在试管壁上生成银镜。

【药理作用与临床应用】本品直接舒张小动脉平滑肌，降低外周阻力而降压，降压作用中等；但反射性交感神经兴奋作用可使心排血量增加，降压作用减弱。由于对静脉影响很小，一般不发生直立性低血压。适用于中度高血压，一般与利尿药或β受体阻断药合用增强疗效。也可静脉注射用于高血压危象。

知识链接

高血压危象

高血压危象是发生在高血压患者病程中的一种特殊临床现象，是在高血压的基础上，某些诱因使周围小动脉发生暂时性强烈痉挛，引起血压进一步急剧升高，而出现的一系列危象表现，并可在短时间内发生不可逆性重要器官损害，故为一种致命性的临床综合征。临床表现有神志变化、剧烈头痛、恶心呕吐、心动过速、面色苍白、呼吸困难等，其病情凶险，如抢救措施不力，可导致死亡。

硝普钠（Sodium Nitroprusside） 降压作用强大、迅速而短暂，可使小动脉、静脉均扩张。硝普钠一般不影响肾血流量、肾小球滤过率及冠脉血流。血浆肾素活性增加，仅轻度增加心率，同时心肌耗氧量降低。不能口服，必须连续静脉滴注给药。30秒内即可发生作用，2分钟作用达高峰，静脉滴注停止后3分钟内作用即可消失。主要用于治疗高血压危象，也用于充血性慢性心功能不全和急性心肌梗死。此外还用于麻醉时控制性低血压，以减少手术出血。

不良反应主要与强烈血管扩张和降压有关，包括恶心、出汗、烦躁不安、呕吐和头痛，静脉滴注停止则症状迅速消失。肝、肾功能不全者禁用。

七、其他抗高血压药

1. 中枢降压药 可乐定（Clonidine）激动中枢性咪唑林受体（I_1受体）和α_2受体，通过激活中枢抑制性神经元，降低外周交感神经活性而降压；降压时伴有心率减慢及心排血量减少，对肾血流量和肾小球滤过率无明显影响。

口服用于治疗中度高血压，与噻嗪类利尿药或其他降压药合用可提高疗效，尤其适用于伴有消化性溃疡的高血压患者，还可用于阿片类镇痛药成瘾者的戒毒治疗，滴眼液用于治疗开角型青光眼。

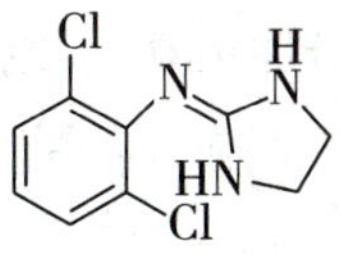

可乐定

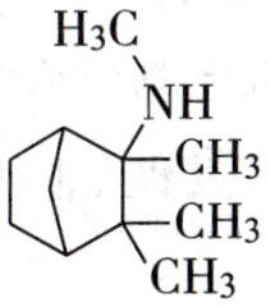

美卡拉明

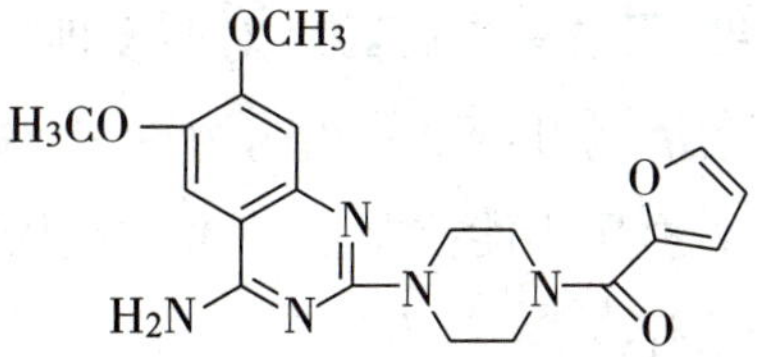

哌唑嗪

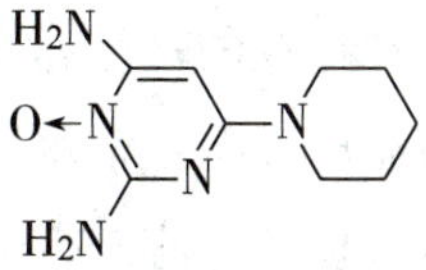

米诺地尔

2. 神经节阻断药　美卡拉明（Mecamylamine）降压作用快、强、持久。口服能完全吸收。经肾排泄时能被肾小管重吸收，故血中有效浓度维持较久。易透过血－脑屏障，过量可致肌震颤和精神错乱，仅用于其他降压药无效的顽固性重症高血压。

3. α 受体阻断药　哌唑嗪（Prazosin）降压作用中等偏强。选择性阻断突触后膜的 α_1 受体，不影响 α_2 受体，不引起明显的心率加快及肾素分泌增加。适用于轻、中度高血压，与利尿药或 β 受体阻断药合用对高血压伴肾功能不良者更为适用，也可治疗难治性心功能不全。部分患者首次给药后可出现直立性低血压、眩晕、出汗、心悸等反应，称“首剂现象”，将首次剂量减半，并于睡前服用可避免发生。本类药物还有特拉唑嗪（Terazosin）、多沙唑嗪（Doxazosin）。

4. 钾通道开放药　米诺地尔药理作用类似肼屈嗪，能舒张小动脉，降压作用强大而持久。可激活 ATP 敏感的 K^+ 通道，从而促进平滑肌细胞 K^+ 外流，使细胞膜超极化，膜的兴奋性降低，Ca^{2+} 内流减少，平滑肌松弛，血管扩张，产生降压作用。不良反应除心率加快、水钠潴留外，还可引起多毛症，在开始治疗的几个月最明显。

即学即练 5－1

答案解析

降压药物中能引起“首剂现象”的药物是

A. 可乐定　B. 硝苯地平　C. 肼屈嗪　D. 卡托普利　E. 哌唑嗪

知识链接

米诺地尔治疗脱发

米诺地尔在高血压的治疗中发现其可使毛发（胡须）变长、变粗。因此，被开发应用作为治疗男性型秃发的药物。有报道表明，它对治疗斑秃也有一定作用。米诺地尔治疗脱发的机制不明，可能与米诺地尔刺激毛囊上皮细胞增殖和分化、促进血管形成、增加局部血流量、开放 K^+ 离子通道、使毛囊由休止期向生长期转化等作用有关。临床试验证实米诺地尔对雄激素性脱发、斑秃有较好的疗效，但需长期用药维持疗效。

5. 抗去甲肾上腺素能神经末梢药　通过影响儿茶酚胺的贮存及释放产生降压作用。因副交感神经兴奋和中枢抑制作用，长期使用易发生消化性溃疡、精神抑郁等不良反应。降压作用弱，不良反应较多，目前已经不单独应用。利血平与利尿药或其他降压药合用可减少不良反应，仅用于一些传统的复方制剂中治疗轻、中度高血压。

八、抗高血压药的合理应用

1. 根据病情及药物特点选择应用抗高血压药 对原发性高血压症状不明显，且无产生其他心血管病的危险因素存在的轻度高血压患者，开始可不用药物治疗，采取低盐饮食、增加运动、改善生活习惯等措施，使血压降至正常水平；若血压不能控制在正常范围内或有其他危险因素存在，如糖尿病、高脂血症、靶器官损害等应进行药物治疗。

噻嗪类利尿药、β受体阻断药、钙通道阻滞剂、ACEI 及 AT_1受体阻断药可作为治疗高血压的一线药物。研究表明，这些药物能降低高血压患者脑血管病的发病率和死亡率。联合用药疗效更加显著，如利尿药可提高 ACEI 的降压作用，也可与β受体阻断药或钙通道阻滞剂合用。若两个药物仍不能控制血压，可再加用另外一种药物。不同作用机制的降压药联合应用，多数起到协同作用，并且每种药物的用量均减少，不良反应减少。

2. 根据不同病症选用抗高血压药物 如合并肾功能不良者应选用利尿药、甲基多巴、肼屈嗪等不影响肾功能的药物，胍乙啶和可乐定降压同时使肾血流量减少，不宜选用；高血压合并冠心病或慢性心功能不全者，可选用利尿药、哌唑嗪、甲基多巴、卡托普利等作用缓和而不使心率加快的药物，不宜选用肼屈嗪；合并脑血管功能不全者应慎用或禁用胍乙啶及神经节阻滞药，避免降压过快及引起直立性低血压；合并消化性溃疡者不宜选用利血平；合并糖尿病或痛风者不宜选用噻嗪类利尿药；合并支气管哮喘、慢性阻塞性肺疾病患者，不宜选用β受体阻断药。

3. 个体化治疗 应根据患者的年龄、性别、种族、病理特点以及相伴的其他疾病等情况及药物的特点，采用个体化治疗方案，让患者得到最佳的抗高血压治疗，同时防止动脉粥样硬化的发展，控制其他危险因子（如高脂血症、糖尿病、吸烟等），逆转靶器官的损害，改善高血压患者的生活质量，降低心血管的发病率及死亡率等。

目标检测5-1

答案解析

一、单选题

1. 伴前列腺肥大的高血压患者，宜选用

A. 利血平　B. 哌唑嗪　C. 胍乙啶　D. 硝普纳　E. 肼屈嗪

2. 患者在初次服用哌唑嗪时，由于机体对药物作用尚未适应而引起不可耐受的强烈反应，该不良反应反应是

A. 过敏反应　B. 后遗效应　C. 副作用　D. 首剂效应　E. 特异质反应

3. 下列何种药物为中枢性降压药

A. 利血平　B. 地西泮　C. 普萘洛尔　D. 卡托普利　E. 可乐定

4. 可特异地抑制肾素 - 血管紧张素转化酶的药物是

A. 普萘洛尔　B. 美加明　C. 依那普利　D. 硝苯地平　E. 硝普钠

5. 不宜用于伴有痛风的高血压患者的药物是

A. 可乐定　B. 硝苯地平　C. 氢氯噻嗪　D. 维拉帕米　E. 吲达帕胺

6. 属于长效钙通道阻滞剂的是

A. 氨氯地平　B. 尼群地平　C. 利血平　D. 硝苯地平　E. 卡托普利

7. 下列抗高血压药中属于血管紧张素Ⅱ受体阻断药的是

A. 尼群地平　B. 美托洛尔　C. 硝普钠　D. 氯沙坦　E. 卡托普利

8. 遇光易破坏，应用前需新鲜配制的降压药是

A. 二氮嗪　B. 氢氯噻嗪　C. 卡托普利　D. 硝普钠　E. 普萘洛尔

9. β受体阻断药与利尿药合用后降压作用大大增加，这种现象成为

A. 敏化作用　B. 生理性拮抗　C. 相加作用　D. 互补作用　E. 病理性拮抗

10. 下面关于硝酸甘油的叙述错误的是

A. 为硝酸酯类抗心绞痛药

B. 基本结构是由醇或多元醇与硝酸或亚硝酸而成的酯

C. 有挥发性，有利于药物吸收

D. 具有爆炸性，不宜以纯品形式放置和运输

E. 在体内代谢后均可经尿和胆汁排出体外

二、多选题

1. 下列关于硝苯地平的叙述正确的是

A. 扩张冠状动脉血管　B. 松弛血管平滑肌而降压

C. 属于最常用钙通道阻滞剂　D. 可引起踝部水肿

E. 有反射性心率加快

2. 关于血管紧张素Ⅱ受体阻断药，叙述正确的是

A. 主要通过拮抗 AT_1 受体，降低血管阻力而降压

B. 具有逆转心脏血管重构的作用

C. 可引起低钾血症

D. 不良反应较少，不引起刺激性干咳

E. 具有一定的致畸作用，妊娠妇女禁用

3. ACEI 引起的不良反应是

A. 刺激性干咳　B. 低血压、低锌血症　C. 脱发

D. 高钾血症　E. 致畸作用

4. 高血压伴有下列哪些疾病的患者宜用普萘洛尔

A. 严重慢性心功能不全　B. 窦性心动过速　C. 支气管哮喘

D. 心绞痛　E. 肾素活性高

三、简答题

1. 简述抗高血压药的分类并举例。

2. 简述普萘洛尔的降压机制。

书网融合……

知识回顾　　微课

第二节　抗心绞痛药

PPT

一、概述

心绞痛是冠状动脉粥样硬化、狭窄和（或）痉挛，导致冠状动脉供血不足，心肌发生急剧短暂的缺血、缺氧，代谢物堆积引起的一种临床综合征。发作时典型的临床表现为阵发性的胸骨后压榨性疼痛，并可从胸部放射至下颌、颈部以及左上肢。引起心绞痛的直接因素可能与心肌在缺血缺氧情况下积聚过多的代谢产物如乳酸、丙酮酸以及类似激肽样多肽物质，刺激心肌自主神经传入纤维末梢引起疼痛有关。

知识链接

心绞痛的分类

参照世界卫生组织的“缺血性心脏病的命名及诊断标准”，心绞痛分为三大类。①劳累型心绞痛(也称稳定型心绞痛)：由于冠状动脉粥样硬化造成冠状动脉狭窄，运动、精神紧张等情况下耗氧量增加而冠状动脉血流量不能成比例增加所致；②不稳定型心绞痛：特点是在耗氧量增加或无明显增加时都可能发生的心绞痛；③变异型心绞痛：由于发生局部或扩散性冠状动脉痉挛，引起氧供降低。

心绞痛的主要病理生理特征是心肌耗氧与供氧平衡失调，可能是由于耗氧量（主要决定因素为室壁张力、心率和心室收缩状态）增加或供氧量（主要决定因素为冠状动脉流量，偶尔也受血液携氧能力改变的影响）降低所致，或二者都存在（图5－4）。

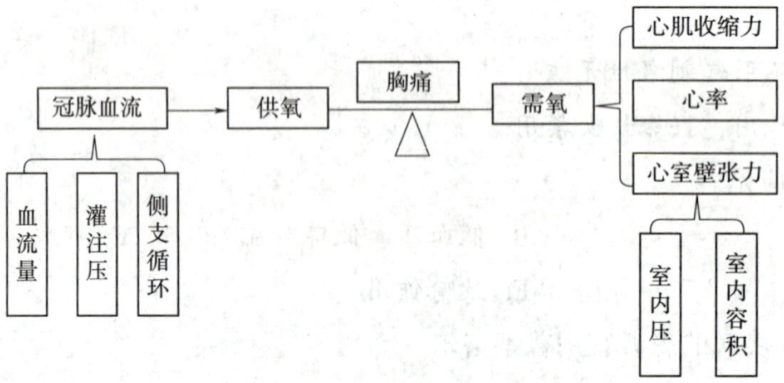

图5－4　心肌供氧与需氧的关系

治疗心绞痛的药物一般通过以下几个环节发挥作用：①舒张静脉：减少回心血量，降低心脏前负荷，或（和）舒张外周小动脉，降低动脉血压，减轻心脏后负荷，以降低室壁肌张力；②舒张冠状动脉：解除冠状动脉痉挛或促进侧支循环的形成而增加冠状动脉的供血；③减慢心率：抑制心肌收缩力，从而降低心肌对氧的需求；④抗血小板、抗血栓形成：对变异型心绞痛，治疗的目的是防止冠状动脉痉挛。

二、硝酸酯类及亚硝酸酯类

硝酸酯类是最常用的一氧化氮（NO）供给药物，均有硝酸多元酯结构，分子中的 $-O-NO_2$是发挥疗效的关键结构。最常用的为硝酸甘油，其次为硝酸异山梨酯、戊四硝酯和单硝酸异山梨酯，均属硝酸酯类。

有机硝酸酯类为经典的血管扩张药，包括有机硝酸酯类、亚硝酸酯类和亚硝酸硫醇酯等。亚硝酸异戊酯早在 1867 年最先引入临床，需吸入给药，因有较大的副作用，现已少用。现临床主要用硝酸酯类括血管药。

实例分析 5-2

实例　一冠心病患者，心绞痛偶有发生，故常备硝酸甘油片。该药化学性质较不稳定，容易分解，一般有效期为 6 个月。

讨论　1. 因硝酸甘油片放置时间较长，不知是否失效，请你用最简单的方法帮助患者鉴别一下。

2. 应如何保存硝酸甘油片？

答案解析

硝酸甘油　Nitroglycerin

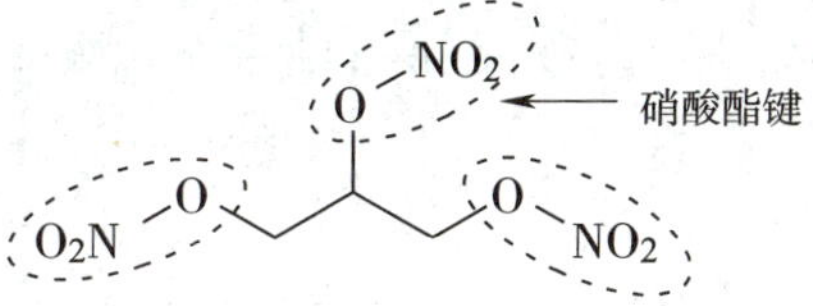

【化学名】 1，2，3-丙三醇三硝酸酯。

【性状】 本品为无色的澄清液体；有乙醇的特臭。

【稳定性】 本品含酯键在中性和弱酸性条件下相对稳定，在碱性条件下迅速水解。一般有效期为 6 个月。故应避光保存，放置于棕色小玻璃瓶中，每次使用后应塞紧瓶盖。长期备用要注意定时更换。

【鉴别】 本品加乙醇溶解，加 NaOH 试液混匀，置水浴上使乙醇挥发浓缩至少量，放冷，分取约 0.1ml，加 H_2SO_4 1～2 滴，摇匀，加二苯胺试液 1 滴，即显深蓝色。

【作用机制】 硝酸酯类舒张血管平滑肌，目前认为它们可产生 NO。已经证明 NO 与以往报道的内皮细胞衍生的松弛因子（EDRF）为同一物质。含硝基的血管扩张剂通过释放 NO 发挥扩血管作用。

【药理作用】 本品的主要药理作用是对血管平滑肌的直接松弛作用，改变冠状血流分布，并降低心肌耗氧量。

（1）改变冠脉血流分布，增加缺血区血液灌注　①明显舒张较大的心外膜血管及狭窄的冠状动脉以及侧支血管。此作用在痉挛的冠状血管更为明显，而对阻力血管作用较弱，用药后使血液从输送血管经侧支血管流向缺血区，从而改善缺血区的血流供应。②使冠状动脉血流重新分配。由于硝酸甘油降低左心室舒张末期压力，舒张心外膜血管及侧支血管，使血液易从心外膜区域流向心内膜下缺血区，从而增加缺血区的血流量。③硝酸甘油还能抑制血小板聚集，有利于冠心病的治疗。对由于冠状动脉痉挛引起的变异型心绞痛，硝酸甘油可舒张冠状动脉，解除冠状动脉痉挛，从而呈现有益作用。

（2）降低心脏前后负荷，降低心肌耗氧量　较小剂量的硝酸甘油明显扩张静脉血管，使回心血量减少，降低心室容积及左心室舒张末期压力，因而室壁张力降低，耗氧量降低。稍大剂量的硝酸甘油可扩张动脉血管，使外周阻力降低，降低左室内压和射血时的心脏后负荷，从而降低心肌耗氧量。

【临床应用】 本品能迅速缓解及预防各种类型心绞痛发作。舌下给药能迅速缓解心绞痛急性发作，是目前抗心绞痛药中最有效的药物，其油膏敷于胸部或前臂，可获得更持久的作用；此外，也用于充血性慢性心功能不全及急性心肌梗死的治疗，可减轻心脏的前后负荷，降低心肌耗氧量，改善缺血区血流供应，从而缩小心肌梗死的范围。

【不良反应】 主要来源于硝酸甘油的舒张血管作用，如脑膜血管舒张引起的搏动性头痛，面颊部血管扩张引起的暂时性皮肤潮红。剂量过大时，可使血压过度降低，以致交感神经兴奋，心率加快和心收缩力加强，增加心肌耗氧量，加剧心绞痛；因此要注意控制剂量。超剂量时可引起高铁血红蛋白血症，出现口唇及指甲发绀并继发呼吸急促、眩晕、意识丧失，可静脉注射亚甲蓝对抗。低血压、青光眼及颅内压增高的患者禁用。

硝酸甘油连续使用易产生耐受性，一般用药 2 ~ 3 周可达高峰，但停药 1 ~ 2 周又可迅速消失，重新建立起原来的敏感性，不同硝酸酯类药物之间存在交叉耐受性。

硝酸甘油应存放在棕色玻璃瓶或金属容器内，避免潮热、光照而失效。注意检查药物的有效期。

即学即练 5 - 2

答案解析

心绞痛急性发作时，应立即给予

A. 普萘洛尔口服　B. 硝苯地平口服　C. 硝酸异山梨酯口服
D. 单硝酸异山梨酯口服　E. 硝酸甘油舌下含服

知识链接

硝酸酯类药物耐受机制及措施

硝酸酯类药物耐受机制的主要学说包括巯基（- SH）耗竭、神经激素激活、自由基生长。为克服硝酸甘油耐受性，可考虑采用以下措施：①避免大剂量给药，减少用药次数；②采用间歇给药法，无论采用何种给药途径（如舌下、静脉注射或经皮肤），每天不用药的间歇期应在 6 ~ 8 小时以上；③补充 - SH 供体（如卡托普利、乙酰半胱氨酸、甲硫氨酸等）和抗氧化剂（如维生素 E 和维生素 C）；④联合应用卡托普利或利尿剂，抑制机体代偿性 RAS 激活、水钠潴留；⑤合理膳食：肉类、蛋白质含大量 - SH，冠心病患者膳食控制可能导致 - SH 缺乏。

硝酸异山梨酯　Isosorbide Mononitrate

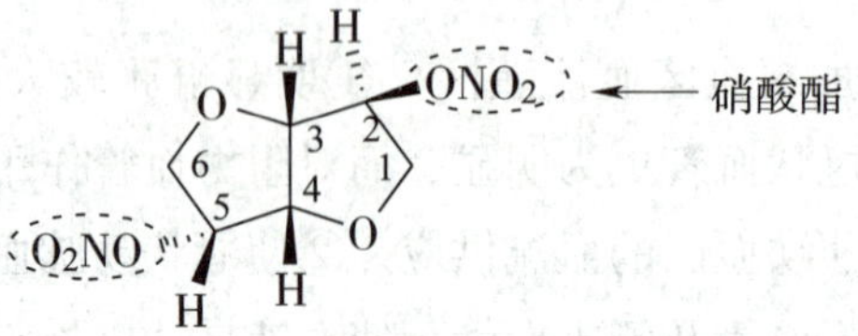

【化学名】 1，4∶3，6 - 二脱水 - D - 山梨醇二硝酸酯。

【性状】 本品为白色结晶性粉末；无臭；受热或受到撞击易发生爆炸。在丙酮或三氯甲烷中易溶，在乙醇中略溶，在水中微溶。

【稳定性】 本品在室温干燥状态比较稳定，在强热或撞击下，也会发生爆炸。为增加安全性，可将其溶解在乙醇中贮存和运输。含硝酸酯键，在酸碱溶液中，酯键易水解，生成脱水山梨醇及亚硝酸。

【鉴别】 本品加水与 H_2SO_4（1∶2）混匀，溶解后放冷，沿管壁缓缓加硫酸亚铁试液，使成两液层，界面显棕色。

【药理作用与临床应用】 本品药理作用与硝酸甘油相似而较弱，但持续时间较长。适用于冠心病的长期治疗、心绞痛的预防、心肌梗死后持续心绞痛的治疗；与洋地黄和（或）利尿剂联合应用，治疗慢性充血性心功能不全以及肺动脉高压。

【不良反应】 可有头痛、面部潮红、灼热感、恶心、眩晕、出汗甚至虚脱等反应。应由小剂量开始，以后逐渐增加剂量。

三、β受体阻断药

β受体阻断药主要用于治疗稳定及不稳定型心绞痛，可减少发作次数，对伴有高血压或心律失常者更为适用，对心肌梗死也有效，能缩小梗死范围。用于抗心绞痛的β受体阻断药有普萘洛尔、吲哚洛尔、噻吗洛尔及选择性β_1受体阻断药（美托洛尔和阿替洛尔等）。

抗心绞痛作用主要通过β受体拮抗作用改善全身血流动力学。

1. 降低心肌耗氧量　使心率减慢，心肌收缩力减弱，心排血量减少及动脉压降低，从而减轻心脏负担，明显降低心肌耗氧量而缓解心绞痛；另一方面，β受体阻断药也可使心室容积增大，心室射血时间延长，有增加心肌耗氧量的倾向，但总效应仍是减少心肌耗氧量。

2. 改善心肌缺血区供血　可使冠状动脉阻力增加，但由于缺血区冠状血管受代谢产物如腺苷等刺激，使血管处于扩张状态，而正常部位冠状血管收缩，有利于血液从非缺血区向缺血区重新分配；其次由于β受体阻断作用，使心率减慢，舒张期延长，有利于血液从心外膜区流向缺血的心内膜区。

与硝酸酯类合用，降低心肌耗氧量产生协同作用。β受体阻断药能对抗硝酸酯类引起的反射性心率加快和心肌收缩力增强；同时，硝酸酯类可缩小β受体阻断药所致的心室容积增大和心室射血时间延长；合用时各自用量减少，不良反应减少，但两药都具有降压作用，如血压下降过多，会引发冠脉灌注压降低，冠脉血流量减少，对心绞痛不利；因个体差异大，给药剂量应从小剂量开始逐渐增加剂量。

3. 改善能量代谢　改善缺血心肌对葡萄糖的摄取和利用，改善糖代谢，减少耗氧；促进组织中氧合血红蛋白的解离，增加组织供养。

四、钙通道阻滞剂

抗心绞痛常用的钙通道阻滞剂有硝苯地平、地尔硫䓬、维拉帕米等。

钙通道阻滞剂药理作用如下：①降低心肌耗氧量，通过阻滞 Ca^{2+} 内流，舒张外周血管，抑制心肌收缩力，减轻心脏负荷，降低心肌耗氧量；②增加缺血心肌的供血，减少 Ca^{2+} 内流，扩张冠脉，解除冠脉痉挛，从而增加冠脉供血，改善心肌的缺血；③保护缺血心肌，心肌缺血、缺氧时，能量代谢障碍可致细胞内钙超载，细胞内 Ca^{2+} 过多会诱导细胞损伤、坏死。本类药可通过阻滞钙通道，减轻因细胞内钙超载所致的细胞损伤。

钙通道阻滞剂是冠状动脉痉挛诱发的变异型心绞痛首选药物，对稳定型和不稳定型心绞痛也有效。本类药对支气管平滑肌有一定的扩张作用，对伴有哮喘和阻塞性肺疾病患者更为适用（表 5－5）。

表5-5　钙通道阻滞药治疗心绞痛的特点

药物名称及化学结构	结构特点	作用特点及用途
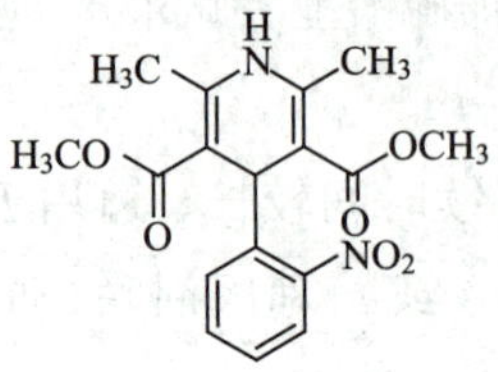 硝苯地平	1，4-二氢吡啶两侧取代基互为对称	扩张冠状血管作用强，可解除冠脉痉挛，对变异型心绞痛的效果好；与普萘洛尔合用能提高疗效，不良反应也相应减少
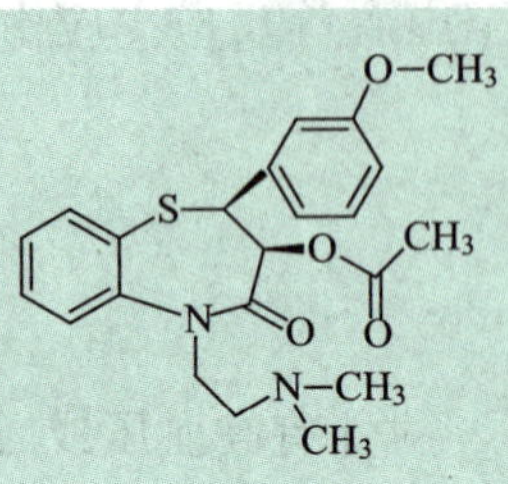 地尔硫䓬	2-位上4-甲氧基苯基，3位上乙酰氧基，5位上二甲胺基乙基	作用强度介于硝苯地平与维拉帕米之间，能选择性扩张冠状动脉，对外周血管作用较弱，具有减慢心率和抑制传导作用及非特异性抗交感作用。主要用于冠脉痉挛引起的变异型心绞痛的治疗，不良反应少
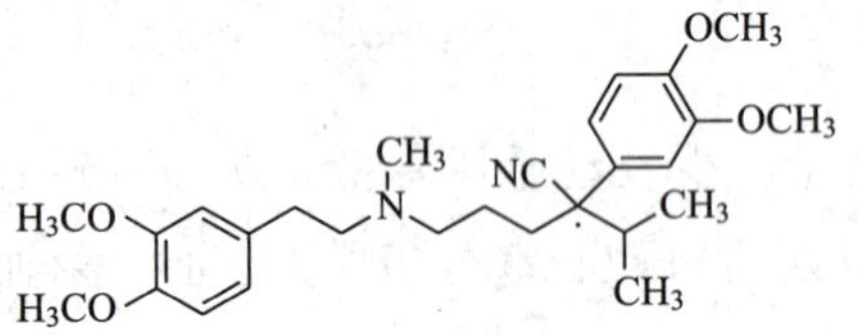 维拉帕米	由叔氮原子连接两条多取代的苯烷基链形成近乎对称的叔胺化合物	可用于稳定型和不稳定型心绞痛。特别适用于伴有心律失常的心绞痛患者。与β受体阻断药合用可明显抑制心肌收缩力和传导速度，应慎用。可提高地高辛的血药浓度，洋地黄化患者应慎用
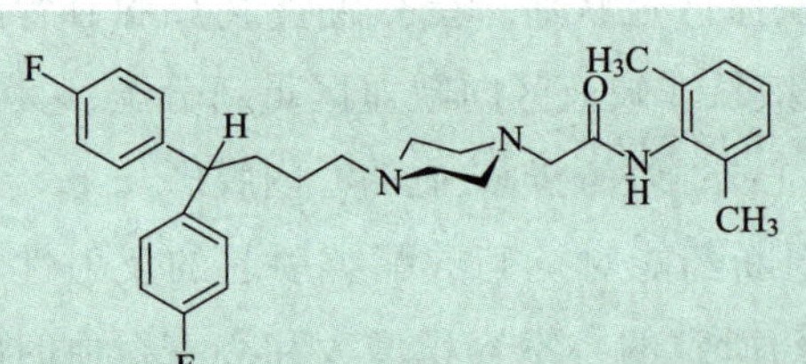 利多氟嗪	二苯基哌嗪衍生物	具有钙通道阻滞作用，可扩张冠状动脉和外周血管，并可降低房室传导。用于心绞痛的长期治疗

目标检测5-2

答案解析

一、单选题

1. 下列药物受热及撞击易发生爆炸的是

A. 维拉帕米　B. 硝酸异山梨酯　C. 硝苯地平　D. 普萘洛尔　E. 硝普钠

2. 连续用药易产生耐受性的抗心绞痛药物是

A. 维拉帕米　B. 硝苯地平　C. 普萘洛尔　D. 硝酸甘油　E. 卡托普利

3. 硝酸酯类抗心绞痛作用的基本原理是

A. 拮抗心脏β_1受体，降低心肌收缩力　B. 松弛血管平滑肌

C. 兴奋β_2受体，增加冠状动脉流量　D. 减慢心率，降低耗氧

E. 以上均不正确

4. 不宜用于变异型心绞痛的药物是

A. 普萘洛尔　B. 硝酸甘油　C. 维拉帕米　D. 硝苯地平　E. 硝酸异山梨酯

5. 治疗心绞痛长期应用后不能突然停药的药物是

A. 硝苯地平　B. 普萘洛尔　C. 硝酸甘油　D. 维拉帕米　E. 硝酸异山梨酯

6. 硝酸甘油用于治疗心绞痛发作时，宜选择哪种给药途径

A. 舌下含化　B. 口服　C. 雾化吸入

D. 软膏涂于前臂、胸及背部皮肤　E. 肌内注射

7. 不宜与普萘洛尔联合应用的抗心绞痛药物是

A. 硝苯地平　B. 硝酸异山梨酯　C. 维拉帕米　D. 硝酸甘油　E. 尼莫地平

8. 与硝酸甘油扩张血管作用无关的不良反应是

A. 心率加快　B. 搏动性头痛　C. 直立性低血压

D. 升高眼内压　E. 高铁血红蛋白血症

二、多选题

1. 常用的抗心绞痛药物类型有

A. 硝酸酯类　B. 钙通道阻滞剂　C. α 受体阻断药

D. α 受体激动药　E. β 受体阻断药

2. 可以改善硝酸酯类快速耐受的现象的用药方法是

A. 避免大剂量给药　B. 间歇给药　C. 补充 -SH

D. 联合应用卡托普利　E. 合理膳食

3. 硝酸甘油的不良反应有

A. 搏动性头痛　B. 直立性低血压及晕厥　C. 眼内压升高

D. 心率加快　E. 面颊部皮肤发红

4. 含有硝酸酯键的药物有

A. 硝苯地平　B. 硝酸异山梨酯　C. 维拉帕米　D. 硝酸甘油　E. 尼莫地平

5. 硝酸甘油与普萘洛尔合用治疗心绞痛

A. 能消除硝酸甘油引起的心率加快　B. 能消除普萘洛尔引起的心室容量增加

C. 可降低硝酸甘油引起的心肌收缩性增加　D. 可降低心内外膜血流比例

E. 可使侧支血流量减少

三、简答题

根据心绞痛发作机制简述抗心绞痛药的作用机制并举例？

书网融合……

知识回顾

PPT

第三节 调血脂药

一、概述

动脉粥样硬化（atherosclerosis，AS）是心脑血管疾病（心肌梗死、脑梗死）的主要病理基础，防治动脉粥样硬化则是防治心脑血管病的重要措施。尽管动脉粥样硬化的病因未明，但近年来越来越多的资料证明动脉粥样硬化是一种炎性反应，是多种遗传基因和环境危险因素相互关联的结果。其主要特点是动脉病变从内膜开始，首先是脂质的沉积，而后是纤维组织增生以及钙质的沉着钙化等，最后形成泡沫细胞、脂纹及纤维斑块，进而引起管壁硬化、管腔变窄，为防治动脉粥样硬化，早期或轻度者可采用饮食疗法，并适当增加体力活动，较重者应及时应用药物治疗。用于防治动脉粥样硬化的药物称为血脂调节药（lipid-modulating drugs）和抗动脉粥样硬化药（anti-atherosclerotic drugs）。

实例分析 5-3

患者，女，61 岁，临床诊断高脂血症，开处方内容如下：

阿托伐他汀钙片　　20mg×7 片×4 盒

用法：口服。每次 1 片，每天 3 次。

阿司匹林肠溶片　　100mg×30 片×1 盒

用法：口服。一次 1 片，一天 1 次。

判断用药是否合理？

答案解析

拓展阅读

血脂

血浆中所含有的脂类统称为血脂，包括胆固醇（CH）、三酰甘油（TG）、磷脂（PL）、游离脂肪酸（FFA）和胆固醇酯（CE）。血脂与载脂蛋白（Apo）结合成脂蛋白（LP）复合物后溶于血浆，并进行转运和代谢。脂蛋白呈球形，由于所含脂类和蛋白的不同，应用超速离心或电泳的方法，可将 LP 分为乳糜微粒（CM）、极低密度脂蛋白（VLDL）、低密度脂蛋白（LDL）和高密度脂蛋白（HDL）。其中 CM 转运外源性 TG 到外周组织；VLDL 转运内源性的 TG 到外周组织；LDL 转运内源性 CH 到外周组织；HDL 能逆向转运 CH，对人体是有益的。总胆固醇（TC）、LDL 增高是冠心病的危险因素，而 HDL 是冠心病的保护因素。

各种脂蛋白在血浆中有基本恒定的浓度以维持相互间的平衡，如果比例失调则为脂代谢失常。某些血脂或脂蛋白高出正常范围则称为高脂血症。按病因可以分为原发性和继发性两大类，原发性指由于遗传因素、后天的饮食习惯、生活方式以及环境因素导致脂质代谢异常，继发性主要由于代谢紊乱或其他疾病因素导致，如糖尿病、甲状腺疾病等。一般认为，高脂血症可促进动脉粥样硬化病变的形成和发展，同时，高血压、吸烟、糖尿病以及一些家族病史等也被列为动脉粥样硬化的危险因素。

血脂调节药是抗动脉粥样硬化药的主要组成部分，已有多项大规模试验证明血脂调节药作为心脑血管病的一级或二级预防和治疗，均能显著降低其发病率和死亡率，改善介入性治疗的预后。

二、主要降低总胆固醇和低密度脂蛋白的药物

（一）他汀类

人体内的 CH 大约 1/3 来自饮食，其他大部分靠肝脏合成。羟甲基戊二酸单酰辅酶 A（HMG－CoA）还原酶是肝细胞合成 CH 过程中的限速酶，能催化 HMG－CoA 生成甲羟戊酸（MVA），为内源性 CH 合成的关键步骤，抑制此酶则阻碍内源性 CH 合成。他汀类药物又称为 HMG－CoA 还原酶抑制剂，通过抑制 HMG－CoA 还原酶，阻碍内源性 CH 合成发挥降脂作用。洛伐他汀（Lovastatin）具有良好的调血脂作用。辛伐他汀（Simvastatin）是洛伐他汀的甲基化衍生物，调血脂作用更强。阿托伐他汀（Atorvastatin）及氟伐他汀（Fluvastatin）是人工合成品，统称为他汀类。通过大量构－效关系表明，他汀类的结构可分为四个部分见图 5－5。

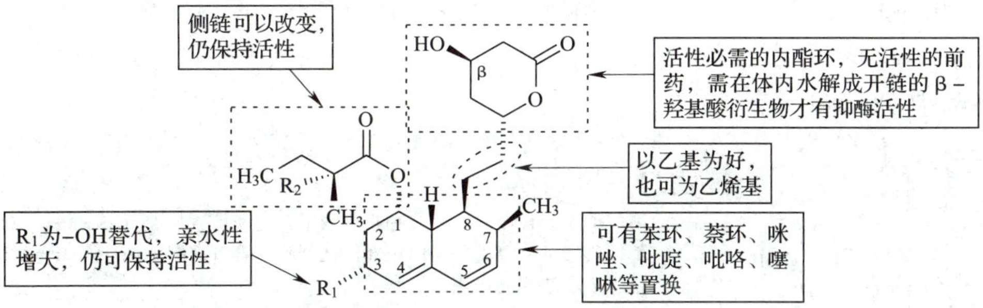

图 5－5 他汀类的构－效关系

【药理作用与临床应用】①调血脂作用：他汀类因其本身或代谢物的结构与 HMG－CoA 相似，且对 HMG－CoA 还原酶的亲和力高出 HMG－CoA 数千倍，可在 CH 合成早期阶段竞争性抑制 HMG－CoA 还原酶活性，使甲羟戊酸合成障碍，阻碍肝脏内源性胆固醇的合成，降低 LDL 水平。②非调血脂作用：抑制血管平滑肌细胞（VSMCs）的增殖和迁移，促进 VSMCs 凋亡；减少动脉壁巨噬细胞及泡沫细胞的形成，使动脉粥样硬化斑块稳定和缩小；改善血管内皮功能，提高血管内皮对扩血管物质的反应性；抑制单核－吞噬细胞的黏附和分泌功能；抑制血小板聚集和提高纤溶酶活性；降低血浆 C－反应蛋白，减轻动脉粥样硬化过程的炎性反应等。

主要用于高胆固醇血症为主的高脂血症，是伴有胆固醇升高的Ⅱ、Ⅲ型高脂血症的首选药。还用于冠心病和脑卒中的防治。

【不良反应】不良反应较少而轻，大剂量应用时偶可出现胃肠反应、肌痛、皮肤潮红、头痛、无症状性氨基转移酶升高，偶见肌酸磷酸激酶（CPK）升高，停药后即恢复正常。偶有横纹肌溶解症，尤其是与贝特类药物合用，可导致发病率升高。原有肝病史者慎用。孕妇及有活动性肝病（氨基转移酶持续升高）者禁用（表 5－6）。

表 5-6 典型他汀类药物

药物名称及结构	结构特点与作用
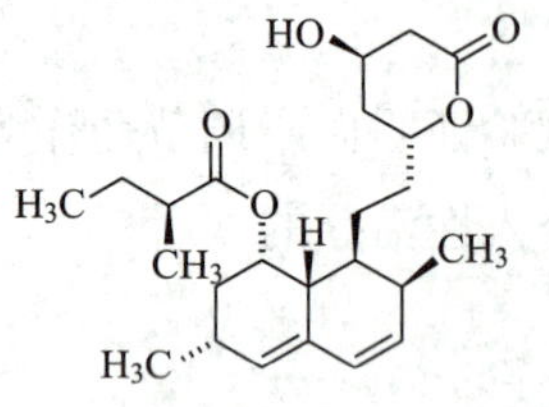 洛伐他汀（Lovastatin）	本品是第一个上市的他汀类药物。能降低血液中总胆固醇含量，也能降低 LDL、VLDL 水平，提高血浆中 HDL 水平，可用于原发性高胆固醇血症和冠心病的治疗，也可用于预防冠状动脉粥样硬化
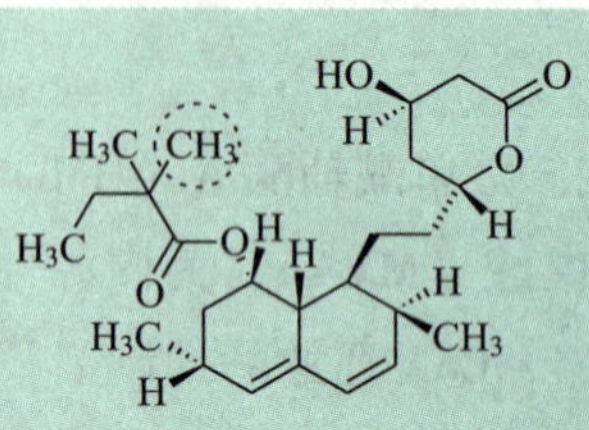 辛伐他汀（Simvastatin）	为洛伐他汀的甲基衍生物，与洛伐他汀均为无活性的前药，需在体内将内酯环水解成开链 β-羟基酸衍生物才有抑酶活性，其调血脂作用强于洛伐他汀
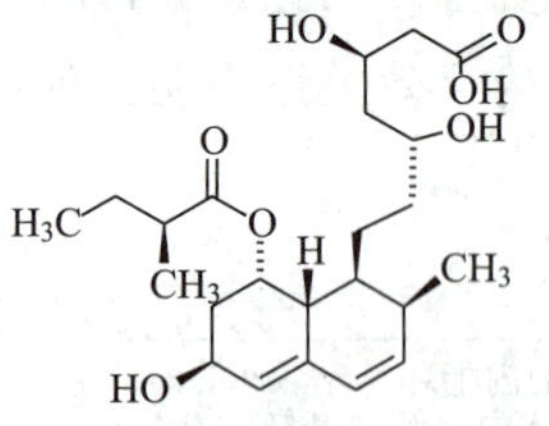 普伐他汀（Pravatatin）	为开环活性结构，临床用其钠盐。除降血脂作用外，还具有抗炎作用、抑制单核-吞噬细胞向内皮的聚集和黏附等作用
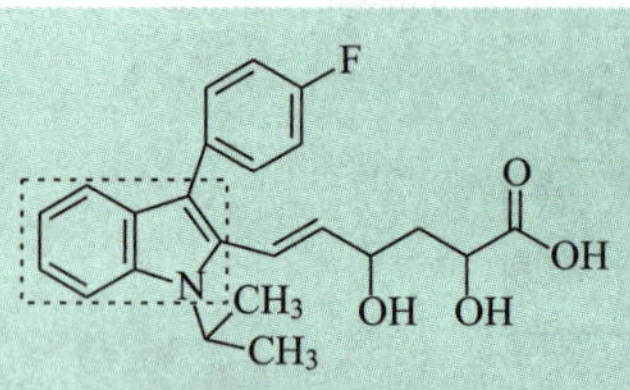 氟伐他汀（Flurastatin）	第一个人工合成的、氟苯吲哚环的甲羟内酯衍生物。可将 HMG-CoA 转化为 3-甲基-3，5-二羟戊酸。作用部位在肝脏，具有抑制内源性胆固醇的合成，降低血浆总胆固醇浓度的作用

（二）胆汁酸螯合剂

胆汁酸螯合剂进入肠道后不被吸收，与胆汁酸牢固结合，阻滞胆汁酸的肝-肠循环和反复利用，从而消耗大量的 CH，使血浆 TC 和 LDL-C 水平降低。本类药物包括考来烯胺（Colestyramine）、考来替泊（Colestipol）等。适用于高胆固醇血症为主的高脂血症。长期服用，可引起脂溶性维生素缺乏，妨碍噻嗪类、香豆素类、洋地黄类药物的吸收，避免同时服用。

三、主要降低三酰甘油及极低密度脂蛋白的药物

（一）苯氧乙酸类

在 20 世纪 60 年代，通过对大量乙酸衍生物的筛选，得到了降低胆固醇的氯贝丁酯。随后发展成苯氧乙酸类的调血脂药。其结构可分为芳基和脂肪酸两部分。其构-效关系见图 5-6。

【药理作用】①调血脂作用：有明显的降低 TG 的作用，还降低 TC、VLDL-C、LDL-C，能升高 HDL-C；②非调血脂作用：降低某些凝血因子的活性，加强纤维蛋白溶解等作用，有益于心血管系统疾病的治疗。

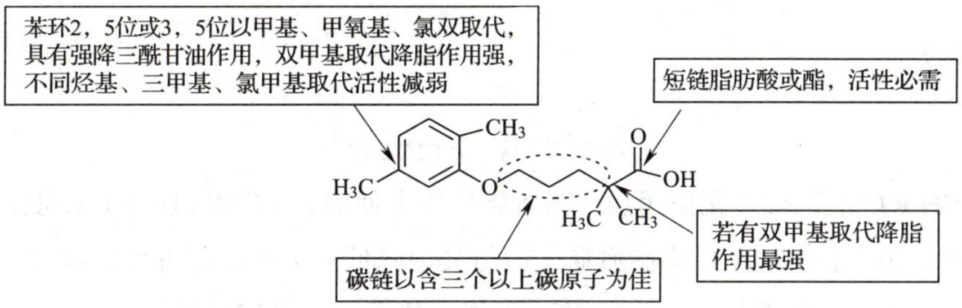

图5-6 苯氧基烷酸类的构-效关系

【临床应用】 高脂蛋白血症和高三酰甘油血症。

【不良反应】 一般耐受性良好，常见不良反应表现为胃肠道反应、头痛、乏力、皮肤瘙痒、阳痿等。氯贝丁酯不良反应较多，可致心律失常、胆囊炎、胆石症及增加胃肠道肿瘤的发病率、天门冬氨酸氨基转移酶和丙氨酸氨基转移酶暂时上升等，肾功能不全者禁用（表5-7）。

表5-7 典型苯氧乙酸类药物

药物名称及结构	特点与作用
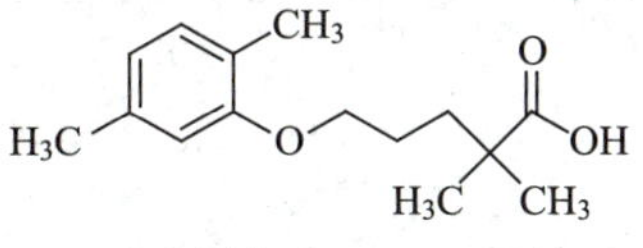 吉非罗齐（Gemfibrozil）	结构不同于氯贝丁酯，表明原氯贝丁酯结构中苯环的对位取代和氯取代都不是必需的。能显著降低三酰甘油和总胆固醇，主要降低 VLDL，而对 LDL 则影响较少，但可提高 HDL
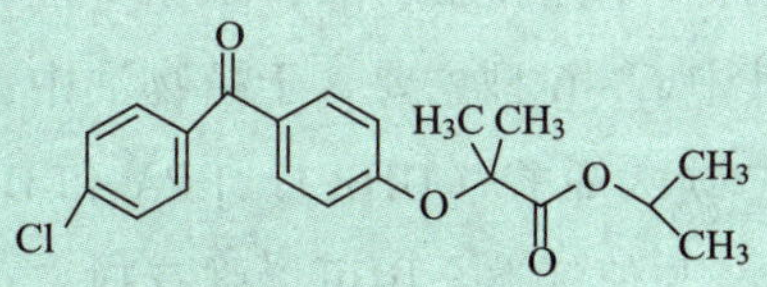 非诺贝特（Fenofibrate）	调血脂作用的同时明显改善内皮功能，增加胰岛素敏感性，减少糖尿病并发症
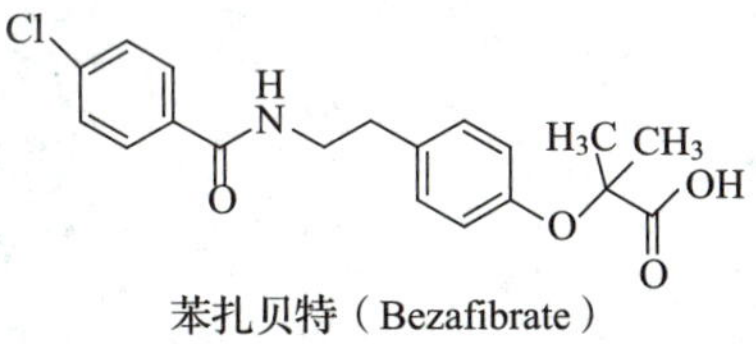 苯扎贝特（Bezafibrate）	调血脂、降血糖，可用于伴有高血脂的2型糖尿病
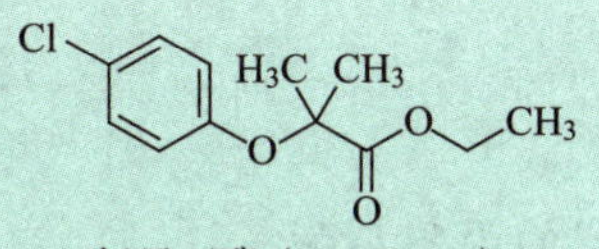 氯贝丁酯（Clofibrate）	仅降低血三酰甘油，而很少降低血胆固醇，亦被用于治疗尿崩症

（二）烟酸类

烟酸属于B族维生素，为广谱调血脂药，口服后吸收迅速而完全，生物利用度95%。烟酸类药物主要抑制cAMP的生成，导致激素敏感酯酶活性下降，降低血中三酰甘油的含量。与他汀类或贝特类合用，可提高疗效。由于烟酸具有较大的刺激作用，通常将其制成酯的前药使用，常用的药物有烟酸肌醇酯和烟酸戊四醇酯。长期使用应定期检查血糖和肝肾功能。痛风、消化性溃疡、糖尿病患者禁用。

烟酸类似物阿昔莫司（Acipimox）是氧化吡嗪甲酸的衍生物，结构类似烟酸。药理作用与烟酸相似，能增加HDL，降低CH和TG，但耐受性较好，副作用较少。

四、抗氧化剂

普罗布考 Probucol

【药理作用与临床应用】抗氧化作用强，调血脂作用可使血浆 TC 和 LDL－C 降低；较长期应用可使冠心病发病率降低。用于各种类型的高脂血症，若与其他降低 CH 药合用可增强疗效。较长期服用可使肌腱黄色瘤消失，阻止强直性脊柱炎（AS）病变发展，使冠心病发病率降低。

【不良反应】不良反应少而轻，以胃肠道反应为主，如腹泻、腹胀、腹痛、恶心等，偶有嗜酸粒细胞增多、肝功能异常、高尿酸血症、高血糖、血小板减少、肌病、感觉异常等。本药能延长 Q－T 间期，因此不宜与能延长 Q－T 间期的药物同用。近期有心肌损伤者及孕妇、小儿禁用。

即学即练 5－3

答案解析

主要通过抗氧化和调血脂的综合作用，防治动脉粥样硬化的药物是

A. 洛伐他汀　B. 烟酸　C. 普罗布考　D. 考来烯胺　E. 吉非贝齐

五、多烯脂肪酸类

多烯脂肪酸指有 2 个或 2 个以上不饱和键结构的脂肪酸，又称为多不饱和脂肪酸，根据不饱和键在脂肪酸链中开始出现位置，分为 Ω－3 型及 Ω－6 型多烯脂肪酸。其中 Ω－6 型主要含于植物油中，降脂作用较弱。临床上常用 Ω－3 型中的二十碳五烯酸（EPA），二十二碳六烯酸（DHA）。EPA 和 DHA 抗动脉粥样硬化而防治心脑血管病，用于治疗高三酰甘油型高脂血症，与他汀类合用可增强疗效，可明显改善心肌梗死患者的预后，也可用于治疗糖尿病并发症高脂血症等。

答案解析

目标检测5-3

一、单选题

1. 氯贝丁酯的结构特征为

A. 4－氟苯氧基取代的丙酸乙酯　B. 4－氯苯氧基取代的丙酸乙酯

C. 4－氯苯基取代的丙酸乙酯　D. 4－氟苯氧基取代的戊酸乙酯

E. 4－氟苯基取代的戊酸乙酯

2. 具有非卤代的苯氧戊酸衍生物结构的降血脂药物是

A. 吉非贝齐　B. 阿托伐他汀　C. 非诺贝特　D. 氯贝丁酯　E. 维拉帕米

3. 以下药物属于全合成的 HMG－CoA 还原酶抑制剂是

A. 洛伐他汀　B. 辛伐他汀　C. 氟伐他汀　D. 依那普利　E. 福辛普利

4. 属于 HMG－CoA 还原酶抑制剂，有内酯结构，属于前药，水解开环后有 3，5′－二羟基酸的是

A. 普伐他汀　B. 辛伐他汀　C. 阿托伐他汀　D. 瑞舒伐他汀　E. 氟伐他汀

5. 含有二苯甲酮结构的药物是

A. 氯贝丁酯　　B. 桂利嗪　　C. 普罗帕酮　　D. 吉非贝齐　　E. 非诺贝特

6. 他汀类药物不用于

A. 2 型糖尿病引起的高胆固醇血症
B. 肾病综合征引起的高胆固醇血症
C. 杂合子家族性高脂蛋白血症
D. 高三酰甘油血症
E. 预防心脑血管急性事件

7. 下列选项中，属于考来烯胺在肠道通过离子交换与胆汁酸结合后发生作用的有

A. 增加脂蛋白酶活性
B. 抑制脂肪分解
C. 阻滞胆汁酸在肠道的重吸收
D. 抑制细胞对 LDL 的修饰
E. 抑制肝脏胆固醇转化

二、多选题

1. 下列叙述中与洛伐他汀不相符的是

A. 结构中含有氢化萘环
B. 结构中有多取代吡咯环
C. 侧链为二羟基戊酸结构
D. 内酯结构不稳定
E. 为合成的 HMC – CoA 还原酶抑制剂

2. 与氟伐他汀相关的叙述是

A. 含有吲哚环　　B. 含有氟代苯基　　C. 含有噻唑环
D. 含内酯环天然来源的 HMC – CoA 还原酶抑制剂
E. 含有二羟基酸的碳链

3. 临床常用的降血脂药包括

A. ACEI
B. HMC – CoA 还原酶抑制剂
C. 苯氧乙酸类
D. 烟酸类
E. 二氢吡啶类

4. 常用的调节血脂及抗动脉粥样硬化药的结构类型包括：

A. 硝酸酯及亚硝酸酯类　　B. 钙阻断药　　C. 烟酸类
D. 羟甲戊二酰辅酶 A 还原酶抑制剂　　E. 苯氧乙酸类

5. 下列选项中，属于普罗布考的调血脂作用的有

A. 对血中 VLDL 和 TG 无明显影响
B. 可降低血中 HDL – C 含量
C. OX – LDL 生成增加
D. 降低血浆 TC
E. 降低血浆 LDL – C

书网融合……

知识回顾

第四节 抗慢性心功能不全药

PPT

一、概述

慢性心功能不全（chronic cardiac insufficiency）是一种超负荷心肌病，是由不同病因的心血管疾病（如心肌炎、心瓣膜病、高血压、甲状腺功能亢进症及贫血等）导致的终末阶段，尤其是心脏收缩和舒张功能受损，使心脏不能排出足够的血量以满足机体组织代谢的需要，导致血流动力学和神经-体液系统的异常改变，组织灌注量减少，肺循环和体循环淤血的一种病理生理综合征。

慢性心功能不全主要的病理生理基础是心排血量不足，而心排血量不足除了由于心肌收缩力降低引起的之外，还有由于心脏负担加重引起的，故抗心衰的药物治疗从传统的采用强心苷等正性肌力药和利尿药，加强心收缩力，提高心排血量，消除水肿，已逐步发展到应用血管扩张药，以降低心脏前、后负荷，改善血流动力学，降低左心室舒张末压，随着对心功能不全的发病机制的进一步认识，又发展到目前主要应用包括血管紧张素转化酶抑制剂（ACEI）、血管紧张素Ⅱ受体（AT_1受体）阻断药、RAAS阻断药和β受体阻断药等，以调整神经内分泌系统的功能，保护衰竭的心脏，预防并逆转左心室肥厚和心肌重构，延长患者生命，降低慢性心功能不全患者的病死率，并改善预后，提高患者生活质量。

目前治疗慢性心功能不全的药物主要有：①强心苷类药，如地高辛。②影响RAAS系统的药物，包括ACEI，如卡托普利、依那普利等；AT_1受体阻断药，如氯沙坦等。③β受体阻断药，如美托洛尔等。④非苷类正性肌力药，如米力农等。⑤利尿药，如氢氯噻嗪、呋塞米等。⑥血管扩张药，如硝普钠等。

二、强心苷类药

强心苷是一类来自毛花洋地黄和紫花洋地黄等植物、具有强心作用的苷类化合物，目前临床主要应用地高辛（Digoxin），其他尚有毛花苷C（毛花洋地黄苷C、西地兰）、洋地黄毒苷（Digitoxin）和毒毛花苷K（StrophanthinK）等。构-效关系见图5-7。

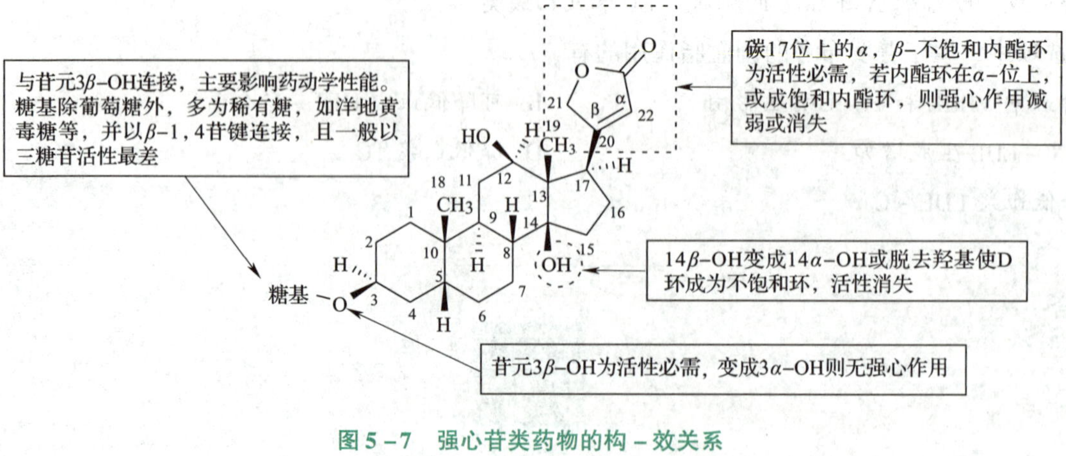

图5-7 强心苷类药物的构-效关系

地高辛　Digoxin

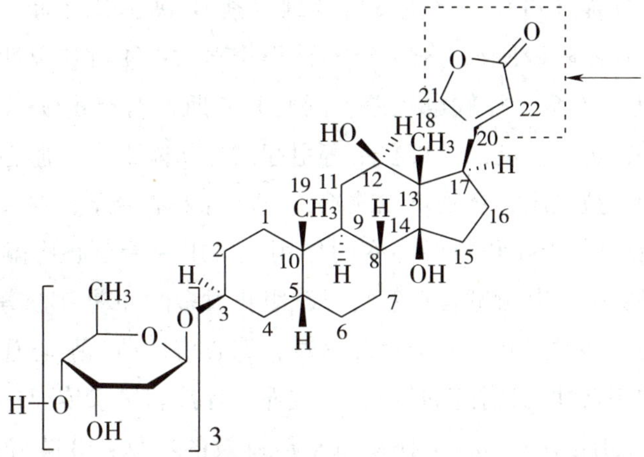

【化学名】 3β－[[*O*－2，6－二脱氧－β－D－核－己吡喃糖基－(1→4)－*O*－2，6－二脱氢－β－D－核－己吡喃糖基－(1→4)－2，6－二脱氢－β－D－核－己吡喃糖基]氧代]－12β，14β－二羟基－5β－心甾－20(22)烯内酯。

【性状】 本品为白色结晶或结晶性粉末；无臭。本品在吡啶中易溶，在稀醇中微溶，在三氯甲烷中极微溶解，在水或乙醚中不溶。

【稳定性】 本品结构中3β－OH与三个D－洋地黄毒糖基连接，不饱和内酯环上的α－氢很活泼，可与碱性三硝基苯酚试液形成有色络合阴离子，称为Bajet反应，该配合物λ_{max}为495nm，此性质可用于含量测定。

【作用机制】 本品增强心肌收缩力的机制与增加心肌细胞内Ca^{2+}含量相关。强心苷与Na^+，K^+－ATP酶（强心苷受体）结合，抑制酶的活性，使Na^+、K^+转运受到抑制，细胞内Na^+逐渐增加，K^+逐渐减少。细胞内Na^+量增多后，通过细胞膜上的Na^+－Ca^{2+}交换系统使Ca^{2+}内流增加，Ca^{2+}内流增加，同时细胞内Ca^{2+}含量增加进一步诱发肌浆网池储存的Ca^{2+}释放，心肌的收缩力增强。微课

【药理作用】 本品的主要作用是加强心肌收缩力。临床上常用的强心苷的作用性质相同，不同的只是作用的强弱、作用发生快慢和维持时间长短上有所差异。

（1）正性肌力作用　强心苷对心脏具有高度的选择性，能显著增加衰竭心脏的收缩力，增加心排血量，从而缓解心衰症状。

正性肌力作用的特点有：①提高心肌收缩最高张力和最大缩短速率，使心脏收缩有力而敏捷，使心动周期的收缩期缩短，舒张期相对延长，有利于静脉回流和增加每搏量。②强心苷对衰竭心脏，可减少心肌的耗氧量；对正常心脏，却可使心肌耗氧量增加。

（2）负性频率作用　强心苷可使心率减慢，主要是由于增强心肌收缩力，增加心排血量，从而提高迷走张力，减慢心率；同时，强心苷还能直接增加窦房结对乙酰胆碱的敏感性，也有利于心率的减慢，负性频率作用对慢性心功能不全患者十分有利。

（3）对心肌电生理特性的影响　治疗剂量下，对窦房结及心房传导组织的自律性无直接影响，而间接地通过加强迷走神经张力，使自律性降低；中毒剂量时直接抑制浦肯野纤维细胞膜Na^+，K^+－ATP酶，使细胞内缺K^+，自律性升高，导致室性期前收缩。

【临床应用】

1. 慢性心功能不全　强心苷对不同病因引起的慢性心功能不全有不同程度的疗效。①对伴有心房

扑动、颤动的、心功能不全疗效最好；②对心脏瓣膜病、先天性心脏病、动脉硬化及高血压引起的心功能不全疗效良好；③对继发于甲状腺功能亢进症、严重贫血及维生素 B_1 缺乏引起的心功能不全疗效较差，因为这些疾病主要由于心肌能量代谢障碍所致，强心苷对此很难奏效；④对肺源性心脏病、活动性心肌炎以及严重心肌损害引起的心功能不全，疗效也较差，因此时心肌伴有严重缺氧，能量产生有障碍；⑤对伴有机械性阻塞如缩窄性心包炎、重度二尖瓣狭窄等引起的心功能不全，强心苷疗效很差或无效，因为这些情况主要是心室舒张和充盈受阻，药物难以改善，应进行手术治疗。

2. 某些心律失常 强心苷有抑制房室传导和减慢心率的作用，可用于治疗心房颤动、心房扑动和阵发性室上性心动过速。①心房纤颤：强心苷可减慢房室传导，阻止过多的冲动由心房传到心室，使心室频率减慢，改善心室泵血功能，但对多数患者并不能消除房颤；②心房扑动：强心苷能缩短心房有效不应期，变扑动转为颤动，颤动时的兴奋冲动比扑动时弱，易被强心苷抑制房室传导作用阻滞，从而可使心室频率减慢，强心苷对不伴随心功能不全的心房扑动也是最有效的药物；③阵发性室上性心动过速：静脉注射有效，与增强迷走神经张力、降低心房自律细胞自律性有关，以此来终止室上性心动过速，但强心苷有诱发心室颤动的危险，因此室性心动过速禁用强心苷。

【不良反应】 地高辛等强心苷类的安全范围小，一般治疗剂量就接近中毒剂量的 60%，为保证用药安全，应随时监测血药浓度，做到给药剂量个体化。

1. 毒性反应 ①胃肠道反应：是由于强心苷兴奋延髓催吐化学感受区的结果，出现厌食、恶心和呕吐等胃肠道反应，是中毒的早期症状，少数患者出现腹泻。应注意用药剂量不足与疾病未得到控制所导致的反应相区别。②心脏毒性：是强心苷最严重的毒性反应，大剂量的强心苷会过度抑制房室传导，出现各种类型的心律失常。主要与 Na^+，K^+ -ATP 酶抑制，心肌细胞内失 K^+ 有关。常见的心律失常有窦性心动过缓，强心苷降低窦房结自律性，可引起窦性心动过缓，但窦性停搏少见，有时心率减慢至 60 次/分以下，应作为停药指征之一；快速型心律失常和房室传导阻滞也是常见毒性反应。③中枢神经系统反应：有头痛、眩晕、乏力、视觉模糊、神经痛、谵妄等症状。视觉障碍（多为黄视和绿视，可能与强心苷在视网膜分布较多有关）是中毒的先兆表现，也是停药指征。

2. 中毒的防治 首先注意诱发或加重中毒的因素，如低钾血症、高钙血症、低镁血症、心肌缺血缺氧等诱发因素，预防中毒的发生，在用药过程中应密切关注患者的反应，一旦出现中毒症状应立即停药。当出现视觉障碍、室性期前收缩、窦性心动过缓等中毒先兆时，要及时停药或使用排钾利尿药。氯化钾是治疗强心苷中毒所致的快速型心律失常最有效的药物。对强心苷引起的窦性心动过缓及传导阻滞应使用阿托品治疗；苯妥英钠和利多卡因等抗心律失常药对强心苷引起的快速型心律失常非常有效。考来烯胺能与洋地黄毒苷结合，阻断肝－肠循环，减轻中毒。

即学即练 5－4

简述地高辛类药物使用过程中中毒防治方法。

答案解析

三、血管紧张素转化酶抑制剂及 AT_1 受体阻断药

慢性心功能不全发病机制目前认为是心室重构以及神经激素系统的激活。RAAS 系统的过度激活又是加重心肌损伤、心室重构，促进心功能不全的重要因素，故血管紧张素转化酶抑制剂（ACEI）及

AT_1受体阻断药治疗慢性心功能不全是近年来最重要的进展之一。ACEI 不仅能缓解心功能不全的症状，提高生活质量，且能降低心功能不全的病死率和改善预后。

（一）血管紧张素转化酶抑制剂

本类药物有卡托普利、依那普利、贝那普利、西拉普利、福辛普利及雷米普利等，它们治疗慢性心功能不全的作用基本相似。

1. 抑制 ACE 活性　ACEI 主要阻止血液循环及局部组织（心脏、血管等）中 AngⅠ转化为 AngⅡ，对抗血管收缩、水钠潴留等不良作用；还可抑制缓激肽降解，激活扩血管作用的 PGI_2、NO 等的释放，发挥扩张血管、降低负荷的作用，缓解心衰症状；同时还可通过代偿反应的减弱而降低循环中儿茶酚胺水平及血管升压素含量。

2. 抑制心肌及血管重构　AngⅡ是促进心肌细胞生长的重要因素，它可促进细胞生长、增殖，导致心肌细胞肥大，心肌间成纤维细胞和血管壁细胞增生，对心肌肥厚和血管重构发挥重要作用。慢性心功能不全是一种超负荷的心脏疾病，在代偿适应阶段出现肌细胞肥大、胞内收缩成分增多等心肌重构的表现，只不过此时并不影响功能。发展到晚期是一个进行性恶化的过程，心肌细胞持续肥大直至死亡，心脏出现纤维化，血管壁细胞增殖，同时伴有左心室形态结构改变和心脏机械效能减退而加剧心脏收缩及舒张的功能障碍。ACEI 减少 AngⅡ的形成，能有效地防止和逆转心肌重构。

3. 抑制交感神经张力　AngⅡ通过作用于交感神经突触前膜 AT_1受体而促进去甲肾上腺素释放，尚可作用于中枢神经系统的 AT_1受体，促进中枢交感神经的冲动传递，进一步加重心脏负荷及心肌损伤。ACEI 除能通过其对抗交感活性降低血中儿茶酚胺的水平改善心肌功能外，还可使下调的 β 受体恢复至正常。

ACEI 既能消除或缓解心衰症状、提高运动耐量、改善生活质量，又能防止和逆转心肌肥厚，降低病死率，已广泛用于临床，常与利尿药、地高辛合用，是治疗慢性心功能不全的基础药物。

（二）AT_1受体阻断药

AT_1受体阻断药不仅对 ACE 途径产生的 AngⅡ有拮抗作用，而且对非 ACE 途径如糜蛋白酶产生的 AngⅡ也有拮抗作用，还能拮抗 AngⅡ的促生长作用，故能预防及逆转心血管的重构；其抗慢性心功能不全的作用与 ACEI 相似，但由于不增加缓激肽水平，大大减轻了咳嗽、血管神经性水肿等副作用，患者耐受良好，临床研究表明可降低慢性心功能不全患者的死亡率。

四、其他药物

（一）β 受体阻断药

20 世纪 90 年代初，β 受体阻断药开始成为治疗慢性心功能不全的一线药物，如果在心脏状况严重恶化之前早期应用，对改善预后有很大作用。β 受体阻断药可以改善慢性心功能不全的症状，改善患者的生活质量，降低死亡率，且不良反应少，现已经成为治疗慢性心功能不全的常规用药。在各种 β 受体阻断药中卡维地洛的治疗效果较为显著，也可用美托洛尔及比索洛尔等。

【作用机制】

（1）对神经内分泌的作用可使 β 受体上调，对儿茶酚胺的敏感性随之增加，也可恢复 β 受体对正性肌力药的敏感性；同时，可拮抗交感神经张力升高及儿茶酚胺对心肌的毒性作用，从而保护心肌。

（2）改善心功能及预后通过减慢心率，延长左室充盈时间，增加心肌血流灌注，降低心肌的耗氧量，对心脏产生保护作用；减少慢性心功能不全时心律失常的发生，有效改善预后，降低慢性心功能不全时猝死的发生率。

（3）对血流动力学的作用扩张血管，减少水钠潴留，降低心脏的前后负荷，减少心肌耗氧量，从而改善心肌缺血的情况；也可逆转和减慢慢性心功能不全患者的心肌肥厚、心肌重构及心脏纤维化。

【临床应用】β受体阻断药可用于心功能比较稳定的Ⅰ～Ⅲ级的慢性心功能不全患者，基础病因为扩张型心肌病患者尤为适宜。某些常规治疗慢性心功能不全方法无效时亦可试用。严重心动过缓、明显房室传导阻滞、低血压、左心功能减退及支气管哮喘者慎用或禁用。

（二）利尿药

在慢性心功能不全时，体内的水钠潴留会形成恶性循环，血管内Na^+含量增高，可通过Na^+-Ca^{2+}交换使血管平滑肌细胞内Ca^{2+}的水平增高，诱发血管收缩，并对升压物质的敏感性增加。对轻度慢性心功能不全患者，可单独使用噻嗪类利尿药；对中度慢性心功能不全患者，可口服袢利尿药或与噻嗪类和留钾利尿药合用；对严重心功能不全急性发作、急性肺水肿或全身浮肿者，噻嗪类药物常无效，应静脉注射呋塞米。排钾利尿药如与强心苷合用，应注意补钾。

（三）磷酸二酯酶抑制剂

此类药主要通过抑制磷酸二酯酶的活性，升高细胞内cAMP水平，从而产生正性肌力和扩张血管的作用。临床应用较多的的有米力农（Milrinone）、氨力农（Amrinone），属于双吡啶类衍生物。氨力农不良反应较多，常见有恶心、呕吐、心律失常、肝损害等。米力农为氨力农的替代品，作用更强，不良反应少，但仍可导致心律失常、低血压、头痛等，主要用于洋地黄、利尿剂、血管扩张药治疗无效或效果不佳的急慢性顽固性心衰。主要作为短期静脉给药。

对慢性心功能不全的治疗应根据病因、病情及用药个体化的原则选择不同的药物、不同的给药方法及剂量。药物治疗的目标不仅限于缓解症状，而在于减少再入院率，提高慢性心功能不全患者的生活质量及降低死亡率。因此，新的治疗慢性心功能不全药物研制与临床应用需要进一步发展。

目标检测5-4

答案解析

一、单选题

1. 强心苷治疗慢性心功能不全的原发作用是

A. 使已扩大的心室容量缩小　　B. 加快心率　　C. 减慢心率

D. 减慢房室传导　　E. 正性肌力作用

2. 在强心苷的结构中，主要影响药动学特性的基团是

A. 苷元　　B. 糖基　　C. 苷键

D. α，β-不饱和内酯环　　E. D环

3. 下列哪种强心苷口服后吸收最完全

A. 地高辛　　B. 去乙酰毛花苷C　　C. 洋地黄毒苷

D. 毒毛花苷K　　E. 以上均不正确

4. 下列不属于强心苷不良反应的是

A. 胃肠道反应　　B. 室性期前收缩　　C. 粒细胞减少

D. 色视障碍　　E. 心动过缓

5. 强心苷中毒时，不应给予钾盐的情况是

A. 室性期前收缩　　B. 二联律　　C. 室上性阵发性心动过速

D. 严重房室传导阻滞　　E. 以上均不正确

6. 关于强心苷适应证错误的是

A. 充血性慢性心功能不全　　B. 房颤　　C. 房扑

D. 阵发性室上性心动过速　　E. 室颤

7. 下列药物中作为血管扩张药治疗慢性心功能不全的是

A. 硝普钠　　B. 洋地黄毒苷　　C. 吗啡　　D. 地高辛　　E. 卡托普利

8. 强心苷中毒引起的窦性心动过缓及传导阻滞的治疗可选用

A. 阿托品　　B. 氯化钾　　C. 利多卡因　　D. 肾上腺素　　E. 维拉帕米

二、多选题

1. 强心苷的主要不良反应是

A. 心律失常　　B. 视觉异常　　C. 过敏反应　　D. 粒细胞减少　　E. 胃肠道反应

2. 属于强心苷的停药指征的是

A. 眩晕头痛　　B. 视觉障碍　　C. 室性期前收缩　　D. 心动过缓　　E. 胃肠道反应

3. 可用于治疗充血性慢性心功能不全的磷酸二酯酶抑制剂是

A. 米力农　　B. 硝苯地平　　C. 卡托普利　　D. 苯妥英钠　　E. 氨力农

4. 强心苷加强心肌收缩性的特点是

A. 心室收缩期缩短，舒张期相对延长　　B. 心率增加

C. 心排血量增加　　D. 心室容积缩小

E. 加快心肌纤维缩短速度，使收缩敏捷有力

5. 强心苷的苷元在结构上具有

A. 甾体母核　　B. 不饱和内酯环　　C. 饱和内酯环

D. C－3 位羟基　　E. C－14 位 β－羟基

三、简答题

简述 CHF 药物治疗的演变过程。

书网融合……

知识回顾　　微课

PPT

第五节　抗心律失常药

抗心律失常药是一类用于治疗心脏节律紊乱的药物。心律失常是指心动频率和节律的异常。它可分为快速型与缓慢型两种。缓慢型心律失常一般可用阿托品或拟肾上腺素类药物对抗。快速型心律失常比

较复杂，它包括房性心动过速、房性期前收缩、心房扑动、心房纤颤、室性期前收缩、阵发性室上性心动过速、室性心动过速及心室颤动等。本节主要讨论抗快速型心律失常的药物。

一、心律失常的电生理学基础及抗心律失常药的作用机制与分类

（一）正常的心肌电生理

按照电生理特性，心肌细胞可分为两类。一类为工作细胞，包括心房肌及心室肌，主要起机械收缩的作用，并具有兴奋性及传导性；另一类为自律细胞，具有自动产生节律功能的特殊分化细胞，包括窦房结、房室结（房室交界区）和浦肯野纤维，具有兴奋性、传导性和自律性，但无收缩性。

1. 心肌细胞的跨膜电位及其形成机制

（1）静息电位静息状态下，心肌细胞所呈现的膜内为负、膜外为正的电位状态，又称极化状态。此时由于 K^+ 通道开放，K^+ 顺浓度梯度，由膜内向膜外扩散，达到平衡电位，人和哺乳动物的静息电位约为 -90mV。

（2）动作电位当心肌细胞受刺激而兴奋时，膜电位升高，达阈电位后，产生动作电位。整个动作电位可分成 0、1、2、3、4 五个时相。0 相为除极期，是 Na^+ 快速内流所致。1 相为快速复极初期，由 K^+ 短暂外流所致。2 相为缓慢复极，也称平台期，由 Ca^{2+} 及少量 Na^+ 内流与 K^+ 外流所致。3 相为快速复极末期，由 K^+ 快速外流所致。0 相至 3 相完全复极所需要的时间称为动作电位时程（APD）。4 相为静息期，自律细胞因 Na^+ 内流发生自动除极，当达到阀电位时可重新激发动作电位。慢反应细胞（窦房结和房室结细胞等）动作电位的 0 相为 Ca^{2+} 内流所致，复极过程没有 1 相和 2 相，4 相自动除极与 K^+ 外流递减、Na^+ 内流递增及 Ca^{2+} 内流有关（图 5-8）。

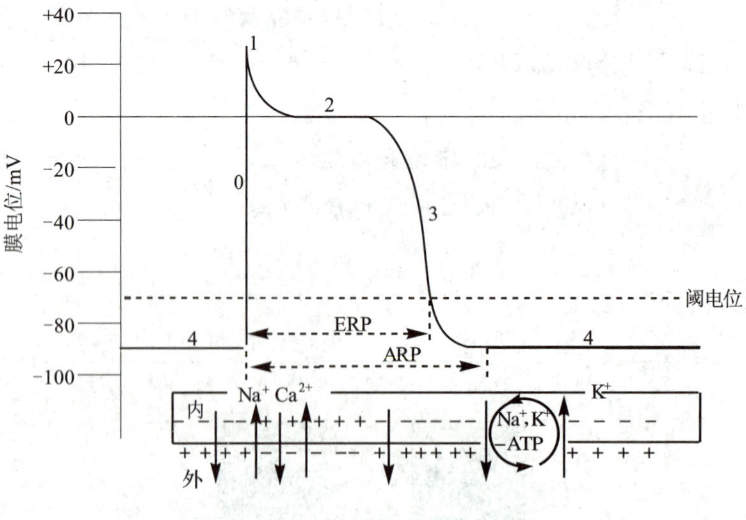

图 5-8 心肌细胞的跨膜电位图

2. 心肌细胞的电生理特性

（1）兴奋性　是心肌细胞兴奋后产生动作电位的能力。兴奋性高低可用阈值表示，阈值越大表示兴奋性越低。根据各时相兴奋性的不同，有效不应期（ERP，即为除极开始到达这之前的一段时间）、相对不应期兴奋性发生改变。

（2）传导性　动作电位沿细胞膜扩布的速度可作为衡量传导性的指标。0 相除极化速率决定传导性，快反应自律细胞 0 相去极化是由 Na^+ 内流完成，慢反应自律细胞 0 相去极化是由 Ca^{2+} 内流完成，膜

电位大，0 相上升越快，传导越快，反之亦然，故阻碍 Na^+ 内流或 Ca^{2+} 内流都可以抑制传导。

（3）自律性　即达 4 相静息电位后，自动缓慢去极化，达到阈电位后又发生动作电位，多是由于有 K^+ 外流，Na^+ 或 Ca^{2+} 内流所致。具有自律性的细胞称为自律细胞，窦房结、房室结和房室传导均由自律性细胞组成。

知识链接

快反应细胞和慢反应细胞

根据 0 相去极的速度和幅度，可将自律细胞分为快反应自律细胞和慢反应自律细胞，前者包括房室束、心房传导组织和浦肯野纤维（非自律性的心房肌，心室肌细胞属快反应细胞），后者包括窦房结和房室结。两类细胞最主要的区别在于快反应细胞的自律性主要来源于 Na^+ 内流所产生，而慢反应细胞则是由 Ca^{2+} 内流所导致。

（二）心律失常发生的电生理学机制

心律失常主要是由于自律性异常、折返和触发活动引发。

1. 冲动形成障碍

（1）正常自律机制　异常自律性与 4 相去极化速度、最大静息电位及阈电位有关。4 相舒张去极化速度加快，阈电位下移或最大静息电位变小，越容易发生一次动作电位，则为自律性增高。

（2）异常自律机制　形成在缺血、缺氧等条件下，自律细胞的自律性发生了异常自律的现象，这种异常自律向周围扩布亦可产生心律失常。

2. 触发活动　指冲动的形成是由于继一个动作电位完成后的第二次 0 相去极化（即后除极）所造成。

（1）早后除极（EAD）发生在完全复极之前的后除极，常见于 2、3 相复极中，主要由于 APD 过度延长导致，如 Q－T 间期延长导致的尖端扭转型心律失常。

（2）迟后除极（DAD）发生在动作电位完全复极时的一种短暂震荡，多数由于细胞内 Ca^{2+} 超载所致。

3. 冲动传导异常　折返（Re－entry）是指一次冲动下传后，又可顺着另外一环行通路折回而后再次兴奋原本已兴奋过的心肌，折返激动是形成各类快速型心律失常的重要机制（图 5－9）。

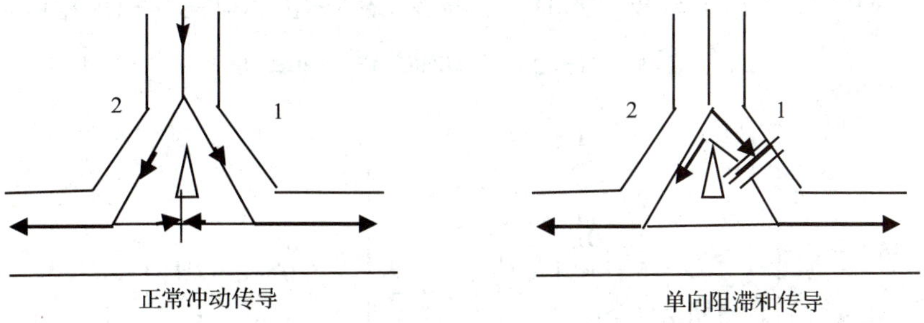

图 5－9　正常冲动与单向阻滞和传导

（三）抗心律失常药的作用机制

抗心律失常药主要通过改变传导速度、抑制触发活动、改变 APD 而抑制心律失常，但在改变这些状态的同时，有可能形成新的触发活动，新的折返以及心律失常。

1. 降低自律性 ①降低4相去极化速度。对心房、房室束、传导组织和浦肯野纤维等“快反应细胞”，通过抑制4相 Na^+ 内流或者促进 K^+ 外流而完成；对房室结和窦房结等“慢反应细胞”，通过抑制4相 Ca^{2+} 内流而完成。②提高阈电位。③促进 K^+ 外流而增加静息电位绝对值。

2. 减少后除极和触发活动 ①早后除极：促进或加速复极或者抑制早后除极上升支的内向离子流，提高其阈电位水平，或者增加外向复极电流以增加静息电位绝对值等。②迟后除极：通过 Ca^{2+} 通道阻滞药，减少细胞内 Ca^{2+} 的数量；同时，能抑制 Na^+ 内流的药物也能减少迟后除极的发生，如 Na^+ 通道阻滞药利多卡因等。

3. 消除折返 抑制传导或者延长ERP来消除，如 Ca^{2+} 通道阻滞剂和β受体阻断药可减慢房室结的传导；Na^+ 通道阻滞药和 K^+ 通道阻滞药可延长快反应细胞有效不应期等。钙通道阻滞药（维拉帕米）和 K^+ 通道阻滞药可延长慢反应细胞的有效不应期。

（四）抗心律失常药的分类

根据药物对离子转运和电生理特性的影响，将抗心律失常药分为以下五类（表5－8）。

表5－8 抗心律失常药的分类及主要作用特点

类别	代表药物	主要作用特点
Ⅰ类钠通道阻滞药		
$Ⅰ_a$类	奎尼丁、普鲁卡因胺	主要抑制0相去极化，减慢传导
$Ⅰ_b$类	利多卡因、苯妥英钠	轻度抑制0相除极化及减慢传导，显著促进 K^+ 外流，缩短复极化
$Ⅰ_c$类	普罗帕酮、氟卡尼	抑制0相去极化，减慢传导，对复极化几无影响
Ⅱ类β受体阻断药	普萘洛尔、阿替洛尔	阻断心脏β受体
Ⅲ类延长APD药	胺碘酮、索他洛尔	延长APD
Ⅳ类钙通道阻滞药	维拉帕米、地尔硫䓬	抑制钙内流
Ⅴ类其他类	腺苷	

二、常用的抗心律失常药

（一）Ⅰ类——钠通道阻滞药

1. $Ⅰ_a$类 此类药为适度阻滞钠通道，抑制 Na^+ 内流，抑制 K^+ 外流，使动作电位0相去极化速度减慢，导致传导减慢，APD以及ERP延长。同时，还减少 Ca^{2+} 内流，具有膜稳定作用。

硫酸奎尼丁 Quinidine Sulfate

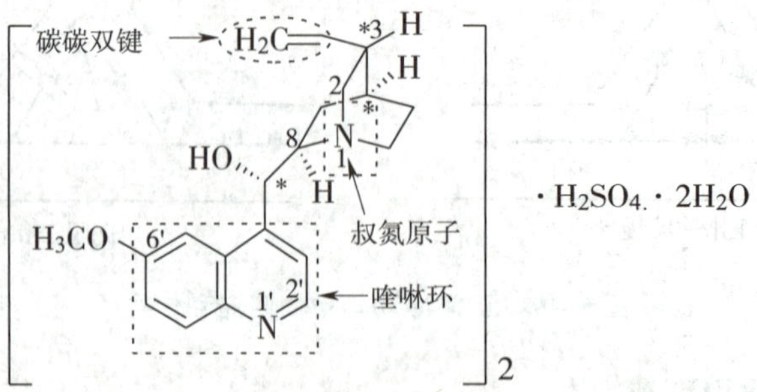

【化学名】（9S）－6′－甲氧基－脱氧辛可宁－9－醇硫酸盐二水合物。

【性状】本品为白色细针状结晶；无臭；遇光渐变色。在沸水中易溶，在三氯甲烷或乙醇中溶解，在水中微溶，在乙醚中几乎不溶。

本品是由金鸡纳树皮中提取出的生物碱，分子中有4个手性碳原子，有旋光性，其右旋体为奎尼丁，左旋体奎宁为抗疟药，二者为非对映异构体。

【化学性质】 本品可看成喹啉环通过1个羟甲基和喹核碱环的8位C相连接。分子中2个氮原子显碱性，叔氮原子的碱性大于喹啉环上氮原子的碱性，可与酸成盐，常用的有硫酸盐、盐酸盐、葡萄糖酸盐等。

【鉴别】 ①本品加水溶解后，加稀 H_2SO_4 使成酸性，即显蓝色荧光，加几滴盐酸，荧光即消失；②取上述溶液，加溴试液1～2滴后，加氨试液，即显翠绿色；③本品的水溶液显硫酸盐的鉴别反应。

【药理作用】 本品与心肌细胞膜钠通道蛋白结合后，抑制 Na^+ 内流。①降低自律性：阻滞钠通道，4相除极化速度减慢，自律性降低；治疗剂量下对异位起搏点抑制作用更明显，有利于消除异位节律。②减慢传导：抑制0相 Na^+ 内流，降低心房肌、心室肌和浦肯野纤维0期上升速度和幅度，减慢传导速度。③延长有效不应期：阻滞 K^+ 通道，减少3相复极 K^+ 外流，延长APD及ERP。奎尼丁延长ERP使浦肯野纤维不应期均一化，消除折返激动，发挥抗心律失常作用。④其他作用：具有拮抗α受体和抗胆碱作用和阻滞 Ca^{2+} 内流作用。

【临床应用】 本品为广谱抗心律失常药，多用于室上性、室性、心房颤动、心房扑动等心律失常的治疗。对伴有慢性心功能不全的患者，应先选用强心苷治疗，但由于奎尼丁不良反应严重，常在其他药物治疗无效时使用。

【不良反应】 本品不良反应较多。①胃肠道反应：用药早期多发生恶心、呕吐及腹泻等，甚至患者不能继续用药。②心血管反应：奎尼丁可拮抗α受体，扩张血管，负性肌力，导致血压下降，不能静脉注射给药，会造成血压急剧下降。奎尼丁对心脏的抑制作用，对原有窦房结功能低下或房室传导阻滞者，可出现心动过缓甚至停搏，此类患者应慎用。③奎尼丁晕厥：是偶见的严重的不良反应，发作时意识丧失、四肢抽搐、呼吸停止，称为“奎尼丁晕厥”。应立即进行人工呼吸、胸外按压并用异丙肾上腺素或阿托品等药物进行抢救。⑤金鸡纳反应：表现为耳鸣、听力减退、视力模糊、神志不清等，是少见的不良反应，与奎宁引起的症状相同。⑥过敏反应：偶可出现皮疹、呼吸困难、血小板减少、药物热等过敏症状。一旦发生，应及时停药。

2. I_b类　轻度阻滞钠通道，对0相去极化抑制作用较弱，在不同条件下可减慢传导或加快传导，促进 K^+ 外流，APD缩短最为显著，相对延长ERP。

盐酸美西律　MexiletineHydrochloride

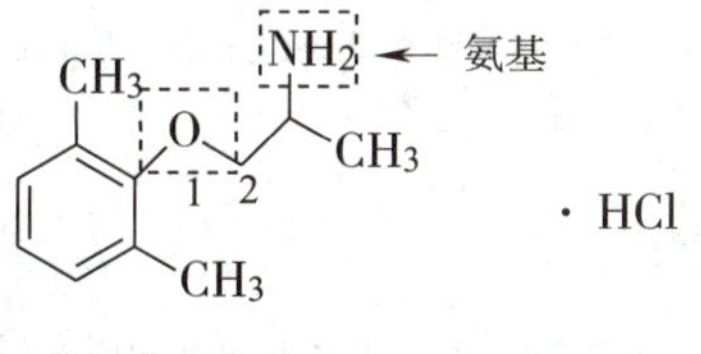

【化学名】（±）-1-(2,6-二甲基苯氧基)-2-丙胺盐酸盐。

【性状】 本品为白色或类白色结晶性粉末；几乎无臭。在水或乙醇中易溶，在乙醚中几乎不溶。

【鉴别】 本品加水溶解后，加碘试液，即生成棕红色沉淀。

【药理作用】 本品抑制 Na^+ 内流、促进 K^+ 外流的电生理效应，降低浦肯野纤维自律性，提高阈电位，缩短APD和ERP，相对延长ERP。

【临床应用】 本品适用于室性心律失常，尤其对心肌梗死后、强心苷中毒后急性室性心律失常有效。不宜与 I_b类药合用。

【不良反应】与剂量相关，胃肠道反应最为常见，恶心，呕吐等，长期使用有神经症状，如共济失调、震颤、精神失常、复视等。

3. Ⅰ$_c$类 此类药对钠通道有高亲和力，显著抑制0相去极化，减慢传导，对复极化几无影响。此类药物有普罗帕酮、氟卡尼和恩卡尼等，电生理作用及应用类似。

盐酸普罗帕酮 PropafenoneHydrochloride

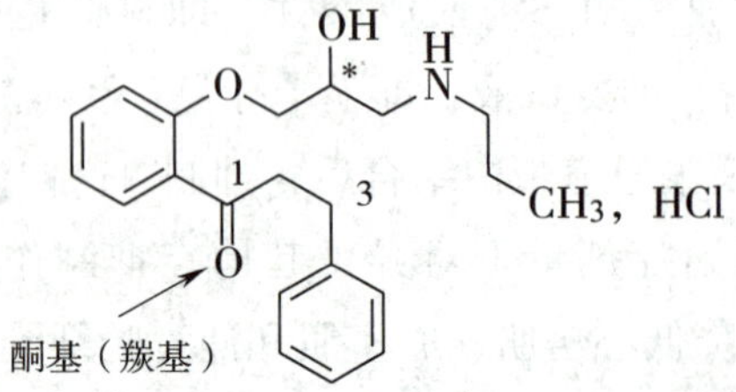

【化学名】3-苯基-1-[2-[3-(丙氨基)-2-羟基丙氧基]苯基]-1-丙酮盐酸盐。

【性状】本品为白色的结晶性粉末；无臭。在乙醇、三氯甲烷或冰醋酸中微溶，在水中极微溶解。

【鉴别】①本品结构中含酮基，加乙醇溶解后，加入二硝基苯肼试液，振摇，即生成金黄色沉淀；②本品为盐酸盐，其水溶液显氯化物的鉴别反应。

【药理作用】本品化学结构与普萘洛尔相似，具有弱的β肾上腺素受体阻断作用。属直接作用于细胞膜的抗心律失常药。具局麻作用和膜稳定作用，与钠通道结合，降低浦肯野纤维自律性，并减慢传导。适度延长APD和ERP；提高心肌细胞阈电位，降低自律性。还有较弱的阻断β受体及阻滞钙通道作用，并具有轻度的负性肌力作用。

【临床应用】临床用于室性和室上性期前收缩及阵发性心动过速，其次为室上性心律失常。

【不良反应】本品最严重的不良反应是促进心律失常的发生，常见房室传导阻滞、心过缓等。严重心衰、心源性休克、心动过缓、严重房室传导阻滞及低血压者禁用。其他不良反应包括恶心、呕吐、口干、舌麻、头痛、眩晕等。

其他常见的Ⅰ类抗心律失常药见表5-9。

表5-9 典型钠通道阻滞药的特点

类型	药物结构与名称	临床应用
Ⅰ$_a$类	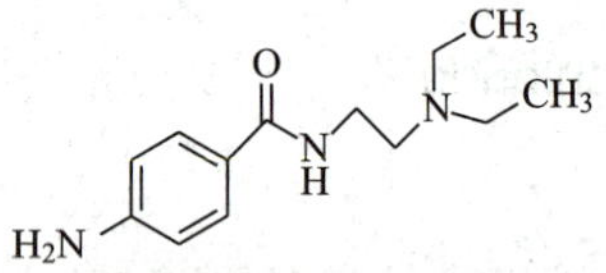 普鲁卡因胺（Procainamide）	主要用于阵发性室性心动过速及频发性室性期前收缩，亦可用于室上性和室性心律失常。对奎尼丁不能耐受者可用本品。可口服亦可静脉注射
Ⅰ$_b$类	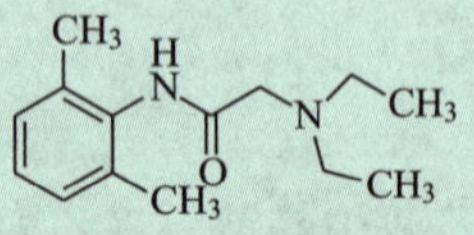 利多卡因（Lidocaine）	预防和治疗室性心律失常，对各种原因引起的室性期前收缩、阵发性室性心动过速及心室颤动等均有效，特别是对急性心肌梗死引起的室性心律失常为首选药。对室上性心律失常基本无效
Ⅰ$_b$类	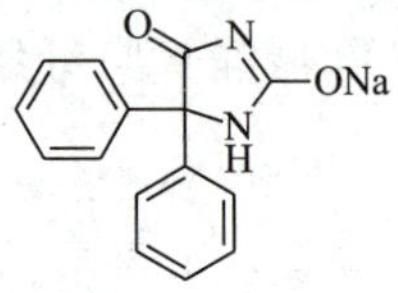 苯妥英钠（Phenytoin Sodium）	是治疗强心苷中毒引起快速性心律失常的首选药物之一。主要用于强心苷中毒引起的室性或室上性心律失常。对其他室性心律失常也有效，但利多卡因为首选

续表

类型	药物结构与名称	临床应用
I_c类	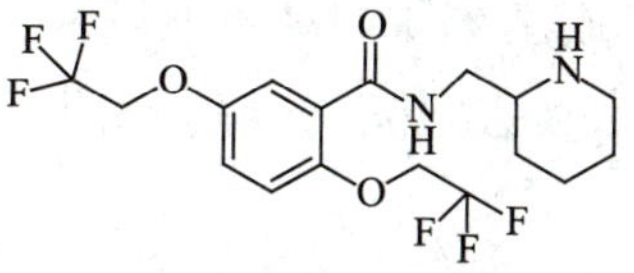 氟卡尼（Flecainide）	为广谱抗心律失常药，对室上性及室性心律失常均有效，为二线抗心律失常药

（二）Ⅱ类——β受体阻断药

β受体阻断药主要通过阻断心脏的肾上腺素β受体而发挥抗心律失常作用。多数β受体阻断药还具有阻滞钠通道、促进钾通道开放以及抗心肌缺血等作用，可改善心肌病变，防止严重心律失常及猝死。某些β受体阻断药在高浓度时还有膜稳定作用，尽管不同的β受体阻断药对膜稳定性、心脏的选择性、局麻作用和内在拟交感活性等方面有差异，但对抗心律失常的作用差别不大，常用药物的结构和性质见第二章第三节，其作用及应用见表5－10。

表5－10　常用β受体阻断药的作用及应用

药物	药理作用	临床应用	不良反应
普萘洛尔	阻断β受体作用，能减少儿茶酚胺所致的迟后除极发生，减慢房室结传导，延长房室交界ERP，降低自律性	主要用于室上性心律失常，对于交感神经兴奋度高，甲状腺功能亢进症及嗜铬细胞瘤等引起的窦性心动过速效果良好	可致窦性心动过缓、房室传导阻滞、低血压及心衰等，对有病窦综合征、房室传导阻滞、支气管哮喘或慢性肺部疾患者禁用
艾司洛尔	短效的β_1受体阻断药，具有心脏选择性，抑制窦房结及房室结的自律性和传导性	主要用于室上性心律失常，减慢心房扑动、心房颤动时的心室率。静脉注射后数秒钟起效	可引起低血压、轻度心肌抑制
阿替洛尔	选择性β_1受体阻断药，心脏选择性高，抑制窦房结及房室结自律性，减慢房室结传导	用于治疗室上性心律失常，减慢心房颤动和心房扑动时的心室率，对室性心律失常亦有效	与普萘洛尔相似。由于选择性阻断β_1受体，可用于糖尿病和哮喘患者，但注意剂量不宜过大

（三）Ⅲ类——延长动作电位时程药

此类药又称为钾通道阻滞剂，可降低细胞膜K^+电导，减少K^+外流，选择性的延长APD，但对动作电位幅度和去极化速率影响较小。

盐酸胺碘酮　Amiodarone Hydrochloride

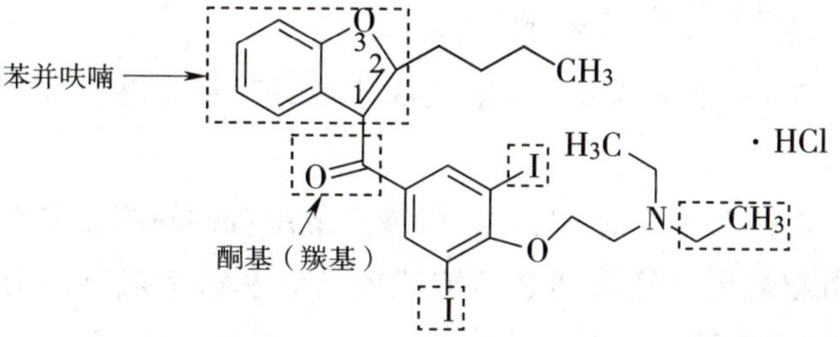

【化学名】（2－丁基－3－苯并呋喃基）［4－［2－（二乙氨基）乙氧基］－3,5－二碘苯基］甲酮盐酸盐。

【性状】本品为白色至微黄色结晶性粉末；无臭。在三氯甲烷中易溶，在乙醇中溶解，在丙酮中微溶，在水中几乎不溶。

【稳定性】本品结构与甲状腺素相似，对光敏感，在避光条件下，盐酸胺碘酮保存 3 年不分解，但水溶液不稳定易降解，在有机溶剂中较稳定。

【鉴别】①本品结构中含羰基，加乙醇溶解后，加 2，4 – 二硝基苯肼的高氯酸溶液，反应生成黄色的胺碘酮 – 2，4 – 二硝基苯肼沉淀；②本品为碘代化合物，加 H_2SO_4 微热、分解、氧化产生紫色的碘蒸气；③本品的乙醇溶液显氯化物的鉴别反应。

【药理作用】本品作用机制复杂，能轻度抑制钠、钙及钾通道，还有一定的非竞争性拮抗 α 及 β 受体作用；具有降低窦房结和浦肯野纤维的自律性、传导性；较明显地抑制复极化，延长心房肌、心室肌及传导系统的 APD 和 ERP；扩张血管平滑肌，扩张冠状血管，降低外周血管阻力，减少心肌作功和降低耗氧量及保护缺血心肌等作用。

【临床应用】本品为广谱抗心律失常药，适用于各种室上性、室性心律失常，对心房颤动、心房扑动和室上性心动过速效果良好，对预激综合征引起者效果更佳。对反复发作，常规药无效的顽固性室性心律失常也较有效。因其具有舒张冠脉、减少心肌耗氧的作用，故也适用于冠心病并发的心律失常。

【不良反应】本品不良反应较多，并且发生率与剂量、用药时间有关。窦性心动过缓极为常见，一般不良反应有恶心、呕吐、嗜睡、头痛等。长期服用可引起甲状腺功能紊乱、震颤、角膜碘微粒沉淀。少数患者（疗程 18 个月以上）皮肤呈灰色或蓝色，停药后消失。严重的不良反应为致死性肺毒性和肝毒性，如间质性肺炎、肺纤维化、肝炎等。静脉注射时可见血栓性静脉炎、血压下降、严重心动过缓、房室传导阻滞等，禁用于有房室传导阻滞、Q – T 间期延长综合征者，窦房结功能低下者慎用。

（四）Ⅳ类——钙通道阻滞药

钙通道阻滞药（calcium channel blockers）是广泛作用于高血压的一类重要药物。作为抗心律失常应用的钙通道阻滞药主要有维拉帕米、地尔硫䓬、苄普地尔等。

钙通道阻滞剂降低窦房结、房室结细胞的自律性，减慢房室结传导速度，延长房室结细胞膜钙通道复活时间，延长其不应期。

盐酸维拉帕米 Verapamil Hydrochloride

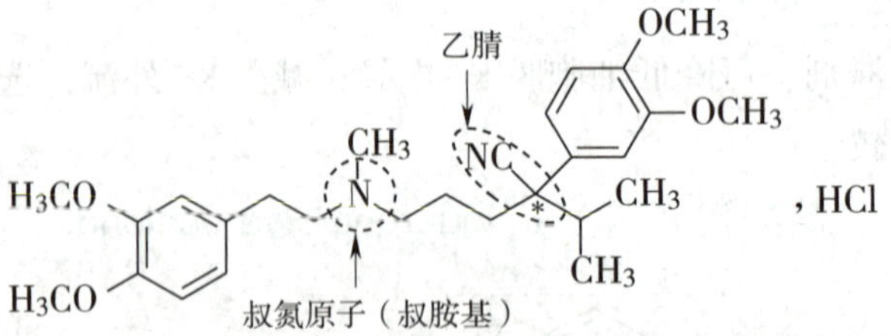

【化学名】（±）– α –［3 –［［2 –（3,4 – 二甲氧苯基）乙基］甲氨基］丙基］– 3,4 – 二甲氧基 – α – 异丙基苯乙腈盐酸盐。

【性状】本品为白色粉末；无臭。在甲醇、乙醇或三氯甲烷中易溶，在水中溶解。

【化学性质】本品是由叔氮原子连接两条多取代的苯烷基链形成近乎对称的叔胺化合物，显弱碱性，pK_a 8.6，与盐酸成盐作为药用。

【稳定性】本品在加热、酸碱水溶液中及光化学讲解条件下化学稳定性良好，但维拉帕米的甲醇溶液，经紫外线照射 2 小时后有 50% 降解。

【鉴别】本品含叔胺基，其水溶液加硫氰酸铬铵试液，即生成淡红色的沉淀。

即学即练 5－5

维拉帕米的鉴别方法是什么？

答案解析

【药理作用】 本品能选择性阻滞心肌细胞膜慢钙通道，抑制 Ca^{2+} 内流，主要影响窦房结和房室结等慢反应细胞。抑制 4 相缓慢除极化，使自律性降低，心率减慢；同时降低房室结 0 相除极化速度和幅度，使房室传导速度减慢，ERP 延长，有利于消除折返。

【临床应用】 本品对室上性和房室结折返引起的心律失常效果好，是阵发性室上性心动过速的首选药，对心房扑动或心房颤动降低心室率也很有效；对急性心肌梗死和心肌缺血及强心苷中毒引起的室性期前收缩也有效；此外，由于维拉帕米具有扩张血管、降低血压的作用，适于伴有冠心病或高血压患者。

地尔硫䓬（Diltiazem）作用与作用机制类似维拉帕米，能阻滞钙内流，使窦房结及房室结的自律性降低，对房室传导有明显抑制作用；并且可扩张冠状动脉及外周血管，使心收缩力降低；对心脏及血管平滑肌作用强度介于硝苯地平与维拉帕米之间。用于阵发性室上性心动过速、心房扑动或心房颤动等。对室上性心律失常疗效不如维拉帕米，亦可用于冠心病、心绞痛及轻中度高血压的治疗，尤适用于老年患者。

（五）V类——其他类药

腺苷 Adenosine

【药理作用】 本品为内源性嘌呤核苷，作用于 G 蛋白偶联的腺苷受体。在心房、窦房结，腺苷通过与腺苷受体结合而激活与 G 蛋白偶联的钾通道，使 K^{+} 外流增加，细胞膜超极化而降低自律性。它还能明显增加 cGMP 水平，延长房室结的不应期和减慢传导，抑制交感神经的兴奋或异丙肾上腺素所致的早后、迟后除极而发挥抗心律失常作用。此外，腺苷在脑内起着抑制性递质的作用，可抑制某些神经递质如谷氨酸的释放，并具有神经保护功能。

【临床应用】 本品治疗折返性阵发性室上性心律失常。

【不良反应】 常见头晕、恶心、呼吸困难、胸部不适、颜面潮红等，但在 1 分钟内消失。吸入给药时可能诱发支气管收缩，加剧哮喘，有时可引起心动过缓、停搏及传导阻滞等心律失常。本药不宜用于支气管哮喘及阻塞性肺部疾患患者，病窦综合征、房室传导阻滞者也不宜应用。

目标检测5－5

答案解析

一、单选题

1. 普萘洛尔的作用不包括

A. 提高基础代谢　　B. 减慢房室传导　　C. 提高呼吸道阻力

D. 减慢心率　　E. 内在拟交感活性

2. 利多卡因抗心律失常作用之一是

A. 延长 APD 和 ERP　　B. 相对延长 ERP　　C. 仅缩短 ERP

D. 仅缩短 APD　　E. 以上都不正确

3. 作为治疗阵发性室上性心动过速的首选药是

A. 利多卡因　B. 奎尼丁　C. 维拉帕米　D. 地高辛　E. 硝普钠

4. 下列属于广谱抗心律失常药是

A. 奎尼丁　B. 普罗帕酮　C. 苯妥英钠　D. 维拉帕米　E. 硝普钠

5. 窦性心动过速最好选用的药物是

A. 苯妥英钠　B. 硝普钠　C. 氟卡尼　D. 利多卡因　E. 普萘洛尔

6. 心室纤颤宜选用的药物是

A. 奎尼丁　B. 维拉帕米　C. 普萘洛尔　D. 利多卡因　E. 硝普钠

二、多选题

1. 引起药源性心血管系统损害的药物是

A. 地高辛　B. 胺碘酮　C. 新斯的明　D. 奎尼丁　E. 利多卡因

2. 可用于治疗室上性心动过速的药物是

A. 维拉帕米　B. 利多卡因　C. 地高辛　D. 阿托品　E. 普萘洛尔

3. 属于Ⅰ类抗心律失常药的是

A. 奎尼丁　B. 普鲁卡因胺　C. 普萘洛尔　D. 维拉帕米　E. 利多卡因

4. 下列有关奎尼丁的叙述，正确的是

A. 口服吸收良好　B. 安全范围大，毒副作用小

C. 对心脏的作用比奎宁强　D. 是钠通道阻滞剂

E. 是广谱抗心律失常药

三、简答题

简述抗心律失常药的分类及代表药物机制。

书网融合……

知识回顾　习题

（李卓恒　聂海艳）

第六章　作用于内脏系统的药物

学习引导

随着人们生活水平的不断提高，社会竞争及生活压力也随之增加，不按时吃饭，经常吃外卖，过度应酬等引发的消化系统等疾病发病率逐年上升，此外，由于遗传、环境变化等因素的影响，哮喘、过敏性疾病等也成为困扰着很多人的难题。这些均为常见的内脏系统疾病，除了对患者自身生活、饮食等造成不良影响外，还对患者健康安全造成较大威胁。相应的治疗药物种类繁多，这些药物是如何发挥治疗效果？在使用过程中应着重注意哪些问题？

本章主要介绍作用于呼吸系统、消化系统的药物以及常用的利尿药、脱水药、H_1受体阻断药的作用特点，各类药的结构特征、理化性质、药理作用、临床应用及主要不良反应。

学习目标

1. **掌握**　作用于内脏系统药物的分类及基本结构特征；呋塞米、噻嗪类、螺内酯、可待因、氨溴索、氨茶碱、西咪替丁、奥美拉唑、多潘立酮等典型药物的结构特征、理化性质、药理作用、临床应用、主要不良反应和防治。

2. **熟悉**　各类作用于内脏系统药物的构－效关系；常用利尿药的药理作用特点、临床应用、不良反应。

3. **了解**　作用于内脏系统药物的体内代谢及作用机制；脱水药、抗酸药、助消化药的作用特点。

第一节　利尿药和脱水药

PPT

实例分析 6－1

实例　长期应用强效利尿药和中效利尿药等排钾利尿药易导致水和电解质紊乱，如低血容量、低钾血症、低钠血症等，其中低钾血症最为多见。发生低钾血症时，细胞内 K^+ 向细胞外转移，细胞外的 H^+ 则向细胞内转移，引起碱中毒；另外，排钾利尿药通常对 Cl^- 的排出量超过 Na^+，可导致低氯性碱血症。血液的酸碱性影响血液氨的存在形式，正常情况下，血液中的氨以游离态（NH_3）和结合态（NH_4^+）两种形式存在，且两种形式间存在动态平衡（$NH_3 + H^+ \rightleftharpoons NH_4^+$）。当发生碱中毒时，血液中游离态氨增加，游离态氨脂溶性高，容易通过血－脑屏障而影响中枢神经细胞的生化代谢，可诱发肝性脑病。

讨论 肝功能不全或肝硬化患者应用排钾利尿药，应注意什么？

答案解析

一、概述

尿液形成的基本单位是肾单位，由肾小球和肾小管共同组成。尿液的生成由肾小球滤过、肾小管及集合管的重吸收和肾小管分泌三个环节完成。利尿药（diuretics）是一类选择性作用于肾脏、促进电解质和水排泄、使尿量增加的药物。临床主要用于治疗各种原因引起的水肿，也用于尿崩症、高血压、高钙血症、肾结石等其他非水肿性疾病的治疗及促进毒物排出体外。利尿药因为作用于肾单位的不同部位而产生强弱不同的利尿作用（图6－1）。

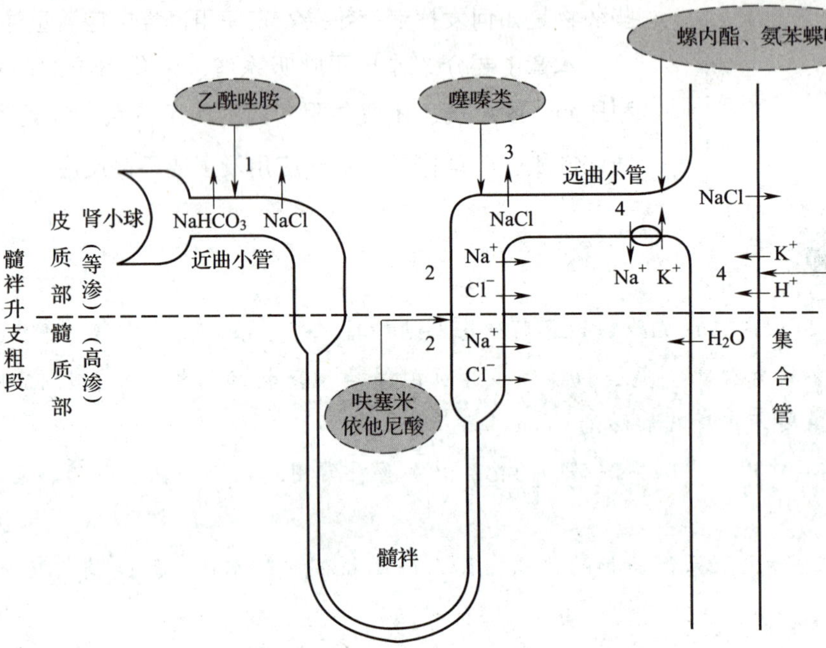

图6－1 肾小管各段功能及利尿作用部位

1. 弱效利尿药 2. 强效利尿药 3. 中效利尿药

根据利尿效能和作用部位利尿药可分为三类（表6－1）。

表6－1 利尿药的分类、作用部位、最大排钠量及代表药比较

分类	最大排钠量	作用部位	代表药
强效利尿药（袢利尿药）	最大排钠量约为肾小球滤过钠量的23%左右	髓袢升支粗段髓质部和皮质部	呋塞米、依他尼酸
中效利尿药	最大排钠量约为肾小球滤过钠量的8%左右	髓袢升支粗段皮质部及远曲小管起始部	氢氯噻嗪、氯噻酮等
弱效利尿药（保钾利尿药）	最大排钠量约为肾小球滤过钠量的2%左右	远曲小管和集合管 近曲小管	螺内酯、氨苯喋啶、阿米洛利 乙酰唑胺

二、常用利尿药

（一）强效利尿药

呋塞米　Furosemide

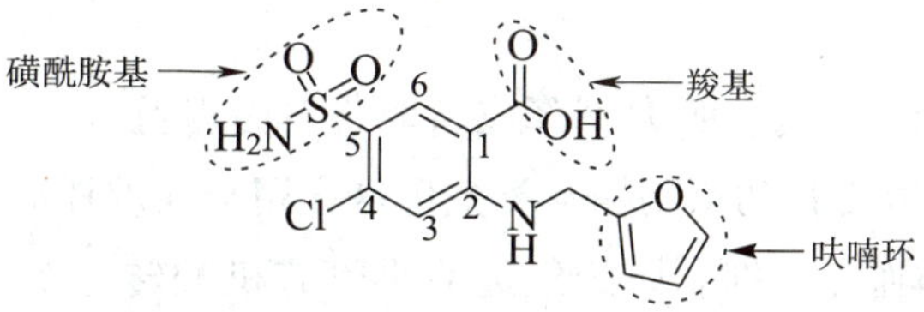

【化学名】 2－[(2－呋喃甲基)氨基]－5－(氨磺酰基)－4－氯苯甲酸。

【性状】 本品为白色或类白色结晶性粉末；无臭。在丙酮中溶解，在乙醇中略溶，在水中不溶。

【化学性质】 本品结构中含有一个游离的羧基显弱酸性，可溶于 NaOH 溶液。利用此性质呋塞米加 NaOH 与 NaCl 制成的灭菌水溶液配成注射剂。

【鉴别】 ①本品加水后，滴加 NaOH 试液使恰好溶解，加硫酸铜试液 1～2 滴，即生成绿色沉淀；②本品加乙醇溶解后，沿管壁滴加对－二甲氨基苯甲醛试液，即显绿色，渐变深红色。

【药理作用】

（1）利尿　抑制 Na^+－K^+－$2Cl^-$ 共同转运系统，减少 NaCl 的重吸收，利尿作用强大而迅速。

（2）扩张血管　可增加前列腺素 E_2 含量，扩张小动脉和小静脉，可减少回心血量，降低左心室充盈压，减轻肺水肿；且可使肾血管扩张，增加肾血流量。

【临床应用】

（1）严重水肿　对心、肝、肾性水肿均有效，但主要用于其他利尿药无效的严重水肿和顽固性水肿。因利尿作用强，易引起电解质紊乱，一般水肿不宜常规使用。

（2）急性肺水肿及脑水肿　呋塞米静脉给药可产生强大的利尿作用，迅速降低血容量，进而使回心血量减少；又能扩张血管，降低外周血管阻力，减轻心脏负荷，可迅速消除左心衰竭引起的急性肺水肿。强大的利尿作用引起机体大量失水，使血液浓缩，血浆渗透压升高，有利于消除脑水肿。

（3）急性肾衰竭　呋塞米的强大利尿作用使阻塞的肾小管得到冲洗，可防止或减轻细胞水肿和肾小管萎缩及坏死；另外，其扩血管作用可增加肾小球滤过率，使尿量增多，对早期肾衰的肾脏有保护作用，可防治急性肾衰竭。

（4）加速毒物排泄　强大的利尿作用配合大量输液，可促使药物及毒物随尿液排出。

（5）其他　呋塞米可抑制肾小管对 Ca^{2+} 的重吸收而降低血 Ca^{2+} 浓度，用于高钙血症的紧急处理。此外，其利尿作用还可用作高血压危象的辅助治疗。

知识链接

水肿

过多的体液在组织间隙或体腔中积聚称为水肿。水肿通常按照其原因来命名，如心源性水肿、肾源性水肿、淋巴性水肿、肝源性水肿等。正常体腔中只有少量液体，体腔中的体液积聚，称为积液，如心包积液、腹腔积液、胸腔积液等。

【不良反应】

(1) 水与电解质紊乱　过度利尿可致低血容量、低钾血症、低钠血症、低氯性碱血症等。其中低钾血症最为常见，主要有恶心、呕吐、腹胀、肌无力及心律失常等症状，严重者可致心肌、骨骼肌损害；诱发晚期肝硬化患者肝性脑病，故用于心性或肝性水肿时应注意及时补充钾盐或同时合用保钾利尿药以减少低钾血症的发生。

(2) 耳毒性　表现为头晕、耳鸣、听力下降或暂时性耳聋等症状，大剂量或过快静脉注射给药及肾功能减退者尤易发生。与有耳毒性的氨基糖苷类抗生素合用会加重耳毒性。

(3) 高尿酸血症和高氮质血症　抑制尿酸经近曲小管有机酸转运系统的分泌排泄，同时大量利尿使血容量减少，尿酸经过近曲小管时重吸收也增加，引起高尿酸血症而诱发痛风。久用可致高氮质血症。痛风患者慎用，高氮质血症者忌用。

(4) 其他　常见胃肠道反应，甚至可引起胃肠出血，久用可诱发或加重溃疡，宜饭后服药。磺胺类药与本类药可出现交叉过敏。

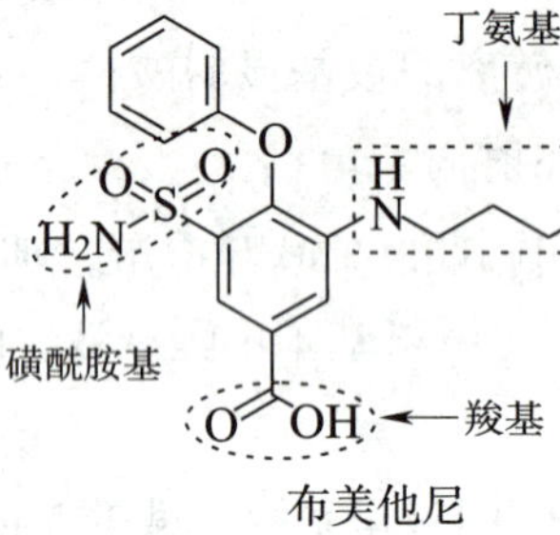

布美他尼

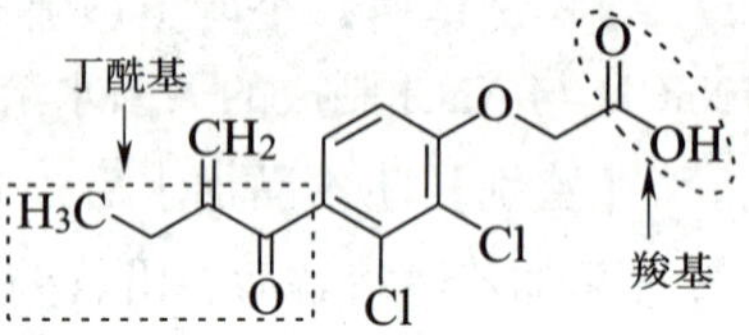

依他尼酸

本类药物还有布美他尼（Bumetanide，丁氧苯酸）、依他尼酸（Ethacrynic acid，利尿酸）等，其作用机制、临床应用及不良反应等均与呋塞米相似。依他尼酸耳毒性最强，布美他尼最弱。

（二）中效利尿药

噻嗪类是中效利尿药的代表，是一类临床最常用的口服利尿药。本类药物基本结构和利尿作用机制相同，只在效能和作用时间长短存在差异见图 6－2 和表 6－2。

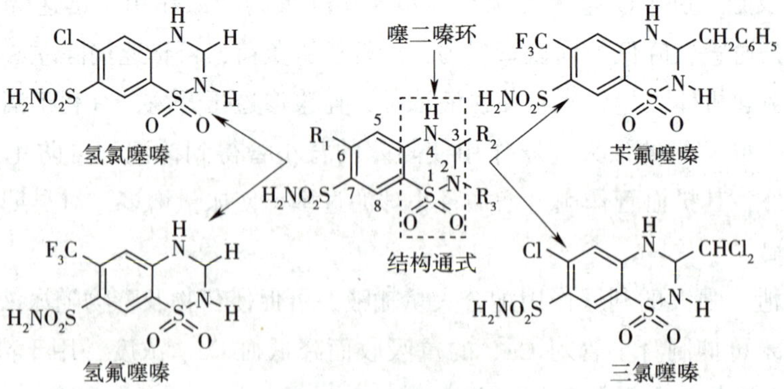

图 6－2　噻嗪类利尿药的结构

表 6－2　常用中效利尿药

药物名称	口服排钠相对强度	作用时间（小时）
氢氯噻嗪（Hydrochlorothiazide）	1.4	8～12
氢氟噻嗪（Hydroflumethiazide）	1.3	18～24
苄氟噻嗪（Bendroflumethiazide）	1.8	18～24
三氯噻嗪（Trichlormethiazide）	1.7	24～36

氢氯噻嗪 Hydrochlorothiazide

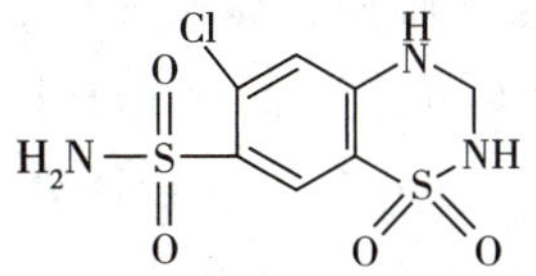

【化学名】6-氯-3，4-二氢-2*H*-1，2，4-苯并噻二嗪-7-磺酰胺-1，1-二氧化物。

【化学性质及鉴别】本品在碱性溶液中易水解为4-氯-6-氨基间苯二磺酰胺和甲醛，前者因含有芳香第一胺，经重氮化后与变色酸偶合，可生成红色偶氮化合物。后者用浓 H_2SO_4 酸化，再加少许变色酸后微热，溶液可变成蓝紫色，此为甲醛的专属反应。本品在碱性易水解失活，故不宜与碱性药物配伍。

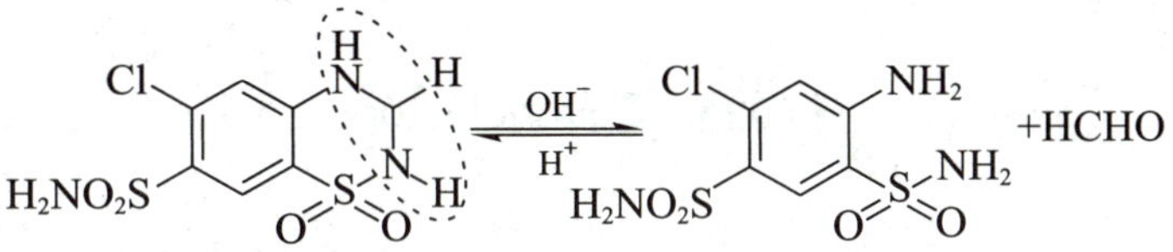

4-氯-6-氨基间苯二磺酰胺

【稳定性】本品固态稳定，室温可储存5年，未见显著降解，日光和加热条件下稳定，加热至230℃保持2小时，仅颜色略微变黄色，其他物理性质无显著变化。虽然对日光稳定，但不能在日光下暴晒。

【药理作用】

（1）利尿　本品通过抑制 Na^+-Cl^- 共同转运载体，减少NaCl和水的重吸收和轻度的碳酸酐酶抑制作用，抑制 Na^+-H^+ 交换而发挥利尿作用，作用温和而持久。

（2）降压　用药初期因利尿而减少血容量，产生降压作用；长期应用后由于排 Na^+ 增多，导致血管平滑肌细胞内缺少 Na^+，使 Na^+-Ca^{2+} 交换减少而降低平滑肌细胞内 Ca^{2+} 含量，血管张力减弱，血压下降。

（3）抗利尿　可提高远曲小管和集合管对水的通透性，使水重吸收增多；同时因利尿而增加了NaCl的排出量，致使血浆渗透压降低，使口渴感减轻而减少了饮水量，尿量亦随之减少。

【临床应用】

（1）水肿　用于各种原因引起的水肿。对轻、中度心性水肿疗效较好，可作为首选利尿药；对肾功能损害重，肾性水肿疗效差；对肝硬化腹腔积液疗效亦较差，宜与留钾利尿药合用，以防血钾过低诱发肝性脑病。

（2）高血压　氢氯噻嗪是基础降压药，作用温和，多与其他抗高血压药联合应用治疗各型高血压，以增强疗效，减少副作用。

（3）尿崩症　能明显减少尿崩症患者的尿量，主要用于肾性尿崩症及加压素无效的垂体性尿崩症。

即学即练6-1

答案解析

下列哪些疾病不适合选用氢氯噻嗪治疗

A. 轻度心性水肿　B. 高血压　C. 尿崩症　D. 中度心性水肿　E. 肾性水肿

【不良反应】

（1）电解质紊乱　长期用药可导致低钾血症、低钠血症、低镁血症、低氯碱血症等，其中以低钾血症最为常见，注意及时补充钾盐。噻嗪类可加重强心苷毒性，故治疗心性水肿选用强心苷和噻嗪类合用时，更应该注意补钾或合用保钾利尿药，防止低钾血症诱发心律失常。因抑制碳酸酐酶而减少 H^+ 分泌，致使 NH_3 排出减少而引起血氨升高，肝功能不全者慎用，避免引起肝性脑病。

（2）高尿酸血症　噻嗪类与尿酸竞争同一分泌机制，可抑制尿酸排泄而引起高尿酸血症，痛风患者慎用。

（3）其他　噻嗪类抑制胰岛素的释放及组织对葡萄糖的利用而升高血糖，故糖尿病患者慎用；长期应用可致高脂血症，高脂血症患者慎用；还可升高血浆尿素氮而损伤肾功能，严重肾功能不全无尿者禁用；促进远曲小管对 Ca^{2+} 的重吸收，久用易致高钙血症；本类药物与磺胺药有交叉过敏反应。

（三）弱效利尿药

螺内酯　Spironolactone

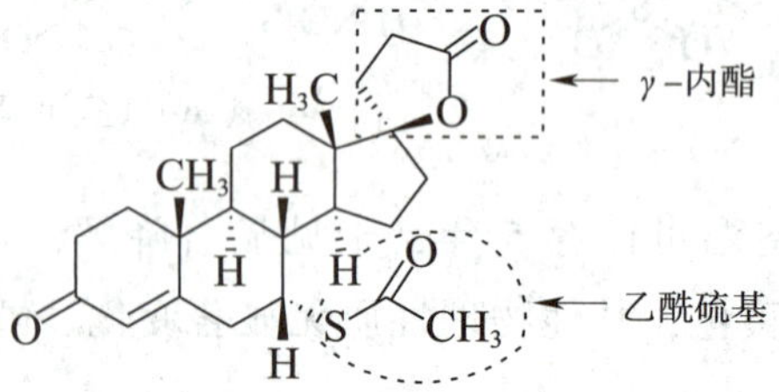

【化学名】17β－羟基－3－氧代－7α－（乙酰硫基）－17α－孕甾－4－烯－2－羧酸－γ－内酯。

【性状】本品为白色或类白色的细微结晶性粉末；有轻微硫醇臭。在三氯甲烷中极易溶解，在苯或乙酸乙酯中易溶，在乙醇中溶解，在水中不溶。熔融时同时分解。

【化学性质】本品在空气中稳定，室温条件下久置可降解生成坎利酮和二烯酮，但药用品在体外很少发生降解。

【稳定性】本品在空气中稳定，室温条件下放置 7 天未见颜色变化，但不能强光下暴晒。据测定，46℃条件下放置 5 年，最多只有 1% 的坎利酮生成。

【鉴别】本品加 H_2SO_4 摇匀，溶液显橙黄色，有强烈黄绿色荧光，缓缓加热，溶液即变深红色，并有 H_2S 气体产生，遇湿润醋酸铅试纸显暗黑色；将此溶液倾入约 10ml 的水中，成为黄绿色的乳状液。

【药理作用】本品是人工合成的甾体化合物，口服易吸收，本身及其代谢产物坎利酮的化学结构均与醛固酮相似，拮抗醛固酮的促进 Na^+-K^+ 交换作用，增加 Na^+ 和水的排出，呈现排钠留钾作用。利尿作用弱，起效缓慢，但作用持久。

【临床应用】本品疗效与体内醛固酮浓度密切相关，主要用于醛固酮增多的顽固性水肿，如肝硬化腹水、肾病综合征及水肿等，对于醛固酮浓度不高或切除肾上腺的患者利尿作用弱。常与其他利尿药合用，增强疗效并预防低钾血症。

【不良反应】可致电解质紊乱，久用可致高钾血症，严重肝、肾功能不良者尤易发生，禁用；有性激素样副作用，可引起男子乳房发育和性功能障碍，妇女乳房触痛、月经紊乱、面部多毛及患乳腺癌的危险，停药后可恢复正常。

氨苯蝶啶　Triamterene 和阿米洛利　Amiloride

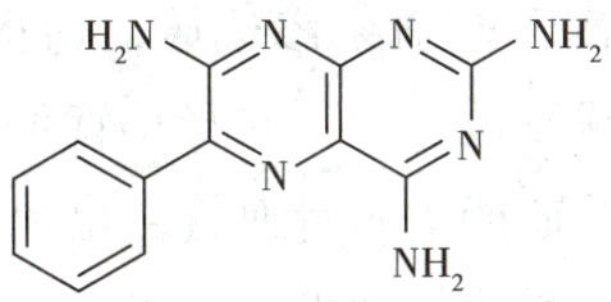

氨苯蝶啶

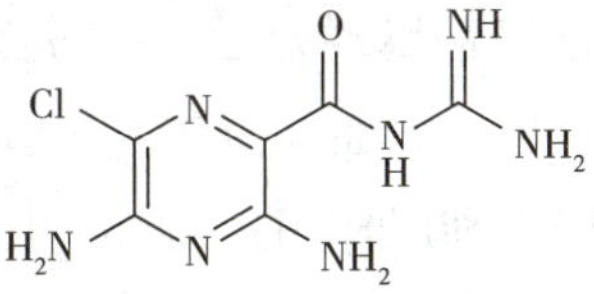

阿米洛利

【药理作用和临床应用】氨苯蝶啶与阿米洛利虽然化学结构不同，但药理作用相似。均作用于远曲小管远端和集合管，一方面阻滞 Na^+ 通道而抑制 Na^+-K^+ 交换，增加 Na^+ 的排出量；另一方面还抑制 K^+ 的分泌，减少 K^+ 的排出，产生较弱的排钠留钾利尿作用，与其他利尿药合用时留钾作用更为明显。两药作用迅速，药效持久。常与中效或强效利尿药合用治疗肝硬化腹水或其他顽固性水肿，以增强利尿作用，并防止低钾血症。氨苯蝶啶可促进尿酸排泄，适用于痛风患者。

【不良反应】常有恶心、呕吐、腹泻等胃肠道症状。长期服用均可引起高钾血症，肾功能不全、糖尿病患者及老年人较易发生，应慎用。氨苯蝶啶还可抑制二氢叶酸还原酶，干扰叶酸代谢，可引起巨幼细胞贫血。

两种药物服用期间，多数患者出现淡蓝色荧光尿。有高钾血症倾向者禁用，高血压、充血性心衰、糖尿病、严重肝肾功能不全及孕妇慎用。

乙酰唑胺　Acetazolamide

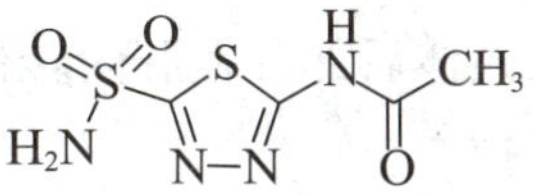

乙酰唑胺主要通过抑制碳酸酐酶而产生较弱的利尿作用，目前已不作利尿药应用。因尚可抑制眼中的碳酸酐酶，减少 HCO_3^- 生成，进而减少房水生成而降低眼压，临床主要用于治疗青光眼。长期应用可致低钾血症和代谢性酸中毒等。

三、脱水药

脱水药（dehydrant）又称渗透性利尿药（osmotic diuretics），可使组织脱水。静脉注射其高渗溶液可迅速提高血浆和肾小管液的渗透压，促使组织中水分进入血液，引起组织脱水，并产生渗透性利尿作用。主要用于治疗脑水肿、青光眼及预防急性肾衰竭。

本类药物为低分子化合物，具有以下特点：①体内不被代谢；②不易透出血管而进入组织；③易经肾小球滤过；④不被肾小管重吸收；⑤对机体无毒性作用，不引起过敏反应。

甘露醇　Mannitol

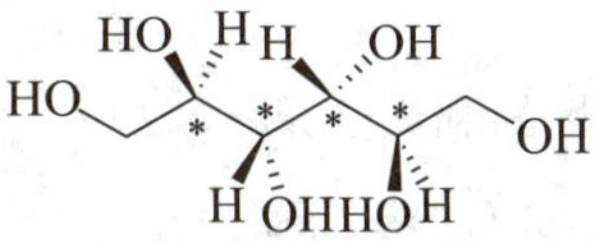

本品是可溶于水的白色结晶粉末。临床常用其 20% 高渗液静脉注射或静脉滴注。

【药理作用】

（1）脱水　快速静脉注射后可迅速提高血浆渗透压，使组织脱水。对脑和眼作用显著，可迅速降低颅内压及眼内压。

（2）利尿　高渗甘露醇经静脉注射后，一方面，因升高血浆渗透压，稀释血液，增加循环血容量，增加肾小球滤过率而利尿；另一方面，由于其经肾小球滤过，却不被肾小管重吸收而增加肾小管液的渗透压，减少水的重吸收而产生利尿作用；另外，甘露醇还能扩张肾血管，增加肾髓质血流量，将髓质间液 Na^+ 和尿素带入血流，降低了髓质高渗区的渗透压，最终排出低渗尿液。

【临床应用】

（1）脑水肿及青光眼　本品是降低颅内压安全有效的首选药，用于各种原因引起的脑水肿，一般无反跳现象。还可减少房水生成，用于青光眼，降低眼内压，还可用于大面积烧伤引起的组织水肿。

（2）预防急性肾衰竭　本品在肾小管内产生高渗效应，减少水分重吸收，以足够的尿量稀释了肾小管内有害物质；脱水作用还可减轻肾间质水肿；此外其又能扩张血管，可增加肾血流量，提高肾小球滤过率和保证肾小管的充盈度。所以，急性肾衰竭初期及时应用甘露醇，能起到防止肾小管坏死和萎缩的作用。

【不良反应】较轻，静脉注射过快可出现一过性头痛、头晕和视力模糊，可能与组织脱水过快、血容量迅速增加、血压升高有关；同时，循环血量的增加会增加心脏负荷，故活动性颅内出血（开颅手术除外）及慢性心功能不全者禁用。

山梨醇（Sorbitol）　本品是甘露醇的同分异构体，常用25%高渗液静脉注射，其药理作用、临床用途及不良反应均与甘露醇相似。因其进入人体后部分在肝内转化为果糖而失去高渗作用，故疗效不及甘露醇，但具有价廉的优点，所以应用也比较广泛。

高渗葡萄糖（Glucose）　50%的高渗葡萄糖静脉注射具有脱水及渗透性利尿作用，但葡萄糖在体内易被代谢，且部分能从血管弥散到组织中，故作用弱且药效不持久。若单独用于脑水肿，因其可进入脑组织，致使水分伴随进入脑组织，停药后可使颅内压回升出现“反跳”现象，故一般与甘露醇交替应用治疗脑水肿。

目标检测6-1

答案解析

一、单选题

1. 呋塞米的利尿部位是

A. 近曲小管　B. 髓袢升支粗段髓质部和皮质部　C. 髓袢升支粗段皮质部及远曲小管起始部　D. 远曲小管　E. 集合管

2. 与氨基糖苷类抗生素合用可增加耳毒性的利尿药是

A. 呋塞米　B. 氢氯噻嗪　C. 螺内酯　D. 氨苯蝶啶　E. 乙酰唑胺

3. 活性代谢物为坎利酮的利尿药是

A. 呋塞米　B. 氢氯噻嗪　C. 螺内酯　D. 氨苯蝶啶　E. 乙酰唑胺

4. 经水解后可发生重氮化偶合反应的药物是

A. 咖啡因　B. 氢氯噻嗪　C. 可待因　D. 苯巴比妥　E. 布洛芬

5. 应用脱水药消除组织水肿应该给药的方式是

A. 口服　　B. 皮下注射　　C. 肌内注射　　D. 静脉注射　　E. 舌下含服

6. 钠盐水溶液加硫酸铜试液即产生绿色沉淀的药物是

A. 呋塞米　　B. 氢氯噻嗪　　C. 螺内酯　　D. 氨苯蝶啶　　E. 乙酰唑胺

二、多选题

1. 呋塞米的不良反应包括

A. 耳毒性　　B. 低血钠　　C. 高钾血症　　D. 高尿酸血症　　E. 高氮质血症

2. 可导致高钾血症的利尿药是

A. 呋塞米　　B. 氢氯噻嗪　　C. 氨苯蝶啶　　D. 螺内酯　　E. 乙酰唑胺

3. 呋塞米的适应证包括

A. 肺水肿　　B. 脑水肿　　C. 严重水肿　　D. 急性青光眼　　E. 急性肾衰竭

4. 甘露醇的适应证包括

A. 高血压　　B. 青光眼　　C. 脑水肿　　D. 尿崩症　　E. 预防急性肾衰竭

三、简答题

1. 写出利尿药的分类及各类代表药物的名称、作用部位、作用机制。

2. 氢氯噻嗪适用于哪些疾病？

书网融合……

知识回顾

第二节　呼吸系统用药

PPT

实例分析 6－2

实例　咳嗽是呼吸道受刺激后产生的一种保护性反射，有利于痰液和呼吸道异物的排出。但是剧烈的无痰干咳不仅影响休息，而且消耗体力，甚至会加重病情，引起并发症，增加患者的痛苦。所以，在对因治疗的同时，适当给予镇咳药辅助治疗是必要的，可减轻病情。

讨论　1. 若咳嗽伴有痰黏难以咳出者，可以单用镇咳药吗？

2. 除对因治疗和镇咳外，还需要合用哪类药？为什么？

答案解析

一、概述

咳、痰、喘是呼吸系统疾病的常见症状，各症状或单独出现，或同时并见，或相互加重。所以，临床治疗用药分两类：一类是对因治疗药，如抗感染药、抗过敏药等；另一类为对症治疗药，如平喘药、镇咳药和祛痰药。治疗呼吸系统疾病时，除了针对病因的抗感染、抗炎、抗过敏等治疗外，还应配合使用平喘药、镇咳药或祛痰药以缓解症状，减轻患者痛苦，防止病情发展，促进机体康复。

二、镇咳药

镇咳药是直接抑制延髓咳嗽中枢或抑制咳嗽反射弧中的外周某一环节而发挥镇咳作用的一类药物。根据药物作用机制和作用于咳嗽反射弧部位的不同，镇咳药分为中枢性镇咳药和外周性镇咳药两类。

（一）中枢性镇咳药

中枢性镇咳药是一类通过直接抑制延髓咳嗽中枢而发挥镇咳作用的药物。本类药分为依赖性和非依赖性两类，镇咳作用均强大且迅速，前者为阿片类生物碱及其衍生物，后者为合成镇咳药，临床较常用。

磷酸可待因 Codeine Phosphate

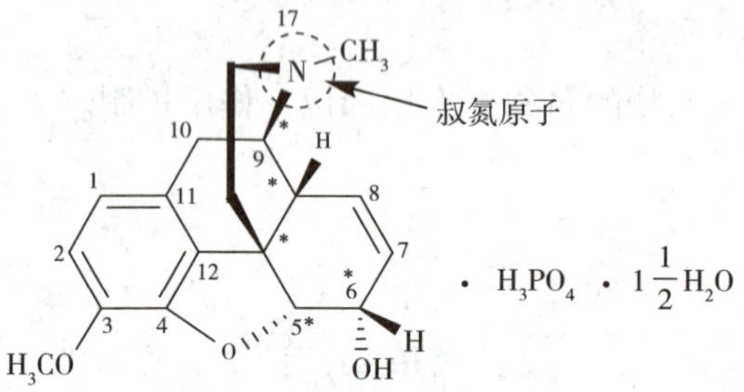

【化学名】 17－甲基－3－甲氧基－4，5α－环氧－7，8－二去氢吗啡喃－6α－醇磷酸盐倍半水合物。

【性状】 本品为白色细微的针状结晶性粉末；无臭。有风化性；水溶液显酸性反应。本品在水中易溶，在乙醇中微溶，在三氯甲烷或乙醚中极微溶解。

【稳定性】 本品遇光易变质，应避光保存。

【鉴别】 本品与含亚硒酸的 H_2SO_4 试液反应，立显绿色，渐变蓝色。此反应可用于与其他阿片生物碱相区别。

【药理作用与临床应用】 本品能选择性抑制延髓咳嗽中枢产生迅速、强大而持久的镇咳作用，镇咳强度是吗啡的1/4，治疗剂量无呼吸抑制作用；此外，尚有镇痛作用，其镇痛作用与吗啡相似，镇痛强度是吗啡的1/10～1/7，强于一般解热镇痛药。

主要用于其他药无效的剧烈无痰干咳和中等强度的疼痛，尤其适宜于干咳伴有胸痛的胸膜炎患者。

【不良反应】 少数患者出现恶心、呕吐、便秘等不良反应，但轻于吗啡；大剂量可致兴奋、烦躁不安；过量中毒时出现呼吸抑制、昏迷、瞳孔缩小等症状。连续应用可产生耐受性和依赖性，较吗啡轻，但仍然不宜长期应用。呼吸功能不良、痰多患者和孕妇禁用，哺乳期女性慎用。

知识链接

可待因

可待因为阿片生物碱之一，与吗啡共存于鸦片中，现多由吗啡的酚羟基甲基化而成，它的硫酸盐或磷酸盐常用于药品中，药品以片剂、胶囊和液体等剂型上市。其性质与吗啡相似，但弱于吗啡，副作用少，但是仍不可滥用，因为可待因在体内可脱甲基代谢为吗啡，应用不当会出现依赖性或导致精神障碍等，因此，在世界各地受到严格管制。此外，磷酸可待因可与 Ca^{2+} 结合，导致体内的 Ca^{2+} 流失，长期应用可造成脊柱变形。曾有一青年，长期嗜饮含磷酸可待因的止咳水，每天数瓶至数十瓶，几年间，身高由 1.72 米缩至 1.60 米，以致无法正常行走。目前，很多国家和地区将可待因含量低的药品规定为非处方药，如咳嗽药水，但是对每次购买数量有限制，甚至登记购买者的个人资料。

枸橼酸喷托维林　Pentoxyverine

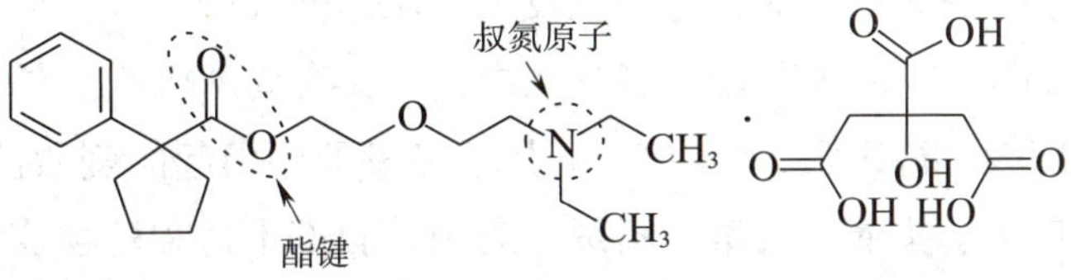

【药理作用】 本品为人工合成非依赖性中枢性镇咳药，兼有外周性镇咳作用。通过选择性抑制延髓咳嗽中枢发挥中枢性镇咳作用；同时，该药部分经呼吸道分泌排泄，大剂量应用时抑制呼吸道感受器，产生轻度局麻作用，阻止咳嗽冲动的传导，发挥外周性镇咳作用，并有阿托品样松弛痉挛支气管平滑肌作用。

【临床应用】 其镇咳强度为可待因的 1/3，无成瘾性及呼吸抑制作用。适用于呼吸道感染引起的无痰干咳、阵咳，特别适用于小儿百日咳。

【不良反应】 不良反应较少且轻，偶有轻度头痛、头晕、口干、恶心、呕吐、腹胀、便秘等；心功能不全者慎用；痰多、青光眼和前列腺肥大患者禁用。

氢溴酸右美沙芬　Dextromethorphan

本品为人工合成的吗啡类衍生物，但无依赖性、无镇痛作用。能抑制咳嗽中枢，产生较强的镇咳作用，作用强度与可待因相似或略强，治疗剂量无呼吸抑制作用。可用于上呼吸道感染，急、慢性支气管炎及肺结核等引起的无痰干咳。不良反应少，偶有头晕、轻度嗜睡、恶心、口干及便秘等不良反应。哮喘患者和孕妇慎用。

氯哌斯汀　Cloperastine

本品是苯海拉明衍生物，除兼有中枢性和外周性镇咳作用外，还有 H_1 受体阻断作用和轻度的支气管松弛作用，可解除支气管痉挛，减轻黏膜充血和水肿。适用于急性上呼吸道感染及急慢性支气管炎引起的干咳。偶有口干、嗜睡等。

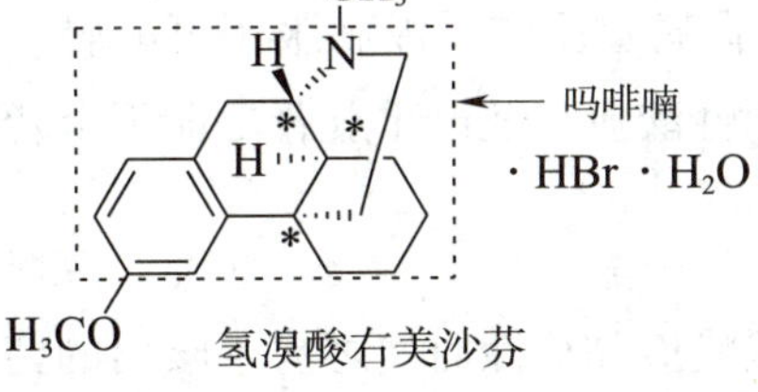

氢溴酸右美沙芬

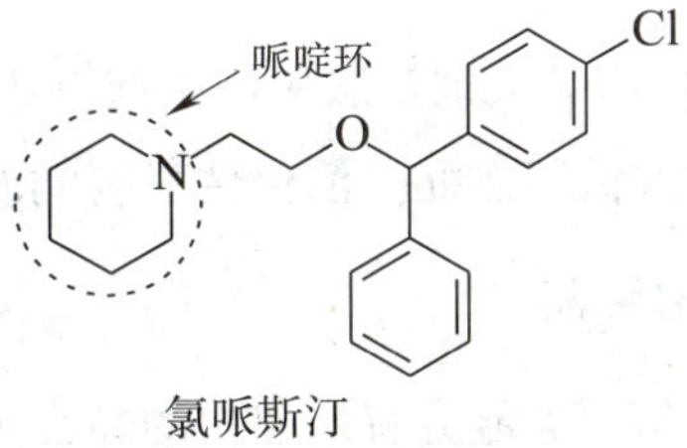

氯哌斯汀

（二）外周性镇咳药

该类药物是一类通过降低咳嗽反射弧中感受器的敏感性、抑制传入神经或传出神经的传导而发挥镇咳作用的药物。此外，本类药大多具有以下特点：①局麻作用，故口服时若嚼碎则口腔有麻木感；②松弛支气管平滑肌作用。

苯佐那酯（Benzonatate） 本品是局麻药丁卡因的衍生物，具有较强的局麻作用，可选择性抑制肺牵张感受器及感觉神经纤维，减少咳嗽冲动的传入而产生镇咳作用。其镇咳强度弱于可待因，但镇咳剂量对呼吸无抑制作用，且能增加肺通气量。主要用于刺激性干咳、阵咳，也可用于支气管镜检查前或支气管造影前以预防检查时出现咳嗽。

不良反应较轻，有嗜睡、头晕等，偶有过敏性皮炎。服用勿咬碎药片，以免引起口腔麻木。

苯丙哌林（Benproperine） 本品为既能抑制咳嗽中枢，又有局麻机制的外周性镇咳作用，并能松弛支气管平滑肌。其镇咳强度较可待因强 2 ~ 4 倍，可用于各种原因引起的刺激性干咳。

不良反应较轻，偶见口干、头痛、头晕、嗜睡、乏力、腹部不适和药物疹等。不抑制呼吸，不引起便秘。因有局麻作用，服用时不可嚼碎，避免引起口腔麻木。

三、祛痰药

祛痰药是能促进呼吸道分泌，使痰液变稀；或裂解痰中黏性成分，降低痰液黏稠度而利于痰液咳出；或加速呼吸道黏膜纤毛运动，改善痰液排出功能的一类药物。祛痰药减轻或消除积痰对支气管黏膜的刺激和对气道的阻塞，有助于缓解咳嗽和喘息症状，利于防止发生继发性感染。根据作用机制的不同，祛痰药可分为痰液稀释药、黏痰溶解药、黏痰调节药三类。

（一）痰液稀释药

痰液稀释药又称恶心性祛痰药，可刺激消化道，引起轻度恶心，反射性增加呼吸道腺体分泌，使痰液稀释而易于咳出。

氯化铵 Ammonium Chloride

【药理作用与临床应用】

（1）祛痰作用 本品为酸性无机盐，口服后直接刺激胃黏膜，兴奋迷走神经，引起轻度恶心，反射性地引起呼吸道腺体分泌增加，稀释痰液；此外，其口服吸收后，少量可经呼吸道黏膜排出，由于盐类的高渗作用而带出水分，痰液进一步被稀释，利于咳出。常与其他药物配伍制成复方制剂，用于急、慢性呼吸道炎症痰黏不易咳出者。

（2）酸化血液和体液 药物吸收后可酸化体液和尿液，用于治疗代谢性碱中毒，促进碱性药物的排泄。

【不良反应】本品大剂量服用易引起恶心、呕吐、胃痛等反应，饭后服用可减轻。过量可引起酸中毒，长期服用可致低钾血症。消化性溃疡病患者、代谢性酸血症及严重肝肾功能不全者禁用。

（二）黏痰溶解药

黏痰溶解药是一类能分解痰液中的黏性成分，降低痰液黏稠性而使之易于咳出的药物，主要用于呼吸道炎症的痰黏难以咳出者。

乙酰半胱氨酸　Acetylcysteine

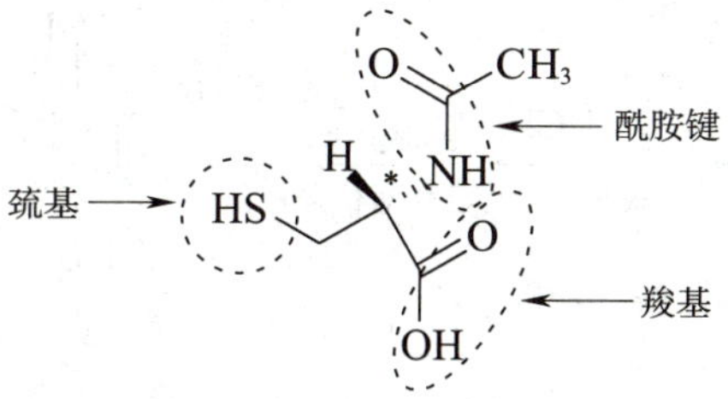

【化学名】 *N*－乙酰基－L－半胱氨酸。

【性状】 本品为白色或类白色结晶性粉末；有类似蒜的臭气；有引湿性。本品在水或乙醇中易溶。

【化学性质】 本品含羧基显弱酸性。

【稳定性】 本品含巯基，不稳定，具还原性可与金属反应；含酰胺键易水解，故生产及使用时需注意：①不宜与一些金属如铁、铜、橡胶及氧化剂接触，喷雾器要采用玻璃或塑料制品；②应用本品时应新鲜配制，剩余的溶液需保存在冰箱内，48 小时内用完。

【鉴别】 ①本品加 NaOH 溶液溶解后，加醋酸铅试液，加热煮沸，溶液渐显黄褐色，继而产生黑色沉淀。②本品加 NaOH 试液溶解后，加硝普钠试液数滴，摇匀，即显深红色；放置后渐显黄色，上层留有红色环，振摇后又变成红色。

【药理作用与临床应用】 本品为半胱氨酸的 *N*－乙酰化物，其分子中所含的巯基（－SH）能使痰液中连接黏蛋白多肽链的二硫键（－S－S－）断裂，进而使黏蛋白降解为小分子的肽链，降低痰液的黏度；还可裂解脓痰中的 DNA 纤维，具有较强的黏痰溶解作用，使黏痰液化而利于其咳出，对白色黏痰和脓痰均有效。适用于因大量黏痰阻塞气道而呼吸困难的紧急情况或因手术而咳痰困难者，气管滴入或注入给药；非紧急情况的痰液黏稠、咳痰困难者，采用雾化吸入给药。

【不良反应】 本品有特殊的蒜臭味，可引起恶心、呕吐等反应；对呼吸道也有刺激性，易引起呛咳，甚至支气管痉挛；与异丙肾上腺素合用或交替应用可减少不良反应，并提高疗效；哮喘患者禁用；本药可降低青霉素类、头孢菌素类和四环素类抗生素的抗菌活性，不宜与这些抗生素合用。

知识链接

乙酰半胱氨酸化痰使用注意

乙酰半胱氨酸直接注入或滴入气管，因迅速产生大量稀痰而容易阻塞气道，故滴入气管前需做好吸引排痰准备，以便及时吸引排痰，无吸痰器时不可直接向气管内滴入或注入，防止稀痰阻塞气道。

盐酸溴己新　Bromhexine hydrochloride

【药理作用与临床应用】 本药能裂解痰中酸性黏多糖纤维素，并减少呼吸道黏液腺和杯状细胞合成酸性黏多糖，降低痰液黏稠度；兼有恶心性祛痰作用；还可加快呼吸道纤毛运动，促进排痰。适用于急慢性支气管炎、支气管扩张、肺气肿、支气管哮喘等伴痰黏难以咳出者。脓痰需加用抗菌药。

【不良反应】 不良反应少，个别患者有恶心、胃部不适及血清氨基转移酶升高。

盐酸氨溴索（Ambroxol Hydrochloride）　氨溴索是溴己新的活性代谢产物，祛痰作用强于溴己新。

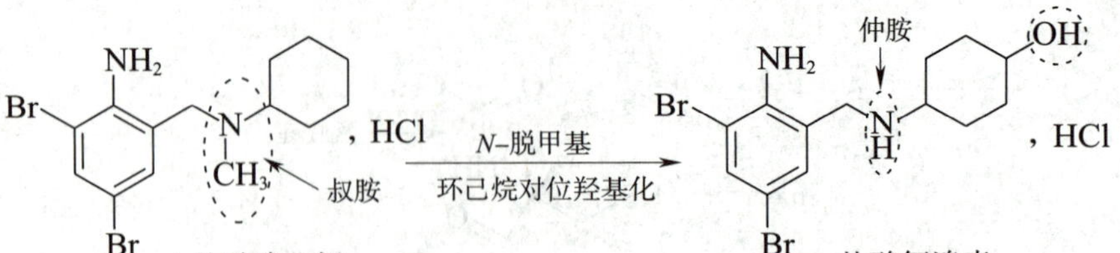

能增加呼吸道黏膜浆液腺分泌，减少黏液腺分泌，进而降低痰液黏稠度；还可增加支气管纤毛运动，使痰液易于咳出。口服或雾化吸入给药，1 小时内起效。用于急慢性支气管炎、肺气肿、支气管扩张、支气管哮喘等伴痰黏不易咳出者。不良反应较少，少数有轻微胃肠反应等。

（二）黏痰调节药

黏痰调节药是一类能促进呼吸道黏滞性低的黏蛋白分泌，降低痰液黏度而利于排痰的药物。

羧甲司坦（Carbocisteine） 本品可调节支气管腺体分泌，增加低黏度的唾液黏蛋白分泌，减少高黏度的岩藻黏蛋白合成。此外，还能裂解痰液中连接黏蛋白多肽链的二硫键，降低痰液黏滞性而利于其咳出。起效快，适用于呼吸道炎症导致的痰黏难咳和术后咳痰困难者，偶有头晕、恶心、呕吐、胃肠出血等，有消化道溃疡病史者慎用。

实例分析 6－3

实例 患者，女性，28 岁，有支气管哮喘病史，12 月 31 日从南方某地到哈尔滨出差，下飞机后感觉特别冷，很快出现胸闷、气短、呼吸困难，2 小时后呼吸困难加重，喉中有哮鸣音，立刻前往某省级综合性医院急诊就医。患者主要临床症状为：呼吸困难、哮鸣音、唇甲发绀、额头冷汗。查体：体温：37℃，血压：120/80mmHg，听诊两肺满布哮鸣音。诊断为支气管哮喘急性发作。

讨论 1. 针对此患者的诊断，应该采取什么治疗原则？

2. 选用哪些药物？

答案解析

四、平喘药

平喘药是能松弛支气管平滑肌，缓解或预防哮喘发作的一类药物。哮喘是喘息性支气管炎和支气管哮喘的主要症状，主要表现为突然的反复发作性喘息、呼吸困难、胸闷和咳嗽等症状，主要病变是炎症引起的支气管痉挛，伴有腺体分泌亢进、呼吸道黏膜充血水肿。除抗原外，寒冷、烟尘等非特异性刺激也可诱发喘息。

平喘药按其结构和作用环节可分为五大类：茶碱类药、β_2受体激动药、肾上腺皮质激素类药、M 胆碱受体阻断药和过敏介质阻释药。

知识链接

哮喘发生过程及各类平喘药作用机制

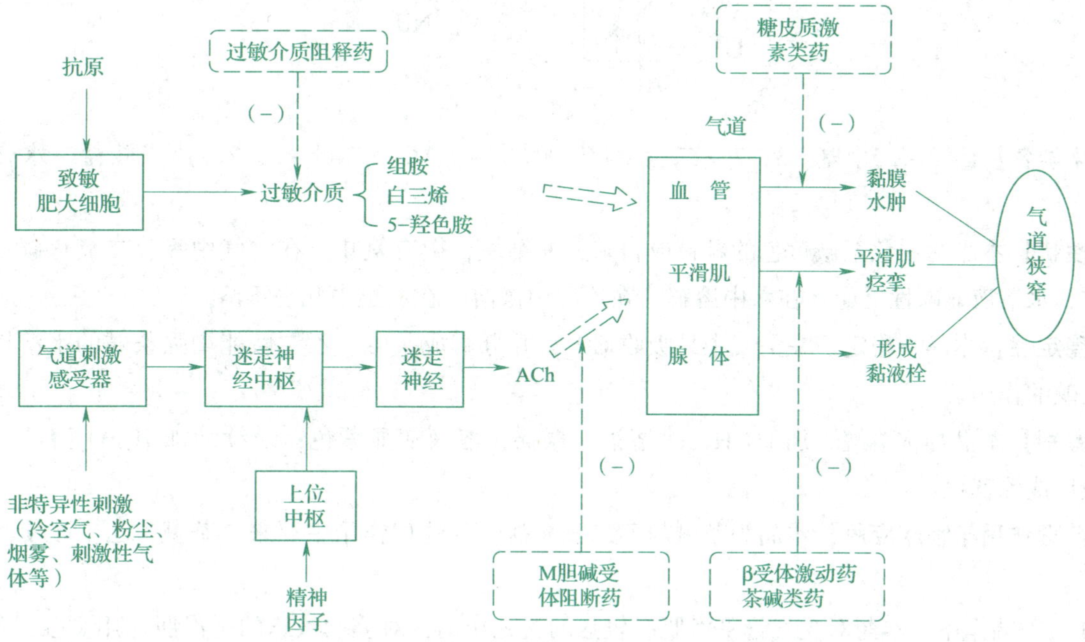

注：（－）表示抑制；虚线箭头表示

（一）茶碱类药

主要通过抑制磷酸二酯酶（图6－3）而阻止支气管平滑肌细胞内cAMP降解，升高细胞内cAMP水平，使支气管平滑肌松弛；还能阻断腺苷受体，拮抗内源性递质腺苷诱发的支气管平滑肌痉挛作用；兼有促进内源性儿茶酚胺类物质释放和降低平滑肌细胞内Ca^{2+}浓度的作用，均有利于解除呼吸道平滑肌痉挛；此外，茶碱类药物还具有一定的抗炎作用和免疫调节作用。

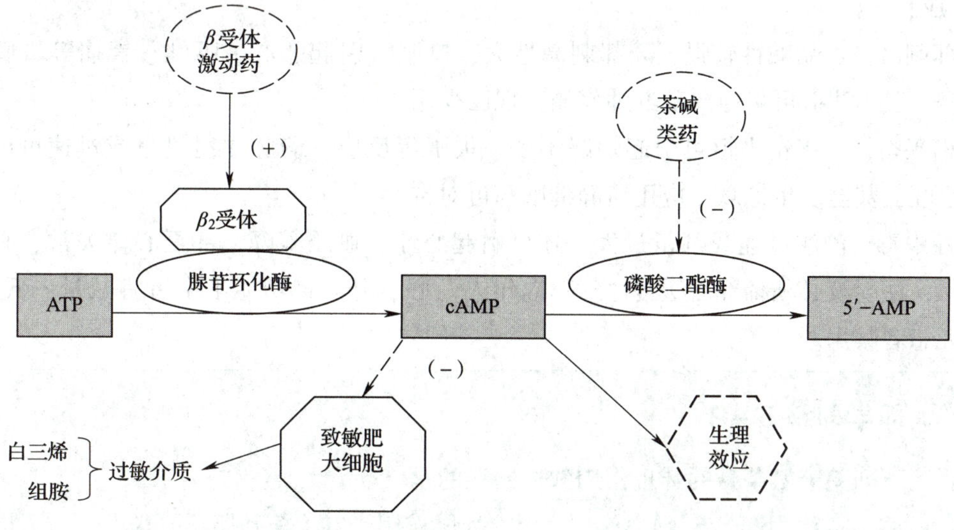

图6－3　β受体激动药和茶碱类药对平滑肌细胞内cAMP浓度的影响

注：（＋）表示激动作用；（－）表示抑制作用

氨茶碱 Aminophylline

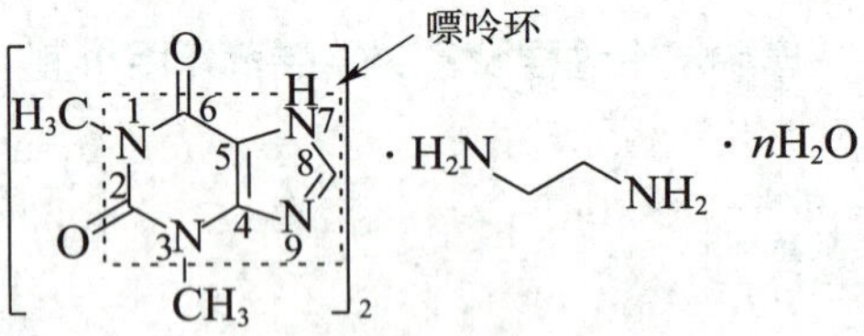

【化学名】1，3－二甲基－3，7－二氢－1H－嘌呤－2，6－二酮－1，2－乙二胺盐二水合物或无水物。

【性状】本品为白色至微黄色的颗粒或粉末，易结块；微有氨味。在空气中吸收二氧化碳，并分解成茶碱，水溶液显碱性反应。在水中溶解，在乙醇中微溶，在乙醚中几乎不溶。

【稳定性】本品不稳定，在空气中易吸收 CO_2，并分解成茶碱。乙二胺能增强茶碱的水溶性，进而增强茶碱的作用。

【鉴别】本品加水溶解，加 1% H_2SO_4 溶液，振摇，溶液初显紫色；继续滴加 H_2SO_4 溶液，变蓝紫色，最后成深蓝色。

【药理作用与临床应用】本品为茶碱与乙二胺复盐，其药理作用主要来自茶碱，乙二胺使其水溶性增强。

（1）平喘作用 本药对支气管平滑肌有较强的松弛作用，对痉挛状态的平滑肌作用更强，但弱于 β 受体激动药。主要用于：①防治慢性支气管哮喘。口服给药即可，吸收较好；②重症哮喘急性发作或持续状态，静脉滴注给药，常与 β 受体激动药及肾上腺皮质激素合用，以提高疗效；③喘息型支气管炎、肺气肿及其他阻塞性肺部疾病引起的支气管炎等。

（2）强心利尿 能增强心肌收缩力，增加心排血量，进而增加肾血流量和肾小球滤过率，同时还能抑制肾小管对 Na^+ 的重吸收，发挥利尿作用。用于心源性哮喘和心性水肿的辅助治疗。

（3）其他作用 能松弛胆管平滑肌，解除胆管痉挛，可用于治疗胆绞痛；还有扩张外周血管和兴奋中枢的作用。

【不良反应】

（1）局部刺激 本品碱性较强，局部刺激性大，口服可引起恶心、呕吐、胃痛等胃肠道反应，餐后服用可减轻。肌内注射可引起局部红肿疼痛，现已少用。

（2）中枢兴奋性 兴奋中枢可引起烦躁不安、失眠等反应，静脉注射过量或过速可出现头痛、头晕、恶心、呕吐，甚至发生惊厥，应用镇静催眠药可对抗。

（3）急性中毒 静注过速或剂量过大，还可引起心悸、血压骤降，甚至心律失常、心脏停搏或猝死等中毒症状，注射液必须稀释后缓慢注射。老年人及心、肝、肾功能不全者宜减量，低血压、休克、急性心肌梗死患者禁用。

答案解析

即学即练 6－2

下列关于氨茶碱的药理作用叙述错误的是

A. 平喘作用　B. 强心作用　C. 利尿作用　D. 松弛胆道平滑肌　E. 扩张血管

胆茶碱（Choline theophylline）　本药为茶碱和胆碱的复盐，胆碱可提高茶碱的水溶性，溶解度比氨茶碱大 5 倍，口服吸收快，药效维持时间长。口服对胃刺激性较小。作用和应用同氨茶碱。

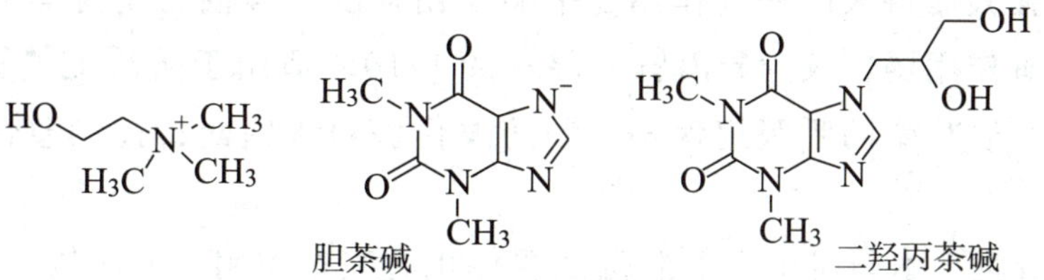

胆茶碱　　二羟丙茶碱

二羟丙茶碱（Diprophylline）　本药是茶碱和甘油的缩合物，属于中性药物，平喘作用弱于氨茶碱，约为氨茶碱的1/10，但不良反应较轻，口服的胃肠刺激性小，兴奋心脏作用也较弱，主要用于支气管哮喘、喘息型支气管炎等伴有心动过速或不能耐受氨茶碱的患者。

知识链接

氨茶碱缓释制剂及控释制剂

氨茶碱的缓释制剂和控释制剂主要优点在于口服吸收完全，血药浓度比较平稳，能稳定释放茶碱，服药前后血药浓度峰值和谷值的差值小，有效血药浓度持续时间延长，能维持 12 ~ 24 小时，可减少给药次数。适用于慢性反复发作性哮喘，对夜间频繁发作的患者尤为适宜。常用药物有优喘平和舒弗美等。

（二）β_2受体激动药

该类药物主要通过激动支气管平滑肌上的β_2受体而激活腺苷酸环化酶，增加平滑肌细胞内 cAMP 浓度，进而降低细胞内 Ca^{2+}浓度，产生强大的支气管平滑肌松弛作用，用于哮喘急性发作。另外，还可激活肥大细胞上的β受体，阻止过敏介质的释放，用于过敏性哮喘发作的预防。根据对β受体选择性的不同，本类药分为非选择性β受体激动药和选择性β_2受体激动药：非选择性β受体激动药包括肾上腺素、异丙肾上腺素、麻黄碱等，大多起效快，还有较弱的α受体激动作用，可收缩呼吸道黏膜血管，减轻黏膜水肿，有助于缓解哮喘，因对β_1和β_2受体选择性低，还兴奋心脏，引起心悸，且作用短暂，临床除紧急情况外已少用；选择性β_2受体激动药均无α受体激动作用，但对β_2受体选择性高，兴奋心脏作用弱，且给药途径较多、起效快、作用持久，临床常用。此处重点介绍选择性β_2受体激动药，非选择性β受体激动药见第二章第三节。

沙丁胺醇　Salbutamol

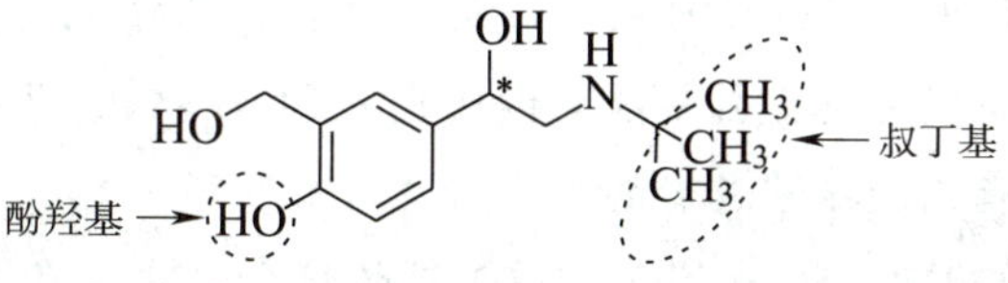

【化学名】 1 -（4 - 羟基 - 3 - 羟甲基苯基）- 2 -（叔丁氨基）乙醇。

【性状】 本品为白色结晶性粉末；无臭。本品在乙醇中溶解，在水中略溶，在乙醚中不溶。

【鉴别】 本品结构中含酚羟基，加水溶解后，加 $FeCl_3$ 试液，振摇，溶液显紫色，加 $NaHCO_3$ 试液，溶液变为橙红色。

【药理作用与临床用途】

（1）松弛支气管平滑肌　本药N原子上连有叔丁基，选择性激动支气管平滑肌β_2受体，对支气管平滑肌有迅速、强大而持久的松弛作用。平喘作用强度与异丙肾上腺素相似或略强，但药效维持时间长。兴奋心脏作用弱，仅为异丙肾上腺素的1/10。适用于防治支气管哮喘、喘息型支气管炎、肺气肿等伴支气管痉挛的呼吸道疾病，预防发作多口服给药，控制急性发作多气雾吸入或静脉给药。

（2）松弛子宫平滑肌　本药对子宫平滑肌β_2受体也有兴奋作用，可松弛子宫平滑肌，用于防治早产。

【不良反应】常见手指震颤、恶心、头晕等。过量可致心律失常，久用易产生耐受性，不仅疗效降低，且有加重哮喘的可能。高血压、心功能不全、糖尿病及甲状腺功能亢进症患者慎用。

特布他林（Terbutaline）　本品对支气管平滑肌的β_2受体选择性较高，平喘机制同沙丁胺醇而作用稍弱，但药效更持久。兴奋心脏作用弱于沙丁胺醇，仅为异丙肾上腺素的1/100，也有子宫平滑肌松弛作用。临床应用与沙丁胺醇相同。有口服、气雾吸入及静脉滴注等多种给药途径，是选择性β_2受体激动药中唯一可以皮下注射的药物。

不良反应较少，偶有骨骼肌震颤、心悸和头痛。能一过性升高血糖，糖尿病、高血压、甲状腺功能亢进症等患者慎用。

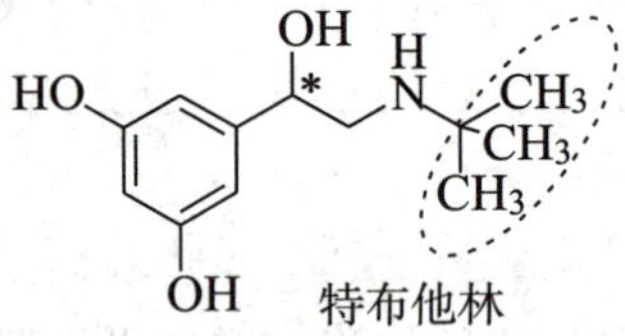
特布他林

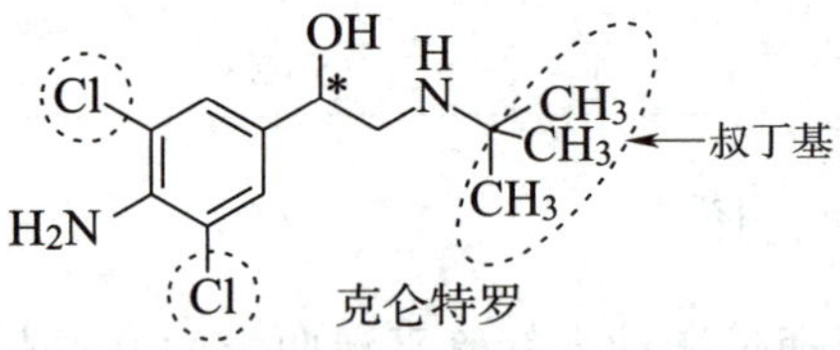

克仑特罗

克仑特罗（Clenbuterol）　本品是一种强效选择性β_2受体激动药，平喘作用是沙丁胺醇的100倍，较少引起心悸。适用于支气管哮喘和喘息型支气管炎，每日用药一次即可；对于哮喘夜间发作者，直肠用药效果更好。不良反应较少，偶有手指震颤和不安等，反复用药易耐受。剂型较多，除片剂和气雾剂外还有膜剂和栓剂。

知识链接

瘦肉精

瘦肉精是一类动物用药，而不是某种特定物质，如莱克多巴胺、克伦特罗等。在中国，“瘦肉精”通常是指克伦特罗，它曾经用于治疗支气管哮喘，由于其副作用太大而不用。瘦肉精可抑制肥肉生长、促进瘦肉生长，又能减少饲料使用，而且还可使肉品提早上市，降低成本。但是它含有2个氯原子、脂溶性高、消除慢，动物体内的高残留量可引起消费者肌肉震颤、心悸、头痛、恶心、呕吐，特别是对老人、儿童、高血压和甲状腺功能亢进症等患者的危害性更大。

克伦特罗无臭、味苦。按照GB/T5009.192－2003动物性食品中克伦特罗残留量的测定标准，克伦特罗可用以下几种方法检测：①气相色谱－质谱法（GC－MS）；②高效液相色谱法（HPLC）；③酶联免疫法（ELISA筛选法）。

实例分析 6－4

实例　某女有哮喘病史，欲购房，今日到某售楼处的样板间看房子，进入房间就觉得空气刺激味明显，很快哮喘急性发作，家里人迅速带她去附近医院要买倍氯米松气雾剂吸入以控制病情。

讨论　1. 应用倍氯米松气雾吸入控制哮喘急性发作可以吗？为什么？

2. 应该如何正确治疗？

答案解析

（三）肾上腺皮质激素类药物

目前，糖皮质激素类药物是哮喘持续状态或危重发作的重要抢救药，是有效的抗炎平喘药物，其主要通过以下几方面机制发挥平喘作用：①抗炎作用，抑制呼吸道黏膜中炎症细胞反应，也抑制各种细胞因子的释放，减少渗出，减轻或消除呼吸道局部炎症；②抗过敏作用，抑制过敏介质释放；③抑制花生四烯酸代谢，减少前列腺素和白三烯的生成；④增强支气管平滑肌 β_2 受体的反应性。

1. 全身用糖皮质激素类　治疗哮喘可全身用药的糖皮质激素有地塞米松（Dexamethasone）、氢化可的松（Hydrocortisone）、泼尼松（Prednisone）及泼尼松龙（Prednisolone）等，这些药物抗炎作用强，平喘疗效确切，但全身用药的不良反应多且严重，而且易产生依赖性，故临床仅用于支气管扩张药无效的哮喘危重发作或哮喘持续状态，不作常规平喘药应用（第七章第一节）。

2. 吸入用糖皮质激素类　某些糖皮质激素经气雾吸入给药治疗哮喘，不仅充分发挥抗炎作用，且可避免全身用药带来的不良反应。

丙酸倍氯米松　Beclometasone Dipropionate

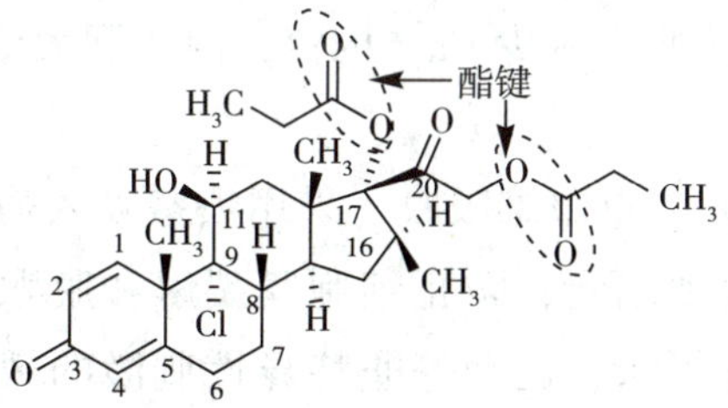

【药理作用与临床应用】本药为地塞米松衍生物，是近年来合成的供局部应用的糖皮质激素类药物。气雾吸入后，直接作用于呼吸道发挥强大的抗炎平喘作用，是地塞米松的 500～600 倍。吸收作用很少，主要发挥局部作用，避免了全身性不良反应，长时间应用对肾上腺皮质功能无抑制作用，可长期低剂量或短期高剂量用于中度或重度哮喘患者。起效慢，故不宜用作哮喘急性发作或持续状态的抢救药，可用作哮喘发作间歇期及慢性哮喘的治疗药。

【不良反应】吸入给药可致药液咽部残留，长期吸入者，少数患者可出现声音嘶哑和口腔、咽部白色念珠菌感染，故气雾吸入后应及时反复漱口，可明显降低发生率。妊娠早期者及婴儿慎用。

氟尼缩松（Flunisolide）和布地奈德（Budesonide）　二者均为局部应用的糖皮质激素，作用和应用及不良反应均与倍氯米松相似。氟尼缩松作用时间较长；布地奈德局部抗炎作用强。二者是口服糖皮质激素用量较大哮喘患者的理想替代品。

（四）M 胆碱受体阻断药

哮喘患者大多数胆碱能神经功能亢进，目前 M 受体阻断药主要应用人工合成的阿托品类衍生物，如异丙托溴铵。此类药对支气管平滑肌上 M 受体选择性高，阻断作用与抑制鸟苷酸环化酶活性有关，减少平滑肌细胞内 cGMP 生成，相对增加 cAMP 含量，进而松弛支气管平滑肌，产生平喘作用。阿托品、山莨菪碱、东莨菪碱等因对 M 受体缺乏选择性，不良反应较大，平喘已很少应用，其主要作用见第二章第二节。

异丙托溴铵　Ipratropine

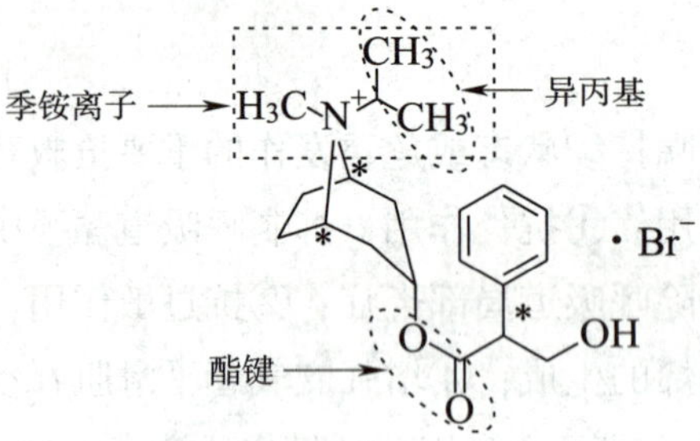

本品又名异丙阿托品，为阿托品的季铵盐类衍生物，水溶性大，口服不易吸收，气雾吸入给药，5～10 分钟后显效。主要用于支气管哮喘发作和喘息型支气管炎的防治，尤其适用于合并心血管疾病、糖皮质激素疗效差或禁用 β 受体激动药的患者。由于不能拮抗除乙酰胆碱和组胺以外的化学物质，且起效慢，故对哮喘急性发作的控制效果不及 β_2 受体激动药。全身用药不良反应少，大剂量应用可有口干、干咳、喉部不适等反应，青光眼患者禁用。

（五）过敏介质阻释药

本类药物能选择性稳定肥大细胞膜，减少 Ca^{2+} 内流，阻止肥大细胞脱颗粒、释放过敏介质而产生平喘作用。

色甘酸钠（Sodium Cromoglicate） 口服难吸收，采用喷雾吸入药物微细粉末的方法给药。其作用机制是选择性稳定人的肺组织肥大细胞膜，防止细胞膜裂解和脱颗粒，抑制过敏介质释放，且能降低支气管哮喘患者对冷空气、特殊气味、运动等非特异性刺激的敏感性。起效慢，用药数日或数周后才显效。

用于预防和减少哮喘的发生。对外源性哮喘的预防作用更好，也可用于运动性哮喘的预防，对正在发作的哮喘无效；此外，在接触抗原前用药，可预防过敏性鼻炎，溃疡性结肠炎、消化道过敏性疾病和春季角膜炎等发生。

不良反应较少，少数患者因吸入的粉尘刺激而出现咽痛、呛咳等气管刺激反应，甚至诱发哮喘，若同时吸入少量异丙肾上腺素可预防。

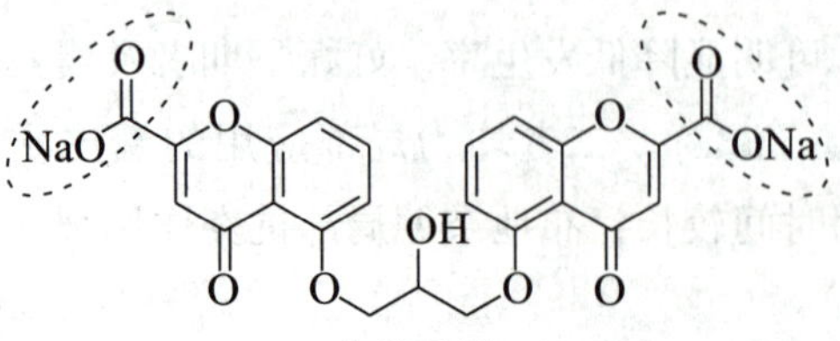

色甘酸钠

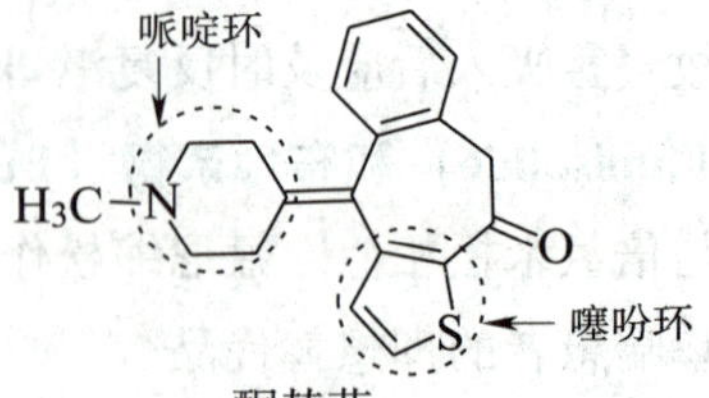

酮替芬

酮替芬（Ketotifen）　本药抑制过敏介质释放，同时有较强的阻断 H_1受体、抗 5－HT 及抑制磷酸二酯酶作用，故疗效优于色甘酸钠，为强效肥大细胞膜稳定药；起效慢，一般用药 6～12 周疗效最好，主要用于预防各型支气管哮喘发作，对儿童疗效尤佳，对正在发作的哮喘无效；还可用于过敏性鼻炎、过敏性眼炎、荨麻疹、接触性皮炎等。

不良反应少，初用时偶有头晕、嗜睡、疲倦等，继续用药可自行缓解，成人多见，儿童较少发生。妊娠早期及哺乳期女性禁用。

知识链接

支气管哮喘急性发作对平喘药物的选择及给药方法

①β_2受体激动药的沙丁胺醇、肾上腺素或异丙肾上腺素气雾吸入；②肾上腺皮质激素的地塞米松静脉滴注；③茶碱类药的氨茶碱静脉滴注；④M 受体阻断药的异丙托溴铵气雾吸入。

支气管哮喘急性发作，病情重，须迅速控制病情，吸氧非常重要。肾上腺皮质激素和β_2受体激动药起效快，茶碱类药次之，M 受体阻断药控制急性病情不及前几类药。临床常采取多种药物联合应用的治疗方法。

目标检测6－2

答案解析

一、单选题

1. 具有成瘾特点的镇咳药是
   A. 氯化铵　B. 可待因　C. 喷托维林　D. 苯佐那酯　E. 苯丙哌林
2. 是溴己新的活性代谢产物，祛作用强于溴己新的药物是
   A. 异丙托溴铵　B. 羧甲司坦　C. 氯化铵　D. 乙酰半胱氨酸　E. 氨溴索
3. 对哮喘仅有预防作用而无治疗作用的药物是
   A. 沙丁胺醇　B. 氨茶碱　C. 地塞米松　D. 异丙托溴铵　E. 色甘酸钠
4. 长期吸入可引起口腔和咽部白色念珠菌感染的平喘药是
   A. 沙丁胺醇　B. 氨茶碱　C. 倍氯米松　D. 异丙托溴铵　E. 色甘酸钠
5. 通过稳定肥大细胞膜而预防各型哮喘发作的是
   A. 色甘酸钠　B. 扎鲁司特　C. 噻托溴铵　D. 齐留通　E. 沙丁胺醇
6. 属于β_2受体激动药的平喘药是
   A. 茶碱　B. 丙酸倍氯米松　C. 异丙托溴铵　D. 孟鲁司特　E. 沙美特罗

二、多选题

1. 中枢性镇咳药包括
   A. 苯佐那酯　B. 苯丙哌林　C. 喷托维林　D. 可待因　E. 右美沙芬
2. 有局麻作用的镇咳药包括
   A. 苯佐那酯　B. 喷托维林　C. 苯丙哌林　D. 可待因　E. 右美沙芬
3. 可引起心律失常的平喘药是
   A. 肾上腺素　B. 特布他林　C. 异丙肾上腺素

D. 异丙托溴铵　　E. 氨茶碱

4. 选择性激动β_2受体的平喘药是

A. 肾上腺素　　B. 异丙肾上腺素　　C. 特布他林

D. 沙丁胺醇　　E. 克仑特罗

5. 哮喘急性发作的治疗方法有

A. 沙丁胺醇气雾吸入　　B. 氨茶碱静脉注射　　C. 地塞米松静脉注射

D. 倍氯米松气雾吸入　　E. 色甘酸钠吸入给药

三、简答题

1. 写出平喘药分类及每类药物的代表药。
2. 比较沙丁胺醇与肾上腺素治疗哮喘的异同点。

书网融合……

知识回顾

第三节　消化系统用药

PPT

实例分析 6-5

实例　某患者平时经常出现胃部烧灼感、泛酸症状，自行服用过氢氧化铝凝胶进行治疗，服药后症状明显减轻，可是继之出现的便秘有些难以忍受。朋友向他推荐氢氧化镁，他服用后胃部烧灼感、泛酸症状也可缓解，只是又出现了新的不良反应——腹泻。

讨论　临床治疗胃酸过多症，如何应用氢氧化铝或氢氧化镁才能减轻二者的不良反应？为什么？

答案解析

一、概述

消化系统用药包括抗消化性溃疡药、助消化药、促胃肠动力药等。主要通过影响消化液分泌和调节胃肠功能而发挥疗效。

二、抗消化性溃疡药

（一）抗酸药

本类药物均为弱碱性无机化合物，口服后直接中和过多的胃酸，降低胃液酸度，降低胃蛋白酶活性，减弱其分解胃壁蛋白的能力，迅速缓解消化性溃疡病的症状，利于溃疡愈合。此外，某些药物在胃液中可形成胶状物，覆盖于溃疡和黏膜表面，阻止胃酸和胃蛋白酶腐蚀溃疡面和胃黏膜，起到保护作用；主要用于消化性溃疡及胃酸分泌过多症的辅助治疗。该类药物在餐后 1 ~2 小时服用抗酸作用维持时间长，空腹服用抗酸作用仅维持 0.5 小时左右。

碳酸氢钠　Sodium bicarbonate

【药理作用和临床应用】

（1）局部作用　本品口服直接中和胃酸，作用强、显效快，药效短暂。中和胃酸后产生大量 CO_2，使胃内压力增加，引起腹胀、嗳气等症状，严重的溃疡病患者有引起胃肠穿孔的危险，不宜单独用于胃酸过多症的治疗，常与其他药配伍应用。

（2）全身作用　$NaHCO_3$静脉滴注可碱化体液，用于代谢性酸中毒；口服或静脉滴注可碱化尿液，用于阿司匹林及巴比妥类等酸性药物的中毒解救，可加速药物排泄；配合氨基糖苷类抗生素用于治疗尿路感染，可加强其抗菌作用。

现已少用于治疗消化性溃疡病，主要应用其全身作用。

碳酸钙（Calcium Carbonate）　抗酸作用与 $NaHCO_3$相似，不吸收，中和胃酸作用较强、速度快，但较 $NaHCO_3$慢，药效持久。中和胃酸后产生大量 CO_2，Ca^{2+}进入肠内后可引起胃泌素释放，进而导致胃酸分泌反跳性增加。有收敛作用，可引起便秘。

氢氧化铝（Aluminum Hydroxide）　抗酸作用较强，其凝胶剂对溃疡面具有保护作用。起效缓慢，作用持久，无继发性胃酸分泌增多及产生 CO_2等不良反应。中和胃酸后产生的氯化铝具有收敛和止血作用，可引起便秘，合用氢氧化镁可减轻。不引起碱血症，长期应用可引起骨质软化。

氢氧化镁（Magnesium Hydroxide）　抗酸作用较强，显效快，药效持久。对溃疡面无保护作用。口服后 Mg^{2+}可致轻度腹泻，合用氢氧化铝可减轻。

三硅酸镁（Magnesium Trisilicate）　本品是二氧化硅和氧化镁的复合物，抗酸作用较弱，起效慢，但药效持久。口服后在胃内生成二氧化硅呈胶状物，对溃疡面有保护作用，无收敛作用，也不引起胃酸继发性增多。常作为复方抗酸药的组成成分之一。

复方氢氧化铝（Compound Aluminium Hydroxide，又名胃舒平）　是复方抗酸药，主要成分有氢氧化铝（245mg/片）、三硅酸镁（105mg/片）和颠茄流浸膏（2.6mg/片）组成，这些成分之间合用可取长补短，既能中和胃酸，又能在胃液中形成凝胶，覆盖溃疡表面起收敛作用，保护溃疡面，还能解除平滑肌痉挛，且可避免便秘和轻度腹泻的不良反应。复方氢氧化铝作用较强，起效慢，药效持续时间长。

理想的抗酸药应该是作用迅速、持久、不吸收、不产气、不引起腹泻或便秘，且对溃疡面和黏膜有保护作用，单一抗酸药很难同时具备这些特点，故抗酸药很少单用，通常制成复方制剂应用，既增强疗效，又减少不良反应。

实例分析 6 -6

实例　某男，40 岁，上腹部疼痛近 2 年，伴有胃部烧灼感，时轻时重，无明显诱因近 1 周加重，饥饿时疼痛难忍，进食后缓解，常常夜间痛醒。此患者被诊断为消化性溃疡。

讨论　1. 针对此诊断及临床症状，应该采取什么治疗原则？

2. 选用什么药物合适？

答案解析

（二）抑制胃酸分泌药

抗消化性溃疡药的作用是减轻溃疡病症状，促进溃疡愈合，防止复发和减少并发症。

1. H_2受体阻断药 常用药物有第一代的西咪替丁、第二代的雷尼替丁和第三代的法莫替丁和尼扎替丁（Nizatidine）等，它们选择性阻断胃壁细胞膜上 H_2受体，减少胃酸分泌，抑酸作用依次增强。也能减少胃蛋白酶的分泌。不良反应较少，对 H_1受体几乎无作用。

西咪替丁 Cimetidine

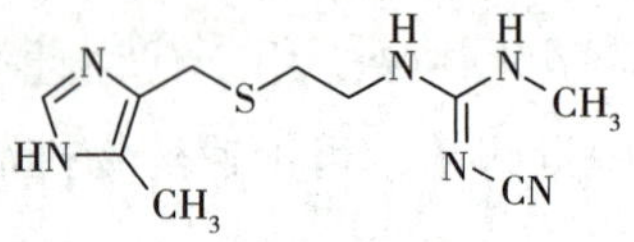

【化学名】 1－甲基－2－氰基－3－[2－[[(5－甲基咪唑－4－基)甲基]硫代]乙基]胍。

【性状】 本品为白色或类白色结晶性粉末；几乎无臭。在甲醇中易溶，在乙醇中溶解，在异丙醇中略溶，在水中微溶；在稀盐酸中易溶。

【化学性质】 本品结构中含有咪唑基及胍基，其水溶液呈弱碱性。胍基氮上连有吸电子的氰基，胍基失去碱性而呈中性。

【稳定性】 本品稳定性良好，在室温密闭状态下保存 5 年或加热至 100℃，48 小时未见分解。紫外线对西咪替丁无催化分解作用，但在过量的酸中，氰基水解生成氨甲酰胍，加热进一步水解成胍类化合物。

【鉴别】 ①本品加水微温使溶解，加氨试液 1 滴与硫酸铜试液 1 滴，即生成蓝灰色沉淀；再加过量的氨试液，沉淀即溶解；②本品为含硫化合物，取少量炽灼，产生的 H_2S 气体能使醋酸铅试纸显黑色。

【药理作用与临床应用】 本品高度选择地阻断 H_2受体，除了显著抑制组胺引起的胃酸分泌外，对五肽胃泌素、胰岛素、咖啡因和 M 受体激动药等物质引起的胃酸分泌也有抑制作用，还能促进胃黏液分泌，利于溃疡愈合。主要用于消化性溃疡、反流性食管炎、上消化道出血等，对十二指肠溃疡疗效优于胃溃疡。较大剂量可用于卓－艾综合征（胃泌素瘤）的治疗。停药后易复发，延长用药时间可减少复发。

此外，本品还可阻断心血管系统的 H_2受体，能对抗组胺引起的心脏正性肌力和正性频率作用，部分对抗组胺引起的舒张血管和降血压作用。

【不良反应】 较多，但均较轻。主要有头痛、失眠、乏力、口干、便秘、腹泻、腹胀及皮疹等。长时间大量应用，偶见氨基转移酶升高、严重肝损害。有抗雄激素作用，长时间大剂量应用可引起内分泌紊乱，表现为男性乳腺发育、阳痿和女性溢乳等现象，停药后可消失。为肝药酶抑制剂。

盐酸雷尼替丁 Ranitidine Hydrochloride

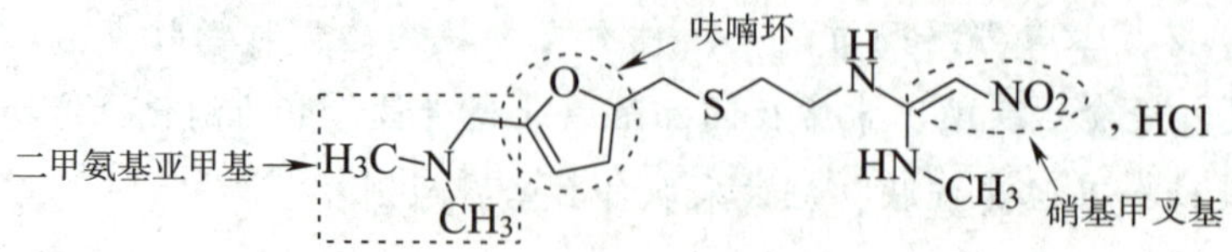

【药理作用与临床应用】 本品是在西咪替丁的基础上开发出来的第二代 H_2受体阻断药，以呋喃环代替了咪唑环，同时在呋喃环上引入二甲氨基亚甲基保持碱性；并以硝基甲叉基代替了西咪替丁侧链末端

的氰基亚氨基。具有速效、高效、长效等特点，抑酸作用强度是西咪替丁的4~10倍，作用持续12小时。临床应用及主要不良反应与西咪替丁相似。远期疗效优于西咪替丁，对西咪替丁无效者仍有效，且复发率低。

【不良反应】本品治疗量不引起中枢神经系统反应，也不影响血清雄激素、催乳素浓度，不引起内分泌紊乱。静脉注射过快可抑制心脏。8岁以下儿童禁用，孕妇慎用。

法莫替丁 Famotidine

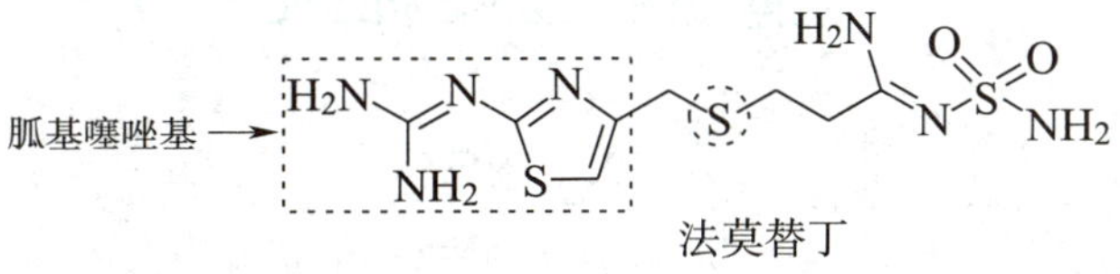

本品在西咪替丁的结构上用胍基噻唑基代替了咪唑基，为第三代H_2受体阻断药，具有强效、长效等特点，抗酸作用比西咪替丁强20~50倍，作用维持12小时，临床用途与西咪替丁相似。不影响血催乳素浓度和抗雄激素作用，不抑制肝药酶活性。肝肾功能不全者及孕妇慎用。

2. 胃壁细胞质子泵抑制剂

奥美拉唑 Omeprazole

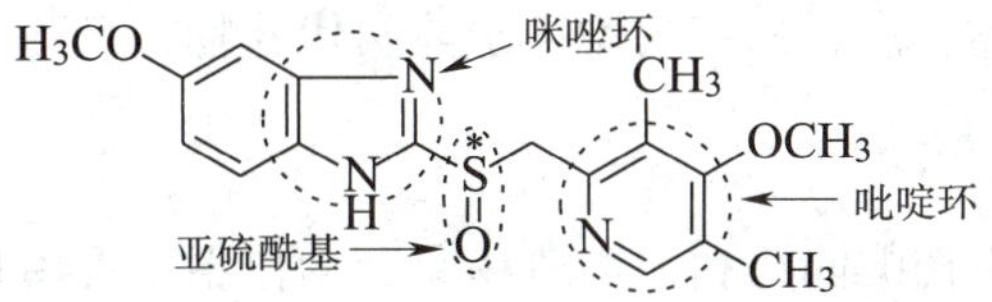

【化学名】5-甲氧基-2-[[(4-甲氧基-3,5-二甲基-2-吡啶基)甲基]亚磺酰基]-1*H*-苯并咪唑。

【性状】本品为白色或类白色结晶性粉末，无臭，遇光易变色。在二氯甲烷中易溶，在甲醇或乙醇中略溶，在水中不溶，在0.1mol/L NaOH溶液中溶解。

【化学性质】本品亚砜基上的硫原子有手性，具光学活性，药用品为其外消旋体。本品具有弱碱性和弱酸性，其钠盐可供药用。

【稳定性】本品不稳定，遇光易变色，需避光保存。其水溶液的稳定性易受pH、光线、氧化剂、重金属离子等因素的影响。碱性条件下稳定，在酸性条件下易分解，产生砜化物和硫醚化物而出现变色、浑浊，甚至沉淀，故其制剂为肠溶胶囊，可避免药物在胃中被破坏。

【鉴别】本品加NaOH溶液溶解后，加硅钨酸试液，摇匀，滴加稀盐酸数滴，即产生白色絮状沉淀。

【药理作用与临床应用】本品为前药，是第一代质子泵抑制药，为弱碱性化合物，易进入酸性胃壁细胞，选择性与H^+-K^+-ATP酶形成酶抑制剂复合物，抑制其向胃腔转运H^+，产生抑酸分泌作用。由于该药作用于胃酸分泌的最后环节，且对H^+-K^+-ATP酶的抑制作用是不可逆的，故作用强、起效快，而且持久；此外，本药能增加胃黏膜血流量和抑制幽门螺杆菌，利于溃疡愈合。

临床用于治疗胃溃疡和十二指肠溃疡、反流性食管炎及卓-艾综合征等。胃疼痛和烧灼的缓解率及治愈率明显高于H_2受体阻断药，且复发率低。

【不良反应】轻，少数患者出现头晕、头痛、失眠、口干、恶心、腹胀、腹痛、皮疹等反应。应用过久可持续抑制胃酸分泌，导致胃内细菌过渡滋生和亚硝酸物质增多。酸性环境利于本药活化，故不宜与抗酸药同服。

即学即练 6-3

以下药品为遇光易变色，需避光保存的质子泵抑制剂是

A. 奥美拉唑　B. 西咪替丁　C. 氯丙嗪　D. 氢氧化镁　E. 碳酸钙

答案解析

兰索拉唑　Lansoprazole

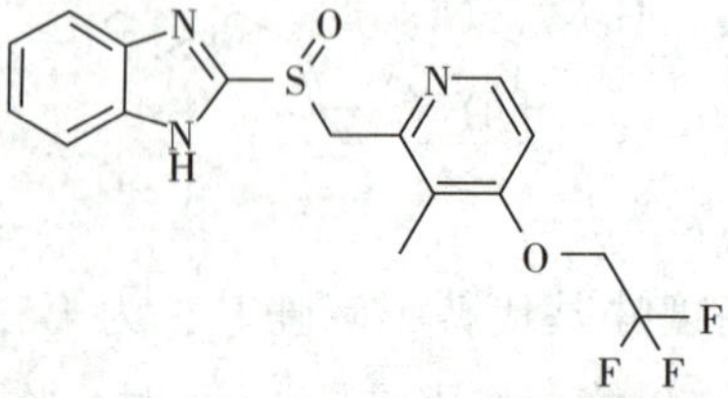

本品为第二代质子泵抑制药，起效更快。抑酸分泌作用和抗幽门螺杆菌作用均优于奥美拉唑，用途及不良反应与奥美拉唑相似。

此外，尚有第三代质子泵抑制药如泮托拉唑（Pantoprazole）和雷贝拉唑（Rabeprazole）等，抑制胃酸分泌作用和缓解症状、促进黏膜愈合的疗效均优于前两代药物，且不良反应轻。

（三）黏膜保护药

该类药物具有增强黏膜抗损伤的能力和加速溃疡愈合的作用，可治疗胃炎和消化性溃疡以及功能性消化不良等疾病。在临床治疗消化性溃疡的治疗中，联合使用 H_2受体阻断药、质子泵抑制剂及黏膜保护药可降低复发率。临床常用的胃黏膜保护药见表 6-3。

表 6-3　临床常用的胃黏膜保护药

药物名称	作用机制及特点	不良反应
硫糖铝（Sucralfate）	本品为蔗糖硫酸酯的碱式铝盐，在胃酸作用下离解为氢氧化铝和具有高度极性的硫酸蔗糖阳离子，后者黏附于溃疡表面形成保护膜，其胃肠壁形成保护膜覆盖胃肠长达 6 小时，使溃疡面免受胃酸、胃蛋白酶和胆盐浸蚀 主要用于胃溃疡、十二指肠溃疡、反流性食管炎和慢性糜烂性胃炎的治疗，与抗酸药及胃酸分泌抑制药合用疗效降低	较轻，偶有恶心、胃部不适等消化道反应及皮疹、头晕等。应用过久可引起便秘，同时服少量镁盐或镁乳可减轻
枸橼酸铋钾（Bismuth Potassium Citrate）	本品是一种复合性铋盐。在酸性环境中与蛋白质螯合，从而构成一层防止酸和胃蛋白酶侵袭的保护屏障；与黏液形成一种复合物，构成防止 H^+ 弥散的屏障。胶体铋还可减少胃蛋白酶的排出和活性，促进前列腺素的合成。该药不但有保护胃黏膜作用，而且还有杀灭幽门螺杆菌的作用 用于消化性溃疡及慢性胃炎等，疗效与 H_2受体阻断药相当，复发率较低	较少，服药期间口中可能有氨味，可使舌、口腔及大便染黑，偶有恶心、呕吐，停药后可消失。不宜同服抗酸药和牛奶可降低其疗效
米索前列醇（Misoprostol）	本品能抑制胃酸的分泌，增加胃十二指肠黏膜黏液/碳酸氢盐分泌，增加黏膜血流量，加强胃肠黏膜的防卫能力，使胃黏膜免受酸、NSAIDs、酒精、胆汁等因子的损害，加速黏膜修复 主要用于胃及十二指肠溃疡和急性胃炎引起的消化道出血，对阿司匹林等前列腺素合成酶抑制剂引起的胃出血、胃溃疡疗效显著	本品疗效接近 H_2受体阻断药，但复发率高。不良反应主要是腹泻，可兴奋子宫平滑肌，孕妇禁用

（四）抗幽门螺杆菌药

幽门螺杆菌（Hp）与消化道溃疡的发生、发展及复发密切相关。Hp 为革兰阴性厌氧菌，存在于

胃、十二指肠的黏液层和黏膜细胞之间，能分解黏液，减弱黏膜屏障的保护作用，是消化性溃疡发病的重要因素，与胃炎和胃癌的发病也密切相关，因而消除幽门螺杆菌是治愈消化性溃疡、减少复发的重要手段。

目前临床用于抗幽门螺杆菌的药物有两类：①抗菌药，如阿莫西林、克拉霉素、甲硝唑、呋喃唑酮、氨苄西林、罗红霉素、四环素、庆大霉素等，这些药物均能杀灭此菌；②抗消化性溃疡药，如含铋制剂和 H^+-K^+-ATP 酶抑制药，这些药物抗菌作用弱，单用疗效差。两类药物联合应用可提高疗效。

知识链接

消化性溃疡

消化性溃疡是多发病，发病率为10%～12%。溃疡的形成因素很多，直接发病机制与黏膜局部损伤因素（胃酸、胃蛋白酶、幽门螺杆菌）和保护机制（胃黏膜屏障功能）之间的平衡失调有关，其中酸性胃液对黏膜的消化作用是溃疡形成的基本因素，因此得名。酸性胃液接触的部位，如食管下段、胃肠吻合术后吻合口、空肠及具有异位胃黏膜的 Meckel 憩室均可形成溃疡。绝大多数的溃疡发生于胃和十二指肠，故又称胃、十二指肠溃疡。幽门螺杆菌是导致胃炎、胃溃疡和十二指肠溃疡的罪魁祸首。病情较轻者，选择抗酸药即可；若病情较重，抑酸药是必需的，配伍黏膜保护药可以提高疗效，配伍抗幽门螺杆菌药可以提高治愈率，减少复发，故三类药合用疗效更佳。

三、助消化药

助消化药多数是消化液中的成分，或能促进消化液分泌，阻止肠道过度发酵，主要用于消化不良和食欲缺乏等（表6－4）。

表6－4　常用的助消化药

药物	来源或成分	作用和应用	使用注意
稀盐酸（Dilute Hydro－chloric Acid）	10% HCl 溶液	增加胃液酸度，提高胃蛋白酶活性。用于胃酸缺乏症	饭前或水稀释后服用，减轻对胃黏膜的刺激
胃蛋白酶（Pepsin）	猪、牛、羊等的胃黏膜	分解蛋白质。用于胃蛋白酶缺乏症及过食引起的消化不良	遇碱失效，常与稀 HCl 合用
胰酶（Pancreatin）	猪、牛、羊胰脏，含胰酶	消化脂肪、蛋白质和淀粉。用于胰液分泌不足引起的消化障碍	与 $NaHCO_3$ 同服可提高活性，肠衣片不能嚼服
乳酶生（Biofermin）	活乳酸杆菌的干燥剂	分解糖类产生乳酸，抑制肠内腐败菌，减少发酵和产气。用于肠内异常发酵引起的消化不良、腹胀及小儿消化不良性腹泻	不宜与抗酸药、抑菌药合用，送服水温宜低于40℃
干酵母（Dried yeast）	麦酒酵母的干燥菌体	富含 B 族维生素。用于食欲不振、消化不良和 B 族维生素缺乏症	宜嚼服，剂量过大可致腹泻

四、促胃肠动力药

胃肠运动受神经、体液和胃肠神经丛的综合调节，有高度的协调性和节律性，胃肠平滑肌若调控失常，胃肠运动功能就会紊乱，表现为亢进或低下，出现多种消化道症状。临床多采用对症治疗。促胃肠动力药是一类能增强并协调胃肠节律性运动的药物。

常用的胃肠动力药有多巴胺 D_2受体阻断药甲氧氯普胺（Metoclopramide）、外周性多巴胺 D_2受体阻断药多潘立酮（Domperidone）、通过乙酰胆碱起作用的西沙必利（Cisapride）和莫沙比利（Mosapride）。

（一）多巴胺 D_2受体阻断药

多潘立酮 Domperidone

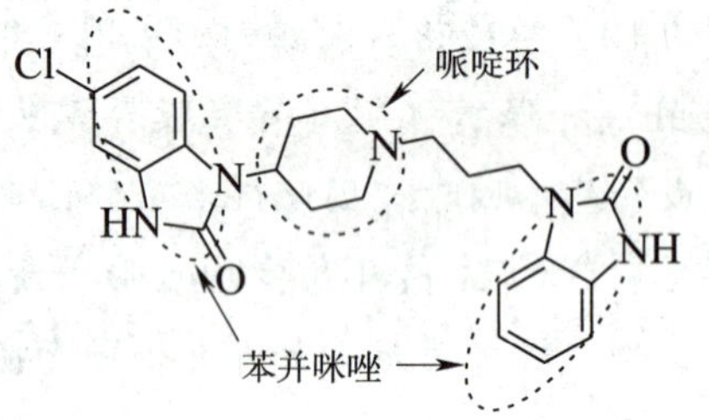

【化学名】 5－氯－1－[1－[3－(2,3－二氢－2－氧代－1*H*－苯并咪唑－1－基)丙基]－4－哌啶]－1,3－二氢－2*H*－苯并咪唑－2－酮。

【性状】 本品为白色或类白色粉末，无臭。在甲醇中极微溶解，在水中几乎不溶，在冰醋酸中易溶。

【化学性质】 本品水溶液显碱性，可与马来酸形成盐。

【药理作用】 本品能选择性阻断外周多巴胺受体，对胃肠选择性高，能增强食管蠕动和食管下部括约肌的张力，防止胃－食管反流；促进胃及肠道上部蠕动，加强胃肠推动作用，防止十二指肠－胃反流；具有胃肠促动和高效止吐作用。

【临床用途】

（1）主要用于胃排空缓慢导致的功能性消化不良、反流性食管炎、慢性萎缩性胃炎、胆汁反流性胃炎和胃轻瘫等。

（2）用于食物、痛经、偏头痛、颅脑外伤或颅内病灶及肿瘤化疗或放疗等因素引起的恶心、呕吐。也可作为食管镜、胃镜检查时预防恶心、呕吐的药物。

【不良反应】 偶见短暂的腹痛、腹泻、口干、皮疹、头痛、乏力等；因对中枢多巴胺受体无明显作用，故无锥体外系副作用；可升高血清催乳素水平，停药后可恢复正常；不宜与抗胆碱药合用，否则疗效降低。

甲氧氯普胺 Metoclopramide

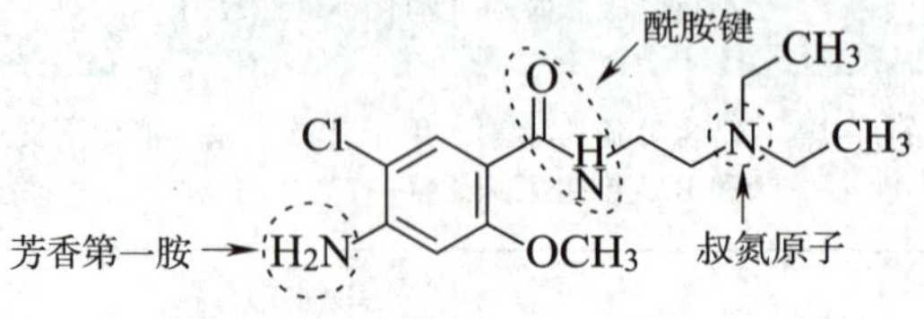

【药理作用与临床应用】 本品兼有中枢和外周多巴胺受体拮抗作用，并能刺激胃肠肌间神经丛胆碱

能神经，促进乙酰胆碱释放。

（1）胃肠促动作用 阻断胃肠多巴胺受体，并促进胃肠胆碱能神经释放乙酰胆碱，加强从食管至近段小肠平滑肌运动，发挥胃肠促动作用，防止胃内容物反流，促进胃排空。主要用于慢性功能性消化不良、反流性食管炎、胆汁反流性胃炎以及糖尿病性胃轻瘫等。

（2）止吐作用 阻断延髓催吐化学感受区多巴胺 D_2受体，产生较强的中枢性止吐作用。用于胃部疾病（如胃炎、胃肠功能紊乱等）、脑部疾病（如脑震荡、脑肿瘤等）、痛经、药物（如洋地黄或左旋多巴等）、肿瘤化疗或放疗、术后以及妊娠等多种因素引起的恶心、呕吐。

（3）催乳作用 阻断下丘脑多巴胺受体，减少催乳素抑制因子的释放，引起血清催乳素水平的升高，有一定的催乳作用，可试用于产后乳汁不足。

【不良反应】常见头晕、嗜睡、乏力，偶见便秘、腹泻、皮疹。应用过久或剂量过大可引起锥体外系反应，主要表现为帕金森病，可用苯海索等中枢性抗胆碱药对抗；也可引起高泌乳素血症，偶见溢乳、男子乳房发育等。注射给药可引起直立性低血压。孕妇慎用。

（二）5 - HT_4受体激动药

本类药物第一个药物是西沙必利，属于苯甲酰胺的衍生物。莫沙必利是在西沙必利分子结构上进行优化得到，克服了西沙必利的副作用。

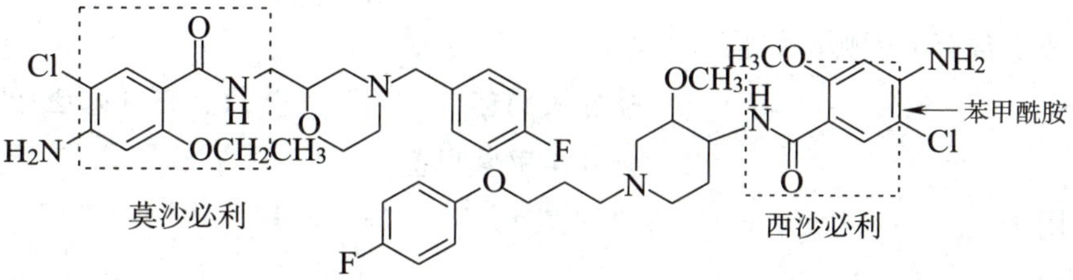

西沙必利（Cisapride） 本品为新型全胃肠动力药，可选择性刺激胃肠胆碱能神经末梢，促进乙酰胆碱释放，进而协调食管、胃、肠平滑肌运动；增强食管下部括约肌张力，加速胃和十二指肠排空，促进食物在肠道中的转运，发挥胃肠促动作用；促进胆囊收缩与排空。作用强于甲氧氯普胺 10 ~ 100 倍。且有增进食欲的作用。

用于反流性食管炎、慢性功能性及非溃疡性消化不良、胃轻瘫、慢性功能性便秘、假性肠梗阻及术后胃肠麻痹等。

不良反应有一过性肠鸣、腹痛、腹泻等，偶见恶心、头痛、头晕及过敏反应。孕妇、机械性肠梗阻、胃肠出血或穿孔患者禁用。

莫沙必利（Mosapride） 本药体内过程、作用机制及临床应用均与西沙必利相似，口服吸收快，主要促进胃和十二指肠的协调运动，对消化道其他部位无明显影响。

目标检测6-3

答案解析

一、单选题

1. 奥美拉唑抗消化性溃疡得作用机制

A. 阻断 H_2受体　　B. 阻断 M_1受体　　C. 阻断胃泌素受体

D. 抑制胃壁细胞质子泵　　E. 抑制 Na^+-K^+-ATP 酶

2. 助消化药稀盐酸的浓度是

A. 10%　　B. 20%　　C. 30%　　D. 40%　　E. 50%

3. 下列药物中，第一个上市的 H_2受体阻断药为

A. 法莫替丁　　B. 咪丁硫脲　　C. 西咪替丁　　D. 甲咪硫脲　　E. 雷尼替丁

4. 用后容易产生便秘和轻度腹泻的抗酸药分别是

A. 氢氧化镁和 $NaHCO_3$　　B. 氢氧化铝和碳酸钙

C. $NaHCO_3$和碳酸钙　　D. 氢氧化镁和氢氧化铝

E. 氢氧化铝和氢氧化镁

5. 可用于胃溃疡治疗的含咪唑环的药物是

A. 盐酸氯丙嗪　　B. 多潘立酮　　C. 西咪替丁　　D. 盐酸丙米嗪　　E. 奋乃静

二、多选题

1. 治疗消化性溃疡药可选用

A. 抗酸药　　B. 胃肠解痉药

C. 抑制胃壁细胞质子泵　　D. H_1受体受体阻断药

E. H_2受体阻断药

2. 抗溃疡药雷尼替丁含有下列哪些结构

A. 含有咪唑环　　B. 含有呋喃环　　C. 含有噻唑环

D. 含有硝基　　E. 含有二甲氨甲基

3. 多潘立酮可以用于

A. 反流性管管炎

B. 胆汁反流性胃炎

C. 慢性萎缩性胃炎

D. 肿瘤化疗引起的恶心、呕吐

E. 食管镜检查前用药，防止检查时发生恶心、呕吐

4. 奥美拉唑水溶液的稳定性容易受哪些因素的影响

A. 温度　　B. 光线　　C. 酸碱度　　D. 氧化剂　　E. 重金属离子

三、简答题

1. 抗消化性溃疡药有几类？作用机制分别是什么？每类写出一个药物。

2. 奥美拉唑制剂为何选用肠溶胶囊？

书网融合……

知识回顾

第四节　H_1受体阻断药

PPT

实例分析6－7

实例　某男孩，16岁，高二学生，1年前不知什么原因经常皮肤瘙痒，近几个月加重，频繁发作，每次发作必须抓挠才能舒服，但是一旦抓挠则瘙痒面积加大，瘙痒加重，难以忍受，必须将瘙痒部位全部快速抓挠后才能缓解，抓挠过的部位出现大量条索状丘疹，该疾病诊断为慢性荨麻疹。

讨论　1. 根据该诊断选择什么药物治疗更合适？

2. 服用氯苯那敏是否可以？为什么？

答案解析

一、概述

组胺（histamine）是由组氨酸经特异性的组氨酸脱羧酶脱羧而形成，广泛分布于体内，是自体活性物质之一，具有多种生理活性。通常组胺在体内以无活性的结合型存在于肥大细胞和嗜碱粒细胞中。当机体发生变态反应或受到其他物理或化学刺激时，肥大细胞脱颗粒，释放有活性的游离型组胺，与靶细胞膜上特异性组胺受体结合，产生生物效应。目前已知组胺受体有H_1、H_2和H_3三种亚型，各型分布及效应见表6－5。

表6－5　组胺受体分布及效应表

亚型	分布	效应
H_1受体	支气管、胃肠及子宫平滑肌	支气管平滑肌收缩可出现呼吸困难；胃肠和子宫平滑肌收缩引起痉挛性腹痛
	皮肤血管、毛细血管	血管扩张，通透性增高、渗出增加、引起水肿和瘙痒
	心房、房室结	收缩力增加，心率加快；传导减慢
	中枢	觉醒反应，刺激神经末梢引起疼痛和瘙痒
H_2受体	胃壁细胞	胃液（酸）分泌量增加
	血管	血管平滑肌松弛，血管舒张
	心室，窦房结	收缩力增强、心率加快
H_3受体	中枢神经系统	作为自身受体，抑制组胺的合成和释放；作为异身受体参与心率与血压、胃酸分泌、过敏反应、睡眠与觉醒及体温的调节

根据对受体选择性的不同，组胺受体阻断药可分为H_1受体阻断药、H_2受体阻断药、H_3受体阻断药三类。目前H_1受体阻断药和H_2受体阻断药广泛应用于临床，H_3受体阻断药仅作为实验研究用药。其中H_2受体阻断药已在本章第三节中介绍，本节仅讨论H_1受体阻断药。

常用的H_1受体阻断药根据问世的时间作用特点分为第一代和第二代。第一代又称为经典的H_1受体阻断药，第二代称为非经典的H_1受体阻断药。常见的药物见表6－6。

表 6－6　H_1 受体阻断药的分类及代表药物的结构

分类	经典 H_1 受体阻断药	非经典 H_1 受体阻断药
乙二胺类	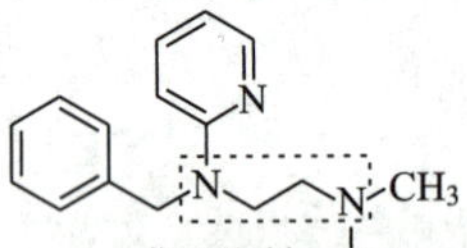 曲吡那敏	无
氨基醚类	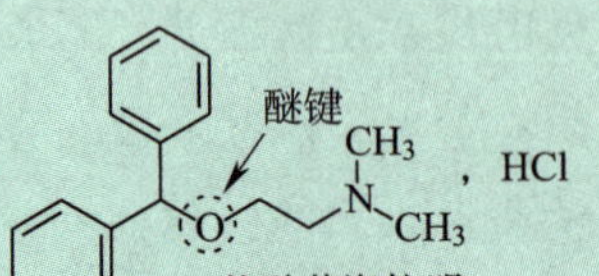 盐酸苯海拉明	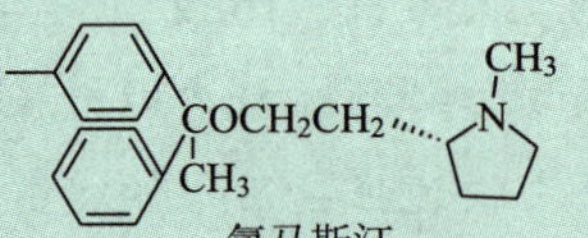 氯马斯汀
哌嗪类	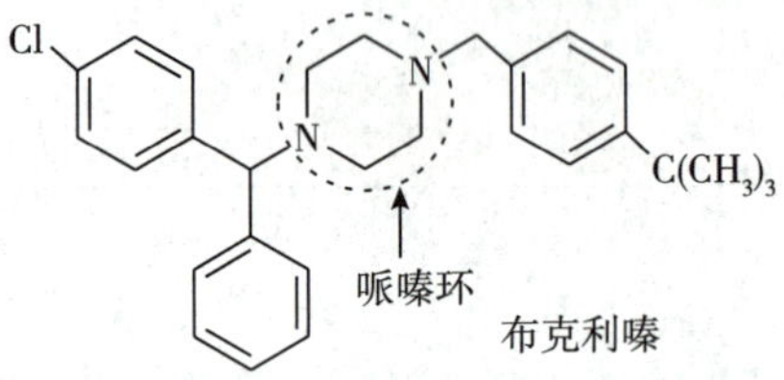 布克利嗪	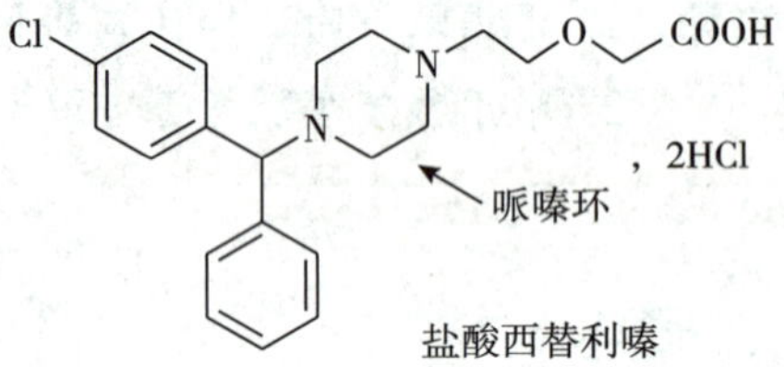 盐酸西替利嗪
哌啶类	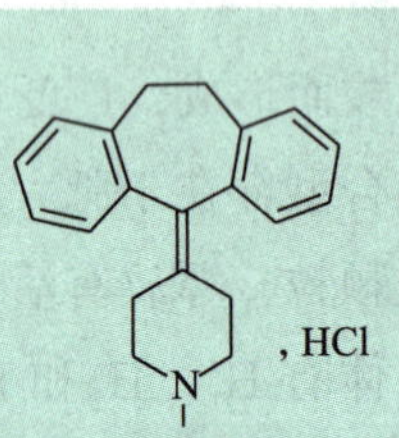 盐酸赛庚啶	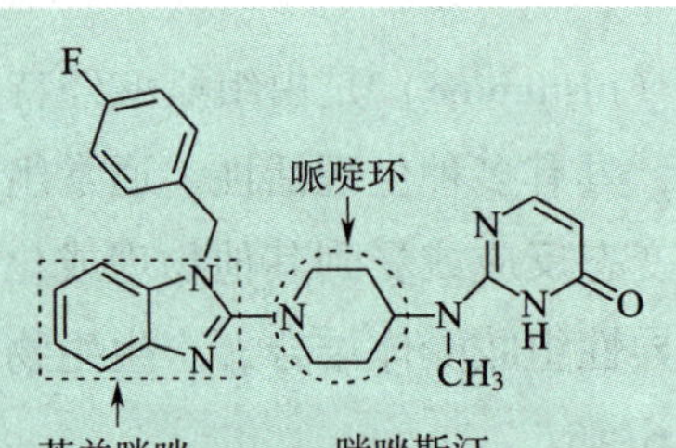 咪唑斯汀
丙胺类	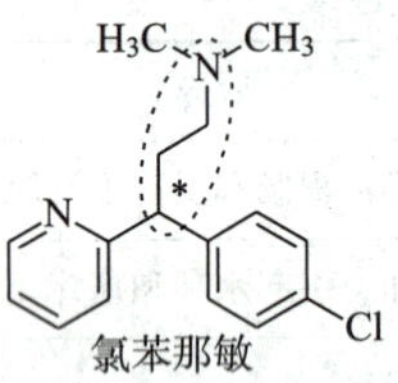 氯苯那敏	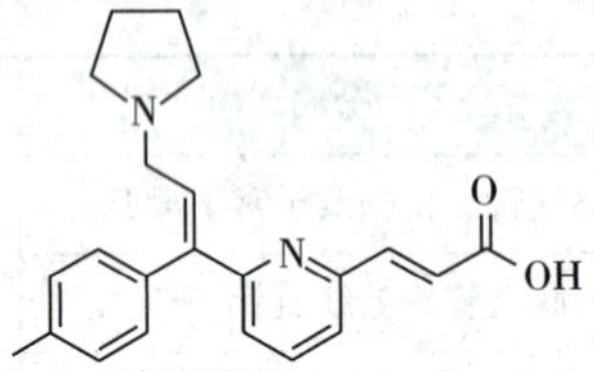 阿伐斯汀
三环类	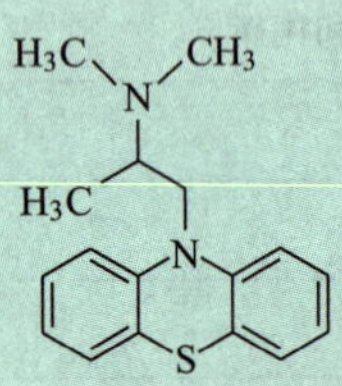 异丙嗪	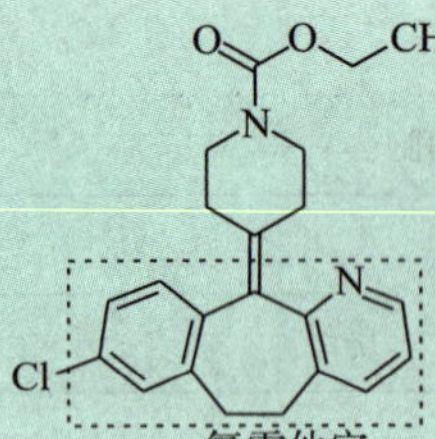 氯雷他定

第一代受体阻断药的特点：受体特异性差；对中枢抑制作用强，有胆碱作用，易引起困倦、口鼻眼干；且作用时间短，易出现耐药性等。

第二代 H_1 受体阻断药的特点：中枢抑制作用弱，不嗜睡；无阿托品样作用；多为长效缓释制剂；对喷嚏、清涕、鼻痒疗效好，对鼻塞疗效较差。

根据药物的化学结构分类，H_1 受体阻断药可分为七类：乙二胺类（如曲吡那敏）、氨基醚类（如苯海拉明）、哌嗪类（如布克利嗪、西替利嗪）、哌啶类（如左卡巴斯汀、氯雷他定、咪唑斯汀、特非那定）、丙胺类（如氯苯那敏、阿伐斯汀）、吩噻嗪类（如异丙嗪、美喹他嗪）、苯并咪唑胺类（如阿司咪唑等)。H_1受体阻断药的分类见表6-6。

【药理作用】

(1) 阻断H_1受体作用 竞争性地阻断H_1受体，完全对抗组胺收缩胃肠道和支气管平滑肌的作用；收缩小血管，降低毛细血管通透性。

(2) 中枢抑制作用 多数经典的H_1受体阻断药治疗量即可抑制中枢神经系统，而产生镇静、嗜睡等作用。中枢抑制作用因药物和个体敏感性而有强弱之分，其中以苯海拉明和异丙嗪作用最强；特非那定和阿司咪唑因不易透过血-脑屏障，几乎无中枢抑制作用。

(3) 抗胆碱作用 第一代H_1受体阻断药多数具有抗胆碱作用。中枢性抗胆碱作用可产生防晕和止吐效应，外周性抗胆碱作用是引起某些不良反应的药理基础，如苯海拉明、异丙嗪等有较强的防晕和止吐作用。

(4) 其他作用 苯海拉明、异丙嗪等较大剂量应用时可产生局部麻醉作用和奎尼丁样作用。

知识链接

H_1受体阻断药的发展

1933年偶然发现哌罗克生可缓解组胺诱导的支气管痉挛，很快又得到了合成的*N*-phenyl-*N*，*N'*，*N'*-triethyl-1，2-ethylenediamine，这两个化合物的发现标志着抗组胺药物的开始。1937年，Daniel Bovet用化学方法合成了第一个抗组胺药物芬苯扎胺，他也因此获得1957年的诺贝尔生理学与医学奖。20世纪40年代，高效的抗组胺药物曲吡那敏和苯海拉明问世，推动了该类药物的发展。1950年氯苯那敏上市，成为第一代抗组胺药物的代表，至今仍作为多种复方药物的抗过敏成分而广泛应用。20世纪70年代，抗溃疡的H_2受体阻断药被发现后，人们将抗组胺药改称为H_1受体阻断药，该类药物主要缺点就是嗜睡，因此人们从未停止在该领域的研究。20世纪80年代，一些无嗜睡作用的H_1受体阻断药陆续合成，人们又将早年的H_1受体阻断药称为经典的H_1受体阻断药或第一代H_1受体阻断药，无嗜睡作用的药物称为第二代。1988年，第二代抗组胺药物氯雷他定成功上市，标志着人类进入清醒抗过敏时代。

【临床应用】

(1) 皮肤黏膜过敏性疾病 主要用于内源性组胺释放引起的皮肤黏膜的变态反应如荨麻疹、花粉症、过敏性鼻炎等，可作为首选用药，现多用第二代H_1受体阻断药。对昆虫咬伤、药物疹、接触性皮炎和黄疸引起的皮肤瘙痒有良好的止痒效果，但此类药物对支气管哮喘疗效差，对过敏性休克无效。

(2) 防晕止吐 常以苯海拉明、异丙嗪用于晕动病及放射病引起的呕吐。防治晕动病一般需要乘车、乘船前15~30分钟服用，发作后用药疗效差。

(3) 其他 苯海拉明可与平喘药氨茶碱等合用，以对抗茶碱类药物引起的中枢兴奋、失眠等副作用；异丙嗪常作为冬眠合剂的组分用于人工冬眠。

【不良反应】

(1) 中枢神经系统反应 第一代药物常见嗜睡、头晕、乏力、反应迟钝、注意力不集中、共济失调等中枢抑制现象，服药期间应避免驾驶车辆、操纵机械或从事高空作业，防止发生意外；第二代H_1受体阻断药多数无中枢抑制作用。

(2) 消化系统反应 可引起口干、厌食、恶心、呕吐、便秘或腹泻等，餐后服用可减轻。

（3）其他　阿司咪唑和特非那定过量可引起心律失常。多数药物具有抗胆碱作用，青光眼、幽门梗阻、尿潴留患者禁用，禁用于孕妇及哺乳期妇女。

二、经典的 H_1 受体阻断药

马来酸氯苯那敏　Chlorphenamine Maleate

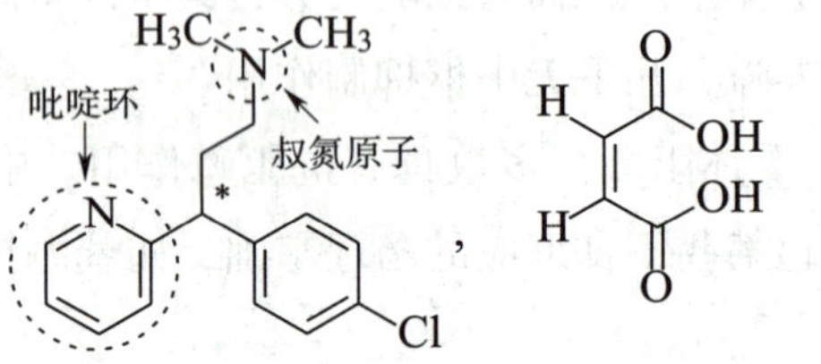

【化学名】 2－[对－氯－α－[2－(二甲氨基)乙基]苯基]吡啶马来酸盐。

【性状】 本品为白色结晶性粉末，无臭。在水、乙醇或三氯甲烷中易溶。

【化学性质】 本品结构中含有一个手性碳原子，有一对光学异构体，其右旋体（*S*）强于左旋体（*R*），其外消旋体为药用，药品均为氯苯那敏外消旋体的马来酸盐，对 H_1 受体的拮抗作用甚强，且作用持久。

【稳定性】 本品与苦味酸试液反应，生成黄色的氯苯那敏苦味酸盐沉淀；另外，本品有升华性，其升华物为特殊晶形，可与其他 H_1 受体阻断药相区别。

【鉴别】 ①本品加枸橼酸醋酐试液，置水浴上加热，即显红紫色；②本品加稀 H_2SO_4，滴加高锰酸钾试液，红色即消失。

【药理作用与临床应用】 本品抗组胺作用强且持久，中枢抑制作用轻，嗜睡反应较轻。主要用于过敏性鼻炎、皮肤黏膜过敏以及药物或食物等引起的过敏性疾病。

盐酸苯海拉明　Diphenhydramine Hydrochloride

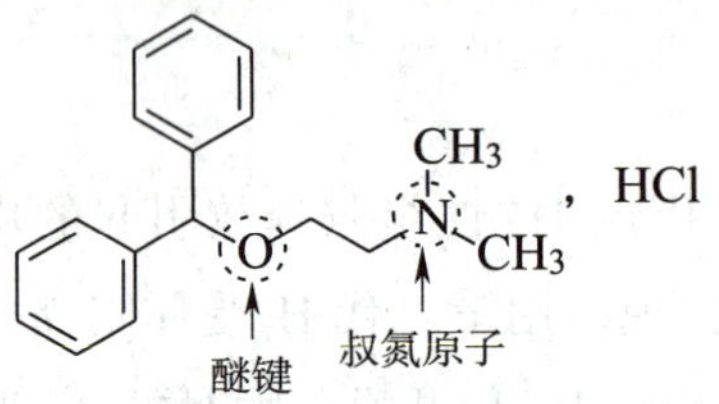

【化学名】 *N*，*N*－二甲基－2－(二苯基甲氧基)乙胺盐酸盐。

【性状】 本品为白色结晶性粉末，无臭。在水中极易溶解，乙醇或三氯甲烷中易溶，在丙酮中略溶，在乙醚中极微溶解。

【化学性质】 本品为醚类化合物，将其与具有中枢兴奋作用的嘌呤衍生物结合成盐，如与 8－氯茶碱结合形成的盐称为茶苯海明（Dimenhydrinate），用于预防晕动病。

【稳定性】 本品在碱性溶液中稳定。化学性质不活泼，纯品对光稳定，含有二苯甲醇等杂质时，光照条件下渐变色。二苯甲醇等杂质可从合成过程带入，也可在贮存过程中分解产生。

【鉴别】 本品加 H_2SO_4，初显黄色，随即变成橙红色；滴加水，即成白色乳浊液。

知识链接

苯海拉明抗晕动作用的发现

1947 年 Gay & Carliner 将苯海拉明送到 John Hopkin 大学的变态反应门诊部，观察它对荨麻疹的治疗作用。有一位荨麻疹孕妇平时患有晕动症，用药治疗荨麻疹后，不仅荨麻疹好转，乘车时晕车反应也明显减轻了。Gay & Carliner 发现这一情况后，将其推广应用，在 485 个士兵身上试验。1948 年 11 月，这些士兵乘船从纽约出发横渡大西洋，证实了苯海拉明的抗晕作用。

【药理作用与临床应用】 本品具有抗组胺作用、镇静作用、防晕动和止吐作用。中枢抑制作用显著。主要用于荨麻疹、皮肤瘙痒等皮肤、黏膜过敏性疾病和过敏性鼻炎，也用于缓解支气管平滑肌痉挛，可预防晕动病和治疗妊娠呕吐。

常见经典的 H_1 受体阻断药作用比较见表 6－7。

表 6－7　常见第一代 H_1 受体阻断药代表药物作用比较

药物名称	H_1 受体阻断	中枢抑制	抗晕、止吐	抗胆碱
曲吡那敏	＋＋	＋＋		
苯海拉明	＋＋	＋＋＋	＋＋	＋＋＋
布可立嗪	＋＋	＋	＋＋＋	＋
赛庚啶	＋＋＋	＋＋	＋	＋＋
氯苯那敏	＋＋＋	＋	＋	＋＋
异丙嗪	＋＋＋	＋＋＋	＋＋	＋＋＋

注：＋＋＋作用强，＋＋作用中等，＋作用弱，－无效

即学即练 6－4

答案解析

以下不属于苯海拉明的药理作用的是

A. 抗组胺作用　B. 镇静作用　C. 防晕动作用

D. 止吐作用　E. 镇痛作用

三、非经典的 H_1 受体阻断药

氯雷他定　Loratadine

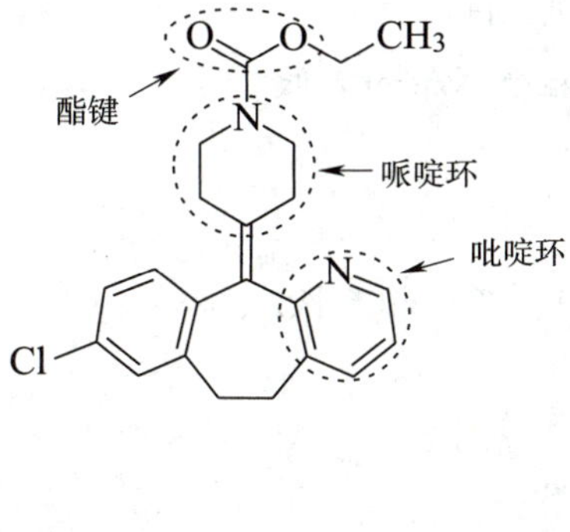

【化学名】4-(8-氯-5,6-二氢-11*H*-苯并[5,6]环庚并[1,2-b]吡啶-11-亚基)-1-哌啶羧酸乙酯。

【性状】本品为白色或类白色结晶性粉末，无臭。在甲醇、乙醇或丙酮易溶，在0.1mol/L盐酸溶液中略溶，在水中几乎不溶。

【稳定性】本品常温常压下稳定，避免与强氧化剂接触。密封储存于阴凉、干燥处。

【鉴别】本品加稀盐酸溶液溶解后，加碘化铋钾试液2~3滴，产生橙黄色沉淀。

【药理作用与临床应用】本品为三环类非镇静性抗组胺药，主要用于过敏性鼻炎、慢性荨麻疹及其他过敏性瘙痒性皮肤病的治疗。

目标检测6-4

答案解析

一、单选题

1. H_1受体阻断药的最佳适应证是
   A. 晕动病　B. 过敏性休克　C. 过敏性哮喘
   D. 过敏性鼻炎　E. 皮肤黏膜变态反应
2. 关于氯雷他定错误的描述是
   A. 属H_1受体阻断药　B. 没有抗胆碱能受体活性
   C. 无镇静作用　D. 难以进入血-脑屏障
   E. 不具有乙二胺类的化学结构特征
3. 氯苯那敏的别名是
   A. 扑敏宁　B. 新敏乐　C. 扑尔敏　D. 敏迪　E. 息斯敏
4. 盐酸苯海拉明属于H_1受体阻断药的哪种类型
   A. 丙胺类　B. 三环类　C. 哌嗪类　D. 氨基醚类　E. 乙二胺类

二、多选题

1. H_1受体阻断药中具有镇静、催眠作用的药物有
   A. 苯海拉明　B. 异丙嗪　C. 氯苯那敏　D. 氯雷他定　E. 阿伐斯汀
2. 具有防晕止吐作用的药物有
   A. 苯海拉明　B. 异丙嗪　C. 氯苯那敏　D. 氯雷他定　E. 东莨菪碱
3. 盐酸苯海拉明酸性水解的产物有
   A. 二苯甲醇　B. 苯甲酸　C. 二苯甲酮　D. 二甲氨基乙醇　E. 二甲胺
4. 非镇静性抗组胺药中枢副作用低的原因是
   A. 对外周H_1受体选择性高，对中枢受体亲和力低
   B. 未及进入中枢已被代谢
   C. 难以进入中枢
   D. 具有中枢镇静和兴奋的双重作用，两者相互抵消
   E. 中枢神经系统没有组胺受体

三、简答题

H_1受体阻断药可以用来治疗哪些疾病？主要不良反应有哪些？

书网融合……

知识回顾　　习题

（郭婧潭）

第七章　作用于内分泌系统的药物

学习引导

动物实验表明，如果切除小白鼠的肾上腺髓质，小白鼠仅表现为生理活动水平下降，仍然可以存活比较长的时间。但如果摘除小白鼠的双侧肾上腺后，小白鼠在 1～2 周内会很快死去。思考：①为何小鼠摘除双侧肾上腺后会很快死去而只切除肾上腺髓质却可以存活很久？②肾上腺髓质主要分泌什么激素？③肾上腺的皮质部分泌哪几类激素，有何生理作用？

学习目标

1. **掌握**　内分泌系统药物的分类及基本结构特征。典型药物氢化可的松、格列本脲、二甲双胍、阿卡波糖、丙硫氧嘧啶的结构特征、理化性质、药理作用、临床应用及主要不良反应。

2. **熟悉**　内分泌系统药物的构－效关系。雌激素、雄激素和甲状腺激素的结构特点、药理作用、临床应用及主要不良反应。

3. **了解**　蛋白同化激素、孕激素、抗孕激素的结构特点、药理作用、临床应用及主要不良反应。

第一节　甾体激素类药物

PPT

一、概述

甾体激素（steroid hormones）是一类含有甾体母核基本结构的激素。其母核的基本化学结构是环戊烷并多氢菲（甾烷，sterane），由 A、B、C 和 D 四个环构成。按药理作用可分为性激素（sex hormones）和肾上腺皮质激素（adrenal cortical hormone），前者包括雌激素（estrogens）、雄激素（androgens）和孕激素（progesterone）。根据其化学结构，甾体激素分为雌甾烷（estrane）、雄甾烷（androstane）和孕甾烷（pregnane）三大类，其化学结构如下：雌甾烷 C－13 位有角甲基，编号为 C－18；雄甾烷和孕甾烷 C－13 位、C－10 位有角甲基，编号为 C－18、C－19；孕甾烷 C－17 位有乙基，两个碳编号分别是 C－20、C－21。

甾体激素在维持生命、调节性功能、机体发育、免疫调节、皮肤疾病治疗及生育控制等方面具有极重要的医药价值。甾体激素药物（steroid hormone drugs）主要是某些甾体激素及类似物，用于治疗内分泌系统失调而导致的疾病，包括雌激素、雄激素、蛋白同化激素、孕激素、抗孕激素及肾上腺皮质激素等。

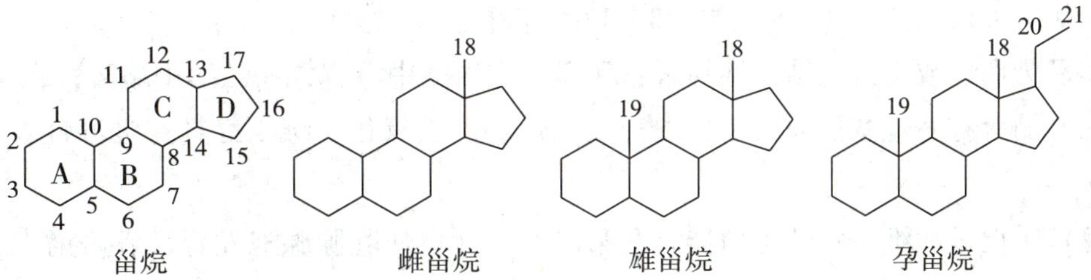

知识链接

内分泌系统

内分泌系统（endocrine system）是发布信息整合机体功能的调节系统，由内分泌腺及能产生激素（hormone）的功能器官及组织共同构成。内分泌系统可感知内、外环境的刺激，通过激素产生如下的调节效应。①维持机体稳态：参与水电解质平衡、酸碱平衡、体温、血压等调节过程及应激反应，与神经、免疫系统协调、互补，整合信息，共同维护机体内环境稳态，为生命活动正常运转提供基本保障；②调节新陈代谢：参与调节组织细胞的物质代谢及能量代谢，为机体各种生命活动奠定基础；③维持生长发育：促进组织细胞的生长、增值、分化和成熟；④调控生殖过程：调节生殖器官的成熟发育和生殖的全过程。

二、雌激素

（一）天然雌激素

雌激素是最早发现的甾体激素，由卵巢分泌，其结构特征都是A环为芳香类甾体化合物。1923年，科学家发现卵巢提取物能引起动情，不久后从孕妇尿液中分离得到第一个雌激素——雌酮（estrone），后来又分离得到雌二醇（estradiol）和雌三醇（estriol）。3种天然雌激素雌二醇、雌酮、雌三醇活性强度比是100∶10∶3，其中雌二醇的活性最高，它们在体内可相互转化，雌二醇和雌酮在雌二醇脱氢酶下相互转化，雌二醇经16α-羟化酶转化为雌三醇（图7-1）。雌激素通过与其受体结合形成复合物再进入细胞核内作用于DNA，影响转录和蛋白质合成来发挥作用。雌激素受体广泛分布在子宫、阴道、盆腔（韧带与结缔组织）、皮肤、膀胱、尿道、骨骼和大脑，因此雌激素具有广泛而重要的生理作用。

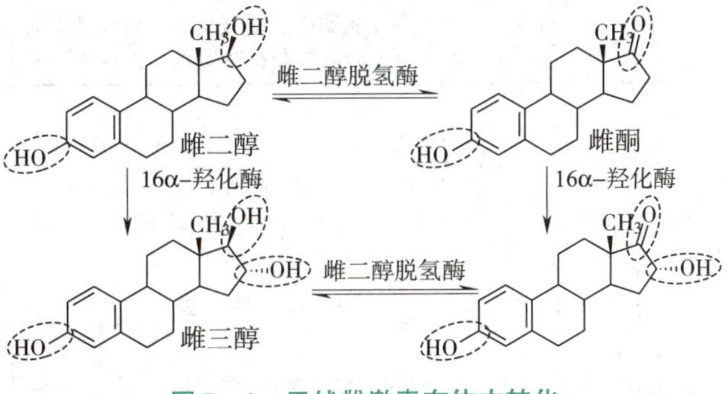

图7-1　天然雌激素在体内转化

雌二醇　Estradiol

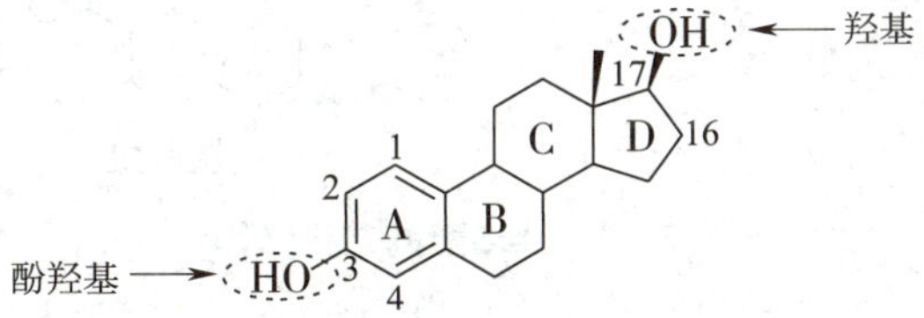

【化学名】雌甾-1，3，5(10)-三烯-3，17β-二醇。

【性状】本品为白色或类白色结晶性粉末；无臭。在丙酮中溶解，在乙醇中略溶，在水中不溶。

【稳定性】本品含有酚羟基显弱酸性，酚羟基和羟基可被氧化。雌二醇具有吸湿性，需遮光，密封保存。

【药理作用】①促进和维持女性生殖器官和第二性征（促使乳腺腺泡发育，乳房增大，乳汁生成）。刺激卵泡发育，加速卵子在输卵管的运行速度；促进子宫内膜和平滑肌的代谢；促进阴道上皮基底层细胞增生、分化、成熟及角化。②促进骨质致密，但能使骨骺提早闭合和骨化而影响骨的长度增加。③降低血管通透性，降低血胆固醇，使女性高血脂、冠心病发病率低。④滋润皮肤、亮丽头发。当发生生理性或病理性的雌激素水平低下后，表现为子宫、外阴、阴道和乳房萎缩及情绪的巨大波动，即围绝经期综合征；同时心脑血管病和骨质疏松发病率显著提高。

【临床应用】本品临床用于卵巢功能不全或卵巢激素不足引起的功能性子宫出血、原发性闭经、围绝经期综合征以及前列腺癌等。

【不良反应】①长期大剂量使用雌激素，轻微增加子宫内膜癌和乳腺癌发生的可能性，可与孕激素联合预防；②导致高钙血症、水钠潴留、体重增加、三酰甘油升高、糖耐量下降；③增加血栓性静脉炎和（或）静脉血栓栓塞性疾病风险；④可加重偏头痛和诱发抑郁症。

（二）雌二醇的结构修饰

雌二醇具有极强的生物活性，但雌二醇作用时间短、使用不方便，故以雌二醇为先导化合物进行结构改造后供口服或延长作用时间，见表7-1及图7-2。

表7-1 雌二醇的结构修饰

结构修饰	药物名称	作用特点及临床应用
3-位羟基酯化	苯甲酸雌二醇	作用时间延长，肌内注射后维持2~5天，临床用于卵巢功能不全、闭经、绝经期综合征等
17β-羟基酯化	戊酸雌二醇	长效避孕药的组成成分，可口服用于缓解绝经后更年期症状、卵巢切除后等雌激素缺乏
17α-位引入乙炔基	炔雌醇	因乙炔基增大了空间位阻，活性更强，还可口服。临床用于月经紊乱、围绝经期综合征、子宫发育不全、前列腺癌等
炔雌醇3-羟基醚化	炔雌醚	口服后药物贮存在脂肪组织缓慢释放，代谢为炔雌醇而生效，作用可维持1个月以上。临床用于围绝经期综合征及退乳等，与孕激素合用作为长效避孕药

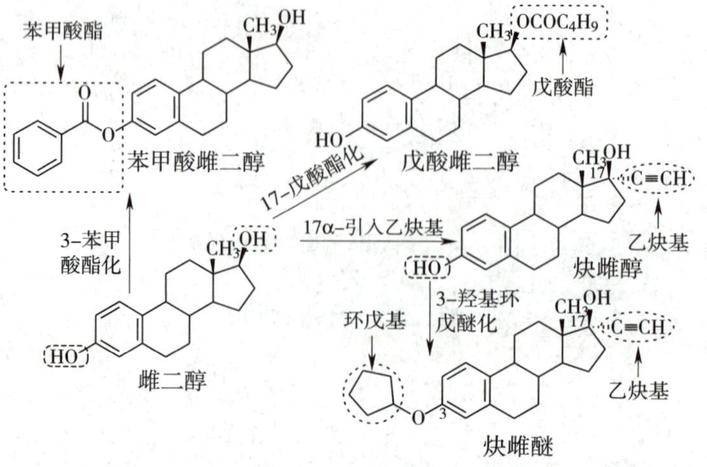

图7-2 雌二醇的结构修饰

（三）其他典型药物

尼尔雌醇是我国自主研发的一种长效口服雌激素，是乙炔雌三醇的环戊醚，活性小于炔雌醇，一次口服 5mg 可维持 1 个月，在体内缓慢脱烷基化，生成 3－羟基化合物后发挥作用。

尼尔雌醇　Nilestriol

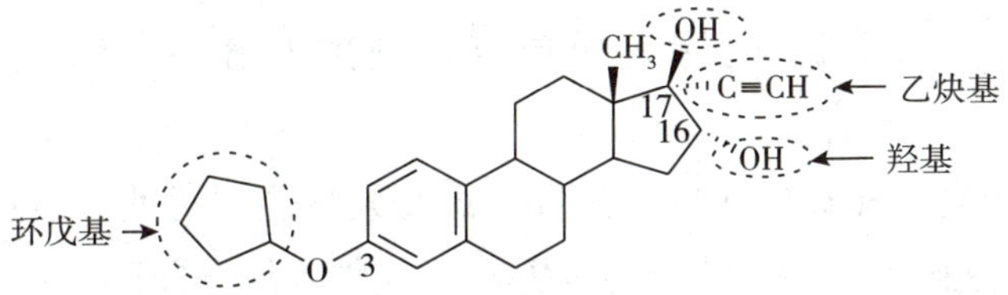

【化学名】 3－(环戊基氧基)－19－去甲－17－孕甾－1,3,5(10)－三烯－20－炔－16α,17α－二醇。

【性状】 本品为白色或类白色结晶性粉末。在三氯甲烷中易溶，在丙酮中溶解，在乙醇中略溶，在水中几乎不溶。

【鉴别】 本品含苯环，与甲醛、H_2SO_4试液反应呈蓝紫色（Marquis 反应）。

【药理作用】 本品口服吸收优于雌三醇，作用特点与雌三醇相似，选择性的作用于阴道和子宫颈管，而对子宫实体、子宫内膜影响小。

【临床应用】 临床用于雌激素缺乏引起的围绝经期综合征，如潮热、出汗、头痛、目眩、疲劳、烦躁易怒、神经过敏、外阴干燥、老年性阴道炎等。

【不良反应】 ①轻度的胃肠道反应，表现为恶心、呕吐、腹胀、头痛、头晕；②突破性出血；③乳房胀痛，白带增多；④偶有高血压及肝功能损害。

（四）人工合成雌性激素

由于雌激素在动物体内含量较少，早期从天然植物中未发现有 A 环芳香化的甾体来源，使得雌激素的来源非常有限。促使人们寻找结构简单、制备方便的合成代用品。通过对雌激素的构－效关系研究发现，甾体母核对于雌激素的活性是非必需的。Schueler（1946 年）提出了雌激素结构活性的基本要求：分子中在一刚性甾体母核两端的富电子基团（－OH、＝O、－NH 等）之间的距离应在 0.855nm，而分子宽度应为 0.388nm。经过合成和筛选，有超过 30 类、1000 多种有雌激素活性的非甾体化合物，其中己烯雌酚是此类非甾体化合物已上市药品最早、最典型的代表药物。

己烯雌酚　Diethylstilbestrol

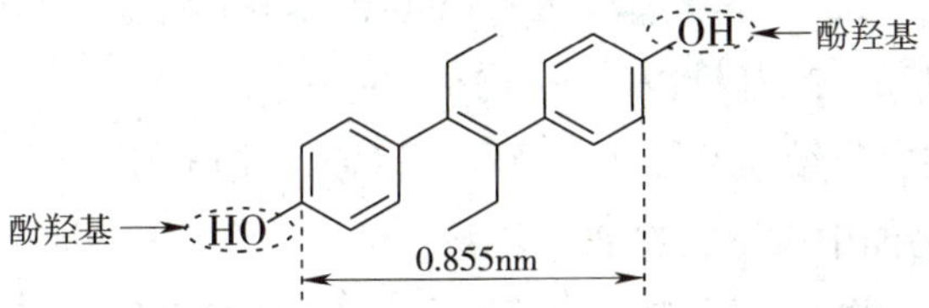

【化学名】 (*E*)－4,4′－(1,2－二乙基－1,2－亚乙烯基)双苯酚。本品反式体有效，顺式体无效。

【性状】 本品为无色结晶或白色结晶性粉末；几乎无臭。在甲醇中易溶，在乙醇、乙醚或脂肪油中溶解，在三氯甲烷中微溶，在水中几乎不溶；在稀 NaOH 溶液中溶解。

【稳定性】 分子中具有酚羟基，遇光易氧化变色。

【鉴别】 ①本品和 H_2SO_4作用显橙黄色（己烷雌酚为淡黄色），加水稀释后，颜色即消失；②本品的稀乙醇溶液，加 $FeCl_3$溶液，生成绿色配合物，缓缓变成黄色。

【药理作用】 本品口服作用为雌二醇的 2～3 倍，主要作用有：①促使女性器官及副性征正常发育；②促使子宫内膜增生和阴道上皮角化；③增强子宫收缩，提高子宫对催产素的敏感性；④小剂量刺激而大剂量抑制垂体前叶促性腺激素及催乳激素的分泌；⑤抗雄激素作用。

【临床应用】 ①补充体内雌激素不足，如萎缩性阴道炎、围绝经期综合征及老年性外阴干枯症等；②乳腺癌及男性晚期乳腺癌，不能进行手术治疗者；③晚期前列腺癌，不能手术治疗的患者；④预防产后泌乳、退乳。

【不良反应】 ①常见厌食、恶心、呕吐及头晕等；②大量应用可使子宫内膜过度增生及子宫出血；③可使水钠潴留，导致高脂血症、血栓及加重心力衰竭；④本品在肝脏代谢、肾排泄，故肝肾功能不良者慎用；⑤孕妇服用此药，其女性后代可能发生生殖道异常，在青少年时期就发生少女阴道癌，因此孕妇禁用。

己烯雌酚的两个酚羟基是活性官能团，用于制备各种衍生物。目前最常用的衍生物是己烯雌酚丙酸酯和己烯雌酚磷酸酯（或钠盐），前者作为长效油剂使用，后者主要用于前列腺癌。

三、雄激素和蛋白同化激素

（一）雄激素

1931 年科学家从 15 吨男性尿中提取到 15mg 雄素酮（androsterone），1935 年科学家从公牛睾丸中分离出睾酮（testosterone），活性为雄素酮的 6～10 倍。雄激素在结构上属于雄甾烷类，其中在睾丸中作用最强的是睾酮。

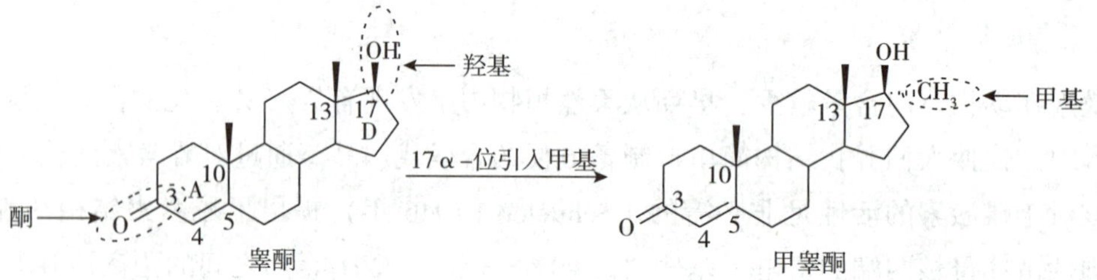

睾酮的 A 环和 D 环不稳定，易被破坏，不能口服。在睾酮的 17α－位引入甲基，即甲睾酮，增加位阻，稳定性增加，可以口服。睾酮的 17α－羟基与丙酸酯化后形成丙酸睾酮（Testosterone Propionate），也增加了稳定性。

甲睾酮 Methyltestosterone

【化学名】 17α－甲基－17β－羟基雄甾－4－烯－3－酮。

【性状】 本品为白色或类白色结晶性粉末；无臭，无味；微有引湿性。在乙醇、丙酮或三氯甲烷中易溶，在乙醚中略溶，在植物油中微溶，在水中不溶。

【稳定性】 在睾酮的 17α－位引入甲基后，增加位阻，稳定性增加，可以口服。

【鉴别】 本品加硫酸－乙醇溶解，即显黄色并带有黄绿色荧光。遇硫酸铁铵溶液，显橘红色，后变为樱红色。

【药理作用】 本品在胃肠道及口腔黏膜吸收较完全，口服经肝脏缓慢代谢失活，故以舌下含服为宜，剂量可减半。①促进男性生殖器官的发育和成熟，形成和维持男性第二性征，促进精子的生成和成熟。大剂量抑制腺垂体分泌促性腺激素，且有对抗雌激素作用。②促进蛋白质合成（同化作用），减少蛋白质分解（异化作用），促进生长发育，使肌肉发达，体重增加；同时可引起水、钠、钙、磷潴留。③刺激骨髓造血功能，大剂量雄激素可直接刺激骨髓造血功能，使红细胞的生成增加。④促进免疫球蛋白合成，增强机体免疫功能。

【临床应用】①替代疗法，适用于原发性雄激素缺乏，如无睾症、类无睾症以及男性性功能低下患者；②功能性子宫出血，利用其抗雌激素作用，使子宫平滑肌及子宫血管收缩，子宫内膜萎缩而止血，围绝经期患者更适用；③晚期乳腺癌，其疗效与癌细胞中雌激素受体含量有关，含量高者，效果好；④再生障碍性贫血，可改善骨髓造血功能。

【不良反应】女性患者长期服用雄激素可引起男性化改变，如痤疮、多毛、声音变粗、乳腺退化等。男性患者可发生性欲亢进，也有部分患者出现女性化，是由于雄激素在性腺外组织转化为雌激素导致的，长期用药后的负反馈作用使睾丸萎缩，精子生成减少。肾炎、肾病综合征、高血压和糖尿病患者慎用，孕妇及前列腺癌患者禁用。

（二）蛋白同化激素

对雄激素化学结构进行修饰可得到雄性活性微弱而蛋白同化活性增强的新化合物，即蛋白同化激素。它们由睾酮衍生而来，如苯丙酸诺龙（Nandrolone Phenylpropionate）、司坦唑醇（Stanozolol）、羟甲烯龙（Oxymetholone）等，见表7－2及图7－3。

表7－2　睾酮的半合成衍生物

药物名称	作用特点
甲睾酮	增加位阻，稳定性增加，口服吸收快，有一定的肝毒性
丙酸睾酮	稳定性增加，进入体内缓慢释放出睾酮起作用，作用时间延长
苯丙酸诺龙	同化作用为丙酸睾酮的12倍，雄激素作用仅为其50%，肌内注射可维持1～2周
司坦唑醇	蛋白同化作用较强，为甲睾酮的30倍，而雄激素作用仅为其25%，故男性化不良反应较少见

蛋白同化激素主要用于蛋白质吸收不良，蛋白质分解亢进或损失过多的患者，如严重烧伤手术后恢复期、慢性消耗性疾病、老年骨质疏松和肿瘤恶病质等。

苯丙酸诺龙还用于早产儿、儿童发育不良等。尚可用于不能手术的乳腺癌、功能性子宫出血、子宫肌瘤等。雄激素样作用仍是蛋白同化激素的主要不良反应，如长期应用可使女性轻微男性化，还可导致水、钠潴留。前列腺癌、男子乳腺癌、高血压患者及孕妇禁用，肝肾疾病、充血性心衰患者慎用。

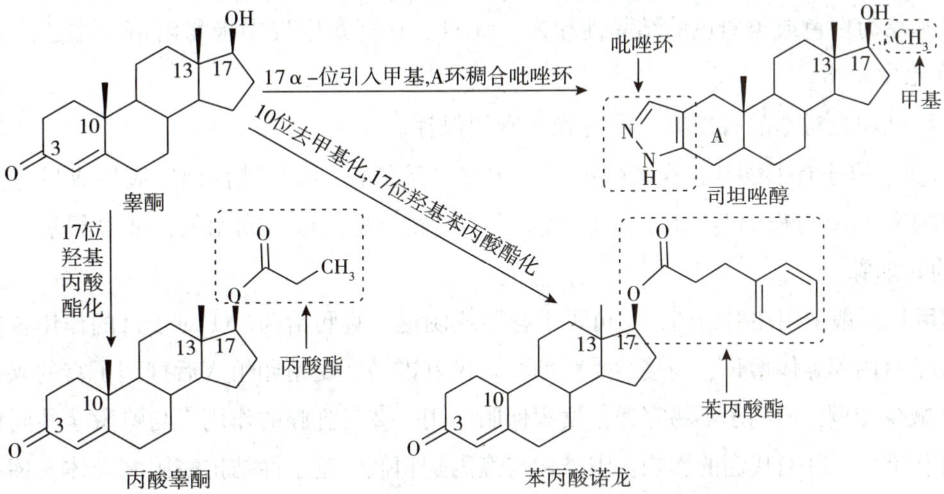

图7－3　雄激素及蛋白同化激素的结构修饰

知识链接

兴奋剂与蛋白同化激素

1960年罗马奥运会，丹麦运动员克努德·詹森在参加100公里自行车计时赛时由于服用苯丙胺和酒精的混合剂意外身亡，兴奋剂问题开始引起人们的广泛关注。兴奋剂是国际体育界违禁药物的总称，其中蛋白同化激素是最常见的兴奋剂。在20世纪60年代初，几乎所有的体育项目都有运动员使用蛋白同化激素。因为它不像苯丙胺那样，会使运动员突然虚脱或惨死在运动场上。服用蛋白同化激素，只要进行力量训练以及配合高蛋白质膳食，能使运动员体格强壮，力量增加，提高在赛场上的拼抢能力，但长期使用会使人暴躁易怒，身体虚弱，有增加患心血管病的危险等。国家药品监督管理部门公布的兴奋剂目录中蛋白同化激素多达70多种。

四、孕激素及抗孕激素

（一）孕激素

天然孕激素（progesterone）主要由卵巢的黄体细胞分泌，以孕酮（pregnendione，黄体酮）为主。1903年，科学家首先发现，将受孕后小白鼠的黄体移去，会导致妊娠终止。1934年，从孕妇尿中分离得到了黄体酮，很快就发现其维持妊娠的作用。排卵前孕酮主要来自肾上腺，排卵后第7～8d黄体成熟时孕激素分泌量达高峰，以后逐渐下降，月经来潮时恢复到排卵前的水平。怀孕第3个月起胎盘也大量分泌。内源性孕激素中黄体酮活性最强。

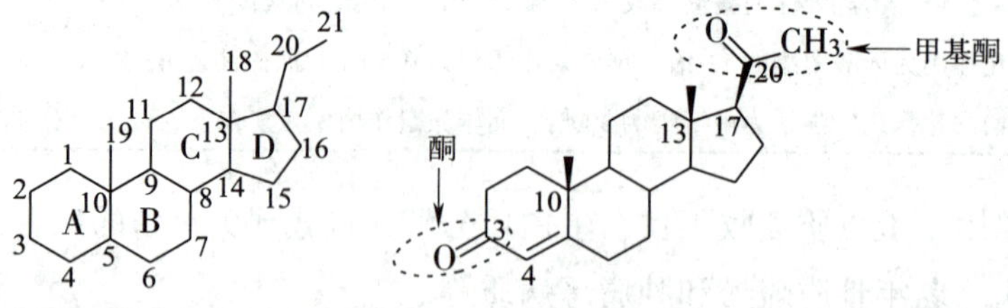

黄体酮　Progesterone

【化学名】孕甾-4-烯-3，20-二酮。

【性状】本品为白色或类白色的结晶性粉末，无臭。在三氯甲烷中极易溶解，在乙醇、乙醚或植物油中溶解，在水中不溶。

【稳定性】碱和光对本品有影响，需避光、密闭保存。

【鉴别】①C_{17}位连有甲酮基，在碳酸钠及乙酸铵的存在下，能与硝普钠反应生成显蓝紫色的阴离子复合物，为黄体酮特有专属的鉴别反应，因其他甾体药物仅呈浅橙色或无色；②含酮基，与异烟肼缩合生成浅黄色的异烟腙。

【药理作用】一般采用注射给药，也可舌下含服或阴道、直肠给药。①对子宫的作用：在月经周期的后期孕激素使子宫内膜腺体增长，为接纳受精卵植入做好准备；受精卵植入后抑制子宫的兴奋性，使宫颈口闭合，黏液减少变稠，使精子不易穿透，发挥保胎作用。②对乳腺的作用：与雌激素共同作用促使乳房发育，为产乳作准备。③对代谢的影响：因结构与醛固酮相似，竞争性拮抗醛固酮受体发挥利尿作用，诱导肝药酶，促进药物代谢。④大剂量通过对下丘脑的负反馈作用，抑制垂体促性腺激素的分泌，抑制排卵。

【临床应用】 临床主要用于习惯性流产、痛经、经血过多或血崩症、闭经等，大剂量也用于黄体酮不足所致的经前综合征、月经紊乱、绝经前和绝经期等。

【不良反应】 偶见恶心、呕吐、头痛及乳房胀痛等，长期应用引起子宫内膜萎缩，经量减少。由于黄体酮导致阴道黏膜糖原沉积和阴道菌群失调易发生阴道真菌感染，孕期用药可致女胎男性化，大剂量黄体酮可引起胎儿生殖器畸形。

黄体酮口服易代谢失活，仅能注射给药，目前临床应用的合成孕激素按化学结构分为孕酮和睾酮两类。

（二）孕激素的结构修饰

黄体酮的 C－6 位引入甲基、双键或氯原子等取代基，可影响药物的代谢，并增加脂溶性，提高药物的活性。

C－6α－甲基衍生物乙酸甲羟孕酮（安宫黄体酮），活性是黄体酮的 20 倍。进一步修饰，还可得到乙酸甲地孕酮和乙酸氯地孕酮，活性分别是黄体酮的 12 倍和 50 倍。在寻找口服孕激素的过程中，第一个成为可口服的合成孕激素不是黄体酮衍生物而是睾酮衍生物——炔孕酮（ethisterone），在 C－17α－位引入乙炔基后，雄性激素活性减弱，而口服后孕激素活性比黄体酮强 15 倍。将炔孕酮的 C－19 甲基去掉后得到炔诺酮，活性比炔孕酮更高。炔诺酮的异构体的活性仅为炔孕酮 1/10，它与炔雌甲醚的复方制剂在 1960 年问世，是人类生育史上第一个口服避孕药（图 7－4）。

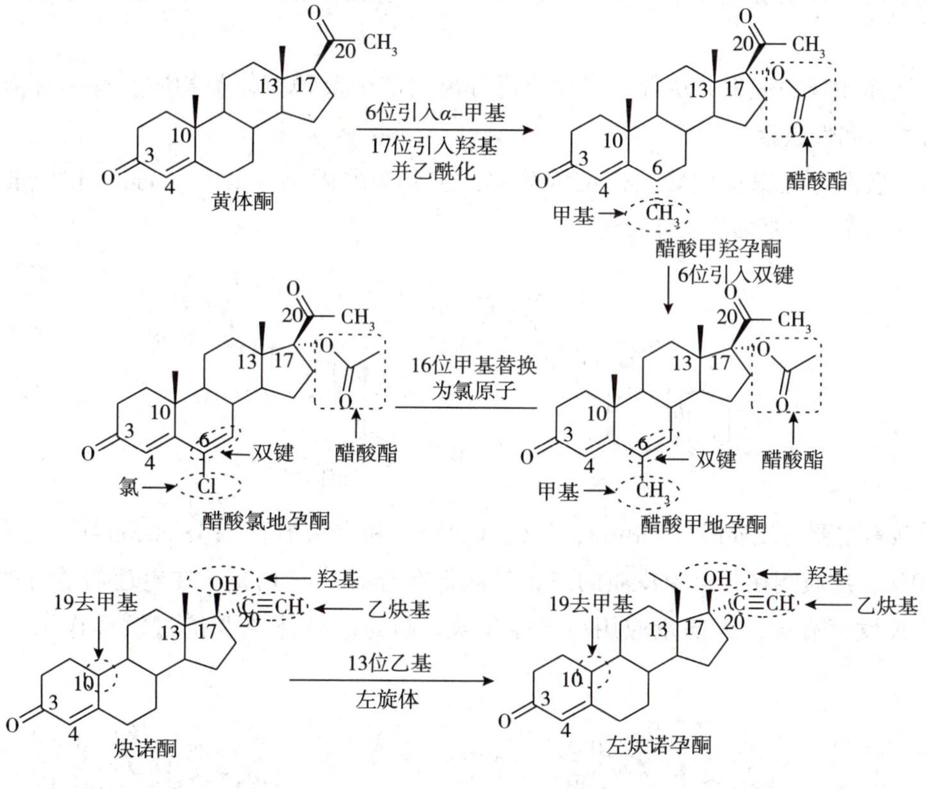

图 7－4　孕激素的结构修饰

（三）抗孕激素

主要与孕激素竞争受体并拮抗其活性，可干扰受精卵的着床和妊娠过程，达到抗早孕的目的。

米非司酮 Mifepristone

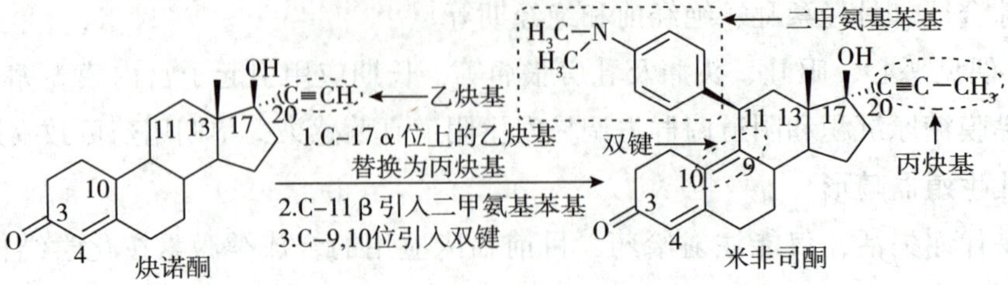

米非司酮是炔诺酮的衍生物。①炔诺酮 C－17α 位上的乙炔基被丙炔基取代，提高了与孕激素受体的亲和力；②C－11β 位连接二甲胺苯基增加了与受体结合的稳定性；③C－9 和 C－10 位引入双键，使整个载体母核的共轭性增加。因其以上的结构特点，米非司酮几乎无孕激素活性，而是孕激素受体的阻断药。米非司酮同时具有抗孕激素和抗皮质激素活性，还具有较弱的雄激素活性。与前列腺素合用于抗早孕，是最佳的终止早孕的方法。

五、肾上腺皮质激素

（一）概述

肾上腺位于肾脏的上方，分为肾上腺皮质和肾上腺髓质。肾上腺皮质由外向内依次为球状带、束状带和网状带，分别占肾上腺的 15%、50% 和 7%。肾上腺皮质激素是肾上腺皮质分泌的所有激素的总称。

1. 肾上腺皮质激素的分类 从肾上腺皮质可分离出三十余种甾体类物质，有生理活性的为盐皮质激素、糖皮质激素和性激素。

①盐皮质激素由肾上腺皮质球状带细胞分泌，主要为醛固酮（aldosterone）和少量的脱氧皮质酮（deoxycorticosterone），主要影响水盐代谢。

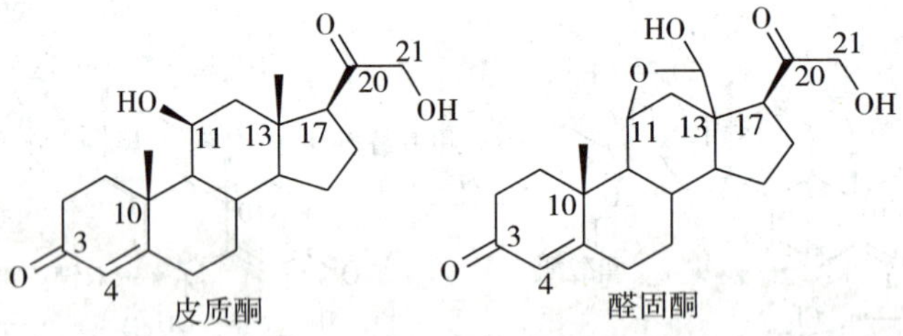

②糖皮质激素主要有皮质醇（cortisol，氢化可的松）和皮质酮（corticosterone），皮质醇主要由束状带分泌，占 90%，皮质酮在肾上腺皮质的三个带区都有合成，占 10%，在生理剂量与糖、脂肪、蛋白质的代谢及生长发育有关，大剂量应用可产生抗炎、抗毒、抗休克及抗过敏等作用，故又称为抗炎激素。

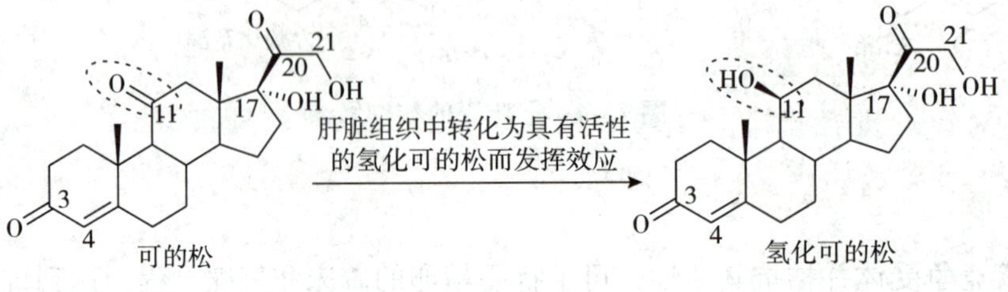

③性激素以网状带分泌为主，肾上腺皮质分泌的性激素为雄激素，主要为脱氢表雄酮和雄烯二酮，

它们的雄激素作用较弱，只有睾酮的20%，但在外周可转化为活性较强的形式而发挥作用。

肾上腺髓质占整个肾上腺约28%，分泌的激素主要为肾上腺素（adrenaline）、去甲肾上腺素（norepinephrine）、多巴胺（dopamine）。通常指的肾上腺皮质激素不包括性激素，临床常用的皮质激素是糖皮质激素。

知识链接

黄疸、妊娠与可的松

即使在今天，类风湿关节炎（RA）也不是一种好治的疾病，何况在100多年前。1923年美国医生P. H. Hench在研究RA的过程中发现：黄疸肝病患者和孕妇RA症状减轻了。这是为何？黄疸患者血液含有更高浓度的胆汁酸，而孕妇血液中含有更高浓度的雌、孕激素。由此，Hench设想黄疸、妊娠之所以能够缓解RA的病情，很可能与血液中类固醇浓度升高有关。如果给予外源的类固醇，是不是就能治疗RA？此时，Hench的同事，化学家E. C. Kendall和T. Reichstein成功分离、纯化鉴定了一种新的类固醇类激素——可的松，1949年Hench将可的松用于治疗RA获得巨大成功，他们三人共同获得1950年的诺贝尔医学与生理学奖。

2. 皮质激素的结构特点　具有孕甾烷基本母核，即：①甾体母核有C－13位、C－10位有角甲基，C－17位有乙基；②均有4－烯－3，20－二酮－21－羟基；③糖皮质激素在C－11和C－17位必须同时有含氧基团，而盐皮质激素在C－11和C－17只能有一个含氧基团取代或在两个位置均没有含氧基团。

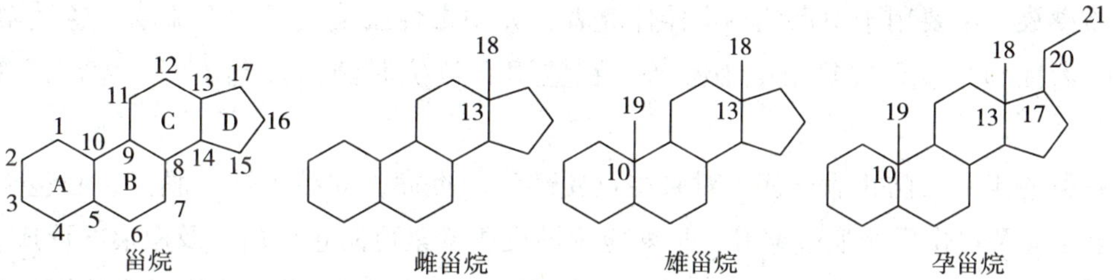

（二）糖皮质激素的共性

【药理作用】

（1）抗炎作用　糖皮质激素具有强大的抗炎作用，对各种炎症及炎症的各个环节均有抑制作用，如感染性、物理性、化学性及免疫性炎症等。在炎症早期，降低毛细血管通透性，减轻渗出和水肿，抑制白细胞浸润及吞噬反应，从而缓解红、肿、热、痛等局部症状。在炎症后期，防止粘连及瘢痕形成。需要注意的是炎症反应是机体的防御性反应，糖皮质激素在抗炎的同时降低了机体的防御功能，使用不当可致感染扩散，阻碍伤口愈合。

（2）抗免疫作用　对免疫过程的多个环节均有抑制作用，包括抑制巨噬细胞吞噬功能，干扰淋巴细胞的识别及阻断免疫母细胞的增殖，促进致敏淋巴细胞解体，抑制B细胞转化为浆细胞，使抗体生成减少。

（3）抗毒作用　提高机体对内毒素的耐受力，减少内热原的释放，缓解毒血症症状，对毒血症引起的高热也有退热作用，但不能中和、破坏细菌内毒素，无对抗细菌外毒素作用。

（4）抗休克作用　解除小动脉痉挛，改善微循环，增强心肌收缩力，增加心排血量，对中毒性休克、低血容量性休克和心源性休克都有对抗作用。

(5) 对代谢的影响　糖皮质激素是调节糖代谢重要的激素之一，因能显著升高血糖而得名，主要通过减少组织对糖的利用和加速肝糖异生而使血糖升高；促进蛋白质分解，伤口愈合迟缓；促进脂肪分解，使脂肪重新分布于面、颈、躯干和腹部，形成“满月脸”“水牛背”“向心性肥胖”；促进钠的重吸收，导致水钠潴留，血压升高；增加钾、钙、磷的排泄，导致骨质疏松。

(6) 对血液和造血系统的影响　糖皮质激素可增强骨髓的造血功能，使红细胞、血小板和中性粒细胞数量增加而淋巴细胞和嗜酸粒细胞数量减少。

(7) 其他　提高中枢神经系统的兴奋性，促进胃酸及胃蛋白酶分泌，抑制成骨细胞的活性，促进胶原和骨基质的分解，使骨质形成障碍。

即学即练 7-1

答案解析

下列哪一项不是糖皮质激素的药理作用

A. 抗炎　　B. 抗免疫　　C. 抗病毒

D. 提高中枢的兴奋性　　E. 促进胃酸的分泌

【临床应用及用法用量】

(1) 替代疗法　小剂量用于原发性肾上腺皮质功能减退症（艾迪生病）或用于继发性肾上腺皮质功能减退症（脑垂体前叶功能减退及肾上腺次全切除术后）的替代疗法。可的松每日 12.5～25mg，或氢化可的松每日 10～20mg。

(2) 严重感染　主要用于中毒性感染伴休克者，如中毒性菌痢、暴发型流脑、急性粟粒型结核病、重症伤寒、中毒性肺炎、猩红热及败血症等，在应用有效抗菌药治疗感染时，糖皮质激素作为辅助治疗。

(3) 治疗某些炎症及防止后遗症　对某些重要部位的炎症，如结核性脑膜炎、心包炎、视神经炎、视网膜炎、睾丸炎及烧伤后瘢痕挛缩等，早期应用糖皮质激素可防止后遗症及瘢痕的形成。

(4) 过敏性疾病和自身免疫病　荨麻疹、血清病、支气管哮喘等过敏性疾病的辅助治疗；风湿性及类风湿性关节炎、系统性红斑狼疮、重症肌无力和肾病综合征等自身免疫病，应用糖皮质激素可缓解症状，但不能根治；肾移植、骨髓移植等器官移植排斥反应，常与其他免疫抑制药合用。

(5) 各种原因引起的休克　感染性休克必须及早、大剂量、短时间内突击使用糖皮质激素大剂量冲击疗法，如氢化可的松静脉注射首剂 200～300mg，一日可超过 1g，再逐渐减量，用 3～5 天，并合用足量有效的抗菌药物；过敏性休克应首选肾上腺素，对病情较重者可合用糖皮质激素；低血容量性休克在补充血容量或输血后效果不佳时，可合用大量糖皮质激素。

(6) 其他　可用于白血病、淋巴瘤、再生障碍性贫血、血小板减少症和过敏性紫癜等，但作用不持久，停药后易复发。

为了减轻对肾上腺皮质的抑制，临床用药遵循糖皮质激素分泌的昼夜节律性（在每天上午 8～10 点为分泌高峰，然后逐渐下降，午夜 12 点最低）。维持量的用法有两种：①短效的可的松、氢化可的松每天 8 点左右一次给药；②中效的泼尼松、泼尼松龙每隔一天，早晨 8 点一次用药，即隔日疗法。

【不良反应与禁忌证】 微课 1

(1) 长期大剂量应用　①医源性肾上腺皮质功能亢进症，表现为满月脸、水牛背、向心性肥胖、皮肤变薄、肌肉萎缩、骨质疏松、痤疮、多毛、低钾血症、高血压、糖尿病等。新近胃肠吻合术、骨折、创伤修复期、肾上腺皮质功能亢进症、严重高血压、糖尿病、孕妇禁用。②诱发或加重溃疡，因糖皮质激素可以促进胃酸和胃蛋白酶的分泌，活动性消化性溃疡禁用。③诱发或加重感染，引起真菌和病毒感染，结核病加重，创面或伤口愈合不良。抗菌药不能控制的感染如麻疹、水痘、真菌感染禁用。④其他，如中枢兴奋引起欣快、激动、失眠，偶致精神失常或诱发癫痫。严重的精神病和癫痫禁用。

（2）停药反应　包括医源性肾上腺皮质功能不全症和反跳现象。长期应用糖皮质激素，可反馈性抑制垂体－肾上腺皮质轴导致皮质功能减退，甚至引起肾上腺皮质萎缩。如突然停药可表现为全身不适、肌无力、低血糖、低血压和休克等，应及时抢救。对长期用药的患者停药时须逐渐减量至停药，并适时辅以促皮质激素；停药后一年内如遇应激情况（如手术等），应及时给予足量的糖皮质激素。反跳现象是突然停药或减量过快而导致原发疾病复发或恶化，需加大剂量治疗，待症状缓解后再缓慢减量至停药。

实例分析 7－1

实例　张某，女，28 岁，患狼疮性肾炎，伴高热，接受醋酸泼尼松治疗。开始剂量为 60mg/d，分 3 次口服，以后减量至 40～25mg/d，分 2 次口服。8 个月后出现满月脸、水牛背、向心性肥胖、皮肤变薄、血压升高、血浆蛋白仅 1.8g/100ml 等明显不良反应。

讨论　分析原因，说出应采取什么措施？

答案解析

（三）典型药物 微课 2

糖皮质激素类药物可分为以下几种。①短效类：氢化可的松、可的松等；②中效类：泼尼松、泼尼松龙、甲泼尼松、曲安西龙等；③长效类：地塞米松、倍他米松等；④外用类：氟氢可的松、氟轻松等。糖皮质激素的分类见表 7－3。

1. 氢化可的松

氢化可的松　Hydrocortisone

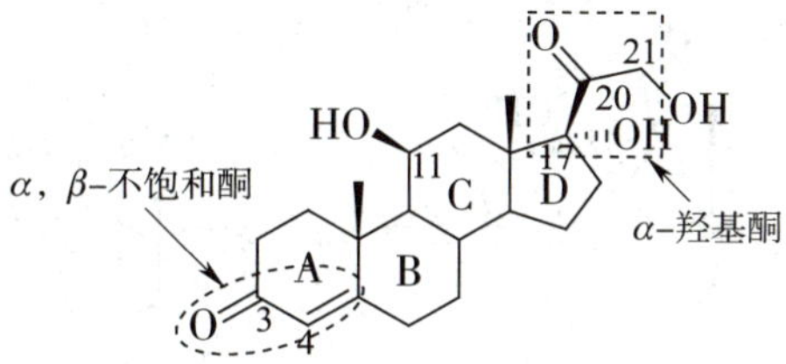

【化学名】 11β，17α，21－三羟基孕甾－4－烯－3，20－二酮。

【性状】 本品为白色或类白色的结晶性粉末，无臭，遇光渐变质。在乙醇或丙酮中略溶，在三氯甲烷中微溶，在乙醚中几乎不溶，在水中不溶。

【稳定性】 共性：①A 环具有 α，β－不饱和酮，不稳定，遇光渐变质，需避光贮存；②C 环于溶液状态时能被空气氧化；③D 环具有 α－羟基酮，17 位侧链在碱性溶液中发生重排，进一步氧化断裂，生成 C－17－酮。

【鉴别】 ①本品加乙醇溶解后，加临用新制的硫酸苯肼试液，在 70℃加热 15 分钟，即显黄色。

②本品加 H_2SO_4 使溶解，放置5分钟，显棕黄色至红色，并显绿色荧光；将此溶液倾入水中，即变成黄色至橙黄色，并微带绿色荧光，同时生成少量絮状沉淀。

【临床应用】 主要用于过敏性皮炎、湿疹、脂溢性皮炎、神经性皮炎和瘙痒，眼科用于虹膜睫状体炎、角膜炎、结膜炎等，防止和抑制炎症反应产生的局部发热、发红、肿胀和疼痛。需要注意的是可的松与泼尼松C-11上的氧，需要在肝脏中转化为羟基生成氢化可的松和泼尼松龙方能发挥作用，故严重肝功能不全的患者宜使用氢化可的松或泼尼松龙。

2. 常用糖皮质激素的类别和作用特点（表7-3）

表7-3 常用糖皮质激素的类别和作用特点

类别	药物	水盐代谢（比值）	糖代谢（比值）	抗炎作用（比值）	等效剂量（mg）	持续时间（h）	$t_{1/2}$（h）
短效	氢化可的松	1.0	1.0	1.0	20	8~12	1.5
	可的松	0.8	0.8	0.8	25	8~12	1.5
中效	泼尼松	0.6	3.5	3.5	5	12~36	>3.3
	泼尼松龙	0.6	4.0	4.0	5	12~36	>3.3
	甲泼尼龙	0.5	5.0	5.0	4	12~36	>3.3
	曲安西龙	0	5.0	5.0	4	12~36	>3.3
长效	地塞米松	0	30	30	0.75	36~54	>5.0
	倍他米松	0	30~35	25~35	0.60	36~54	>5.0
外用	氟氢可的松	125		12			
	氟轻松			40			

3. 糖皮质激素类药物的结构修饰

（1）C-1位的修饰　可的松和氢化可的松脱氢，在C-1~2位形成双键，分别得到泼尼松和泼尼松龙，抗炎作用增强，副作用降低。泼尼松化学名：17α，21-二羟基孕甾-1，4二烯-3，11，20-三酮。性状为白色或类白色的结晶性粉末，无臭。在乙醇或三氯甲烷中微溶，在水中几乎不溶。

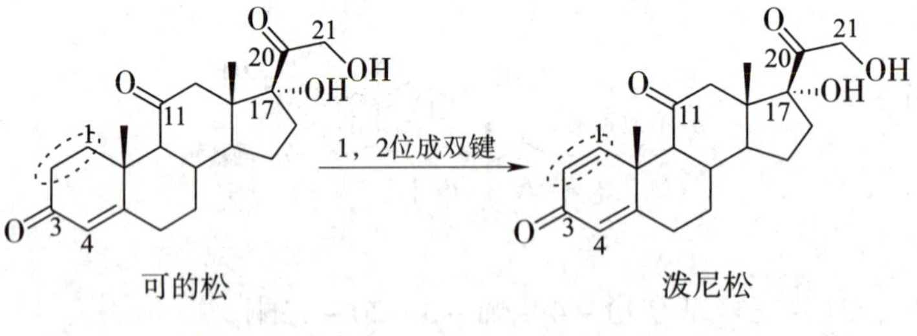

（2）C-21位的修饰　氢化可的松C-21位羟基与醋酐反应，得到前药醋酸氢化可的松，主要在肝脏代谢成氢化可的松发挥作用，由于脂溶性提高，稳定性增加，药效加强，作用时间延长。而氢化可的松琥珀酸钠和氢化可的松磷酸钠（均在C-21-OH被修饰），可制成水溶性注射剂（图7-5）。

（3）C-6位的修饰　在C-6α位引入氟原子，抗炎作用大大增强，但盐皮质激素作用也大幅增强，如醋酸氟轻松。

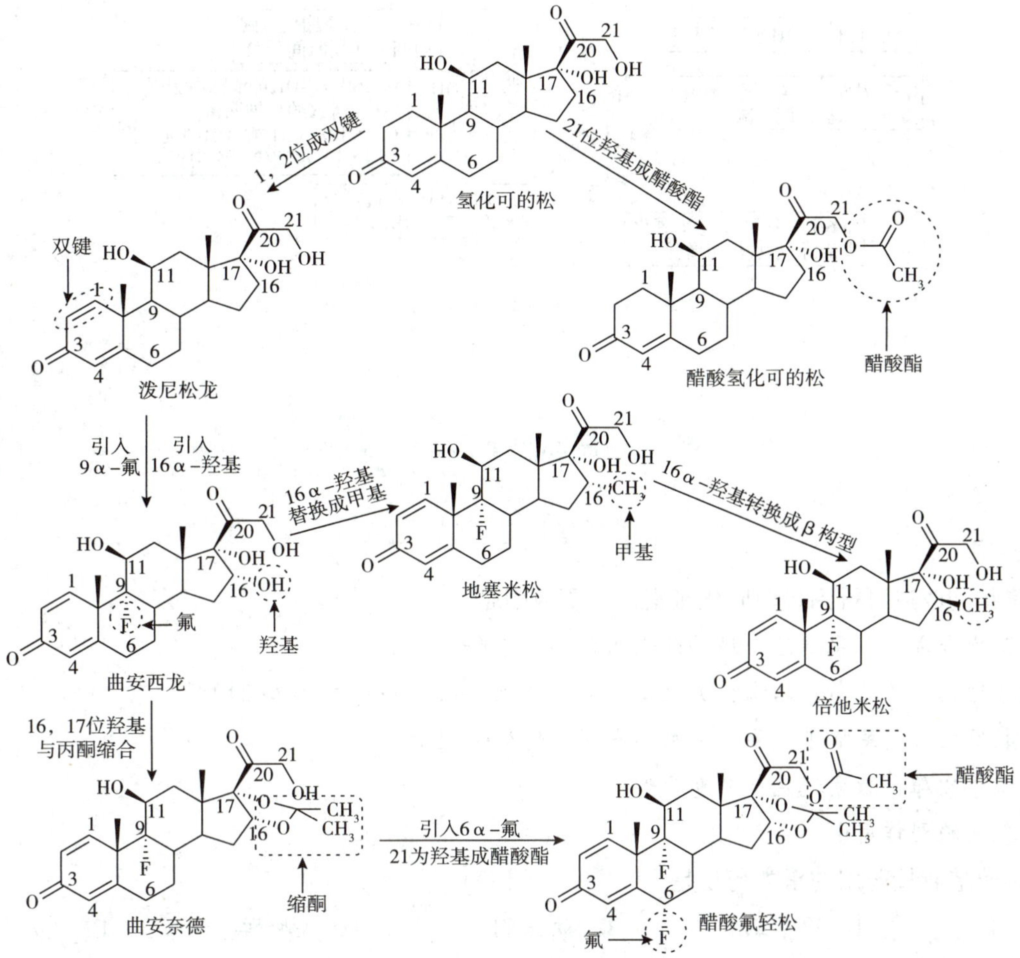

图7-5　糖皮质激素的结构修饰

（4）C-9和C-16位的修饰　在氢化可的松合成过程中，发现C-9α-氟化物作用最强，但盐皮质激素活性也强；后发现C-16α-羟基代谢物，其糖皮质激素作用保留，盐皮质激素作用明显降低。此基础上合成得到曲安西龙，盐皮质激素作用降低。将曲安西龙的16α-羟基和17α-羟基与丙酮缩合后得到曲安奈德，作用更强。

用甲基替换C-16α-羟基，不仅减弱了侧链的降解，还进一步增强了抗炎的活性并降低了盐皮质激素作用。如引入C-16α-甲基的地塞米松和16β-甲基的倍他米松。地塞米松化学名：16α-甲基-11β，17α，21-三羟基-9α-氟孕甾-1，4二烯-3，20-二酮。性状为白色或类白色的结晶性粉末，无臭。在甲醇、乙醇、丙酮或二氧六环中略溶，在三氯甲烷中微溶，在乙醚中极微溶解，在水中几乎不溶。

（四）糖皮质激素的构-效关系

C-11有β-OH才具有活性；C-1，2增加双键，抗炎作用增强，水盐代谢稍减弱；C-6引入-F可阻止C-6氧化失活，但水盐代谢增强；C-9引入9α-F，抗炎及水盐代谢作用均增强；C-16引入-OH可消除由于引入9α-F所致的水钠潴留；C-16引入$-CH_3$或-OH则抗炎作用更强、水盐代谢作用更弱（图7-6）。

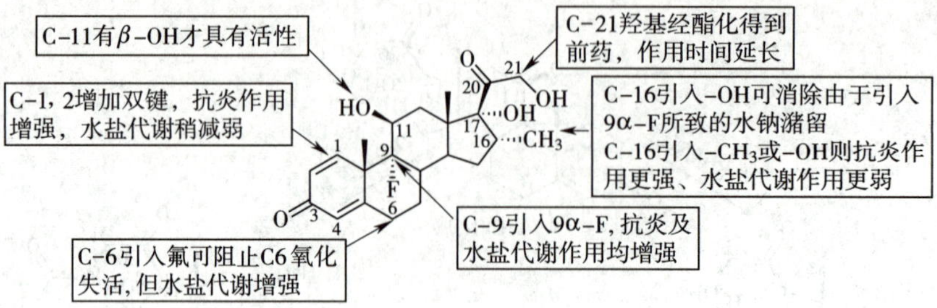

图 7－6　皮质激素的构－效关系

目标检测7-1

答案解析

一、单选题

1. 雄性激素结构改造可得到蛋白同化激素，主要原因是

A. 甾体激素合成工业化以后，结构改造工作难度下降

B. 雄激素结构专属性高，结构稍加改变，雄性活性降低，蛋白同化活性增加

C. 雄性激素已可满足临床需要，不需再发明新的雄性激素

D. 同化激素比雄性激素稳定，不易代谢

E. 同化激素的副作用小

2. 未经结构改造直接药用的甾类药物是

A. 黄体酮　B. 甲睾酮　C. 炔诺酮　D. 炔雌醇　E. 泼尼松龙

3. 雌甾烷与雄甾烷在化学结构上的区别是

A. 雌甾烷具18甲基，雄甾烷不具　B. 雄甾烷具18甲基，雌甾烷不具

C. 雌甾烷具19甲基，雄甾烷不具　D. 雄甾烷具19甲基，雌甾烷不具

E. 雌甾烷具20、21乙基，雄甾烷不具

4. 甾体的基本骨架

A. 环己烷并菲　B. 环戊烷并菲　C. 环戊烷并多氢菲

D. 环己烷并多氢菲　E. 苯并蒽

5. 属于长效糖皮质激素的药物是

A. 氢化可的松　B. 醋酸可的松　C. 曲安西龙　D. 地塞米松　E. 泼尼松龙

6. 糖皮质激素诱发和加重感染的主要原因是

A. 用量不足，无法控制症状而造成　B. 用药时间短，无法控制症状而造成

C. 患者对激素不敏感而未出现相应的疗效　D. 促使许多病原微生物繁殖所致

E. 抑制免疫反应，降低机体的防御功能

7. 关于糖皮质激素的使用，错误的是

A. 可采用大剂量冲击疗法

B. 可采用小剂量替代疗法

C. 早晨8时一次服用，对下丘脑、垂体、肾上腺皮质抑制较轻

D. 睡前一次服用，对下丘脑、垂体、肾上腺皮质抑制较轻

E. 可采用一般剂量长期疗法

二、多选题

1. 下列哪些药物属于蛋白同化激素

A. 苯丙酸诺龙　　B. 炔诺酮　　C. 泼尼松龙　　D. 己烯雌酚　　E. 司坦唑醇

2. 下面哪些药物属于孕甾烷类

A. 甲睾酮　　B. 可的松　　C. 睾酮　　D. 雌二醇　　E. 黄体酮

3. 甾体药物按其结构特点可分为哪几类

A. 肾上腺皮质激素类　　B. 孕甾烷类　　C. 雌甾烷类

D. 雄甾烷类　　E. 性激素类

4. 糖皮质激素的临床应用有

A. 风湿性心肌炎　　B. 急、慢性肾上腺皮质功能减退

C. 心源性休克　　D. 流感

E. 系统性红斑狼疮

三、简答题

长期应用糖皮质激素为何不能突然停药？

书网融合……

知识回顾　　微课 1　　微课 2

第二节　治疗糖尿病药物

PPT

一、概述

糖尿病（diabetes mellitus，DM）是在遗传和环境因素共同作用下，由于胰岛素分泌绝对或相对不足引起的以慢性高血糖为特征的糖、脂肪、蛋白质代谢紊乱综合征以及继发的水、电解质平衡紊乱。随着人们生活水平的提高、生活方式的改变和饮食结构的变化，糖尿病越来越成为威胁人们健康的慢性疾病。胰岛素分泌绝对不足，即 1 型糖尿病又称胰岛素依赖型糖尿病，多见于儿童和青少年；胰岛素分泌相对不足，即 2 型糖尿病又称非胰岛素依赖型糖尿病，常伴有胰岛素抵抗，多发生于 40 岁以上的人群，在中国 90% 以上为 2 型糖尿病。据流行病学调查报告显示，我国 18 岁及以上人群糖尿病患病率为 11.2%，大约有 1.14 亿成人糖尿病患者，是全球糖尿病患者最多的国家。

糖尿病除了导致酮症酸中毒、高渗性昏迷等急性并发症以外，还导致心脑血管疾病、糖尿病肾病、视网膜病变、神经病变、糖尿病足等慢性并发症的发生与发展，因此控制血糖，有效防治糖尿病是糖尿病治疗的基本原则。糖尿病的治疗包括患者的教育、饮食疗法、运动疗法、药物疗法、血糖监测等，治疗药物主要包括胰岛素和口服降糖药。

二、胰岛素及胰岛素类似物

（一）胰岛素

胰岛素（insulin）是人体胰腺的B细胞分泌。外源性胰岛素是目前治疗糖尿病最重要的药物。胰岛素由A、B两个肽链组成，胰岛素A链有11种21个氨基酸，B链有15种30个氨基酸，合计26种51个氨基酸组成。其中A7（Cys）-B7（Cys）、A20（Cys）-B19（Cys）四个半胱氨酸中的巯基形成两个二硫键，使A、B两链连接起来，A链中A6（Cys）与A11（Cys）之间也存在一个二硫键，见图7-7。在中性pH条件下，胰岛素结晶由六个胰岛素分子组成三个二聚体，这三个二聚体与两个锌原子结合形成复合物。动物胰岛素和人胰岛素的氨基酸种类稍有差异，表7-4可以看出，猪胰岛素和人胰岛素更接近，仅在B链有一个氨基酸残基不同，而牛胰岛素还有A链的第8位和第10位残基也与人胰岛素不同，故猪胰岛素的抗原性更低。

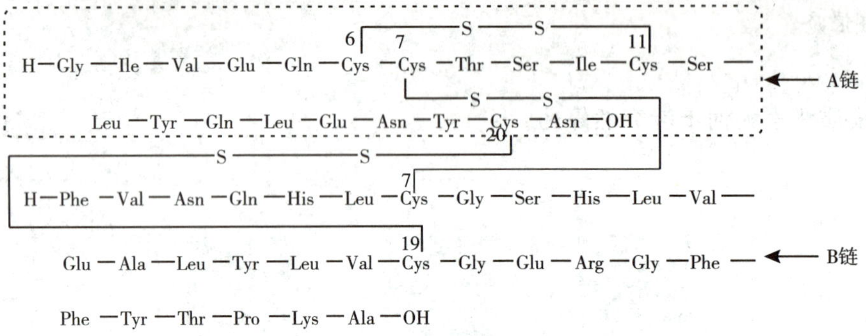

图7-7 胰岛素的结构

知识链接

胰岛素的发现与国际糖尿病日 微课1

1921年Banting和Best首次从狗的胰腺中发现并提取到了胰岛素，随后相继从猪、牛等动物身上成功提取了胰岛素，1922年一名14岁的儿童糖尿病患者被成功注射了第一支动物胰岛素，Banting和Best因为胰岛素的发现获得了1923年的诺贝尔奖。Banting的生日11月14日即联合国糖尿病日，其宗旨是引起全球对糖尿病的警觉和醒悟，加强糖尿病的宣传和教育。20世纪80年代初，科学家成功利用基因重组技术合成了人胰岛素。人胰岛素改善了免疫原性，减少了过敏反应。由于人胰岛素的纯度提高，降糖效果也得到了保障，注射量比动物胰岛素平均减少30%。

表7-4 人及动物胰岛素结构差异

物种	8（A链）	10（A链）	30（B链）
人	Thr（苏氨酸）	Ile（异亮氨酸）	Thr（苏氨酸）
猪	Thr（苏氨酸）	Ile（异亮氨酸）	Ala（丙氨酸）
牛	Ala（丙氨酸）	Val（缬氨酸）	Ala（丙氨酸）

1. 普通胰岛素（Regular Insulin） 指没有加入鱼精蛋白的胰岛素，可皮下注射和静脉注射。按来源分为动物胰岛素、人胰岛素和人胰岛素类似物。动物胰岛素常用猪胰岛素，下面以猪胰岛素为例介绍

性状、化学性质和稳定性。

【性状】 本品为白色或类白色结晶性粉末。在水、乙醇、三氯甲烷或乙醚中几乎不溶，易溶于无机酸或 NaOH 溶液。

【化学性质】 胰岛素有典型的蛋白质性质，显酸碱两性，等电点在 pH 5.35～5.45，在 pH 2.5～3.5 微酸性中稳定。易被强酸、强碱破坏，受热不稳定。

【稳定性】 胰岛素在溶液中不稳定，如胰岛素锌溶液在 pH 2～3，4℃时，其 A 链 21 位天冬酰胺发生脱氨反应生成酸酐，再水解成酸或与 B 链上 *N* 末端的苯丙氨酸反应生成交联分子，若 26℃放置半年，90% 的胰岛素转化为脱氨产物。

实例分析 7－2

实例 普通胰岛素，又称速效胰岛素。指没有加入鱼精蛋白的胰岛素，即 Regular（R，常规的），如诺和灵 R、优泌林 R 等。普通胰岛素可静脉注射，常皮下注射，作用持续 5～6 小时。需多次给药，造成使用不便。

讨论 1. 胰岛素为何不能口服？

2. 如何延长胰岛素的作用时间？

答案解析

【药理作用】 胰岛素通过与其受体结合，发挥调节三大物质代谢及促进生长的作用。 微课 2

（1）糖代谢　胰岛素促进葡萄糖进入细胞内氧化和酵解，为机体提供能量；促进糖原的合成和贮存，抑制糖原分解和异生而降低血糖。当胰岛素缺乏，葡萄糖不能被机体有效利用停留在血液，导致血浆渗透压升高，甚至出现高渗性昏迷。血浆渗透压升高刺激口渴中枢，导致多饮、多尿。当血糖浓度超过肾的重吸收阈值，多余的葡萄糖随尿排出体外，一方面造成能量的浪费，另一方面产生渗透性的利尿作用。

（2）脂肪代谢　促进脂肪合成，抑制脂肪分解，减少游离脂肪酸和酮体的生成。当胰岛素缺乏，脂肪分解增强，血脂升高，生成大量的酮体，如果酮体来不及被肝脏代谢，可引起酮症酸中毒。

（3）蛋白质代谢　促进蛋白质的合成，抑制蛋白质的分解。胰岛素缺乏时，蛋白质分解增强、消耗增加，机体消瘦，伤口愈合迟缓。

（4）其他　①胰岛素促进蛋白质、脂肪、核苷酸等合成的作用与促进生长有关，这对组织修复或再生尤其重要；②促进钾离子进入细胞内，降低血钾。

【临床应用】 ①1 型糖尿病；②经饮食及口服降糖药物治疗未获得良好控制的 2 型糖尿病；③发生各种急性或严重并发症，如酮症酸中毒、非酮症高渗性昏迷等；④合并高热、严重感染、妊娠、分娩、甲亢、手术等；⑤与葡萄糖合用可促进钾离子进入细胞内，纠正细胞内缺钾或血钾过高。

【不良反应】 ①低血糖反应。胰岛素最常见的不良反应。大多发生在胰岛素用量过大、未按时进食和过量运动时。表现为饥饿感、出汗、心跳加快、焦虑等交感神经兴奋症状，严重可引起昏迷、甚至死亡。轻度者可摄食和饮用糖水，严重者应立即静脉注射 50% 葡萄糖溶液抢救。②过敏反应。动物胰岛素常见，注射部位瘙痒、肿胀、红斑、皮下脂肪萎缩、皮下硬结等。③胰岛素抵抗。指胰岛素的敏感性降低。急性抵抗往往与血中拮抗胰岛素的物质增多有关，如在创伤、感染、手术等应激过程中，需短时间内加大胰岛素的用量，诱因消除后抵抗可消失；慢性抵抗可能与产生胰岛素抗体或胰岛素受体异常有关。④其他，如体重增加、水肿、视力模糊等。

即学即练 7－2

腺岛素最常见的不良反应是

A. 低血糖反应　B. 过敏反应　C. 胰岛素抵抗　D. 体重增加　E. 视力模糊

答案解析

2. 中、长效胰岛素　普通胰岛素加入碱性精蛋白，降低溶解度，使吸收缓慢，再加微量锌使之稳定，延长一次给药的作用时间。加入的精蛋白越多，作用时间越长。低精蛋白锌胰岛素（Isophane Insulin，NPH）为中效胰岛素，精蛋白锌胰岛素（Protamine Zinc Insulin，PZI）为长效胰岛素，使作用时间延长，只能皮下注射给药，不能静脉注射。微课 3

将其中的短效制剂和中效制剂（R 和 N）进行不同比例的混合，产生作用时间介于两者之间的预混胰岛素，如诺和灵 30R（30% 的短效 +70% 的中效）、诺和灵 50R（50% 的短效 +50% 的中效），这样既可控制餐后血糖，又可延长作用时间，控制基础血糖。常用人胰岛素制剂和作用特点见表 7－5。

表 7－5　常用人胰岛素制剂及作用特点

胰岛素制剂	起效时间	药效持续时间	代表药物通用名	商品名	皮下给药时间
短效胰岛素（R）	0.5～1 小时	6～8 小时	生物合成人胰岛素注射液	诺和灵 R	餐前 30 分钟
中效胰岛素（NPH）	2～4 小时	14～18 小时	重组人胰岛素注射（常规型） 精蛋白锌重组人胰岛素注射液（中效型）	优泌林 R 诺和灵 N 优泌林 N	晚上或早上固定时间
预混胰岛素（30% 短效，70% 中效）	0.5～1 小时	14～18 小时	精蛋白生物合成人胰岛素（预混 30R） 精蛋白锌重组人胰岛素混合注射液	诺和灵 30R 优泌林 70/30	餐前 30 分钟

（二）人胰岛素类似物

20 世纪 90 年代末，科学家们利用基因工程技术，通过对人胰岛素的进行局部修饰，研制出了药代动力学特征更接近人体生理特点的第三代胰岛素——胰岛素类似物。目前应用于临床的人胰岛素类似物有：①超短效胰岛素类似物，在模拟餐时胰岛素分泌模式上获得重大突破，如门冬胰岛素和赖脯胰岛素；②超长效胰岛素，比常规胰岛素作用时间更长，可用于 24 小时控制血糖，如甘精胰岛素；③预混胰岛素类似物，超短效胰岛素类似物与精蛋白结合的预混制剂，如诺和锐 30，为 30% 门冬胰岛素 + 70% 精蛋白结合门冬胰岛素。常用人胰岛素类似物制剂和作用特点见表 7－6。

表 7－6　人胰岛素类似物制剂及作用特点

胰岛素制剂	起效时间	药效持续时间	代表药物通用名	商品名	皮下给药时间
超短效胰岛素类似物	0.25～0.5 小时	4～6 小时	门冬胰岛素 赖脯胰岛素	诺和锐 优泌乐	临餐前注射
超长效胰岛素类似物	1～2 小时	24 小时以上	甘精胰岛素注射液	来得时	每天一次在固定的时间
预混胰岛素类似物	0.25～0.5 小时	14～18 小时	门冬胰岛素 30 注射液 精蛋白锌重组赖脯胰岛素混合注射液（25R）	诺和锐 30 优泌乐 25	餐前 30 分钟

门冬胰岛素 30 注射液：30% 门冬胰岛素 +70% 精蛋白结合门冬胰岛素；精蛋白锌重组赖脯胰岛素混合注射液（25R）：25% 重组赖脯胰岛素 +75% 精蛋白锌重组赖脯胰岛素。

知识链接

人胰岛素类似物比人胰岛素更好吗

回答是肯定的，因为外源性人胰岛素从皮下注射，通常易形成六聚体结构，皮下注射后解离成二聚体和单聚体才能被吸收发挥作用，无法模拟正常的胰岛素分泌模式。这样人胰岛素治疗需要提前0.5小时注射，否则会影响降糖效果，由于时间不易掌握造成使用不便。人胰岛素类似物可模仿正常胰岛素的生理作用，速效胰岛素类似物能快速起效快速恢复，超长效胰岛素类似物能很好模拟正常人的基础胰岛素分泌。人胰岛素类似物在降糖效果和减少低血糖发生风险方面优于人胰岛素，而且免疫原性低。

三、口服降糖药 微课4 微课5

经典的口服降血糖药包括双胍类、磺酰脲类促胰岛素分泌剂、非磺酰脲类促胰岛素分泌剂、α-葡萄糖苷酶抑制剂和胰岛素增敏剂五类。这些口服降糖药相继问世为2型糖尿病治疗提供了崭新的用药选择。

（一）双胍类

双胍类药物有二甲双胍（Metformin，甲福明）、苯乙双胍（Phenformin，苯乙福明）等。苯乙双胍易致乳酸血症，现已不用。二甲双胍除了能有效降糖以外，还可降低血脂、减轻体重，发挥心血管保护作用，单独应用一般不会引起低血糖。

盐酸二甲双胍　Metformin Hydrochloride

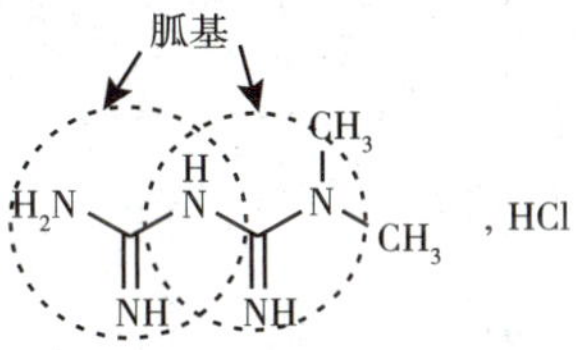

【化学名】 1，1-二甲基双胍盐酸盐。

【性状】 本品为白色结晶或结晶性粉末，无臭。在水中易溶，在甲醇中溶解，在乙醇中微溶，在三氯甲烷或乙醚中不溶。

【化学性质】 本品结构中含有胍基，显强碱性，其盐酸盐的1%水溶液近中性。

【鉴别】 本品为氯化物，水溶液加10%硝普钠溶液、铁氰化钾试液和10% NaOH溶液，放置后显红色。

【药理作用】 本品通过促进外周组织对葡萄糖的摄取和利用，促进葡萄糖的无氧酵解，抑制小肠对葡萄糖的吸收，减少肝糖原的输出，提高胰岛素的敏感性来发挥降糖作用。

【临床应用】 二甲双胍是2型糖尿病患者控制高血糖的一线用药。尤其是超重和肥胖患者。也是联合用药的基本药物。1型糖尿病与胰岛素联用，可加强胰岛素作用，减少胰岛素剂量。

【不良反应】 ①主要不良反应是胃肠道反应，常见有腹泻、腹痛、食欲减退、饱胀、口苦等。做成肠溶片可减少胃肠道反应，做成缓释片可减少给药次数。②由于增强了糖的无氧酵解，少数患者可出现乳酸性酸血症，但诱发乳酸酸中毒很罕见。二甲双胍主要由肾排泄，故肾功能不全患者慎用。

（二）磺酰脲类促胰岛素分泌剂

磺酰脲类通过刺激胰岛的B细胞释放更多的胰岛素来发挥降糖作用，所以这一类药物又称为促胰岛素分泌剂，还可使正常人的血糖降低。本类药物品种多，通常分为三代。第一代有甲苯磺丁脲（tolbutamide）、氯磺丙脲（chlorpropamide）（图7－8），因不良反应大，现已少用。

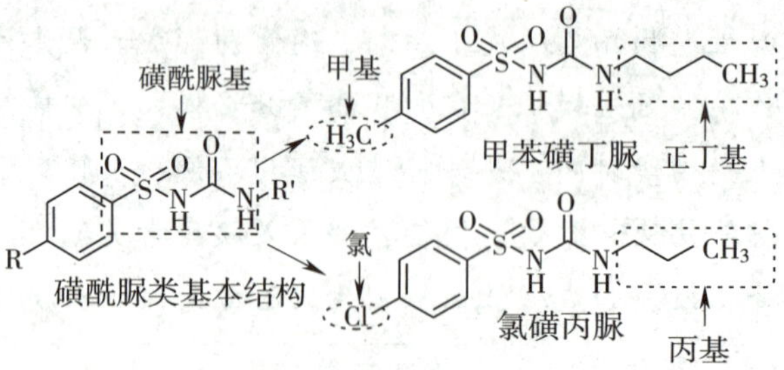

图7－8　磺酰脲类药物

第二代磺酰脲类药物包括格列本脲（Glibenclamide，优降糖）、格列吡嗪（Glipizide）、格列齐特（Gliclazide）、格列喹酮（Gliquidone）等。第二代降血糖活性较第一代强数十至上百倍，且不良反应的发生率较少，故临床应用广泛。第三代以格列美脲（Glimepiride）为代表，该药口服吸收迅速，维持时间长，对老年和伴肾功能不全患者无特殊危害，不受食物影响，低血糖发生率低，目前已被广泛用于2型糖尿病的治疗。格列喹酮不经肾排泄，尤其适用于肾功能不良的患者。

1. 第二代、第三代磺酰脲的结构特点　见表7－7。

表7－7　磺酰脲类药物的结构及作用特点

药物名称及结构	$t_{1/2}$（小时）	作用时间（小时）	代谢/排泄
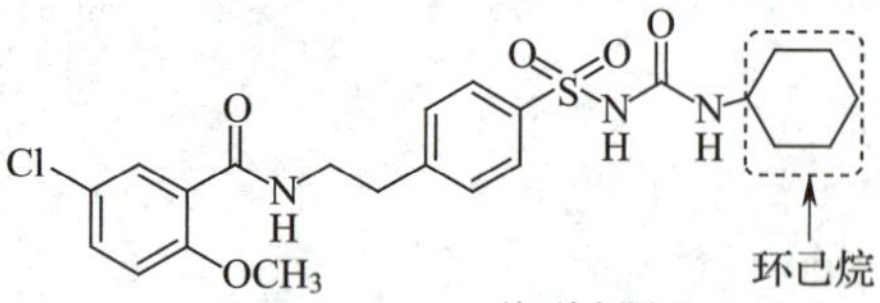 格列本脲	10	16～24	肝/肾
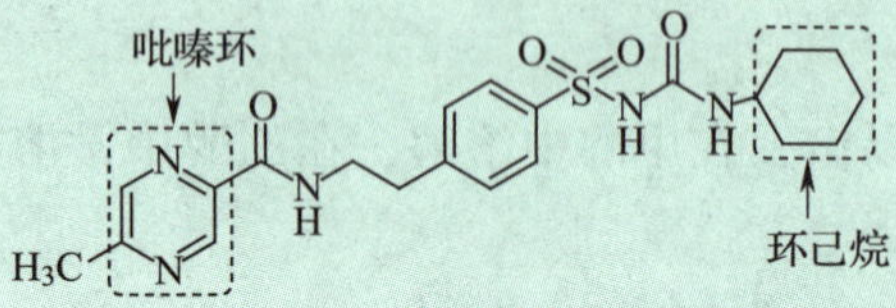 格列吡嗪	7	12～24	肝/肾
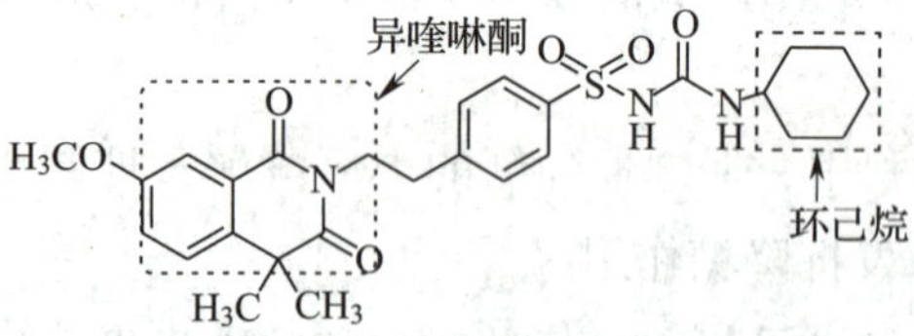 格列喹酮	1～2	8	肝
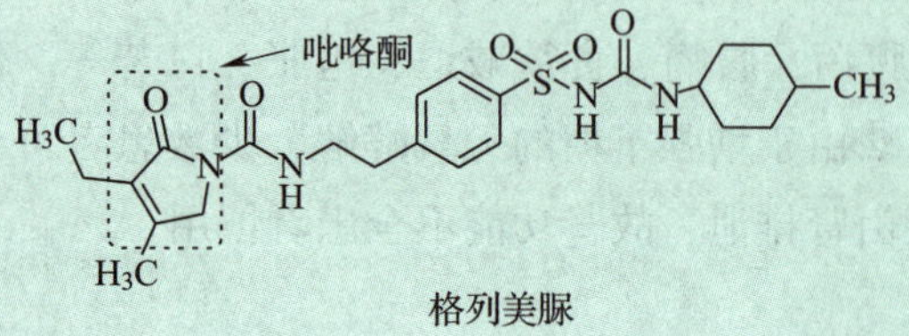 格列美脲	5～9	16～24	肝/肾

2. 典型药物

甲苯磺丁脲　Tolbutamide

【化学名】 1－丁基－3－（对甲苯基磺酰基）脲素，又名 D860。

【性状】 本品为白色结晶或结晶性粉末，无臭。在丙酮或三氯甲烷中易溶，在乙醇中溶解，在水中几乎不溶，在 NaOH 试液中易溶。

【化学性质】 本品含磺酰脲结构，显弱酸性，可溶于 NaOH 溶液中。

【稳定性】 本品具磺酰脲结构，酸性溶液中受热易水解，生成甲苯磺酰胺。

【鉴别】 本品含有脲的结构，不稳定，在 H_2SO_4 中加热回流水解，放冷后析出甲苯磺酰胺白色沉淀，滤过，沉淀用少量水重结晶后，熔点约为 138℃。滤液中硫酸正丁胺加 NaOH 溶液，加热即产生正丁胺的特臭。

【药理作用】 磺酰脲类主要是通过刺激胰岛 B 细胞释放胰岛素，减少肝脏对胰岛素的清除，增加胰岛素与受体的亲和力来发挥降血糖作用，对正常人及胰岛功能尚存的糖尿病患者均有降糖作用。注意本品的血浆蛋白结合率高，为 95%，经肝脏代谢，代谢产物全部从肾排泄，肝肾功能不良者禁用。

【临床应用】 用于胰岛功能尚存的且单用饮食控制无效的 2 型糖尿病。

【不良反应】 ①主要为发生低血糖反应；②血液系统异常，表现为贫血、血小板减少、白细胞减少、粒细胞减少，其中粒细胞的缺乏是本类药物比较严重的不良反应；③体重增加，肝、肾功能不全患者禁用。

格列本脲　Glibenclamide

【化学名】 *N*－[2－[4－[[[(环己氨基)羰基]氨基]磺酰基]苯基]乙基]－2－甲氧基－5－氯苯甲酰胺。

【性状】 本品为白色结晶性粉末，几乎无臭。在三氯甲烷中略溶，在甲醇或乙醇中微溶，在水中或乙醚中不溶。

【稳定性】 本品含磺酰脲结构，在常温、干燥条件下贮存较稳定，对湿度比较敏感，易发生水解。

【药理作用】 本品为第二代口服降糖药，降糖作用较甲苯磺丁脲强 200～250 倍。

【临床应用】 用于胰岛功能尚存的且单用饮食控制无效的 2 型糖尿病。

【不良反应】 与甲苯磺丁脲相似，但程度更轻，由于降糖作用强大更容易导致低血糖的发生。注意本药的血浆蛋白结合率高达 99%，易与其他高血浆蛋白结合率的药物可竞争血浆蛋白而增强作用。

知识链接

磺酰脲类药的降糖作用的发现

1942 年法国医生 Janbon 用磺胺治疗伤寒，发现患者有低血糖反应。1954 年两名德国学者 Fanke 和 Fuchs 注意到一类新的磺胺类药物在治疗各种细菌感染时能导致患者血糖降低，发现对氨基苯磺酰丁脲能有效降低不依赖胰岛素的糖尿病患者的血糖和尿糖，但是该药毒性太大而未在临床应用，此后对此药的化学结构进行修饰。1956 年，第一代磺酰脲类降糖药甲磺丁脲和氯磺丙脲问世。磺脲类口服降糖药的出现和应用促进了糖尿病的分类管理，从此，糖尿病被分为胰岛素依赖性和非胰岛素依赖性糖尿病，即 1 型和 2 型糖尿病。

（三）非磺酰脲类促胰岛素分泌剂

临床应用的药物有瑞格列奈（Repaglinide）、那格列奈（Nateglinide）等。这类药物作用机制与磺酰脲类相似，也是通过促进胰岛素的B细胞释放胰岛素发挥降低血糖的作用，但起效快，作用时间短，无需餐前0.5小时服用，可餐时或临餐前10～15分钟服用，对改善餐后高血糖非常有效，因此被称为“餐时血糖调节剂”。临床用于2型糖尿病患者，尤其适合餐后高血糖者，并能预防糖尿病的心血管并发症。与双胍类药物合用可产生协同作用。本类药物的不良反应也有低血糖反应和体重增加，但低血糖的风险和程度较磺酰脲类药物轻。临床用于经饮食和运动不能有效控制的2型糖尿病。

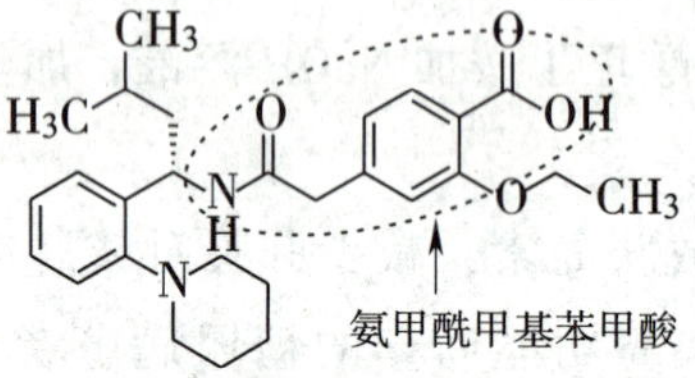

瑞格列奈

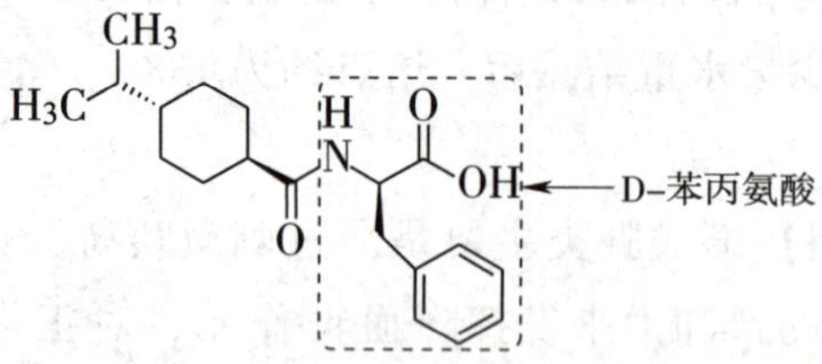

那格列奈

瑞格列奈是氨甲酰基苯甲酸的衍生物，口服吸收好，30分钟起效，在肝脏迅速代谢为非活性物，大部分随胆汁排泄，在体内无蓄积，糖尿病肾病患者也适用。那格列奈为氨基丙酸的衍生物，那格列奈作用更迅速，15分钟起效，持续时间更短，主要在肝脏代谢，大部分经过肾脏排泄。胰岛功能丧失的患者无效。

（四）α-葡萄糖苷酶抑制剂

目前临床使用的药物有阿卡波糖（Acarbose）、伏格列波糖（Voglibose）、米格列醇（Miglitol），化学结构均为糖或多糖衍生物。其作用机制为在小肠竞争抑制α-葡萄糖苷酶，使淀粉类、多糖类分解为葡萄糖的速度减慢，延缓葡萄糖的吸收，降低餐后血糖，使血糖平稳，适用于以碳水化合物为主要食物成分和餐后血糖升高的患者，可与磺酰脲类、双胍类或胰岛素合用。主要不良反应为肠胀气、腹痛、腹泻等消化道症状，故服药时从小剂量开始，逐渐增加剂量来减轻不良反应。本类药物需要与第一口糖类主食同时服用。

阿卡波糖（Acarbose）是从放线菌属微生物中分离得到的低聚糖。口服后很少被吸收，血浆蛋白结合率低，主要在肠道降解或以原形随粪便排泄。本药主要降低餐后高血糖，长期应用也可降低空腹血糖。用于治疗2型糖尿病，尤其适用于空腹血糖正常而餐后血糖升高的患者。

（五）胰岛素增敏剂

噻唑烷二酮（Thiazolidinedione，TZD）是胰岛素增敏剂的主要类型，是以噻唑烷二酮为基础的一系列衍生物。临床应用的药物有罗格列酮（Rosiglitazone）、吡格列酮（Pioglitazone）、环格列酮（Ciglitazone）、恩格列酮（Englitazone）等。

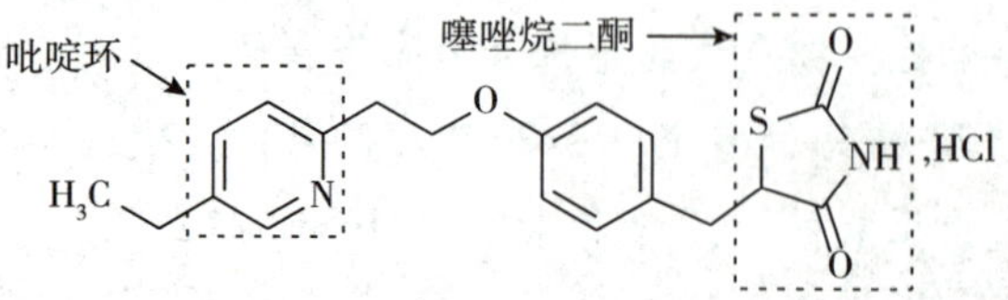

盐酸比格列酮

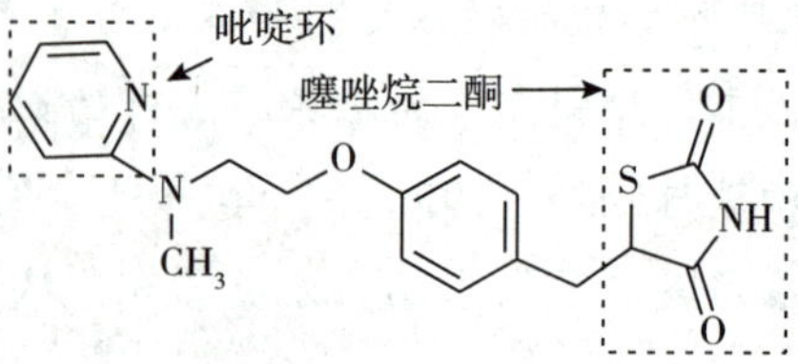

罗格列酮

此类药物能改善胰岛B细胞功能，显著改善胰岛素抵抗及相关代谢紊乱，主要用于其他降血糖药疗效不佳的2型糖尿病，尤其伴有胰岛素抵抗的糖尿病患者。本类药物具有良好的安全性和耐受性，低血糖发生率低，不良反应主要有嗜睡、肌肉痛、骨骼痛、头痛、消化道症状等。

以上五类为经典的口服降糖药，需结合患者的具体情况和药物的作用特点进行选择，这五类口服降糖药的分类及作用特点见表7－8。

表7－8　常用的口服降糖药的分类及特点

类别	代表药	作用及用途	主要不良反应
双胍类	二甲双胍	使葡萄糖的去路增加来源减少，肥胖的2型糖尿病的首选药	胃肠道反应等
磺酰脲类	格列本脲	促进胰岛素分泌，适用于胰岛功能尚存的2型糖尿病	低血糖反应、粒细胞减少
非磺酰脲类促胰岛素分泌剂	瑞格列奈	促进胰岛素快速分泌，适用于2型糖尿病，尤其是餐后血糖高者	低血糖、类流感样症状等
胰岛素增敏剂	罗格列酮	增加胰岛素的敏感性，适用于伴有胰岛素抵抗的2型糖尿病	贫血、肌痛、背痛、消化道反应等
α－葡萄糖苷酶抑制	阿卡波糖	延缓肠道葡萄糖的吸收，主要适用于餐后血糖高的2型糖尿病	胃胀、腹胀、排气增加等

知识链接

新型降糖药

目前新型的降糖药越来越受到重视，主要包括GLP－1RA（胰高血糖素样肽－1受体激动剂）、DPP－4i（二肽基肽酶IV抑制剂）、SGLT－2i（钠－葡萄糖协同转运蛋白2抑制剂）三类。前两者都与体内的GLP－1（胰高糖素样肽1）的作用有关，GLP－1是由肠道L细胞分泌一种肽类激素，通过激动其受体，能葡萄糖浓度依赖性地促进胰岛素分泌，抑制胰高血糖素分泌，延缓胃内容物排空增加饱腹感，还抑制肝糖的输出、抑制食欲中枢，但GLP－1在体内很快被DPP－4降解，半衰期仅为1～2分钟。通过对GLP－1进行结构修饰，使其不易被DPP－4降解，这类药物就是GLP－1RA，通过激动GLP－1受体发挥降糖作用。除降低血糖外，还降低血压、减轻体重和调节血脂。包括艾塞那肽、利拉鲁肽等，均需皮下注射等。DPP－4i，通过抑制内源性的胰高血糖素样肽－1的降解发挥降糖作用。包括西格列汀、维格列汀、沙格列汀、利格列汀、阿格列汀及与二甲双胍的复方制剂等。

SGLT2i成为降糖药市场中的新宠，通过抑制钠－葡萄糖协同转运蛋白2（SGLT－2）对葡萄糖和钠离子的重吸收，促进尿糖排泄，而降低血糖。同时还兼有一定有降压作用，还发挥心脏、肾脏保护作用。包括达格列净、恩格列净、卡格列净等。

目标检测7－2

答案解析

一、单选题

1. 下列属于超短效胰岛素类似物的是

A. 普通胰岛素　　B. 门冬胰岛素30　　C. 甘精胰岛素

D. 门冬胰岛素　　E. 低精蛋白锌胰岛素

2. 下列口服降糖药中，属于第三代磺酰脲类的是

A. 格列喹酮　B. 格列吡嗪　C. 格列本脲　D. 格列美脲　E. 格列齐特

3. 下列与二甲双胍不符的叙述是

A. 含有胍基，显强碱性　B. 可降低血脂、减轻体重

C. 可促进胰岛素分泌　D. 增加葡萄糖的无氧酵解和利用

E. 主要不良反应是胃肠道反应

4. 瑞格列奈可用于治疗

A. 高血压　B. 高脂血症　C. 1 型糖尿病

D. 2 型糖尿病　E. 甲状腺功能亢进症

二、多选题

1. 胰岛素主要适用于

A. 1 型糖尿病　B. 糖尿病合并严重感染　C. 糖尿病合并妊娠及大手术者

D. 轻症 2 型糖尿病　E. 细胞内缺钾

2. 治疗糖尿病的口服降糖药有

A. 阿卡波糖　B. 甲巯咪唑　C. 甘精胰岛素　D. 瑞格列奈　E. 吡格列酮

3. 属于人胰岛素类似物的有

A. 门冬胰岛素　B. 甘精胰岛素　C. 门冬胰岛素 30 注射液

D. 低精蛋白胰岛素　E. 普通胰岛素

三、简答题

胰岛素导致的低血糖反应的表现及防治措施。

书网融合……

知识回顾　微课 1　微课 2　微课 3

微课 4　微课 5

第三节　甲状腺疾病用药

PPT

一、概述

甲状腺是人体内最大的内分泌腺，正常成年人甲状腺重 15～20g，甲状腺肿时重量可达数百乃至上千克。甲状腺滤泡分泌的甲状腺激素有四碘甲状腺原氨酸（tetraiodothyronine，T_4）或称甲状腺素（thyroxin）和三碘甲状腺原氨酸（triiodothyronine，T_3），T_4的分泌量为T_3的 10 倍多，但T_3的活性约为T_4的 5 倍。

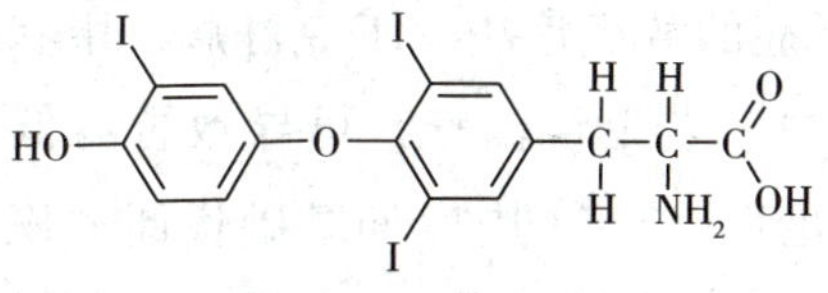

三碘甲状腺原氨酸（T_3）

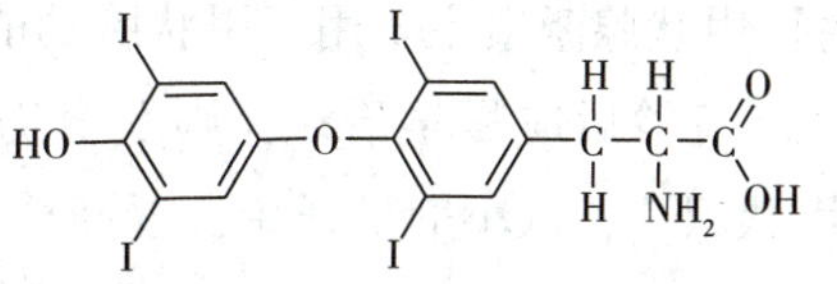

甲状腺素（T_4）

甲状腺激素是我们人体非常重要的激素，体内甲状腺激素水平低下会导致甲状腺功能减退症（简称甲减），用甲状腺激素（包括甲状腺片、左甲状腺素钠等）进行治疗；甲状腺激素过多会导致甲状腺功能亢进症，简称甲亢，可用抗甲状腺药（丙硫氧嘧啶、甲巯咪唑等）进行治疗。

二、甲状腺激素

甲状腺激素以碘为原料合成。血液中的碘化物被甲状腺细胞通过碘泵主动摄取，碘化物在过氧化物酶的作用下被氧化成活性碘，活性碘与甲状腺球蛋白上的酪氨酸残基结合，生成单碘酪氨酸（Monoiodotyrosine，MIT）和双碘酪氨酸（Diiodotyrosine，DIT），在过氧化物酶催化下，一分子 MIT 和一分子 DIT 缩合生成 T_3，两分子 DIT 缩合生成 T_4，合成的 T_3、T_4贮存于滤泡腔内的胶质中。在蛋白水解酶作用下，甲状腺球蛋白分解并释放出 T_3、T_4进入血液。甲状腺激素的分泌受下丘脑 – 腺垂体 – 甲状腺轴的调控。下丘脑分泌促甲状腺激素释放激素（TRH），促进垂体前叶分泌促甲状腺激素（TSH），TSH 可促进甲状腺细胞增生及 T_3、T_4的合成。当血中游离的 T_3、T_4浓度过高时，又对下丘脑和腺垂体起负反馈调节作用见图 7 –9。

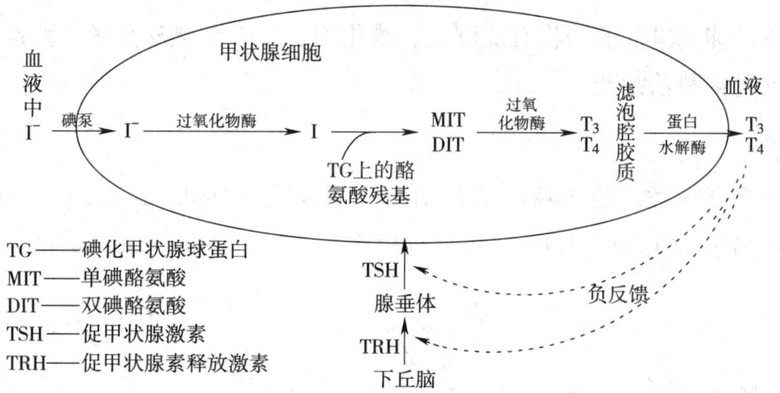

图 7 –9　甲状腺素合成、释放和分泌调节

【**体内过程**】T_3、T_4口服易吸收，两者与血浆蛋白的结合率均高达99%。T_3的 $t_{1/2}$为 2 天，用药后 6 小时起效，T_4的 $t_{1/2}$为 5 天，最大作用出现在用药后 7 ~ 10 天。主要在肝肾中脱碘，与葡萄糖醛酸或 H_2SO_4结合经肾排泄。可通过胎盘，也可通过乳汁分泌，妊娠及哺乳期应注意。

【**药理作用**】①促进生长发育，尤其是骨骼和神经系统的生长发育。在胚胎及婴幼儿期缺乏甲状腺激素会导致神经系统不可逆的发育障碍，引起克汀病。②促进能量代谢和物质代谢，使机体产热增加。生理水平的甲状腺激素对糖、脂肪、蛋白质的合成和分解代谢有促进作用，而超量的甲状腺激素促进分解代谢的作用更明显，所以甲状腺功能亢进症的患者基础代谢率高、怕热，同时糖、脂肪、蛋白质的分解代谢增强，患者常感饥饿，食欲旺盛，且明显消瘦。③维持神经和心血管系统的功能。甲状腺激素可提高中枢神经系统的兴奋性，也影响学习和记忆过程；甲状腺激素还可使心率加快，心肌收缩力增强，心排血量及心肌耗氧量增加；甲亢患者易激动、自控力差、烦躁，还伴有心动过速，甚至心力衰竭。

【临床应用】甲状腺激素主要用于甲状腺功能低下症的替代疗法。①克汀病，甲状腺功能减退症始于胎儿或新生儿，确诊后应尽早治疗，则发育仍可正常。若贻误治疗，可导致智力低下。②黏液性水肿，一般服用甲状腺片，从小剂量开始，逐渐增大至足量，2～3 周后如基础代谢率恢复正常，可逐渐减为维持量。③单纯性甲状腺肿，由于缺碘所致者应补碘，原因不明者可给予适量甲状腺激素，补充内源性激素的不足，又可抑制促甲状腺激素过多分泌，缓解甲状腺组织代偿性增生肥大。

知识链接

克汀病

在胚胎期及婴幼儿期缺乏甲状腺激素会出现明显的智力发育障碍、身材矮小、牙齿发育不全等症状，称为克汀病。胎儿在 11 周前没有合成甲状腺激素的能力，生长发育所需的甲状腺激素必须由母体提供，而某些地区自然环境中缺乏碘，影响母体甲状腺素的合成，导致胎儿缺乏甲状腺激素，影响胎儿神经系统和骨骼的生长发育。胎儿在 11 周后甲状腺才能捕获碘，合成甲状腺激素。因此孕妇需适时补碘防止地方性克汀病的发生，若出生后发现甲状腺功能低下症，应在出生后 3 个月内尽快补充甲状腺激素。

【不良反应】过量可引起多汗、心悸、消瘦、兴奋、失眠等甲状腺功能亢进症的临床表现，严重者可发生呕吐、发热甚至心绞痛、肌肉震颤等。一旦发生必须立即停药，同时可用普萘洛尔等 β 肾上腺素受体阻断药。

三、抗甲状腺药

用于治疗甲状腺功能亢进症的药物有硫脲类、碘化物、放射性碘及 β 肾上腺素受体阻断药，其中硫脲类是最常用的甲亢的内科治疗药。

（一）硫脲类 微课

包括硫氧嘧啶类和咪唑类。硫氧嘧啶类包括甲硫氧嘧啶（Methylthiouracil）、丙硫氧嘧啶（Propylthiouracil），咪唑类包括甲巯咪唑（Thiamazole，他巴唑）、卡比马唑（Carbimazole，甲亢平）。

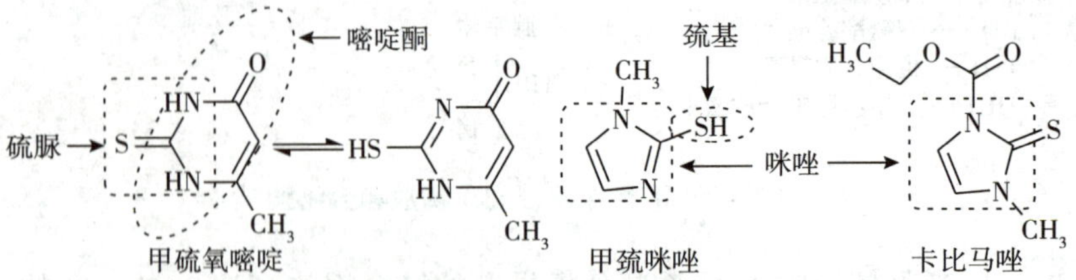

丙硫氧嘧啶　Propylthiouracil

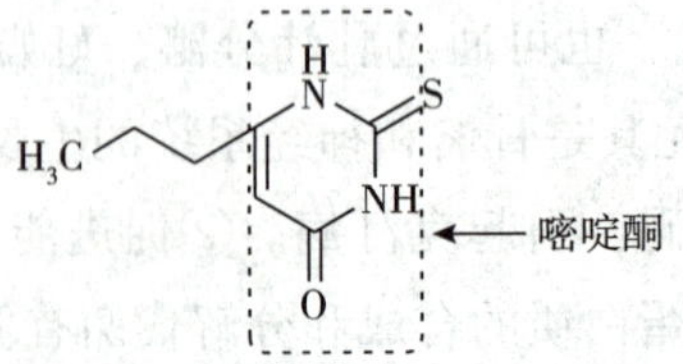

【化学名】6-丙基-2-硫代-2，3-二氢-4（1*H*）嘧啶酮。

【性状】本品为白色或类白色结晶或结晶性粉末，无臭。在乙醇中略溶，在水中极微溶解，在 NaOH 试液或氨试液中溶解。

【鉴别】①本品饱和水溶液，加热至沸加等量临用新制的含0.4%硝普钠、0.4%盐酸羟胺与0.8%的碳酸钠的混合溶液，即显绿蓝色；②本品滴加溴试液至完全溶解，加热，褪色后放冷，滴加氢氧化钡试液生成白色沉淀。

【体内过程】硫氧嘧啶类口服吸收快，生物利用度约为80%，血浆蛋白结合率约75%，分布于全身组织以甲状腺浓集较多，$t_{1/2}$为2小时，主要在肝脏代谢肾排泄，能通过胎盘，并可由乳汁分泌，故孕妇及哺乳期妇女慎用。

【药理作用】①硫脲类通过抑制甲状腺激素合成过程中的过氧化物酶的活性，使进入甲状腺内的碘化物不能被氧化成活性碘，阻止酪氨酸的碘化及MIT、DIT的偶联，而抑制T_3、T_4的生物合成，但硫脲类不抑制T_3、T_4的释放，只有当体内的T_3、T_4被耗竭后才起效，故甲亢症状需要用药2~3周才缓解，1~3个月基础代谢率才恢复正常。本类药物长期应用后，可使血清T_3、T_4水平显著下降，反馈性促进TSH分泌而引起腺体代偿性增生，腺体增大、充血。②丙硫氧嘧啶能抑制外周组织T_4转化为T_3，故为重症甲亢、甲状腺危象时的首选药。③硫脲类能轻度抑制免疫球蛋白的生成，使血中甲状腺刺激性免疫球蛋白含量减少，故对甲亢患者除能控制高代谢症状外，亦能起到一定的病因治疗作用。

即学即练7-3

可抑制外周组织的T_4转化为T_3的抗甲状腺药物是

A. 甲巯咪唑　B. 碘化钾　C. 甲硫氧嘧啶　D. 丙硫氧嘧啶　E. 卡比马唑

答案解析

【临床应用】①甲亢内科治疗。适用于轻症和不宜手术或^{131}I治疗的患者，如儿童、青少年及术后复发及年老体弱的患者。开始治疗给大剂量以对甲状腺激素合成产生最大抑制作用。经1~3个月后症状明显减轻，基础代谢率接近正常时，递减药量，直至维持量，疗程1~2年。40%~70%的患者通过内科治疗痊愈。②甲亢的手术前准备。在手术前应先服用硫脲类药物，使甲状腺功能恢复或接近正常以减少甲状腺次全切除手术患者在麻醉和手术后并发症。用硫脲类后促甲状腺激素（TSH）分泌增加，甲状腺增生充血，不利于手术，故应在术前2周加服大剂量碘剂，使腺体变韧，充血减少，以利手术进行及减少出血。③甲状腺危象的治疗。感染、手术、外伤等应激诱因可使大量甲状腺激素突然释放入血，导致甲状腺危象，患者可因高热、虚脱、心力衰竭、肺水肿、电解质紊乱而死亡。此时除消除诱因、对症治疗外，需应用大剂量碘剂抑制甲状腺素释放，同时辅以丙硫氧嘧啶作为辅助治疗。

【不良反应】常见的不良反应有瘙痒、药物疹等过敏反应，多数情况下不需停药也可消失。严重不良反应有粒细胞缺乏症，一般发生在治疗后的2~3个月内，故应定期检查血常规，若用药后出现咽痛或发热，立即停药则可恢复。

硫脲类药物能通过胎盘浓集于胎盘，并可由乳汁分泌，故孕妇及哺乳期妇女慎用。相比之下，硫氧嘧啶具有更高的血浆蛋白结合率（约为75%），通过胎盘的数量相对较小，更适合于妊娠期甲亢患者。

实例分析7-3

实例　患者，女，26岁，妊娠8周，无自身免疫性甲状腺病既往史及家族史。食欲亢进，体重不随妊娠月数而相应增加，四肢近端消瘦、大汗、怕热、心悸。TSH低于0.1mIU/L（正常值下限为0.4mIU/L），同时FT_3和FT_4水平升高。妊娠期甲亢诊断明确。

讨论　如果需要药物治疗，可以选择哪一种药物最好？

答案解析

（二）碘及碘化物

碘（Iodine）和碘化物（Iodide）是治疗甲状腺病最古老的药物，在《神农本草经》就有用海带等含碘食物治疗“瘿瘤”（甲状腺肿大）的记载。

【药理作用】 不同剂量的碘化物对甲状腺功能可产生不同的作用。①小剂量碘作为原料参与甲状腺激素的合成。②大剂量碘发挥抗甲状腺作用。主要是通过抑制蛋白水解酶，使 T_3、T_4不能从甲状腺球蛋白解离；其次大剂量碘还抑制过氧化物酶使 T_3、T_4的合成受阻；此外，大剂量碘还有拮抗 TSH 的作用。

大剂量碘的抗甲状腺作用快而强。用药 1～2 天起效，10～15 天达最大效应，但作用消失快，若长期用药，碘的摄取受到抑制，胞内碘离子浓度下降，因此失去抑制甲状腺激素合成的效应，甲亢的症状又可复发，这也是碘化物不能单独用于甲亢内科治疗的原因。

【临床应用】 ①防治单纯性甲状腺肿，小剂量碘可防治单纯性甲状腺肿，我国在食用碘盐后有效地防止了该病的发生；②甲亢术前准备，用硫脲类控制症状后，术前 2 周加用大剂量复方碘溶液以使甲状腺腺体缩小变韧、充血减少，利于手术进行；③甲状腺危象，常用碘化物加到 10% 葡萄糖溶液中静脉滴注，待危象症状缓解后停用。

【不良反应】 少数患者对碘过敏，用碘剂后可立即或几小时内发生血管神经性水肿、上呼吸道水肿及严重喉头水肿。长期服用碘化物可诱发甲亢和慢性碘中毒，后者表现为口腔及咽喉烧灼感、唾液分泌增多和眼刺激症状等。碘可通过胎盘引起新生儿甲状腺肿，还可进入乳汁，故孕妇及乳母应慎用。

（三）放射性碘

临床应用的放射性碘是 ^{131}I，其 $t_{1/2}$ 为 8 天。甲状腺具有强大的摄碘能力，^{131}I 可被甲状腺摄取，主要释放 β 射线（占 99%），β 射线在组织内的射程仅有 0.5～2mm，辐射损伤只限于甲状腺实质，又因增生细胞较周围组织对辐射更敏感，很少波及周围组织。适用于不宜手术或手术后复发及硫脲类无效或过敏的甲亢患者。^{131}I 还释放 γ 射线（占 1%），可在体外测得，可用作甲状腺摄碘功能的测定。

^{131}I 剂量过大可导致甲状腺功能低下，故应严格掌握剂量和密切观察有无不良反应，一旦发生甲状腺功能低下可补充甲状腺激素对抗。

（四）β 肾上腺素受体阻断药

普萘洛尔等 β 肾上腺素受体阻断药也是甲亢及甲状腺危象时非常重要的辅助治疗药。主要通过其阻断 β 受体的作用而改善甲亢患者的交感神经兴奋症状，又可适当减少甲状腺激素的分泌，还抑制外周 T_4 脱碘成为 T_3，因 T_3是主要的外周激素，故这一作用有助于控制甲亢症状。

知识链接

妊娠期甲状腺功能亢进的治疗

正常的甲状腺功能对于母体和胎儿的健康至关重要。妊娠期甲亢的鉴别重点是妊娠期一过性甲状腺毒症（GTT）和 Graves 病甲亢。2019 年中国《妊娠和产后甲状腺疾病诊治指南（第 2 版）》及 2020 年 6 月美国妇产科医师学会发布的《妊娠期甲状腺疾病管理指南》推荐：

（1）GTT 以对症治疗妊娠剧吐为主，纠正脱水和电解质紊乱，不主张抗甲状腺药物（ATD）治疗。

（2）当 GTT 与 Graves 病鉴别困难或 ATD 治疗的 Graves 病妇女确诊妊娠时，因妊娠 6～10 周是 ATD 导致出生缺陷的危险窗口期，甲巯咪唑（MMI）和（丙硫氧嘧啶）PTU 均有影响，PTU 相关畸形发病率与 MMI 相当，只是程度较轻，而 MMI 相关的畸形主要是皮肤发育不全和“MMI 相关胚胎病”，包括鼻后闭锁、食管闭锁、颜面畸形等。鉴于 ATD 有导致胎儿出生缺陷的风险，指南推荐正在接受 ATD 治疗的妇女一旦确定妊娠，可以暂停 ATD，根据临床表现和 FT_4 水平，决定是否应用 ATD 治疗，尽量在致畸关键期（妊娠 6～10 周）之前停药。再根据每次评估结果决定是否继续治疗，如有些患者停药后甲亢症状加重，FT_4 或 TT_4、T_3 升高明显，建议在妊娠早期首选 PTU（既往应用 MMI 的妊娠妇女如在妊娠早期需继续 ATD 治疗则更换为 PTU）。ATD 的剂量取决于 T_4 升高的程度和临床症状的严重程度。如在妊娠中、晚期需要继续 ATD 治疗，是否将 PTU 改为 MMI 无明确推荐。需在 PTU 和 MMI 转换时应当注意监测甲状腺功能变化及药物不良反应，特别是血常规和肝功能。

目标检测7-3

答案解析

一、单选题

1. 胎儿及新生儿甲状腺激素不足易患

A. 侏儒症　B. 克汀病　C. 黏液性水肿　D. 单纯性甲状腺肿　E. 肢端肥大症

2. 有关硫脲类抗甲状腺药最严重的不良反应是

A. 出血　B. 口有金属味　C. 胃肠道反应　D. 过敏　E. 粒细胞缺乏症

3. 首选用于严重病例或甲状腺危象的药物是下列哪一个

A. 卡比马唑　B. 甲巯咪唑　C. 普萘洛尔　D. 丙硫氧嘧啶　E. 甲硫氧嘧啶

4. 防治单纯性甲状腺肿最常用

A. 大剂量碘　B. 碘盐　C. 普萘洛尔　D. ^{131}I　E. 丙硫氧嘧啶

二、多选题

1. 甲状腺激素可治疗

A. 甲状腺功能亢进症　B. 克汀病　C. 黏液性水肿　D. 单纯性甲状腺肿　E. 甲状腺危象

2. 甲亢的内科治疗常用的药物有

A. 甲巯咪唑　B. 大剂量碘　C. 小剂量碘　D. 丙硫氧嘧啶　E. 卡比马唑

3. 甲状腺术前可选用

A. 丙硫氧嘧啶　B. 甲状腺激素　C. 小剂量碘　D. 大剂量碘　E. ^{131}I

三、简答题

1. 不同剂量碘和碘化物的作用和用途为何不同？
2. 硫脲类药物是如何发挥抗甲状腺的作用？

书网融合……

知识回顾　　微课

第四节　抗骨质疏松药

PPT

一、概述

骨质疏松症是一种全身性代谢性疾病，其特征为骨量降低，骨组织细微结构破坏，骨的力学功能减弱，骨脆性增加，易发生骨折，并引起其他并发症，为老年人致残、致死的主要原因之一。骨质疏松是一种多病因疾病，其病理机制是在骨代谢过程中骨吸收与骨形成的动态平衡出现缺陷。骨质疏松症可分为以下几种。①原发性骨质疏松症：包括绝经期后骨质疏松症、老年性骨质疏松症；②继发性骨质疏松症：由某些疾病或药物所引起，如长期大量使用糖皮质激素、先天或后天的营养素缺乏、糖尿病、慢性肾衰竭、慢性肝病、甲状旁腺（甲状腺）功能亢进症、多发性骨髓瘤、库欣综合征等引起的骨质疏松；③特发性骨质疏松症：常见于青少年和成人，多伴有遗传性家族史。

根据骨质疏松症的治疗原则，所有接受药物治疗的患者在开始治疗前，都应有正常的血清钙和25－羟维生素D水平，如果通过膳食的摄入不足，则应使用钙和维生素D补充剂。防治骨质疏松症的药物可分为：①钙剂（如碳酸钙）、维生素D及其活性代谢物（如骨化三醇、阿法骨化醇）可促进骨的矿化，对抑制骨的吸收、促进骨的形成也起作用；②抑制骨吸收药：包括双膦酸盐类、替勃龙、雌激素类、依普黄酮、雷洛昔芬、降钙素等；③刺激骨形成药：包括氟制剂、甲状旁腺激素、生长激素、骨生长因子等。

二、骨矿化促进药

钙剂（calcium）与维生素D是用于骨质疏松症的基本补充剂。Ca^{2+}是维持骨代谢平衡和骨矿化过程的必需物质。对于绝经后和老年性骨质疏松患者，适量的钙补充可有效减缓骨丢失，改善骨矿化。钙剂单独使用可以有效降低绝经期女性骨折的风险，并且与维生素D联合应用效果更佳。常用的钙制剂有磷酸钙、枸橼酸钙、乳酸钙和葡萄糖酸钙等。主要不良反应是引起便秘、结石，可影响铁吸收，过量可引起高钙血症。 微课

维生素D_3可促进小肠黏膜、肾小管对钙、磷的吸收，促进骨代谢，胃肠血钙、血磷的平衡。维生素D_3须在肝脏和肾脏2次羟基化，先在肝脏转化为骨化二醇25－（OH）D_3，然后再经肾脏代谢为骨化三醇1α，25－（OH）$_2D_3$才具有活性。由于老年人肾中1α－羟化酶活性几乎消失，无法将维生素D_3活化。临床常用的药物有阿法骨化醇（Alfacalcidol）和骨化三醇（Calcitriol）。阿法骨化醇稳定性较好，可在体内进一步转化为骨化三醇。

（一）维生素D

维生素D_3　Vitamin D_3

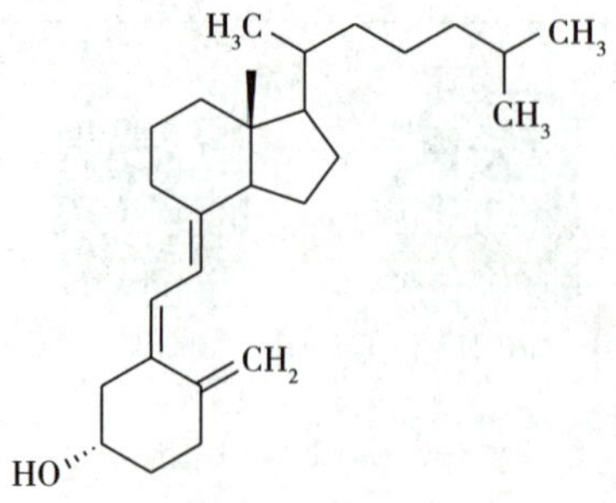

【化学名】9，10－开环胆甾－5，7，10(19)－三烯－3β－醇。

【性状】本品为无色针状结晶或白色结晶性粉末；无臭；遇光或空气均易变质。本品在乙醇、丙酮、三氯甲烷或乙醚中极易溶解，在植物油中略溶，在水中不溶。

【稳定性】需遮光，充氮，密封，在冷处保存。

【药理作用】维生素D是一种脂溶性维生素。只有很少的食物天然含有维生素D，因此皮肤合成是这种维生素的主要天然来源。来自膳食或皮肤合成的维生素D不具有生物活性，需要由酶催化成有活性的代谢产物。维生素D在肝脏中被酶催化成25－羟基维生素D，这是维生素D在血液循环中的主要形式，然后在肾脏中被催化成1，25－二羟维生素D，这是维生素D的活性形式。维生素D及其代谢产物与钙稳态和骨代谢相关。骨化三醇［1，25－$(OH)_2$－D_3］和阿法骨化醇（1α－OH－D_3），都是维生素D在人体内的活性代谢物。

【临床应用】用于防治维生素D缺乏，如绝对素食者、肠外营养患者、胰腺功能不全伴吸收不良综合征、肝胆疾病（肝功能不全、阻塞性黄疸）、小肠疾病（脂性腹泻、克罗恩病）和胃切除等。绝经后及老年性骨质疏松等。

【不良反应】①胃肠道可见恶心、呕吐、口干、口腔金属味、食欲缺乏等；②心血管系统可见心律失常、高血压；③代谢（内分泌）系统可见血清钙、镁、磷酸盐、胆固醇浓度升高，尿钙和尿磷酸盐浓度升高。

（二）骨化三醇

骨化三醇　Calcitriol

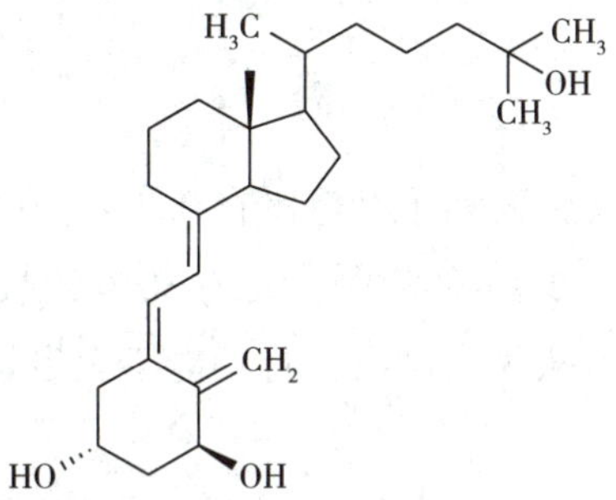

【化学名】(5Z，7E)－9，10－开环胆甾－5，7，10(19)－三烯1α，3β，25－三醇。

【性状】本品为白色结晶性粉末；无臭；遇光、湿、热均易变质。

【稳定性】本品在乙醇或二氯甲烷易溶，在乙醚中溶解，在水中几乎不溶。需遮光、充氮、密封，在冷处保存。

【药理作用】骨化三醇（1，25－羟基维生素D_3）是维生素D_3最重要的一种活性代谢物，通常在肾脏形成。本药为合成的骨化三醇，可促进小肠和肾小管吸收钙，抑制甲状旁腺增生，减少甲状旁腺素PTH合成与释放，纠正低钙血症。

本药能增加转化生长因子－β（TGF－β）和胰岛素样生长因子－I（IGF－I）的合成，促进胶原和骨基质蛋白的合成，并调节骨的无机盐代谢，防止骨质疏松，使血清高碱性磷酸酶趋于正常。

在严重肾衰竭的患者（特别是需要长期血液透析者）中，内源性骨化三醇合成量明显降低，甚至完全停止合成，故使用本药可治疗肾性骨营养不良。

对维生素D依赖性佝偻病患者，因肾脏合成骨化三醇不足，从而使血中骨化三醇降低，甚至缺失，故可使用本药进行替代治疗。对低血磷维生素D抵抗型佝偻病患者，使用本药可降低血磷清除，如联合磷制剂治疗，可恢复骨生长。

【临床应用】 用于：①绝经后及老年性骨质疏松；②慢性肾衰竭尤其是接受血液透衍患者的肾性骨营养不良症；③术后甲状旁腺功能减退症；④特发性甲状旁腺功能减退症；⑤假性甲状腺功能减退症；⑥维生素 D 依赖性佝偻病；⑦低血磷性维生素 D 抵抗型佝偻病等。

【不良反应】 ①本药不良反应发生率较低，如小剂量（每日小于 0.5μg）单独给药，尚未观察到不良反应；②注射给药偶有注射部位疼痛、红肿和过敏反应；③长期大剂量用药可引起软弱无力、嗜睡、头痛、恶心、呕吐、肌肉酸痛、骨痛、口腔金属味等。

实例分析 7-4

实例 患者，男性，67 岁，因腰背疼痛 1 月加重 2 天入院。患者腰背疼痛常在翻身时、起坐时及长时间行走后出现，夜间或负重活动时疼痛加重，并伴有肌肉痉挛，活动受限。入院时查肾功能提示：肌酐 460μmol/L（正常参考值为 53～123μmol/L），胱抑素 C 为 3.78mg/L（正常参考值为 0.51～1.09mg/L）。肝功能提示：丙氨酸氨基转移酶 320U/L（正常参考值为 9～50U/L），门冬氨酸氨基转移酶 197U/L（正常参考值为 15～40U/L），碱性磷酸酯酶 260U/L（正常参考值为 9～50U/L）。入院初始诊断为：①骨质疏松症；②肝肾功能不全。

讨论 可以选用的最佳维生素 D 制剂为？

答案解析

三、骨吸收抑制药

（一）双膦酸盐类

双膦酸盐口服吸收较差，空腹状态生物利用度范围在 0.7%～6%，特别是含钙或其他多价阳离子的食物，易与双膦酸盐形成复合物，会减少药物吸收。大约 50% 的吸收剂量沉积在骨组织中，并将保存较长时间。药物不在体内代谢，以原形从尿液排出，肾功能不全者慎用。临床上应用最为广泛的有阿仑膦酸钠、利塞膦酸钠、唑来膦酸钠等。

第一代双膦酸盐依替膦酸二钠（Etidronate Disodium），也叫羟乙膦酸钠，于 1977 年上市，药物活性和结合力相对较弱，用药后有抑制骨钙化、干扰骨形成。导致骨软化或诱发骨折的可能，且胃肠道不良反应大。

第二代双膦酸盐药物由于结构中的侧链引入了氨基而称为氨基双膦酸盐，代表药物为帕米膦酸二钠（Pamidronate Disodium）和阿仑膦酸钠（Alendronate Sodium），其药物活性和结合力比依替膦酸二钠增加 10～100 倍，对骨的钙化作用干扰小，选择性强。

第三代双膦酸盐为具有杂环结构的含氮双膦酸盐，如利塞膦酸钠、唑来膦酸等，也包括不含环状结构但含氮的伊班膦酸。第三代具有作用强、用量小、使用方便等特点，被认为是具有更强临床疗效且适应证更加广泛的抗骨吸收药物。双膦酸盐广泛用于原发性骨质疏松症、继发性骨质疏松症（如糖皮质激素引起的骨质疏松）以及骨质疏松性骨折的预防和治疗。常用的双膦酸类药物比较见表 7-9。

阿仑膦酸钠 Alendronate Sodium

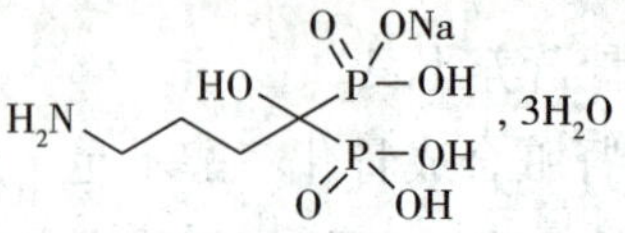

【化学名】（4－氨基－1－羟基亚丁基）－1，1－二膦酸单钠盐三水化合物。

【性状】本品为白色结晶性粉末。在水中略溶，在热水中溶解，在乙醇或丙酮中不溶；在氢氧化钠试液中易溶。

【鉴别】取本品约20mg，加水2ml溶解后，加氢氧化钠试液适量使呈碱性，再加茚三酮试液1ml，混合，加热煮沸数分钟，即显紫红色。

【药理作用】阿仑膦酸钠为氨基双膦酸盐，进入骨基质羟磷灰石晶体中后，当破骨细胞溶解晶体时药物被释放，能抑制破骨细胞活性，并通过对成骨细胞的作用间接起抑制骨吸收作用。抗骨吸收活性强，无骨矿化抑制作用。能够增加骨质疏松症患者的腰椎和髋部骨密度，降低发生椎体及髋部等部位骨折的风险。

【临床应用】主要用于预防和治疗骨质疏松症，如治疗绝经后妇女的骨质疏松、应用肾上腺皮质激素所致的骨质疏松症及男性骨质疏松症。用于预防髋部和脊柱骨折，如椎骨压缩性骨折等。

【不良反应】少数患者可见胃肠道反应，如腹痛、腹泻、恶心、便秘、消化不良，可致食管溃疡，偶有头痛、骨骼肌疼痛、血钙降低，短暂白细胞计数升高，尿红细胞，罕见皮疹或红斑；有肾脏毒性；有颚骨坏死、大腿骨的非典型骨折、诱发食管癌和慢性肾功能不全的风险；一过性“流感样”症状，静脉注射过快或剂量过大可引起发热。

表7－9　常用的双膦酸类药物比较

药物名称	性质和代谢
依替膦酸二钠 Etidronate Disodium	具有双向作用，小剂量（每日5mg/kg）时抑制骨吸收，大剂量（每日20mg/kg）时抑制骨矿化和骨形成。临床用于防治各种骨质疏松症，也用于严重高钙血症，特别是恶性肿瘤相关高钙血症的辅助治疗。大剂量用于预防和治疗异位骨化，但可能出现骨软化症和骨折
阿仑膦酸钠 Alendronate Sodium	为氨基双膦酸盐，其抗骨吸收作用较依替膦酸二钠强100倍，并且没有骨矿化抑制作用。可单独或与维生素D合用治疗骨质疏松症。消化道症状是口服本品最常见的不良反应。为避免药物刺激上消化道，患者应在清晨、空腹时服药（早餐前至少30分钟），用足量水（至少200ml）整片吞服，然后身体保持立位（站立或端坐）30～60分钟。服药前后30分钟内不宜进食、饮用高钙浓度饮料及服用其他药物
利塞膦酸钠 Risedronate Sodium	主要用于防治绝经后骨质疏松症。最常出现的不良反应为关节痛和胃肠功能紊乱。为降低消化道反应的危险，应遵守同阿仑膦酸钠一样的服药注意事项
唑来膦酸钠 Oledronate Disodium	为第三代双膦酸盐类药物，直接作用于成骨细胞，增加骨吸收抑制药的分泌，抑制破骨细胞介导的骨吸收而降低血钙水平。疗效更强，剂量更小；以原形经肾脏排泄，药效持续时间久
米诺膦酸钠 Minodronate Sodium	为第三代双膦酸盐类药物，在破骨细胞内阻止焦磷酸法尼酯合成酶，抑制破骨细胞的骨吸收机能，从而降低骨代谢

（二）降钙素类

降钙素是由甲状腺C细胞分泌的一种肽类激素。目前应用于临床的降钙素类制剂为人工合成降钙素的衍生物，主要有鲑降钙素和依降钙素（鳗鱼降钙素）。

鲑降钙素　Calcitonin（Salmon）

H-Cys-Ser-Asn-Leu-Ser-Thr-Cys-Val-Leu-Gly-Lys-Leu-Ser-Gln-Glu-Leu-His-Lys

NH_2-Pro-Thr-Gly-Ser-Gly-Thr-Asn-Thr-Arg-Pro-Tyr-Thr-Gln-Leu

【化学名】本品为化学合成的由三十二个氨基酸组成的多肽，与天然鲑降钙素Ⅰ结构相同。

【性状】本品为白色或类白色粉末吸湿性粉末，在水中及氢氧化钠溶液中溶解，在酸液中部分溶解，在丙酮、三氯甲烷、乙酸及乙醇中不溶。

【稳定性】在水溶液中不稳定，产品经冰冻干燥成粉。需遮光，密封，2～8℃保存。

【药理作用】降钙素调节钙代谢，具有以下作用：①直接抑制破骨细胞的活性，从而抑制骨盐溶解，阻止钙由骨释出，而骨骼对钙的摄取仍在进行，因而可降低血钙。可对抗甲状旁腺素促进骨吸收的作用并使血磷降低。②抑制肾小管对钙和磷的重吸收，使尿中钙和磷的排泄增加，血钙也随之下降。③可抑制肠道转运钙。④有明显的镇痛作用，对肿瘤骨转移、骨质疏松所致骨痛有明显治疗效果。

【临床应用】①用于其他药物治疗无效的早期和晚期绝经后骨质疏松症以及老年性骨质疏松症。通常不用于骨质疏松的预防，也不减少骨折风险，对骨质疏松所引起的骨痛有明显的镇痛作用，是治疗中度以上骨痛的首选药物。②用于继发于乳腺癌、肺癌、肾癌、骨髓瘤或其他恶性肿瘤的骨转移性疼痛。③用于变形性骨炎。

【不良反应】降钙素注射液常见不良反应有面部潮红、恶心和局部炎症等；喷鼻剂对鼻部有局部刺激；偶有过敏现象，严重者可致休克，对怀疑过敏或有过敏史的患者可做过敏试验；长期使用疗效下降，也可引起低钙血症和继发性甲状旁腺功能亢进症；有潜在增加肿瘤风险的可能，疗程限制在3个月内。

知识链接

降钙素体内过程

鲑降钙素为人工合成品，其活性比猪或人降钙素强20～40倍，且作用持久。口服无效，临床多用注射剂和鼻腔喷雾剂，可皮下、肌内和鼻腔给药。鲑降钙素肌内或皮下注射后，绝对生物利用度大约为70%，1小时达到最大的血浆浓度，$t_{1/2}$为70～90分钟。鲑降钙素和其代谢产物的95%通过肾脏排泄，2%以药物的原形排泄。依降钙素给药20分钟后出现血清中浓度高峰，血清半衰期44分钟。

（三）雌激素类药物

1. 雌激素 雌激素（estrogen）对成年女性的骨代谢有重要的调节作用，停经后妇女体内雌激素水平下降，骨骼失去雌激素保护成为其骨质疏松症的重要原因之一。补充雌激素能有效地抑制绝经期后骨高转换的激活速率，通过调整每个重建周期的吸收与形成之间的平衡来快速提高骨量，特别是脊椎的骨量，显著减少骨丢失。

雌激素替代治疗（estrogen－replacement therapy，ERT）是绝经后骨质疏松的主要有效治疗措施之一。ERT基础上可加用孕激素进行激素替代治疗（HRT），以减少并发癌症。然而，长期应用HRT存在增加肿瘤形成的风险，也能引起心脑血管病变和深静脉血栓的风险，不能作为一线治疗方案，并且必须根据获益与风险比来衡量是否采用，主要适用于骨折风险高的相对较年轻的绝经后妇女，特别是伴有潮热、盗汗等绝经症状的患者。绝经早期（60岁前）开始用药获益更大，风险更小。治疗方案应充分个体化，应用最低有效剂量，并坚持定期随访，每年进行安全评估。HRT一般不超过5年，研究发现用药5年可有效降低50%～80%的椎体骨折及25%的非椎体骨折。目前常用的雌激素有雌二醇及其衍生物戊酸雌二醇等以及合成雌激素尼尔雌醇，雌－孕激素联合制剂有替勃龙等。

2. 选择性雌激素受体调节剂 选择性雌激素受体调节剂（selective estrogen receptor modulator，SERM）是一些类似雌激素的化合物，它们在心血管和骨骼系统具有雌激素前体活性，属于激动药，而在乳腺和子宫具有抗雌激素作用。其机制可能是因为人体内有两种雌激素受体（estrogen receptor，ER）亚型，即ER_{α}受体和ER_{β}受体，在不同组织中两种受体密度不同，ER_{α}在乳腺和子宫中表达丰富，ER_{β}在骨组织中表达丰富。SERM对两种受体有选择性作用，常用药物是雷洛昔芬。

雷洛昔芬（Raloxifene）是选择性雌激素受体调节剂，与雌激素相比，SERM 可明显减少腺癌和子宫内膜癌的风险，且能降低血清胆固醇，对心血管也有保护作用。有研究证实雷诺昔芬能减少脊柱骨质疏松性压缩性骨折的发生率，对非脊柱部位骨折的风险无明显影响。对冠脉无明显影响。雷洛昔芬的不良反应主要是轻度增加静脉血栓形成，可增加脑卒中及深静脉血栓形成的风险，禁用于有静脉栓塞病史、有血栓倾向及长期卧床的患者。与雌激素不同的是，它不能缓解绝经期常见的血管舒缩症状，有较高的潮热发生率和下肢麻痹感。

答案解析

即学即练 7-4

抗骨质疏松药物中，属于选择性雌激素受体调节剂的是

A. 雌二醇　　B. 雷洛昔芬　　C. 尼尔雌醇　　D. 替勃龙　　E. 雌三醇

四、骨形成促进药

（一）氟化物

对骨有高度亲和性，其可取代羟磷灰石形成氟磷灰石，而氟磷灰石不易被破骨细胞溶解吸收，从而可增加骨强度。氟化物对骨的作用与剂量有关：小剂量对骨量有益，降低骨折的发生率；大剂量可使骨形成异常，反而增加骨脆性，特别是皮质骨骨折。氟化物由于快速形成大量的新骨，会降低骨的质量，出现明显的钙缺乏，需补充足量的钙和适量的活性维生素 D。氟化物也具有促进骨形成的作用，但长期使用氟化物可导致新生小梁骨的不良连接，形成皮质骨空洞，引起非脊柱骨折增加，限制了其应用。氟化物与抑制骨吸收剂联合应用的疗效比单独应用好。长期使用会有胃肠道反应，也可产生外周疼痛综合征。

（二）甲状旁腺激素

甲状旁腺激素（parathyroid hormone，PTH）是由 84 个氨基酸组成的钙调节激素，由甲状旁腺释放，可以在 cAMP 介导下发挥升高血钙、降低血磷、促进骨转换的作用。PTH 的分泌主要受血浆 Ca^{2+} 浓度的调节，血浆 Ca^{2+} 浓度升高，PTH 的分泌即受到抑制；血浆 Ca^{2+} 浓度降低，则刺激 PTH 的分泌。主要作用于肾脏、骨和小肠，其活性片段（甲状旁腺激素 1-34）亦具有 PTH 相同的生理作用。PTH 是在骨形成以及钙盐沉积过程中起重要调节作用的激素，目前临床应用的药物有 2 种，包括重组人 PTH 1-84（recombinant human PTH1-84，rhPTH1-84）及重组人 PTH1-34（recombinant human PTH1-34，rhPTH1-34），rhPTH1-34 药物为特立帕肽。临床研究表明，特立帕肽能显著增加腰椎骨密度，能显著降低有脊柱骨折史的绝经后妇女再发生脊柱和非脊柱骨折的危险。持续应用促骨形成作用会减弱，临床试验证实其有效降低骨折的时间最长为 30 个月，中位数时间为 19 个月，停药后骨密度会逐渐下降，因此停药后必须加用抗骨吸收药物。治疗作用会受其他抗骨质疏松药物的影响，与双膦酸盐合用的疗效较单独应用 PTH 疗效差。特立帕肽可增加骨肉瘤的风险，对于合并 Paget 病、骨骼疾病放疗史、肿瘤骨转移及高钙血症的患者，应避免使用。出于安全考虑，PTH 制剂的应用期限为 2 年，停药后应加用其他抗骨质疏松药物。

（三）雄激素

每个正常的男性和女性的成骨细胞中都存在雄激素受体，雄激素在两性的骨骼内环境稳定方面均发挥作用。雄激素作用于受体后促进骨细胞的增殖、分化，促进骨基质蛋白的合成，刺激骨形成。雄激素

也能抑制破骨细胞前体细胞向破骨细胞的转化。同化激素通过蛋白同化的作用促进骨形成。常用雄激素药物有丙酸睾酮和苯丙酸诺龙的注射剂。用雄激素替代疗法预防和治疗男性原发性骨质疏松仍有待进一步全面临床评估。

答案解析

目标检测7-4

一、单选题

1. 阿仑膦酸钠是（　　）的代表药物

A. 雌激素类　B. 雄激素类　C. 双膦酸盐类　D. 甲状旁腺激素类　E. 维生素D类

2. 降钙素的药理作用不包括

A. 降血钙作用　B. 抑制肾脏对钙、磷的重吸收　C. 抑制破骨细胞活性　D. 止痛作用　E. 抑制钠、镁和氯的排泄

3. 雌激素应用中强调早期应用，一般在绝经早期（　　）岁之前应用更好

A. 60岁　B. 50岁　C. 70岁　D. 40岁　E. 65岁

二、多选题

1. 下列属于骨吸收抑制剂的有

A. 阿仑膦酸钠　B. 降钙素　C. 戊酸雌二醇　D. 苯丙酸诺龙　E. 唑来膦酸

2. 钙剂的不良反应包括

A. 便秘　B. 结石　C. 嗳气　D. 高钙血症　E. 过敏

3.（　　）不是防治骨质疏松症的“基础措施”

A. 钙和维生素D　B. 阿伦磷酸钠　C. 阿法骨化醇　D. 雌二醇　E. 替勃龙

三、简答题

1. 骨化三醇的适应证包括哪些？
2. 为降低口服阿仑膦酸钠对上消化道的刺激，应如何进行用药指导？

书网融合……

知识回顾　微课　习题

（邓庆华　刘　娟）

第八章 抗生素类药物

学习引导

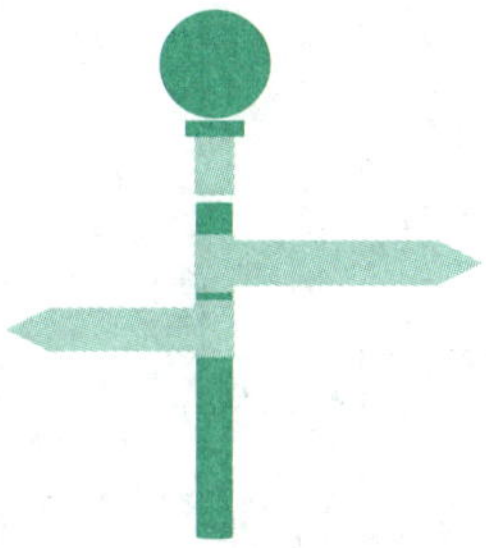

从1928年英国微生物学家亚历山大·弗莱明发现了青霉素，到1944年美国微生物学家瓦克斯曼发现链霉素，再到1948年四环素的出现，其间又经历了磺胺类药物的临床应用，氯霉素对痢疾、炭疽杆菌的治疗和喹诺酮类药物的使用等。抗生素的出现帮助人类解决了许多问题，炭疽、肺结核等疾病得到了有效治疗，所以抗生素是人类健康的保卫战士。什么是抗生素？常用的抗生素都有哪些，如何进行分类？作用机制都有哪些？有何不良反应？在生产、使用等过程中应注意什么问题？

本章主要介绍抗生素类药物的分类及作用特点以及各代表药的结构特征、理化性质、药理作用、临床应用及主要不良反应。

学习目标

1. **掌握** 抗生素类药物的抗菌作用机制；青霉素钠、氨苄西林、阿莫西林、头孢氨苄、头孢唑林、硫酸链霉素及四环素等典型药物的结构特征、理化性质、药理作用、临床应用及主要不良反应和防治；大环内酯类抗生素的来源及分类。

2. **熟悉** 细菌产生耐药的机制；常用药物的结构特征、药理作用、临床应用及主要不良反应。

3. **了解** 抗生素类药物的抗菌谱；β－内酰胺类抗生素的发展及分类；四环素类药物的基本结构特征；其他抗生素类常用药物的结构特征、药理作用、临床应用及主要不良反应。

第一节 抗生素类药物概述

PPT

抗生素（antibiotics）是指某些微生物（细菌、真菌、放线菌等）的代谢产物或其半合成的衍生物，能抑制其他微生物的生长繁殖，临床上用于治疗大多数感染性疾病；另外，某些抗生素还具有免疫抑制作用和抗肿瘤活性，可广泛用于医疗、农业、畜牧业和食品工业等行业。

一、常用术语

1. 抗菌药（antibiotic drugs） 指对细菌具有抑制或杀灭作用的药物，包括抗生素和人工合成抗菌药。

2. 抗菌谱（antibacterial spectrum） 指药物抑制或杀灭病原菌的范围。仅作用于单个菌种或某些菌属的药物称为窄谱抗菌药，如异烟肼只对结核杆菌有效；抗菌范围广泛者称为广谱抗菌药，如四环素类药物不仅对革兰阴性（G^-）、革兰阳性（G^+）菌有抑菌作用，对支原体、衣原体、立克次体等也有抑制作用。

3. 抗菌活性（antibacterial activity） 指药物抑制或杀灭病原菌的能力。可采用体外方法测定，凡能抑制培养基内细菌生长的最低浓度，称为最低抑菌浓度（minimal inhibitory concentration，MIC）；能够杀灭培养基内细菌的最低浓度，称为最低杀菌浓度（minimal bactericidal concentration，MBC）。

4. 抗菌后效应（post－antibiotic effect，PAE） 当抗菌药物与细菌短暂接触后，药物浓度逐渐下降，低于最小抑菌浓度或药物全部排出后，仍然对细菌的生长繁殖有抑制作用，此现象称为抗菌后效应。PAE 时间长短反映药物对其作用靶位的亲和力和占据程度的大小，并与药物浓度及接触时间长短有关。一般而言，PAE 时间越长，其抗菌活性越强，故 PAE 是评价抗菌药物活性的重要指标之一。

知识链接

细菌及其分类

细菌是一类个体微小，结构简单的单细胞原核微生物，没有成形的细胞核，但有细胞壁，在自然界广泛分布。根据细菌的形态可分为球菌、杆菌和螺旋菌三类；根据细胞壁结构的不同，通过革兰染色法可分为革兰阳性菌（G^+）和革兰阴性菌（G^-）；按细菌对氧气的需求不同，可分为厌氧菌和需氧菌。三种分类方式之间有相通之处，如肺炎链球菌，可引起大叶性肺炎、中耳炎、鼻窦炎、脑膜炎和败血症等，此菌为 G^+ 菌，且为需氧菌；大肠埃希杆菌，可引起阑尾炎及泌尿系感染如尿道炎、肾盂肾炎等，其为需氧 G^- 菌。

二、抗菌作用机制

抗生素类药物可以干扰细菌的生化代谢过程，从而影响其结构与功能，产生抗菌作用。其主要抗菌作用机制如下。

1. 抑制细胞壁合成 细菌的细胞壁可维持其正常的形态与功能，抵抗菌体内强大的渗透压。细胞壁的主要成分为肽聚糖（peptidoglycan，黏肽），G^+ 菌的细胞壁厚而坚韧，G^- 菌细胞壁较薄。敏感菌细胞壁肽聚糖合成受到抑制后，细胞壁缺损，菌体内部高渗，水分不断进入，引起菌体膨胀、破裂而死亡。

β－内酰胺类抗生素、磷霉素等可通过抑制细胞壁的合成而发挥抗菌作用。

2. 影响细胞膜功能 细胞膜为一类脂质和蛋白质分子构成的半透膜，位于细菌细胞壁的内侧，具有物质交换、渗透屏障及合成黏肽的功能。

多黏菌素结构中的阳离子极性基团能与菌体细胞膜的磷脂结合，使细胞膜通透性增加，导致菌体的氨基酸、蛋白质及离子等物质外漏而发挥抑制或杀灭细菌的作用。

3. 抑制蛋白质合成 细菌蛋白质的合成包括起始、肽链延长和终止 3 个阶段，在胞质内通过核糖体循环完成。抑制细菌蛋白质的合成，可通过抑制其合成过程中的不同阶段，发挥抗菌作用（表 8－1）。

4. 干扰核酸代谢 干扰核酸代谢的抗菌药物作用靶点如表 8－2。

表 8-1 抑制蛋白质合成的抗生素作用特点

蛋白质合成阶段	抗生素	作用靶点
起始	氨基糖苷类	阻止 30S 亚基和 70S 始动复合物的形成
肽链延长	四环素类	与 30S 亚基结合，阻止活化氨基酸和 tRNA 的复合物与 30S 亚基的 A 位结合，肽链形成受阻
	氯霉素、克林霉素	与 50S 亚基结合，抑制肽酰基转移酶，阻止肽链延长
	大环内酯类 氨基糖苷类	与 50S 亚基结合，抑制位移酶，阻止肽链延长 使 mRNA 的密码错译，合成异常的或无功能的蛋白质
终止	氨基糖苷类	阻止终止因子与 A 位结合，使已形成的肽链不能从核糖体上释放出来，使核糖体循环受阻

表 8-2 干扰核酸代谢的抗菌药物作用靶点

抗菌药物	作用靶点
喹诺酮类	抑制 DNA 回旋酶和拓扑异构酶Ⅳ，抑制敏感菌 DNA 复制
磺胺类	为对氨基苯甲酸（PABA）的类似物，可与其竞争二氢叶酸合成酶，阻碍二氢叶酸的合成
甲氧苄啶	抑制细菌的二氢叶酸还原酶，阻止四氢叶酸的合成
利福平	抑制细菌 DNA 依赖的 RNA 聚合酶，阻碍 mRNA 的合成

实例分析 8-1

实例 华西都市报曾发表过名为《“药”命滥用抗生素，老人体内病菌变异》的报道，讲述的是 65 岁老人因腰部细菌感染脓肿，引发多器官衰竭，医生发现其血液中有一种十分常见的致病菌——铜绿假单胞菌，是导致他多器官衰竭的元凶，但医院对老人使用数十种抗生素均无明显好转。医生调查病史发现，老人长期滥用抗生素是这起常见菌变为耐药菌的一大原因。

讨论 细菌如何产生的耐药性，其产生耐药性的机制是什么？

答案解析

三、细菌产生耐药性机制 微课

细菌耐药性，或称为抗药性，是细菌通过改变自身代谢途径或产生相应的灭活物质，使其对药物的敏感性降低甚至消失。

耐药性的产生机制包括以下几种。

1. 产生灭活酶 灭活酶主要有两类，可通过改变药物的结构，使药物失去抗菌作用。

（1）水解酶 如 β-内酰胺酶，是金黄色葡萄球菌对青霉素及头孢菌素耐药后，产生的可以裂解该类抗生素 β-内酰胺结构的水解酶。G^+菌、G^-菌及分枝杆菌中都发现有各种不同特征的 β-内酰胺酶，大量此酶的产生是临床常见致病菌产生耐 β-内酰胺类抗生素的主要机制之一。

（2）钝化酶 如乙酰转移酶、核苷转移酶和磷酸转移酶等。G^-菌对氨基糖苷类抗生素耐药可产生多种钝化酶，使此类药物分子结构中的活性必需基团羟基或氨基与乙酰基、磷酸基等结合后，和作用靶点核糖体的亲和力下降，导致抗菌活性降低。

2. 改变靶部位 靶部位为抗菌药物对细菌的原始作用靶点。若该部位发生了结构或位置的改变，则抗菌药物就不能与靶部位结合，从而就不易发挥抗菌作用，细菌即产生耐药性。

分枝杆菌对链霉素耐药，是链霉素的作用靶点16S核糖体的某些碱基发生了突变的结果；细菌可降低磺胺类药物与体内二氢叶酸合成酶的亲和力，从而对磺胺类药物产生耐药性。

3. 增加代谢拮抗物 细菌通过增加代谢拮抗物而使抗菌药物失效。

金黄色葡萄球菌遇到磺胺类药物后，使代谢拮抗物对氨基苯甲酸（PABA）的产量增加20～100倍，高浓度的PABA与二氢叶酸合成酶结合的优势要大于磺胺类药物，从而使磺胺类药物失效，金黄色葡萄球菌产生耐药性。

4. 改变通透性 细菌可通过各种途径使抗菌药物不易通过其细胞外膜，从而对抗菌药物有天然屏障作用。

如铜绿假单胞菌，胞壁外膜小孔很少，药物不易进入，即使进入胞壁间隙少量药物，亦会被聚集在膜壁间隙的β-内酰胺酶所水解，故该细菌对大部分青霉素和头孢菌素耐药。

5. 加强主动外排系统 主动外排系统为某些细菌能通过自身产生的药泵将进入菌体的药物排出体外。

大肠埃希菌、金黄色葡萄球菌、铜绿假单胞菌等均有主动外排系统，因其主动外排所引起耐药的抗菌药物有四环素、喹诺酮类、大环内酯类、氯霉素和β-内酰胺类抗生素等。

6. 其他

（1）肠杆菌、假单胞菌等由于拓扑异构酶Ⅱ结构的改变，而对氟喹诺酮类抗菌药物产生耐药性。

（2）肠球菌、链球菌、肠杆菌、假单胞菌等由于降低了RNA聚合酶的亲和力，而对利福霉素类药物产生耐药性。

（3）大肠埃希菌中存在红霉素酯酶，通过酯解红霉素的大环内酯结构而对红霉素产生耐药性。

四、抗生素分类

根据化学结构抗生素分为以下几种。①β-内酰胺类：如青霉素类和头孢菌素类；②大环内酯类：如红霉素、克拉霉素等；③氨基糖苷类：如链霉素、庆大霉素等；④四环素类：如四环素、多西环素等；⑤其他类：如氯霉素等。

即学即练8-1

答案解析

抗生素按化学结构分类有哪些

A. β-内酰胺类　　B. 大环内酯类　　C. 氨基糖苷类

D. 四环素类　　E. 氯霉素等其他类

抗生素种类繁多，结构复杂。本章根据化学结构分类，分别介绍β-内酰胺类、大环内酯类、氨基糖苷类、四环素类和氯霉素类等抗生素。

目标检测8-1

答案解析

一、单选题

1. 抑制DNA回旋酶，使DNA复制受阻，导致DNA降解而细菌死亡的药物是

A. 甲氧苄啶　　B. 诺氟沙星　　C. 利福平　　D. 红霉素　　E. 对氨基水杨酸

2. 与核蛋白 30S 亚基结合，阻止氨基酰 tRNA 进入 A 位的抗菌药是

A. 四环素　B. 链霉素　C. 庆大霉素　D. 氯霉素　E. 克林霉素

3. 氨基糖苷类抗生素的抗菌机制是

A. 影响叶酸代谢　B. 影响胞浆膜的通透性

C. 抑制细菌细胞壁的合成　D. 抑制蛋白质合成的全过程

E. 抑制核酸合成

4. 红霉素的抗菌作用机制

A. 影响胞浆膜的通透性

B. 与核蛋白体 30S 亚基结合，抑制蛋白质的合成

C. 与核蛋白体 50S 亚基结合，抑制移位酶的活性

D. 与核蛋白体 50S 亚基结合，抑制肽酰基转移酶的活性

E. 特异性地抑制依赖于 DNA 的 RNA 多聚酶的活性

5. 当抗菌药物与细菌短暂接触后，药物浓度逐渐下降，低于最小抑菌浓度或药物全部排出后，仍然对细菌的生长繁殖有抑制作用，此现象称

A. 抗菌活性　B. 抗菌后效应　C. 抗菌谱　D. 耐药性　E. 后遗效应

二、多选题

1. 影响细菌胞浆膜通透性的抗菌药物是

A. 多黏菌素 B　B. 制霉菌素　C. 磷霉素　D. 两性霉素 B　E. 万古霉素

2. 抑制蛋白质合成的抗菌药物是

A. 链霉素　B. 庆大霉素　C. 林可霉素　D. 红霉素　E. 四环素

3. 细菌产生耐药性的机制是

A. 产生灭活酶　B. 改变靶部位　C. 增加代谢拮抗物

D. 改变通透性　E. 加强主动外排系统

三、简答题

1. 简述抗菌药物的作用机制。

2. 抗生素按化学结构不同如何分类？

书网融合……

知识回顾　微课

第二节　β-内酰胺类抗生素

PPT

一、概述

1928 年，英国微生物学家亚历山大·弗莱明发现了青霉素（Penicilin）；1939 年澳大利亚裔英国病

理学家弗洛里和德国化学家钱恩提纯了青霉素；1941 年给予患者使用并获得成功；1945 年以后，青霉素遍及全世界。弗莱明、弗洛里和钱恩成为 1945 年诺贝尔生理学及医学奖获得者。

1961 年头孢菌素被发现，经过多年努力，陆续合成了五代药物，已占据抗感染药物市场较大的份额。

20 世纪 80 年代，广谱碳青霉烯类抗生素因对 G^+ 菌、G^- 菌等有良好作用效果，已成为治疗重症感染的重要药物。

知识链接

青霉素的发现及意义

1928 年夏天，外出度假 3 周的弗莱明回到实验室时发现，其中一个金黄色葡萄球菌培养皿由于意外和空气接触，长出了青绿色霉菌。认真严谨的弗莱明显微镜下观察到霉菌周围的葡萄球菌菌落已被溶解，这意味着此霉菌能分泌抑菌物质，弗莱明称其抑菌物质为青霉素。后由弗洛里和钱恩两位科学家利用冷冻干燥法提取了青霉素晶体。

第二次世界大战期间，生病和负伤死亡的人数要远超过战死的人数，而青霉素大量的投入使用挽救了千百万士兵的生命。青霉素的发现是医药发展历史上的一个重要里程碑。

β – 内酰胺类抗生素为在化学结构中含有 *β* – 内酰胺环的一类抗生素。*β* – 内酰胺环是该类抗生素发挥生物活性的必需基团，可开环与细菌发生酰化作用，通过与细菌细胞膜上的青霉素结合蛋白（PBPs）结合，抑制细菌细胞壁合成，从而抑制细菌的生长繁殖。属于繁殖期杀菌剂。根据与 *β* – 内酰胺环稠合的杂环的不同，可将 *β* – 内酰胺类抗生素分为青霉素类、头孢菌素类和非经典 *β* – 内酰胺类。其基本结构如下。

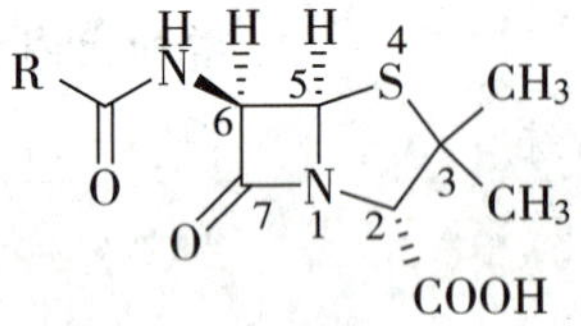

青霉素类

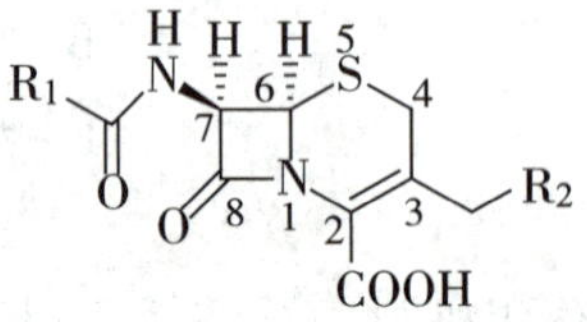

头孢菌素类

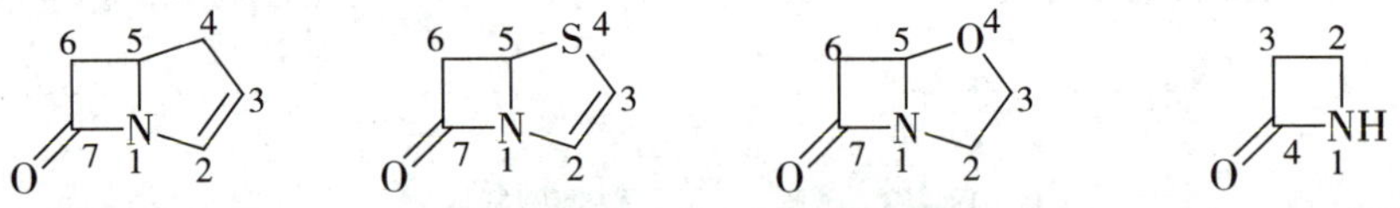

碳青霉烯类　　青霉烯类　　氧青霉烷类　　单环 *β*–内酰胺类

非经典 *β*–内酰胺类

β – 内酰胺类抗生素有如下结构特征。

（1）均含有一个 *β* – 内酰胺环，除单环 *β* – 内酰胺类外，其余类型均与另一个五元杂环或六元杂环稠合。如青霉素类，与 *β* – 内酰胺环稠合的为五元氢化噻唑环；头孢菌素类，稠合环则为六元氢化噻嗪环。

（2）除单环 *β* – 内酰胺类外，与 N 相邻的碳原子（2 位）连有一个羧基。

（3）*β* – 内酰胺环与稠合环不共平面，两环沿稠合边折叠。

（4）青霉素类、头孢菌素类和单环 *β* – 内酰胺类，结构中 *β* – 内酰胺环的 α 位氨基可被各种酰基取代而形成半合成 *β* – 内酰胺类抗生素。其中青霉素类以 6 – 氨基青霉烷酸（6 – APA）为其生物活性的基本结构，而头孢菌素类的基本活性结构为 7 - 氨基头孢烷酸（7 - ACA），通过对二者的 6 位和 7 位氨基不同酰基的取代，可改变其抗菌谱、抗菌作用强度及理化性质等。

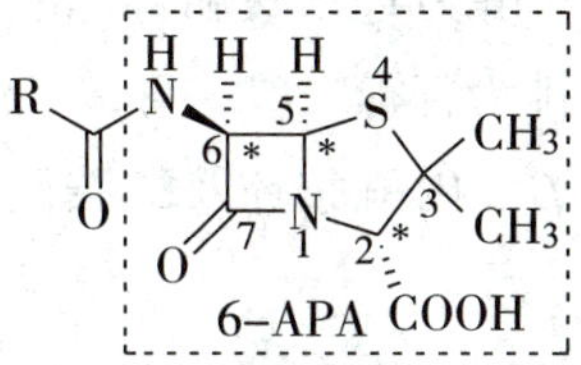

青霉素类

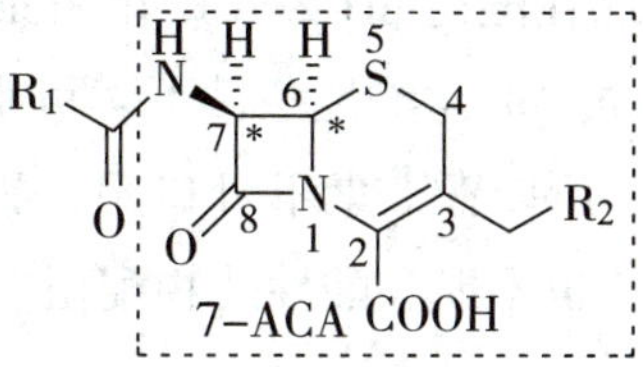

头孢菌素类

（5）β - 内酰胺类抗生素抗菌活性与旋光性密切相关。青霉素类有 3 个手性碳原子，位于 2、5、6 位，头孢菌素类有 2 个手性碳原子，位于 6、7 位，均具有旋光性，绝对构型分别为 2*S*、5*R*、6*R* 和 6*R*、7*R*。

二、青霉素类

青霉素类可分为天然青霉素和通过对 6 - APA 氨基的酰化而形成的半合成青霉素。

实例分析 8 - 2

实例　患者，女性，9 岁。因发热、咽痛 2 日由其家人陪同就诊，体检其体温 38.1℃，双侧扁桃体肿大。诊断：急性扁桃体炎。给予青霉素等治疗。皮试（ - ）。注射用青霉素十几分钟后，患者顿觉头晕，头痛，面色苍白，手脚发凉。测血压 60/40mmHg。诊断：青霉素过敏性休克。

讨论　1. 青霉素可用于何种感染治疗？

2. 治疗前为何要做皮试？

3. 青霉素过敏性休克如何治疗？

答案解析

（一）天然青霉素

由青霉菌培养液中提取精制获得，其中有 7 种天然青霉素，以青霉素 G 的产量最高，作用强，毒性低，为治疗敏感菌所致感染的首选药。

青霉素钠　Benzylpenicilin Sodium

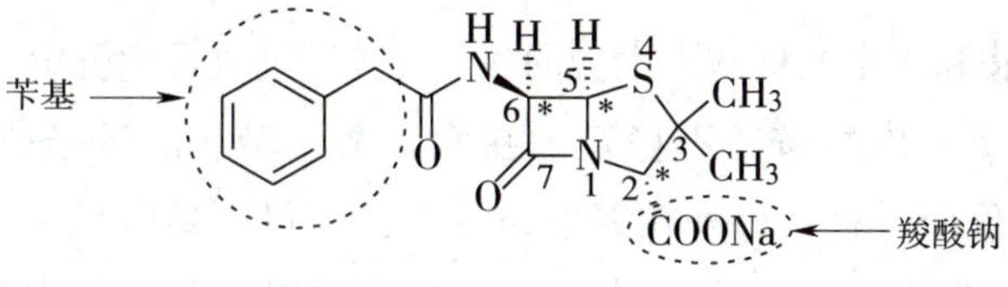

【化学名】（2*S*,5*R*,6*R*）- 3,3 - 二甲基 - 6 - （2 - 苯乙酰氨基）- 7 - 氧代 - 4 - 硫杂 - 1 - 氮杂双环[3.2.0]庚烷 - 2 - 甲酸钠盐。

【性状】 本品为白色结晶性粉末；无臭味或微有特异性臭味；有引湿性；遇酸、碱或氧化剂等迅速失效，水溶液在室温放置易失效。本品在水中极易溶解，在乙醇中溶解，在脂肪油或液状石蜡中不溶。

【化学性质】 本品含有酸性的羧基，为弱酸性药物，可与碱生成稳定的盐（钠盐或钾盐），增加水溶性，临床常用其钠盐。

【稳定性】 本品结构中 β - 内酰胺环的张力较大，且羰基和氮上的孤对电子不能形成共轭，易受到亲核或亲电试剂的进攻，而使β-内酰胺环开环破裂，导致青霉素失效。在酸性、碱性条件下或β-内酰胺酶存在下，青霉素均易发生水解开环而失去抗菌活性。

（1）酸性条件　本品在酸性pH 2或氯化汞条件下，水解为青霉酸和青霉醛酸，青霉醛酸不稳定，水解成青霉醛（图8-1）；pH 4酸性条件下，可水解并重排为青霉二酸，青霉二酸进一步分解生成青霉醛和青霉胺（图8-2）。所以青霉素不可口服，胃酸会将β-内酰胺环及酰胺侧链水解，导致其失效，需肌内注射或静脉给药，也不能和酸性药物配伍。

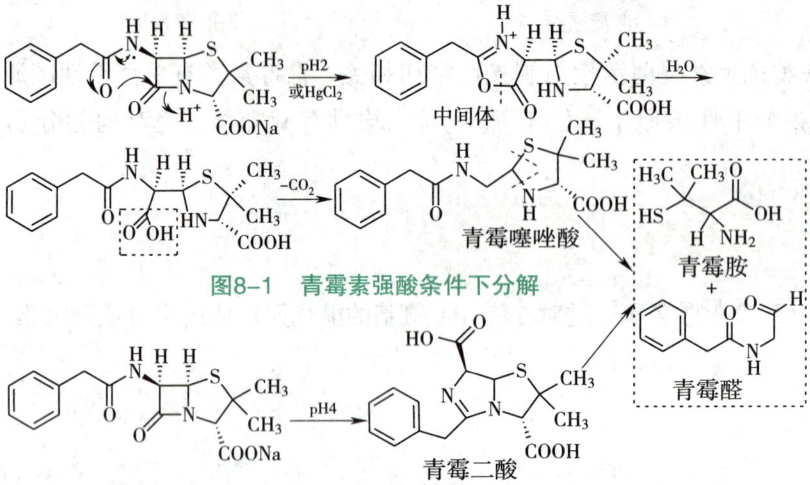

图8-1　青霉素强酸条件下分解

图8-2　青霉素弱酸条件下分解

（2）碱、酶条件　本品在碱性或某些酶（如β-内酰胺酶）条件下，分解产生青霉酸，加热时易失去CO_2生成青霉噻唑酸，进一步裂解为青霉胺和青霉醛（图8-3）。

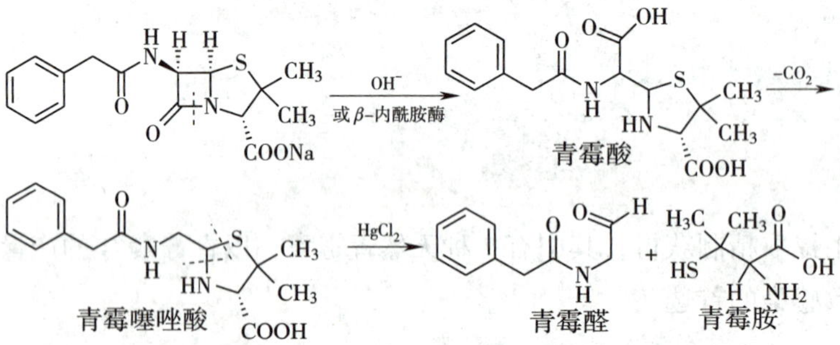

图8-3　青霉素碱、酶条件下分解

青霉素遇到胺或醇时，胺和醇中亲核基团也会向β-酰胺环进攻发生分解，生成青霉酰胺和青霉酸酯。

可见，青霉素结构中的β-内酰胺环不稳定，在水、酸、碱、酶等条件下易发生分解，且金属离子、温度等催化条件可加速反应进程；另外在碱性条件下，还可因聚合反应而生成聚合物杂质（致敏物质），杂质来源于生产工艺；生产中的多个环节，如成盐或干燥过程，受温度和pH（最适宜pH 6.5～6.9，避免超过7.0。pH过高，加糖、H_2SO_4、无机氮源；pH过低，加碳酸钙、NaOH、氨或尿素）的影响均可发生过敏反应。故临床上通常使用青霉素钠的粉针剂，临用前注射用水新鲜配制。

为了提高青霉素在体内的生物利用度，可采取以下措施。①将其与分子量较大的胺制成难溶性盐，减小青霉素对皮肤的刺激性，如普鲁卡因青霉素、苄星青霉素等青霉素长效制剂，肌内注射后缓慢吸收，维持时间较长，但青霉素长效制剂血药浓度低，致敏率高，仅可用于预防或轻度感染；②与丙磺舒合用，延长其体内作用时间，丙磺舒可与青霉素竞争肾小管分泌，两者合用可提高青霉素的血药浓度，延长半衰期；③将青霉素的羧基酯化做成前药，可提高其生物利用度。

【药理作用】本品对 G^+ 菌有强大的杀菌作用。除 G^+ 菌外，对青霉素敏感的还有 G^- 球菌、螺旋体。①G^+ 球菌：青霉素对大部分 G^+ 球菌，如溶血性链球菌、草绿色链球菌、肺炎链球菌等敏感；②G^+ 杆菌：敏感菌主要包括白喉棒状杆菌、炭疽芽孢杆菌及厌氧的破伤风杆菌、短棒菌苗等；③G^- 球菌：如脑膜炎双球菌对青霉素敏感；④螺旋体：青霉素对梅毒螺旋体、钩端螺旋体高度敏感。

临床上常用作 G^+ 菌感染治疗的首选药。

【临床应用】本品用于对其敏感的各种球菌、G^+ 杆菌、螺旋体感染治疗。①G^+ 球菌感染：如溶血性链球菌引起的咽炎、扁桃体炎、猩红热、蜂窝织炎等；肺炎链球菌引起的大叶肺炎、中耳炎等；草绿色链球菌引起的呼吸道感染、心内膜炎等。②G^- 球菌感染：如脑膜炎奈瑟菌和其他敏感菌引起的脑膜炎。③G^+ 杆菌感染：如白喉、破伤风、炭疽病等，因青霉素对 G^+ 杆菌产生的外毒素无效，治疗时应同时加入相应的抗毒血清。④螺旋体感染，如钩端螺旋体病、梅毒、回归热等。

【不良反应】①局部刺激：肌内注射常引起疼痛、红肿、硬结等局部刺激，青霉素钠盐轻，钾盐重。②过敏反应：为青霉素最常见的不良反应。发生率在 5% ~10%，常表现为药物热、皮疹、荨麻疹等，停药后自行消失。青霉素最严重的不良反应为过敏性休克，发生率为 0.01% 左右，可出现喉头水肿、呼吸困难、抽搐、昏迷等症状，若不及时抢救，可危及生命。为防止过敏反应，应详细询问患者过敏史，进行青霉素皮肤过敏试验，阳性者禁用。一旦发生过敏性休克，应立即皮下或肌内注射 0.1% 肾上腺素 0.5 ~ 1ml，（肾上腺素为治疗青霉素过敏性休克的首选药，其作用机制见第二章第三节）必要时加入糖皮质激素和抗组胺药，以增加疗效。③青霉素脑病：全身大剂量使用青霉素可引起头痛、肌肉震颤、昏迷等中枢神经系统毒性症状，称为青霉素脑病，多见于婴儿和老年人。④赫氏反应：亦称吉海反应，是治疗梅毒和钩端螺旋体感染时，出现了寒战、发热、咽痛、心率加快等症状，此不良反应可能与大量螺旋体被杀死后释放异体物质有关。

（二）半合成青霉素

青霉素对敏感菌杀菌力强、毒性小，但也有着对酸、碱和酶不稳定，抗菌谱比较窄，易过敏等诸多缺点，20 世纪 50 年代后，人们在青霉素生物活性基本结构 6 – APA 氨基基团上引入不同侧链，合成出具有耐酸、耐酶、广谱的半合成青霉素。

1. 耐酸青霉素 天然青霉素 V 抗菌谱与青霉素相同，耐酸、可口服。青霉素 V 结构中，其侧链为苯氧乙酰氨基，其中苯氧基结构具有吸电子作用，使得酰胺侧链羰基氧上的孤对电子与 β – 内酰胺环发生亲核反应的能力下降。于是出现了侧链具有吸电子基团的耐酸半合成青霉素。代表药物有非奈西林（Pheneticillin）和丙匹西林（Propicillin）等。

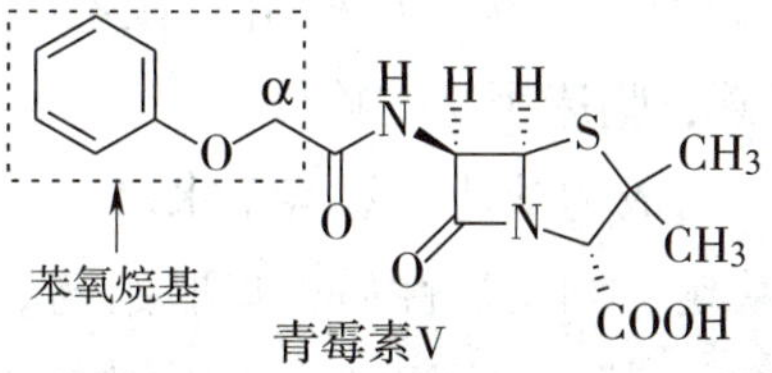

青霉素V

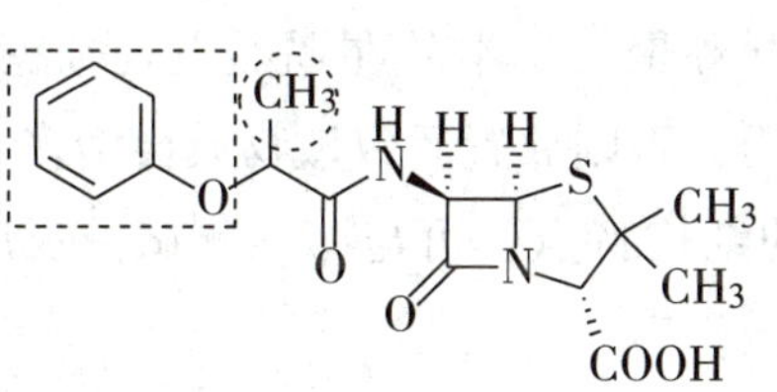

非奈西林

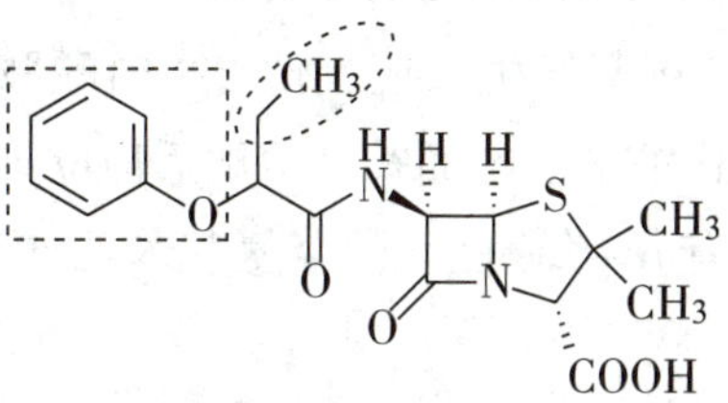

丙匹西林

2. 耐酶青霉素 在 6－APA 氨基侧链上引入体积较大的基团，可由于空间位阻的影响干扰细菌体内 β－内酰胺酶与药物作用，从而保护药物分子中的 β－内酰胺环。于是设计出侧链具有较大体积基团的耐酶半合成青霉素。代表药物有苯唑西林（Oxacillin）、氯唑西林（Cloxacillin）和双氯西林（Dicloxacillin）等。

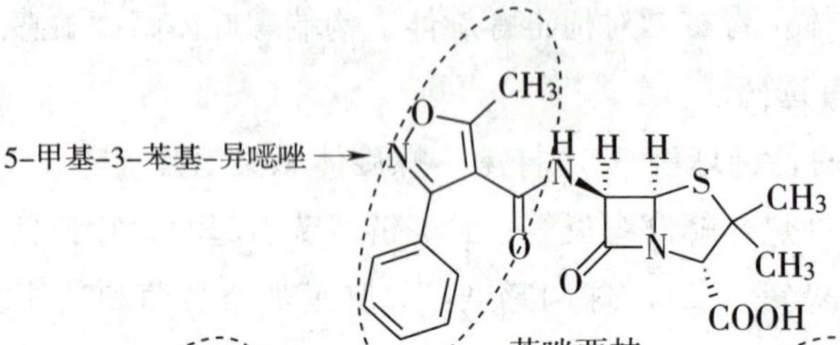

苯唑西林

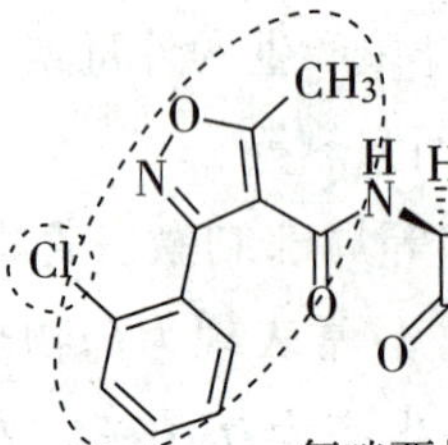
氯唑西林

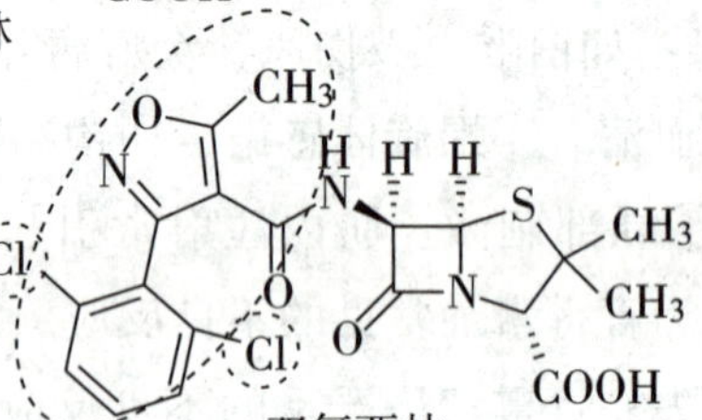
双氯西林

3. 广谱青霉素 天然青霉素 N 具有极性基团的酰胺侧链，对 G^- 菌有活性。将某些极性基团（如 $-NH_2$、$-COOH$ 等）引入酰胺侧链中，具有较好的广谱抗菌活性。于是合成了侧链具有极性基团的广谱半合成抗生素。代表药物有氨苄西林（Ampicillin）和阿莫西林（Amoxicillin）等。

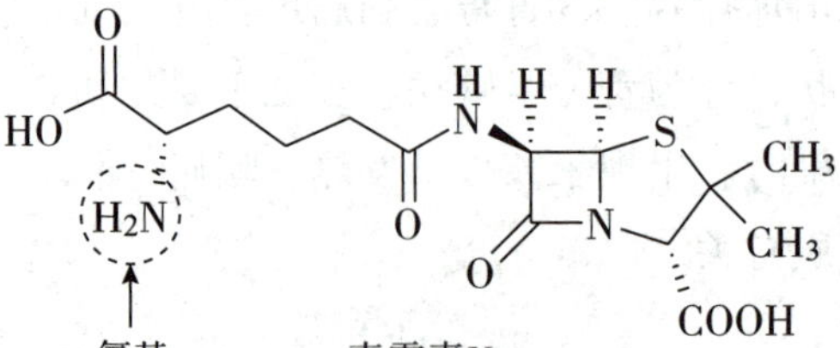

青霉素N

氨苄西林 Ampicillin

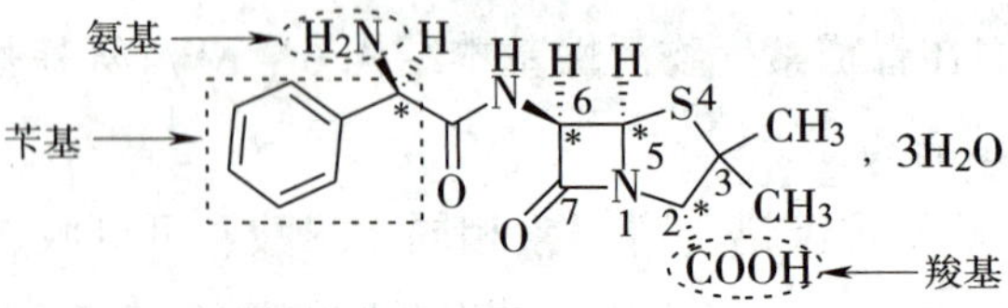

【化学名】（2*S*,5*R*,6*R*）－3,3－二甲基－6－[（*R*）－2－氨基－2－苯乙酰氨基]－7－氧代－4－硫杂－1－氮杂双环[3.2.0]庚烷－2－甲酸三水化合物。

【性状】 本品为白色结晶性粉末；味微苦。在水中微溶，在乙醇、乙醚或不挥发油中不溶；在稀酸、稀碱溶液中溶解。本品有四个手性碳，临床用其右旋体。

【化学性质】 本品含有酸性的羧基，可成为钠盐，易溶于水。

【稳定性】 本品对酸稳定，对碱不稳定，利用该性质可口服给药。但本品的水溶液稳定性较差，易发生聚合反应，生成无抗菌活性的聚合物，其主要原因为结构中侧链上的游离氨基具有亲核性，可直接与 β－内酰胺环中的羰基发生反应，使 β－内酰胺环开环聚合。本品在弱酸性葡萄糖溶液中分解较快，宜用中性的氯化钠作溶剂。本品针剂溶解后应立即使用，否则放置后致敏物质会增多。

本品结构中具有 α－氨基酸（2－氨基苯乙酸）的结构特点，可与茚三酮试液反应显紫色，加热后显红色。

【药理作用】 本品是第一个用于临床的广谱口服青霉素，对 G^- 菌和 G^+ 菌均有杀菌作用，对 G^- 菌优于青霉素。

【临床应用】 主要用于治疗敏感菌引起的呼吸道感染、尿路感染、脑膜炎、胆道感染等。

【不良反应】 本品有轻微消化道反应，药物疹发生率较高（10% ~15%）。

阿莫西林　Amoxicillin

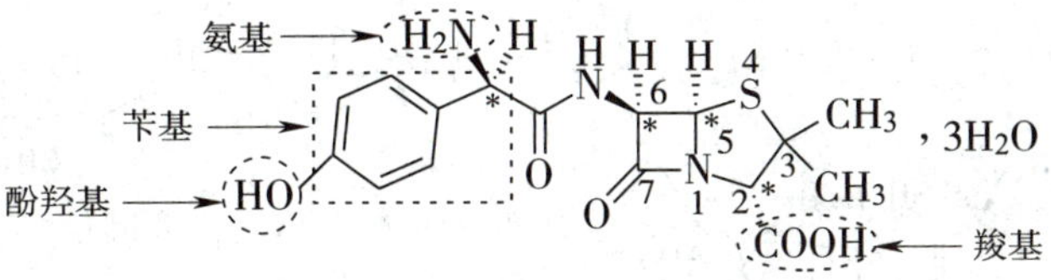

【化学名】 (2*S*,5*R*,6*R*)－3,3－二甲基－6－[(*R*)－(－)－2－氨基－2－(4－羟基苯基)乙酰氨基]－7－氧代－4－硫杂－1－氮杂双环[3.2.0]庚烷－2－甲酸三水合物。

【性状】 本品为白色或类白色结晶性粉末。在水中微溶，在乙醇中几乎不溶。

【化学性质】 本品含有酸性的羧基、弱酸性的酚羟基和碱性的氨基，因此其 pK_a 2.7、7.4 和 9.6，其 0.5% 水溶液的 pH 3.5 ~5.5。本品的水溶液在 pH 6 时比较稳定。

【稳定性】 本品的水溶液亦可发生水解和聚合反应，且聚合速度为氨苄西林的 4.2 倍。本品水溶液在磷酸盐、山梨醇、硫酸锌、乙二胺的存在下，可发生分子内环合反应，形成 2，5－吡嗪二酮，故不应与上述药物配伍使用。

【药理作用】 本品抗菌谱较青霉素广，抗菌活性与氨苄西林相似，但对肺炎链球菌、嗜血流感杆菌作用强。

【临床应用】 主要用于治疗敏感菌所致的呼吸道、尿路、胆道等感染及伤寒，因对幽门螺杆菌作用较强，也用于幽门螺杆菌阳性的胃炎和消化性溃疡的治疗。

其他常用青霉素类抗生素结构、作用特点见表 8－3。

表 8－3　常用青霉素类抗生素结构、作用特点

药物名称及结构	作用特点
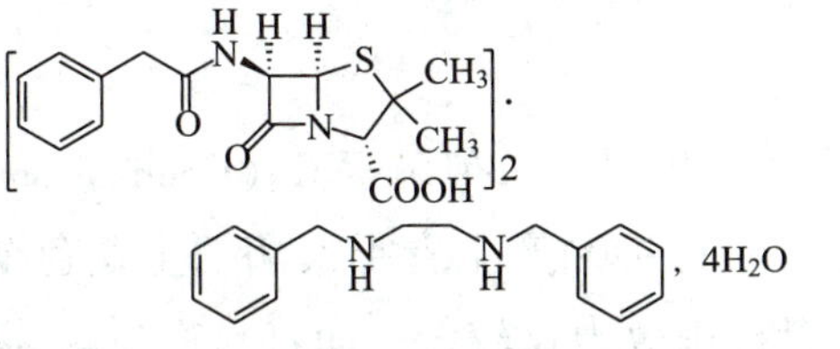 苄星青霉素（Benzathine Benzylpenicillin）	降低青霉素对皮肤的刺激性，将青霉素与分子量较大的二苄基乙二胺制成难溶性盐，用于预防风湿热复发和控制链球菌感染的流行
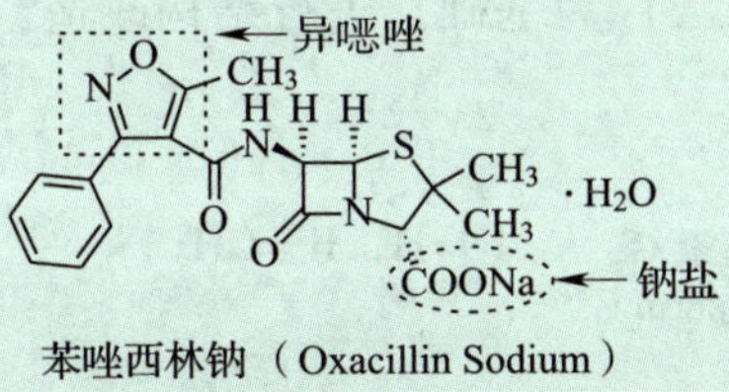 苯唑西林钠（Oxacillin Sodium）	耐酸、耐酶、抗菌作用较强。对产青霉素酶的耐药金黄色葡萄球菌具有强大的杀菌作用，用于耐青霉素的葡萄球菌所致的感染，如呼吸道感染、心内膜炎、烧伤、骨髓炎、脑膜炎、败血症等
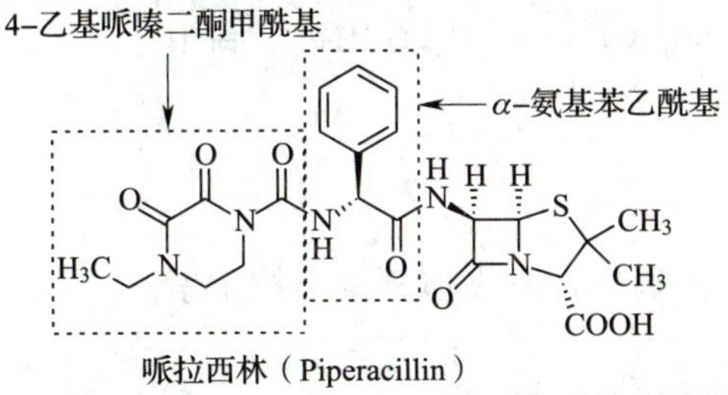 哌拉西林（Piperacillin）	低毒、抗菌谱广、抗菌作用强。对铜绿假单胞菌等大多数 G^- 菌、G^+ 球菌、厌氧菌均有抗菌作用，临床用于治疗铜绿假单胞菌、大肠埃希菌及其他肠杆菌科细菌所致的呼吸道、泌尿道、胆道等感染及败血症，是治疗 G^- 菌所致感染的重要药物

4. 长效青霉素的结构修饰 针对青霉素结构中的2位游离羧基，亲水性强，口服吸收差。为改善其脂水分配系数，增加脂溶性，提高生物利用度，利用前药原理，将羧基酯化，可增加稳定性，延长作用时间（图8－4）。

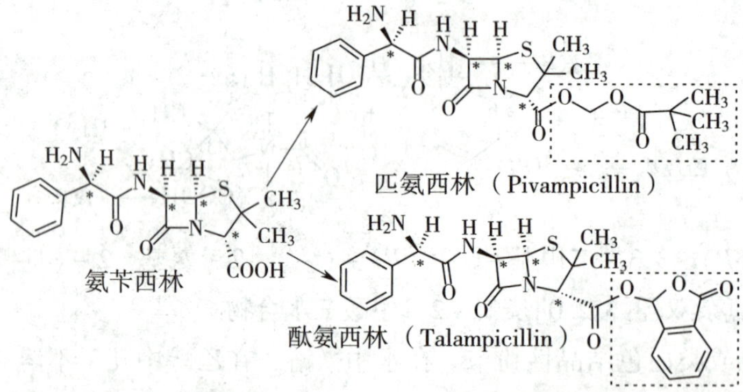

图8－4 青霉素类药物——氨苄西林的成酯修饰

综上所述，青霉素类药物的构－效关系总结见图8－5。

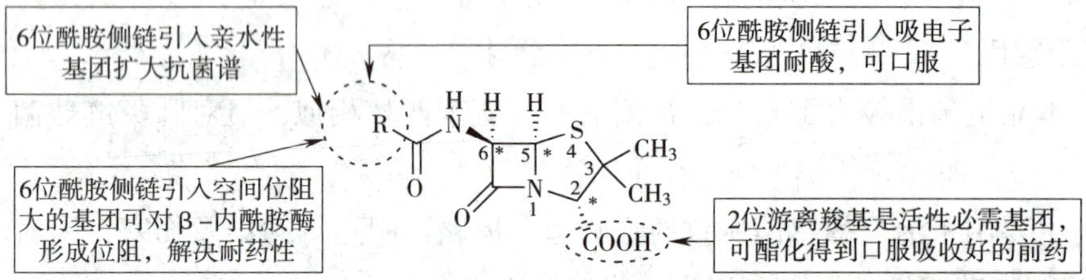

图8－5 青霉素类药物的构－效关系

三、头孢菌素类

头孢菌素类包括天然头孢菌素和半合成头孢菌素。

天然头孢菌素是由与青霉菌近缘的头孢菌属真菌所产生，主要有头孢菌素C（Cephalosporin C）和头霉素C（Cephamycin C）。其中头孢菌素C对酸比较稳定，能抑制产生青霉素酶的金黄色葡萄球菌，对G^-菌亦有活性；头霉素C对β－内酰胺酶稳定。但两者抗菌效力比较低，而且易产生耐药性，因此以头孢菌素C的生物活性基本结构7－氨基头孢烷酸（7－ACA）为基础，进行结构改造，积极发展了半合成头孢菌素类，现临床用药均为半合成头孢菌素类药物。

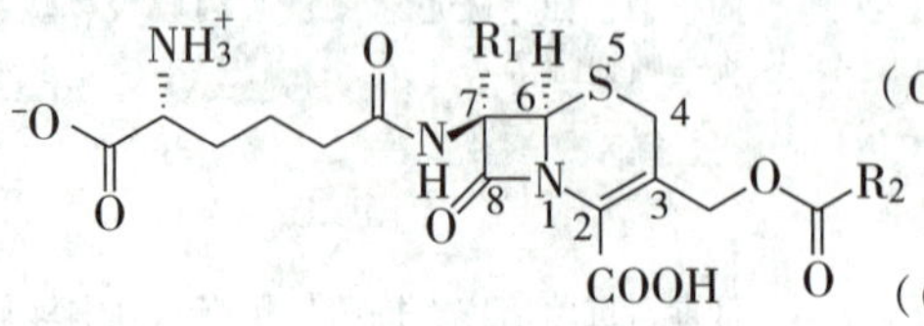

头孢菌素C（Cephalosporin C） R_1=H，R_2=CH_3

头霉素C（Cephamycin C） R_1=OCH_3，R_2=NH_2

（一）半合成头孢菌素的构－效关系

对7－ACA结构的4个主要部位进行结构修饰，可以得到半合成头孢菌素类抗生素。

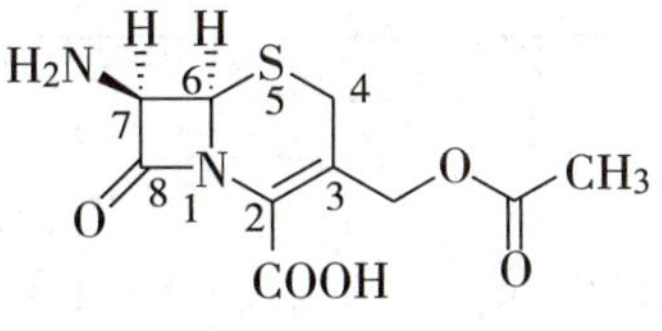

7-ACA

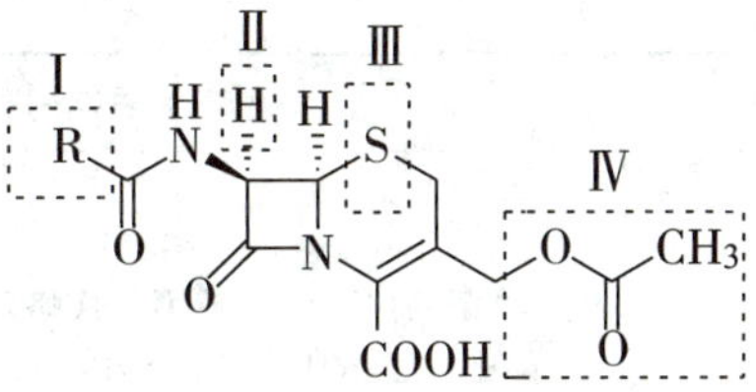

（1）7－酰胺基部分　酰胺基是抗菌谱的决定性基团，对扩大抗菌谱、提高生物活性有至关重要的作用。

（2）7α 氢原子　此位置的氢若被 α－甲氧基取代可增加对 β－内酰胺酶的稳定性。

（3）环中的硫原子　硫原子对抗菌活性有较大的影响。

（4）3 位取代基　3 位取代基可明显地改变抗菌活性和药代动力学性质。

从基本结构中看出，头孢菌素类为 β－内酰胺环与氢化噻嗪环相稠合，由于氢化噻嗪环中双键与内酰胺中氮原子的孤对电子共轭，而使 β－内酰胺环对酸较稳定，且头孢菌素类与 β－内酰胺环稠合的为六元环，环张力较青霉素小，稳定性高。

头孢菌素和青霉素相比较，过敏反应发生率低，但与青霉素有不完全的交叉过敏反应。一般来说对青霉素过敏者约有 5%～10% 对头孢菌素类过敏，而对头孢菌素过敏者绝大多数青霉素过敏，需警惕。

知识链接

青霉素类和头孢菌素类的抗原决定簇

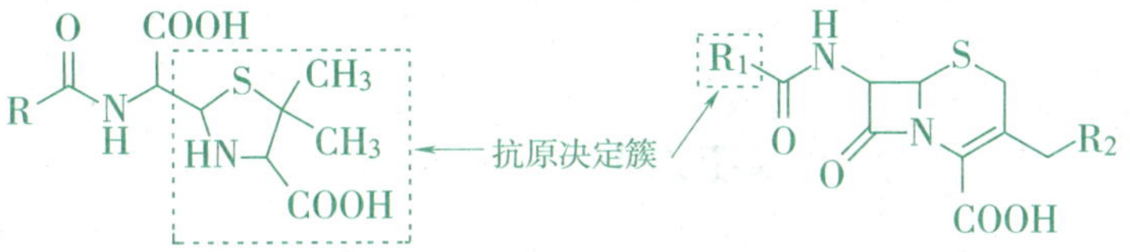

青霉素类　　头孢菌素类

由于头孢菌素类药物之间没有共同的抗原决定簇，较少发生交叉过敏。头孢菌素类药物之间、头孢菌素类与青霉素类药物之间是否会发生交叉过敏，取决于是否有共同的抗原决定簇。

（二）半合成头孢菌素药物的发展

详见表 8－4 所示。

表 8－4　各代头孢菌素的作用特点及临床应用

常用药物		抗菌作用特点	临床应用
第一代	头孢唑林 头孢羟氨苄 头孢氨苄 头孢噻吩 头孢拉定 头孢硫脒	对 G^+ 球菌，如肺炎球菌、链球菌等敏感，但对耐甲氧西林的金黄色葡萄球菌不敏感。第一代头孢菌素对 G^+ 菌作用比第二、三代强，但对 G^- 杆菌作用弱；对 β－内酰胺酶稳定性较第二、三代差；对肾脏有一定毒性	用于肺炎链球菌、化脓性链球菌及敏感的 G^+ 菌、G^- 菌引起的轻、中度感染及尿路感染的治疗。肠球菌感染及脑膜炎不宜选用

续表

常用药物		抗菌作用特点	临床应用
第二代	头孢克洛 头孢呋辛 头孢丙烯 头孢孟多 头孢尼西	对 G^+ 菌的抗菌活性较第一代略差或相近，对 G^- 菌如大肠埃希菌、克雷伯菌等的抗菌活性较第一代强，较第三代弱。对某些肠杆菌科细菌和铜绿假单胞菌作用较差；对多种 β - 内酰胺酶较稳定；对肾毒性较第一代小	临床上主要用于 G^+ 菌、流感嗜血杆菌、大肠埃希菌、奇异变形杆菌等所致的呼吸道、尿路、皮肤软组织等感染
第三代	头孢他定 头孢噻肟 头孢哌酮 头孢曲松 头孢克肟	对 G^+ 菌活性较第一、二代弱；对 G^- 杆菌包括肠杆菌、铜绿假单胞菌及厌氧菌如脆弱拟杆菌，均有较强的抗菌作用；对流感杆菌、淋球菌具有良好的抗菌活性；对 β - 内酰胺酶高度稳定；血浆半衰期长，体内分布广，组织穿透力强，可分布于炎症脑脊液中；对肾脏基本无毒性	主要用于治疗重症耐药菌引起的感染，或用于敏感肠杆菌等 G^- 杆菌，兼有厌氧菌和 G^+ 菌的混合感染。用于呼吸道、泌尿道、胃肠道等重症感染
第四代	头孢匹罗 头孢吡肟	对 G^+ 菌、G^- 菌、厌氧菌显示广谱抗菌活性，抗 G^+ 菌活性比第三代强，特别对链球菌、肺炎球菌有很强的活性；抗铜绿假单胞菌作用同第三代；对产生 β - 内酰胺酶的 G^- 杆菌有较强的抗菌作用，对肠杆菌属的作用优于第三代	临床用于第三代头孢菌素耐药的 G^- 杆菌引起的重症感染，可作为第三代头孢菌素的替代药，并可用于中性粒细胞缺乏伴发热者的经验治疗
第五代	头孢洛林酯 头孢托罗 头孢吡普	属于超广谱抗生素，对大多数 G^+ 菌、阴性厌氧菌具有较强的抗菌活性，血浆半衰期长，无肾毒性	用于治疗成人社区获得性细菌性肠炎和急性细菌性皮肤和软组织感染

（三）代表药物

头孢氨苄 Cefalexin

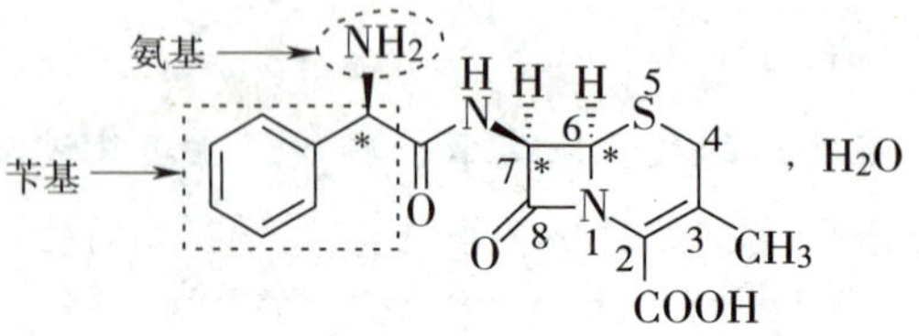

【化学名】 (6*R*,7*R*) -3 - 甲基 -7 - [(*R*) -2 - 氨基 -2 - 苯乙酰氨基] -8 - 氧代 -5 - 硫杂 -1 - 氮杂双环[4. 2. 0]辛 -2 - 烯 -2 - 甲酸一水合物。

【性状】 本品为白色至微黄色结晶性粉末；微臭。在水中微溶，在乙醇或乙醚中不溶。

【化学性质】 本品含有酸性的羧基和碱性的氨基，其 pK_a 2. 5、5. 2 和 7. 3，水溶液的 pH 3. 5 ~5. 5。

【稳定性】 本品固态比较稳定，其水溶液在 pH 8. 5 以下较为稳定，但在 pH 9 以上迅速分解，热、强酸、强碱及光照能促使其降解。在高温和高湿的条件下易生成高聚物，从而引起过敏反应。

【药理作用】 本品为广谱抗生素，对 G^+ 菌效果较好，G^- 菌效果较差。

【临床应用】 主要用于敏感菌所致呼吸道、泌尿道、皮肤和软组织、生殖器官等部位感染的治疗。

【不良反应】 与青霉素相似，不良反应发生率最高的是过敏反应，过敏原为其聚合物，由于 7 位侧链存在氨基，比青霉素更易发生聚合反应，聚合速度与固体药物含水量和贮存温度有关，故生产和使用中注意控制条件。

头孢唑林钠　Cefazolin Sodium

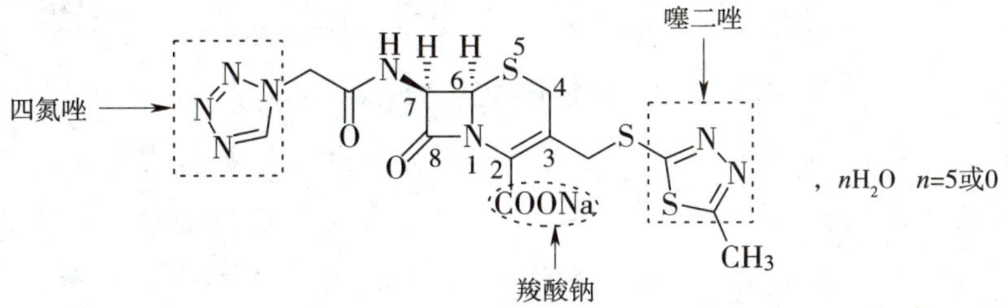

【化学名】(6*R*,7*R*)-3-[[(5-甲基-1,3,4-噻二唑-2-基)硫基]甲基]-7-[(1*H*-四氮唑-1-基)乙酰氨基]-8-氧代-5-硫杂-1-氮杂双环[4.2.0]辛-2-烯-2-甲酸钠盐五水合物或无水物。

【性状】本品为白色或类白色粉末或结晶性粉末；无臭；易引湿。在水中易溶，在甲醇中微溶，在乙醇、丙酮中几乎不溶。

【化学性质】本品含有酸性的羧基，成钠盐，水溶液的 pH 4.5~6.5。

【药理作用】本品对 G^+ 球菌和杆菌具有较强的抗菌作用；对 β-内酰胺酶不稳定，有不少阴性杆菌已产生耐药。

【临床应用】主要用于治疗敏感细菌所致呼吸道感染，对肺炎、支气管炎、肺脓肿有效，对金黄色葡萄球菌和草绿色链球菌所引起的心内膜炎有良好的疗效，也可用于尿路感染、骨髓炎、败血症、耳鼻喉和眼科感染。

【不良反应】不良反应少，个别患者可发生暂时性的血清氨基转移酶、碱性磷酸酶、尿素氮等升高；偶见药物疹、血栓性静脉炎等。

其他常用头孢菌素类抗生素结构、作用特点见表 8-5。

表 8-5　常用头孢菌素类抗生素结构、作用特点

药物名称及结构	作用特点
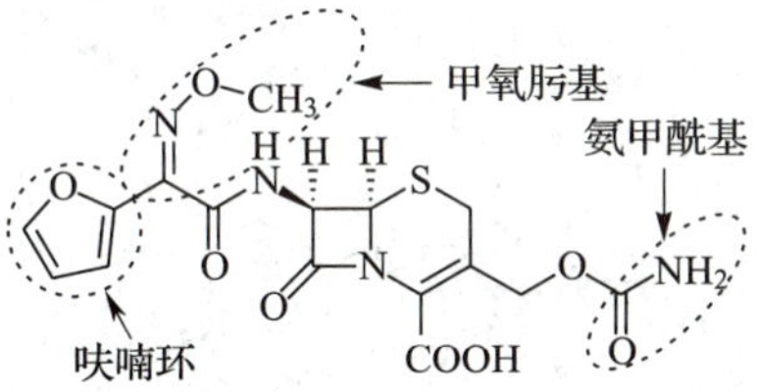 头孢呋辛（Cefuroxime）	对 G^- 杆菌产生的 β-内酰胺酶稳定，对阴性杆菌如奇异变形杆菌、嗜血流感杆菌、沙门菌属、大肠埃希菌、志贺菌属的抗菌作用较第一代强，注射给药。临床用于治疗敏感菌引起的骨和关节感染、呼吸系统感染、泌尿生殖系统感染
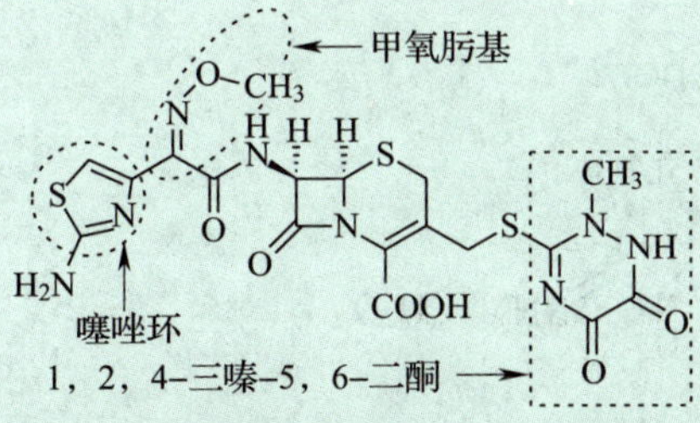 头孢曲松（Ceftriaxone）	对肠杆菌科细菌有强大活性，对淋病奈瑟菌和脑膜炎奈瑟菌有较强抗菌作用，对溶血性链球菌和肺炎球菌亦有良好作用。用于敏感菌所致的下呼吸道感染、尿路感染、胆道感染等
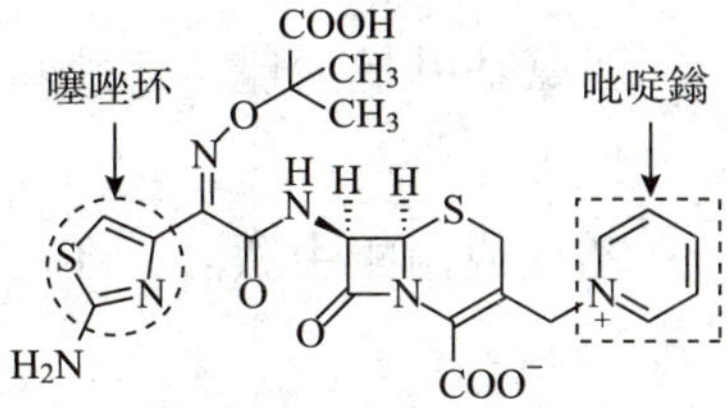 头孢他啶（Ceftazidime）	对 β-内酰胺酶稳定，对大肠埃希菌、奇异变形杆菌等肠杆菌科细菌有极强的抗菌活性，对溶血性链球菌、肺炎球菌、淋病奈瑟菌、流感杆菌高度敏感。临床主要用于敏感菌引起的呼吸道、泌尿生殖道感染及败血症

知识链接

双硫仑样反应 微课

双硫仑（Disulfiram）是一种戒酒药物。双硫仑样反应指许多药物具有与双硫仑相似的作用，即用药后若饮酒或饮用含有乙醇的饮品（或接触乙醇）导致的体内“乙醛蓄积”的中毒反应。表现为面部潮红、眼结膜充血、视觉模糊、头颈部血管剧烈搏动、头晕、恶心、呕吐、口干、胸痛、心肌梗死、急性心衰、呼吸困难、急性肝损伤、惊厥及死亡等，又称戒酒硫样反应。

相应的药物包括：①头孢菌素类药物中的头孢哌酮、头孢曲松、头孢氨苄等，其中头孢哌酮致双硫仑样反应最多、最敏感，如患者用药后吃酒心巧克力、服用藿香正气水，甚至仅用酒精处理皮肤也会发生该反应；②其他抗菌药如甲硝唑、替硝唑、氯霉素、灰黄霉素、异烟肼等；③非抗菌药类如氯丙嗪、华法林、硝酸甘油等；④降血糖药物如甲苯磺丁脲、格列本脲、双胍类及胰岛素等。

四、非经典的β-内酰胺类抗生素和β-内酰胺酶抑制剂

非经典的β-内酰胺类抗生素包括青霉烯类、碳青霉烯类、氧青霉烷类和单环β-内酰胺类，大部分β-内酰胺酶抑制剂也属于此类。β-内酰胺酶抑制剂是一类新的β-内酰胺类药物。由于质粒传递产生β-内酰胺酶，致使β-内酰胺环开环水解而失活，是病原菌对一些常用的β-内酰胺类抗生素耐药的主要方式。

（一）非经典的β-内酰胺类抗生素

1. 碳青霉烯类 本类药物有亚胺培南（Imipenem）、美罗培南（Meropenem）和比阿培南（Biapenem）等，抗菌谱广、抗菌作用强、对β-内酰胺酶高度稳定的一类抗生素。

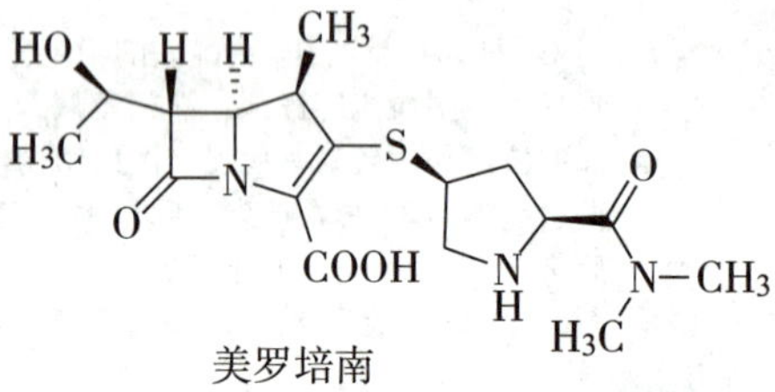

美罗培南

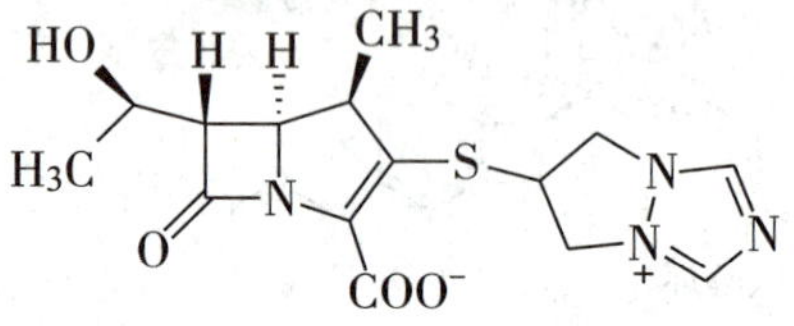

比阿培南

亚胺培南 Imipenem

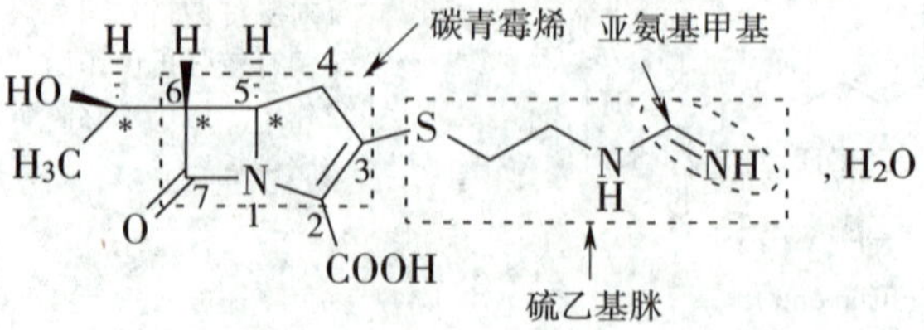

【化学名】 (5*R*,6*S*)-6-[(1*R*)-1-羟乙基]-3-[2-((亚氨基甲基)氨基)乙硫基]-7-氧代-1-氮杂双环[3.2.0]庚烷-2-烯-2-羧酸一水合物。

【性状】 本品为白色或类白色结晶。在水或甲醇中溶解，在乙醇或丙酮中微溶，在乙醚或乙酸乙酯中几乎不溶。

【稳定性】 本品的亚氨基侧链不稳定，在酸性条件下易分解，使β-内酰胺环开环失去活性。

【药理作用】 本品抗菌谱广，其通过与细菌的青霉素结合蛋白（PBPs）特异性结合，干扰细菌细胞壁的合成。对大多数 G^+ 菌、G^- 球菌、G^- 杆菌、厌氧菌中的脆弱类杆菌等均有强大抗菌活性。

【临床应用】 本品主要用于肠杆菌和铜绿假单胞菌引起的多重耐药感染；需氧菌和厌氧菌引起的混合感染。亚胺培南在体内可被肾小管上皮细胞的肾脱氢肽酶灭活，与西司他丁（Cilastatin，肾脱氢肽酶抑制剂）配伍使用，制成 1∶1 复合制剂，称泰能（Tienam，泰宁），稳定性好，供静脉滴注。

【不良反应】 不良反应少，注意老年患者有中枢神经刺激症状，原有癫痫等中枢神经系统疾病及肾功能不全者、对青霉素过敏者慎用。个别患者有恶心、呕吐、腹泻现象。

2. 单环 β - 内酰胺类 单环 β - 内酰胺类又称为单环菌素，和其他 β - 内酰胺类抗生素相比结构较为简单，有利于全合成。并且与青霉素和头孢菌素类都不发生交叉过敏反应，加之对 β - 内酰胺酶稳定，而受到广泛关注。第一个上市的全合成单环 β - 内酰胺抗生素为氨曲南（Aztreonam）。

氨曲南　Aztreonam

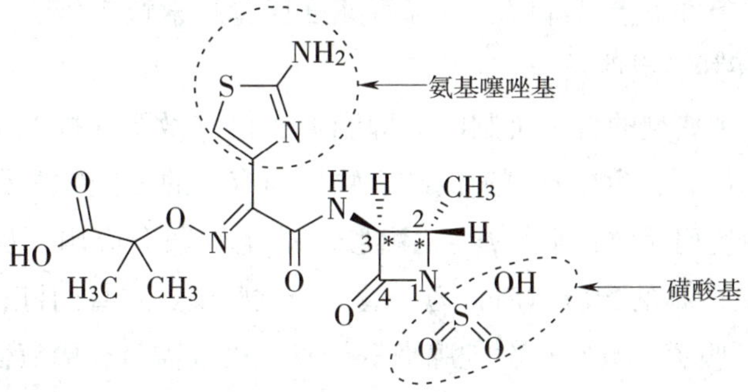

【化学名】 [2*S* - [2α,3β(*Z*)]] - 2 - [[[1 - (2 - 氨基 - 4 - 噻唑基) - 2 - [(2 - 甲基 - 4 - 氧代 - 1 - 磺基 - 3 - 氮杂环丁烷基)氨基] - 2 - 氧代亚乙基]氨基]氧] - 2 - 甲基丙酸。

【性状】 本品为白色至淡黄色结晶性粉末；无臭，有引湿性。在 *N*，*N* - 二甲基亚酰胺或二甲基亚砜中溶解，在水或甲醇中微溶，在乙醇中极微溶解，在乙酸乙酯中几乎不溶。

【稳定性】 本品结构中 N 原子上连有强吸电子基团磺酸基，更有利于 β - 内酰胺环打开。2 位的甲基可以增加氨曲南对 β - 内酰胺酶的稳定性。

【药理作用】 本品只对需氧 G^- 菌有效，对 G^+ 菌和厌氧菌作用差，属窄谱抗菌药。与细菌细胞壁上 PBPs 结合，抑制细菌细胞壁合成而杀菌。对肠杆菌铜绿假单胞菌、流感嗜血杆菌、淋球菌作用佳。

【临床应用】 主要用于敏感菌引起的呼吸道感染、尿路感染、软组织感染、败血症等，疗效良好。

【不良反应】 不良反应少，主要有胃肠道反应、皮疹、注射局部疼痛及静脉炎等。

（二）β - 内酰胺酶抑制剂

β - 内酰胺酶是细菌产生的保护性酶，可与 β - 内酰胺类抗生素发生作用，在该类药物达到细菌作用部位之前此酶可将其水解失活，产生耐药性。β - 内酰胺酶抑制剂是针对此耐药机制而研究开发的一类药物。从结构特点上可分为氧青霉烷类和青霉烷砜类。

1. 氧青霉烷类 该类典型药物为克拉维酸钾（Clavulanate Potassium），是从链霉菌的发酵液中分离得到的，第一个用于临床的 β - 内酰胺酶抑制剂。且为广谱 β - 内酰胺酶不可逆的竞争性抑制剂，其与酶可牢固地结合，使酶失活。克拉维酸钾常与其他 β - 内酰胺类抗生素合用，以增强抗菌作用。

克拉维酸钾 Clavulanate Potassium

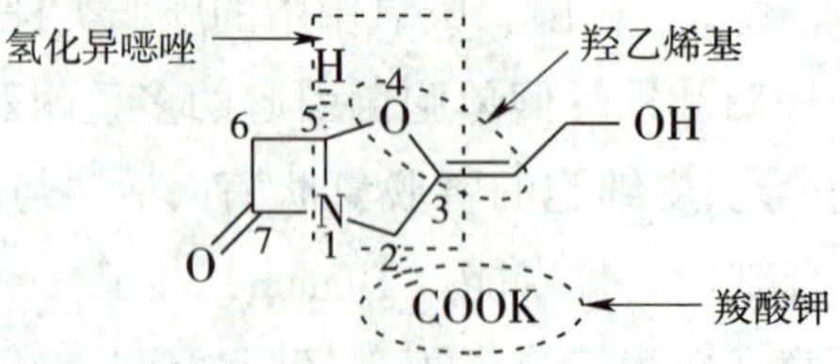

【化学名】(*Z*) - (2*S*,5*R*) - 3 - (2 - 羟乙烯基) - 7 - 氧代 - 4 - 氧杂 - 1 - 氮杂双环[3.2.0]庚烷 - 2 - 羧酸钾。

【性状】本品为白色至微黄色结晶性粉末；微臭；极易引湿。在水中极易溶解，在甲醇中易溶，在乙醇中微溶，在乙醚中不溶。

【化学性质】本品含有酸性的羧基，成钾盐，水溶液的 pH 6.0 ~ 8.0。

【稳定性】本品在碱性条件下极易降解，其降解速度比青霉素快 5 倍。一般不以单质形式储存，而是与其他药物混合，以提高其稳定性。

【药理作用】本品是一种典型的自杀机制的酶抑制剂，仅有微弱的抗菌活性，但与 G^+ 菌、G^- 菌产生的 β - 内酰胺酶均可牢固结合，生成不可逆的结合物，为有效的 β - 内酰胺酶抑制剂。

【临床应用】本品单独使用无效，常与 β - 内酰胺类抗生素联合应用，提高疗效。如临床用的奥格门汀，为克拉维酸钾与阿莫西林的配伍制剂，为一线口服抗感染药；替门汀，为替卡西林钠与克拉维酸钾的配伍制剂，临床用于呼吸道、五官科、乳腺炎等全身感染或需氧、厌氧菌混合感染。

【不良反应】本品可致过敏反应，应做青霉素皮试。

2. 青霉烷砜类 此类药物具有青霉烷酸的基本结构，但分子结构中的 S 原子被氧化成砜，亦为不可逆竞争性 β - 内酰胺酶抑制剂。主要代表药物有舒巴坦钠（Sulbactam Sodium）和他唑巴坦（Tazobactam）。

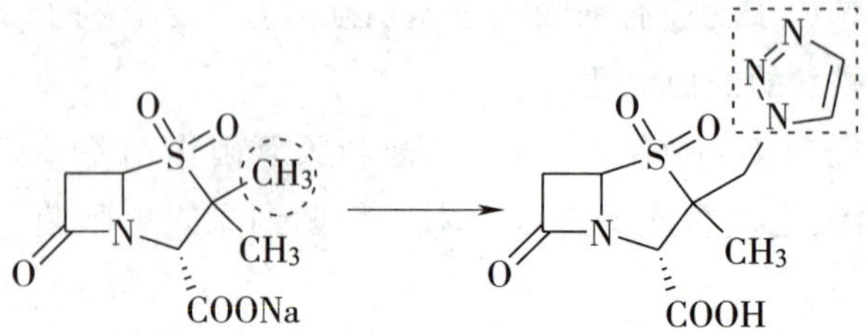

舒巴坦钠　　　　他唑巴坦

舒巴坦钠（Sulbactam Sodium） 本品是一种广谱的酶抑制剂，口服吸收差，通常将其与氨苄西林以 1∶1 的形式以次甲基相连，形成双酯结构的前体药物，称为舒他西林（Sultamicillin），口服吸收迅速，生物利用度 > 80%。对 G^+ 菌和 G^- 菌都有作用，当与氨苄西林合用时，能显著提高抗菌作用。可用于治疗对氨苄西林耐药的金黄色葡萄球菌、脆弱拟杆菌、肺炎杆菌、普通变形杆菌引起的感染。

他唑巴坦（Tazobactam） 为舒巴坦结构修饰产物，其抑酶谱的广度和活性都高于克拉维酸钾和舒巴坦钠。静脉注射给药，在胃肠道、胆汁、前列腺等有较高浓度，50% ~ 60% 以原形经肾排出。临床用于腹腔、下呼吸道、软组织等感染及菌血症的治疗。少数患者可致腹泻、皮肤瘙痒。其他此类药物见表 8 - 6。

表 8-6　其他常用非经典的 β-内酰胺类抗生素的化学结构、作用特点

药物名称及结构	作用特点
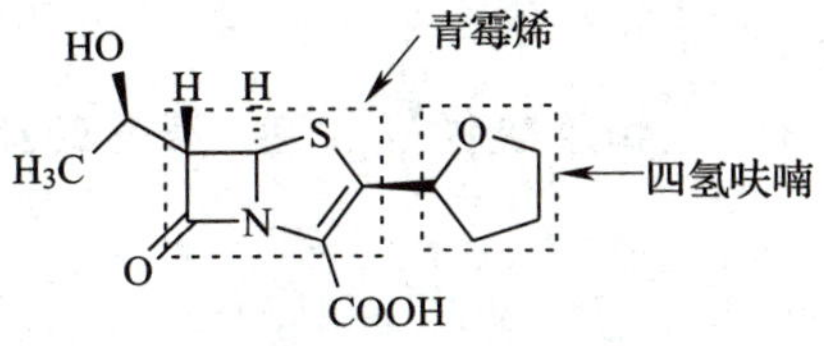 法罗培南（Faropenem）	青霉烯类非经典的 β-内酰胺类抗生素，抗菌谱广，对 β-内酰胺酶稳定，对静止期细菌有杀菌作用
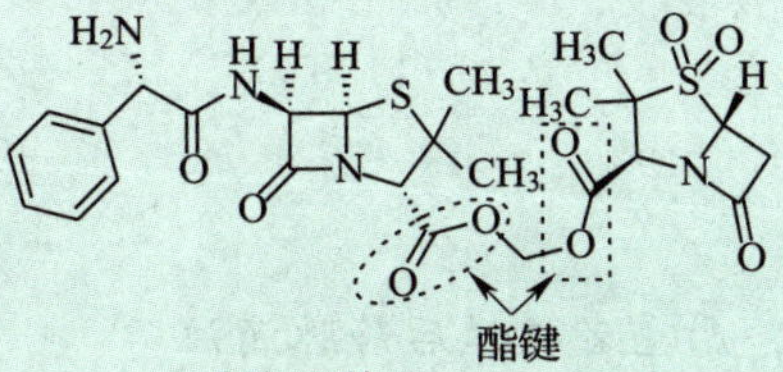 舒他西林（Sultamicillin）	双酯结构，口服后可迅速吸收，在体内非特定酯酶的作用下使其水解，释放出较高血清浓度的氨苄西林和舒巴坦

即学即练 8-2

属于单环 β-内酰胺类抗生素的药物是

A. 舒巴坦　B. 氨曲南　C. 克拉维酸　D. 青霉素　E. 头孢氨苄

答案解析

目标检测8-2

答案解析

一、单选题

1. β-内酰胺类抗生素的作用机制是
   A. β-内酰胺酶抑制剂，阻止细胞壁的合成
   B. 二氢叶酸合成酶抑制剂
   C. 二氢叶酸还原酶抑制剂
   D. D-丙氨酸多肽转移酶抑制剂，阻止细胞壁的合成
   E. 环氧酶抑制剂，干扰细菌生长
2. 下列不属于青霉素抗菌谱的是
   A. 脑膜炎双球菌　B. 肺炎球菌　C. 破伤风杆菌　D. 伤寒杆菌　E. 钩端螺旋体
3. 耐酸耐酶的青霉素是
   A. 青霉素V　B. 氨苄西林　C. 双氯西林　D. 羧苄西林　E. 磺苄西林
4. 对于青霉素，下列描述不正确的是
   A. 能口服　B. 易产生过敏　C. 对 G^+ 菌效果好
   D. 易产生耐药性　E. 是第一个用于临床的抗生素
5. 下列与氨苄西林的性质相符的是
   A. 易溶于水　B. 水溶液稳定　C. 不能口服
   D. 与茚三酮溶液呈颜色反应　E. 耐青霉素酶

6. 属于碳青霉烯类抗生素的是

A. 氨曲南　B. 克拉维酸　C. 哌拉西林　D. 他唑巴坦　E. 亚胺培南

7. 为青霉烷砜类药物的是

A. 舒巴坦钠　B. 氨曲南　C. 亚胺培南　D. 克拉维酸钾　E. 替莫西林

二、多选题

1. 防治青霉素过敏反应的措施包括

A. 详细询问病史、用药史、药物过敏史及家族过敏史

B. 做皮肤过敏试验

C. 皮试液应临时配置

D. 避免饥饿时用药，注射后观察 20～30 分钟

E. 一旦发生过敏性休克，应立即皮下或肌内注射肾上腺素，严重者稀释后静脉滴注

2. 符合阿莫西林的性质的是

A. 为广谱的半合成抗生素　B. 口服吸收良好

C. 对 β - 内酰胺酶稳定　D. 易溶于水，临床用其注射剂

E. 室温放置会发生分子间的聚合反应

3. 克拉维酸可以对下列抗菌药有增效作用的是

A. 阿莫西林　B. 头孢羟氨苄　C. 克拉霉素　D. 阿米卡星　E. 多西环素

4. 含氢化噻唑环的药物是

A. 氨苄西林　B. 阿莫西林　C. 头孢哌酮　D. 头孢克洛　E. 哌拉西林

三、简答题

1. 简述半合成青霉素的结构改造方法。

2. 青霉素 G 钠为何不可口服？

书网融合……

知识回顾　微课

第三节　大环内酯类抗生素

PPT

一、概述

大环内酯类抗生素是由链霉菌产生的一类弱碱性抗生素，其分子结构特征中含有内酯环的基本结构，环上不同位置的羟基与去氧氨基糖或 6 - 去氧糖缩合成碱性苷。代表药物有红霉素（Erythromycin）及其衍生物、乙酰螺旋霉素（Acetylspramycin）和麦迪霉素（Aboren）等。

大环内酯类抗生素具有相似的化学结构特征和化学性质，大多为无色的碱性化合物，可与酸成盐易溶于水，配成注射剂。大环内酯类主要有红霉素类、麦迪霉素类及螺旋霉素类三大类。按其内酯结构上

含原子数不同可分为十四元、十五元和十六元环大环内酯类。红霉素及其衍生物类属于十四元大环内酯类，半合成的阿奇霉素属于十五元大环内酯类，十六元大环内酯类包括麦迪霉素类、螺旋霉素类。

20 世纪 60 年代，发现的第一个大环内酯类抗生素是红霉素，广泛用于呼吸道、皮肤、软组织等感染，成为 β - 内酰胺类抗生素过敏患者的替代药，但其化学性质不稳定，抗菌谱相对较窄，生物利用度低，不良反应较多，易产生耐药性，限制了临床应用。以其为先导化合物开发了其他的大环内酯类，20 世纪 70 年代后期，又发展了吉他霉素（Kitasamycin）、麦迪霉素及乙酰螺旋霉素等 16 元大环内酯类，虽对红霉素耐药菌有抗菌作用，但仍具有明显肝毒性。90 年代以来，半合成的罗红霉素（Roxithromycin）、克拉霉素（Clarithromycin）、阿奇霉素（Azathramycin）等第二代大环内酯类抗生素相继上市，不仅增强了抗菌活性、扩大了抗菌谱，并且口服易吸收，对酸稳定，不良反应减少，成为治疗呼吸系统感染的主要药物。第三代大环内酯类抗生素为红霉素 3 位碳上引入羰基，称酮内酯类，如泰利霉素（Telithromycin）、噻唑霉素（Cethromycin）等，可治疗耐红霉素类的肺炎链球菌引起的感染，从而克服了与红霉素交叉耐药的问题。其发展见表 8 - 7。

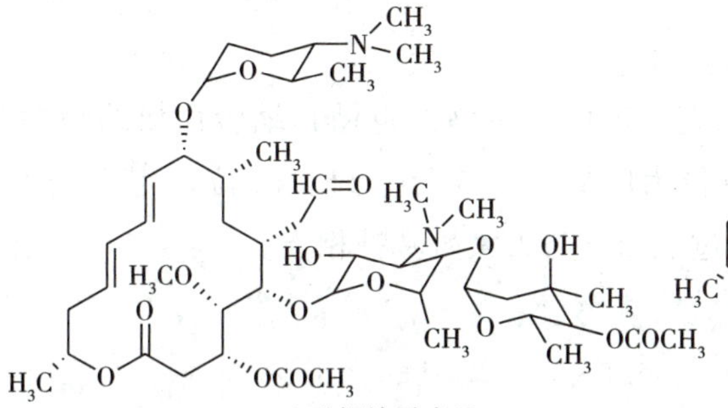

乙酰螺旋霉素Ⅱ

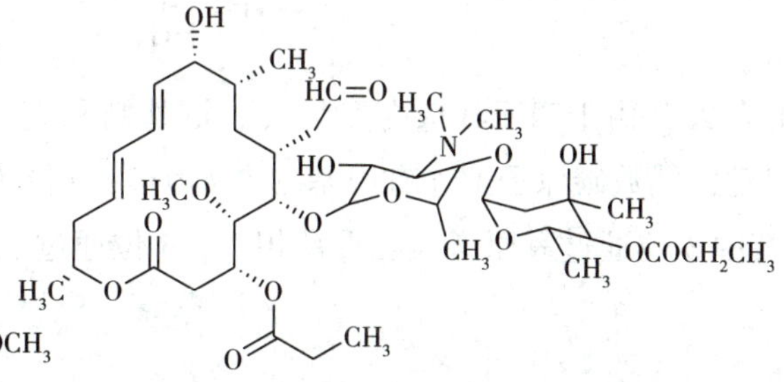

麦迪霉素A1

表 8 - 7　大环内酯类抗生素的发展

发展	代表药物	抗菌谱
第一代	红霉素、麦迪霉素、螺旋霉素、乙酰螺旋霉素及交沙霉素等	对大多数 G^+ 菌、部分 G^- 菌和厌氧菌有强大的抗菌活性；葡萄球菌属、肺炎链球菌、炭疽杆菌、流感杆菌、军团菌属等有强大抗菌活性；对梅毒螺旋体、钩端螺旋体、衣原体、立克次体等也有良好作用
第二代	罗红霉素、克拉霉素、阿奇霉素等	增加和提高了对 G^- 菌的抗菌活性
第三代	泰利霉素、喹红霉素等	对大环内酯敏感菌和耐药呼吸道病原体均有良好的抗菌活性

大环内酯类抗生素为抑菌剂，高浓度时为杀菌剂，在碱性环境中抗菌活性增强。

大环内酯类抗生素的作用机制为抑制细菌蛋白质的合成。通过不可逆地结合到细菌核糖体 50S 亚基上，阻断转肽酶作用及 mRNA 位移，选择性抑制细菌蛋白质合成。

临床上主要用于链球菌、军团菌、衣原体、支原体、棒状杆菌属等感染的治疗。本类药物之间有不完全的交叉耐药，但毒性较低，一般很少引起严重不良反应，常见的不良反应有消化道反应，口服红霉素偶尔可出现厌食、恶心、呕吐和腹泻，第二代大环内酯类抗生素较少引起胃肠道反应，肝损害，红霉素及其衍生物可引起胆汁郁积性肝炎、酯化物的发生率可高达 40%，肝功能不良患者禁用红霉素；变态反应，偶见药物热、皮疹、荨麻疹等；长期、大量使用还可出现二重感染等不良反应。

此类抗生素在生物合成过程中易产生结构相似、性质相近的诸多成分。当菌种或生产工艺不同时，可造成产品中各成分比例不同，影响产品质量。并且，此类药物分子中存在内酯结构、苷键等不稳定因素，使得其对酸、碱都不稳定，在体内也易被酯酶分解，抗菌活性降低或丧失。因此，为克服这些缺点，对此类抗生素进行了结构的修饰和改造，如第二代大环内酯类抗生素，稳定性相应提高。

二、红霉素及其衍生物

红霉素是由红色链丝菌产生的抗生素，包括红霉素 A、B、C 三种。红霉素 A 为主要抗菌成分，通常所说的红霉素即指红霉素 A。红霉素 C 活性较弱，只有红霉素 A 的 1/5，而毒性则为红霉素 A 的 5 倍；红霉素 B 活性低且毒性大，故红霉素 B 和 C 被视为杂质。

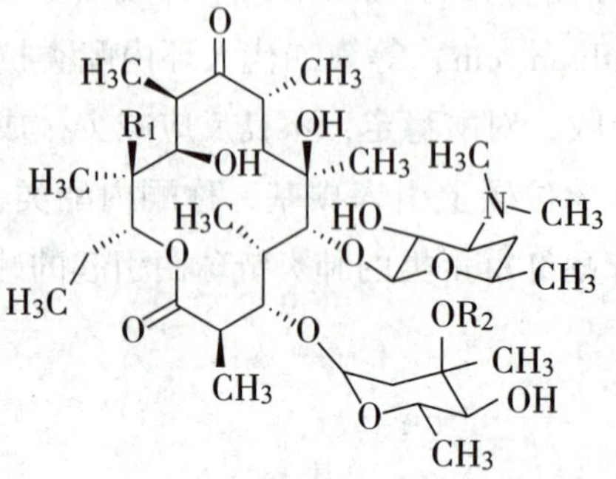

红霉素A	R_1=OH	R_2=CH_3
红霉素B	R_1=H	R_2=CH_3
红霉素C	R_1=OH	R_2=H

红霉素 A 是由十四元红霉内酯与去氧氨基糖和克拉定糖（也称红霉糖）缩合而成的碱性苷，内酯环中无双键，偶数碳原子上连有甲基（共 6 个），9 位为羰基，3、5、6、11、12 位各连有一个羟基（共 5 个），其中 3 位通过氧原子与红霉糖相连，5 位通过氧原子与去氧氨基糖相连。

红霉素　Erythromycin

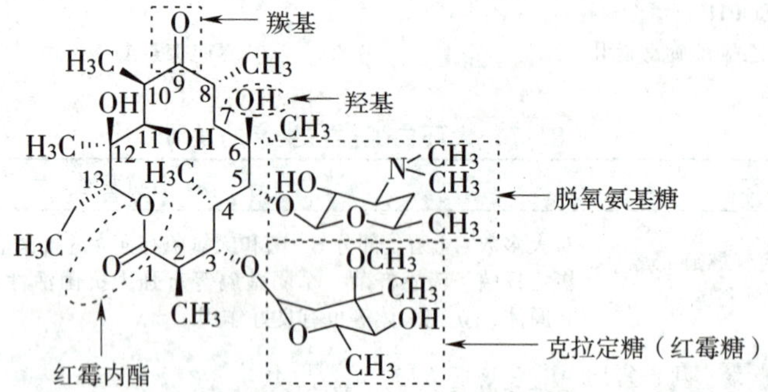

【性状】 本品为白色或类白色结晶或粉末；无臭；微有引湿性。在甲醇、乙醇或丙酮中易溶，在水中极微溶解。

【化学性质】 本品含有碱性的氨基，为弱碱性药物，可与乳糖醛酸成盐。

【稳定性】 本品在酸、碱性条件下都不稳定，除前述内酯和苷结构可发生水解外，结构中含有多个羟基，9 位为羰基，在酸性条件下此结构不稳定，易发生分子内脱水环合反应，失去抗菌活性。

【鉴别】 本品遇 H_2SO_4 显红棕色；本品的丙酮溶液，遇盐酸首先显橙黄色，渐变为紫红色，转溶于三氯甲烷溶液中显蓝色。

【体内过程】 本品水溶性较小，只能口服，但在酸中不稳定，易被胃酸破坏，口服吸收少。为增加其水溶性，红霉素可与乳糖醛酸成盐，可供注射使用。为增加其稳定性，可将红霉素 5 位氨基糖上的 2′ 羟基与各种酸制成相应的酯。如可配制成混悬剂供儿童使用的红霉素碳酸乙酯；在酸中较稳定并适合于口服的红霉素硬脂酸酯和依托红霉素；可使红霉素苦味消失的琥乙红霉素，其在水中几乎不溶，但体内可水解为红霉素（表 8－8）。

表 8-8 红霉素酯化物

药物基本结构	R	A	药物名称
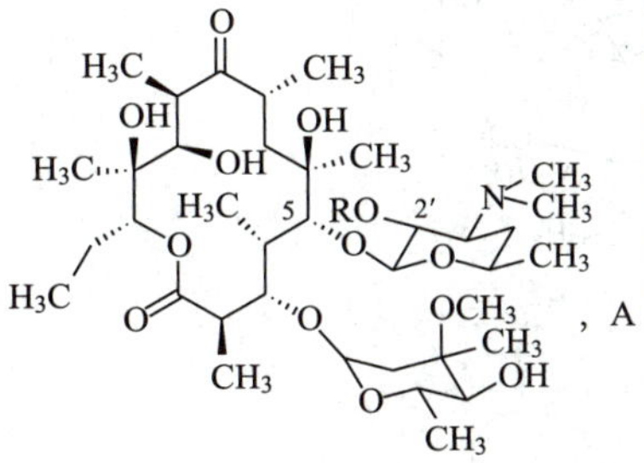	$-CO(CH_2)_2OCOC_2H_5$	—	琥乙红霉素
	H	$C_{17}H_{35}COOH$	红霉素硬脂酸盐
	$-OCOC_2H_5$	—	红霉素碳酸乙酯
	$-COC_2H_5$	$C_{12}H_{25}SO_3H$	依托红霉素

【药理作用】 本品对 G^+ 菌作用较强，为治疗对青霉素耐药的金黄色葡萄球菌、溶血性链球菌等感染的首选药，对 G^- 菌如百日咳杆菌、流感杆菌、淋球菌、脑膜炎球菌等也有效，但对大多数肠道 G^- 杆菌则无活性。

【临床应用】 本品是治疗军团菌病、百日咳、空肠弯曲菌肠炎和支原体肺炎的首选药，也常用于治疗厌氧菌引起的口腔感染和肺炎支原体、衣原体等非典型病原体所致的呼吸系统及泌尿生殖系统感染。红霉素可在妊娠期间作为一线药物治疗泌尿生殖系统衣原体感染，也可用于四环素类禁忌证如婴儿期衣原体肺炎和新生儿眼炎。

【不良反应】 口服红霉素副作用少而轻，大剂量可出现胃肠道反应。长期使用可引起二重感染，特别是念珠菌感染。少数患者可出现肝损害，个别患者可出现皮疹、药物热、肠痉挛等过敏反应，其乳酸盐静脉注射或静脉滴注可引起注射部位疼痛和血栓性静脉炎。

由于红霉素对酸不稳定，口服生物利用度差，而此原因为红霉素的 6 位羟基和 9 位羰基脱水环合，导致活性下降。因此对红霉素 6 位羟基和 9 位羰基两处结构进行修饰，得到一系列新的红霉素半合成衍生物（图 8-6、表 8-9）。

表 8-9 红霉素半合成衍生物结构、作用特点及临床应用

药物名称	结构特点	作用特点
克拉霉素	14 元环、6 位甲氧基	酸中稳定性提高，耐酸且血药浓度高而持久。体内活性比红霉素强 2～4 倍，对需氧菌、厌氧菌及支原体等微生物有效。毒性低 2～12 倍，用量较红霉素小。临床用于敏感菌引起泌尿生殖系统和皮肤软组织感染
罗红霉素	14 元环、9 位甲氧乙氧甲氧肟	稳定性提高，抗菌作用比红霉素强 6 倍，在组织中分布广，特别在肺组织中浓度较高。毒性较红霉素低，作用时间较长。临床用于敏感菌所致的呼吸道感染、耳鼻喉感染、生殖器及皮肤感染；支原体肺炎、沙眼衣原体感染及军团病
阿奇霉素	15 元环、环内含氮原子	抗菌谱与红霉素相近，对许多 G^- 杆菌有较大活性，在组织中浓度高，体内半衰期长。临床用于敏感菌引起的呼吸道感染、皮肤软组织感染及沙眼衣原体和淋球菌的生殖器感染
地红霉素	14 元环、噁嗪环	血药浓度高，作用时间长，为长效药物。活性与红霉素类似，临床用于敏感菌引起的扁桃体炎、咽炎、下呼吸道、皮肤及软组织感染

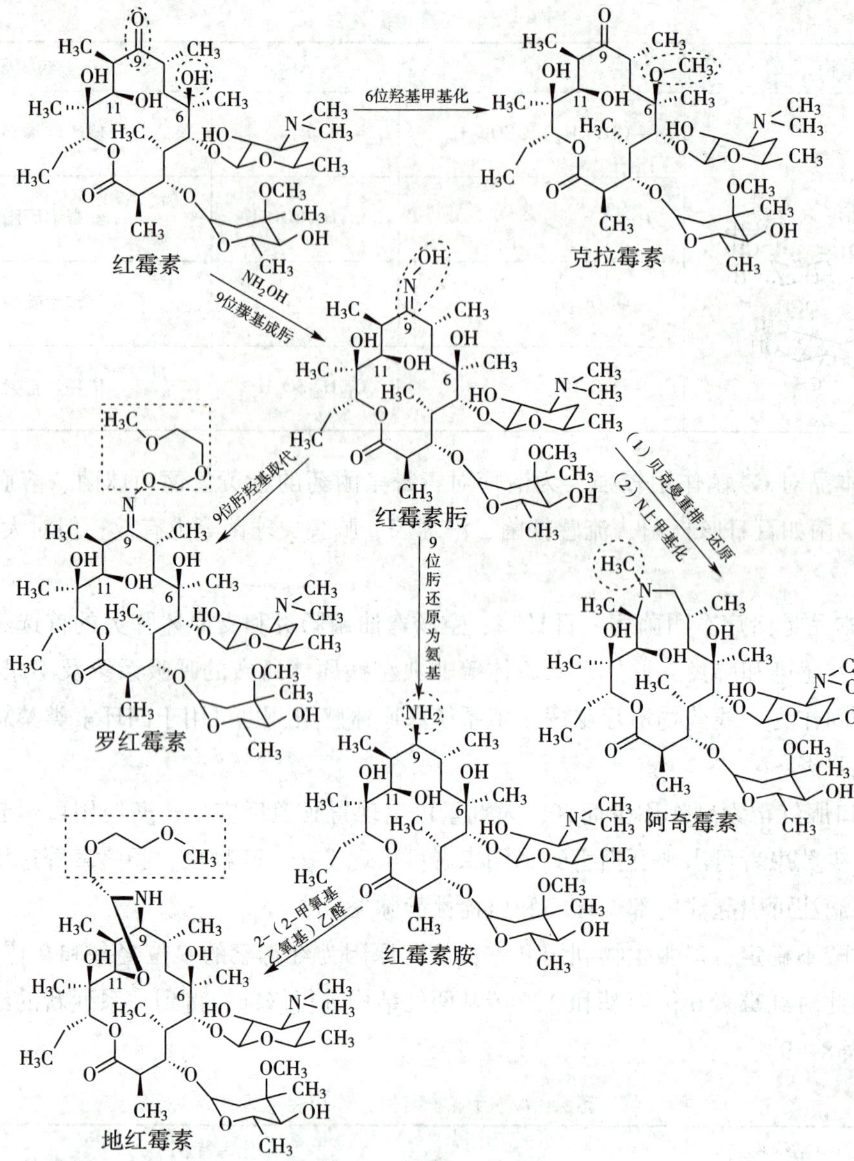

图 8-6 红霉素半合成衍生物

阿奇霉素 Azithromycin

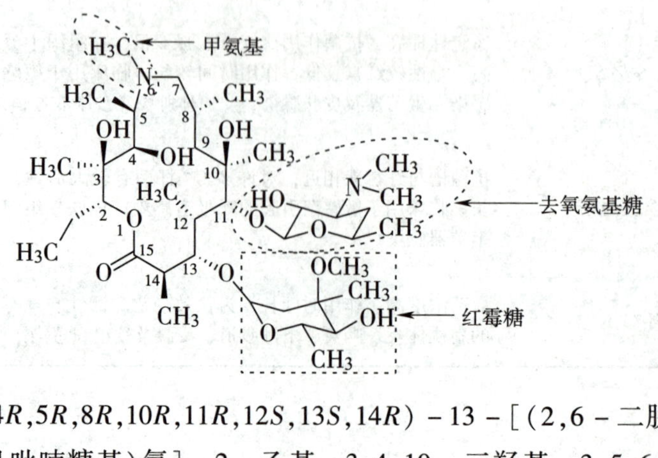

【化学名】(2*R*,3*S*,4*R*,5*R*,8*R*,10*R*,11*R*,12*S*,13*S*,14*R*)-13-[(2,6-二脱氧-3-*C*-甲基-3-*O*-甲基-α-L-核-己吡喃糖基)氧]-2-乙基-3,4,10-三羟基-3,5,6,8,10,12,14-七甲基-

11-[(3,4,6-三脱氧-3-(二甲氨基)-β-D-木-己吡喃糖基)氧]-1-氧杂-6-氮杂环十五烷-15-酮。

【性状】 本品为白色或类白色的结晶或粉末；无臭，微有引湿性。在甲醇、丙酮、无水乙醇或稀盐酸中易溶，在乙腈中溶解，在水中几乎不溶。

【化学性质】 本品含有碱性的氨基，为弱碱性药物。游离碱可供口服，乳糖酸盐供注射使用。

【稳定性】 本品为15元含氮杂原子的大环内酯类抗生素，在红霉素的9位羰基经贝克曼重排、还原及甲基化，得到了15元环并具有甲氨基的结构特点，阻止了分子内部半缩醛反应的发生，增加了对胃酸的稳定性。

【药理作用】 本品抗嗜肺军团菌、流感嗜血杆菌、支原体、衣原体活性高于红霉素；对 G^- 菌具有更高的抗菌活性，对包柔螺旋体作用较红霉素强，对肺炎支原体的作用为大环内酯类抗生素中最强者。

【临床应用】 用于敏感菌所致的上、下呼吸道感染，皮肤和软组织感染，沙眼衣原体和非多重耐药淋球菌的单纯性生殖器感染。

【不良反应】 本品的不良反应轻，如恶心、呕吐、腹泻等胃肠道反应，绝大多数患者均能耐受。对轻至中度肝、肾功能不良者可以应用。

答案解析

即学即练 8-3

下列为15元环红霉素半合成衍生物的是

A. 克拉霉素　B. 罗红霉素　C. 阿奇霉素　D. 乙酰螺旋霉素　E. 麦迪霉素

目标检测8-3

答案解析

一、单选题

1. 属于大环内酯类抗生素的药物是

A. 克拉维酸　B. 舒巴坦　C. 罗红霉素　D. 头孢克洛　E. 盐酸林可霉素

2. 红霉素的作用机制是

A. 与核蛋白70S亚基结合，抑制细菌蛋白质的合成

B. 与核蛋白30S亚基结合，抑制细菌蛋白质的合成

C. 与核蛋白50S亚基结合，抑制细菌蛋白质的合成

D. 抑制细菌DNA的复制导致细菌死亡

E. 抑制细菌细胞壁的合成

3. 大环内酯类对下列细菌无效的是

A. 军团菌　B. G^- 球菌　C. G^+ 菌

D. 衣原体和支原体　E. 大肠埃希菌和变形杆菌

4. 下列药物中对肺炎支原体作用最强的是

A. 红霉素　B. 阿奇霉素　C. 罗红霉素　D. 克拉霉素　E. 交沙霉素

5. 罗红霉素是

A. 红霉素的6位羟基甲基化　B. 红霉素C-9肟的衍生物

C. 3 位水解脱糖成羟基　　D. 红霉素的 9 位羰基经贝克曼重排

E. C－9 肟还原为氨基

二、多选题

1. 大环内酯类药物的特点是

A. 都具有 14～16 元大环内酯环　　B. 在碱性环境中抗菌作用增强

C. 对 G^+ 菌作用强　　D. 可产生耐药性

E. 容易通过血－脑屏障

2. 红霉素为下列疾病的首选药的是

A. 白喉带菌者　　B. 肺炎球菌所致的大叶性肺炎

C. 婴儿衣原体肺炎　　D. 支原体肺炎

E. 军团菌病

3. 下列药物中，为红霉素衍生物的是

A. 阿奇霉素　B. 克拉霉素　C. 克林霉素　D. 罗红霉素　E. 柔红霉素

4. 下列叙述与红霉素相符合的是

A. 大环内酯类抗生素　　B. 为两性化合物

C. 酸性下不稳定　　D. 在水中的溶解度较大

E. 对耐药的金黄色葡萄球菌有效

书网融合……

知识回顾

PPT

第四节　氨基糖苷类抗生素

一、概述

氨基苷类抗生素是由链霉菌、小单孢菌所产生或通过半合成制得的具有氨基糖苷结构的抗生素。主要包括：由链霉菌产生的抗生素，如链霉素、新霉素、卡那霉素等；由小单孢菌产生的抗生素，如庆大霉素和西索米星等；半合成氨基苷类抗生素，如阿米卡星和奈替米星等。

按照抗菌特点与合成顺序，可将氨基苷类药物划分为三代：第一代包括卡那霉素、链霉素、新霉素、利维霉素等，对需氧 G^- 杆菌严重感染及粟粒性结核杆菌有显著疗效，但有严重的耳毒性、肾毒性，且已有多种耐药菌出现；第二代包括庆大霉素、小诺霉素、阿司米星等，抗菌谱广，对第一代药物无效的假单胞菌和部分耐药菌有效；第三代有奈替米星，对庆大霉素、卡那霉素耐药菌有杀伤作用，对耐头孢菌素和甲氧西林菌株有效，对耳、肾的毒性低。

此类药物的结构氨基糖苷为氨基醇和氨基糖结合而成的苷。氨基醇通常为 1，3－二氨基肌醇的结构特点，如链酶胺、2－脱氧链酶胺、放线菌胺，而氨基糖一般为单糖或双糖。

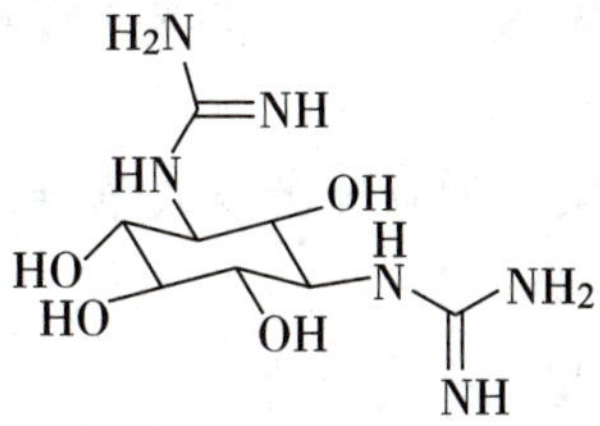

链酶胺

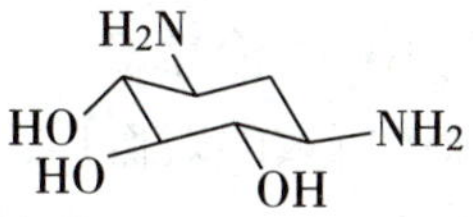

2-脱氧链酶胺

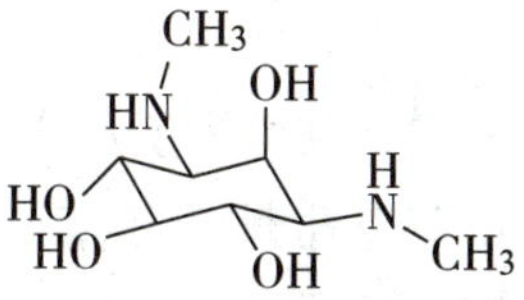

放线菌胺

（一）共同的结构特点与化学性质

1. 结构中含有氨基结构，呈碱性，通常都形成结晶性的硫酸盐或盐酸盐供临床使用。
2. 结构中含有多个羟基，极性大，水溶性较高，口服吸收差（10%），须注射给药。
3. 结构中含有苷键，易发生水解。其水溶液在 pH 2～11 范围内稳定。
4. 分子结构中含有糖，存在多个手性中心，故具有旋光性。
5. 除链霉素结构中含有的醛基易被氧化外，其他本类药物的固体性质稳定。

（二）作用机制

主要是抑制细菌蛋白质的合成，对细菌蛋白质合成全过程的 3 个阶段具有抑制作用，①起始阶段，抑制 70S 始动复合物的形成；②肽链延长阶段，选择性地与 30S 亚基结合，造成 A 位歪曲，使 mRNA 的密码错译，形成异常的，无功能蛋白质；③终止阶段，阻碍终止因子与核蛋白体 A 位结合，使已形成的肽链不能释放并阻止 70S 核蛋白体的解离，导致菌体内核蛋白体耗竭。另外，氨基苷类抗生素可影响细胞膜的蛋白质合成，增加膜的通透性，加速药物向胞质内转运，使细菌细胞必需物外溢而死亡，属静止期杀菌剂。

知识链接

按抗菌药物对细菌的作用性质的不同分类

微生物生长曲线包括四个时期：迟缓期、对数期、稳定期、衰亡期。迟缓期细菌生长速率接近于零、菌体粗大、对不良环境的抵抗能力下降，又称延滞期、适应期。对数期细菌细胞数量成几何级数快速增加。稳定期（静止期）活细菌数保持相对稳定，生长速度又趋于零。衰亡期细菌死亡速度大于新生成的速度、整个群体出现负增长。

故抗菌药物按着对细菌的作用性质的不同可分为：Ⅰ类繁殖期杀菌剂，如青霉素类、头孢菌素类、喹诺酮类；Ⅱ类静止期杀菌剂，如氨基苷类、多黏菌素类；Ⅲ类速效抑菌剂，如四环素类、大环内酯类、氯霉素、林可霉素类；Ⅳ类慢效抑菌剂，如磺胺类。

（三）药理作用

抗菌谱广，对各种需氧 G^- 菌（大肠埃希菌、假单胞菌、变形杆菌属等）具有强大的抗菌作用；对甲氧西林敏感的葡萄球菌也有较好的抗菌活性，对沙雷菌属、沙门菌属、产碱杆菌属、不动杆菌属和嗜血杆菌属也有一定抗菌作用；但对淋病奈瑟菌、脑膜炎奈瑟菌等 G^- 球菌作用较差；对链球菌作用微弱，对肠球菌和厌氧菌则无效。

（四）临床应用

用于敏感 G^- 杆菌引起的全身感染，如呼吸道感染、泌尿道感染、皮肤软组织感染等。严重感染需联合用药，如败血症、肺炎、脑膜炎等需联合其他抗 G^- 杆菌的抗菌药如广谱半合成青霉素等，单用可能无效。

与耐酶青霉素、利福平或万古霉素联合用药可治疗 G^+ 菌的感染，如肠球菌属或草绿色链球菌所致的心内膜炎，金黄色葡萄球菌与表皮葡萄球菌所致的败血症、心内膜炎等。

链霉素可用于结核病，而非典型分枝杆菌感染主要选用阿米卡星。

实例分析 8－3

实例 氨基苷类抗生素在临床上用于敏感 G^- 杆菌所致的全身感染，但由于此类药物有耳毒性和肾毒性，应用受到一定限制。有报道称氨基苷类抗生素通过依赖性葡萄糖协同转运蛋白进入内耳及肾脏，杀死内耳和肾脏细胞，导致耳聋和肾功能损坏。通过进一步研究精确的分子机制，有望开发出抑制氨基苷类药物耳毒及肾毒性的有效药物。

讨论 1. 什么是氨基苷类抗生素？其抗菌作用机制是什么？

2. 氨基苷类抗生素有何不良反应？

答案解析

（五）不良反应 微课

1. 耳毒性 所有氨基苷类抗生素均具有不同程度的耳毒性，包括前庭神经损害和耳蜗神经损害。

前庭神经损害，主要表现为眩晕、恶心、呕吐、眼球震颤和共济失调等，各药的发生率依次为：卡那霉素 > 链霉素 > 西索米星 > 庆大霉素 > 妥布霉素。

耳蜗神经损害，表现为听力减退或耳聋，各药的发生率依次为：新霉素 > 卡那霉素 > 阿米卡星 > 西索米星 > 庆大霉素 > 妥布霉素。

氨基苷类抗生素的耳毒性主要与药物在内耳淋巴液中浓度高有关，药物可引起细胞发生退行性和永久性改变。临床上应避免与呋塞米、依他尼酸等其他耳毒性药物同时使用。

2. 肾毒性 临床表现为蛋白尿、管型尿、血尿等，严重时可产生氮质血症和导致肾功能降低。

各种氨基苷类抗生素对肾损伤的严重程度取决于其在肾皮质的聚积量，轻则引起肾小管肿胀，重则产生急性坏死。各药的发生率依次为：新霉素 > 卡那霉素 > 庆大霉素 > 妥布霉素 > 阿米卡星 > 链霉素。

3. 神经－肌肉阻滞 此不良反应出现与给药剂量和途径有关，常见于大剂量腹膜内或胸膜内应用后，也偶见于肌内或静脉注射后，可出现心肌抑制、血压下降、肢体瘫痪和呼吸衰竭。肾功能减退、血钙过低及重症肌无力患者易发生，可应用葡萄糖酸钙和新斯的明治疗。

各药的神经－肌肉阻滞不良反应的严重程度依次为：新霉素 > 链霉素 > 阿米卡星或卡那霉素 > 庆大霉素 > 妥布霉素。

4. 过敏反应 常表现为皮疹、发热、血管神经性水肿。局部应用新霉素常见接触性皮炎，链霉素也可引起过敏性休克，虽发生率低于青霉素，但致死率高，一旦发生，应静脉注射肾上腺素及钙剂及时抢救。

知识链接

氨基苷类抗生素的配伍禁忌

1. 具有耳毒性的红霉素与氨基苷类抗生素联用时，可使氨基苷类抗生素的耳毒性副作用加强。

2. 一、二代头孢菌素类、林可霉素、两性霉素 B、右旋糖酐等与氨基糖苷类抗生素联用，可加强氨基糖苷类抗生素的肾毒性，引起肾损害甚至急性肾小管坏死。

3. 乙醚、地西泮、肌松剂与氨基糖苷类抗生素合用时，可致神经－肌肉阻滞作用加强，引起骨骼肌麻痹。

4. 碱性药（如碳酸氢钠、氨茶碱等）与氨基糖苷类抗生素联合应用，抗菌效能可增加，但同时毒性也相应增加。

5. 两种氨基糖苷类抗生素联合，可增强对第Ⅷ对脑神经和肾脏的毒性，特别是易引起永久性耳聋。

二、典型药物

硫酸链霉素　Streptomycin Sulfate

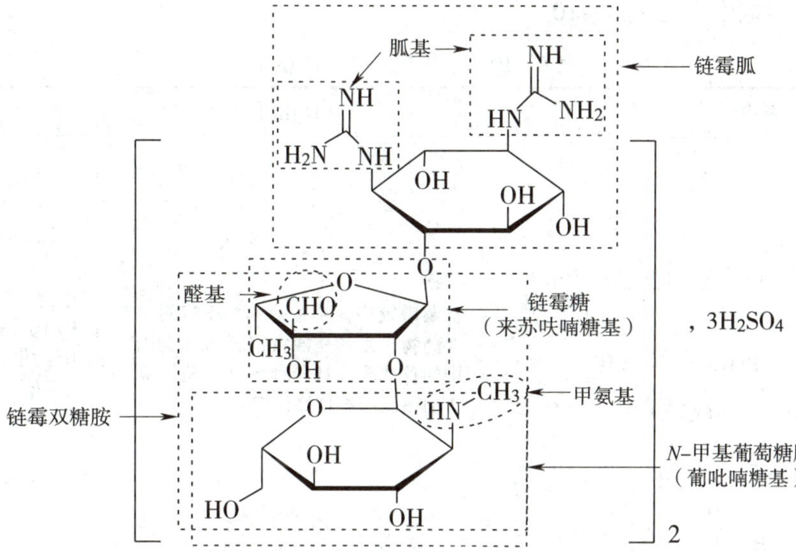

【化学名】O－2－甲氨基－2－脱氧－α－L－葡吡喃糖基－(1→2)－O－5－脱氧－3－C－甲酰基－α－L－来苏呋喃糖基－(1→4)－N^1,N^3－二脒基－D－链霉胺硫酸盐。

【性状】本品为白色或类白色的粉末，无臭或几乎无臭，有引湿性。在水中易溶，在乙醇中不溶。

【化学性质】本品含有 3 个碱性中心，可与各种酸成盐，临床应用为硫酸盐。

即学即练 8－4

答案解析

2 分子链霉素可以和几分子 H_2SO_4 结合成稳定的盐

A. 1　　B. 2　　C. 3　　D. 4　　E. 5

【稳定性】本品结构中含有苷的结构，在酸、碱条件下都会发生水解反应。在酸性条件下分步水解，先水解生成链霉胍和链霉双糖胺，后者继续分解为链霉糖和 N－甲基葡萄糖胺。碱性条件下迅速完全水解。

【鉴别】①麦芽酚反应：链霉素在碱性条件下迅速水解，生成的链霉糖经脱水重排，生成麦芽酚，此结构在酸性溶液中，与 Fe^{3+} 离子形成紫红色螯合物；②坂口反应：链霉素水解产物链霉胍可与 8－羟基喹啉乙醇溶液和次溴酸钠试液反应，显橙红色；③硫酸盐鉴别反应：本品含有硫酸根，与氯化钡试液生成白色硫酸钡沉淀。

【药理作用】本品抗菌谱较广，对结核杆菌和鼠疫杆菌有强大的杀菌作用，对大肠埃希菌、产气杆菌、肺炎杆菌等多种 G^- 杆菌有较强的抗菌作用，对链球菌效果较差，对 G^+ 杆菌和厌氧菌无效。碱性环境中抗菌活性强，pH 7.8 时活性最强，pH 6 或更低时活性减弱。

【临床应用】本品因其毒性和耐药性，限制了其临床应用。首选用于治疗土拉菌病（兔热病）和鼠疫，特别是与四环素合用治疗鼠疫最为有效；与青霉素合用治疗草绿色链球菌引起的心内膜炎；与青霉素、氨苄西林合用治疗、预防细菌性心内膜炎，并可用于呼吸道、胃肠道及泌尿道系统的手术后感染。用于抗结核时须与其他抗结核药联用（如异烟肼、利福平），以延缓耐药性的发生。

【不良反应】本品是氨基苷类中最易引起过敏反应的药物，可引起过敏性休克，通常注射链霉素后10分钟内突然发作。最常见的毒性反应为耳毒性，其前庭神经损害较耳蜗神经损害出现早；其次为神经－肌肉阻滞，少见肾毒性。

其他常用氨基苷类抗生素见表8－10。

表8－10　常用氨基苷类抗生素

药物	药理作用	临床应用
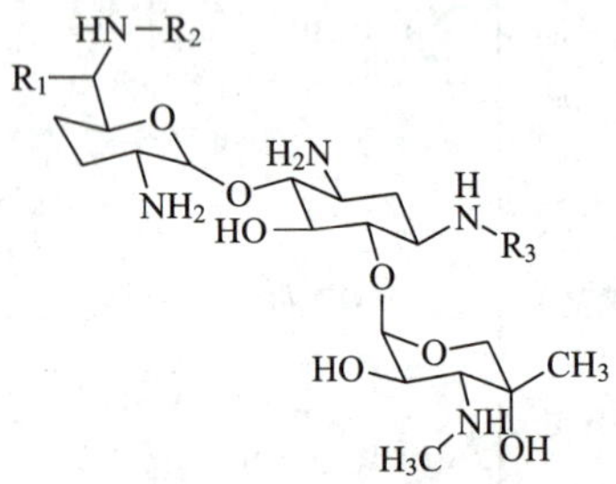 R₁ R₂ R₃ 见下： 庆大霉素C　CH_3　CH_3　H 庆大霉素C_{1a}　H　H　H 庆大霉素C_2　CH_3　H　H	抗菌谱较广，是治疗 G^- 杆菌的主要药物，尤其是沙雷菌属为此类别中的首选药。对各种肠杆菌科、克雷伯菌属等有良好作用	临床用于铜绿假单胞菌或某些耐药阴性菌引起的感染和败血症、尿路感染、脑膜炎和烧伤感染等
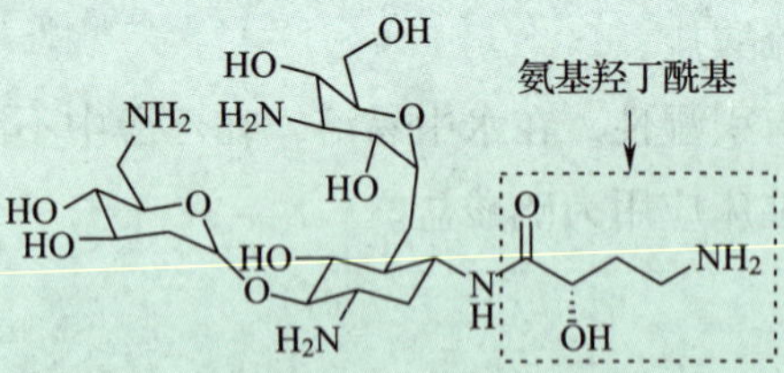 阿米卡星	氨基苷类抗生素中抗菌谱最广，对 G^- 杆菌和金黄色葡萄球菌作用强，抗菌活性较庆大霉素略低	用于败血症、心内膜炎、呼吸道感染、肠炎和尿路感染等

目标检测8－4

答案解析

一、单选题

1. 克拉霉素属于的抗生素结构类型是

A. 四环素类　B. 氨基糖苷类　C. β－内酰胺类　D. 大环内酯类　E. 氯霉素类

2. 引起耳蜗神经损伤发生率最高的氨基苷类药物是

A. 卡那霉素　B. 链霉素　C. 新霉素　D. 妥布霉素　E. 西索米星

3. 氨基苷类抗生素的作用机制是

A. 阻碍细菌细胞壁的合成　B. 抑制 DNA 螺旋酶　C. 增加细胞膜通透性

D. 抑制二氢叶酸合成酶　E. 阻碍细菌蛋白质的合成

4. 临床用于治疗结核病的药物是

A. 链霉素　B. 新霉素　C. 大观霉素　D. 卡那霉素　E. 阿米卡星

5. 治疗鼠疫的首选药物是

A. 链霉素　B. 阿米卡星　C. 庆大霉素　D. 妥布霉素　E. 卡那霉素

二、多选题

1. 属于氨基苷类抗生素的有

A. 奈替米星　B. 克拉霉素　C. 妥布霉素　D. 阿米卡星　E. 依替米星

2. 氨基苷类抗生素的不良反应包括

A. 耳毒性　B. 肾毒性　C. 心脏毒性

D. 过敏反应　E. 神经－肌肉阻滞作用

3. 关于庆大霉素的作用，正确的有

A. 口服用于肠道杀菌　B. 可用于治疗结核病

C. 对铜绿假单胞菌有效　D. 抗菌谱广，对 G^- 菌和 G^+ 菌均有杀灭作用

E. 严重的 G^- 杆菌感染引起的败血症、肺炎等可作为首选药

4. 氨基苷类药物共同的结构特点

A. 含有氨基结构　B. 含有多个羟基　C. 含有苷键

D. 含有糖存在多个手性中心　E. 含有酯键

书网融合……

知识回顾　微课

第五节　四环素类抗生素

PPT

一、概述

四环素类抗生素是由放线菌属产生的一类口服广谱抗生素，以氢化并四苯为其基本骨架结构。

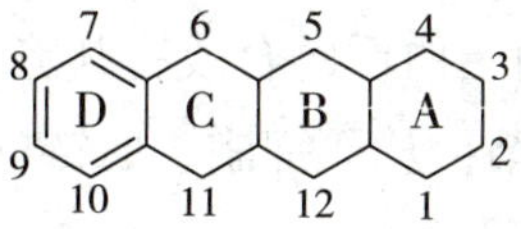

氢化并四苯

根据来源不同，四环素类药物可分为天然四环素类和半合成类。其中天然四环素类药物有金霉素（Aureomycin）、土霉素（Oxytetracycline）和四环素（Tetracycline）等；半合成类药物包括多西环素（Doxycycline）、米诺环素（Minocycline）和美他环素（Metacycline）等。

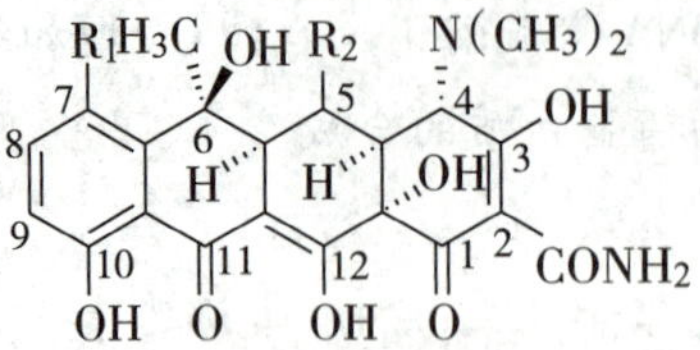

R_1=H，R_2=OH　土霉素
R_1=Cl，R_2=H　金环素
R_1=H，R_2=H　四环素

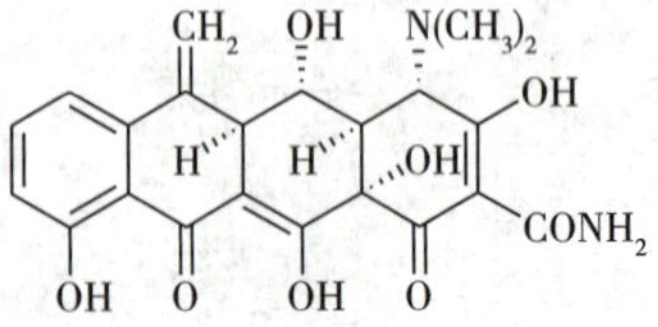

美他环素

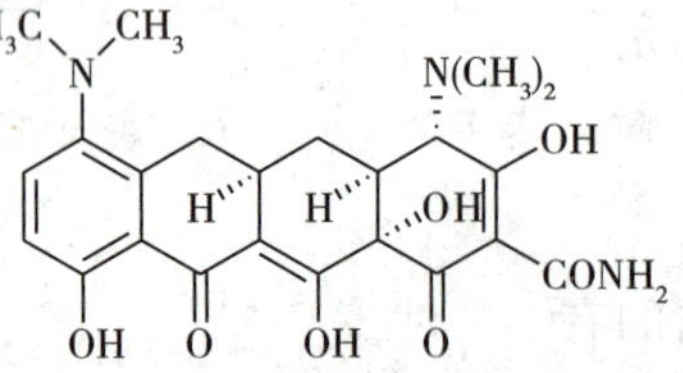

米诺环素

（一）共同的结构特点与化学性质

（1）结构中含有四个环，多个羟基，其中3位和12位为烯醇羟基，10位是酚羟基，显酸性；4位为二甲氨基，显碱性，故四环素类药物为酸碱两性化合物。利用二甲氨基的碱性，临床上使用其盐酸盐。

（2）在干燥条件下，固体比较稳定，但遇光可变色。在酸性、碱性条件下均不稳定，可发生相应变化。①酸性条件时，四环素类抗生素6位羟基和5α位氢发生消除反应，生成无活性橙黄色脱水物。另外pH为2～6时，4位二甲氨基易发生可逆差向异构化反应，生成差向异构体，其活性极低且毒性较大。磷酸根、枸橼酸根、醋酸根离子等阴离子的存在可加速差向异构化的反应进程。由于土霉素5位羟基与4位二甲氨基之间形成氢键，4位差向异构化反应较四环素难；金霉素由于7位氯原子的空间排斥作用，使4位差向异构化反应较四环素更易于发生。4位差向异构化产物在酸性条件下也会进一步脱水形成脱水差向异构化产物。②碱性条件时，由于OH^-的作用，6位羟基形成氧负离子，向11位碳发生分子内亲核进攻，导致C环开环，生成具有内酯结构的异构体。

（3）结构中含有多个羟基、烯醇和羰基，在近中性条件下能与多种金属离子形成不溶性螯合物。与钙或镁离子形成不溶性的钙盐或镁盐，与铁离子形成红色螯合物，与铝离子形成黄色配合物。

知识链接

"四环素牙"

由于四环素类药物具有多个羟基、烯醇及羰基的结构，能和钙离子结合，儿童在牙冠发育矿化期服用此类药物，可被结合到牙组织内，会在牙冠上沉积黄色至灰色的相应螯合物，使牙齿发育不全并出现黄染现象，被称为"四环素牙"。一般认为牙齿的着色，金霉素呈灰棕色，四环素和土霉素偏于黄色，地美环素黄色最深。因此，妊娠期和授乳期妇女及8岁以下的儿童不宜使用四环素类抗生素。

（二）作用机制

本类药物的作用机制主要是抑制细菌蛋白质的合成，其能与细菌核蛋白体30S亚基在A位特异性结合，阻止氨基酰-tRNA在该位置上的联结，从而抑制了肽链的延长和蛋白质的合成。

（三）药理作用

抗菌谱广，对常见的G^+菌（葡萄球菌最敏感，化脓性链球菌与肺炎链球菌次之）、G^-需氧菌和厌氧菌、立克次体、螺旋体、支原体、衣原体及某些原虫等有效。

（四）临床应用

四环素类抗生素可用于治疗多种感染性疾病，尤其适用于立克次体、支原体和衣原体引起的感染性疾病。

1. 立克次体感染　包括斑疹伤寒、鼠型斑疹伤寒、再燃性斑疹伤寒和恙虫病等均可作为首选药物。

2. 衣原体感染　本类药物对鹦鹉热衣原体引起的鹦鹉热、肺炎衣原体引起的肺炎、沙眼衣原体引起的非特异性尿道炎、子宫颈炎和沙眼等具有突出的疗效，可首选多西环素。

3. 支原体感染　对肺炎支原体引起的非典型肺炎和解脲脲原体引起的非特异性尿道炎具有良好的疗效。

4. 螺旋体感染　是治疗伯氏疏螺旋体引起的慢性游走性红斑和回归热螺旋体引起的回归热最有效的药物，可首选多西环素。

5. 细菌性感染　针对肉芽肿荚膜杆菌引起的腹股沟肉芽肿、霍乱弧菌引起的霍乱和布鲁菌引起的布鲁菌病等，可作为首选药。

（五）不良反应

1. 消化道反应　口服可引起恶心、呕吐、腹部不适感。

2. 二重感染（菌群交替症）　正常人体内有微生物寄生，菌群之间维持着平衡的共生状态，长期应用广谱抗生素后，敏感菌受到抑制，不敏感菌趁机在体内大量繁殖，造成新的感染，此现象称为二重感染，又称菌群交替症。

3. 牙齿、骨骼发育影响　此类药物能与新形成的骨和牙中的 Ca^{2+} 结合，致牙釉质发育障碍和变色（黄棕色或深灰色），也还引起骨骼畸形、骨质生成抑制和婴幼儿骨骼生长抑制。因药物可从乳汁分泌，通过胎盘影响胎儿生长及骨发育，故妊娠 5 个月以上及哺乳期妇女和 8 岁以下儿童禁用。

4. 肝毒性　长期大剂量口服或静脉注射四环素类药物，可造成严重的肝损害，出现急性肝细胞脂肪性坏死，易发生于妊娠期妇女，特别是伴有肾盂肾炎者，易出现致死性肝中毒，肝、肾功能不全者及妊娠期妇女应减量慎用。

5. 光敏反应　服用此类药物的患者受紫外线照射时易出现，可导致红斑、加重晒伤或引起类似晒伤的反应。地美环素最常发生，多西环素也较四环素和米诺环素多见。

另外，服用此类药物后还可出现头昏、眼花等前庭反应，常发生于最初几次用药，停药后可恢复。长期用药可使肠道内产生维生素 B 族和维生素 K 族的细菌受到抑制，引起这些维生素缺乏。

二、典型药物

（一）天然四环素类

盐酸四环素　Tetracycline Hydrochloride

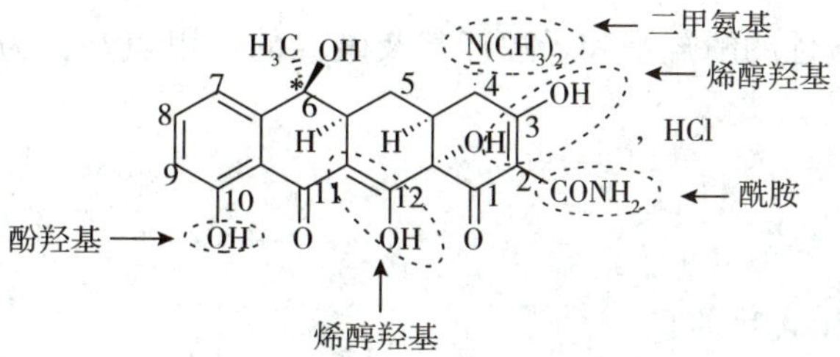

【化学名】（4*S*,4a*S*,5a*S*,6*S*,12a*S*）-6-甲基-4-（二甲氨基）-3,6,10,12,12a-五羟基-1,11-

二氧代-1,4,4a,5,5a,6,11,12a-八氢-2-并四苯甲酰胺盐酸盐。

【性状】 本品为黄色结晶性粉末，无臭，略有引湿性。遇光色渐变深，在碱性溶液中易破坏失效。本品在水中溶解，在乙醇中微溶，在乙醚中不溶。

【化学性质】 本品含有酸性的酚羟基和烯醇羟基及碱性的二甲氨基，为酸碱两性化合物，临床用其盐酸盐。

【稳定性】 本品干燥条件下稳定，遇日光变色。在酸碱条件下都不稳定，易发生降解。酸性条件下，生成脱水四环素；pH 2~6条件下，发生差向异构化反应，生成四环素-4-差向异构体；碱性条件下，生成具有内酯结构的异构体。

另外，四环素结构中含有羟基及羰基，可在近中性条件下与多种金属离子形成不溶性螯合物（图8-7）。

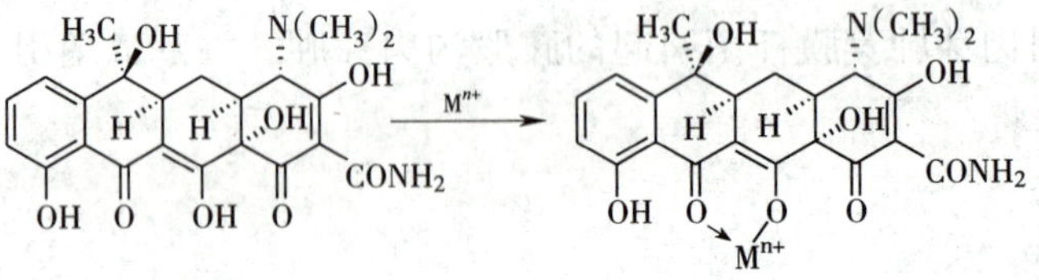

图8-7 四环素与金属离子的反应

【鉴别】 ①本品遇 H_2SO_4 显深紫色，再遇 $FeCl_3$ 试液变红棕色；②显氯化物鉴别反应。

【药理作用】 本品为广谱抗生素，对 G^+ 菌的抑制作用强于 G^- 菌，对支原体、衣原体和立克次体效果好，对螺旋体及阿米巴原虫也有抑制作用。

【临床应用】 主要用于立克次体、支原体、衣原体和螺旋体病的治疗，一般不作为首选药。

【不良反应】 四环素口服可出现恶心、呕吐及上腹部不适等胃肠道刺激症状，饭后服用可减轻。长期使用易发生二重感染。妊娠期妇女、哺乳期妇女及8岁以下儿童服用可引起胎儿及婴幼儿牙齿变色和骨骼生长抑制。大剂量口服或静脉注射也可造成肝毒性或加重原有肾损伤。

（二）半合成类

盐酸多西环素 Doxycycline Hydrochloride

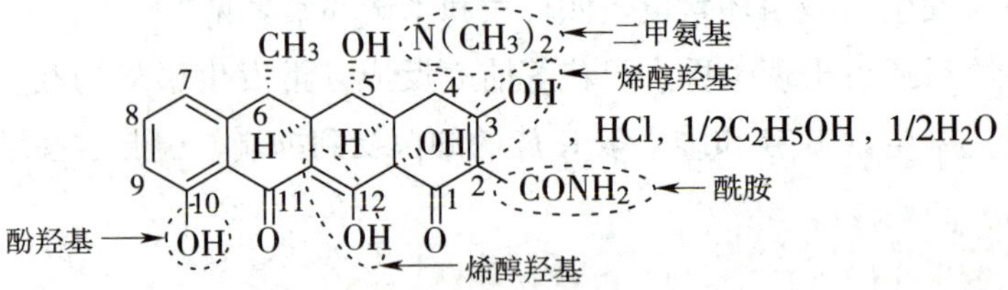

【化学名】 6-甲基-4-(二甲氨基)-3,5,10,12,12a,-五羟基-1,11-二氧代-1,4,4a,5,5a,6,11,12a-八氢-2-并四苯甲酰胺盐酸盐半乙醇半水合物。

【性状】 本品为淡黄色至黄色结晶性粉末，无臭。本品在水或甲醇中易溶，在乙醇或丙酮中微溶。

【化学性质】 本品含有酸性的酚羟基和烯醇羟基及碱性的二甲氨基，为酸碱两性化合物，临床用其盐酸盐。

> **即学即练8-5**
>
> 答案解析
>
> 下列为两性化合物的是
>
> A. 青霉素　　B. 链霉素　　C. 红霉素　　D. 四环素　　E. 多西环素

【稳定性】 本品室温下稳定，遇光变色。在酸碱条件下都不稳定，易发生降解，但由于6位无羟基，多西环素无脱水反应及生成内酯异构体的反应。在 pH 2～6 时，4 位二甲氨基可发生差向异构化反应，生成毒性较大的差向异构体。

结构中含有酚羟基、烯醇羟基及酮羰基，近中性条件下能与多种金属离子形成不溶性螯合物，与 Ca^{2+}、Al^{3+} 反应呈黄色，与 Fe^{3+} 呈红色。

【鉴别】 ①本品遇 H_2SO_4 显黄色；②本品为盐酸盐，溶液中含有 Cl^-，故有氯化物的鉴别反应。

【药理作用】 本品抗菌谱与四环素相似，对 G^+ 菌作用优于 G^- 菌，但对肠球菌属耐药。抗菌活性强于四环素 2～10 倍。

【临床应用】 临床主要用于敏感菌所致的上呼吸道感染、扁桃体炎、胆道感染、淋巴结炎、老年慢性支气管炎等的治疗，也可用于斑疹伤寒、支原体肺炎，尚可用于治疗霍乱以及预防恶性疟疾和钩端螺旋体感染。

【不良反应】 常见的不良反应为胃肠道反应，如恶心、呕吐、腹泻等，宜饭后服用。二重感染和皮疹少见，静脉注射出现舌麻木及口腔内特殊气味。

知识链接

四环素类抗生素构－效关系

结构中四个环为活性必须结构，其中 1～4 位，10～12 位取代基是抗菌活性结构，5～9 位进行结构修饰改造可保留或增强抗菌活性。如 6 位羟基易引起脱水和开环反应，并使脂溶性降低，影响体内吸收，可通过去氧、去甲基、引入甲烯基等方法加以改造，而 7 位引入吸电子基能增强抗菌活性，引入亲水性基团可提高对 G^+ 耐药菌的活性。

目标检测8-5

答案解析

一、单选题

1. 对四环素不敏感的病原体是
   A. 淋球菌　B. 铜绿假单胞菌　C. 脑膜炎球菌　D. 肺炎支原体　E. 立克次体
2. 关于多西环素的叙述错误的是
   A. 是半合成的长效四环素类抗生素　B. 与四环素的抗菌谱相似
   C. 可用于前列腺炎的治疗　D. 抗菌活性比四环素强
   E. 口服吸收少且不规则
3. 关于四环素的不良反应，叙述错误的是
   A. 空腹口服引起胃肠道反应　B. 不引起过敏反应
   C. 可导致婴幼儿乳牙釉齿发育不全，牙齿发黄　D. 可引起二重感染
   E. 长期大量口服或静脉给予大剂量，可造成严重肝脏损害
4. 四环素在 pH 2～6 条件下，可发生的反应是
   A. 酯化反应　B. 差向异构化反应　C. 水解反应
   D. 脱水反应　E. 氧化反应

5. 四环素的作用机制是

A. 阻碍细菌细胞壁的合成　　B. 抑制 DNA 螺旋酶

C. 增加细胞膜的通透性　　D. 抑制二氢叶酸合成酶

E. 阻碍细菌蛋白质的合成

二、多选题

1. 影响四环素吸收的因素有

A. 与铁剂同服　　B. 与氢氧化铝、三硅酸镁同服

C. 与牛奶、奶制品同服　　D. 每次口服剂量超过 0.5g

E. 饭后服用

2. 多西环素代替四环素用于

A. 钩端螺旋体感染　　B. 斑疹伤寒　　C. 支原体肺炎

D. 白喉　　E. 立克次体感染

3. 下列具有酸碱两性的药物是

A. 多西环素　　B. 头孢氨苄　　C. 青霉素　　D. 四环素　　E. 链霉素

4. 多西环素在近中性条件下能与多种金属离子形成不溶性螯合物，是由于结构中含有

A. 酚羟基　　B. 烯醇羟基　　C. 酮羰基　　D. 羧基　　E. 醇羟基

书网融合……

知识回顾

第六节　其他类抗生素

PPT

本节主要介绍氯霉素（Chloramphenicol）、磷霉素（Fosfomycin）和克林霉素（Clindamycin）。

一、氯霉素

氯霉素为酰胺醇类抗生素的典型代表药物，是由委内瑞拉链霉菌培养液中提取得到的，结构简单，为第一个人工合成的抗生素。但由于其严重不良反应，应用上受到很大限制，仅在某些中枢神经系统感染、伤寒、副伤寒、厌氧菌感染及立克次体感染时作为可选药物。

氯霉素　Chloramphenicol

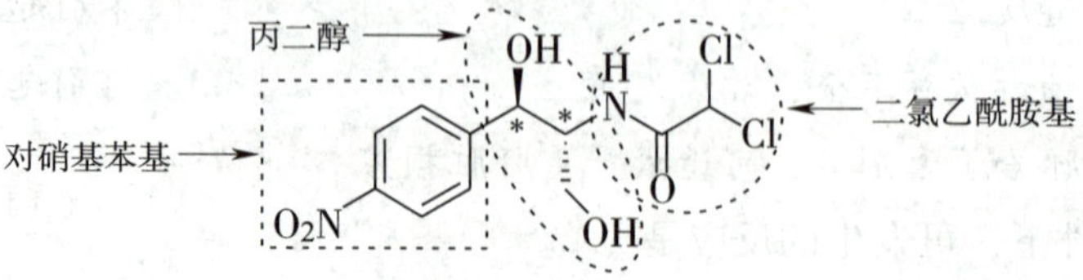

【化学名】D-苏式-(-)-*N*-[α-(羟基甲基)-β-羟基-对硝基苯乙基]-2,2-二氯乙酰胺。

【性状】本品为白色至微带黄绿色的针状、长片状结晶或结晶性粉末。在甲醇、乙醇、丙酮或丙二醇中易溶，在水中微溶。

【稳定性】本品含有两个手性碳原子，四个旋光异构体，其中仅 1*R*，2*R*-（-）或 D-（-）苏阿糖型有抗菌活性，为临床使用的药物。

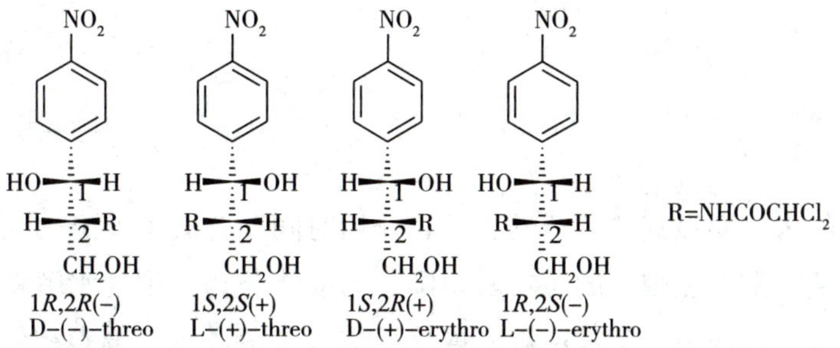

本品性质稳定，可耐热，在干燥状态下可保持抗菌活性 5 年以上，水溶液可冷藏几个月，煮沸 5 小时对抗菌活性亦无影响。在中性、弱酸性条件下较稳定，但在强酸或强碱性溶液中均可引起水解，酸水解产物对硝基苯基-2-氨基-1，3-丙二醇可与过碘酸作用，被氧化成对硝基苯甲醛，再与 2，4-二硝基苯肼缩合，生成苯腙。

【鉴别】①有氯化物鉴别反应；②本品分子中硝基经锌粉还原成羟胺衍生物，在乙酸钠存在下与苯甲酰氯反应，再与 Fe^{3+} 在弱酸性溶液中生成紫红色配合物。

【药理作用】本品为具有抑菌作用的广谱抗生素。对 G^+ 菌、G^- 菌均具有抑制作用，对 G^+ 球菌的作用不及青霉素和四环素，但对伤寒和副伤寒杆菌作用强，对流感杆菌和百日咳杆菌的作用较其他抗生素强，对立克次体感染如斑疹伤寒也有效。

氯霉素作用于核糖体的 50S 亚基，抑制肽酰基转移酶，使肽链不能延伸，从而抑制蛋白合成。

【临床应用】本品由于其脂溶性高，组织、血-脑屏障和血眼屏障穿透力较强，可用于治疗某些严重感染。临床用于伤寒和其他沙门菌属感染，细菌性脑膜炎、脑脓肿以及其他感染（如立克次体感染、细菌性眼部感染等）。

实例分析 8-4

实例　人们在日常的工作、生活中可能会有眼睛干涩、充血，或是因伤风感冒有鼻塞、流涕等不适症状，往往会自行购买氯霉素的眼药水或滴鼻液进行治疗，但若长期随意使用，有可能会产生血液系统的毒性反应，尤其严重的是再生障碍性贫血。另外，长期使用氯霉素可引起白细胞中的粒细胞减少，患者会出现高热、咽痛等症状。

讨论　1. 氯霉素临床用于治疗何种疾病？

2. 氯霉素有哪些不良反应？

答案解析

【不良反应】

1. 骨髓毒性　是最严重的不良反应，临床表现为：①可逆性血细胞减少，较为常见，与剂量大、疗程长有关，停药后可恢复；②不可逆的再生障碍性贫血，发生率低但致死率高，与剂量、疗程无关。

2. 灰婴综合征　早产儿及新生儿因肝、肾功能尚未发育完善，不能有效使氯霉素脱毒，大量使用后会出现呕吐、腹胀、腹泻、皮肤呈灰紫色、呼吸不规则等，称灰婴综合征，故早产儿、妊娠后期及哺乳期妇女禁用。

3. 其他 长期应用可发生二重感染，少数患者可出现皮疹、血管神经性水肿等过敏反应，偶见过敏性休克。

答案解析

即学即练 8-6

氯霉素有下列哪种不良反应

A. 骨髓抑制　B. 灰婴综合征　C. 胃肠道反应　D. 二重感染　E. 过敏反应

为了避免氯霉素的苦味、增强其抗菌活性、延长作用时间，合成了其酯的结构和类似物，如琥珀氯霉素和甲砜霉素。琥珀氯霉素为氯霉素的丁二酸单酯，为前体药物，须经水解释放出氯霉素才能产生抗菌活性。甲砜霉素为氯霉素结构中硝基被甲砜基取代而成，抗菌谱与氯霉素相似，但抗菌活性较高。

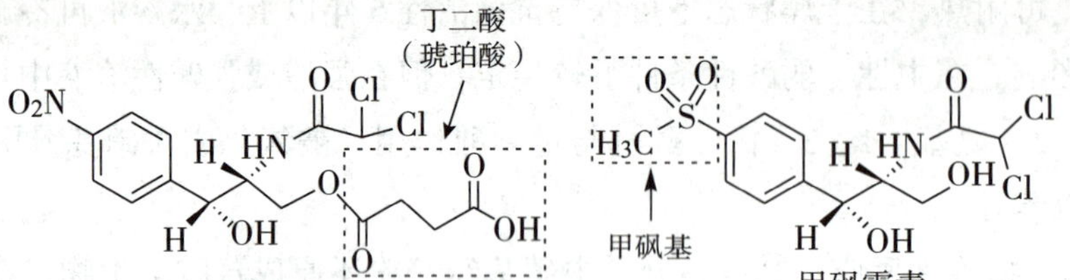

琥珀氯霉素　甲砜霉素

二、磷霉素

磷霉素是由西班牙土壤放线菌培养液中得到的抗生素，现可合成制得。本品抗菌谱广、毒性低，与其他抗生素之间无交叉耐药性。

三、克林霉素

本品为林可霉素类抗生素，是林可霉素的半合成衍生物。

盐酸克林霉素 Clindamycin Hydrochloride

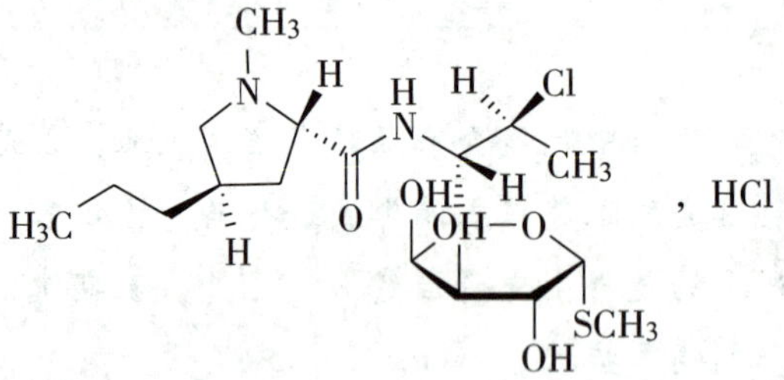

【化学名】 7-氯-6,7,8-三脱氧-6-(1-甲基-反-4-丙基-L-2-吡咯烷甲酰氨基)-1-硫代-L-苏式-α-D-吡喃半乳辛糖甲苷盐酸盐。

【性状】 本品为白色结晶性粉末；无臭。在水中极易溶解，在甲醇或吡啶中易溶，在乙醇中微溶，在丙酮中几乎不溶。

【药理作用与临床应用】 本品为林可霉素的结构改造产物，可与细菌核糖体 50S 亚基结合，抑制肽酰基转移酶，从而抑制蛋白质的合成。体外对肺炎链球菌、化脓性链球菌、草绿色链球菌及大多数厌氧菌有良好的抗菌作用，但对几乎所有的 G^- 杆菌及肺炎支原体无效。临床主要用于厌氧菌引起的腹腔和妇科感染，也用于敏感的 G^+ 菌引起的呼吸道、皮肤、软组织和泌尿系统等感染，是治疗金黄色葡萄球菌引起的急慢性骨髓炎及关节感染的首选药。

【不良反应】 主要的不良反应为胃肠道反应，表现为不同程度的腹泻。长期用药可引起二重感染导致假膜性肠炎。

答案解析

目标检测8-6

一、单选题

1. 氯霉素的最严重不良反应是

A. 肝脏损坏　B. 二重感染　C. 抑制骨髓造血功能

D. 胃肠道反应　E. 过敏反应

2. 是林可霉素的半合成衍生物的是

A. 链霉素　B. 克拉霉素　C. 磷霉素　D. 罗红霉素　E. 克林霉素

3. 氯霉素具有的性质是

A. 化学结构中含有两个手性碳原子，临床用 1*R*，2*S*（+）型异构体

B. 对热稳定，在强酸、强碱条件下可发生水解

C. 结构中含有甲磺酰基

D. 对热稳定，在中性、弱碱条件下可发生水解

E. 化学结构中含有两个手性碳原子，临床用外消旋体

4. 氯霉素用于

A. 伤寒、副伤寒　B. 斑疹伤寒　C. 鼠疫、兔热病

D. 钩端螺旋体病　E. 军团菌病

二、多选题

1. 关于氯霉素的叙述正确的是

A. 与核蛋白体 30S 亚基结合，抑制蛋白质合成

B. 临床应用其 1*R*，2*R*（-）型或 D-苏阿糖型

C. 广谱抗生素

D. 可引起严重的骨髓抑制

E. 一定条件下可发生水解反应

2. 含有酰胺结构的抗生素药物是

A. 头孢菌素类　B. 青霉素类　C. 大环内酯类　D. 氯霉素　E. 四环素类

书网融合……

知识回顾　习题

（布秀娟）

第九章　化学合成抗感染药物

学习引导

感染性疾病是由病毒、细菌、衣原体、支原体、真菌等病原微生物或寄生虫感染人体所引起的局部或全身性疾病。感染性疾病发病率高、传播速度快，对人民健康及社会造成的危害极大。

化学合成抗感染药是指用化学合成的方法得到的一类能抑制或杀灭病原微生物的药物。在人类与感染性疾病的漫长抗争过程中，化学合成的磺胺类抗感染药的发现使死亡率很高的细菌性传染病得到了控制，自此化学合成抗感染药物得到了广泛的应用和快速发展成为临床上非常重要的一大类药物。

本章主要介绍喹诺酮类药物、磺胺类药物、抗结核药物、抗真菌药物、抗病毒药物和抗寄生虫药物，各代表药的结构特征、理化性质、药理作用、临床应用及主要不良反应。

学习目标

1. **掌握**　化学合成抗感染药的分类及基本结构特征。典型代表药物的结构特征、理化性质、药理作用、临床应用、主要不良反应及其防治方法。

2. **熟悉**　各类化学合成抗感染药的构－效关系。其他临床常用药物的结构特征、作用特点、临床应用及主要不良反应。喹诺酮类药物的发展。

3. **了解**　化学合成抗感染药的作用机制。

第一节　喹诺酮类抗菌药

PPT

实例分析 9－1

实例 1　患者男，58 岁，因慢性前列腺炎服用司帕沙星，患者每天早饭后顿服 0.2g，每日晒太阳约 30 分钟，几天后患者出现颜面、双手、双脚等裸露部分发红，有轻微灼痛感及瘙痒感，继而出现红斑、水疱、脱皮和皮肤色素沉着等不良反应。

实例 2　患者，女性，25 岁，因呼吸道感染静脉滴注洛美沙星，阳光照射后颜面及四肢皮肤出现与实例 1 患者类似的不良反应。

讨论　1. 患者服用司帕沙星和洛美沙星后为什么会出现这些不良反应？

2. 从上述实例中能否推知该如何进行结构改造才能减轻其不良反应？

3. 为避免这类不良反应的发生，使用这类药物期间应注意什么问题？

答案解析

一、概述

喹诺酮类（Quinolones）抗菌药物是一大类具有1，4－二氢－4－氧代喹啉－3－羧酸结构的化合物，因此又称吡酮酸类或吡啶酮酸类，是人工合成的含4－喹诺酮基本结构的抗菌药。

（一）喹诺酮类抗菌药物的发展

喹诺酮类抗菌药是一类含有4－喹诺酮母核基本结构的药物。自1962年第一个喹诺酮类抗菌药－萘啶酸问世以来，经过50多年的发展，喹诺酮类人工合成抗菌药已经获得了极大的发展，现已成为仅次于β－内酰胺类抗菌药的第二大临床常用抗菌药。通过对母核上不同基团进行取代，得到了一系列结构类似的人工合成抗菌药物。

按出现时间的先后及抗菌活性的不同，可将喹诺酮类抗菌药分为四代。

第一代（1962～1969年）起源于抗疟疾药氯喹，随后经结构修饰得到了具有抗菌活性的萘啶酸（Naphthalene Acid）和吡咯酸（Piromidic Acid），但他们仅对大肠埃希菌、痢疾杆菌等部分G^-菌起作用，对G^+菌和铜绿假单胞菌无效而且有半衰期短、不良反应大等问题，现已停用。

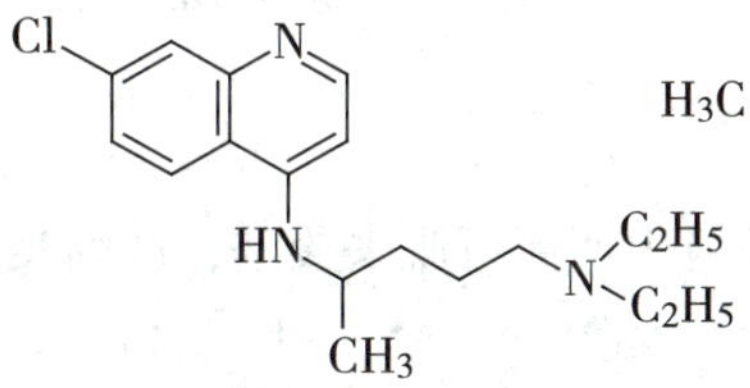
氯喹

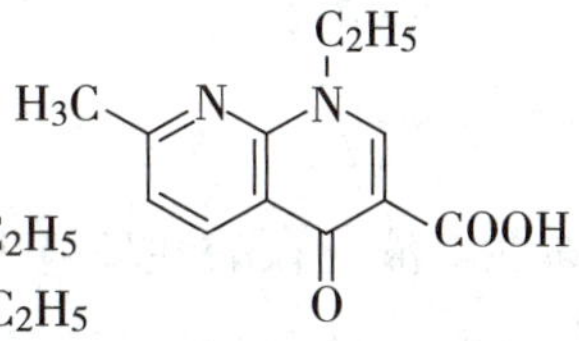
萘啶酸

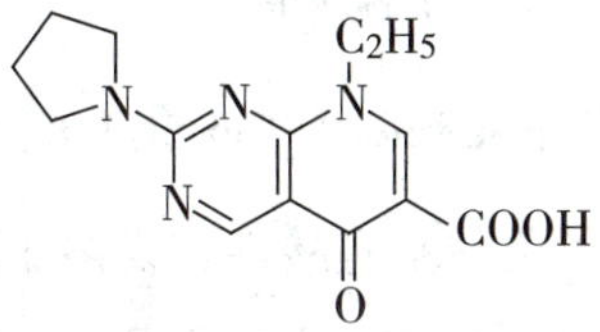
吡咯酸

第二代（1970～1979年）喹诺酮类药物结构经过进一步修饰，抗菌谱比第一代有所扩大，对G^+菌和G^-杆菌有一定作用，代表药物有吡哌酸（Pipemidic Acid）和西诺沙星（Cinoxacin）。吡哌酸由于在7位引入了碱性的哌嗪基，增加了抗菌活性，也增加了组织亲和力，主要用于敏感菌引起的泌尿系统感染、肠道感染。

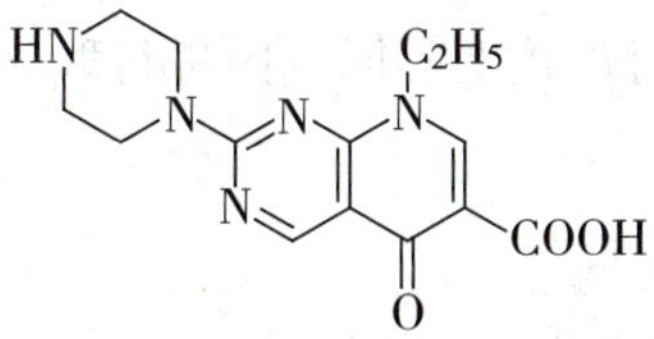
吡哌酸

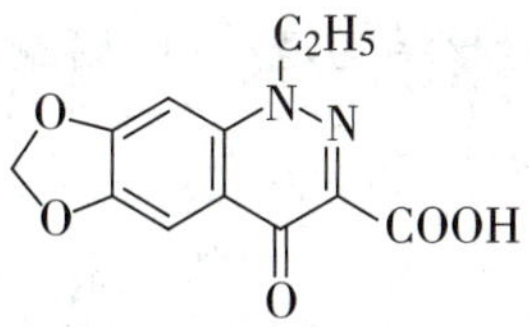
西诺沙星

第三代（1980～1990年）喹诺酮类药物，结构上最突出的特点是在喹诺酮母核6位引入F原子，所以也被称为氟喹诺酮类药物。第一个氟喹诺酮类药物是1980年上市的诺氟沙星。第三代喹诺酮类表现出比第一、二代具有更优良的抗菌活性，对G^+菌和G^-菌都有明显的抑制作用，特别对铜绿假单胞菌的作用比庆大霉素等氨基糖苷类更强，而且其具有口服易吸收，在组织中浓度高，不被代谢，大部分以原形经尿液排出等特性，因此主要用于敏感菌所致的泌尿道、胃肠道、呼吸道、皮肤科等感染的治疗。常见药物有诺氟沙星（Norfloxacin）、环丙沙星（Ciprofloxacin）、氧氟沙星（Ofloxacin）、左氧氟沙星（Levofloxacin）、依诺沙星（Enoxacin）、洛美沙星（Lomefloxacin）、培氟沙星（Pefloxacin）、芦氟沙星（Rufloxacin）、氟罗沙星（Fleroxacin）、司帕沙星（Sparfloxacin）等。第三代喹诺酮类药物是现在临床常用的抗菌药物品种，其中氧氟沙星、左氧氟沙星还可作为结核治疗的二线药物。

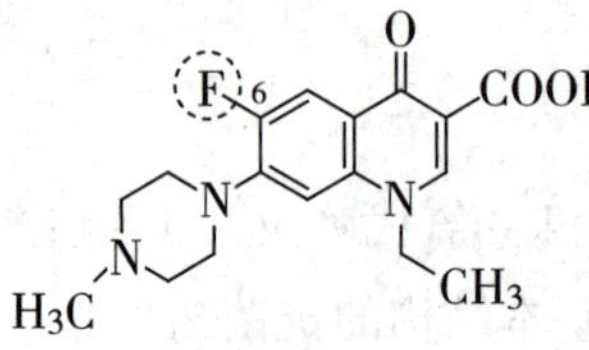

培氟沙星

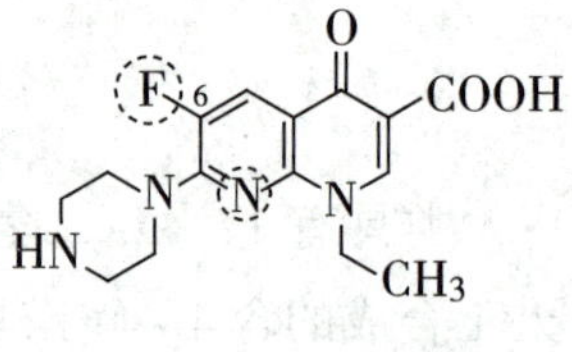

依诺沙星

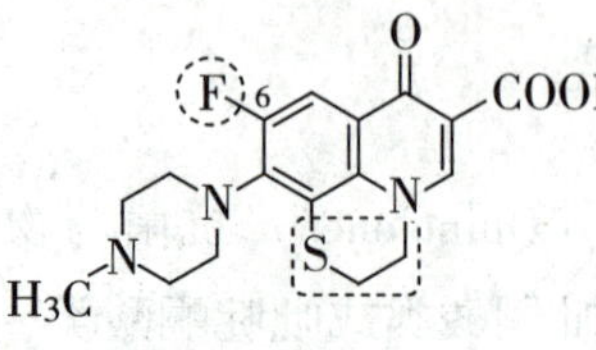

芦氟沙星

第四代（1990年后）喹诺酮类药物，主要品种有莫西沙星（Moxifloxacin）、巴洛沙星（Balofloxacin）、吉米沙星（Gemifioxacin）、加替沙星（Gatifloxacin）等。其抗菌活性更强，抗菌谱更广，特别增加了对军团菌、支原体、衣原体、厌氧菌、分枝杆菌等的作用。在药动学性质方面，第四代具有口服吸收快、食物不影响药物的吸收、半衰期长等优点。

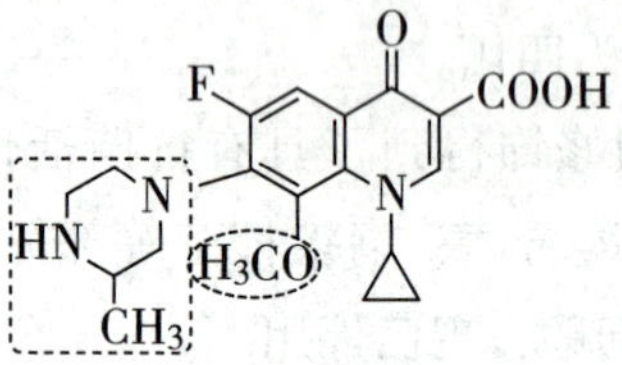

加替沙星

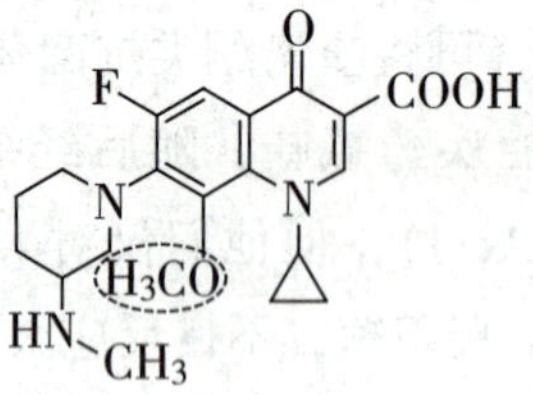

巴洛沙星

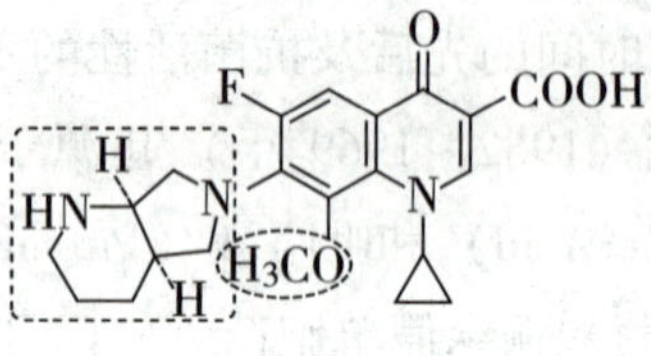

莫西沙星

（二）喹诺酮类抗菌药的理化性质

1. 酸性 3位羧基呈酸性，易溶于碱性溶液。在酸性环境中回流可脱去羧基，产物丧失抗菌活性。

2. 与金属离子螯合 3位羧基和4位羰基，极易和Ca^{2+}、Mg^{2+}、Fe^{3+}、Al^{3+}、Zn^{2+}等金属离子形成配合物，降低喹诺酮类抗菌活性，同时也会引起体内金属离子流失，带来缺Ca^{2+}、贫血、缺Zn^{2+}等问题。

3. 碱性 7位含氮杂环呈碱性，在酸性环境下，水溶液光照时可发生分解反应，产物具有毒性，尤其8位引入氟原子使光毒性进一步增强。

（三）喹诺酮类抗菌药的构－效关系

喹诺酮类药物的基本母核结构是4－喹诺酮，对母核上不同基团进行取代，得到了一系列喹诺酮类药物。其构－效关系如下。

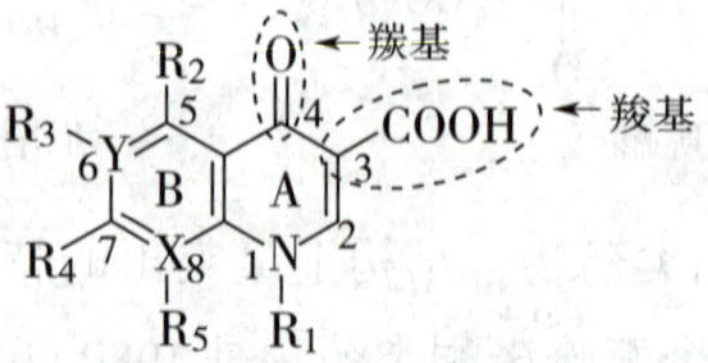

（1）A环变化较小，3位羧基和4位羰基是抗菌活性所必须；B环可做较大改变，可以是苯环（X＝CH，Y＝CH）、吡啶环（X＝N，Y＝CH）、嘧啶环（X＝N，Y＝N）等。

（2）R_1取代基可为短链脂肪烃基或闭环链烃基。脂肪烃基以乙基、氟乙基取代为佳，闭环链烃基以环丙基为佳，R_1也可与R_5共同形成杂环，其中*S*异构体的抗菌活性更强，如左氧氟沙星是氧氟沙星抗菌活性的2倍。

（3）R_2取代基的存在可干扰4位羰基与细菌靶点的结合，且取代基越大，干扰越强；从电子效应角度考虑，供电子基团可增加药物与靶位的结合力，使抗菌活性增强。综合考虑，5位以氨基取代为佳。

（4）R_3取代基引入基团可增加药物与靶位的亲和力，抗菌活性也相应增加，活性顺序为 F > Cl > CN≥N > H，引入 F 原子比 H 原子抗菌活性强 30 倍。

（5）R_4取代基为五元或六元杂环取代时可增强抗菌活性，尤其以哌嗪基的取代活性为佳，哌嗪基 > 甲基 > 卤素 > 氢。

（6）当母核为喹啉羧酸时，R_5取代基为氟原子取代将大大增强其抗菌活性，但光毒性也同时增加；R_5取代基为甲基、甲氧基时，光毒性降低。

（四）喹诺酮类作用机制

喹诺酮类抗菌药可通过干扰细菌 DNA 的复制和转录，最后导致 DNA 降解及菌体死亡。具体作用靶点有主次之分，对于 G^-菌，喹诺酮类主要作用于 DNA 回旋酶；对于 G^+菌，喹诺酮类主要作用于拓扑异构酶Ⅳ。

即学即练 9-1

答案解析

喹诺酮类药物具有的化学性质是

A. 酸性　B. 碱性　C. 中性　D. 酸碱两性　E. 与金属离子螯合性

二、典型药物

诺氟沙星 Norfloxacin

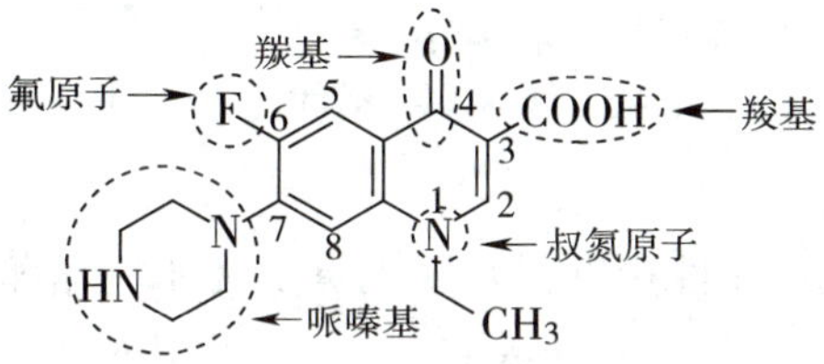

【化学名】 1-乙基-6-氟-1，4-二氢-4-氧代-7-（1-哌嗪基）-3-喹啉羧酸。

【性状】 本品为类白色至淡黄色结晶性粉末，无臭，味微苦。略溶于 *N*，*N*-二甲基甲酰胺，极微溶于水或乙醇，易溶于乙酸、盐酸或 NaOH 溶液。

【化学性质】 本品在 3 位的羧基中的氢原子与 4 位羰基可形成弱氢键，降低了羧基的酸性，其 pK_a值约为 5.4～6.4，相对游离羧基比较高；7 位哌嗪基团中的氮原子显碱性，pK_a值约 8.1～9.3，因此在生理情况下，诺氟沙星是一个酸碱两性的药物。在盐酸中回流，本品可生成 3 位脱羧产物。与金属离子形成配合物后，会降低抗菌活性，而且会导致体内金属离子的缺乏，因此这类药物不宜与牛奶等含金属离子的食品或药品同时服用。

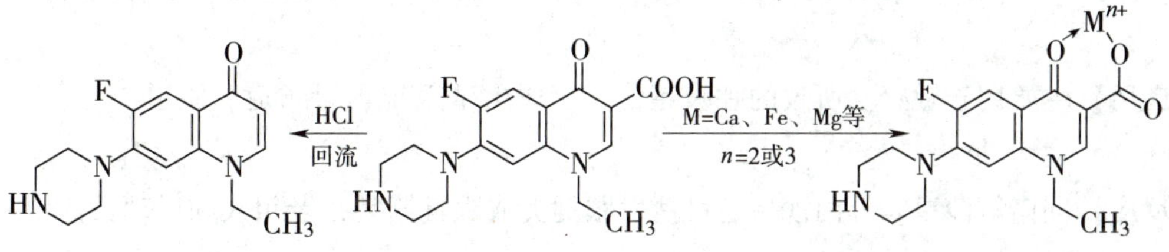

【稳定性】本品在室温、密闭干燥条件下较稳定，但 7 位上哌嗪基在光照下可分解得到 7－哌嗪环开环产物，使其颜色变深，因此《中国药典》诺氟沙星原料药检查项下明确说明需要控制光照分解产物的量。

【鉴别】①6－位含氟，显有机氟化物鉴别反应；②含叔氮原子，与丙二酸和乙酸酐在水溶液中加热显红棕色。

【药理作用】本品为广谱杀菌药。是第一个氟喹诺酮类药物，抗菌谱广，抗菌活性强。对 G^+ 菌如金黄色葡萄球菌、肺炎球菌、溶血性链球菌等有效，对厌氧脆弱拟杆菌也有效；对多数 G^- 菌包括铜绿假单胞菌有较好疗效。

【临床应用】本品适用于敏感菌所致的呼吸系统、消化系统、泌尿系统感染，如支气管炎、肺炎、肾炎、膀胱炎、伤寒等；也可局部外用治疗皮肤和眼部感染。

【不良反应】①主要是胃肠道反应，表现为上腹部不适、恶心、呕吐或腹泻；②过敏反应，一般表现为皮疹，偶可出现渗出性多形性红斑或血管神经性水肿，少数患者表现为光敏反应；③中枢神经系统反应，常表现为头晕、头痛、嗜睡或失眠；④偶见氨基转移酶升高、结晶尿、血尿、精神异常、幻觉、癫痫、关节疼痛等。由于可致软骨损害和关节病变，故本品不宜用于 18 岁以下的青少年儿童。

盐酸环丙沙星 Ciprofloxacin Hydrochloride

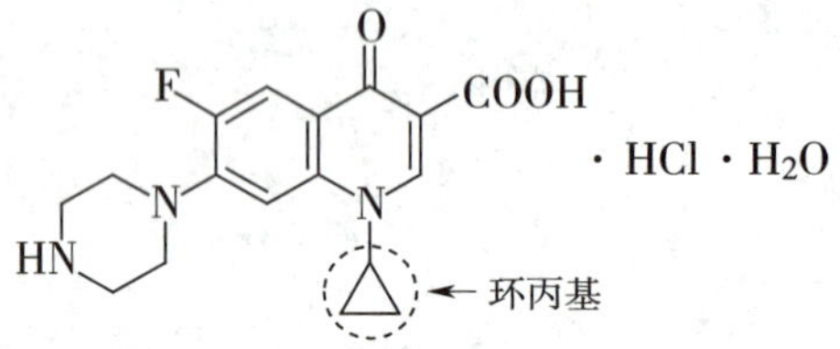

【化学名】1－环丙基－6－氟－1，4－二氢－4－氧代－7－（1－哌嗪基）－3－喹啉羧酸盐酸盐一水合物。

【性状】本品为白色至微黄色结晶性粉末，几乎无臭。在水中溶解，极微溶于甲醇或乙醇，几乎不溶于丙酮、乙酸乙酯或二氯甲烷。

【化学性质】本品稳定性较好，但在酸性条件下加热或长时间光照时可检出 7－哌嗪环开环产物和 3 位脱羧产物。

【稳定性】本品 7 位上所含哌嗪环在光照下可分解为 7－［（2－氨乙基）氨基］－1－环丙基－6－氟－4－氧代－1，4－二氢喹啉－3－羧酸，故本品应遮光、密封保存。

【鉴别】①氟化物和叔胺鉴别反应同诺氟沙星；②本品通常为盐酸盐，其水溶液显氯化物鉴别反应。

【药理作用】本品为广谱杀菌药。抗菌谱与诺氟沙星相似，最低抑菌浓度显著低于其他第三代喹诺酮类药物、头孢菌素和氨基糖苷类抗菌药，对耐第三代头孢菌素或氨基糖苷类抗菌药的病原菌也有效。环丙沙星是目前临床应用的喹诺酮类药物中对 G^- 杆菌体外抗菌活性最强者，但多数厌氧菌对环丙沙星不敏感。

【临床应用】主要用于敏感菌所致的呼吸系统、泌尿生殖系统、胃肠道、胆道、骨、关节、皮肤和软组织感染。

【不良反应】同诺氟沙星。环丙沙星还可诱发跟腱炎或跟腱撕裂，老年人和运动员慎用。

盐酸左氧氟沙星　Levofloxacin Hydrochloride

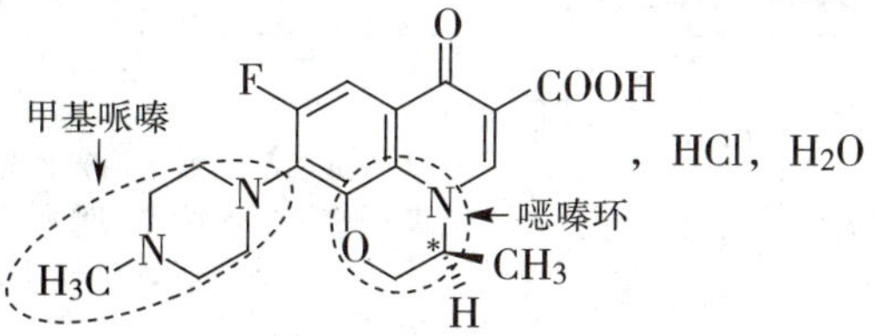

【化学名】(-)-(*S*)-3-甲基-9-氟-2,3-二氢-10-(4-甲基-1-哌嗪基)-7-氧代-7*H*-吡啶并[1,2,3-de]-[1,4]苯并嘧嗪-6-羧酸盐酸盐一水合物。

【性状】本品为类白色至淡黄色结晶或结晶性粉末，无臭。易溶于水，略溶于甲醇，微溶于乙醇，几乎不溶于乙醚或石油醚。

【化学性质】①由于喹酮环上连接有嘧嗪环，故其水溶性比其他喹诺酮类药物高10倍以上；②左氧氟沙星结构中有类似于β-酮酸的结构，对光不稳定。

【稳定性】本品在pH 6.5以上时随pH升高，溶解度下降，可能出现浑浊现象，甚至析出结晶。在临床用药时，宜选用酸性葡萄糖溶液，并避免和碱性药物配伍。

【鉴别】本品水溶液显氯化物鉴别反应。

【药理作用】本品为广谱杀菌药。是氧氟沙星左旋体，抗菌活性为外消旋体的2倍，是右旋体的8~128倍。对大部分肠杆菌有较强的抗菌活性，对肠球菌的作用较差；对甲氧西林敏感的葡萄球菌、肺炎链球菌、溶血性链球菌、化脓性链球菌等G^+菌和军团菌、支原体、衣原体等病原体对本药也敏感。对厌氧菌作用差。

【临床应用】本品适用于敏感菌所致的呼吸系统、消化系统、泌尿系统、皮肤和软组织等部位的中、重度感染。

【不良反应】不良反应发生率较低，是已上市喹诺酮类抗菌药中最小的一个，主要不良反应是胃肠道反应。

其他沙星类药物结构、主要作用及不良反应见表9-1。

表9-1　其他沙星类药物结构、主要作用及不良反应

分类	药物名称及结构	主要作用及不良反应
第三代喹诺酮类	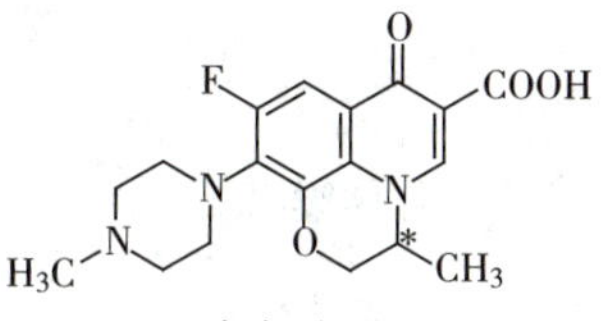 氧氟沙星	抗菌活性强于诺氟沙星，是左氧氟沙星的1/2，在尿液中的浓度是已上市喹诺酮类药物中最高者，临床主要用于敏感菌所致的泌尿道感染，也可用于呼吸道、胆道、皮肤软组织及眼部感染，还可作为治疗结核病的二线药物。主要不良反应为消化道反应
	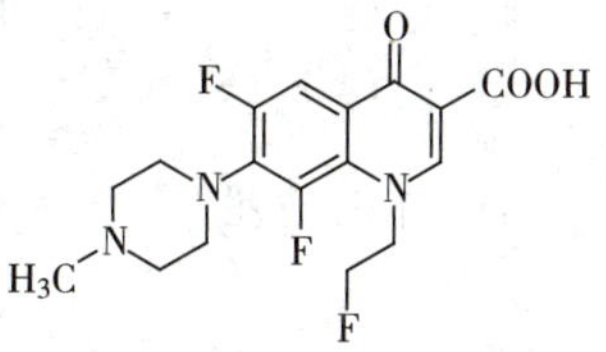 氟罗沙星	体外抗菌活性不如环丙沙星，但体内抗菌活性很强。临床主要用于敏感菌所致的泌尿道、呼吸道、消化道、皮肤软组织、腹腔及盆腔等部位轻、中度感染。主要不良反应为消化道反应和神经系统反应，少数患者出现光敏反应

续表

分类	药物名称及结构	主要作用及不良反应
第三代喹诺酮类	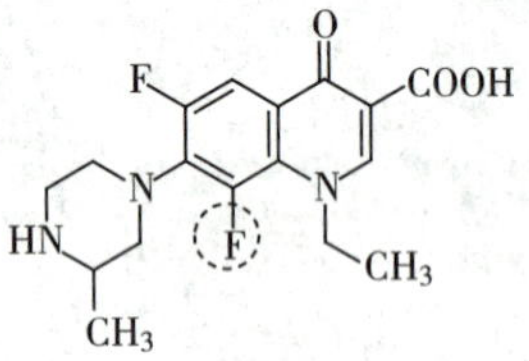 洛美沙星	体内抗菌活性强于诺氟沙星、左氧氟沙星，弱于氟罗沙星。临床主要用于敏感菌所致的呼吸道、泌尿道、消化道、皮肤软组织和骨感染。洛美沙星在紫外光诱导下可导致小鼠皮肤癌，故服药期间应避免日光照射
	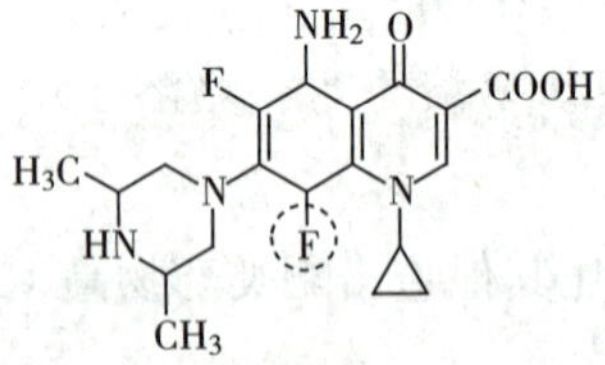 司帕沙星	对 G^+ 菌、厌氧菌、支原体、衣原体的抗菌活性强于环丙沙星。主要用于敏感菌所致的呼吸道、泌尿道和皮肤软组织感染，也可用于关节炎和骨髓炎的治疗。主要不良反应是光敏反应，发生率约为8%，用药期间及停药后3~5日需要严格限制紫外线的照射
第四代喹诺酮类	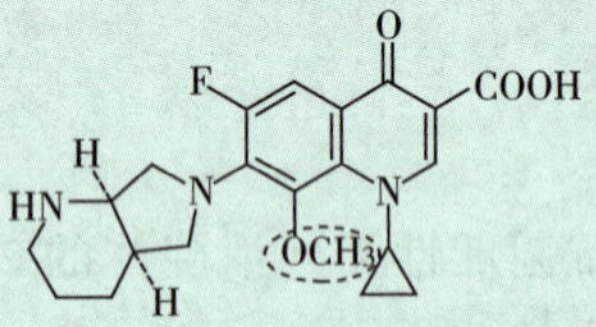 莫西沙星	广谱抗菌药，对 G^+ 菌、G^- 菌、厌氧菌、支原体、衣原体、军团菌等有强的抗菌作用，对 β-内酰胺类和大环内酯类耐药的细菌亦有效，耐药性低。临床主要用于呼吸道感染，也可用于泌尿道和皮肤软组织感染不良反应发生率低，光敏反应轻。
	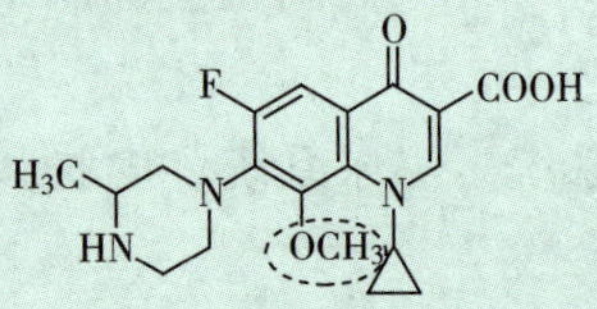 加替沙星	对肠杆菌科细菌和铜绿假单胞菌比环丙沙星差，对厌氧菌、支原体、衣原体的活性高于环丙沙星和氧氟沙星。临床主要用于呼吸道、泌尿道、皮肤软组织等感染。不良反应主要为消化道反应，几乎没有光毒性

目标检测9-1

答案解析

一、单选题

1. 引起喹诺酮类药物的光毒性的主要取代基团是
   A. 1位芳烃基　B. 5位供电子基　C. 6位氟原子　D. 7位哌嗪基　E. 8位氟原子
2. 第一个上市的氟喹诺酮类药物是
   A. 吡哌酸　B. 萘啶酸　C. 诺氟沙星　D. 环丙沙星　E. 莫西沙星
3. 喹诺酮类抗菌药的中枢毒性主要来源于几位取代基的位置是
   A. 5位　B. 6位　C. 7位　D. 8位　E. 2位
4. 以下属于第四代喹诺酮类抗菌药的是
   A. 司帕沙星　B. 莫西沙星　C. 诺氟沙星　D. 环丙沙星　E. 左氧氟沙星
5. 以下不属于诺氟沙星的不良反应为
   A. 胃肠道反应　B. 过敏反应　C. 中枢神经系统反应
   D. 瑞夷综合征　E. 关节疼痛

6. 喹诺酮类药物与丙二酸和乙酸酐在水溶液中加热反应后显

A. 黄色　　B. 绿色　　C. 紫色　　D. 蓝色　　E. 红棕色

二、多选题

1. 下列有关喹诺酮类抗菌药构－效关系的那些描述是正确的

A. *N*－1 位若为脂肪烃基取代时，以乙基或与乙基体积相似的乙烯基、氟乙基抗菌活性最好

B. 2 位上引入取代基后活性增加

C. 3 位羧基和 4 位酮基时此类药物与 DNA 回旋酶结合产生药效必不可缺的部分

D. 在 5 位取代基中，以氨基取代最佳。其它基团活性均减少

E. 在 7 位引入各种取代基均使活性增加，特别是哌嗪基可使喹诺酮类抗菌谱扩大

2. 喹诺酮抗菌药物的作用机制为其抑制细菌 DNA 的

A. 旋转酶　　B. 拓扑异构酶Ⅳ　　C. P－450

D. 二氢叶酸合成酶　　E. 二氢叶酸还原酶

3. 从化学结构分类，喹诺酮类药物可以分为

A. 萘啶酸类　　B. 噌啉羧酸类　　C. 吡啶并嘧啶羧酸

D. 喹啉羧酸类　　E. 苯并咪唑类

三、简答题

1. 简述喹诺酮类抗菌药物的构－效关系。

2. 简述喹诺酮药物的发展，请分别列举至少两个代表性药物。

书网融合……

知识回顾

第二节　磺胺类药物及抗菌增效剂

PPT

一、概述

微课 1

磺胺类药物是一类具有对氨基苯磺酰胺基本结构的化学合成抗菌药物。尽管目前临床应用较少，但磺胺类药物的发现开创了化学治疗的新纪元。

（一）磺胺类药物的发展

本类药物的发展始于 1932 年，德国化学家 Domagk 在研究偶氮染料的抗菌作用时，发现百浪多息这种红色染料可使鼠、兔等动物免受溶血性链球菌的感染。令人奇怪的是，百浪多息只有在体内才有抗菌活性，在体外实验中并没有明显的杀菌作用，因此起初并没有引起医学界的重视。直到 1933 年 Foerster 首次发表使用百浪多息治疗葡萄球菌引起的败血症的临床证据，引起人们对此类染料抗菌活性的重视，随后经大量研究后指出，百浪多息真正有效的抗菌基本结构是其在体内的代谢产物－对氨基苯磺酰胺（磺胺），由此开创了大量人工合成并筛选磺胺类抗菌药的历史。

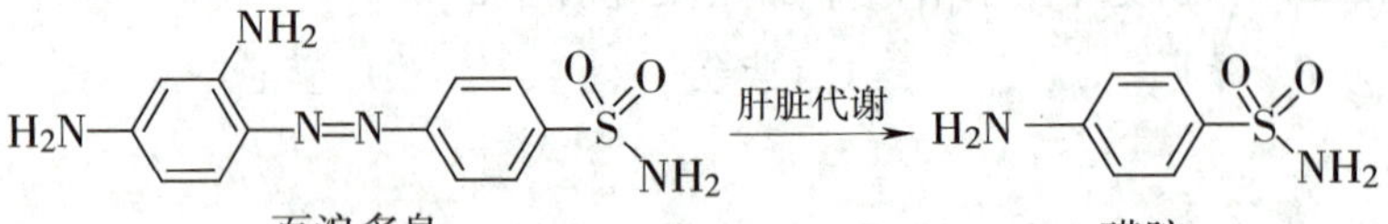

至1946年，共计合成了5000多种磺胺类化合物，其中有20多种应用于临床。根据其作用时间长短分为三类：短效的有磺胺异噁唑等；中效的有磺胺嘧啶和磺胺甲噁唑等；长效的有磺胺多辛（周效磺胺）和磺胺甲氧嘧啶等。近年来磺胺类药物发展速度相对较慢，磺胺西汀、柳氮磺吡啶是较新的药物。

磺胺类药物的发现，开创了化学治疗的新纪元，使细菌性传染病的死亡率大大降低。磺胺类药物和后来发现的β－内酰胺类及喹诺酮类等抗菌药物相比较存在疗效不佳并且不良反应多等问题，因此作为抗菌药物现在临床已很少使用，但对其不良反应进行深入研究，发现了具有对氨基苯磺酰胺基本结构的利尿药和降糖药，目前在临床上得到广泛使用。磺胺类药物的发展过程，揭示了一条从代谢拮抗着手寻找新药的途径，是药物研发史上的一个里程碑，代谢拮抗概念现已广泛用于抗肿瘤药、抗疟疾等药物的设计合成中。

（二）磺胺类药物的理化性质

1. 酸性 由于磺酰基的强吸电子作用，使与磺酰基相连氮上电子云密度降低，氢离子易解离，呈酸性，可溶于碱液中，成为稳定的水溶性盐。如磺胺类药物钠盐水溶液的pH通常为8.5～10.5，易吸收空气中的CO_2析出沉淀，配制溶液时需要注意。

2. 弱碱性 芳香第一胺基显弱碱性，但由于苯环上有磺酰基的吸电子作用使得磺胺的碱性弱于无取代的苯胺，虽能溶于盐酸中，但不能形成稳定的盐。

3. 重金属离子取代反应 当磺酰胺基上的氢原子被不同金属离子（铜、银等）取代时，生成具有不同颜色的难溶性金属盐。

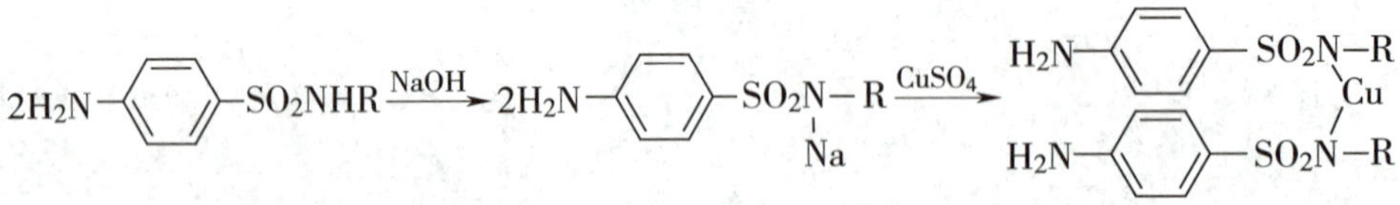

4. 氧化反应 磺胺类药物尤其是其钠盐在日光及重金属催化下，易氧化为偶氮化合物及氧化偶氮化合物。故磺胺类药物应置于避光容器中密闭保存，钠盐注射液中需加入0.1% $Na_2S_2O_3$作为抗氧剂，并且需要在安瓿内充入氮气以隔绝空气中的氧气。

5. 重氮化偶合反应 在酸性溶液中，磺胺类药物的芳香第一胺可与定量$NaNO_2$完成重氮化反应生成重氮盐，重氮盐在碱性条件下与β－萘酚进行偶合反应，生成橙红色偶氮化物沉淀，这是磺胺类药物的含量测定和鉴别反应的原理。

（三）磺胺类药物的构－效关系

通过对大量磺胺类药物的化学结构与抗菌活性的研究，总结出磺胺类药物的构－效关系见图9－1。

（四）磺胺类药物的作用机制 e 微课2

关于磺胺类药物的抗菌机制学说较多，其中以Wood Fields的抗代谢学说影响最大，且已经被实验所证实。现在公认磺胺类药物的作用靶点是细菌的二氢叶酸合成酶。叶酸是细菌赖以生存的物质，由于不能像人一样利用外源性叶酸，细菌必须以对氨基苯甲酸（PABA）、谷氨酸和二氢蝶啶焦磷酸酯为原

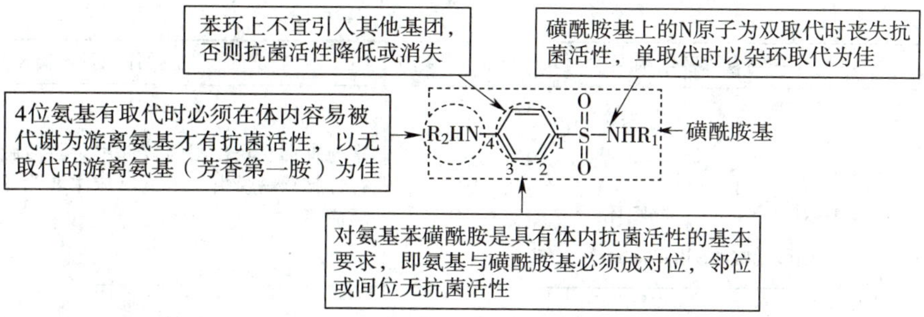

图9-1　磺胺类药物的构-效关系

料，在二氢叶酸合成酶的催化下合成二氢叶酸，进一步在二氢叶酸还原酶的作用下生成四氢叶酸，四氢叶酸作为一碳单位的提供者参与细菌嘌呤和嘧啶核苷酸的合成。磺胺类药物在分子大小、结构、电荷分布上均与 PABA 非常相似，因此可竞争性抑制二氢叶酸合成酶，占据 PABA 的位置，生成无功能的伪叶酸，干扰细菌的正常生长，从而产生抗菌作用。

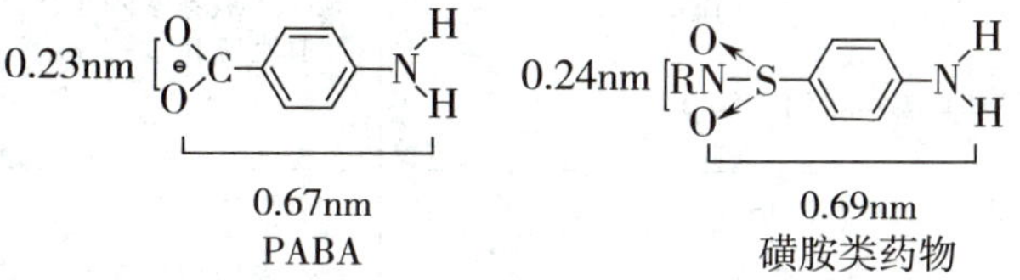

即学即练 9-2

磺胺类药物抗菌的作用靶点是

A. 二氢叶酸还原酶　B. 二氢叶酸合成酶　C. 四氢叶酸还原酶

D. 四氢叶酸合成酶　E. 环氧合酶

答案解析

（五）磺胺类药物的不良反应

磺胺类药物全身给药时易产生以下不良反应。

1. 胃肠道反应较常见　表现为恶心、呕吐、食欲缺乏、腹痛、腹泻等。

2. 泌尿系统损害　磺胺类药物及其乙酰化代谢产物溶解度低，易沉积在酸性尿液中，出现腰痛、少尿、血尿、结晶尿、蛋白尿等表现。适当增加饮水量及碱化尿液能减少结晶，减轻肾脏损害。

3. 过敏反应　常表现为皮疹、发热、剥脱性皮炎、血管神经性水肿等。注意磺胺类抗菌药与其结构类似的其他药物（噻嗪类利尿药、呋塞米、磺酰脲类降糖药）间存在交叉过敏反应。

4. 血液系统反应　长期用药可抑制骨髓造血功能，出现粒细胞减少、血小板减少，甚至再生障碍性贫血。缺乏葡萄糖-6-磷酸脱氢酶（G-6-PD）者使用后可引起溶血性贫血。

5. 其他　还可出现肝损害，妊娠晚期服药可导致新生儿出现胆红素脑病，少数患者服用后出现失眠、头晕、共济失调等神经系统症状。

二、典型药物

目前临床常用的磺胺类药物按其用途和使用方法分为全身感染用磺胺、肠道感染用磺胺和局部外用磺胺，见表9-2。

表 9－2　临床常用磺胺类药物

分类	药物名称及结构	主要作用及不良反应
全身感染用磺胺	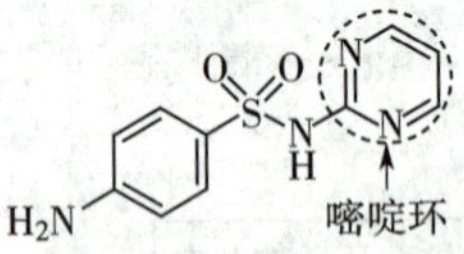 磺胺嘧啶（Sulfadiazine）	常与青霉素联合用药首选用于防治脑膜炎球菌引起的流行性脑脊髓膜炎。不良反应主要为泌尿系统损害、过敏反应等
	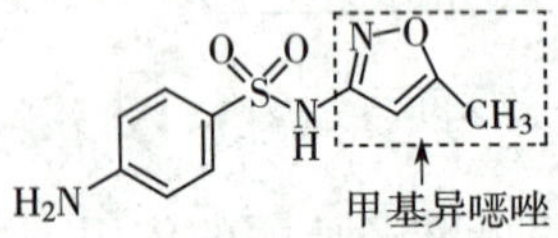 磺胺甲噁唑（Sulfamethoxazole）	单用于防治流行性脑膜炎，常与磺胺增效剂联合用于敏感菌所致泌尿道感染。常见不良反应为过敏，较少引起肾损害
肠道感染用磺胺	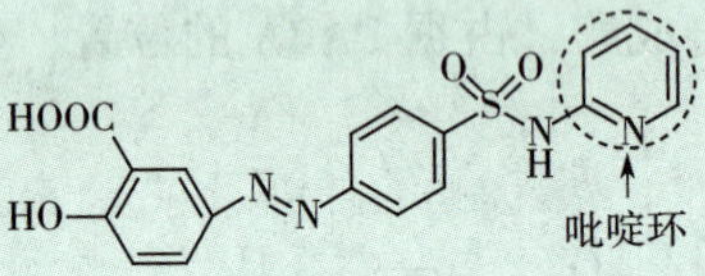 柳氮磺吡啶（Sulfasalazine）	口服难吸收，在肠道微生物作用下分解为有活性的磺胺吡啶和 5－氨基水杨酸，主要用于慢性溃疡性结肠炎、节段性回肠炎或肠道手术前预防用药。主要不良反应为胃肠道反应和过敏反应，偶有粒细胞减少和肝、肾损害等
局部外用磺胺	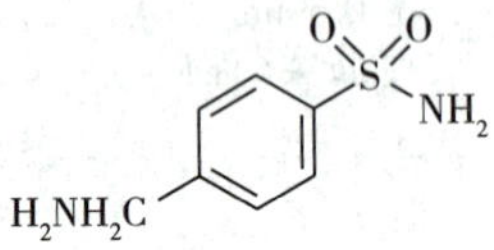 磺胺米隆（Mafenide）	对铜绿假单胞菌作用强，外用能迅速渗入创面中。临床主要外用于烧伤或创伤后的创面感染。主要不良反应为用药局部疼痛或烧灼感
	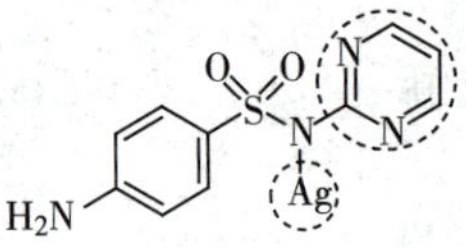 磺胺嘧啶银（Silver Sulfadiazine）	对铜绿假单胞菌作用强，银离子还具有收敛和促进创面愈合的作用。临床主要外用于烧伤后继发的细菌感染。主要不良反应为用药局部出现刺激性疼痛
	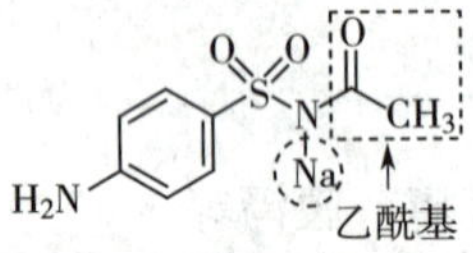 磺胺醋酰钠（Sulphacetamide Sodium）	几乎无刺激性，组织穿透力强，滴眼后可渗入晶体及眼内组织，主要局部应用治疗眼科感染，如角膜炎、结膜炎和沙眼等。不良反应偶见眼睛刺激和过敏反应

三、抗菌增效剂

甲氧苄啶　Trimethoprim

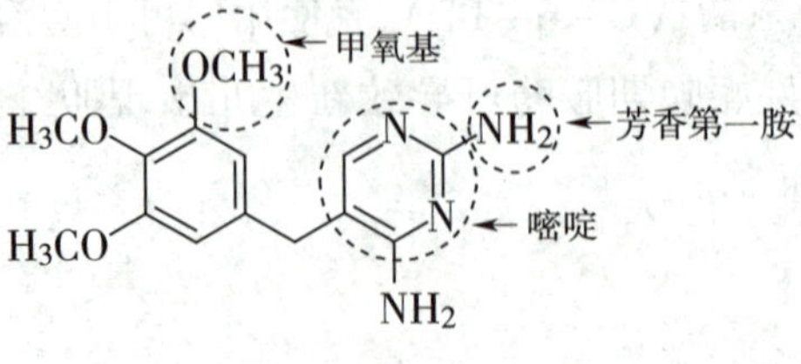

【化学名】 5－[（3,4,5－三甲氧基苯基）－甲基]－2,4－嘧啶二胺。

【性状】 本品为白色至类白色结晶性粉末，无臭，味苦。易溶于冰醋酸，略溶于三氯甲烷，微溶于乙醇或丙酮，几乎不溶于水。

【稳定性】 本品含有芳香第一胺结构，在空气中，在日光及重金属离子催化下，易发生氧化，因此应避光，密封保存。

【鉴别】 本品显碱性，用稀 H_2SO_4 溶解后，加入碘试液即生成棕褐色沉淀。

【药理作用】 本品为广谱抑菌药。抗菌谱与磺胺类药物相似，对多种 G^+ 菌和 G^- 菌均有效，抗菌活性是磺胺甲噁唑的数十倍。

【临床应用】 由于单用本品易产生耐药性，现多与磺胺类药物如磺胺甲噁唑或磺胺嘧啶联合用药，组成复方制剂，用于敏感菌所致呼吸道感染、肠道感染、泌尿道感染和脑膜炎等，也可与长效磺胺合用于耐药恶性疟疾的防治。

【不良反应】 由于甲氧苄啶对细菌二氢叶酸还原酶亲和力比对哺乳动物的高 5 万～10 万倍，因此对人体毒性较小。部分敏感人群或长期大剂量应用后可导致粒细胞减少、血小板减少及巨幼细胞贫血，应及时停药并给予甲酰四氢叶酸钙治疗。本品不宜与其他叶酸阻断药如甲氨蝶呤合用。

知识链接

磺胺类药物及抗菌增效剂合用机制

抗菌增效剂甲氧苄啶是二氢叶酸还原酶的抑制剂，使二氢叶酸还原为四氢叶酸过程受阻，影响细菌核酸及蛋白的合成，从而起到抑制细菌生长的作用。与磺胺类药物联合应用（如复方新诺明：是磺胺甲噁唑和甲氧苄啶按 5：1 的比例制成的复方制剂）时可双重阻断细菌体内叶酸代谢过程中所需的两个关键酶，产生协同抗菌作用，抗菌活性是两药单独等量应用时的数倍至数十倍，甚至呈现杀菌作用，并可减少细菌耐药性的发生。对磺胺耐药的细菌如大肠埃希菌、伤寒沙门菌和志贺菌属，对复方新诺明仍然敏感。

目标检测9-2

答案解析

一、单选题

1. 创面感染铜绿假单胞菌适合选用的药物是

A. 甲氧苄啶　B. 磺胺甲噁唑　C. 柳氮磺吡啶　D. 磺胺嘧啶银　E. 磺胺醋酰钠

2. 磺胺类抗菌药的抗菌机制是

A. 抑制二氢叶酸还原酶　B. 抑制二氢叶酸合成酶　C. 抑制 DNA 回旋酶

D. 抑制 β－内酰胺酶　E. 抑制过氧化物酶

3. 甲氧苄啶的抗菌机制是

A. 抑制二氢叶酸还原酶　B. 抑制二氢叶酸合成酶　C. 抑制 DNA 回旋酶

D. 抑制 β－内酰胺酶　E. 抑制过氧化物酶

4. 磺胺类药物常见的不良反应不包括

A. 胃肠道反应　B. 结晶尿　C. 过敏反应　D. 粒细胞减少　E. 皮肤色素沉着

二、多选题

1. 下列药物在化学结构上不属于磺胺类的是

A. 磺胺嘧啶　　B. 磺胺甲基异噁唑　　C. 甲氧苄氨嘧啶
D. 氢氯噻嗪　　E. 百浪多息

2. 为避免磺胺类药物的对泌尿系统的损害，采取的措施是
A. 同服等量的碳酸氢钠　　B. 大量饮水　　C. 避免长期服药
D. 定量检查尿常规　　E. 首剂加倍

三、简答题

简述磺胺甲噁唑与甲氧苄啶联合用药的作用机制。

书网融合……

知识回顾　　微课1　　微课2

PPT

第三节　抗结核病药

一、概述

结核病是由结核分枝杆菌感染引起的一种常见的慢性传染性疾病。结核分枝杆菌是一种具有特殊细胞壁的耐酸结核杆菌，其细胞壁有高度亲水性类脂，对酸、碱、醇和某些消毒剂等具有高度的稳定性，所以抗结核病药用药周期长，且易产生耐药性。

结核病可累及肺、消化道、泌尿系统、骨等全身各个器官和组织，潜伏期4～8周，其中80%发生在肺部，其他部位（颈淋巴、脑膜、腹膜、肠、皮肤、骨骼）也可继发感染，以肺结核最为常见。人与人之间呼吸道传播是本病传染的主要方式。传染源是接触排菌的肺结核患者。随着环境污染和艾滋病的传播，结核病发病率越来越高。除少数发病急促外，临床上多呈慢性过程。常有低热、乏力等全身症状和咳嗽、咯血等呼吸系统表现。

抗结核病药是指能抑制或杀灭结核分枝杆菌的药物。抗结核病药根据临床的应用情况可分为两大类（表9－3）。

表9－3　常用抗结核病药物的分类

分类依据	类别	药物
临床应用	一线药物	异烟肼、利福平、盐酸乙胺丁醇、链霉素等
	二线药物	对氨基水杨酸钠、利福定、阿米卡星等
化学结构	抗生素类抗结核病药	链霉素、利福平等
	合成抗结核病药	异烟肼、盐酸乙胺丁醇、对氨基水杨酸钠

二、抗生素类抗结核病药

该类药物是指对结核分枝杆菌有抑制或杀灭作用，临床上用于治疗结核病的抗生素主要有链霉素和

利福霉素类等。抗结核病抗生素均具有良好的抗菌活性。1944 年硫酸链霉素的问世，其在体内外对结核分枝杆菌呈明显抑制作用，成为第一个临床有效的抗结核病药。硫酸链霉素通过与结核杆菌核蛋白 30s 亚基结合，使结核杆菌蛋白质合成受到抑制，对结核分枝杆菌具有抑制、杀灭作用。由于结核病需长期治疗，易诱导结核菌产生耐药性，因此需与其他抗结核病药物联用，以提高疗效，减少耐药性。利福霉素类抗结核病药代表药物利福平，对结核分枝杆菌有强大抑菌作用，临床上除与其他抗结核病药联用治疗肺结核外，对泌尿生殖系统结核、骨和关节结核、淋巴结核等也有较好的疗效，列为第一线抗结核病药物。链霉素为氨基苷类抗生素。

知识链接

链霉素的发现

抗菌药物的发现是 20 世纪最伟大的发现之一。在链霉素问世前，结核病成为死亡的代名词，直到链霉素的出现，人类看到了战胜肺结核的希望。1943 年美国著名高等学府加州大学伯克利分校博士赛尔曼 EA·瓦克斯曼，从链霉菌的培养液中分离得到了链霉素，是继青霉素后第二个生产并用于临床的抗生素。它的抗结核杆菌的特效作用，开创了结核病治疗的新纪元。链霉素成为治疗肺结核的代表性药物。1952 年 10 月，瑞典卡罗林斯卡医学院宣布将诺贝尔生理学或医学奖授予瓦克斯曼一个人，以表彰其发现了链霉素。

利福平　Rifampicin

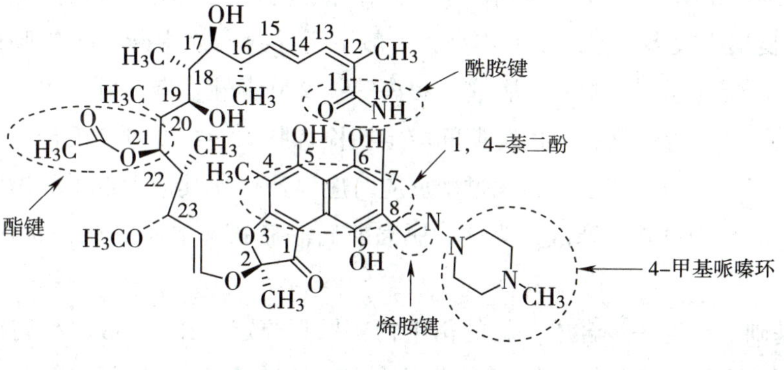

【化学名】3-[[(4-甲基-1-哌嗪基)-亚氨基]甲基]-利福霉素。

【性状】本品为鲜红色或暗红色结晶性粉末，1-型结晶（以不同的溶剂重结晶得到不同的晶形，其中 1-型结晶是丙酮中得到的）稳定性较好，抗结核活性也高。本品无臭，无味。在三氯甲烷中易溶，在甲醇中溶解，在水中几乎不溶。其 1% 水混悬液的 pH 为 4.0~6.5。

【化学性质】本品结构中含酯键、酰胺键，易水解。

【稳定性】①本品结构中含酚羟基，遇光易变质，水溶液易氧化失效；②碱性条件下，本品分子中的 1，4-萘二酚结构被氧化成醌型化合物；③强酸条件下，本品萘环 3 位的醛缩氨基哌嗪在 C=N 处分解，易分解为利福霉素 SV 和 1-氨基-4-甲基哌嗪，故本品酸度应控制在 pH 4.0~6.5 范围内。

【鉴别】本品结构中含酚羟基，其盐酸溶液加亚硝酸钠，由橙色变为暗红色，这是因为被 HNO_2 氧化形成醌型化合物所致。

实例分析9-2

实例 某结核病患者服用利福平后，尿液、唾液、汗液等排泄物出现橘红色现象。

讨论 1. 出现上述橘红色的原因是什么？

2. 临床使用时应如何避免患者出现恐慌？

答案解析

【体内过程】 本品口服吸收迅速而完全，2~4小时后血药浓度达高峰，食物可减少其吸收，故应空腹服药。吸收后分布于全身各组织，穿透力强，能进入细胞、结核空洞、痰液及胎儿体内。主要在肝内代谢为去乙酰基利福平，其代谢物具有色素基团，因此患者的尿液、粪便、泪液、痰液等均可染成橘红色。利福平为肝药酶诱导剂，连续服用可加速自身和其他药物的代谢。

【药理作用】 本品为高效广谱抗生素。对结核分枝杆菌、麻风分枝杆菌、大多数 G^+ 球菌以及金黄色葡萄球菌均有强大的抗菌作用。对某些 G^- 杆菌（如大肠埃希菌、流感杆菌、铜绿假单胞菌）、沙眼衣原体等也有抑制作用。利福平低浓度抑菌，高浓度杀菌，且由于穿透力强，对细胞内、外的结核分枝杆菌均有作用，特异性抑制细菌的DNA依赖性RNA多聚酶，阻碍细菌mRNA的合成，而对动物细胞的RNA多聚酶则无影响。

【临床应用】 本品是目前治疗结核病最有效的药物之一，是结核病联合用药中的主要药物，主要用于各种类型结核病的初治和复治，对结核杆菌和麻风杆菌作用强，对繁殖期和静止期的结核杆菌都有效。该药主要用于治疗各种结核病、沙眼和麻风病等。本品极易产生耐药性，通常不单独应用，常与其他抗结核病药如异烟肼、盐酸乙胺丁醇合用产生协同作用，并能延缓耐药性的产生。

【不良反应】 不良反应较多，但发生率不高，一般不会导致治疗中断。①胃肠道反应较常见，多不严重，患者可耐受，表现为恶心、呕吐、腹痛、腹泻等；②肝毒性：慢性肝病患者，嗜酒者服用或与异烟肼合用时可见黄疸、肝大等肝损害，用药期间应定期检查肝功能；③过敏反应：如皮疹、药物热、血小板和白细胞减少等多见于间歇疗法，出现过敏反应时应停药；④其他大剂量间歇疗法后较易出现“流感综合征”样反应，表现为发热、寒战、头痛、肌肉酸痛等症状。本品对动物有致畸作用，孕妇禁用。老年人、儿童慎用。

在利福平结构基础上，进一步合成了新的衍生物，如利福定（Rifandin）和利福喷汀（Rifapentine）等抗结核病药。利福定主要与其他抗结核药物联用治疗各型结核病，对胃肠道有轻度刺激性，对肾脏、造血系统无明显损害。利福喷汀主要联合其他抗结核病药，用于各种结核病的初治与复治，亦可用于非结核性分枝杆菌感染的治疗。少数患者会出现白细胞、血小板减少、皮疹、头晕、失眠等不良反应。

三、合成抗结核病药

异烟肼 Isoniazid

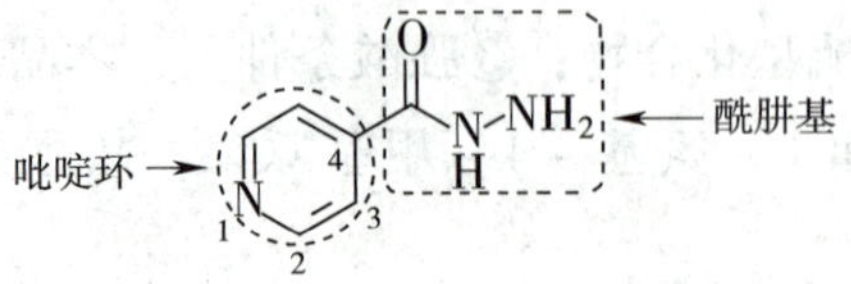

【化学名】 4-吡啶甲酰肼。

【性状】 本品为无色结晶，白色或类白色的结晶性粉末；无臭，味微甜后苦，遇光易变质。在水中易溶，在乙醇中微溶，在乙醚中极微溶解。

【化学性质】①本品可与 Cu^{2+}、Fe^{3+} 等金属离子发生配位反应，形成有色的配合物。可使水溶液变色，如与 Cu^{2+} 在酸性条件下生成单分子配合物呈红色，在 pH 7.5 时，生成双分子配合物。故配制注射剂时应避免与金属器皿接触（图 9－2）。②本品结构中的肼基可与芳醛（香草醛、对二甲氨基苯甲醛）缩合成腙，析出结晶。如本品与香草醛乙醇液缩合生成黄色的异烟腙，可用于鉴别。③本品分子中含有吡啶环的结构，可与生物碱沉淀剂反应，如与氯化汞试液作用产生白色沉淀，与碘化铋钾试液作用产生棕红色沉淀。

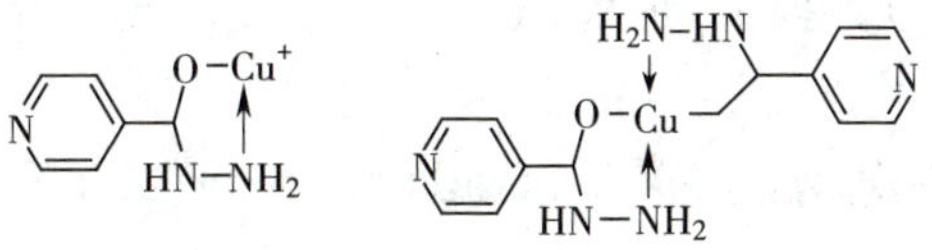

图 9－2　异烟肼与铜离子的螯合

【稳定性】本品含酰肼结构：①具有较强的还原性，可被多种弱氧化剂氧化，如在酸性条件下，可与溴、碘、硝酸银、溴酸钾等反应，生成异烟酸，同时放出氮气；②水溶液露置日光下或遇热颜色变深，可显黄或红棕色，必须避光保存；③本品水溶液在酸或碱存在下还易水解失效，变质后的异烟肼不可供药用；④异烟肼在放置过程中其注射液常析出“小白点”，有时会发生变色现象，所以《中国药典》规定异烟肼的注射液要制成粉针剂，在生产使用过程中针对其结构采取的措施见表 9－4。

表 9－4　增加药物稳定性的方法

影响因素	增加制剂稳定性的方法
光照	配制过程中应注意密闭、避光
金属离子	生产和使用过程中避免与金属器皿接触
温度	灭菌时应严格控制温度和时间，一般为 100℃ 流通蒸汽灭菌 30 分钟
pH	配置其注射剂时可将其制成粉针剂或加盐酸调 pH 5.5～6.0，制成酸性注射液

【鉴别】本品置试管中，加水溶解后，加氨制硝酸银试液，即发生气泡与黑色浑浊，并在试管壁上生成银镜。

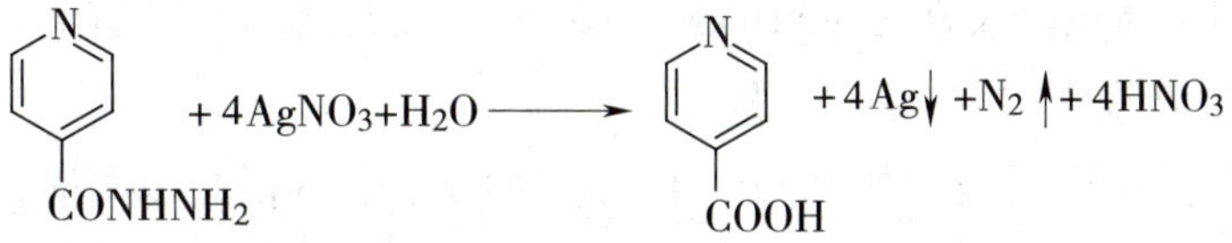

【药理作用】本品对结核分枝杆菌具有高度的选择性，是目前杀菌作用最强的抗结核病药物，对静止期细菌有抑菌作用，对繁殖期细菌有杀菌作用。穿透性强，对细胞内外的结核杆菌均有作用。抗菌机制可能是抑制细菌分枝菌酸的合成，低浓度抑菌，高浓度杀菌。对细胞内外结核分枝杆菌均有强大的杀灭作用，可渗入到纤维化或干酪样的结核病灶中杀菌。单用易产生耐药性，但与其他抗结核病药无交叉耐药性。与链霉素、对氨基水杨酸钠等抗结核病药联用，可延缓耐药性的产生，增强疗效。

【临床应用】本品是治疗结核病的首选药物，高效、低毒。适用于各种类型的结核病，如肺、淋巴、骨、肾、肠等结核和结核性脑膜炎、胸膜炎及腹膜炎等。除早期轻症肺结核或预防作用可单用外，为了预防和延缓耐药性的产生，均可与其他第一线药物联合应用。异烟肼可用于预防与活动性肺结核病人接触的人群，对急性粟粒性结核和结核性脑膜炎应增大剂量，延长疗程，必要时采用静脉滴注。

【不良反应】不良反应的发生率和严重程度与剂量有关。①周围神经炎。多见于大剂量用药，维生

素 B_6 缺乏者及慢乙酰化型患者。表现为四肢麻木、反应迟钝、甚至出现肌肉萎缩等症状。②肝毒性。一般剂量可有氨基转移酶暂时性升高，较大剂量或长期用药可导致肝损害。与利福平合用可增加肝毒性。用药期间应定期检查肝功能，肝病患者慎用。③过敏反应。可出现发热、皮疹、狼疮样综合征等。

答案解析

即学即练 9－3

抗结核药异烟肼分子中含有一个

A. 吡啶环　　B. 吡喃环　　C. 呋喃环　　D. 嘧啶环　　E. 哌啶环

对氨基水杨酸钠　SodiumAminosalicylate

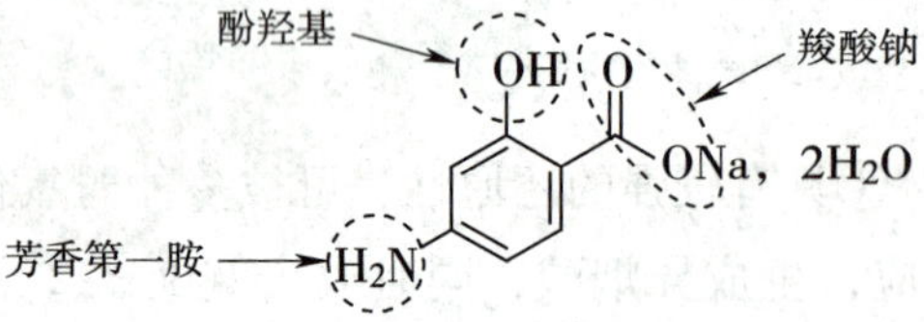

【化学名】 4－氨基－2－羟基苯甲酸钠盐二水合物，简称 PAS－Na。

【性状】 本品为白色或类白色的结晶或结晶性粉末。在水中易溶，在乙醇中略溶。

【化学性质】 ①本品结构中含酚羟基，可与三氯化铁试液反应生成紫红色配位化合物；②本品含芳香第一胺的结构，可发生重氮化偶合反应。

【稳定性】 本品在中性、碱性条件下相对较稳定。在酸性条件下，遇光或受热易发生脱羧反应生成间氨酚，继而被氧化变色，显淡黄、黄或红棕色。

【鉴别】 本品加水溶解后，加稀盐酸使成酸性，加三氯化铁试液，显紫红色，放置 3 小时，不得产生沉淀。

【药理作用】 本品的化学结构与对氨基苯甲酸（PABA）相似，竞争性抑制二氢叶酸合成酶而抑制结核分枝杆菌的生长繁殖。本品仅对分枝杆菌有效，对非结核分枝杆菌无效。单独应用时可迅速产生耐药性，必须与其他抗结核病药如链霉素、异烟肼等合用。

【临床应用】 主要用于结核分枝杆菌所致的肺及肺外结核病，作为二线抗结核药物使用。也用于甲状腺功能亢进症，本品还有较强的降血脂作用。

【不良反应】 主要有胃肠道反应，如恶心、呕吐、腹泻等；偶有过敏反应，如皮肤瘙痒、皮疹等。肝肾功能障碍者慎用。

盐酸乙胺丁醇　EthambutolHydrochloride

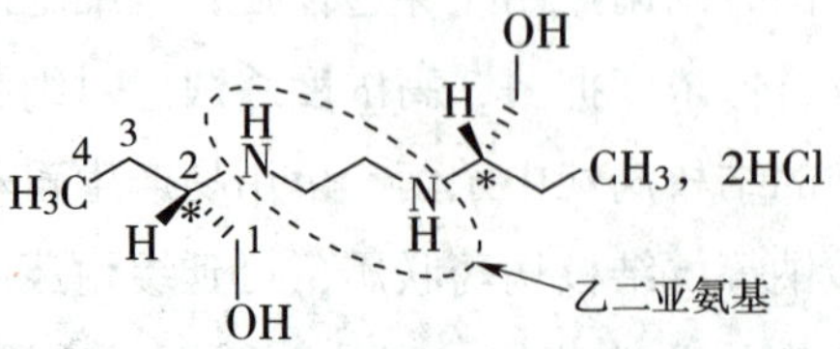

【化学名】 ［$2R,2[S-(R',R')]-R$］－（＋）2,2′－（1,2－乙二基二亚氨基）－双－1－丁醇二盐酸盐。

【性状】 本品为白色结晶性粉末；无臭或几乎无臭，略有引湿性。在水中极易溶解，在乙醇中略溶，在三氯甲烷中极微溶解，在乙醚中几乎不溶。

【化学性质】本品分子中含两个相同的手性碳原子，有 3 个旋光异构体，右旋体的活性是内消旋体的 12 倍，左旋体的 200～500 倍，药用其右旋体。

【稳定性】本品水溶液对热稳定。

【鉴别】①本品的水溶液加硫酸铜试液和 NaOH 试液，生成深蓝色配合物；②本品水溶液与三硝基苯酚反应生成三硝基苯酚盐沉淀。

【药理作用】本品对分枝杆菌有较强抑制作用，对细胞内和细胞外结核杆菌杀菌作用强；对耐异烟肼、链霉素或其他抗结核药物的结核杆菌仍有效。单用时可产生耐药性，与其他抗结核药物无交叉耐药性。其作用机制为与二价金属离子，如 Mg^{2+} 配合，通过干扰多胺及金属离子的功能，阻止菌体内亚精胺与 Mg^{2+} 结合，干扰细菌 RNA 的合成，起到抑制结核杆菌的作用。

【临床应用】用于治疗各种肺结核及肺外结核，特别是对链霉素和异烟肼治疗无效的患者。与利福平或异烟肼联用，可增强疗效并延缓耐药性的产生，亦可用于非典型结核分枝杆菌感染的治疗。

【不良反应】本品在治疗剂量下较为安全，但连续大量使用 2～6 个月可产生严重不良反应，如球后视神经炎引起的弱视，视野缩小，红、绿色盲等，停药后可恢复。由于在幼儿中不易监测视力变化，故本品不推荐用于 13 岁以下儿童，偶见过敏反应、胃肠反应及高尿酸血症等。

其他合成抗结核病药的用途及不良反应见表 9－5。

表 9－5　合成抗结核病药

药物名称及结构	作用特点及主要不良反应
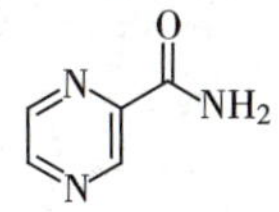 吡嗪酰胺（Pyrazinamide）	可杀灭结核杆菌，抗结核作用介于链霉素和对氨基水杨酸（PAS）之间，对细胞内结核杆菌有作用，单用易产生耐药性。主要不良反应：易发生关节痛；较少发生食欲减退、发热、乏力等。糖尿病、肝功能减退者慎用
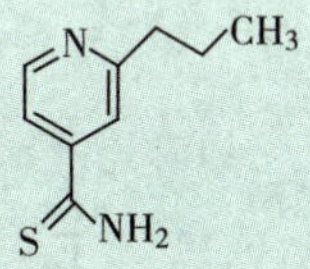 丙硫异烟胺（Protionamide）	本品仅对分枝杆菌有效，与其他抗结核药联合用于结核病经一线药物治疗无效者。主要不良反应：主要为胃肠反应，如恶心、呕吐等，可引起肝损害，偶见精神障碍

知识链接

联合用药治疗结核病的常用处方

药物组成	乙胺吡嗪利福异烟片处方		乙胺利福异烟片处方
	处方Ⅰ	处方Ⅱ	
利福平	150g	75g	12g
异烟肼	75g	37.5g	120g
盐酸乙胺丁醇	275g	137.5g	250g
吡嗪酰胺	400g	200g	无
辅料适量	适量	适量	适量
片剂数量	1000 片	1000 片	1000 片

四、抗结核病药应用原则

抗结核化学药物的治疗是治疗结核病的主要手段。早期、联合、适量、全程规律用药是结核病药物治疗的基本原则。

1. 早期用药 “早期”指的是对确诊的初治患者，特别是排菌者必须作为治疗重点对象，进行有效的化学治疗，利于杀灭结核菌，治愈病变。

2. 联合用药 联合用药是指在治疗结核病时，根据不同病情和抗结核药的作用特点，联合两种或两种以上药物联用以增强疗效，降低毒性，并可避免严重的不良反应和延缓耐药性的产生，也可交叉消灭对其他药物耐药的菌株。

3. 用药适量 “适量”指的是在用每一种抗结核药物时，以发挥最大的效果而产生最小的副作用，该剂量为适量。根据体重、肝肾功能状况及疗法的不同药物的剂量不一样，间歇的剂量比每日服药的剂量偏大。

4. 全程规律用药 “规律”是指强化阶段与巩固阶段每日一次用药或每周 2 ~ 3 次间歇用药都是有规律的，而不是不规则的间断用药。严格按用药方案用药是保证治疗成功的关键，未坚持全程规律用药是导致治疗失败或复发的主要原因。结核病是一种容易复发的疾病，过早的停药，会使已被抑制的细菌再度繁殖或迁延，导致治疗失败。所以，规律全程用药，不要过早停药是治疗成功的关键。

目标检测9-3

答案解析

一、单选题

1. 对结核分枝杆菌有高度选择性的药物是

A. 异烟肼　　B. 利福平　　C. 链霉素　　D. 卡那霉素　　E. 青蒿素

2. 在异烟肼分子内含有一个

A. 噻吩环　　B. 吡喃环　　C. 呋喃环　　D. 吡啶环　　E. 嘧啶环

3. 对结核分枝杆菌有杀菌作用的抗生素是

A. 青霉素　　B. 链霉素　　C. 头孢菌素　　D. 多黏菌素　　E. 红霉素

4. 盐酸乙胺丁醇在下列溶剂中极易溶解的是

A. 乙醇　　B. 三氯甲烷　　C. 水　　D. 乙醚　　E. 丙酮

5. 利福平的结构特点是

A. 氨基糖苷　　B. 异喹啉　　C. 咪唑　　D. 硝基呋喃　　E. 大环内酰胺

二、多选题

1. 抗结核病药的应用原则是

A. 早期用药　　B. 联合用药　　C. 长期用药

D. 减少耐药　　E. 以上都不是

2. 利福平的临床用途是

A. 治疗各种结核病　　B. 抗金黄色葡萄球菌感染

C. 治疗麻风病　　D. 治疗疟疾

E. 治疗伤寒、副伤寒

3. 异烟肼的作用特点是

A. 选择性高　　B. 杀菌力强

C. 单用易产生耐药性　　D. 对细胞内外的结核分枝杆菌均有作用

E. 穿透性能好

4. 对氨基水杨酸钠，可与三氯化铁试液反应生成紫红色配位化合物，也可发生重氮化 - 偶合反应，结构中含有的官能团有

A. 芳香第一胺　　B. 酚羟基　　C. 儿茶酚羟基

D. 醇羟基　　E. 羧基

三、简答题

简述异烟肼的抗菌作用特点及临床应用。

书网融合……

知识回顾

第四节　抗真菌药

PPT

一、概述

真菌感染是一种常见病，特别是对于居住条件差、卫生习惯不好、气候潮湿等人群更易发生。目前真菌感染的发病率和严重性都在增加。虽然自然界大多数真菌对人类无害，但少部分亦会引起真菌疾病。真菌感染按部位的不同，一般分为两类：一类为表浅部真菌感染，另一类为深部真菌感染。表浅部真菌感染多由各种皮肤癣菌引起，如头癣、股癣、手足癣等，主要侵犯皮肤、毛发、指（趾）甲、口腔或阴道黏膜等，是一种传染性强的常见病及多发病，占真菌病患者的 90%，发病率高，但危险性小。深部真菌感染主要由致病性真菌引起，常发生于深部组织和内脏器官，致病菌为白色念珠菌、新型隐球菌，粗球孢子菌、假丝酵母菌等，可引起炎症、坏死或脓肿，发病率虽低，但危害性大，常可危及生命。水杨酸和苯甲酸是最早用来治疗皮肤、指甲等真菌感染疾病的药物，但由于刺激性太大，目前已很少使用。近年来，由于广谱抗生素、免疫抑制剂及糖皮质激素应用的增多及肿瘤化疗导致中性粒细胞减少甚至缺乏，使机体对真菌抵抗力下降，增加了深部真菌感染的可能性，因此对抗真菌药物的研究与开发日益受到重视。

抗真菌药是指能抑制或杀灭真菌的药物。目前临床上使用的抗真菌药物，根据化学结构的不同可分为：抗生素类抗真菌药（两性霉素 B、制霉菌素等）、唑类抗真菌药（益康唑、氟康唑等）、嘧啶类抗真菌药（氟胞嘧啶等）、丙烯胺类抗真菌药（特比萘芬等）。

二、常用抗真菌药物

（一）抗生素类抗真菌药

该类药物根据结构特点，分为多烯类和非多烯类。非多烯类抗生素主要对浅表真菌有效，其代表药物主要为灰黄霉素（Griseofulvin）和西卡宁（Siccanin），其中灰黄霉素对各种浅表皮肤癣菌（表皮癣菌属、小孢子菌属和毛癣菌属）有较强抑制作用，但对深部真菌和细菌无效。主要用于治疗敏感真菌所致头癣、体癣、股癣、甲癣等，但有一定毒性，一般外用。西卡宁主要是用于抑制皮肤癣菌，对毛发癣菌、表皮癣菌和小孢子真菌有较强抑制作用，抗真菌作用与灰黄霉素相似。临床上适应于手足癣、体股癣等的治疗，不良反应少见。

多烯类抗生素主要对深部真菌感染有效，因结构中含有共轭多烯基团，性质不稳定，遇光、热、氧等迅速被破坏。主要药物有两性霉素 B 和制霉菌素。1966 年上市的两性霉素 B 是第一个用于临床的全身性治疗用抗真菌药。该药抗菌谱广，几乎对所有的真菌都有较强的作用，高浓度有杀菌作用，至今仍是许多危重深部真菌感染治疗的首选药物，缓慢静脉注射或鞘内、腹膜内和胸膜内给药，可用于各种真菌性肺炎、心内膜炎、脑膜炎和尿路感染等。口服给药用于肠道念珠菌感染。缺点是毒副作用较强，包括肾毒性、肝毒性及输液相关毒性等。后来咪唑类抗真菌药物的出现，不但在外用上而且在内服给药治疗深部真菌感染方面都有了良好的效果。

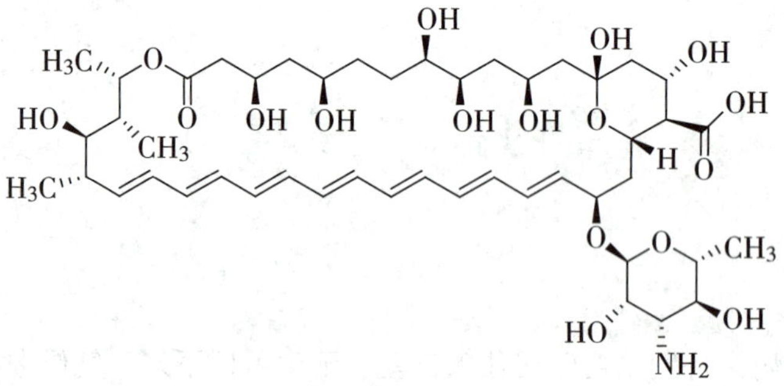

两性霉素B

制霉菌素 Nystatin

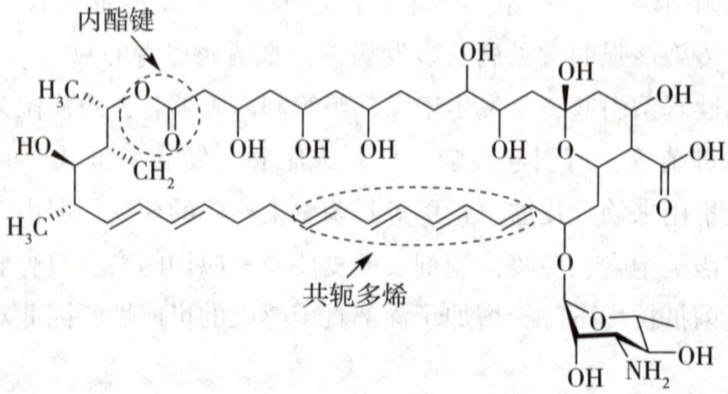

【性状】 本品为淡黄色粉末，有引湿性。在水、甲醇和乙醇中微溶，在三氯甲烷、乙醚和苯中不溶。

【稳定性】 本品含共轭多烯大环内酯结构，不稳定，遇光、热及空气中的氧可迅速被破坏，遇酸、碱溶液均不稳定。

【药理作用】 本品属多烯类抗真菌药，能抑制真菌和皮藓菌的活性，对细菌无抑制作用。抗真菌作用机制是选择性地与真菌细胞膜的麦角固醇结合，在细胞膜上形成微孔，使细胞膜通透性增加，导致细胞内重要的内容物外渗，造成真菌细胞死亡。细菌的细胞膜不含麦角固醇，故对细菌无效。对念珠菌属的抗菌活性较高，且不易产生耐药性。

【临床应用】 本品对各种真菌均有抑制作用。主要局部外用治疗皮肤、黏膜浅表真菌感染。尤其适用于应用四环素类广谱抗生素所引起的白色念珠菌和其他念珠菌属导致的胃肠道感染、口腔感染及外阴阴道炎，对肺及尿路霉菌病亦显效；对全身真菌感染无治疗作用，但毒性更大，不作注射用。

【不良反应】 本品口服后可引起恶心、胃痛、腹泻等，阴道用药可见白带增多。

（二）唑类抗真菌药

该类药物是抗真菌药物中最大的一类药物，发展于20世纪60年代后期。唑类抗真菌药按其化学结构可分为咪唑类和三氮唑类。咪唑类有克霉唑、咪康唑、益康唑和酮康唑等，主要为局部用药；三氮唑类有氟康唑和伊曲康唑等，其中氟康唑用作治疗深部真菌感染药。本类药选择性抑制真菌细胞色素 P_{450} 依赖酶，使细胞膜麦角固醇合成受阻，细胞膜屏障作用障碍，胞内重要物质外漏而使真菌死亡，达到抗真菌的目的。

唑类抗真菌药物的结构特点为：①分子结构中至少有一个唑环（咪唑或三氮唑）；②都以唑环1位氮原子通过中心碳原子与芳烃基相连，芳烃基一般为一卤或二卤代取代苯环；③与咪唑类相比，三氮唑类对人体细胞色素 P_{450} 的亲和力较低，而对真菌细胞色素 P_{450} 亲合力更高，因此毒性更小，抗菌活性更强。以氟康唑药物为例进行介绍。

氟康唑 Fluconazole

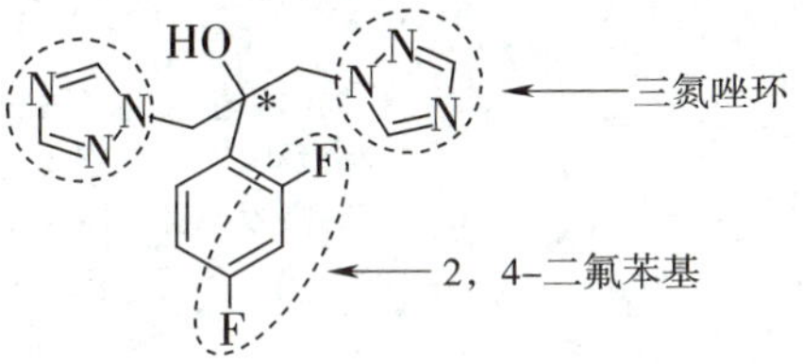

【化学名】 α–(2,4–二氟苯基)–α–(1*H*–1,2,4–三唑–1–基甲基)–1*H*–1,2,4–三唑–1–基乙醇。

【性状】 本品为白色或类白色结晶或结晶性粉末；无臭或微带特异臭，味苦。在甲醇中易溶，在乙醇中溶解，在二氯甲烷、水或乙酸中微溶，在乙醚中不溶。

【化学性质】 本品结构中含有两个弱碱性的三氮唑环和一个亲脂性的2，4–二氟苯基，使其具有一定的水溶性。

【鉴别】 本品显有机氟化物的鉴别反应。

【药理作用】 本品为广谱、高效、低毒的三氮唑类抗菌药，抗菌活性高于酮康唑和两性霉素B数十倍至百倍。本品对深部真菌感染有效，抗真菌作用强，口服吸收良好。

【临床应用】 主要用于治疗：①白色念珠菌感染、球孢子菌感染和新型隐球菌性脑膜炎，是治疗艾滋病患者隐球菌性脑膜炎的首选药，与氟胞嘧啶合用可增强疗效；②各种皮肤癣和甲癣；③预防器官移植、白血病、白细胞减少等患者发生真菌感染。

【不良反应】 ①不良反应发生率低，偶见局部刺激、瘙痒或烧灼感；②本品与其他咪唑类药物可发生交叉过敏反应，因此对任何一种咪唑类药物过敏者禁用本品；③治疗过程中可发生轻度一过性血清氨基转移酶升高，偶可出现肝毒性症状，因此应定期检查肝功能。

其他常见唑类抗真菌药物用途及不良反应见表9－6。

表9－6　常见的唑类抗真菌药物

药物名称及结构	用途、主要不良反应
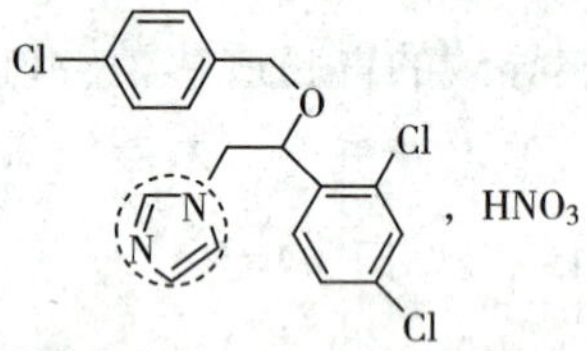 硝酸益康唑（Econazole Nitrate）	适用于皮肤念珠菌病的治疗，亦可用于治疗体癣、股癣、足癣和花斑癣等。不良反应较少，偶有过敏反应，常见有恶心、呕吐、腹痛、头痛及肝功能异常等。哺乳期妇女及儿童禁用，妊娠期孕妇慎用
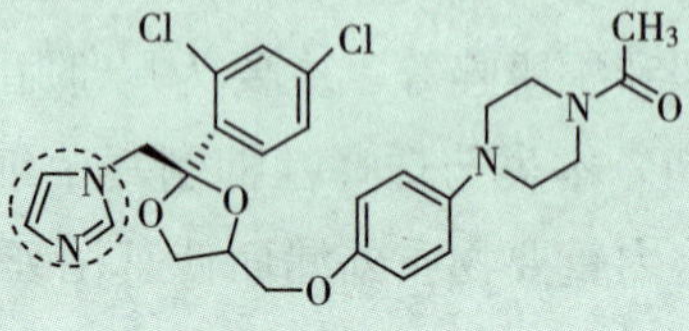 酮康唑（Ketoconazole）	适用于全身真菌感染，口服可有效治疗深部、皮下及浅表真菌感染，亦可局部用药治疗表浅部真菌感染。有肝毒性、胃肠道反应以及皮疹、头晕、嗜睡、畏光等，2岁以下小儿禁用
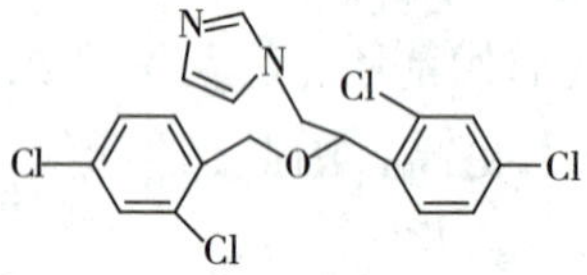 咪康唑（Miconazole）	适用于皮肤癣菌、酵母菌念珠菌等引起的皮肤、指甲感染。局部应用治疗阴道真菌感染等。常见局部刺激、瘙痒和灼热感，偶见荨麻疹、皮肤丘疹等过敏反应
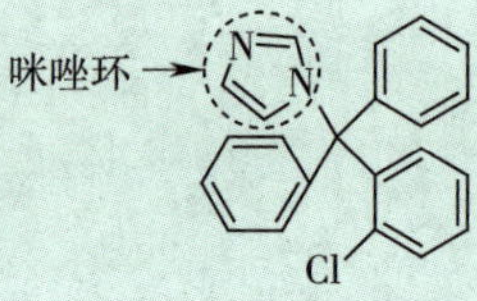 克霉唑（Clotrimazole）	局部用于浅部真菌病或皮肤黏膜的念珠菌感染，如体癣、手、足癣及阴道、耳道真菌感染等。偶见过敏反应和一过性刺激症状，因吸收差且毒性大而少用于内服
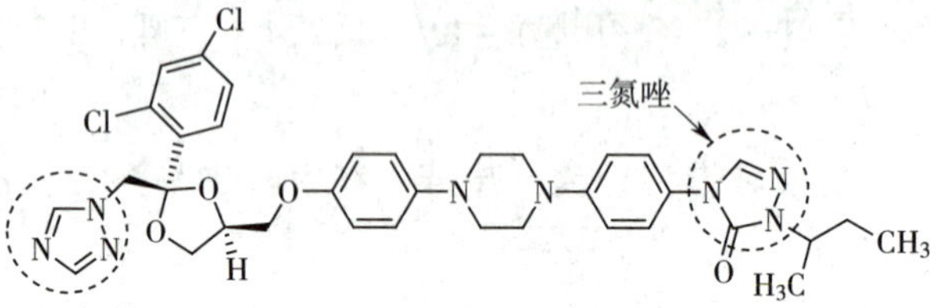 伊曲康唑（Itraconazole）	用于敏感菌引起的深部和浅部真菌感染，为治疗罕见真菌如组织胞浆菌感染和芽生菌感染的首选药物。主要为胃肠道反应、头痛、头晕、低钾血症、高血压、水肿和皮肤瘙痒等

即学即练9－4

答案解析

下列抗真菌药物中含有三氮唑结构的药物是

A. 氟康唑　B. 咪康唑　C. 益康唑　D. 酮康唑　E. 噻康唑

（三）其他类抗真菌药

1. 丙烯胺类抗真菌药　1981年发现了丙烯胺型化合物萘替芬，随后又发现抗真菌活性更高、毒性更低的特比萘芬和布替萘芬。萘替芬类药物具有较高的抗真菌活性，局部外用治疗皮肤癣菌的效果优于益康唑，治疗白色念珠菌病的效果同克霉唑。因其良好的抗真菌活性和新颖的结构特征，而受到重视。

2. 嘧啶类抗真菌药　该类药物可转变为氟尿嘧啶，抑制胸苷酸合成酶，干扰 DNA 的合成，从而达到抗真菌的作用。如嘧啶类衍生物氟胞嘧啶（Flucytosine）对隐球菌属、念珠菌属和球拟酵母菌等具有较高抗菌活性，对着色真菌、少数曲霉属有一定抗菌活性，对其他真菌的抗菌作用均差。与两性霉素 B 具协同作用，可增强疗效。

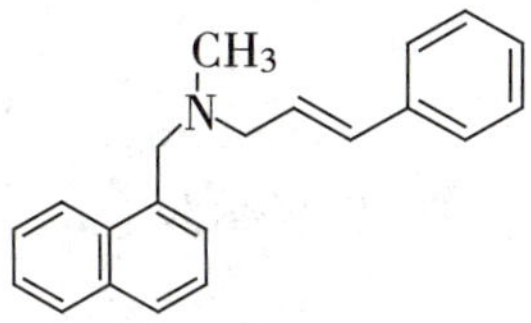
萘替芬

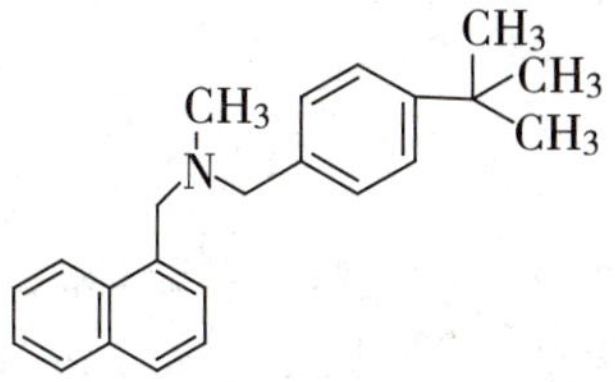
布替萘芬

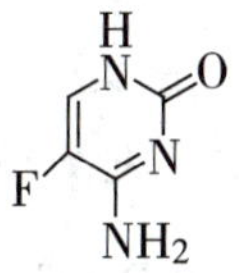
氟胞嘧啶

盐酸特比萘芬　TerbinafineHydrochloride

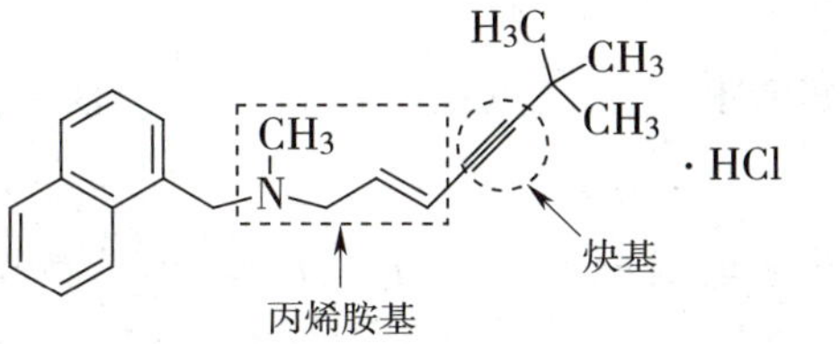

【化学名】（E）-*N*-（6,6-二甲基-2-庚烯-4-炔基）-*N*-甲基-1-萘甲胺盐酸盐。

【性状】本品为白色结晶或类白色结晶性粉末；微有特臭。在甲醇或乙醇中易溶，在水中微溶或极微溶解，在乙醚中几乎不溶。

【鉴别】本品的水溶液显氯化物的鉴别反应。

【药理作用】本品为丙烯胺类广谱抗真菌药物，可抑制真菌细胞麦角甾醇合成过程中的角鲨烯环氧化酶，引起麦角甾醇的缺乏和角鲨烯在细胞内的积聚，从而导致真菌细胞死亡，起到抗真菌作用。角鲨烯环氧化酶与细胞色素 P_{450} 系统无关，特比萘芬不影响激素或其他药物的代谢。人体细胞对本品的敏感性为真菌的万分之一。

【临床应用】本品有广谱抗真菌作用，对于皮肤、头发和指甲的致病性真菌包括皮肤癣菌均有广泛的杀菌活性，对白色念珠菌则起抑菌作用。适用于浅表真菌引起的皮肤、指甲感染，如毛癣菌、狗小孢子菌、絮状表皮癣菌等引起的体癣、股癣、足癣、甲癣以及皮肤白色念珠菌感染，对浅表真菌有强效杀菌作用，起效快、疗效高、复发率低、毒性小。

【不良反应】少而轻，最常见的是胃肠道症状（胀满感、食欲降低、消化不良、恶心、轻微腹痛、腹泻）、轻微的皮肤反应（皮疹、荨麻疹）、骨骼肌反应（关节痛、肌痛），偶有肝损害。

答案解析

目标检测9-4

一、单选题

1. 非多烯类抗生素抗真菌药主要的有效部位是

A. 浅表真菌　　　　B. 深部真菌　　　　C. 神经系统

D. 深部和浅表真菌　　E. 胃肠道

2. 制霉菌素抗真菌的作用机制是

A. 抑制真菌细胞麦角甾醇合成过程中的鲨烯环氧化酶，引起麦角甾醇的缺乏和角鲨烯在细胞内的积聚

B. 选择性地与细菌细胞膜的麦角固醇部分结合，使细胞膜通透性增加

C. 通过抑制真菌细胞色素 P_{450}，抑制真菌细胞内麦角甾醇的生物合成而起到抑制真菌的作用

D. 对人体深部和浅表真菌直接杀菌

E. 对胃肠道、黏膜感染进行杀菌

3. 盐酸特比萘芬属于抗真菌药的类别是

A. 非多烯类　B. 多烯类　C. 三氮唑类　D. 丙烯胺类　E. 抗生素类

4. 含共轭多烯大环内酯结构的药物是

A. 两性霉素 B　B. 酮康唑　C. 罗红霉素　D. 甲硝唑　E. 制霉菌素

二、多选题

1. 具有广谱抗真菌作用的药物是

A. 制霉菌素　B. 两性霉素 B　C. 氟康唑　D. 盐酸特比萘芬　E. 红霉素

2. 制霉菌素的临床用途为

A. 局部外用治疗皮肤、黏膜浅表真菌感染　B. 白念珠菌引起的肠道感染

C. 指甲癣　D. 外阴阴道炎

E. 抗流感

三、简答题

目前临床上使用的抗真菌药物，根据化学结构的不同可分为哪几类？具体举一代表药物说明。

书网融合……

知识回顾

第五节　抗病毒药物

PPT

一、概述

病毒是能感染所有生物细胞的微小有机体，是病原微生物中最小的一种，其结构简单，只含有一种核酸（核糖核酸 RNA 或脱氧核糖核酸 DNA），外壳是蛋白质，不具有细胞结构。没有细胞器和完整的酶系统，因此无法独立进行繁殖，必须寄生在宿主（动物、植物或微生物）活细胞内，才能生存繁殖。病毒在宿主细胞内的增殖过程包括病毒吸附并进入宿主细胞、脱壳、复制、装配和释放五个环节。凡能阻止病毒增殖过程中任一环节的药物，均可起到防治病毒性疾病的作用。

病毒是引起人类主要传染病的微生物，病毒可侵犯不同组织器官，感染细胞引起疾病。由病毒引起

的常见疾病有：①流行性疾病，如流行性感冒、麻疹、腮腺炎、小儿麻痹症、传染性肝炎；②慢性感染，如乙型肝炎、艾滋病（AIDS）；③潜伏感染，如疱疹性角膜炎、性病疱疹病毒及与病毒有关某些肿瘤。

抗病毒药是一类用于预防和治疗病毒感染的药物。在体外可抑制病毒复制酶，在感染细胞或动物体抑制病毒复制或繁殖，在临床上治疗病毒病有效的药物。抗病毒药物按结构可分为：三环胺类、核苷类和其他类。核苷由碱基和糖两部分组成。由五种碱基（尿嘧啶、胞嘧啶、胸腺嘧啶、鸟嘌呤、腺嘌呤）中的一种与核糖或脱氧核糖所形成的核苷称天然核苷。三环胺类药物主要有金刚烷胺；核苷类药物可以分为开环和非开环核苷类，主要药物有利巴韦林、阿昔洛韦、伐昔洛韦等；其他类药物主要有膦甲酸钠和干扰素等。

即学即练 9－5

答案解析

属于三环胺类的抗病毒药物是

A. 利巴韦林　B. 阿昔洛韦　C. 膦甲酸钠　D. 金刚烷胺　E. 伐昔洛韦

抗病毒药物根据其作用部位分为：抑制病毒复制初始时期的药物，如盐酸金刚烷胺；影响病毒核酸复制的药物，如利巴韦林、阿昔洛韦等和影响核糖体转录的药物。

实例分析 9－3

实例　某幼儿 3 岁，出现呕吐、咳嗽、发热、咽喉痛等症状，体温 38.9℃。市儿童医院对其诊断结果为：轮状病毒感染腹泻。

讨论　有哪些药物可用于轮状病毒感染腹泻的治疗？

答案解析

二、核苷类抗病毒药

该类药物是抗病毒药物中数量最多、发展最快的一类，其作用靶点是 RNA 病毒的逆转录酶或 DNA 病毒的 DNA 聚合酶，竞争性作用于酶活性中心，嵌入正在合成的病毒 DNA 链中，终止 DNA 链的延长，从而抑制病毒复制。常用的代表药物有利巴韦林、阿昔洛韦等。

利巴韦林　Ribavirin

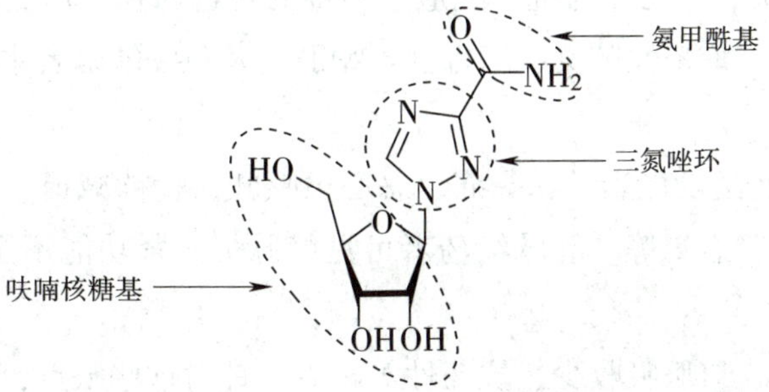

【化学名】 1－β－D－呋喃核糖基－1*H*－1,2,4－三氮唑－3－羧酰胺。

【性状】 本品为白色或类白色结晶性粉末；无臭，无味。在水中易溶，在乙醇中微溶，在二氯甲烷或乙醚中不溶。

【鉴别】本品水溶液加 NaOH 试液，加热至沸，即产生氨气，使湿润的红色石蕊试纸变蓝色。

【稳定性】本品在常温下较稳定，但光照下易变质，宜避光，密封保存。

【药理作用】本品为广谱抗病毒药，为嘌呤核苷类似物，其磷酸化产物能竞争性地抑制病毒核酸的合成，具广谱抗病毒活性，对 DNA 和 RNA 病毒均有抑制作用。该药在体内磷酸化，能抑制病毒的聚合酶和 mRNA，也可以抑制人免疫缺陷病毒（HIV），感染者出现艾滋病的前期症状。

【临床应用】主要用于治疗甲型和乙型流感，呼吸道合胞病毒引起的病毒性肺炎和支气管炎，皮肤疱疹病毒感染，甲型和丙型肝炎等。对急性病毒性肝炎也有一定疗效，也被试用于艾滋病的治疗。

【不良反应】少数患者口服或静注时可能出现胃肠道反应、头痛，长期用药对肝功能、血常规有不良影响，可致心脏损害、白细胞减少及可逆性贫血等。有较强的致畸作用，故禁用于孕妇和预期要怀孕的妇女。

阿昔洛韦　Aciclovir

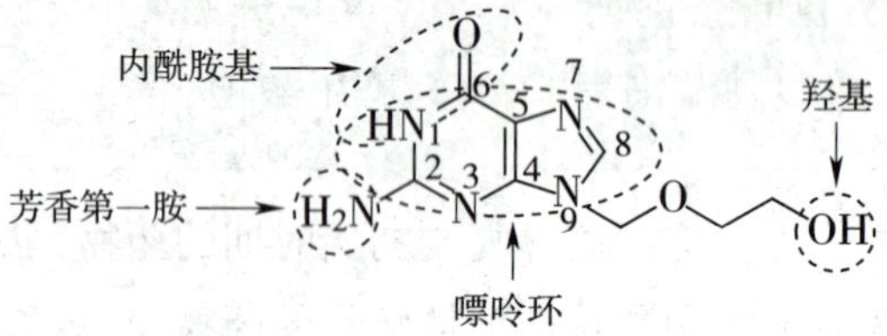

【化学名】9－（2－羟乙氧甲基）鸟嘌呤。

【性状】本品为白色结晶性粉末；无臭，无味。在冰醋酸或热水中略溶，在二氯甲烷或乙醚中几乎不溶，在 NaOH 溶液中易溶。

【化学性质】本品 1 位氮上氢具有弱酸性，可溶于 NaOH 成钠盐，溶于水，供配制注射用。

【稳定性】本品遇光不稳定，宜避光，密封保存。

【鉴别】本品加盐酸，水浴加热，再加盐酸与氯酸钾，置水浴上蒸干，残渣滴加氨试液显紫红色，再加 NaOH 试液数滴，紫红色消失。

【药理作用】本品为广谱高效的抗 DNA 病毒药，是开环的鸟苷类似物，是第一个上市的开环核苷类抗病毒药物。本品作用机制独特，可选择性地被感染细胞摄取，进而抑制病毒的 DNA 多聚酶，并将自身掺入到正在延伸的病毒 DNA 链中，从而抑制病毒 DNA 的复制和生长而发挥抗病毒的作用。对乙型肝炎病毒也有一定作用。对 RNA 病毒无效。该药在病毒感染的细胞中能选择性地阻断疱疹病毒复制，且毒性较小。

【临床应用】本品毒性低，现已作为抗单纯疱疹病毒的首选药物，广泛用于治疗疱疹性角膜炎、生殖性疱疹，全身性带状疱疹、疱疹性脑炎、病毒性乙型肝炎及免疫缺陷者水痘的治疗。本品除局部用药外，还可口服及静注。

【不良反应】常见为胃肠道功能紊乱、头痛、恶心、呕吐、食欲减退、白细胞下降、蛋白尿及尿素轻度升高、皮肤瘙痒及急性肾衰竭等。静脉给药者可见静脉炎。肾功能不全、小儿及哺乳期妇女慎用，孕妇禁用。

阿昔洛韦存在水溶性差、口服吸收少、抗药性等缺点。针对这些缺点，制备阿昔洛韦的前药地昔洛韦（Desciclovir）和伐昔洛韦（Valaciclovir），地昔洛韦在水中溶解度比阿昔洛韦大 18 倍，口服吸收好，毒副作用小，进入体内后被黄嘌呤氧化酶转化为阿昔洛韦。伐昔洛韦是阿昔洛韦的缬氨酸酯前药，胃肠道吸收好，在体内经肠壁或肝脏代谢生成阿昔洛韦，继而转化为三磷酸酯而产生作用，较阿昔洛韦口服吸收生物利用度有所提高。临床上用于治疗急性的局部带状疱疹。

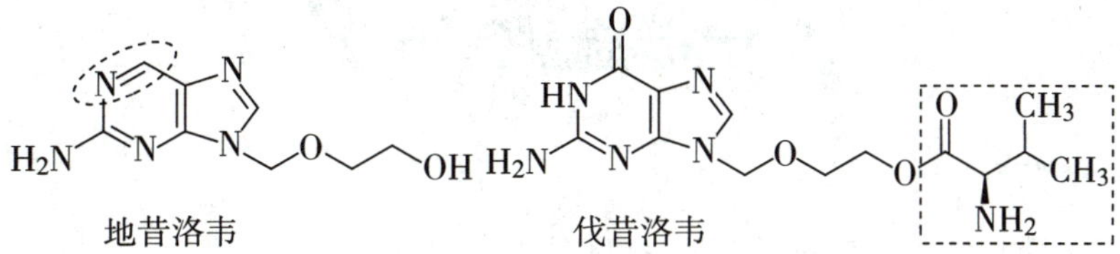

地昔洛韦　　　　伐昔洛韦

三、非核苷类抗病毒药

盐酸金刚烷胺 Amantadine Hydrochloride

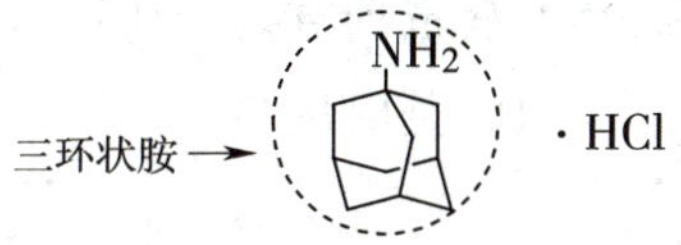

【化学名】 三环［3，3，1，$1^{3,7}$］癸烷－1－胺盐酸盐。

【性状】 本品为白色结晶或结晶性粉末；无臭，味苦。在水中或乙醇中易溶，在三氯甲烷中溶解。

【化学性质】 本品具生物碱的性质，在酸性条件下能与硅钨酸试液反应。

【鉴别】 ①本品加水溶解后，加盐酸使成酸性，滴加硅钨酸试液，即析出白色沉淀；②本品的水溶液显氯化物的鉴别反应。

【药理作用】 本品为一种对称的三环状胺结构，它可以抑制病毒颗粒穿入宿主细胞，也可以抑制病毒早期复制和阻断病毒基因的脱壳及核酸向宿主细胞的侵入，达到预防和治疗病毒感染的目的，还可抗震颤麻痹。

【临床应用】 主要用于甲型流感病毒引起的呼吸道感染的预防和治疗，对甲型流感病毒具有特定的抑制作用，能有效预防和治疗所有甲型流感毒株，尤其是亚洲流感病毒 A_2 毒株。对乙型流感病毒、风疹病毒、麻疹病毒、流行性腮腺炎病毒及单纯疱疹病毒感染均无效；还具有抗帕金森病作用，可用于帕金森病的治疗。

【不良反应】 本品能穿透血－脑屏障，引起中枢神经系统的毒副反应，如头痛、失眠、兴奋、震颤、紧张、焦虑、共济失调等。

四、其他常见抗病毒药

临床上使用的其他主要抗病毒药物还有碘苷（Idoxuridine）、阿糖腺苷（Vidarabine）、膦甲酸钠（Foscarnet）和磷酸奥司他韦（Oseltamivir Phos. phate），见表9－7。

表9－7 其他抗病毒药

类别	药物	作用及应用特点	主要不良反应
嘧啶类	碘苷	外用治疗单纯疱疹病毒性角膜炎	痛、痒、结膜炎、水肿等
广谱抗 DNA 病毒	阿糖腺苷	治疗单纯疱疹病毒脑炎	呕吐、恶心、腹泻、食欲减退等
人工合成的抗病毒药	膦甲酸钠	治疗敏感病毒所致的皮肤感染、黏膜感染	低钙或高钙血症、头痛、幻觉等
NA 抑制剂	磷酸奥司他韦	治疗1岁及1岁以上儿童的，预防13岁及13岁以上青少年的，预防和治疗成人的甲型和乙型流感的预防	恶心、呕吐（一过性）；支气管炎、失眠、头晕

目标检测9-5

答案解析

一、单选题

1. 既有抗病毒作用，又具有抗震颤麻痹作用的药物是
   A. 阿糖腺苷　B. 阿昔洛韦　C. 金刚烷胺　D. 阿糖胞苷　E. 阿莫西林
2. 是阿昔洛韦的缬氨酸酯前药的是
   A. 伐昔洛韦　B. 地昔洛韦　C. 更昔洛韦　D. 阿莫西林　E. 利巴韦林
3. 对流感病毒（甲型、乙型）、DNA 和 RNA 病毒均有效的药物是
   A. 阿糖腺苷　B. 碘苷　C. 金刚烷胺　D. 利巴韦林　E. 阿莫西林
4. 金刚烷胺属于的抗病毒药物类别是
   A. 核苷类　B. 三环胺类　C. 大环内酯类　D. 四环素类　E. 抗生素类

二、多选题

1. 金刚烷胺对哪些病毒无效的是
   A. 甲型流感病毒　B. 乙型流感病毒　C. 麻疹病毒
   D. 腮腺炎病毒　E. 单纯疱疹病毒
2. 主要通过抑制 DNA 合成及其功能的抗病毒药物为
   A. 阿莫西林　B. 碘苷　C. 金刚烷胺　D. 阿昔洛韦　E. 阿糖腺苷
3. 在临床上治疗病毒感染有效的药物是
   A. 金刚烷胺　B. 利巴韦林　C. 阿昔洛韦　D. 膦甲酸钠　E. 头孢呋辛

三、简答题

抗病毒药物按结构分为哪几类？每类举一代表药物说明。

书网融合……

知识回顾

第六节　抗寄生虫病药

PPT

一、概述

抗寄生虫病药是用于预防和治疗寄生在人体或其他牲畜体内肠虫、血吸虫、疟原虫、丝虫、阿米巴原虫及滴虫等寄生虫引起的疾病的药物。寄生虫是指一种将其一生的大多数时间寄居在另一种动物宿主上，同时，对被寄生动物宿主造成损害。寄生虫病遍布于世界各地，在一些发展中国家的生物，寄生虫病发病率高达 80%，由寄生虫引起人类疾病已经对社会和经济产生巨大的影响。由于经济的发展，人民生活水平的提高，我国现在的寄生虫病发病率明显下降，抗寄生虫药物市场份额所占比例愈来愈小。

抗寄生虫病药主要包括驱肠虫药、抗血吸虫病药、抗疟药、抗阿米巴病药、抗滴虫病药和抗丝虫病药。本节主要介绍驱肠虫药、抗血吸虫病药和抗疟药。

实例分析 9-4

实例　患者，女，自述左眼瘙痒，流泪7日有余。患者患病前洗脸毛巾长期置于脸盆内，曾发现洗脸毛巾上有暗红污迹，但未予特殊处理。4日前发现眼部有白色小虫。

讨论　1. 此患者为何会出现眼睛瘙痒、流泪的症状？

2. 如何治疗？

答案解析

二、常用抗寄生虫病药

（一）驱肠虫药

该类药物作用于肠道蛔虫、钩虫、蛲虫及绦虫等，能麻痹虫体的神经-肌肉系统，使其失去附着肠壁的能力而被排出体外。近年来，在临床上出现了一些广谱、高效、低毒的驱肠虫药，对多种肠道寄生虫有效，对肠道寄生虫感染的治疗起到重要的作用。目前临床使用的多为咪唑类药物，如盐酸左旋咪唑、阿苯达唑、甲苯达唑等。

阿苯达唑　Albendazole

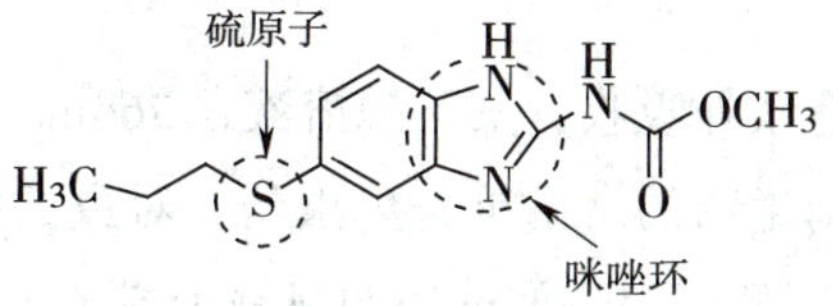

【化学名】*N*-(5-丙硫基-1*H*-苯并咪唑-2-基)氨基甲酸甲酯。

【性状】本品为白色或类白色粉末；无臭、无味。在丙酮或三氯甲烷中微溶，在乙醇中几乎不溶，在水中不溶；在冰醋酸中溶解。

【化学性质】本品具叔胺的性质，稀 H_2SO_4 溶液中加碘化铋钾试液，产生红棕色沉淀。结构中含硫原子，放一湿润的醋酸铅试纸，灼烧后产生的硫化氢气体可使醋酸铅试纸显黑色。

【药理作用】本品在体内代谢为亚砜类或砜类后，抑制寄生虫对葡萄糖的吸收，导致虫体糖原耗竭或抑制延胡索酸还原酶系统，阻碍ATP的产生，使寄生虫无法存活和繁殖。本品为一高效低毒的广谱驱虫药。

【临床应用】可用于驱蛔虫、钩虫、蛲虫、绦虫、鞭虫等，对成虫和虫卵均有较好疗效。蛲虫病首选。

【不良反应】较轻，常见恶心、呕吐、头晕、腹泻、乏力等。实验发现本品治疗剂量有致畸作用和胚胎毒性，因此孕妇、哺乳期妇女及2岁以下小儿禁用。

知识链接

咪唑类药物的作用特点

阿苯达唑是对四咪唑衍生物研究后得到的驱虫药。四咪唑的左旋咪唑为一种广谱的驱肠虫药。左旋咪唑选择抑制虫体肌肉中的琥珀酸脱氢酶，使延胡索酸体外不能还原为琥珀酸，从而影响虫体肌肉的无氧代谢，减少能量的产生。

（二）抗血吸虫病药

血吸虫病是全世界流行最广、危害人体健康最严重的寄生虫病。血吸虫分为曼氏血吸虫、埃及血吸虫及日本血吸虫3种。在我国流行的是日本血吸虫。

治疗血吸虫病的药物可分为锑剂和非锑剂两类，锑剂主要有酒石酸锑钾，但由于毒性大、疗程长、必须静脉给药等缺点，现较少使用。目前临床上主要使用的是非锑剂药物吡喹酮，其高效、低毒、疗程短、能口服，现已完全取代了酒石酸锑钾。

吡喹酮 Praziquantel

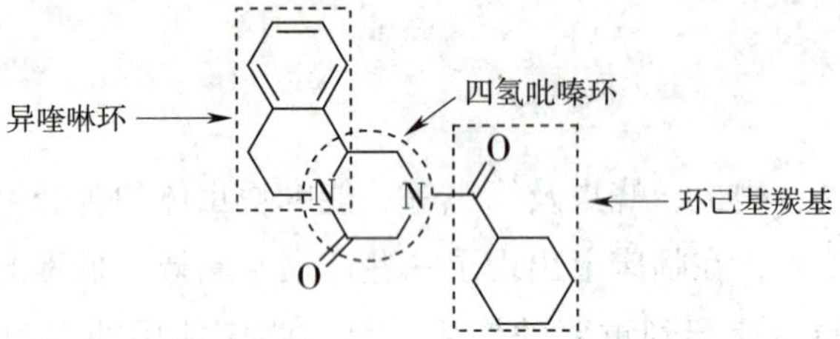

【化学名】2-(环己基羰基)-1,2,3,6,7,11b-六氢-4*H*-吡嗪并[2,1-α]异喹啉-4-酮。

【性状】本品为白色或类白色结晶性粉末；味苦。在三氯甲烷中易溶，在乙醇中溶解，在乙醚或水中不溶。

【化学性质】本品无酸碱性，有紫外吸收，其乙醇溶液在264nm与272nm的波长处有最大吸收。

【药理作用】本品为异喹啉类衍生物的广谱抗寄生虫药，对虫的糖代谢有明显的抑制作用，影响虫体对葡萄糖的摄入，促进虫体内糖原的分解，使糖原明显减少或消失。本品对三种血吸虫均有效，且对日本血吸虫的作用突出，具有疗效高、疗程短及毒性低的优点。

【临床应用】本品为新型的广谱抗吸虫和绦虫药物，主要用于：①治疗血吸虫病，吡喹酮对多种血吸虫具有杀灭作用，对成虫作用强，对童虫也有作用。临床上可应用于急、慢性血吸虫病的治疗；②抗蠕虫作用，吡喹酮对牛肉绦虫、猪肉绦虫、裂头绦虫和短膜壳绦虫病均有良好疗效；③其他，可用于姜片虫病、华支睾吸虫病、肺吸虫病和肝吸虫病的治疗。

【不良反应】较多，但较轻微。主要见于神经系统和消化系统，表现为头晕、头痛、多梦、乏力、肌肉震颤以及食欲减退、恶心、腹胀等反应，持续时间短，均可耐受，不需处理。少数患者可出现心电图改变、引起T波降低，心律失常等。眼囊虫病患者禁用。

实例分析9-5

实例 刘某是一旅游爱好者，从非洲旅游回来后就出现交替的发热和寒战等症状，医生怀疑其感染疟疾，经一系列检查后，证实感染了耐氯喹疟原虫并给出如下处方。

奎宁硫酸盐300mg/次，1次/8h；乙胺嘧啶75mg/d；磺胺二甲氧嘧啶500mg/d。

讨论 1. 医生用药是否合理？

2. 主要起到什么作用？

答案解析

（三）抗疟药

疟疾是由疟原虫经按蚊叮咬传播的一种寄生虫传染病，临床上以周期性定时性发作的寒战、高热、出汗退热、贫血和脾大为特点。感染人体的疟原虫主要有恶性疟原虫、间日疟原虫和三日疟原虫 3 种，分别引起恶性疟、间日疟和三日疟。我国以间日疟最常见，恶性疟次之，三日疟较少。三日疟症状较轻微，恶性疟较重，可有生命危险。

抗疟药是防治疟疾的有效手段，根据化学结构的不同，抗疟药可分为喹啉类（氯喹、奎宁、伯氨喹）、氨基嘧啶类（乙胺嘧啶）和萜内酯类（青蒿素）等。

答案解析

即学即练 9－6

简答：抗疟药根据化学结构的不同可分为哪几类？

1. 喹啉类抗疟药　抗疟药研究始于从金鸡纳树皮中提取奎宁（Quinine），早在 17 世纪人们就知道金鸡纳树皮可以治疗发热和疟疾，1820 年就从金鸡纳树皮中提取得到了奎宁。通过对奎宁构－效关系的研究发现具有氨基侧链异喹啉化合物可能是抗疟药的基本结构。因此将碱性侧链引入 4－氨基喹啉中，获得对裂殖原虫显速效的杀虫作用衍生物，其中活性最强的为氯喹（Chloroquine）。在对 8－氨基喹啉衍生物进行研究时，发现抗疟作用强、毒性低的伯氨喹（Primaquine）。

氯喹　Chloroquine

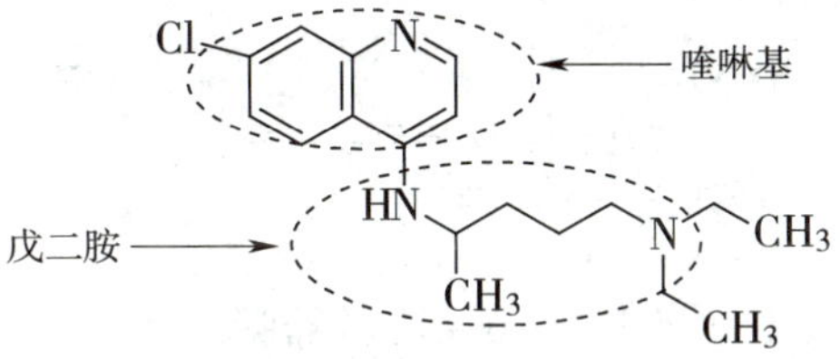

【化学名】 *N*,*N*′－二乙基－*N*－4－(7－氯－4－喹啉基)－1,4－戊二胺。

【性状】 本品为白色结晶性粉末；无臭，味苦。遇光渐变色；水溶液显酸性反应。在水中易溶，在乙醇、三氯甲烷、乙醚或苯中几乎不溶。

【药理作用】 氯喹能抑制磷酸掺入疟原虫的 DNA 与 RNA，由于核酸的合成减少，而干扰疟原虫的繁殖。

【临床应用】 ①抗疟作用：用于治疗间日疟、三日疟，能迅速治愈恶性疟，有效控制间日疟的症状发作，作用强、起效快、疗效持久，是控制疟疾临床症状的首选药物，但近年来发现有某些疟疾对本品产生抗药性，使疗效降低，因而需改用其他抗疟药或采用联合用药；②抗肠外阿米巴作用：本品能杀灭肠外阿米巴原虫，可治疗肠外阿米巴病，但对阿米巴痢疾无效；③免疫抑制作用：可用于治疗自身免疫病，偶用于类风湿性关节炎的治疗。

【不良反应】 本品用于治疗疟疾时，不良反应较少，一般能良好耐受，口服可能出现的反应有：头晕、头痛、眼花、食欲减退、恶心、呕吐、腹痛、腹泻、皮肤瘙痒、皮疹、耳鸣、烦躁等。反应大多较轻，停药后可自行消失；偶可引起窦房结的抑制，导致心律失常、休克，严重时可发生阿－斯综合征；有致畸作用，孕妇禁用，肝肾功能不良者慎用。

伯氨喹 Primaquine

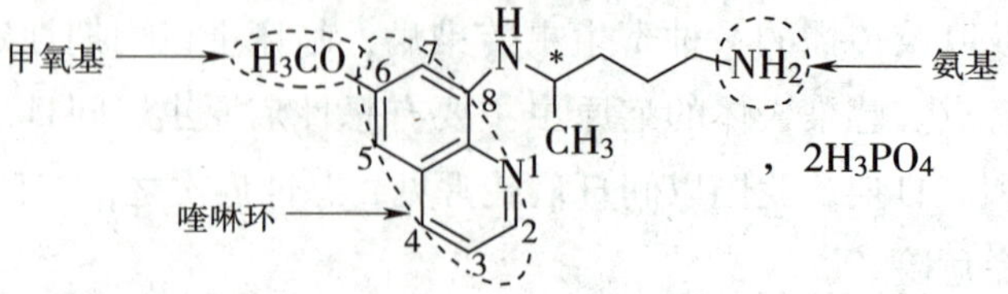

【化学名】(±)-8-[(4-氨基-1-甲基丁基)氨基]-6-甲氧基喹啉二磷酸盐。

【性状】本品为橙红色结晶粉末；味苦。在水中溶解，在三氯甲烷或乙醚中不溶。

【鉴别】取本品加水溶解后，加硫酸铈铵的稀硝酸溶液，即显深紫色。

【药理作用】本品属8-氨基喹啉类衍生物，其抗疟作用可能与干扰疟原虫DNA合成有关。对红外期与配子体有较强的杀灭作用，为阻止复发、中断传播的有效药物。

【临床应用】主要用于根治间日疟和控制疟疾传播，常与氯喹或乙胺嘧啶合用。对红内期作用较弱，对恶性疟红内期则完全无效，不能作为控制症状的药物应用。对某些疟原虫的红前期也有影响，但因需用剂量较大，已接近极量，不够安全，故也不能作为病因预防药应用。

【不良反应】本品的毒性比其他抗疟药大。易发生疲乏、头晕、恶心、呕吐、腹痛、发绀、药物热等症状，停药后可自行恢复。少数红细胞缺乏葡萄糖6-磷酸脱氢酶的特异质患者可导致急性溶血性贫血和高铁血红蛋白血症，应即停药。

乙胺嘧啶 Pyrimethamine

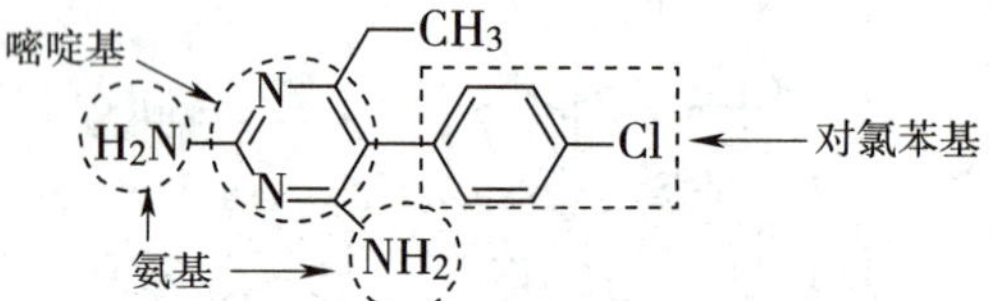

【化学名】2,4-二氨基-5-(对氯苯基)-6-乙基嘧啶。

【性状】本品为白色结晶性粉末；无臭，无味。在乙醇或三氯甲烷中微溶，在水中几乎不溶。

【鉴别】①取本品加无水碳酸钠混合，炽灼后，放冷，滤过，滤液中滴加硝酸至遇石蕊试纸显红色后，显氯化物的鉴别反应；②取本品的细粉适量，加稀 H_2SO_4，加热后放冷，滤过，滤液加碘化汞钾试液，即生成乳白色沉淀。

【药理作用】本品可抑制疟原虫的二氢叶酸还原酶，阻止四氢叶酸的合成，阻碍核酸的合成，与二氢叶酸合成酶抑制剂磺胺类或砜类合用，干扰疟原虫的叶酸正常代谢，对恶性疟及间日疟原虫红细胞前期有效，常作病因性预防用药。对红细胞内期的未成熟裂殖体也有抑制作用，对已成熟者无效。不能直接杀灭配子体，但含药血液随配子体被按蚊吸入后，能阻止疟原虫在蚊体内的有性生殖，起到控制传播的作用。

【临床应用】本品对某些恶性疟及间日疟是较好的预防药。用于预防疟疾和休止期抗复发治疗。也可用于预防中枢神经系统白血病。最近发现本品有抗药性虫株产生，合并应用其他抗疟药及磺胺类或砜类药物等，可提高其抗疟效果。

【不良反应】口服一般抗疟治疗量时，不良反应较少，毒性很低，较为安全。长期较大量口服可致叶酸缺乏而影响消化道黏膜及骨髓等细胞的增殖功能，引起恶心、呕吐、腹痛及腹泻，较严重者出现巨幼细胞贫血或白细胞减少。长期用药应定期检查血常规。本品可透过胎盘屏障并可进入乳汁，引进胎儿畸形和干扰叶酸代谢，孕妇和哺乳妇女禁用。

2. 青蒿素类抗疟药 青蒿素是从菊科植物黄花蒿中提取出来的活性成分，是一种含有过氧键的倍半萜内酯。青蒿素及其衍生物是一类全新结构的抗疟药，具有抗疟作用迅速、高效、低毒且与大多数抗疟药无交叉抗药性的特点，但具有口服活性低、溶解度小、复发率高、半衰期短等特点。因此，以其为先导化合物相继合成或半合成了大量的衍生物（图 9 –3）。

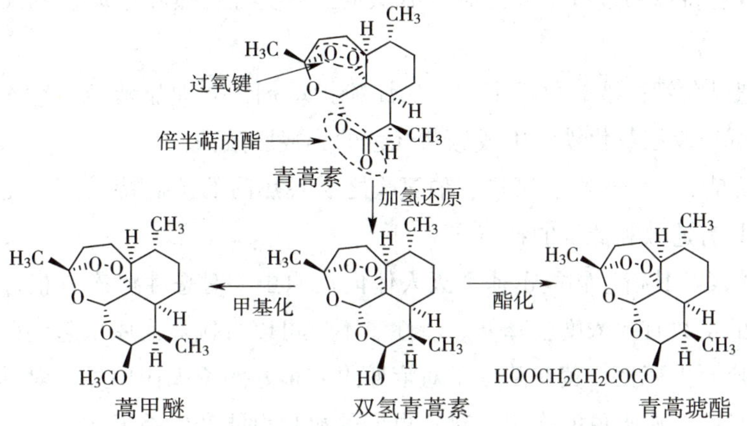

图 9 –3 青蒿素的结构改造

青蒿琥酯（Artesunate）是青蒿素的水溶性衍生物，而蒿甲醚是青蒿素的脂溶性衍生物，前者可经口服、静脉、肌肉、直肠等多种途径给药。两药抗疟作用及作用机制与青蒿素相同，能杀灭疟原虫红细胞内期的裂殖体，具有速效、高效、低毒等特点，可用于耐氯喹的恶性疟治疗以及危重病例的抢救。

双氢青蒿素是上述青蒿素及其衍生物的体内活性代谢产物，现已开发为抗疟药。治疗有效率可达 100% ，复发率约为 2%。不良反应少，偶见皮疹、一过性的网织红细胞下降等。

通过对青蒿素及其类似物的抗疟活性研究，总结出了青蒿素的构 –效关系（图 9 –4）。

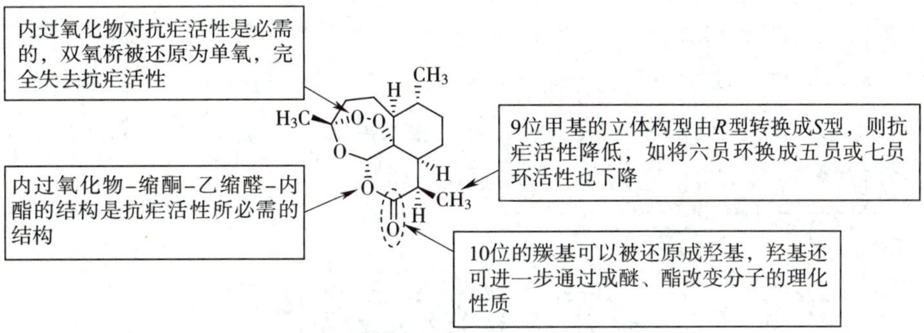

图 9 –4 青蒿素的构 –效关系

青蒿素 Artemisinin

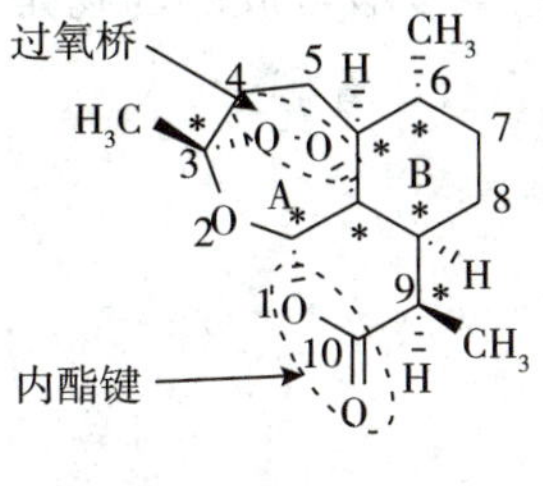

【化学名】（3*R*,5*aS*,6*R*,8*aS*,9*R*,12*S*,12*aR*）– 八氢 –3,6,9 – 三甲基 –3,12 – 桥氧 –12*H* – 吡喃并

(4,3－j)－1,2－苯并二塞平－10(3H)－酮。

【性状】本品为无色针状结晶。在丙酮、乙酸乙酯、三氯甲烷中易溶，在甲醇、乙醇、稀乙醇、乙醚及石油醚中溶解，在水中几乎不溶；在冰醋酸中易溶。

【化学性质】本品属倍半萜内酯，分子中包括有7个手性中心，药用右旋体。

【稳定性】本品具有特殊的过氧基因，对热不稳定，易受湿、热和还原性物质的影响而分解。含内酯环易水解开环。

【鉴别】①本品遇碘化钾试液氧化析出碘，加淀粉指示剂，立即显紫色；②本品加NaOH水溶液加热水解，遇盐酸羟胺试液及三氯化铁液生成深紫红色的异羟肟酸铁。

【药理作用】本品是继乙胺嘧啶、氯喹、伯氨喹之后最热门的抗疟特效药，尤其是对于脑型疟疾和抗氯喹疟疾，青蒿素具有速效和低毒的特点。

【临床应用】青蒿素及其衍生物能迅速消灭人体内疟原虫，对恶性疟疾有很好的治疗效果。对于体外培养的恶性疟原虫的半数有效浓度会降低。活性氧不仅可以直接对疟原虫起到破坏的作用，而且会损坏红细胞，从而导致疟原虫死亡。黄花蒿除了对疟原虫有很好的杀灭作用外，对其他寄生虫也有一定的抑制作用。青蒿素还具有抗血吸虫的作用，对幼虫期的血吸虫能产生杀灭作用。

【不良反应】本品不良反应常见有轻度恶心、呕吐及腹泻等，不加治疗能很快恢复正常。个别患者，可出现一过性氨基转移酶升高及轻度皮疹。妊娠早期妇女慎用。

知识链接

青蒿素

青蒿在中国民间又称作臭蒿和苦蒿，属菊科一年生草本植物。中国《诗经》中的“呦呦鹿鸣，食野之蒿”中所指之物即为青蒿。公元前340年，东晋的葛洪在中医方剂《肘后备急方》中，首次描述了青蒿的退热功能；李时珍的《本草纲目》则说它能“治疟疾寒热”。

中国抗疟新药的研究源于1967年成立的五二三项目，经过不断地研究，2011年9月，中国女药学家屠呦呦因创制新型抗疟药青蒿素和双氢青蒿素的贡献，获得被誉为诺贝尔奖风向标的“拉斯克”奖，屠呦呦是第一个获得此项奖的中国人。2015年10月，屠呦呦因创制新型抗疟药—青蒿素和双氢青蒿素的贡献，与另两位科学家获2015年度诺贝尔生理学或医学奖。

目标检测9-6

答案解析

一、单选题

1. 通过抑制疟原虫的二氢叶酸还原酶，阻碍核酸合成的药物是

A. 氯喹　B. 伯氨喹　C. 青霉素　D. 青蒿素　E. 乙胺嘧啶

2. 下列关于阿苯达唑，描述错误的是

A. 具有潜在的神经、肌肉毒性

B. 2岁以下儿童不宜服用

C. 治疗蛔虫病、鞭虫病的首选药

D. 可抑制延胡索酸还原酶系统，阻碍ATP的产生

E. 用于治疗钩虫、蛔虫、鞭虫等

3. 抑制 DNA 的复制与转录，使 DNA 断裂的抗疟药是

A. 氯喹　　B. 伯氨喹　　C. 青霉素　　D. 青蒿素　　E. 乙胺嘧啶

4. 作用于红细胞内期和继发性红细胞外期的药物是

A. 氯喹　　B. 乙胺嘧啶　　C. 青霉素　　D. 青蒿素　　E. 伯氨喹

二、多选题

1. 青蒿素的物理化学性质包括

A. 具有过氧键和 6 – 内酯环　　B. 对热不稳定　　C. 分子中含 7 个手性中心

D. 属倍半萜内酯类抗疟药　　E. 在丙酮、乙酸乙酯中不溶

2. 吡喹酮特点包括

A. 为广谱抗寄生虫药　　B. 无酸碱性　　C. 口服吸收极其缓慢

D. 多次给药无蓄积作用　　E. 代谢排出器官主要为肾脏

三、简答题

简述抗疟药青蒿素的稳定性及构 – 效关系。

书网融合……

知识回顾　　习题

（聂海艳　王　军）

第十章　抗肿瘤药

学习引导

肿瘤是指机体中的正常细胞，在不同的始动和促进因素长期作用下，所产生的非人体需要的过度增生和异常分化所形成的新生物。可分为良性和恶性肿瘤。目前恶性肿瘤已经成为常见的死亡原因，是导致男性死亡的第二大原因，导致女性死亡的第三大原因。治疗方法上有手术治疗、化学治疗、放射性治疗、靶向治疗、免疫疗法、基因治疗、中医中药治疗等。本章主要介绍抗肿瘤药物的分类，各代表药的结构特征、理化性质、药理作用、临床应用及不良反应。

学习目标

1. **掌握**　烷化剂、抗代谢药、抗肿瘤抗生素类典型药物的结构特征、理化性质、药理作用、临床应用及主要不良反应。

2. **熟悉**　抗肿瘤药物的分类和不良反应。常用抗肿瘤药物的药理作用特点、临床应用及不良反应。

3. **了解**　常用抗肿瘤药物的结构特点、理化性质及鉴别。抗肿瘤药物的作用机制。

第一节　抗肿瘤药概述

PPT

一、抗肿瘤药分类

肿瘤是现代社会严重危害人类健康的一种常见病、多发病。肿瘤的治疗常见的有化学治疗、放射治疗和手术治疗这三大主要手段。其中化学治疗作为一种根治性治疗手段，对于转移性恶性肿瘤及无法进行手术的中晚期恶性实体瘤、血液和淋巴系统肿瘤具有重要的意义。从化学治疗药物的发展历程来看，自20世纪40年代Gilman首次将氮芥用于治疗淋巴癌后，抗肿瘤药物的研发已经有了很大的进展。目前通常根据其化学结构、作用机制、敏感性的不同进行分类。

（一）根据药物化学结构和来源

1. 烷化剂　按其基本结构不同可进一步分为五类。①氮芥类：如环磷酰胺（Cyclophosvnamide）、美法仑（Melphalan）等；②磺酸酯及多元醇类：如白消安（Busulfan）等；③金属铂配合物：如顺铂（Cisplatin）、卡铂（Carboplatin）、奥沙利铂（Oxaliplatin）等；④乙撑亚胺类：如噻替哌（Thiotepa）等；⑤亚硝基脲类：如卡莫司汀（Carmustine）等。

2. 抗代谢药　常见的有甲氨蝶呤（Methotrexate）、氟尿嘧啶（5 – Fluorouracil）、巯嘌呤（Mercaptopurine）、阿糖胞苷（Cytarabine）等。

3. 抗肿瘤抗生素　常见的有丝裂霉素（Siliemeisu）、依托泊苷（Etoposide）、多柔比星（Doxorubicin）、柔红霉素（Daunorubicin）、博来霉素（Bleomycin）、放线菌素 D（Dactinomycin D）等。

4. 抗肿瘤植物成分药　常见的有长春新碱（Vincristine）、紫杉醇（Taxol）、羟喜树碱（camptothecin）、鬼臼毒素（Podophyllotoxin）类等。

5. 其他类　如亚砷酸（Arsenious Acid）、门冬酰胺酶（Asparaginase）、肾上腺皮质激素（Adreno-Cortico Hormones）、雄激素（Male Hormone）、雌激素（Estrogenic Hormne）、他莫昔芬（Tamoxifen）等。

（二）根据药物抗肿瘤作用机制

1. 干扰核酸生物合成的药物　①抑制二氢叶酸还原酶的药物：甲氨蝶呤等；②抑制嘧啶核苷酸合成的药物：氟尿嘧啶等；③抑制嘌呤核苷酸合成的药物：巯嘌呤等；④抑制 DNA 多聚酶的药物：阿糖胞苷等。

2. 直接影响 DNA 结构与功能的药物　烷化剂、丝裂霉素、博来霉素、铂类配合物、喜树碱、鬼臼毒素、卡莫司汀、洛莫司汀等。

3. 嵌入 DNA 阻止 RNA 合成的药物　多柔比星、柔红霉素、放线菌素 D 等。

4. 干扰蛋白质合成的药物　长春新碱、紫杉醇、门冬酰胺酶等。

5. 影响体内激素平衡的药物　肾上腺皮质激素、雄激素、雌激素、他莫昔芬等。

（三）根据药物对各周期肿瘤细胞的敏感性

肿瘤细胞群分为增殖细胞群和非增殖细胞群。增殖细胞群细胞从一次分裂结束到下一次分裂结束的时间称为细胞周期，可分为 4 个期：DNA 合成前期（G_1期）、DNA 合成期（S 期）、DNA 合成后期（G_2期）、有丝分裂期（M 期）。增殖细胞群细胞呈指数方式增殖，代谢活跃，对常见化疗药物较敏感。非增殖细胞群包括静止期（G_0）细胞、无增殖能力细胞、分化细胞和死亡细胞。其中 G_0期细胞具有增殖能力，只是暂时不进行有丝分裂，对常见化疗药物不敏感。当增殖期中对化疗药物敏感的肿瘤细胞被杀灭后，G_0期细胞又可重新进入增殖期，是肿瘤复发的常见原因之一。微课

1. 细胞周期特异性药物　仅能杀灭处于某一特定细胞周期的肿瘤细胞，常见的药物如选择性作用于 S 期的甲氨蝶呤、巯嘌呤、阿糖胞苷等；另一类是选择性作用于 M 期的长春新碱等。这些药物选择性高，作用往往较弱，其杀伤作用呈时间依赖性，需要一段时间才能发挥其抗肿瘤作用。

2. 细胞周期非特异性药物　能杀灭处于各种细胞周期的肿瘤细胞，甚至包括 G_0期细胞，如烷化剂、抗肿瘤抗生素、铂类配合物等。这类药物选择性低，抗肿瘤作用往往较强，能迅速杀死肿瘤细胞，其杀伤作用呈剂量依赖性，在机体能耐受的不良反应内，其抗肿瘤作用与剂量成正比。

二、抗肿瘤药不良反应

临床常用的抗肿瘤药物绝大部分属于细胞毒性药物，选择性低，在杀伤肿瘤细胞的同时，对正常细胞也有杀伤作用，尤其对人体自身生长增殖较快的细胞，如骨髓造血细胞、消化道上皮细胞、毛囊细胞、生殖细胞、肝肾等器官内的腺体细胞等正常细胞的损伤更明显。抗肿瘤药物的不良反应根据出现时间的不同分为近期毒性和远期毒性。

(一) 近期毒性

1. 骨髓抑制 是化疗药物最常见的不良反应之一，大多数药物均有骨髓抑制作用。由于各种血细胞更新换代时间长短不同，骨髓抑制最早表现为白细胞特别是粒细胞的减少，其次是血小板的减少，严重时血红蛋白含量也降低，甚至发生再生障碍性贫血。化疗药物引起的骨髓抑制多于停药后2~3周恢复。

2. 消化道反应 常表现为食欲不振、恶心呕吐、腹泻或便秘等。其中呕吐是导致患者对药物不耐受的主要原因之一，频繁呕吐会影响患者进食，甚至造成电解质紊乱。化疗药物引起的呕吐与给药时间和给药途径无关，现通常认为与脑内$5-HT_3$受体激活后刺激呕吐中枢有关，故常用昂丹司琼、格雷司琼等$5-HT_3$受体阻断药对抗化疗药物引起的呕吐。另外，化疗药物也可损害消化道黏膜细胞，引起口腔炎、口腔溃疡和食管炎等。

3. 皮肤及毛发损害 正常人头发有85%以上处于活跃生长期，因此几乎所有抗肿瘤药物都能引起头发生长抑制，但引起严重脱发的药物并不是太多，常见的有环磷酰胺、多柔比星等。脱发一般于首次化疗后2~3周出现，停止化疗后6~8周逐渐恢复。

4. 泌尿系统毒性 顺铂、环磷酰胺、甲氨蝶呤可直接损伤肾小管上皮细胞，轻者表现为血清肌酐、尿素氮升高，严重者可出现少尿、无尿、急性肾衰竭，甚至致命。环磷酰胺的代谢产物丙烯醛可引起急性出血性膀胱炎。

5. 其他 细胞毒性药物还可致皮疹，以博来霉素、环磷酰胺、氟尿嘧啶等常见。博来霉素对皮肤有独特的毒性，用后易引起皮肤特别是手掌、足底、手指和脚趾等处皮肤色素沉着和高度角化，严重时可伴有指（趾）甲和甲床的溃疡、坏死和脱甲。长春碱类药物和化疗辅助用止吐药物易引起便秘。多柔比星、柔红霉素等蒽环类抗生素可引起心脏毒性。长春碱类、紫杉醇可引起神经毒性，早期表现为腱反射抑制或消失、手足麻木疼痛，严重者可出现麻痹性肠梗阻、尿潴留和直立性低血压等。

(二) 远期毒性

随着化疗药物和其他肿瘤治疗手段的不断发展，肿瘤患者生存率逐渐提高，化疗药物的远期毒性反应也愈来愈常见。如大部分细胞毒性抗肿瘤药物特别是烷化剂可通过影响生殖细胞引起不孕或畸胎，同时烷化剂本身也具有致突变和致癌作用，在长期化疗后存活的患者中，可能发生与化疗相关的第二原发恶性肿瘤。

基于上述传统细胞毒性抗肿瘤药物的不良反应问题，现代抗肿瘤药物的研发方向，已经转向针对新机制的非细胞毒性药物方向发展，如分子靶向抗肿瘤药物、肿瘤细胞诱导分化剂、免疫增强剂等。

目标检测10-1

答案解析

一、单选题

1. 环磷酰胺属于下列哪种抗肿瘤药物
   A. 氮芥类烷化剂　B. 乙撑亚胺类烷化剂　C. 亚硝基脲类烷化剂
   D. 抗肿瘤抗生素　E. 抗肿瘤植物药
2. 下列哪个药物不属于抗肿瘤植物药
   A. 长春新碱　B. 紫杉醇　C. 羟喜树碱　D. 鬼臼毒素　E. 依托泊苷
3. 下列哪个药物不属于抗代谢药
   A. 甲氨蝶呤　B. 氟尿嘧啶　C. 巯嘌呤　D. 卡莫司汀　E. 阿糖胞苷

4. 下列哪个药物不是通过干扰核酸生物合成起到抗肿瘤作用的药物

A. 甲氨蝶呤　B. 巯嘌呤　C. 氟尿嘧啶　D. 阿糖胞苷　E. 顺铂

5. 抗肿瘤药物的远期毒性是指

A. 骨髓抑制　B. 消化道反应　C. 第二原发恶性肿瘤

D. 泌尿系统毒性　E. 皮肤及毛发损害

二、多选题

1. 抗有丝分裂的药物有

A. 长春碱　B. 喜树碱　C. 紫杉醇　D. 米托蒽醌　E. 氟尿嘧啶

2. 烷化剂类抗肿瘤药物的结构类型包括

A. 氮芥类　B. 磺酰脲类　C. 乙撑亚胺类　D. 亚硝基脲类

E. 金属铂配合物

3. 非增殖细胞群中不具有增殖能力的细胞是

A. 静止期（G_0）细胞　B. 无增殖能力细胞　C. 分化细胞

D. S 期细胞　E. 死亡细胞

书网融合……

知识回顾　微课 1

第二节　常用抗肿瘤药物

PPT

一、烷化剂

烷化剂是临床最早使用的一类抗肿瘤药物，这类药物共同的特点是进入体内后能形成缺电子活泼中间体或活泼亲电基团，与 DNA、RNA 或某些酶等生物大分子中富电子基团（如氨基、羟基、羧基、巯基等）以共价键结合，使其丧失生物活性。按化学结构分，目前临床上使用的烷化剂类药物可分为氮芥类（如环磷酰胺）、磺酸酯及多元醇类（如白消安）、金属铂配合物（如顺铂、卡铂、奥沙利铂）、乙撑亚胺类（如噻替哌）和亚硝基脲类（如卡莫司汀）等。

环磷酰胺　Cyclophosphamide

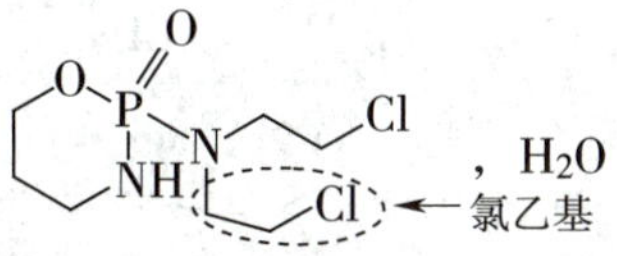

【化学名】 *P*－[*N*,*N*－双(*β*－氯乙基)]－1－氧－3－氮－2－磷杂环己烷－*P*－氧化物一水合物。

【性状】 本品为白色结晶或结晶性粉末，失去结晶水即液化。易溶于乙醇，可溶于水和丙酮。

【稳定性】 本品为氮芥与磷酰胺基结合的化合物，水溶液不稳定，在 pH 4～6 时，磷酰胺基会开环；在加热情况下易分解，从而失去生物烷化作用。

【鉴别】将本品与无水碳酸钠加热熔融后，放冷，加水溶解，过滤；滤液中加入硝酸酸化后，显氯化物与磷酸盐的鉴别反应。

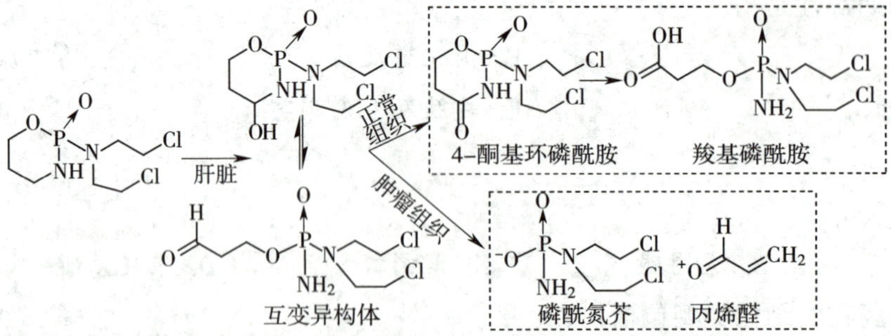

图 10－1　环磷酰胺在体内的代谢过程

即学即练 10－1

环磷酰胺在体内分解出哪些抗肿瘤活性物质

A. 丙烯醛　　B. 羧基磷酰胺　　C. 羧基磷酰胺

D. 磷酰氮芥　　E. 4－酮基环磷酰胺

答案解析

【药理作用与临床应用】 本品抗瘤谱广，对恶性淋巴瘤效果好，对急性淋巴细胞白血病、多发性骨髓瘤、神经母细胞瘤、肺癌、乳腺癌、卵巢癌等均有效。

【不良反应】 最常见的不良反应为骨髓抑制。大剂量还可引起出血性膀胱炎，可能与其代谢产物丙烯醛经泌尿道排泄相关，为减轻其膀胱毒性，应适度多饮水，也可同时应用尿路保护剂美司钠。

实例分析 10－1

实例　患者，女，60 岁，双侧乳腺癌手术后 50 余天，因腰背部疼痛加重 2 天入院。医嘱给予"紫杉醇 120mg，环磷酰胺 0.8g iv. gtt"方案进行化疗，治疗期间出现，血尿等出血性膀胱炎症状。

讨论　1. 产生出血性膀胱炎的原因？

2. 如何减轻此症状？

答案解析

白消安　Busulfan

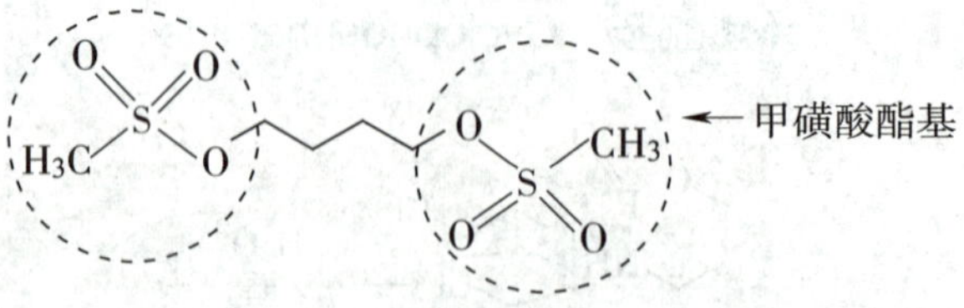

【化学名】 1，4－丁二醇二甲磺酸酯，又名马利兰。

【性状】 本品为白色结晶性粉末；几乎无臭。本品溶于丙酮，微溶于水和乙醇。

【化学性质】 本品在碱性水溶液中水解生成丁二醇，继续脱水生成具有特臭的四氢呋喃，可利用此性质进行鉴别。

【鉴别】本品加入硝酸钾和氢氧化钾加热熔融，放冷，加水溶解，再加入稀盐酸酸化，最后加入氯化钡试液，生成白色沉淀。

【药理作用】本品属于双功能烷化剂，在体内甲磺酸酯基离去后可与 DNA、氨基酸、蛋白质中富电子基团烷基化，使其失去生物学活性。小剂量白消安即可明显抑制粒细胞生成，对慢性粒细胞性白血病有显著疗效，但对慢性粒细胞性白血病的急性病变无效。

【临床应用】主要用于治疗慢性粒细胞性白血病，也可用于原发性血小板增多症、真性红细胞增多症等慢性骨髓增生性疾病。

【不良反应】主要的不良反应是消化道反应和骨髓抑制。长期大剂量使用可导致闭经或睾丸萎缩。

顺铂 Cisplatin

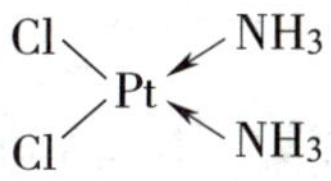

【化学名】顺式 - 二氨二氯铂。

【性状】本品为亮黄色至橙黄色的结晶性粉末；无臭。易溶于二甲基亚砜，略溶于 *N*，*N* - 二甲基甲酰胺，微溶于水，在乙醇中不溶。

【稳定性】①本品在室温下，对空气和光照是稳定的，但在水溶液中不稳定，生成顺铂一水合物、顺铂二水合物，进一步水解生成剧毒的顺铂聚合物 - 1 和顺铂聚合物 - 2，但这些聚合物在生理盐水中不稳定，可迅速完全转化为顺铂，因此供临床使用的是含有甘露醇和氯化钠的冷冻干粉制剂，临用前用注射用水溶解。②本品加热至 170℃时即转化为无活性的反式异构体，溶解度降低，颜色发生变化；继续加热至 270℃，分解成金属铂。

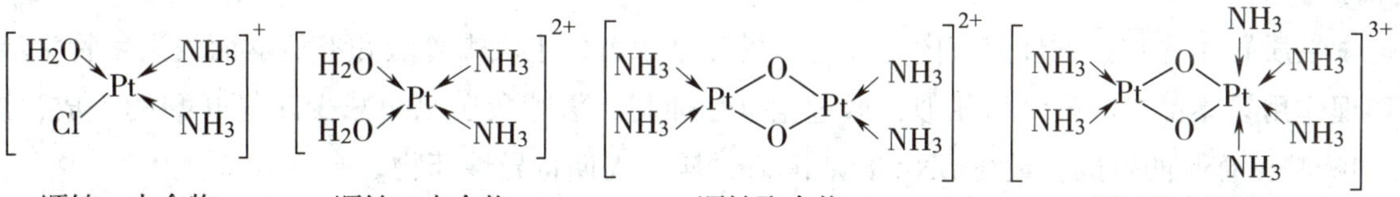

顺铂一水合物　　顺铂二水合物　　顺铂聚合物-1　　顺铂聚合物-2

【药理作用与临床应用】本品被公认为目前治疗睾丸癌和卵巢癌的一线药物。也可用于治疗肺癌、乳腺癌、膀胱癌、前列腺癌、恶性淋巴癌及白血病等。

【不良反应】本品长期应用易产生耐药性，并易产生严重的肾毒性、耳毒性、神经毒性及胃肠道毒性。

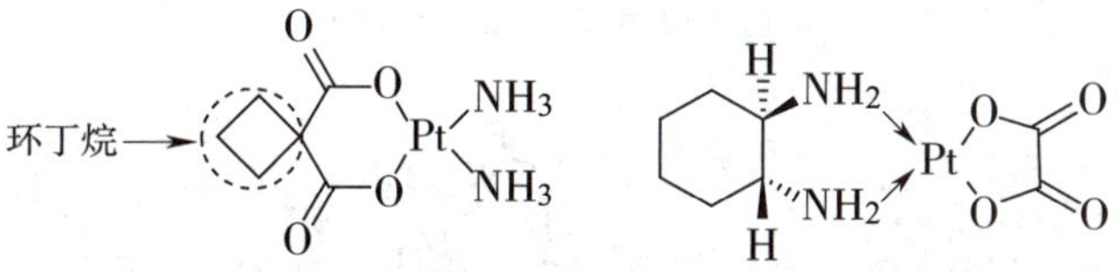

卡铂　　奥沙利铂

卡铂（Carboplatin）　本品是 20 世纪 80 年代设计开发的第二代金属铂配合物，其抗瘤谱、生物活性均与顺铂相似，与顺铂有交叉耐药性；其优点是肾毒性、耳毒性等不良反应比顺铂轻，水溶性是顺铂的 16 倍，化学稳定性好。

奥沙利铂（Oxaliplatin）　本品是 20 世纪 90 年代设计开发的第三代金属铂配合物，是铂类配合物中第一个明显对结肠癌有效的广谱抗癌药物，具有水溶性高、毒性低、抗瘤谱广、与顺铂和卡铂交叉耐药性低等优点。

二、抗代谢药

抗代谢药的化学结构与核酸代谢所必需的物质如叶酸、嘌呤、嘧啶等相似，通过干扰核酸代谢，导致肿瘤细胞死亡。理论上由于肿瘤细胞增生活跃，抗代谢药的选择性高，但实际上抗代谢药对自身增殖较快的正常细胞如骨髓、消化道上皮细胞也存在杀伤作用。

抗代谢药相对于烷化剂的抗瘤谱要窄，但由于抗代谢药的作用靶点各异，交叉耐药性相对较少。常用的抗代谢药物有叶酸类抗代谢药、嘧啶类抗代谢药和嘌呤类抗代谢药。

（一）叶酸类抗代谢药

甲氨蝶呤 Methotrexate

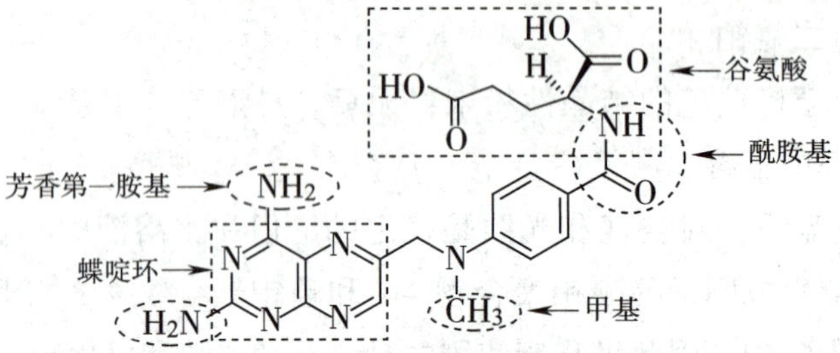

【化学名】L-(+)-N-[4-[[(2,4-二氨基-6-蝶啶基)甲基]甲氨基]苯甲酰基]谷氨酸。

【性状】本品为橙黄色结晶性粉末。易溶于稀碱溶液，溶于稀盐酸；几乎不溶于水、乙醇、三氯甲烷或乙醚。

【化学性质】本品在强酸性溶液中不稳定，酰胺基水解，生成蝶呤酸和谷氨酸而失去生物学活性。

【药理作用】本品与叶酸结构相似，通过竞争性抑制二氢叶酸还原酶减少四氢叶酸的生成，进而干扰嘌呤和嘧啶核苷酸的合成，最终 DNA 合成障碍，属于周期特异性药物。

【临床应用】主要用于儿童急性白血病疗效显著，也可用于绒毛膜上皮细胞癌、恶性葡萄胎、头颈部肿瘤、肺癌、肝癌、卵巢癌和消化系统肿瘤等。

【不良反应】常见的为消化道反应，对骨髓的抑制也较明显，表现为白细胞、血小板甚至全血细胞的下降。肾功能不全患者或大剂量使用甲氨蝶呤引起中毒时，可用亚叶酸钙解救。

（二）嘧啶类抗代谢药

氟尿嘧啶 Fluorouracil

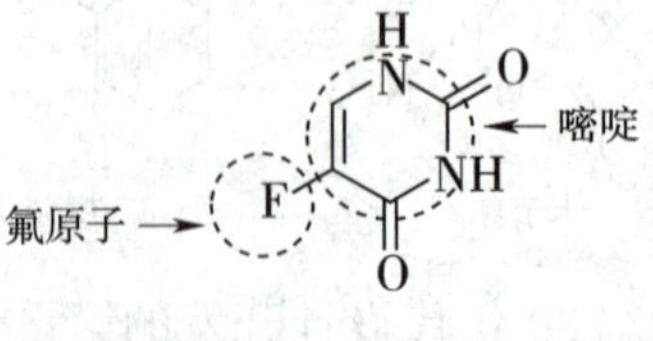

【化学名】5-氟-2,4(1H,3H)-嘧啶二酮，又名 5-FU。

【性状】本品为白色或类白色的结晶或结晶性粉末。易溶于稀盐酸或 NaOH 溶液，略溶于水，微溶于乙醇，几乎不溶于三氯甲烷。

【化学性质和稳定性】本品对水和空气较稳定，在亚硫酸钠水溶液中较不稳定。首先亚硫酸氢根离子在氟尿嘧啶 C－5，C－6 双键上进行加成反应，形成不稳定的 5－氟－5，6－二氢－6－磺酸尿嘧啶，然后可能脱去 5 位氟原子，生成 6－磺酸基尿嘧啶；若在强碱性环境下，则在 3，4 位酰胺基上开环，最后生成 2－氟－3－脲丙烯酸和氟丙醛酸。

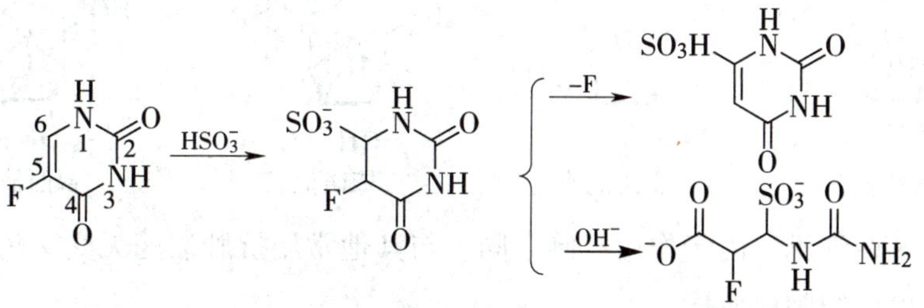

【药理作用】 本品为尿嘧啶抗代谢物。在体内转变为 5－氟尿嘧啶脱氧核苷酸，通过抑制脱氧胸苷酸合成酶，阻止脱氧胸苷酸的合成，进而影响 DNA 的合成，属于细胞周期特异性药物。抗瘤谱广，是治疗实体瘤的首选药物，对绒毛膜上皮细胞癌及恶性葡萄胎疗效显著，对结肠癌、直肠癌、胃癌、乳腺癌和头颈部肿瘤均有效。

【临床应用】 主要用于绒毛膜上皮细胞癌、恶性葡萄胎及消化系统肿瘤的治疗，如食管癌、胃癌、结肠癌、直肠癌等。也可用于乳腺癌、卵巢癌、宫颈癌、膀胱癌、前列腺癌等的治疗。

【不良反应】 较大，可引起严重的消化道反应和骨髓抑制等不良反应。

根据氟尿嘧啶的结构特点，对 1 位 N 进行改造，得到了一系列氟尿嘧啶的衍生物，大多为前药，在体内转化为氟尿嘧啶起作用。

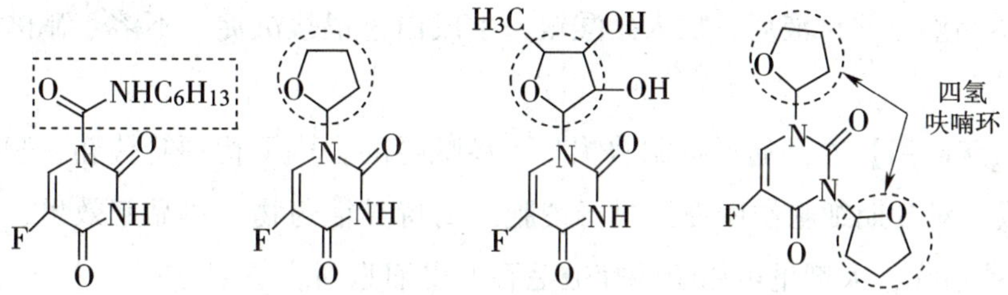

卡莫氟　　替加氟　　去氧氟尿苷　　双喃氟啶

卡莫氟、替加氟、去氧氟尿苷和双喃氟啶均为氟尿嘧啶的衍生物，口服后在体内转化为氟尿嘧啶，作用时间长，抗瘤谱广，化疗指数高，毒性降低，临床用途与氟尿嘧啶相似。

盐酸阿糖胞苷　Cytarabine Hydrochloride

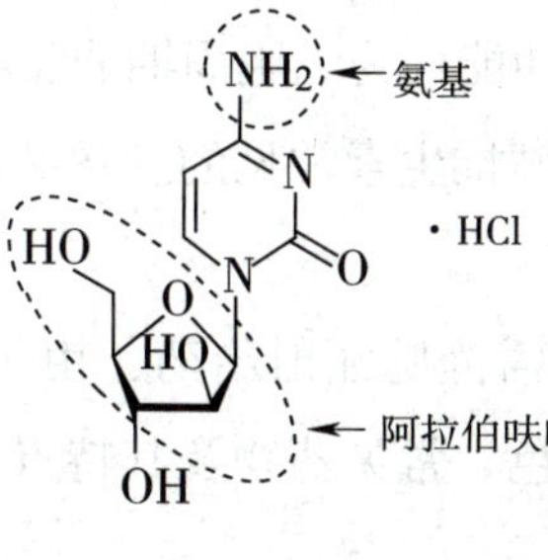

【化学名】 1－β－D－阿拉伯呋喃糖基－4－氨基－2(1*H*)－嘧啶酮。

【性状】 本品为白色或类白色细小针状结晶或结晶性粉末。极易溶于水，略溶于乙醇，几乎不溶于乙醚。

【药理作用与临床应用】 在体内转化为三磷酸阿糖胞苷，通过抑制 DNA 多聚酶的活性而干扰 DNA

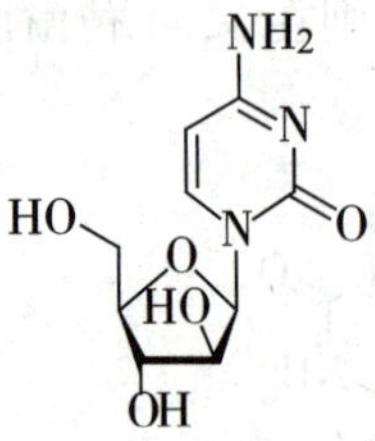
阿糖胞苷

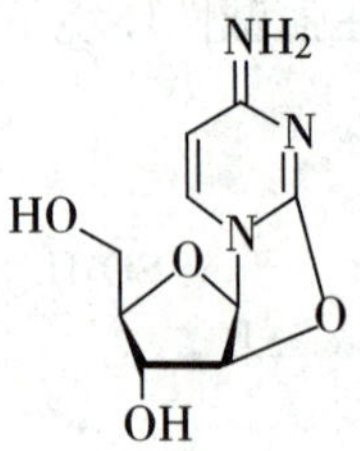
安西他滨

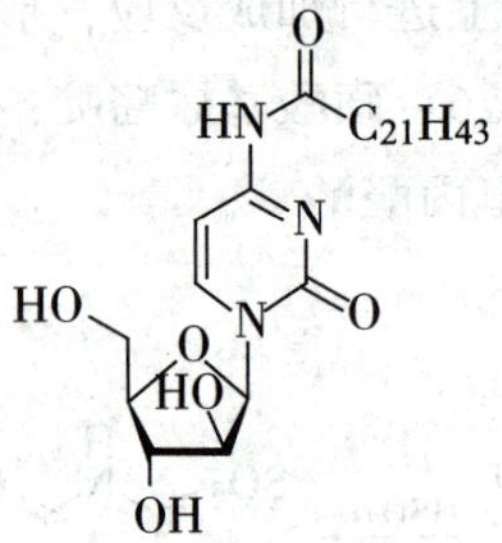
依诺他滨

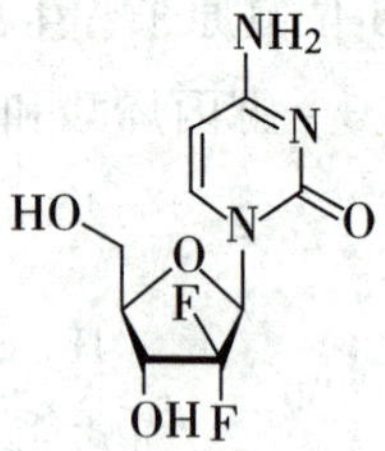
吉西他滨

的合成，主要作用于S期细胞。由于作用机制不同，与其他常用抗肿瘤药无交叉耐药性。主要用于成人急性粒细胞白血病或单核细胞白血病。

【不良反应】 消化道反应和骨髓抑制是其主要的不良反应。静脉注射可致静脉炎。

（三）嘌呤类抗代谢药

巯嘌呤 Mercaptopurine

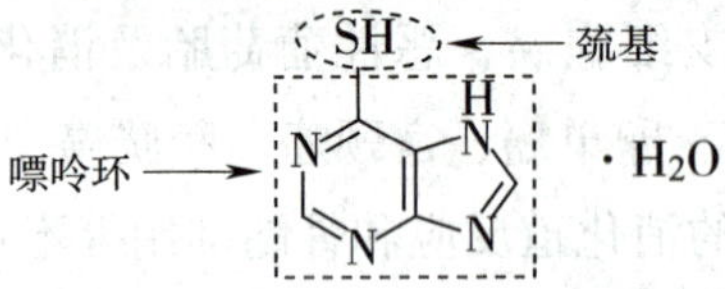

【化学名】 6－嘌呤硫醇一水合物。

【性状】 本品为黄色结晶性粉末，无臭，味微甜。极微溶于水或乙醇，几乎不溶于乙醚。

【化学性质】 本品溶于氨试液后，加入硝酸银，生成白色银盐沉淀，不溶于硝酸，可用于巯嘌呤的鉴别。

【药理作用与临床应用】 本品通过抑制腺嘌呤、鸟嘌呤的合成干扰嘌呤代谢，阻碍核苷酸合成，进而影响DNA的合成，对S期细胞作用强，属于细胞周期特异性药物。本品起效慢，主要用于急性淋巴细胞性白血病的维持治疗，大剂量可用于治疗绒毛膜上皮细胞癌。

【不良反应】 常见的不良反应有骨髓抑制和消化道反应。

三、抗肿瘤抗生素

抗肿瘤抗生素是由微生物的代谢产物中分离提纯得到的具有抗肿瘤活性的化学成分。这些抗生素多直接作用于DNA或嵌入DNA干扰其模板功能，为细胞周期非特异性药物。根据其化学结构，可分为蒽醌类和多肽类抗肿瘤抗生素。蒽醌类抗肿瘤抗生素常见的有丝裂霉素、柔红霉素、多柔比星等，多肽类抗肿瘤抗生素有放线菌素D、博来霉素等。

蒽醌类抗肿瘤抗生素口服无活性，常需静脉注射给药，由于共轭蒽醌环的存在，该类药物多呈红色，代谢产物经尿液排泄使得尿液也呈红色。常见药物及其特点见表10－1。

四、抗肿瘤植物成分药

从植物中分离提纯药物属于天然药化的内容，但从天然产物出发，进行结构修饰，采用半合成方法得到高效低毒的抗肿瘤药物是抗肿瘤药物研发的一种重要方法，近年来发展较快。

表 10－1 常见抗肿瘤抗生素

类别	药物名称及其结构	主要作用及不良反应
蒽醌类	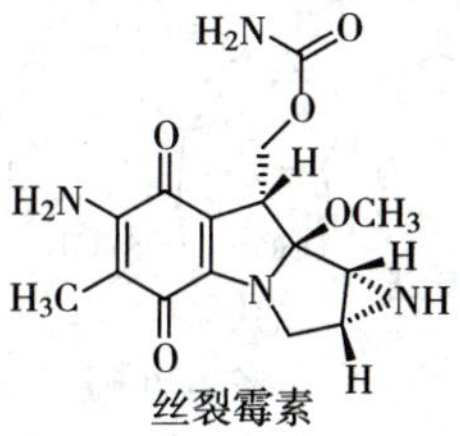 丝裂霉素	主要用于治疗胃肠道肿瘤、乳腺癌、宫颈癌、膀胱癌和肺癌。不良反应主要有骨髓抑制
	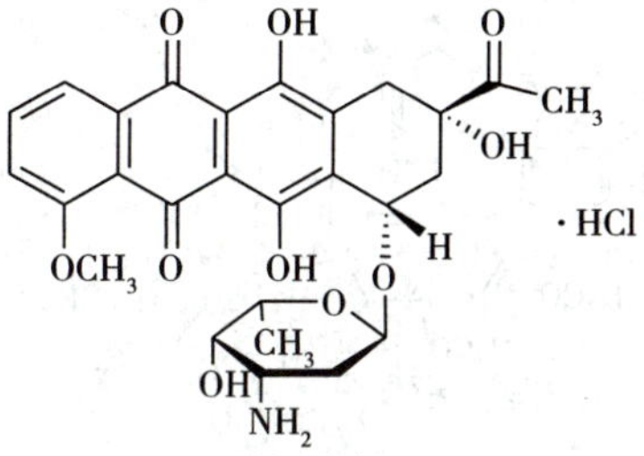 柔红霉素	主要用于治疗急性粒细胞性白血病和急性淋巴细胞性白血病。主要不良反应是骨髓抑制和心脏毒性
	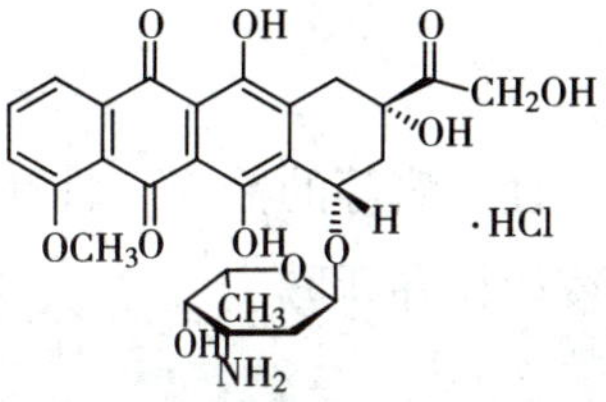 多柔比星	主要用于防治乳腺癌、卵巢癌、肺癌、甲状腺癌等。不良反应是骨髓抑制和心脏毒性
多肽类	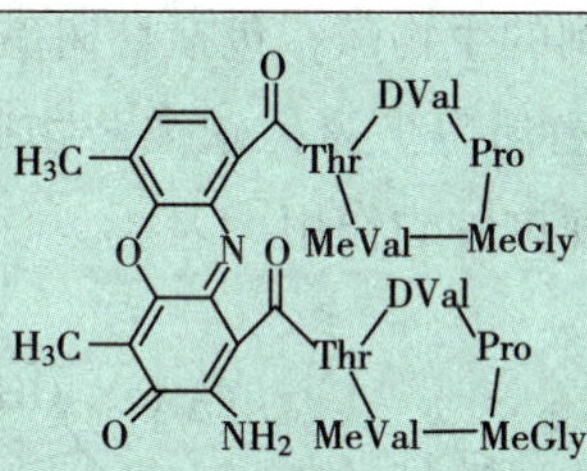 放线菌素D	主要用于治疗肾母细胞瘤、霍奇金淋巴瘤、恶性葡萄胎等。主要不良反应有胃肠道反应和骨髓抑制

（一）长春碱类

长春碱类是从夹竹桃科植物长春花中提取的生物碱，临床常见的有天然产物长春碱、长春新碱，经结构修饰（图 10－2）得到的长春地辛以及半合成长春碱衍生物长春瑞滨。长春碱类主要通过与微管蛋白结合，阻止微管蛋白双微体聚合成为微管，同时也能诱导微管解聚，抑制纺锤体的形成，从而抑制肿瘤细胞分裂增殖起到抗肿瘤作用。

长春碱是长春碱类药物的代表。主要用于实体瘤的治疗，对恶性淋巴瘤、单核细胞白血病等亦有效。长春新碱又名醛基长春碱，化学结构上是将长春碱的二氢吲哚核的 $N-CH_3$ 用 N－CHO 取代，主要用于急慢性白血病、恶性淋巴瘤、小细胞肺癌及乳腺癌的治疗。长春新碱与长春碱之间没有交叉耐药现象；不良反应与长春碱相似；两者对光均敏感，应避光保存，静脉滴注时也应注意避光。

长春地辛是长春碱 C－3 位酯基转化为酰胺基，C－4 位脱乙酰基得到的半合成衍生物，其对移植性动物肿瘤的作用是长春碱的 10 倍，临床主要用于治疗急性淋巴细胞性白血病，恶性淋巴瘤。长春瑞滨是另一个典型的半合成衍生物，对肺癌，尤其是非小细胞肺癌疗效显著，是美国 FDA 认证的用于非小

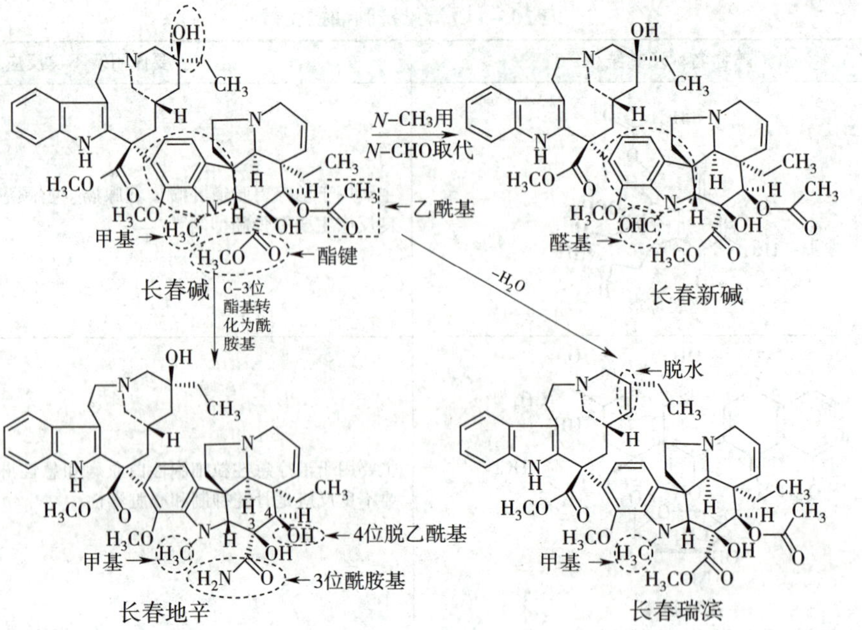

图 10－2　长春碱类药物的经结构修饰

细胞肺癌的一线药物，也用于恶性淋巴瘤、乳腺癌、卵巢癌、食管癌等的治疗。骨髓抑制是其常见的不良反应，多在停药后 7 天恢复，神经毒性不良反应低于长春碱和长春新碱。

（二）喜树碱类

喜树碱类是从我国特有的珙桐科植物喜树中分离提纯得到的生物碱，包括喜树碱和羟喜树碱，后来通过结构改造获得了一些喜树碱衍生物，如伊立替康、拓扑替康等。喜树碱类药物通过抑制 DNA 拓扑异构酶Ⅰ，使 DNA 复制转录受阻，导致 DNA 单链断裂而发挥抗肿瘤作用。

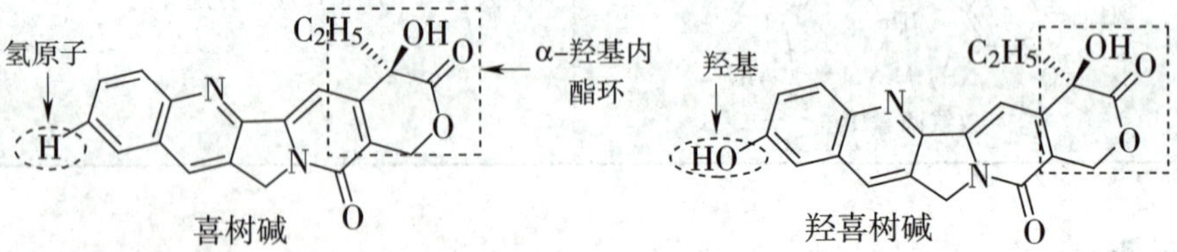

喜树碱是五个环稠和形成的内酯生物碱，α－羟基内酯环的存在是抗肿瘤活性的必需条件；不溶于水，也几乎不溶于有机溶剂；结构中含有的两个氮原子碱性均比较弱，不能与酸形成稳定的盐，这样的结构特点给临床应用带来了很大的困难。后来又从喜树中分离得到了羟喜树碱，虽然含量低于喜树碱，且仍然存在不溶于水，在有机溶剂中溶解度低的缺点，但研究发现其抗肿瘤活性较高、毒性较小，临床上常用羟喜树碱注射给药治疗肝癌、胃癌、头颈部癌、膀胱癌和直肠癌等。

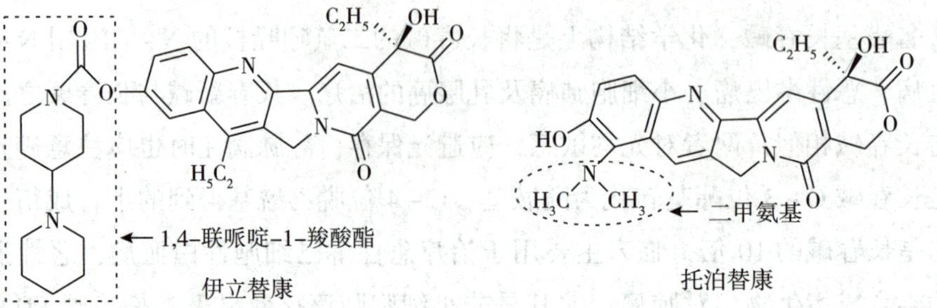

20 世纪 80 年代后期，设计合成了一些水溶性较大，毒性较低的喜树碱衍生物，同时由于取代基团的引入，增强了碱性，临床主要以盐酸盐的形式供药用。伊立替康临床主要用于大肠癌、子宫颈癌、卵巢癌、小细胞和非小细胞肺癌的治疗。托泊替康主要用于转移性卵巢癌经一线化疗失败者，对小细胞肺癌、乳腺癌、结肠癌等的疗效也较好。

（三）紫杉烷类

紫杉烷类药物紫杉醇最初是从短叶红豆杉的树皮中提取得到的，但受限于含量低（最高为 0.07%），加之树木生长缓慢、剥皮后树木将死亡、不能再生等缺点，美国多个实验室尝试通过不同路线已经成功全合成得到紫杉醇，但由于合成步骤复杂，成本高昂，目前均无工业应用价值，现临床所使用的紫杉醇多从浆果紫杉的叶子中提取得到原料，再经半合成获得。

常见的药物有紫杉醇、多西他赛和卡巴他赛。它们共有的结构特点是含有二萜的紫杉烷骨架，三者的不同之处在 C－7 位（R_1）、C－10 位（R_2）和 C－13 位（R_3）侧链。紫杉烷类药物主要通过诱导微管蛋白聚合形成微管，同时抑制所形成的微管解聚，从而导致微管束排列异常，使细胞不能形成正常的有丝分裂纺锤体，从而使细胞分裂停滞于 G_2/M 期，导致细胞死亡。

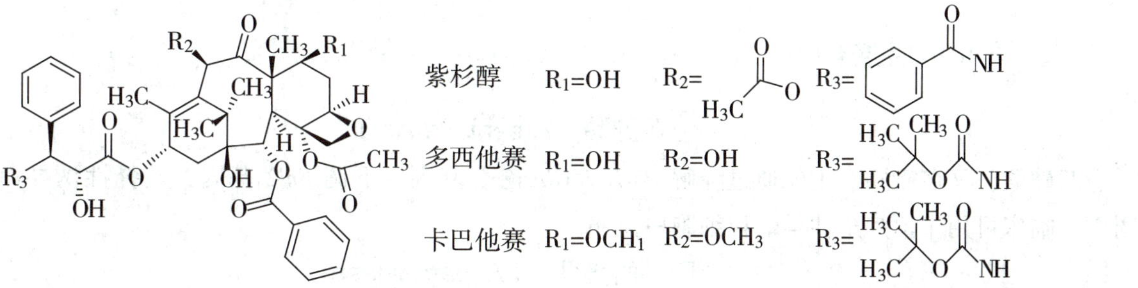

紫杉醇为广谱抗肿瘤药物，主要用于卵巢癌、乳腺癌、非小细胞肺癌等的治疗，但紫杉醇水溶性较低，做成制剂时常需要选择表面活性剂聚环氧化蓖麻油助溶，助溶剂的加入易引起血管舒张、血压下降及过敏反应等问题，因此对紫杉醇进行结构改造就集中在提高其水溶性方面，得到的紫杉烷类衍生物有多西他赛和卡巴他赛。多西他赛的水溶性优于紫杉醇，抗瘤谱更广，毒性更低，临床主要用于治疗晚期乳腺癌、卵巢癌、非小细胞肺癌，对头颈部癌、小细胞肺癌、胃癌、胰腺癌、黑色素瘤等。卡巴他赛 2010 年被美国食品药品监督管理局（FDA）批准用于激素难治性前列腺癌的治疗。

（四）鬼臼毒素类

鬼臼毒素是从喜马拉雅鬼臼和美鬼臼的根茎中提取得到的生物碱，尽管抗肿瘤作用强，但由于毒性反应严重，无临床实用价值。4 位差向异构化得到的表鬼臼毒素类可明显增强对肿瘤细胞增殖抑制作用，同时降低不良反应，继续经结构改造，得到高效低毒的依托泊苷和替尼泊苷。

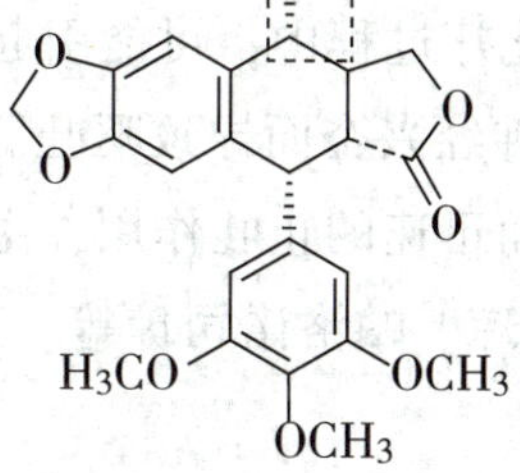

鬼臼毒素

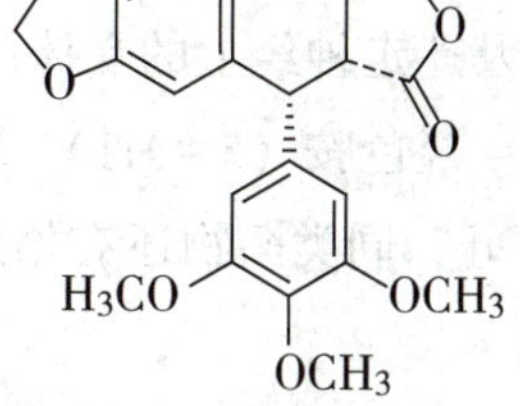

表鬼臼毒素

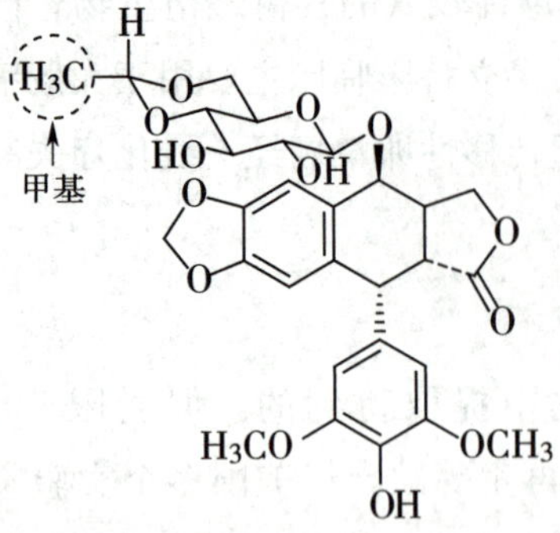

依托泊苷

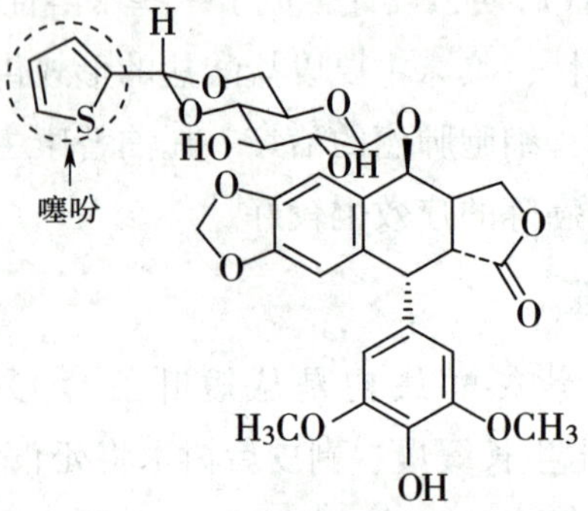

替尼泊苷

依托泊苷通过作用于 DNA 拓扑异构酶Ⅱ，形成药物 – 酶 – DNA 稳定复合物，阻碍 DNA 修复，导致 DNA 断裂。由于增殖期细胞内 DNA 拓扑异构酶Ⅱ表达水平较高，所以增殖期细胞对依托泊苷更敏感。实验发现，当药物在体内消除后，损伤的 DNA 可以修复，从而降低了其细胞毒作用。临床主要用于小细胞肺癌、淋巴瘤、睾丸肿瘤等的治疗，对卵巢癌、乳腺癌、神经母细胞瘤也有效。替尼泊苷中噻吩基团的引入提高了脂溶性，使药物可跨过血 – 脑屏障，是脑瘤的首选药物。

五、其他抗肿瘤药

亚砷酸 Arsenious Acid

亚砷酸，又名砒霜。主要通过降解 *PML/RARa* 融合基因，下调 *Bcl2* 基因，选择性诱导白血病细胞凋亡。临床可用于治疗急性早幼粒细胞白血病。

门冬酰胺酶 LAsparaginase

正常细胞能合成 L – 门冬酰胺，而某些肿瘤细胞不能合成 L – 门冬酰胺，L – 门冬酰胺酶可将血液中的门冬酰胺水解，使得肿瘤细胞缺乏生长必需的门冬酰胺而抗肿瘤。本品主要用于急性淋巴细胞性白血病。常见的不良反应有消化道反应。

六、化疗辅助药

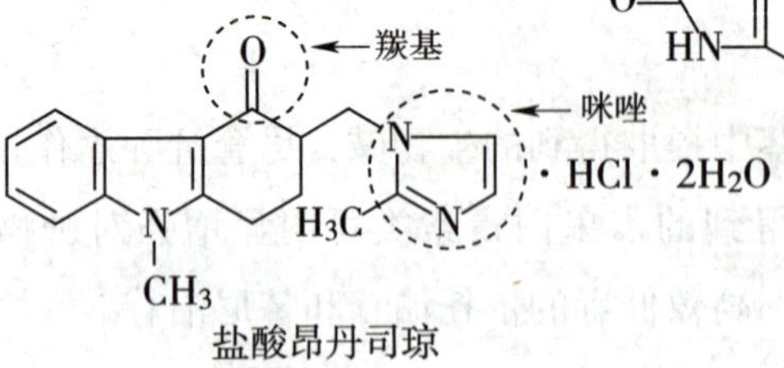

盐酸昂丹司琼

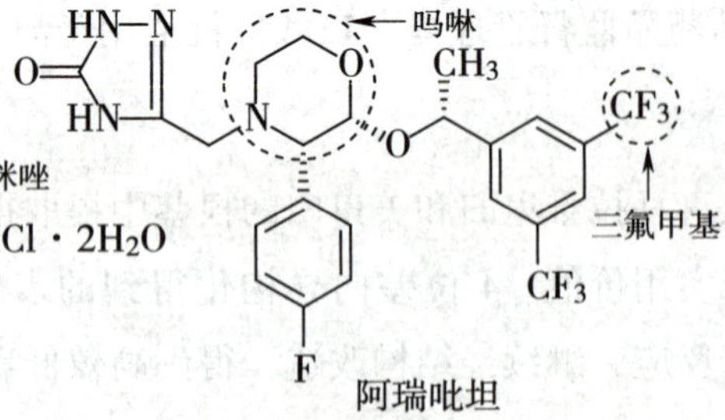

阿瑞吡坦

盐酸昂丹司琼（Ondansetron Hydrochloride） 在放、化疗过程中，可能引起小肠嗜铬样细胞释放 5 – HT，5 – HT 与中枢及迷走神经上的受体结合后引起迷走神经兴奋而导致呕吐。昂丹司琼通过选择性阻断中枢及迷走神经 5 – 羟色胺（5 – HT）受体，产生强大而迅速的止吐作用，主要用于强致吐化疗药物和放疗引起的强烈呕吐，同类药物还有格雷司琼、托烷司琼、帕洛诺司琼等。不良反应主要有头晕、头痛、腹泻或便秘等。

阿瑞吡坦（Aprepitant） 本品对 5 – HT 受体亲和力很低，为中枢和外周神经激肽 – 1（NK – 1）受体拮抗药，对 NK－1 受体选择性高，可抑制 NK－1 受体的内源性激动药 P 物质引起的呕吐。本品与昂丹司琼等止吐药合用，可预防高度致吐性抗肿瘤药物如顺铂、环磷酰胺、阿霉素等引起的呕吐。

目标检测10－2

答案解析

一、单选题

1. 化疗辅助药昂丹司琼的作用靶点是

A. 5－羟色胺受体　B. 神经激肽－1 受体　C. 肾上腺素受体
D. 胆碱受体　E. 酪氨酸激酶

2. 环磷酰胺特有的不良反应是

A. 心脏毒性　B. 膀胱毒性　C. 肝毒性　D. 肾毒性
E. 神经系统毒性

3. 目前治疗睾丸癌和卵巢癌的一线药物

A. 环磷酰胺　B. 甲氨蝶呤　C. 多西他赛　D. 顺铂　E. 白消安

4. 甲氨蝶呤的抗肿瘤作用机制是

A. 抑制 DNA 聚合酶　B. 抑制拓扑异构酶Ⅰ　C. 抑制拓扑异构酶Ⅱ
D. 抑制二氢叶酸合成酶　E. 抑制二氢叶酸还原酶

5. 不可以治疗白血病的是

A. 巯嘌呤　B. 甲氨蝶呤　C. 阿糖胞苷　D. 红霉素　E. 柔红霉素

6. 甲氨蝶呤中毒后用什么药物进行抢救

A. 亚叶酸钙　B. 肾上腺素　C. 氟马西尼
D. 二氢叶酸　E. 叶酸

7. 蒽醌类抗肿瘤抗生素由于共轭蒽醌环的存在，常呈

A. 蓝色　B. 红色　C. 紫色　D. 黄色　E. 绿色

二、多选题

1. 关于巯嘌呤，正确的是

A. 化学名为 6－嘌呤巯醇一水合物
B. 水溶液显弱碱性
C. 前体药物磺巯嘌呤钠水溶性优于巯嘌呤醇
D. 磺巯嘌呤钠的用途与巯嘌呤相同，但显效较慢
E. 主要用于绒毛膜上皮癌、恶性葡萄胎

2. 不属于前药的是

A. 尿嘧啶　B. 他莫昔芬　C. 顺铂　D. 环磷酸胺　E. 长春新碱

3. 不属于抗肿瘤类抗生素的是

A. 阿霉素　B. 长春新碱　C. 红霉素　D. 氯霉素　E. 阿糖胞苷

三、简答题

1. 请简述顺铂注射中加入氯化钠的目的。

2. 请简述环磷酰胺产生膀胱毒性的原因。

书网融合……

知识回顾　　习题

（刘　刚）

第十一章　维生素

学习引导

维生素是指维持人类机体正常代谢功能所必需的微量营养物质，主要作用于机体的能量转移和代谢调节，大多数维生素人体不能合成或合成很少，无法满足正常需求，必须通过食物获取。从分子水平来看，许多维生素是酶的辅酶或是酶的一部分，是各种不同的代谢反应中必需的辅助因素。在正常情况下通过食物摄取不会产生维生素缺乏，但当人体缺乏时会导致一些疾病，如缺乏维生素 A 易患夜盲症，缺乏维生素 C 时易患坏血病，但过量服用维生素 A 也会导致不良反应甚至中毒，应合理使用维生素类药物。

根据溶解性不同，维生素分为脂溶性与水溶性两大类。常用的脂溶性维生素有维生素 A、D、E、K 等；水溶性维生素 B 族、烟酸、烟酰胺及维生素 C 等。

本章主要介绍脂溶性维生素和水溶性维生素，各代表药的结构特征、理化性质、药理作用、临床应用及主要不良反应。

学习目标

1. **掌握**　维生素类药物的分类。维生素 A 醋酸酯、维生素 B、维生素 C、维生素 D_3 的理化性质及基本结构特征、临床应用及主要不良反应。
2. **熟悉**　维生素 E 醋酸酯、维生素 K_3 的理化性质及基本结构特征、临床应用及主要不良反应。

第一节　脂溶性维生素

PPT

一、维生素 A 类

维生素 A 又称视黄醇，是具有脂环烃的不饱和一元醇，包括动物性食物来源的维生素 A_1、A_2 两种，是一类具有视黄醇生物活性的物质。维生素 A_1 多存于哺乳动物及咸水鱼的肝脏中，而维生素 A_2 常存于淡水鱼的肝脏中。

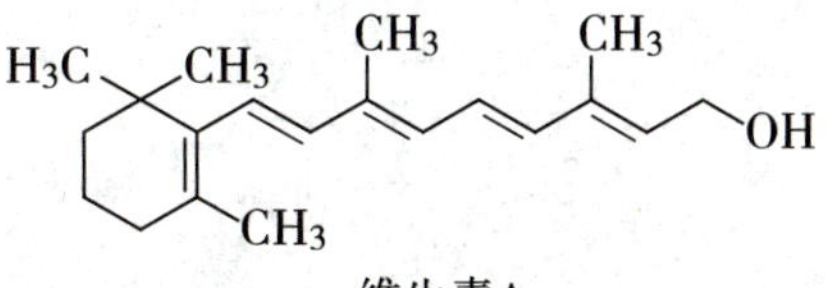

维生素A_1

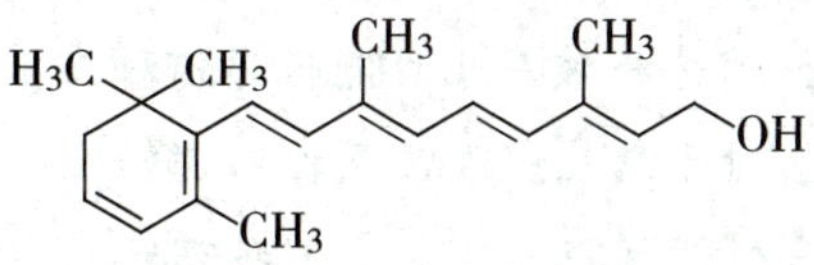

维生素A_2

维生素 A 分子目前发现有 6 种异构体，其中全反式维生素 A_1 最稳定，活性也最强，中国药典中收载的是维生素 A_1 醋酸酯。

植物中主要含有的是维生素 A 原，如 β - 胡萝卜素等，人体中 2/3 的维生素 A 来自于 β - 胡萝卜素。

维生素 A　Vitamin A

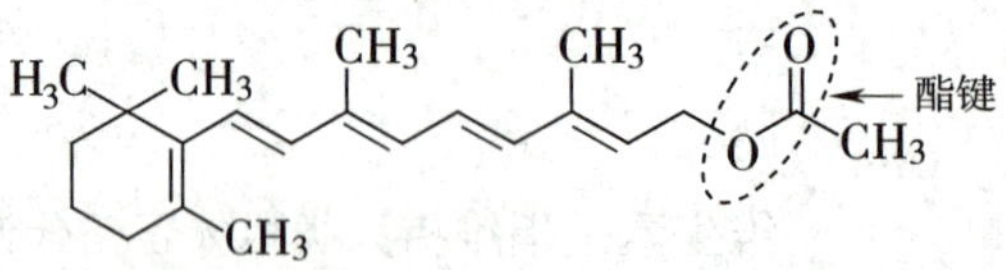

【化学名】（全 - *E* 型）- 3,7 - 二甲基 - 9 -（2,6,6 - 三甲基 - 1 - 环已 - 1 - 烯基）- 2,4,6,8 - 壬四烯 - 1 - 醇醋酸酯

【性状】本品为淡黄色油溶液或结晶与油的混合物（加热至 60 应为澄清溶液）；无臭；在空气中易氧化，遇光易变质。

本品与三氯甲烷、乙醚、环已烷或石油醚能任意混合，在乙醇中微溶，在水中不溶。

【稳定性】①本品在酸、碱或体内酶的催化下，生成维生素 A_1 和醋酸。进而氧化生成视黄醛，后氧化为维生素 A 酸；②维生素 A 对酸不稳定，与无水氯化氢乙醇液接触，可发生脱水反应，形成脱水维生素 A；③本品在光照、空气、加热及重金属离子存在的情况下，可生成环氧化合物，使药物失去活性。

【鉴别】本品的三氯甲烷溶液，加入 25% 的三氯化锑三氯甲烷溶液，即显蓝色，渐变成紫红色。

【药理作用】维生素 A 醋酸酯在体内经酶水解成维生素 A，进一步氧化为视黄醛，后者与视蛋白结合成视紫红质，以维持弱光中人视觉。维生素 A 具有诱导控制上皮组织的分化和生长的作用，为维持其正常功能和结构必需。此外还具有抗氧化作用。

【临床应用】①用于因维生素 A 缺乏引起的夜盲症、眼干燥症、结膜炎、角膜软化，皮肤干燥、粗糙及黏膜抗感染能力降低的治疗；②用于妊娠、哺乳期妇女和婴儿适量补充；③用于上皮癌与食管癌，有一定的防治意义。

【不良反应】长期大剂量服用，导致维生素 A 过多，甚至发生急性中毒或慢性中毒，表现为食欲不振、皮肤发痒、毛发干枯、脱发、口唇开裂，烦躁、颅内压增高，婴儿前囟隆起，低热、高钙血症、骨痛等。过量服用可导致肝、肾损害，孕妇可致胎儿畸形。

二、维生素 D 类

维生素 D 有多种，它们都属于甾醇衍生物：主要是 D_2 和 D_3。在鱼肝、奶、蛋黄中均含有维生素 D_3。在植物中含有的麦角甾醇，经紫外线照射后，可转化为人体所利用的维生素 D_2，人体皮肤下面所含的 7 - 脱氢胆甾醇，经日光照射后可转化为 D_3，因此多晒太阳可预防维生素 D 缺乏。

实例分析 11 - 1

实例　女性患儿，1 岁 7 个月，因生长发育迟缓伴多汗，惊厥发作而入院。体检有骨骼畸形改变，实验室检查见血钙降低。

讨论　1. 试分析该患儿可能罹患何种疾病？

2. 对于患儿出现惊厥作何解释？

3. 针对该患儿可采取何种药物治疗措施？

答案解析

维生素 D_3　Vitamin D_3

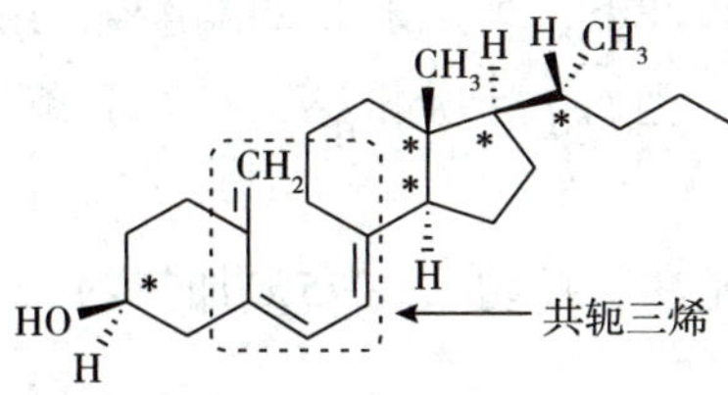

【化学名】9，10－开环胆甾－5，7，10(19)－三烯－3β－醇。

【性状】无色针状结晶或白色结晶性粉末，无臭，遇光或空气均易变质。极易溶于丙酮，乙醇，三氯甲烷，略溶于植物油中，不溶于水。

【稳定性】本品在17位侧链中因无双键，故其稳定性强于维生素 D_2，但遇空气和光仍可变质，故宜遮光，充氮保存。

【鉴别】本品的三氯甲烷溶液加乙酸酐与浓 H_2SO_4 振摇，溶液初显黄色，渐变为红色，迅速变为紫色，最后为绿色。

【药理作用】本品无生理活性，必须在肝中生成25－OH－D_3，在肾转变成1α，25－（OH)$_2$－D_3才具有生理活性，主要促进小肠黏膜对钙、磷的吸收，增加肾小管对钙、磷重吸收。维生素D维持体内血钙、血磷平衡也有作用。

【临床应用】主要用于佝偻病的防治、骨软化症、婴儿手足抽搐及老年性骨质疏松症等。

【不良反应】长期过量服用，可出现高钙血症、软骨组织钙化和胃肠道反应等。

答案解析

即学即练 11－1

临床上用于调节钙、磷代谢，治疗佝偻病、软骨病的药物是

A. 维生素A　B. 维生素 D_3　C. 维生素C　D. 维生素 B_1　E. 维生素 K_3

三、维生素E类

维生素E是一类生理活性相似、具有生育酚基本结构的天然化合物的统称，结构为生育酚和生育三烯酚两类。有8种异构体，分别是α、β、γ、δ生育酚及α、β、γ、δ生育三烯酚。其中α－生育酚的活性最强，常以α－生育酚代表维生素E。它们的分布以麦胚油、花生油、玉米油中含量最丰富。

维生素E醋酸酯　Vitamin E Acetate

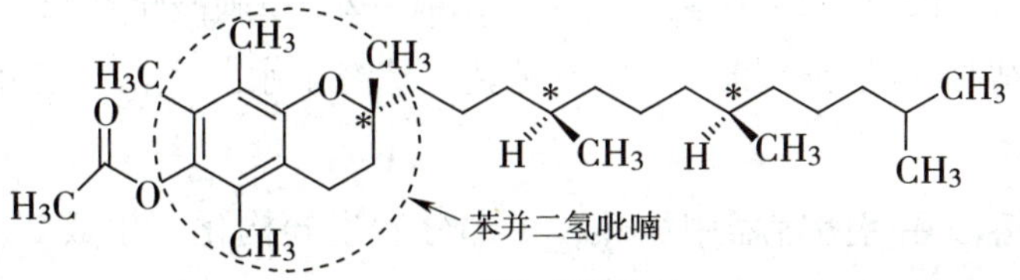

天然型维生素E

【化学名】天然型(±)－2,5,7,8－四甲基－2－(4,8,12－三甲基－十三烷基)－6－苯并二氢吡喃醇乙酸酯。

【性状】本品为微黄色至黄色或黄绿色澄清的黏稠液体；几乎无臭；遇光色渐变深。天然型放置会固化，25°C左右熔化。本品在无水乙醇、丙酮、乙醚或植物油中易溶，在水中不溶。含手性中心，但

药用外消旋体。

【稳定性】 本品稳定性较好，在无氧条件下，维生素E的醋酸酯与氢氧化钾醇溶液共热至200℃时，不被破坏仅水解为游离的消旋α－生育酚，但对氧十分敏感，在有氧条件下，一旦生成消旋α－生育酚，遇光、空气迅速氧化成醌。

【鉴别】 本品加无水乙醇溶解后，加硝酸，摇匀，在75℃加热约15分钟，溶液显橙红色。

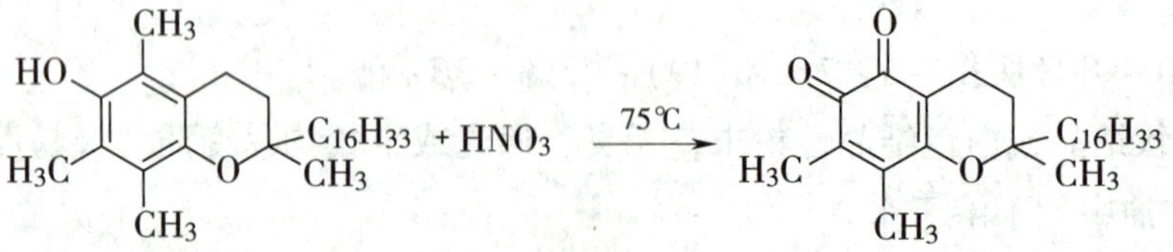

生育红

【药理作用】 ①维持正常生育功能；②抗氧化作用；③具有清除体内含氧自由基功能，减轻氧自由基对细胞膜的损伤；④改善脂质代谢。

【临床用途】 用于习惯性流产、先兆流产、不育症；进行性肌营养不良症、防治动脉粥样硬化；早产儿溶血性贫血治疗；外用于冻疮、多形性红斑、色素性紫癜性皮肤病等。

【不良反应】 较少，大量应用可引起视力模糊、腹泻、头晕、头痛、恶心及胃痉挛、乏力软弱，并可导致血小板聚集及血栓形成。妇女可致月经过多或闭经等，停药后消失。

四、维生素K类

维生素K最早于1929年，由丹麦化学家达姆从动物肝和麻子油中发现并提取。维生素K是一类具有凝血作用的维生素的总称。它广泛分布于动植物中，在肠道中的细菌也能合成。有K_1、K_2、K_3、K_4等，其中K_1、K_2是天然存在的，是脂溶性维生素，即从绿色植物中提取的维生素K_1和肠道细菌（如大肠埃希菌）合成的维生素K_2；而K_3、K_4是通过人工合成的，是水溶性的维生素；以维生素K_3的生物活性最强。

维生素K_3　Vitamin K_3

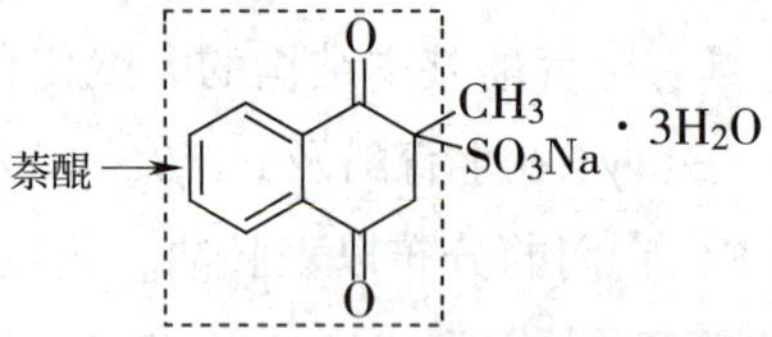

【化学名】 1，2，3，4－四氢－2－甲基－1，4－二氧－2－萘磺酸钠盐三水合物。

【性状】 本品为白色结晶或结晶性粉末；几乎无臭。易溶于水，微溶于乙醇，不溶于乙醚和苯，有引湿性。

【化学性质】 本品水溶液在密闭容器中加热，可部分发生异构化，生成2－甲基－1，4－萘氢醌－3－磺酸钠和2－甲基－1，4－萘氢醌，活性降低。2－甲基－1，4－萘氢醌－3－磺酸钠与邻二氮杂菲试液作用，产生红色沉淀。而维生素K_3不反应。可用此检查其杂质限量。为防止上述反应的发生，可将溶液的pH调至2～5，并加入稳定剂亚硫酸氢钠。

【稳定性】 本品的水溶液与甲萘醌、亚硫酸氢钠间存在动态平衡。遇酸、碱或空气中氧时，亚硫酸氢钠分解，平衡破坏，产生甲萘醌沉淀。光和热加速该变化。加入焦亚硫酸钠并且通入惰性气体，可增加本品稳定性。

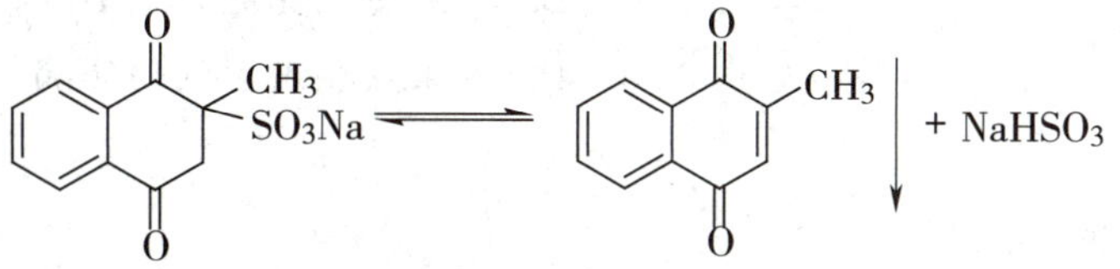

【鉴别】本品加甲醇溶解与5%氢氧化钾的甲醇溶液混合振摇，溶液显绿色；置热水浴中即变成深紫色；放置后，显红棕色。

【药理作用】凝血因子Ⅱ、Ⅶ、Ⅸ、Ⅹ由无活性型向活性型的转变，需要 γ - 羧化酶，维生素 K 是该酶的辅助因子，维生素 K 缺乏时，导致凝血酶原过低症，出血倾向和凝血酶原时间延长。

【临床用途】①常用于维生素 K 缺乏所引起的出血性疾病，如口服抗凝血药、广谱抗生素、阻塞性黄疸等导致的低凝血酶原血症；②新生儿出血、肠道吸收不良所致维生素 K 缺乏；③缓解胃肠道平滑肌痉挛引起的疼痛，如胆石症等。

【不良反应】①注射局部可见红肿和疼痛；②较大剂量可致新生儿、早产儿溶血性贫血、高胆红素血症及黄疸；③在红细胞 6 - 磷酸脱氢酶缺乏症患者可诱发急性溶血性贫血；④大剂量使用可致肝损害。

目标检测11-1

答案解析

一、单选题

1. 下面哪一项叙述与维生素 A 不符
   A. 维生素 A 的化学稳定性比维生素 A 醋酸酯高
   B. 维生素 A 对紫外线不稳定
   C. 维生素 A 在视网膜转变为视黄醛
   D. 维生素 A 对酸不稳定
   E. 维生素 A 的生物效价用国际单位（IU）表示
2. 下列维生素中哪个药物本身不具有生物活性，须经体内代谢活化后，才有活性
   A. 维生素 C　B. 维生素 D_3　C. 维生素 K_3　D. 维生素 A_1　E. 维生素 E
3. 维生素 A 成醋酸酯的目的是
   A. 稳定性增加　B. 使之难吸收　C. 改变用途
   D. 增加水溶性　E. 作用于特定部位
4. 当维生素 E 的醋酸酯与氢氧化钾醇溶液共热时，水解得到
   A. ε - 生育酚　B. β - 生育酚　C. γ - 生育酚　D. δ - 生育酚　E. α - 生育酚
5. 在已知的 7 种维生素 K 中，生物活性最强的是
   A. 维生素 K_1　B. 维生素 K_3　C. 维生素 K_4　D. 维生素 K_5　E. 维生素 K_7

二、多选题

1. 属于脂溶性维生素的有
   A. 维生素 A　B. 维生素 C　C. 维生素 K　D. 维生素 D　E. 核黄素

2. 下列哪些叙述与维生素 D 类相符

A. 都是甾醇衍生物　　B. 其主要成员是 D_2、D_3

C. 是水溶性维生素　　D. 临床主要用于抗佝偻病

E. 不能口服

3. 不具有抗衰老活性的维生素是

A. 维生素 A　　B. 维生素 B　　C. 维生素 C　　D. 维生素 D　　E. 维生素 E

书网融合……

知识回顾

第二节　水溶性维生素

PPT

水溶性维生素易溶于水，常用的有维生素 B 族和维生素 C。

一、维生素 B 类

维生素 B 族主要有维生素 B_1（硫胺素）、维生素 B_2（核黄素）、烟酸及烟酰胺、维生素 B_6（吡哆醇）、叶酸、维生素 B_{12}等（表 11-1）。

表 11-1　维生素 B 族常见药物结构与临床应用

药物名称	结构	临床应用
维生素 B_2	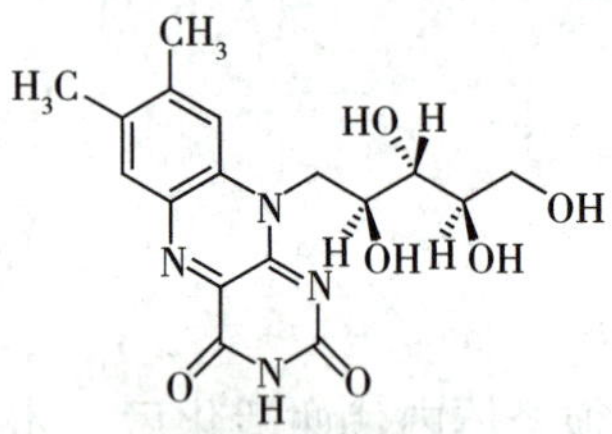	用于口角炎、唇炎、阴囊炎、眼睑炎等症
维生素 B_6	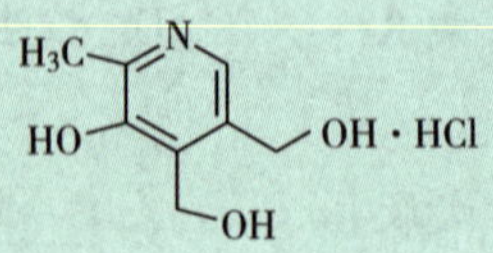	妊娠呕吐、放射病及抗癌药所致的呕吐，异烟肼中毒，脂溢性皮炎及糙皮病等
烟酸及烟酰胺	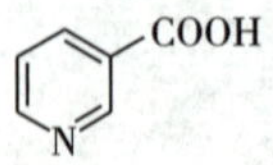 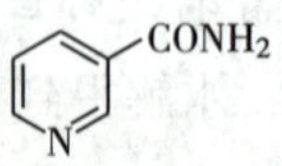	可用于糙皮症的治疗，降低血脂也有疗效
叶酸	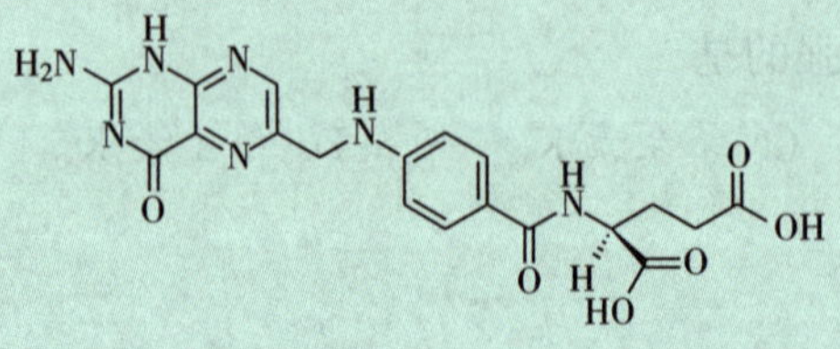	治疗巨幼细胞贫血和补充叶酸的缺乏

维生素 B_1　Vitamin B_1

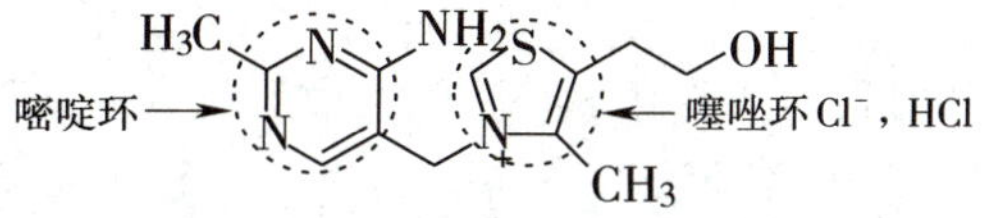

【化学名】 氯化4－甲基－3－[(2－甲基－4－氨基－5－嘧啶基)甲基]－5－(2－羟基乙基)噻唑鎓盐酸盐。

【性状】 本品为白色结晶或结晶性粉末；有微弱的特臭，味苦；干燥品在空气中迅即吸收约4% 的水分。在水中易溶，在乙醇中微溶，在乙醚中不溶。

【化学性质】 本品干燥固体性质稳定，但其水溶液与氧接触，易被氧化成蓝色荧光的硫色素而失效，光、金属离子如铜、铁等均能加速其氧化。

本品在碱性条件下，噻唑环被氧化、破坏生成硫醇型化合物而失效。因此本品注射剂不能与碱性药物如磺胺类钠盐、氨茶碱注射液配伍使用。

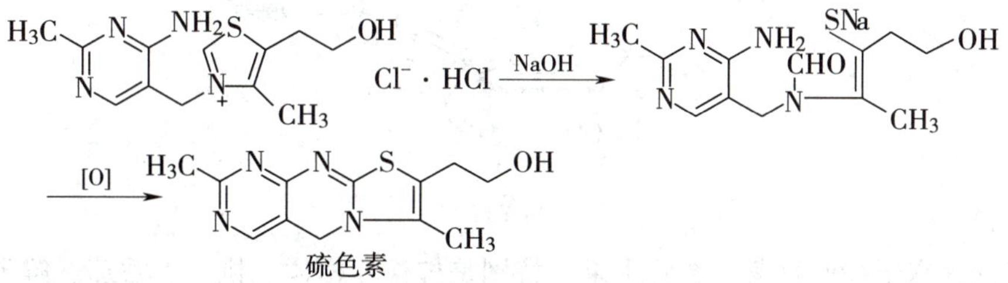

本品水溶液遇 $NaHSO_3$，$NaHCO_3$均发生分解，故 $NaHSO_3$不可用于维生素 B_1的抗氧剂 $NaHCO_3$不可与该药配伍。

【鉴别】 本品加 NaOH 试液溶解后，加铁氰化钾试液与正丁醇，强力振摇 2 分钟，放置使分层，上面的醇层显强烈的蓝色荧光；加酸使成酸性，荧光即消失；再加碱使成碱性，荧光又显出。

【药理作用】 维生素 B_1在体内参与碳水化合物的代谢。作为 α－酮酸氧化脱氢酶的辅酶，参与糖代谢，还能维持胆碱能神经系统、血管系统及消化系统的功能。

【临床应用】 主要用于防治脚气病；也可作为感染、高热、甲状腺功能亢进症、心肌炎、神经炎、营养不良等的补充治疗。

【不良反应】 正常剂量的维生素 B_1几乎无毒性，但大剂量可出现头痛、疲倦、烦躁、食欲缺乏、腹泻、浮肿等症状。注射给药偶见过敏反应，静脉注射偶可致过敏休克，一般不宜静脉注射，肌内注射应预先做皮试。

知识链接

维生素的发现

中国早在公元前2600 年就有关于脚气病的记载，后又用谷皮煎汤防治脚气病。1747 年苏格兰医生林德发现柠檬能治坏血病。1912 年 Funk 证明治疗脚气病的化学物质为胺类，并将此化合物称为 Vitamine。20 世纪 50 年代后期至 60 年代，对维生素的研究进入了分子水平，对维生素的生理功能有了更深入的了解。

实例分析 11 - 2

实例 某远航客轮在海上遇到风暴，没有按期返航。由于所带的蔬菜、水果已经全部食用完，客轮上的乘客只能靠罐头、方便面等食品维持日常饮食近4个月，结果此艘客轮上的乘客中的成年人大多出现面色苍白、倦怠无力、食欲减退等症状，儿童则出现易怒、低热、呕吐和腹泻等体征。

讨论 1. 此艘客轮上的乘客症状可能是由哪种营养素缺乏引起的？

2. 造成该种营养素缺乏的原因是什么？

答案解析

二、维生素 C 类

维生素 C　Vitamin C

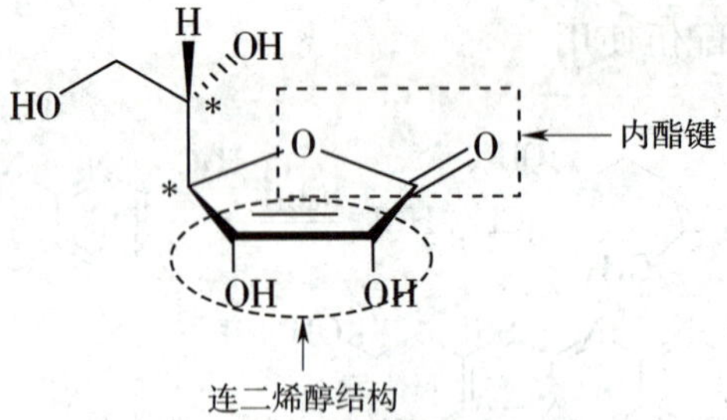

维生素 C 广泛存在于绿叶蔬菜、新鲜水果，特别是柠檬、柑橘、桃子、番茄、鲜枣和辣椒中。药用者为人工合成。

【化学名】 *L*(+) - 苏糖型 - 2,3,4,5,6 - 五羟基 - 2 - 己烯酸 - 4 - 内酯。

【性状】 本品为白色结晶或结晶性粉末；无臭，味酸；久置色渐变微黄；水溶液显酸性反应。本品在水中易溶，在乙醇中略溶，在三氯甲烷或乙醚不溶。

【化学性质】 本品在水溶液中可发生互变异构，主要以烯醇式存在，显酸性，C - 2 上的羟基酸性较 C - 3 上的羟基弱，可与 C - 1 的羰基形成分子内氢键，C - 3 上的羟基可与碳酸氢钠或稀 NaOH 溶液反应，生成 C - 3 烯醇钠盐。

本品在浓 NaOH 溶液中，内酯环被水解，生成酮酸钠盐。

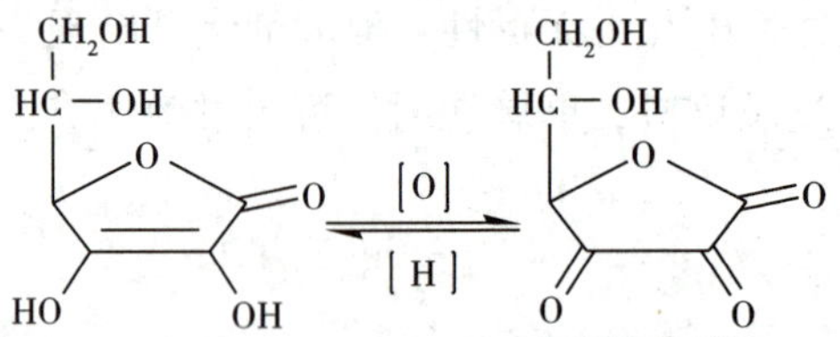

去氢维生素C

【稳定性】 在空气、光线、温度、金属离子等的影响下，本品氧化生成去氢维生素 C，在一定条件下发生脱水、水解和脱羧反应而生成糠醛，聚合呈黄色。这是本品在生产贮存过程中变色的主要原因。酸、碱都可催化反应进行。针对维生素 C 的理化性质，在实际生产中采取的措施见表 11 - 2。

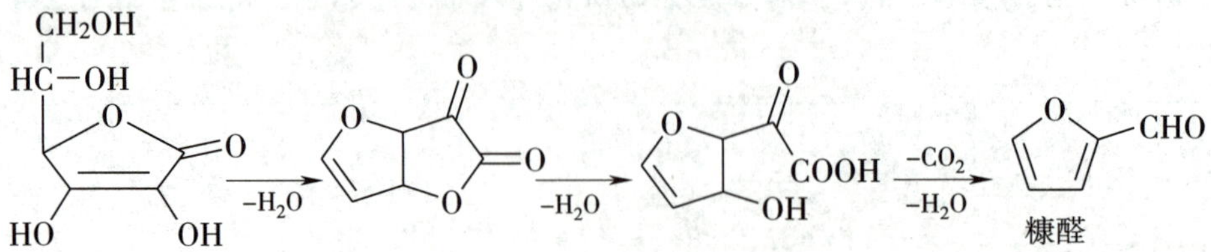

表 11-2　影响维生素稳定性的因素及预防措施

影响因素	预防措施
料液 pH 难以控制	最佳的 pH 范围在 5.0~6.0 之间
空气中氧气的影响	加入焦亚硫酸钠做抗氧剂
金属离子的影响	加入 EDTA-2Na 作为螯合剂
环境温度过高、光照	低温、避光

综上所述：维生素 C 在制片剂时，为防止药物变质，常采用干法制粒；配制注射液时，应使用 CO_2 饱和的注射用水，通入 CO_2，N_2 等置换安瓿液面上的空气。

【鉴别】本品水溶液，加入硝酸银试液，即生成银的黑色沉淀；如加二氯靛酚钠试液，试液的颜色即消失。

【药理作用】本品参与氨基酸代谢、神经递质的合成、胶原蛋白和组织细胞间质的合成，可降低毛细血管的通透性，加速血液的凝固。刺激凝血功能，促进铁在肠内吸收、促使血脂下降，增加对感染的抵抗力，参与解毒功能，且有抗组胺的作用及阻止致癌物质（亚硝胺）生成的作用。

【临床用途】本品适用于防治坏血病，也可用于各种急慢性传染病及紫癜等辅助治疗；大剂量静脉注射用于克山病，心源性休克时抢救，亦可用于慢性铁中毒的治疗、特发性高铁血红蛋白血症的治疗和其他疾病对维生素 C 需要增加的补充治疗。

【不良反应】本品推荐剂量未见不良反应。过量服用可引起腹泻、皮肤红而亮、头痛、尿频、恶心呕吐、胃部不适等反应。若长期服用 2~3g/d，可引起停药后坏血病；长期过量服用，偶可引起尿酸盐、半胱氨酸或草酸盐的泌尿系统结石。

答案解析

即学即练 11-2

维生素 C 又称抗坏血酸，指出分子中哪个羟基酸性最强

A. 2-位羟基　B. 3-位羟基　C. 4-位羟基　D. 5-位羟基　E. 6-位羟基

目标检测11-2

答案解析

一、单选题

1. 用于治疗新生儿出血症

A. 维生素 K_1　B. 维生素 K_2　C. 维生素 K_3　D. 维生素 K_4　E. 维生素 B_4

2. 被称为盐酸硫胺的维生素是

A. 维生素 B_1　B. 维生素 B_2　C. 维生素 B_6　D. 维生素 B_4　E. 维生素 B_{12}

3. 可溶于水的脂溶性维生素是

A. 维生素 A　B. 维生素 D_2　C. 维生素 E　D. 维生素 K_3　E. 维生素 K_1

4. 维生素 C 的重要结构部分

A. 开环胆甾　B. 苯并二氢吡喃　C. 噻吩并咪唑林

D. 壬四烯　E. 连二烯醇

5. 用于治疗妊娠呕吐、脂溢性皮炎、糙皮症等的是

A. 维生素 A 醋酸酯　　B. 维生素 B　　C. 维生素 K_3

D. 维生素 B_2　　E. 维生素 B_6

二、多选题

1. 下列维生素哪些属于维生素 B 族

A. 维生素 B_1　　B. 维生素 B_2　　C. 烟酸　　D. 烟酰胺　　E. 维生素 B_{12}

2. 维生素 C 变质后，可能生成产物有哪些

A. 脱氢抗坏血酸　　B. 2，3－二酮古洛糖酸　　C. 苏阿糖酸

D. 呋喃甲醛　　E. 草酸

3. 维生素 C 具有的性质

A. 味酸　　B. 放置色变黄　　C. 旋光性

D. 易溶于水　　E. 水溶液主要以烯醇式存在

4. 维生素 B_1 缺乏会导致

A. 多发性神经炎　　B. 肌肉萎缩　　C. 下肢浮肿

D. 脂溢性湿疹　　E. 白细胞减少

三、简答题

1. 水溶性维生素与脂溶性维生素分别包括哪些？

2. 简述维生素 C 注射液变黄或片剂出现黄斑的原因？

书网融合……

知识回顾　　习题

（王　军）

第十二章　生物药物

学习引导

生物药物是利用生物体、生物组织或组成生物体的各种成分，综合应用多门学科的原理和方法，特别是采用现代生物技术，进行加工、制造而形成的一大类用于预防、治疗、诊断的药物。

现代生物技术是一种手段，可用以研究和开发药物。最近，严重侵害人体的新冠病毒疫苗的研发和生物药物息息相关。由于用现代生物技术研制的药物日渐增多，这类药物可称为生物技术药物。这里做了简单的叙述，接下来让我们走进知识的海洋，共同探索生物药物的奥秘。

学习目标

1. **掌握**　生物药物的分类及药理学特点。干扰素、白介素、胰岛素、促红细胞生成素、伤寒疫苗等典型药物的临床应用及主要不良反应。

2. **熟悉**　生物药物的基本结构组成。胰岛素、促红细胞生成素、伤寒疫苗等典型药物的理化性质、成分性状及鉴别方法。

3. **了解**　生物药物的体内过程及药理作用机制。

近些年来，伴随着生物技术、医学、生命科学、药学等学科的蓬勃发展，愈来愈多的生物药物在临床上广为使用，其中包括氨基酸类、多肽、蛋白质、核酸、酶及辅酶等药物，生物药物逐渐成为临床常用药物的一个重要组成部分。

第一节　生物药物概述

微课

PPT

一、生物药物分类

生物药物（bio pharmaceuticals）是指运用生物学、医学、生物化学等的研究成果，利用生物体、生物组织、液体或其代谢产物（初级代谢产物和次级代谢产物），综合应用物理学、化学、生物化学、生物技术和药学等学科的原理和方法，制造的一类用于预防、治疗和诊断疾病的制品。

生物药物可按照其来源、化学本质和化学特性、生理功能及临床用途的不同进行分类。由于生物药物的原料、结构多样，功能广泛，因此任何一种分类方法都会有不完善的地方。

（一）按药物的化学结构分类

可分为氨基酸及其衍生物类药物、多肽和蛋白质类药物、酶和辅酶类药物、核酸及其降解物和衍生物类药物、糖类药物、脂类药物、细胞生长因子以及生物制品类。

1. 氨基酸及其衍生物类药物 这类药物主要包括天然氨基酸、氨基酸混合物及氨基酸的衍生物。主要生产品种有谷氨酸（Glutamic acid）、赖氨酸（Lysine）、蛋氨酸（Methionine）、天冬氨酸（Asparagine）、精氨酸（Arginine）、半胱氨酸（Cysteine）、苯丙氨酸（Phenylalanine）、苏氨酸（Threonine）和色氨酸（Tryptophan）。氨基酸类药物有单一氨基酸制剂和复方氨基酸制剂两类。

2. 多肽和蛋白质类药物 这类药物化学本质相同，相对分子质量有差异。活性多肽是由多种氨基酸按照一定顺序连接起来的多肽链化合物，相对分子质量一般较小，多数无特定空间构象。已经应用于临床的多肽药物达20种以上，包括催产素（9肽）、加压素（9肽）、促肾上腺皮质激素（Adrenocorticotropic Hormone，ACTH）（39肽）、胰高血糖素（29肽）、降钙素（32肽）等。蛋白质类药物有单纯蛋白质与结合类蛋白质。单纯蛋白质类药物有人白蛋白、人丙种球蛋白、血纤维蛋白、胰岛素、生长素、催乳素、明胶等。细胞因子是在体内对动物细胞生长有调节作用，并在靶细胞上具有特异受体的一类物质。已经发现的细胞生长因子均为多肽或蛋白质，如神经生长因子（NGF）、表皮生长因子（EGF）、成纤维细胞生长因子（PGF）、血小板生长因子（PDGF）、集落细胞刺激因子（CSF）以及红细胞生成素（EPO）等。

3. 酶和辅酶类药物 酶类药物按功能分为：助消化酶（胃蛋白酶、胰酶、麦芽淀粉酶）、消炎酶（溶菌酶、胰蛋白酶）、心血管疾病治疗酶（激肽释放酶）、抗肿瘤酶、辅酶等药物。

4. 核酸及其降解物和衍生物类药物 主要包括核酸类、多聚核苷酸及核苷类药物。

5. 多糖类药物 多糖类药物的来源有动物、植物、微生物和海洋生物，他们在抗凝血、降血脂、抗病毒、抗肿瘤、增强免疫功能和抗衰老方面有较强的药理活性。

6. 脂类药物 脂类药物具有相似的非水溶性性质，但其化学结构差异较大，生理功能较广泛，主要有磷脂类、多价不饱和脂肪酸和前列腺素、胆酸类、固醇类等。

7. 维生素及辅酶 维生素大多是一类必须由食物提供的小分子化合物，结构差异较大，对机体代谢有调节和整合作用。

即学即练 12-1

答案解析

氨基酸及其衍生物类药物主要包括（　　）

A. 精氨酸　B. 天然氨基酸　C. 苯丙氨酸　D. 色氨酸　E. 天冬氨酸

（二）按生物药物原料来源分类

分为人体组织来源、动物组织来源、植物组织来源、微生物来源以及海洋生物来源。

1. 人体组织来源 以人体组织为原料制备的药物疗效好，无副作用，但受来源限制无法批量生产。现投产的主要品种仅限于人血液制品、人胎盘制品和人尿制品。

2. 动物组织来源 该类药物来源丰富，价格低廉，可以批量生产，缓解了人体组织来源不足的情况。但由于动物和人类存在较大的种属差异，有些药物的疗效低于人源的同类药物，严重者对于人体无效，因此要进行严格的药理毒理实验。

3. 植物组织来源　该类药物为具有生理活性的天然有机化合物，按其植物体的功能也有初级代谢产物和次级代谢产物之分。

4. 微生物来源　源于微生物的药物在种类、品种、用途等方面都为最多，包括初级代谢产物、次级代谢产物及工程菌生产的各种人体内活性物质，其产品有氨基酸、蛋白质、酶、糖、抗生素、核酸、维生素、疫苗等，其中以抗生素最为典型。

5. 海洋生物来源，又称海洋药物　海洋生物的种类繁多，是丰富的药物资源宝库。许多物质具有抗菌、抗病毒、抗肿瘤、抗凝血等生理活性。

答案解析

即学即练 12－2

生物药物的来源包括（　　）

A. 自身获得　B. 动物组织来源　C. 植物组织获得　D. 自身消化　E. 其他

（三）按生物药物功能和用途分类

生物药物种类繁多、用途各异，研究目的不同，其分类方法也不一样。根据其组成及用途可分为预防类生物药物、治疗类生物药物以及诊断类生物药物等。

1. 预防类生物药物　这类药物主要是疫苗，用于传染病的免疫预防。根据其抗原来源可分为细菌类疫苗、病毒类疫苗及联合疫苗。细菌类疫苗是由细菌、螺旋体或其衍生物制成的疫苗，如卡介苗、伤寒疫苗等。病毒类疫苗是由病毒、衣原体、立克次体或其衍生物制成的疫苗，如麻疹疫苗、脊髓灰质炎疫苗、狂犬病疫苗等。联合疫苗是由两种或两种以上疫苗抗原的原液配制而成的、具有多种免疫原性的灭活疫苗或活疫苗，如百日咳、白喉、破伤风联合疫苗（吸附百白破联合疫苗，DTP）、麻疹、流行性腮腺炎、风疹联合疫苗（麻腮风三联疫苗，MMR）等。

对于许多传染性疾病来说，预防比治疗更重要。预防是控制感染性疾病传播的有效手段，它将对降低医疗费用、提高国民身体素质和生活质量起重要作用。

2. 治疗类生物药物　治疗类生物药物主要包括血液制品、抗毒素及免疫血清、生物技术类药物、免疫调节剂和微生态制剂等。

血液制品是由健康人血液或特异免疫人血浆分离、提纯或由基因工程技术制成的人血浆蛋白组分或血细胞组分制品，如人血白蛋白、人免疫球蛋白、人特异免疫球蛋白、人凝血因子制剂、红细胞浓缩物等。

抗毒素及免疫血清是由特定抗原免疫动物血清制备而成，其本质为多克隆抗体，如白喉抗毒素、破伤风抗毒素、抗狂犬病血清等。

生物技术药物是重组 DNA 技术和蛋白质工程技术生产的蛋白质、多肽、酶、激素、疫苗、单克隆抗体和细胞因子类药物及用生物技术研究开发的基因药物等。

3. 诊断类生物药物　疾病的临床诊断也是生物药物重要用途之一。用于诊断药物具有速度快、灵敏度高、特异性强的特点。根据使用途径可分为体内诊断制品和体外诊断制品；根据制品本身的性质和反应原理，可分为临床生化试剂、免疫诊断试剂和肿瘤学诊断试剂；按诊断对象所属学科，可分为细菌学诊断试剂、病毒性诊断试剂、免疫学诊断试剂和肿瘤学诊断试剂。现已应用的有：免疫诊断试剂、酶诊断试剂、放射性诊断药物和基因诊断药物。

4. 其他　生物药物在生化试剂、保健品、化妆品、食品、医用材料等方面也有广泛应用。

实例分析 12-1

实例 癌症是人类到目前为止仍然无法攻克的疾病，临床上治疗肿瘤的药物主要包括，干扰核酸（DNA、RNA）生物合成的药物如5-氟尿嘧啶、直接破坏DNA结构和功能的药物如顺铂，干扰RNA转录的药物如放线菌素类，影响蛋白质合成和功能的药物如紫杉醇，影响体内激素平衡的药物如雌激素，以上抗肿瘤药物在控制癌细胞增殖的过程中，均存在不同程度的副作用，在杀死肿瘤细胞的同时，也对患者机体产生了严重的不良反应，所以也有人说癌症患者，是被治死的。

讨论 1. 怎么理解“癌症患者，是被治死的”这样的说法？

2. 如何解决现有抗肿瘤药物副作用大，靶向性不强的问题？

答案解析

二、生物药物特点

（一）药理学特点

1. 治疗的针对性强 生物药物一般是以生物活性分子的形式直接给入患者体内，药物直接针对于体内的某一特定的生理生化反应起效，作用专一且靶向性明确；而化学药物一般作用于机体的某个器官、某个系统甚至是产生全身作用，作用广泛但针对性差，容易引起较广泛的不良反应。

2. 药理活性高 由于生物药物均为生物活性物质或其类似物，一般能够以活性体的形式直接参与到体内的生理生化反应中去，作用直接、迅速。

3. 毒副作用小 氨基酸、蛋白质、糖及核酸等均是人体维持正常代谢的原料，因而生物药物进入人体后易被机体吸收利用。

（二）生物药物生产、制备中的特点

1. 原料中的有效物质含量低 激素、酶类等具有生物学活性的成分在组织内含量极低，给生物药物的提取、生产、制备带来极大的困难。

2. 稳定性差 生物药物的分子结构中具有特定的活性部位，该部位有严格的空间结构，一旦结构被破坏，生物活性也就随着消失。酶及很多理化因素会引起生物药物的空间结构发生变化，致使其失活。

3. 易腐败 生物药物营养价值高，易染菌、腐败，故生产过程应保持低温、无菌的状态。

4. 生物药物剂型有特殊要求 生物药物易被肠道中的酶分解，所以生物药物多采用注射剂剂型。

（三）生物药物检验上的特点

由于生物药物具有生理功能，因此生物药物不仅要有理化检验指标，更要有生物活性检验指标。

知识链接

生物药物发展过程

人类利用生物药物治疗疾病有着悠久历史，早在10世纪，我国民间就有通过使用天花患者身上的衣服来预防天花的实践，其原理是用降低了毒力的天花病毒接种到人体上，引起轻型感染，起到了预防天花的目的。按照制品的纯度、工艺特点和临床疗效特征，生物药物的发展大致分三个阶段。第一阶段的特点是低纯度、低产量；第二阶段是根据生物化学和免疫学原理，应用近代生化分离技术从生物体制取的具有针对性治疗作用的特异生化成分的生物药物；第三阶段是应用生物技术生产的天然生物活性物

质以及通过蛋白质工程原理设计制造的具有比天然物质更高活性的类似物或与天然品结构不同的具有全新的药理活性成分的生物药物。

目标检测12-1

答案解析

一、单选题

1. 下列不属于生物药物药理学特点的是

A. 不良反应少　B. 药理活性强　C. 针对性强　D. 毒性低　E. 作用专一

2. 生物药物按功能和用途分类不包括以下哪种

A. 预防类生物药物　B. 治疗类生物药物　C. 动物组织来源　D. 诊断类生物药物　E. 疫苗

3. 不属于生物药物的常用给药途径是

A. 口服　B. 肌内注射　C. 透皮　D. 吸入　E. 静脉注射

4. 微生物来源的生物药物典型产品是

A. 氨基酸　B. 蛋白质　C. 核酸　D. 疫苗　E. 抗生素

5. 以下哪种生物药物非多肽类药物

A. 催产素　B. 加压素　C. 胰岛素　D. 胰高血糖素　E. 生物素

二、多选题

1. 酶类药物按功能分为

A. 助消化酶　B. 消炎酶　C. 心血管疾病治疗酶　D. 抗肿瘤酶　E. 胰蛋白酶

2. 生物药物按照药物来源分为

A. 动物组织来源　B. 人体组织来源　C. 微生物组织来源　D. 植物组织来源　E. 海洋生物来源

3. 生物药物生产、制备中的特点包括

A. 原料中的有效物质含量低　B. 稳定性差　C. 易腐败　D. 注射用药有特殊要求　E. 纯化简单

4. 人体组织来源的生物药物主要有

A. 人血液制品　B. 人胎盘制品　C. 人尿制品　D. 胰岛素　E. 激素类药物

三、简答题

1. 简述生物药物的药理学特点。
2. 简述生物药物的化学属性分类，并各举一例。

书网融合……

知识回顾　微课

第二节　细胞因子类药物

PPT

一、概述 微课

（一）细胞因子

细胞因子（cytokine，CK）是一组由机体的免疫细胞合成和分泌的小分子或中等分子量的可溶性蛋白质（多肽）与糖蛋白。细胞因子分为白细胞介素、干扰素、肿瘤坏死因子超家族、集落刺激因子、趋化因子和生长因子等。众多细胞因子在体内通过旁分泌、自分泌或内分泌等方式发挥作用，具有多效性、重叠性、拮抗性、协同性等多种生理特性，形成了十分复杂的细胞因子调节网络，参与调节人体多种重要的生理功能。细胞因子为人体自身成分，可调节机体的生理过程和提高免疫功能，很低剂量即可发挥作用，因而疗效显著，副作用小，是一种全新的生物制剂，已成为某些疑难病症不可缺少的治疗药物。

即学即练 12－3

答案解析

细胞因子是一组由机体的免疫细胞合成和分泌的小分子或中等分子量的

A. 细胞因子与生长因素　　B. 可溶性蛋白与糖蛋

C. 大肠埃希菌与酵母菌　　D. 糖蛋白与生长因子

E. 大肠埃希菌和可溶性蛋白

（二）重组细胞因子

天然细胞因子是通过免疫细胞或肿瘤细胞株体外培养，从培养上清液中获取微量的细胞因子制剂，不但纯度很难保证，而且价格昂贵。

20 世纪 80 年代以来，随着基因工程技术的发展，细胞因子的研究也进入基因水平。为研究细胞因子的结构与功能，必须要有大量的细胞因子纯品。现在可以利用大肠埃希菌、酵母菌、昆虫细胞、哺乳动物细胞等工程细胞大规模生产重组的细胞因子纯品，其产量、纯度、成本等指标均优于天然来源的细胞因子。

知识链接

细胞因子的研究近况

目前细胞因子的研究成果巨大，分子克隆成功并阐述了其结构和功能的细胞因子有数百种之多，很多细胞因子已经进入临床，用于治疗疑难病症。近 15 年内，生物技术在新型生物药物开发应用中取得了长足的进展，特别是基因重组技术的广泛应用，使重组细胞因子药物的品种不断出现。在世界范围内，销售最好的细胞因子类药物有干扰素、白介素、集落刺激因子、促红细胞生成素以及肿瘤坏死因子，但随着现有生物技术药物的开发和临床应用，也出现了一些新的问题，迫使科学家和医疗工作者努力探索和研制新型的基因工程药物，特别是细胞因子药物以改善药物的疗效。

二、典型药物

（一）干扰素

干扰素（Interferon，IFN）是最早被发现的细胞因子，这种细胞因子可以干扰病毒的复制，因而将其命名为干扰素，由英国病毒学家艾瑟克斯（A. Isaacs）和他的同伴林德曼（J. Lindenmann）于1957年共同发现，它是一种具有广谱抗病毒、抗肿瘤的蛋白质。根据其来源和结构，临床上常用的干扰素分为IFN－α、IFN－β、IFN－γ。

注射用重组人干扰素α－2a

Recombinant Human Interferon α－2a for Injection

【成分】 重组人干扰素α－2a（由高效表达人干扰素α－2a基因的大肠埃希菌，经发酵、分离和高度纯化后制成）。辅料为：人血白蛋白、甘露醇。

【性状】 本品为白色薄壳状疏松体，无融化迹象；复溶后为澄明液体，无肉眼可见的不溶物。

【体内过程】 通过诱导细胞合成抗病毒蛋白（AVP）发挥效应。干扰素首先作用于细胞的干扰素受体，经信号转导等一系列生化过程，激活细胞基因表达多种抗病毒蛋白，实现对病毒的抑制作用。

【药理作用】 ①抗病毒作用：其抗病毒活性不是杀灭而是抑制，为广谱病毒抑制剂，对RNA和DNA病毒都有抑制作用。病毒感染的恢复期可见干扰素的存在，用外源性干扰素亦可缓解感染。②抑制细胞增殖：干扰素抑制细胞分裂的活性有明显的选择性，对肿瘤细胞的活性比正常细胞大500～1000倍。干扰素抗肿瘤效果可以是直接抑制肿瘤细胞增殖或通过宿主机体的免疫防御机制限制肿瘤的生长。③诱导细胞凋亡：干扰素可以诱导肿瘤细胞凋亡，从而杀灭肿瘤细胞。④免疫调节作用：干扰素对体液免疫、细胞免疫均有免疫调节作用，对巨噬细胞及NK细胞也有一定的免疫增强作用。

【临床应用】 ①治疗病毒性疾病：伴有HBV－DNA、DNA多聚酶阳性或HBeAg阳性等病毒复制标志的成年慢性活动性乙型肝炎患者、伴有HCV抗体阳性和丙氨酸氨基转移酶（ALT）增高，但不伴有肝功能代偿失调（Child分类A）的成年急慢性丙型肝炎患者、尖锐湿疣、带状疱疹、小儿病毒性肺炎、上呼吸道感染、慢性宫颈炎和丁型肝炎等。②治疗肿瘤：毛细胞白血病、多发性骨髓瘤、非霍奇金淋巴瘤、慢性白血病、卡波西肉瘤、肾癌、喉乳头状瘤和黑色素瘤等。

【不良反应】 使用本品后少数患者可有发热、寒战、乏力、肌痛、食欲下降等反应。不良反应多在注射48小时后消失。其他可能出现的不良反应有头痛、关节痛、食欲不振、恶心等，个别患者可能出现粒细胞减少、血小板减少等，停药后可恢复。如出现不能忍受的严重不良反应时，应减少剂量或停药，并给予必要的对症治疗。

（二）白细胞介素

白细胞介素（Interleukin，ILs）是由多种细胞产生并作用于多种细胞的一类细胞因子。最初指由白细胞产生又在白细胞间起调节作用的细胞因子，现指一类分子结构和生物学功能已基本明确，具有重要调节作用而统一命名的细胞因子。白细胞介素在传递信息，激活与调节免疫细胞，介导T、B细胞活化、增殖与分化及在炎症反应中起重要作用。许多ILs不仅介导白细胞相互作用，还参与其他细胞的相互作用，如参与造血干细胞、血管内皮细胞、成纤维细胞、神经细胞、成骨和破骨细胞等的相互作用，在机体的多系统中发挥作用。

白介素代表细胞因子的另一大家族。目前至少已确定33个成员（IL－1到IL－33）。这些多肽调节因子多为糖基化（IL－1除外），分子质量在15～30Ka的范围。

注射用重组人白细胞介素－2

Recombinant Human Interleukin－2 for Injection

【性状】本品为白色粉末状，易溶于水，溶解后呈透明液体，无肉眼可见不溶物。

【体内过程】本品在体内主要分布于肾脏、肝脏、脾脏和肺脏。肾脏是主要的代谢器官，肾组织细胞的组织蛋白酶D分解本品。血清中分布和消除半衰期分别为13分钟和85分钟。

【药理作用】本品是一种淋巴因子，可使细胞毒性T细胞、自然杀伤细胞和淋巴因子活化的杀伤细胞增殖，并使其杀伤活性增强，还可以促进淋巴细胞分泌抗体和干扰素，具有抗病毒、抗肿瘤和增强机体免疫功能等作用，在对动物的长期毒性试验中证明，无论血常规，血、尿生化检验，循环系统检查和病理组织学检查，均无异常所见。

【临床应用】①用于肾细胞癌、黑色素瘤、乳腺癌、膀胱癌、肝癌、直肠癌、淋巴癌、肺癌等恶性肿瘤的治疗，用于癌性胸、腹腔积液的控制，也可以用于淋巴因子激活的杀伤细胞的培养；②用于手术、放疗及化疗后的肿瘤患者的治疗，可增强机体免疫功能；③用于先天或后天免疫缺陷症的治疗，提高患者细胞免疫功能和抗感染能力；④用于各种自身免疫病的治疗，如类风湿性关节炎、系统性红斑狼疮、干燥综合征等；⑤对某些病毒性、杆菌性疾病、胞内寄生菌感染性疾病（如乙型肝炎、麻风病、肺结核、白色念珠菌感染等）具有一定的治疗作用。

【不良反应】各种不良反应中最常见的是发热、寒战，而且与用药剂量有关，一般是一过性发热（38℃左右），亦可有寒战高热，停药后3～4小时体温多可自行恢复到正常。个别患者可出现恶心、呕吐、类感冒症状。皮下注射者局部可出现红肿、硬结、疼痛，所有副反应停药后均可自行恢复。使用较大剂量时，本品可能会引起毛细血管渗漏综合征，表现为低血压、末梢水肿、暂时性肾功能不全等。使用本品应严格掌握安全剂量，出现上述反应应对症治疗。

（三）生长因子类药物

生长因子是由机体各种细胞分泌的具有控制细胞生长分化、调节免疫功能和生理活性并参与病理反应的小分子蛋白，是一类调节生长增殖的可溶性多肽类药物，与导致细胞增殖效应的信息分子受体结合而发挥效应。

注射用重组人红细胞生成素

Recombinant Human Erythropoietin For Injection

【性状】本品为白色冻干粉针剂。

【药理作用与临床应用】红细胞生成素是由肾脏分泌的一种活性糖蛋白，作用于骨髓中红系造血祖细胞，能促进其增殖、分化。本品能经由后期母红细胞祖细胞引导出明显的刺激集落的生成。在高浓度下，本品亦可刺激早期母红细胞祖细胞而引导出集落的形成。治疗肾功能不全所致贫血，包括慢性肾衰竭性血液透析、腹膜透析治疗及非透析患者。

【不良反应】①一般反应：少数患者用药初期可出现头疼、低热、乏力等，个别患者可出现肌痛、关节痛等。绝大多数不良反应经对症处理后可以好转，不影响继续用药，极个别病例上述症状持续存在，应考虑停药。②过敏反应：极少数患者用药后可能出现皮疹或荨麻疹等过敏反应，包括过敏性休克。因此，初次使用本品或重新使用本品时，建议先使用小剂量，确定无异常反应后，再注射全量，如发现异常，应立即停药并妥善处理。③心脑血管系统：血压升高、原有的高血压恶化和因高血压脑病而有头痛、意识障碍、痉挛发生，甚至可引起脑出血。因此在红细胞生成素注射液治疗期间应注意并定期观察血压变化，必要时应减量或停药，并调整降压药的剂量。④血液系统：随着血细胞比容增高，血液黏度可明显增高，因此应注意防止血栓形成。⑤肝脏：偶有 AST、ALT 的上升。⑥胃肠：有时会有恶心、呕吐、食欲不振、腹泻等情况发生。

知识链接

常见部分生长因子来源及功能

生长因子	来源	功能
表皮生长因子（EGF）	颌下腺	促进表皮与上皮细胞生长
促红细胞生长素（EPO）	肾、尿	调节成红细胞发育
类胰岛素生长因子（IGF）	血清	促进硫酸盐进入软骨组织促进软骨细胞分裂，对多种组织细胞起胰岛素样作用
神经生长因子（NGF）	颌下腺	营养交感及感觉神经元
血小板来源生长因子（PDGF）	血小板	促进间质及胶质细胞生长
转化生长因子 α（TGF－α）	肿瘤细胞	类似于 EGF
转化生长因子 β（TGF－β）	肾、血小板	对某些细胞有促进剂抑制作用

答案解析

即学即练 12－4

细胞因子典型药物包括

A. 胰岛素　　B. 干扰素　　C. 维生素　　D. 维生素 B　　E. 疫苗

目标检测12-2

答案解析

一、单选题

1. 以下最早被发现的细胞因子是

A. 白细胞介素　　B. 干扰素　　C. 肿瘤坏死因子超家族
D. 集落刺激因子　　E. 胰岛素

2. 白介素多肽分子结构中经常有以下哪种化学修饰

A. 羧基化　　B. 糖基化　　C. 甲基化　　D. 羰基化　　E. 磷酸化

3. 重组的细胞因子的特点不包括以下哪项

A. 产量大　　B. 纯度高　　C. 制备成本低　　D. 易纯化　　E. 含量少

4. 细胞因子在体内发挥的作用不包括

A. 多效性　　B. 重叠性　　C. 拮抗性　　D. 协同性　　E. 专一性

5. 重组的细胞因子大规模生产常用的表达系统不包括

A. 大肠埃希菌　　B. 酵母菌　　C. 昆虫细胞　　D. 植物细胞　　E. 哺乳动物细胞

二、多选题

1. 下列是细胞因子的是

A. 白细胞介素　B. 干扰素　C. 肿瘤坏死因子超家族　D. 胰岛素　E. 表皮生长因子

2. 根据干扰素的药理活性，其适应证包括

A. 上呼吸道感染　B. 红斑狼疮　C. Ⅱ型糖尿病　D. 病毒性肝炎　E. 侏儒症

3. 根据干扰素来源和结构，临床上常用的干扰素包括

A. IFN－α　B. IFN－β　C. IFN－γ　D. IFN－Ⅰ　E. IFN－Ⅱ

4. 细胞因子在体内通过什么方式发挥作用

A. 直接方式　B. 旁分泌方式　C. 自分泌方式　D. 内分泌方式　E. 间接方式

5. 白介素介导细胞间的相互作用，主要包括以下哪些细胞

A. 造血干细胞　B. 血管内皮细胞　C. 成纤维细胞　D. 白细胞　E. 红细胞

三、简答题

1. 简述重组人干扰素 α－2a 的体内过程、药理作用及临床应用。
2. 简述白细胞介素－2 的体内过程、药理作用及临床应用。

书网融合……

知识回顾　微课

第三节　治疗用激素类生物药物

PPT

一、概述

激素是机体自身产生的一组最重要的调节分子，是机体的特定腺体合成并释放的一种物质，通过与远程敏感细胞内或细胞表面的受体相互作用而使靶细胞发生变化。广义的激素是指任何在细胞水平携带信号导致细胞或机体某种改变的调节物质。这个定义也包括旁分泌调节因子和自分泌调节因子。临床上较为常见的治疗激素类生物药物包括胰岛素、胰高血糖素、生长激素、促性腺激素等。

实例分析 12－2

实例　某患者 2 个月前无明显诱因，食量逐渐增加，由原来的每天 450g 到每天 550g，最多达到 800g，而体重逐渐下降，2 个月体重减轻 3kg 以上，同时出现口渴、喜饮以及尿量增多。口服中药调整一个多月，未见明显好转。病后大小便正常，睡眠一般。既往体健，无药物过敏史。个人史及家族史无特殊。查体：T 36℃，P 80 次/分，R 18 次/分，BP 120/80mmHg。

皮肤无黄染，淋巴结无肿大，瞳孔正大等圆。甲状腺（－），心肺（－），腹平软，肝脾胃未触及。双下肢无水肿，腱反射正常。Babinski 征（－）。实验室检查：Hb120g/L，WBC 7.6×10^9/L；尿常规；尿蛋白（－），尿糖（＋＋）；空腹血糖 10.78mmol/L。

讨论　1. 该患者可能患有什么疾病？

2. 应该使用什么药物治疗？可以使用胰岛素吗？

答案解析

二、典型药物 微课

（一）胰岛素

胰岛素（Insulin）是由胰岛 B 细胞分泌的酸性蛋白，也是最早发现的一种具有激素作用的蛋白质，也是最先采用基因工程技术批量生产并投放市场供应临床应用的第一种蛋白质。胰岛素是由 A、B 两条多肽链通过两个二硫酸键以共价键联合而成。药用胰岛素一般由猪、牛、羊的胰腺提取，还可通过基因工程重组技术生产胰岛素。此外，人胰岛素可通过半合法制得，即用酶或微生物法将猪胰岛素 B 链 30 位的丙氨酸用苏氨酸取代而获得人胰岛素。

胰岛素　Insulin

【体内过程】胰岛素口服无效，因易被消化酶破坏，因此必须通过注射给药。皮下注射吸收快，作用时间短，$t_{1/2}$为 9～10 分钟，但作用可维持数小时。主要在肝、肾和肌肉经谷胱甘肽还原酶还原二硫键成硫基，再由蛋白水解酶水解成短肽或氨基酸而灭活，严重肝、肾功能不全能影响其灭活。向胰岛素制剂中加入碱性蛋白或锌，可使其等电点接近体液 pH，降低溶解度，增加稳定性，延缓吸收和延长作用时间，可制成中、长效制剂，但加入的蛋白可增加制剂的抗原性，不可静脉注射。

【药理作用】①对糖代谢的影响：增加葡萄糖的转运，促进外周组织对葡萄糖的摄入，加速葡萄糖的氧化分解，增加糖原的合成和贮存，抑制糖原分解和异生，使血糖降低；②对脂肪代谢的影响：增加脂肪酸的转运，促进脂肪合成并抑制其分解，降低游离脂肪酸和酮体的生成；③对蛋白质代谢的影响：增加肌肉对氨基酸的转运，促进蛋白质合成（包括 mRNA 的转录及翻译），同时有抑制蛋白质分解的作用。

【临床应用】①糖尿病：主要用于以下情况，重症胰岛素依赖型糖尿病（Insulin－dependent disabetis mellitus，IDDM，1 型）或胰岛素功能基本丧失的年幼型糖尿病：经饮食控制或口服降血糖未能够控制的非胰岛素依赖型糖尿病（non－Insulin－dependent diabetis mellitus，NIDDM，2 型）；糖尿病发生各种急性或严重并发症，如酮症酸中毒及非酮症高血糖高渗性昏迷等；合并重度感染，消耗性疾病、视网膜病变、肾病变、急性心肌梗死、脑血管意外、高热、妊娠、创伤及手术的糖尿病。②高钾血症：由于胰岛素及葡萄糖进入细胞转变为糖原时可将钾离子带入细胞，因此可将胰岛素加入葡萄糖液内静脉滴注治疗高钾血症。③纠正细胞内缺钾：合用葡萄糖、胰岛素和氯化钾（GIK 极化液）静脉滴注，促进钾离子进入细胞，用于心肌梗死早期，可防止心肌病变时心律失常，减少死亡率。

【不良反应】①低血糖反应：最常见，多数因剂量过大或进食太少或运动过多导致，其症状因制剂类型而异。普通胰岛素能迅速降血糖，出现饥饿感、出汗、心悸、焦虑、震颤等症状，严重者引起昏迷、惊厥及休克，甚至死亡。长效胰岛素制剂降血糖作用缓慢，一般不出现上述症状，而以头痛、情绪和精神紊乱、运动障碍为主要表现。为防止低血糖的严重后果，应让患者家属熟知该反应，以便及早发现、及时进食或者饮用糖水等以防止症状进一步发展。严重者需要立即静注 50% 葡萄糖救治。但需要鉴别低血糖昏迷和酮症酸中毒昏迷及非酮症酸高渗昏迷。②过敏反应：多数因使用动物来源胰岛素所致。一般反应较轻，严重可引起过敏性休克。轻者可使用抗组胺药，重者须使用皮质激素治疗。③胰岛素抵抗，主要有两种情况。一种为急性型，由于并发感染、创伤、手术应激状态时，血中抗胰岛素物质（如胰岛素抗体、胰高血糖素）增多或因酮症酸中毒时，血中大量游离脂肪酸和酮体的存在妨碍了葡糖糖的摄取和利用，在这种情况下，需短时间增加胰岛素剂量达数千单位；另一种为慢性型，其成因十分复杂，可能体内产生了抗胰岛素抗体，也可能是胰岛素受体密度下降，还可能是靶细胞膜上葡萄糖转化失常。④脂肪萎缩与肥厚：皮下注射引起的脂肪萎缩可能是胰岛素的某种过敏反应，而局部脂肪肥厚可能是由于局部高浓度胰岛素的刺激脂肪合成所致，常见于同一部位重复注射者，因此应避免同一部位多次注射。

答案解析

即学即练 12－5

胰岛素是由（　　）细胞分泌的酸性蛋白

A. 胰岛 A 细胞　　B. 胰岛 B 细胞　　C. 垂体　　D. 胰腺　　E. 下丘脑

（二）人生长激素

人生长激素（human growth hormone，hGH）是垂体前叶合成的一种多肽激素，它促进正常机体生长、调节物质代谢、免疫增强等生理作用。成熟的 hGH 含有 191 个氨基酸残基，分子质量为 22 千道尔顿（kDa），含有两个特征性的链内二硫键。hGH 的 mRNA 也可经过另一种方式的剪接，形成缩短的 GH 分子（20kDa），其生理活性与 22kDa 的分子没有明显不同。hGH 的种族特异性非常明显，但并不绝对。只有从其他灵长类动物体内分离到的 GH 在人体内才有生理活性，这就排除了牛、猪生长激素应用于人体治疗的可能性。

下丘脑的两种激素调节垂体生长激素的合成与释放，他们是生长激素释放激素（GHRF，也称为生长激素释放因子，GHRF 或 Somatorelin）和生长激素释放抑制素（GHRIH）或生长抑素。

重组人生长激素
Recombinant Human Somatropin

【成分】 本品为重组技术生产的由 191 个氨基酸残基组成的蛋白质，可加适量赋形剂或稳定剂。

【性状】 白色冻干粉末状。

【药理作用】 能促进骨骼生长，增加心肌收缩力；促进蛋白质的合成，增加体内氮贮量；增加脂肪氧化分解和糖异生；提高营养物质转换率；调节免疫系统，增强免疫防御能力。

【临床应用】 ①用于因内源性生长激素缺乏所引起的儿童生长缓慢；②用于重度烧伤治疗；③用于已明确的下丘脑－垂体疾病所致的生长激素缺乏症和经两种不同的生长激素刺激试验确诊的生长激素显著缺乏。

【不良反应】 生长激素可引起一过性高血糖现象，通常随用药时间延长或停药后恢复正常。临床试验中有 1% 的身材矮小儿童有副作用，常见注射部位局部一过性反应（疼痛、发麻、红肿等）和体液潴留的症状（外周水肿、关节痛或肌痛）。

知识链接

侏儒症与巨人症

生长激素主要生理作用是对人体各种组织尤其是蛋白质有促进合成作用，能刺激骨关节软骨和骨骺软骨生长，因而能增高。

在幼年时，如果生长激素分泌不足，会导致生长发育迟缓，身体长得特别矮小，称“侏儒症”；如果生长激素分泌过多，可引起全身过度生长，骨骼生长尤为显著，致使身材异常高大，称“巨人症”。成年后，骨骺已融合，长骨不再生长，此时如生长激素分泌过多，将刺激肢端骨、面骨、软组织等增生，表现为手、足、鼻、下颌、耳、舌以及肝、肾等内脏显示出不相称的增大，称“肢端肥大症”。对侏儒症应及早给予激素治疗，人生长激素对侏儒症有显著疗效。

目标检测12-3

答案解析

一、单选题

1. 胰岛素由人体的哪个脏器所分泌

A. 脑垂体　B. 胰岛细胞　C. 肝脏　D. 肾脏　E. 淋巴

2. 最早发现的具有激素作用的蛋白质为

A. 胰岛素　B. 白介素　C. 干扰素　D. 生长激素　E. 促性腺激素

3. 胰岛素多肽链之间有几对二硫键

A. 1 对　B. 2 对　C. 3 对　D. 4 对　E. 5 对

4. 成熟的 hGH 含有多少个氨基酸残基

A. 191　B. 190　C. 168　D. 194　E. 156

二、多选题

1. 胰岛素的主要药理作用包括

A. 对糖代谢的影响　B. 对脂肪代谢的影响　C. 对蛋白质代谢的影响

D. 对氨基酸的影响　E. 对呼吸系统的影响

2. 生长激素分泌异常导致的疾病有

A. 侏儒症　B. 糖尿病　C. 巨人症　D. 肢端肥大症　E. 心脏疾病

3. 成熟的胰岛素有哪几条链组成

A. C－肽　B. A 链　C. B 链　D. 核心链　E. 前肽

4. 调节人生长激素的合成与释放的两种激素是

A. 生长激素释放激素　B. 生长抑素　C. 胰岛素

D. 降钙素　E. 生长因子

三、简答题

1. 简述胰岛素的临床应用及药理作用。
2. 简述重组人生长激素的临床应用及主要不良反应。

书网融合……

知识回顾　微课

第四节　疫苗类药物

微课

PPT

一、概述

抗体是机体受抗原刺激后产生的，并且能与该抗原发生特异结合具有免疫功能的球蛋白，抗体主要分布于血清中，也分布于组织液及外分泌液（如乳汁）中，而疫苗（vaccine）是可以通过注射或黏膜外涂接种，诱导机体产生针对特定致病原的特异性抗体或细胞免疫，从而使机体获得保护或消灭该致病原能力的生物制品。疫苗是一种特殊的药物，它与一般药物具有明显的不同。一般药物主要用于患病人群，疫苗主要用于健康人群；一般药物因疾病分布不同而用于不同年龄段的患者，疫苗主要用于婴幼儿和儿童；一般药物主要用于治疗疾病或减轻患者的症状，疫苗主要通过免疫机制使健康人预防疾病；人类可以通过一般药物减轻病痛，但只有通过疫苗才能彻底控制和消灭一种疾病。

实例分析 12-3

实例　埃博拉是刚果北部的一条河流的名字。1976 年，一种不知名的病毒光顾这里，疯狂的虐杀“埃博拉”河沿岸 55 个村庄的百姓，致使数百万生灵涂炭，有的家庭甚至无一幸免，“埃博拉病毒”也因此而得名。事隔 3 年（1979 年），“埃博拉”病毒随之神秘地销声匿迹。2014 年“埃博拉”卷土重来，疫情波及几内亚、利比亚、塞拉利昂、尼日利亚、塞内加尔、美国、西班牙、马立八国，并首次越过边远的丛林村庄，蔓延至人口密集的大城市。到目前为止，埃博拉疫苗还未真正研发成功。

讨论　1. 如何有效控制疫情？

2. 该疫苗研制难点在哪儿？

答案解析

（一）疫苗的基本成分

疫苗是由性质和作用不同的物质共同组成的复合物，其基本成分包括抗原、佐剂、防腐剂、稳定剂、灭活剂及其他相关成分。这些基本要素从不同角度确保了疫苗能够有效刺激机体，产生针对病原微生物的特异性免疫反应，同时确保疫苗在制备和保存过程中的稳定性。

（二）疫苗的基本性质

1. 免疫原性　免疫原性指疫苗接种进入机体后引起机体产生免疫应答的强度和持续时间。影响免疫原性强弱的因素包括以下几种。①抗原的强弱、大小和稳定性：抗原相对分子质量过小，易被机体分解、过滤，不易产生良好的免疫应答，这就是为什么半抗原物质和游离 DNA 缺乏免疫原性的原因。②抗原的理化性质：颗粒性抗原、不可溶性抗原的免疫原性最强，多糖次之，类脂则较差。有些较弱的抗原可以通过与佐剂合用来增强免疫应答。

2. 安全性　大多数疫苗主要用于儿童和健康人群，因此对其安全性要求极高。疫苗的安全性包括：接种后的全身和局部反应、接种引起免疫应答的安全程度、人群接种后引起的疫苗株散播情况。

3. 稳定性　疫苗必须具有一定稳定性，以保证经过一定时间的贮存和冷链运输后仍能保持其有效的生物活性。从制造疫苗的部门直至使用疫苗的现场之间的各个环节，疫苗均应保存在规定的保冷状态之下，这一保冷系统在 WHO 扩大免疫规划活动中称为冷链系统（cold chain）。

答案解析

即学即练 12-6

疫苗的性质有哪些

A. 稳定性　B. 专一性　C. 安全性　D. 免疫原性　E. 抗药性

（三）疫苗的种类

1. 传统疫苗　传统疫苗又称常规疫苗或第一代疫苗，是长期以来用于传染病预防的主要生物制品，其研制和生产主要是通过改变培养条件或在不同寄生动物上传代使致病微生物毒性减弱，或通过物理、化学方法将其灭活来完成的。传统疫苗包括灭活疫苗、减毒活疫苗、用天然微生物的某些成分制成的类毒素和亚单位疫苗。

2. 新型疫苗　新型疫苗主要包括基因工程疫苗、遗传重组疫苗、合成肽疫苗、抗独特型抗体疫苗等。目前疫苗的发展已从经典的病毒疫苗和细菌疫苗发展到寄生虫疫苗、肿瘤疫苗、避孕疫苗等，从预防性疫苗发展到治疗性疫苗。

（四）疫苗与免疫

1. 免疫系统　根据对抗原反应的不同，人体免疫系统分为两大部分：先天性的非特异免疫系统和后天性的特异性免疫系统。先天性免疫系统由一系列物理屏障、细胞、细胞因子和蛋白质组成；后天性免疫系统主要是由 T 淋巴细胞、B 淋巴细胞和抗原提呈细胞以及他们分泌的各种细胞因子所组成。

2. 疫苗与免疫反应　感染原入侵的主要途径是通过消化道、泌尿生殖道、呼吸道和眼结膜。免疫反应是一个非常复杂的过程，不仅有多种细胞和细胞因子的参与，而且受所种因素尤其是遗传因素的控制和影响。

不同的病原微生物和不同的感染途径能造成机体产生不同的免疫反应。根据所参与免疫应答的细胞的不同，可将免疫反应分为 T 淋巴细胞介导的细胞免疫反应和 B 淋巴细胞介导的体液免疫反应。相应地，不同的疫苗和不同的接种途径也会产生不同的免疫反应。

答案解析

即学即练 12-7

疫苗的种类

A. 新型疫苗　B. 免疫型疫苗　C. 传统疫苗　D. 乙肝疫苗　E. 新冠疫苗

知识链接

天花的绝迹

被史学家甚至称为“人类史上最大的种族屠杀”事件不是靠枪炮实现的，而是天花。在人类史上，天花和黑死病、霍乱等瘟疫都留下了惊人的死亡数字。

最早有记录的天花发作是在古埃及。公元前 1156 年去世的埃及法老拉美西斯五世的木乃伊上就有被疑为是天花皮疹的迹象。15 世纪末，欧洲人踏上美洲大陆时，这里居住着 2000 万～3000 万原住民，约 100 年后，原住民人口剩下不到 100 万人。18 世纪 70 年代，英国医生爱德华·詹纳发现了牛痘，他将感染牛痘的农妇手中抽取的脓汁接种给一名儿童，3 个月后，将天花病毒接种在该名儿童身上，证实其对天花病毒免疫，至此人类终于能够抵御天花病毒。1979 年 10 月 26 日联合国世界卫生组织在肯尼亚首都内罗毕宣布，全世界已经消灭了天花。

二、典型药物

（一）伤寒疫苗

伤寒疫苗为细菌灭活疫苗，伤寒是由伤寒沙门杆菌感染网状内皮细胞系统、肠道淋巴组织及胆囊而引起的一种急性全身感染。临床表现为持续发热、腹痛、头痛等，有时可出现肠出血、肠穿孔等严重并发症。沙门菌具有复杂的抗原结构，一般可分为 3 类：鞭毛（H）抗原，是一种蛋白质；菌体（O）抗原，又称细胞壁抗原，是细胞壁的脂多糖，即内毒素；表面（Vi）抗原，即荚膜多糖。目前，在世界大部分地区，伤寒仍然是一种严重影响人类健康的疾病，每年有大约 1600 万病例和大约 60 万的患者死亡。

伤寒疫苗 Typhoid Vaccine

【成分和性状】本品系用伤寒沙门菌培养后，取菌苔制成悬液，经甲醛杀菌，以 PBS 稀释制成。为乳白色混悬液，含苯酚防腐剂。有效成分：灭活的伤寒沙门菌菌体。

【药理作用与临床应用】接种本疫苗后，可使机体产生免疫应答，用于预防伤寒。主要用于部队、港口、铁路沿线工作人员，下水道、粪便、垃圾处理人员，饮食行业、医务防疫人员及水上居民或有本病流行地区的人群。

【不良反应】局部可出现红肿，有时可出现寒战、发热或头痛，一般可自行缓解。

【禁忌】①发热，患严重高血压、心脏疾病、肝脏疾病、肾脏疾病及活动性结核者；②妊娠期、月经期及哺乳期妇女；③有过敏史者。

【注意事项】①用前摇匀。如出现摇不散的凝块、异物、疫苗瓶有裂纹或标签不清者，均不得使用；②应配备肾上腺素等药物，以备偶有发生严重过敏反应时急救用，接受注射者在注射后应在现场观察至少 30 分钟；③严禁冻结。

（二）卡介苗

卡介苗为细菌减毒活疫苗，是 Nocard 于 1902 年从牛体分离的一株牛型结核杆菌，对人有致病力，天然栖息于牛体。目前国际上常用的卡介苗菌株主要有巴斯德菌株（F1172P）、丹麦卡介苗子代菌株（172）、英国卡介苗子代菌株等。

皮内注射用卡介苗
BCG Vaccine for Intradermal Injection

【成分和性状】本品系用卡介苗经培养后收集菌体，加入稳定剂冻干制成。为白色疏松体或粉末，复溶后为均匀悬液。

【药理作用与临床应用】接种本疫苗后，可使机体产生细胞免疫应答，用于预防结核病。出生 3 个月以内的婴儿或用 5IUPPD 试验阴性儿童（PPD 试验后 48 ~ 72 小时局部硬结在 5mm 以下者为阴性）。

【不良反应】

（1）常见不良反应　①接种后 2 周左右，局部可出现红肿浸润，若随后化脓，形成小溃疡，一般 8 ~ 12 周后结痂，一般不需处理，但要注意局部清洁，防止继发感染，脓疱或浅表溃疡可用 1% 甲紫

（龙胆紫），使其干燥结痂，有继发感染者，可在创面撒布消炎药粉，不要自行排脓或揭痂。②局部脓肿和溃疡直径超过 10mm 及长期不愈（大于 12 周），应及时诊治。③淋巴结反应，接种侧腋下淋巴结（少数在锁骨上或对侧腋下淋巴结）可出现轻微肿大，一般不超过 10mm，1 ~2 个月后消退。如遇局部淋巴结肿大软化形成脓疱应及时诊治。④接种疫苗后可出现一过性发热反应，其中大多数为轻度发热反应，持续 1 ~2 天后可自行缓解，一般不需处理；对于中度发热反应或发热时间超过 48 小时者，可给予对症处理。

（2）罕见不良反应　①严重淋巴结反应：在临床上分为干酪性、脓肿型、窦道型等。接种处附近如腋下、锁骨上下或颈部淋巴结呈强反应，局部淋巴肿大软化形成脓疱，应及时诊治。②复种时偶见瘢痕疙瘩。

（3）极罕见不良反应　①骨髓炎；②过敏性皮疹和过敏性紫癜。

【禁忌】①已知对该疫苗的任何成分过敏者；②患急性疾病、严重慢性疾病、慢性疾病的急性发作期和发热者；③免疫缺陷、免疫功能低下或正在接受免疫抑制治疗者；④患脑病、未控制的癫痫和其他进行性神经系统疾病者；⑤妊娠期妇女；⑥患湿疹或其他皮肤病者。

【注意事项】①严禁皮下或肌内注射；②接种卡介苗的注射器应专用，不得用作其他注射，以防止产生化脓反应；③以下情况者慎用：家族和个人有惊厥史者、患慢性疾病者、有癫痫史者、过敏体质者、哺乳期妇女；④开启疫苗瓶和注射时，切勿使消毒剂接触疫苗；⑤疫苗瓶有裂纹、标签不清或失效者、疫苗复溶后出现浑浊等外观异常者均不得使用；⑥疫苗开启后应立即使用，如需放置，应置 2 ~8℃并于 30 分钟内用完，剩余均应废弃；⑦应备有肾上腺素等药物，以备偶有发生严重过敏反应时急救用。接受注射者在注射后应在现场观察至少 30 分钟；⑧注射免疫球蛋白者，应至少间隔 1 个月以上接种本品，以免影响免疫效果；⑨使用应注意避光。

答案解析

即学即练 12 -8

疫苗的典型药物包括

A. 乙肝疫苗　B. 微生物疫苗　C. 伤寒疫苗　D. 传统疫苗　E. 新型疫苗

知识链接

卡介苗的发现

1906 年开始，法国巴斯德研究所的 Calmette 及 Guerin 将结核菌接种在 5% 甘油 - 胆汁马铃薯培养基上，每隔 3 周传代一次，经过 231 代，历时 13 年，这株结核菌的致病力完全失去，然后大剂量地注射于各种动物，如豚鼠、家兔、牛及猴等，不但不发病，反而产生了免疫力，1921 年将这株细菌做成活疫苗，用于一名其母死于结核病的婴儿，结果良好，于是逐渐推广使用，于 1924 年公布于世，至今已在 182 个国家和地区对 40 多亿的儿童接种了卡介苗，根据 WHO 扩大计划免疫的要求，现在每年仍有 1 亿多的新生儿接种卡介苗。

（三）重组乙型肝炎疫苗

重组乙型肝炎疫苗为基因工程疫苗。目前对人类危害最大、传染面最广的肝炎病毒即乙肝病毒（hepatitis B virus，HBV），它是急性和慢性肝炎、肝硬化以及肝细胞癌的主要致病因子。由 HBV 引起的肝炎约占病毒性肝炎的40%。20世纪80年代初，基因工程乙肝疫苗研制成功。国际上制造基因工程疫苗通常使用3种系统：酵母系统、哺乳动物系统（CHO细胞）及痘苗病毒载体系统。其中，酵母表达系统最为成功，CHO细胞表达抗原量较低，痘苗病毒需用鸡胚细胞培养，工艺复杂且表达量较低，未被推广使用。1986年，国外研究出用酵母表达HBsAg的基因工程菌。我国20世纪90年代也引进酵母表达生产技术并开发出CHO细胞表达HBsAg的基因工程乙肝疫苗，由于血源疫苗的不安全性和阳性血浆来源的限制性，我国于1988年停止了血缘性疫苗的生产。

重组乙型肝炎疫苗（酿酒酵母）

Recombinant Hepatitis B Vaccine（Yeast）

【成分和性状】 本品系由重组酿酒酵母表达的乙型肝炎病毒表面抗原（HBsAg）经纯化，加入铝佐剂制成。为乳白色混悬液体，可因沉淀而分层，易摇散。有效成分：乙型肝炎表面病毒抗原。辅料：氢氧化铝、氯化钠。

【药理作用与临床应用】 接种本疫苗后，可刺激机体产生抗乙型肝炎病毒的免疫能力。用于预防乙型肝炎。本疫苗适用于乙型肝炎易感患者，尤其是下列人员：①新生儿，特别是母亲为HBsAg、HBeAg阳性者。于上臂三角肌肌内注射，基础免疫程序为3针，分别在0、1、6月接种。新生儿在出生后的24h内注射，16岁以下人群每1次剂量为10μg，16岁以上人群每一次剂量为20μg。②从事医疗工作的医护人员及接触血液的实验人员。

【不良反应】 常见不良反应：一般接种24小时后，在注射部位会出现疼痛和触痛，多数情况下于2～3天内自行消失。罕见的不良反应：①一般接种疫苗后72小时内，可能出现一过性发热反应，一般持续1～2天后可自行缓解；②接种部位轻、中度的红肿、疼痛，一般持续1～2天后可自行缓解，不需处理；③接种部位可出现硬结，一般1～2个月可自行吸收。极罕见不良反应：①局部无菌性化脓：一般要用注射器反复抽出脓液，严重时（如出现破溃）需扩创清除坏死组织，病时较长，最后可吸收愈合；②过敏反应：过敏皮疹、阿瑟反应，阿瑟反应一般出现在接种后10天左右，局部红肿持续时长，可用固醇类药物进行全身和局部治疗；③过敏性休克：一般在接种疫苗后1小时内发生，应及时注射肾上腺素等抢救措施进行治疗。

【禁忌】 ①已知对疫苗所含任何成分，包括辅料以及甲醛过敏者；②患急性疾病，严重慢性疾病，慢性疾病的急性发作期和发热者；③妊娠期妇女；④患未控制的癫病和其他进行性神经系统疾病患者。

【注意事项】 ①以下情况者慎用：家族和个人有惊厥史、患慢性疾病者、有癫痫史者、过敏体质者；②使用时应充分摇匀，如疫苗瓶有裂纹、标签不清或失效者，疫苗瓶有异物者均不使用；③疫苗瓶开启后应立即使用；④应备有肾上腺素等药物，以备偶有发生严谨过敏反应时急救用，接受注射者在注射后应在现场观察至少30分钟；⑤注射第1针后出现高热、惊厥等异常情况，一般不再注射第2针，对于母婴阻断的婴儿，如注射第2、3针应遵照医嘱。

知识链接

疫苗的第二次革命

以巴斯德的工作为代表的第一次疫苗革命基本上是在细胞水平上研究和开发疫苗。从20世纪70年代中期开始，分子生物学技术迅速发展，使得从事疫苗研究的科学家得以在分子水平对微生物的基因进行克隆和表达。与此同时，化学、生物化学、遗传学和免疫学的发展在很大程度上为新疫苗的研制和旧疫苗的改进提供了新思路、新技术和新方法。1986 年，用基因工程制备的乙肝表面抗原获得成功并正式作为乙肝疫苗用于临床。在此前后，肺炎、脑膜炎、流感嗜血杆菌的多糖和多糖蛋白偶联疫苗以及无细胞百日咳疫苗和回归热的纯化蛋白质组分疫苗等纷纷通过临床试验，形成了第二次疫苗革命。

答案解析

目标检测12-4

一、单选题

1. 卡介苗为

A. 细菌活疫苗　B. 病毒活疫苗　C. 亚单位疫苗　D. 基因工程疫苗　E. 死疫苗

2. 疫苗在保存、运输和使用的各个环节需要持续保冷，这一保冷系统称为

A. 计划免疫　B. 冷链工程　C. 扩大免疫规划　D. 冷链系统　E. 冷库

3. 卡介苗的接种途径为上臂外侧三角肌中部

A. 皮下注射　B. 皮内注射　C. 肌内注射　D. 口服　E. 静脉注射

4. 目前对人类危害最大、传染面最广的肝炎病毒是

A. 甲肝病毒　B. 乙肝病毒　C. 丙肝病毒　D. 丁肝病毒　E. 戊肝病毒

5. 传统疫苗不包括

A. 灭活疫苗　B. 减毒活疫苗　C. 类毒素疫苗
D. 亚单位疫苗　E. 基因工程疫苗

二、多选题

1. 疫苗的基本成分包括

A. 抗原　B. 佐剂　C. 防腐剂　D. 稳定剂　E. 灭活剂

2. 疫苗的基本性质包括

A. 免疫原性　B. 安全性　C. 有效性　D. 稳定性　E. 稳定性

3. 新型疫苗主要包括

A. 遗传重组疫苗　B. 合成肽疫苗　C. 抗独特型抗体疫苗
D. 亚单位疫苗　E. 基因工程疫苗

4. 人体免疫系统分为两大部分主要包括

A. 先天性的非特异免疫系统　B. 后天性的特异性免疫系统
C. 特殊免疫系统　D. T 淋巴免疫系统
E. B 淋巴免疫系统

5. 根据所参与免疫应答的细胞的不同，可将免疫反应分为

A. T 淋巴细胞介导的细胞免疫反应　B. 抗体免疫
C. 自然免疫　D. 加强免疫
E. B 淋巴细胞介导的体液免疫反应

三、简答题

1. 简述伤寒疫苗的成分、不良反应及注意事项。
2. 简述重组乙型肝炎疫苗的成分、性状、不良反应及注意事项。

书网融合……

知识回顾　　微课

第五节　血液制品及治疗性酶类药物

PPT

一、概述

具有医疗作用的血液制品包括血液、红细胞、血小板、血浆和各种血浆蛋白。目前用于临床的主要是血浆蛋白制品和血细胞组分制品，尤其是血浆蛋白制品，不仅种类多，而且应用广泛，是一种非常重要的治疗制剂。通常所说的血液制品主要是指血浆蛋白制品。血液和血液制品是传统的生物制品主要部分，是在输血疗法的基础上发展起来的。临床上广泛应用的输血（全血）疗法，存在极大的不合理性和浪费，多数输用全血的治疗并非一定需要全血。目前公认的输血疗法原则是：尽量避免输用全血，而尽可能输用血液成分进行治疗。这样做不但可以提高疗效和保证安全，而且可充分发挥并利用血液的多种功能，做到“一血多用”。

酶作为生物催化剂普遍存在于动物和微生物中，可直接从生物体分离获得，酶可以通过化学合成法获得，但由于各种因素的限制，目前药用酶的生产主要是直接从动植物中提取、纯化和利用微生物发酵生产，近10年来，动植物细胞培养技术取得了很大进步，但因为周期长、成本高等问题，实际应用还有一定困难，目前工业化规模生产一般是以微生物为主要来源。

实例分析 12-4

实例　1981年12月26日有1名献血者患病，呈肝炎症状，12天后采血，发现抗-HAVlgM阳性，确证为急性甲型肝炎。患者自述，两周前曾献过血。另有1名剖宫产妇女，由于大出血，难以控制只能输血，受者在3周后发病。诉说疲倦、嗜睡，随后出现黄疸，采血发现抗-HAV IgM阳性。除输血外，找不到其他感染原因。

讨论　1. 输血是否安全？

2. 如何预防传染？

答案解析

二、血液制品的种类 微课

血液制品分为血细胞制品和血浆蛋白制品（血浆衍生物），目前国际上投入临床应用的血浆蛋白制品已有三十余种，大规模生产和推广应用的主要有3类：转输蛋白中的白蛋白、各种免疫球蛋白（包括肌内注射、静脉注射各种特异性免疫球蛋白）和凝血因子制剂（主要为FⅧ和FⅨ浓制剂）。目前血浆蛋白制品可以通过两种途径获得：一是从健康人血浆或从特异免疫人血浆分离、提纯；二是用重组DNA技术制备重组血浆蛋白制剂。白蛋白和免疫球蛋白制品主要是从健康人血浆中分离提纯，凝血因子制品有从健康人血浆中分离的，也有通过重组DNA技术制备的。

答案解析

即学即练 12－9

血液制品分为

A. 蛋白质　B. 血细胞制品　C. 血浆蛋白制品　D. 球蛋白制品　E. 白蛋白制品

知识链接

血液代用品

发现血液替代品有确切的疗效并对其进行研究始于1985年美国军方，主要考虑未来战争中战场上的血液供应问题。

血液代用品的定义如下，指任何具有下属作用的物质：①代替或保持血液的体积；②保证机体组织的氧供给。大多数血液代用品目前主要是用于扩充血容量，用于失血、烧伤、败血症或休克后，通过保持血容量来维持血压。虽然也可以使用标准的电解质溶液，例如生理盐水，但因为其很快扩散到血管外而作用短暂，也可以使用血浆胶体扩充物如右旋糖酐1、右旋糖酐10、右旋糖酐40、明胶、右旋糖酐60、淀粉衍生物、右旋糖酐70，当以适宜的浓度使用时可以产生与血浆蛋白类似的渗透压，从而维持血管内容积和保持血压。血液代用品主要的不利方面包括费用较高、有引起过敏反应的危险。

三、典型药物

（一）人血白蛋白

人血白蛋白（human serum albumin）是目前国际上使用最多的血液制品，经低温乙醇蛋白分离法或经批准的其他分离方法，从健康人静脉血浆中提纯，并经60℃ 10小时加温灭活病毒后制成。有液体和冻干两种剂型。蛋白质中96%以上为白蛋白，不含防腐剂和抗生素，可加入适量的辛酸钠或乙酰色氨酸钠作为稳定剂。制备过程要求严格无菌、无热原，成品需通过严格的细菌学和热原检测。临床使用的人血白蛋白制剂有5%、10%、20%、25%四种浓度，按每瓶2g、5g、10g、12.5g分装。人血白蛋白可直接静脉注射到患者体内，主要用于失血创伤、烧伤引起的休克、脑水肿及损伤引起的颅压升高、肝硬化及肾病引起的水肿或腹腔积液、癌症术后恢复等方面的治疗，是临床应用的一种急救特殊药品。

人血白蛋白

Human Serum Albumin

【成分】用乙型肝炎疫苗免疫的健康人血浆，经提取，灭活病毒制成。

【临床应用】①失血创伤、烧伤引起的休克；②脑水肿及损伤引起的颅压升高；③肝硬化及肾病引起的水肿或腹腔积液；④低蛋白血症的防治；⑤新生儿高胆红素血症；⑥用于心肺分流术、烧伤的辅助治疗、血液透析的辅助治疗和成人呼吸窘迫综合征。

【不良反应】①注射量过大时，因本品的高渗作用会引起循环血量过大和组织脱水（心力衰竭、肺水肿）。②使用中如发现寒战、发热、恶心、弥散性荨麻疹等不适反应，应立即停止使用。③发现药液有浑浊、沉淀、异物，不得使用；本品不得与含有蛋白水解酶或酒精的注射液混合使用，以免蛋白沉淀。④药液呈现浑浊、沉淀、异物或瓶子有裂纹、瓶盖松动、过期失效等情况不可使用。本品开启后，应一次输注完毕，不得分次或给第二人输用。输注过程中如发现患者有不适反应，应立即停止输用。有明显脱水者应同时补液。

【禁忌】①对白蛋白有严重过敏者；②高血压患者、急性心脏病者、正常血容量及高血容量的心力衰竭患者；③严重贫血患者；④肾功能不全者。

（二）人免疫球蛋白

人免疫球蛋白是取健康献血人员的新鲜血浆或保存期不超过 2 年的冰冻血浆，每批最少应由 1000 名以上健康献血员的血浆混合。用低温乙醇蛋白分离法分段沉淀提取免疫球蛋白组分，经超滤或冷冻干燥脱醇、浓缩和灭活病毒处理等工序制得，其免疫球蛋白纯度应不低于 90%。然后配制成蛋白浓度为 10% 的溶液，加适量稳定剂，除菌滤过，无菌灌装制成。人免疫球蛋白是人体受抗原（比如病毒）刺激后产生的一种蛋白质，主要功能是与抗原起免疫反应，从而阻断抗原（比如病毒产生抗原）对人体的危害。注射人免疫球蛋白制品，可以帮助受者从低或者无免疫状态很快达到暂时免疫保护状态，因此免疫球蛋白制品对预防细菌、病毒性感染有一定的作用。

即学即练 12－10

答案解析

人血白蛋白不良反应包括哪些

A. 心力衰竭、肺水肿　B. 嗜睡　C. 脾气暴躁　D. 发热、恶心　E. 抑郁

人免疫球蛋白

Human Immunoglobulin

【性状】本品为无色或黄色澄清液体，可带乳光。

【药理作用】注射免疫球蛋白是一种被动免疫疗法。它是把免疫球蛋白内含有的大量抗体输给受者，使之从低或无免疫状态很快达到暂时免疫保护状态。由于抗体与抗原相互作用直接中和毒素与杀死细菌和病毒，因此免疫球蛋白制品对预防细菌、病毒性感染有一定的作用。

【临床应用】主要用于预防麻疹和传染性肝炎。若与抗生素合并使用，可提高对某些严重细菌和病毒感染患者的疗效。

【不良反应】一般无不良反应，少数人可出现注射部位红肿、疼痛反应，无须特殊处理，可自行恢复。①本品出现浑浊，有摇不散的沉淀、异物或玻瓶有裂纹、过期失效，均不可使用；②开瓶后应一次注射完毕，不得分次使用；③运输及贮存过程中严禁冻结。

【禁忌】①对免疫球蛋白过敏或有其他严重过敏史者；②有 IgA 抗体的选择性 IgA 缺乏者。

（三）注射用重组链激酶

链激酶是从 β－溶血性链球菌培养液中提纯精制而成的一种高纯度酶，白色或类白色冻干粉，易溶于水及生理盐水，其稀溶液不稳定。具有促进体内纤维蛋白溶解系统的活力，使纤维蛋白溶酶原转变为活性的纤维蛋白溶酶，引进血栓内部崩解和血栓表面溶解。临床上常用于血栓性疾病治疗。

注射用重组链激酶

Recombinant Streptokinase for Injection

【性状】本品为白色冻干粉末。

【药理作用】注射用重组链激酶的成分为重组链激酶，重组链激酶与纤溶酶原以 1∶1g 分子比结合

成复合物，然后把纤溶酶原激活成纤溶酶，纤溶酶催化血栓主要基质纤维蛋白水解，从而使血栓溶解，血管再通；同时重组链激酶的溶栓作用因纤维蛋白的存在而增强，因此重组链激酶能有效特异的溶解血栓或血块，能治疗以血栓形成为主要病理变化的疾病。

【体内过程】 静脉给药，进入体内后迅速分布全身，15 分钟后主要分布在肝（34%）、肾（12%）、胃肠（7.3%），在血浆中的浓度呈指数衰减。从血浆中的消除有快慢两个时相，半衰期分别为 5～30 分钟和 83 分钟，主要从肝脏经胆道排出，仍保留生物活性。

【临床应用】 急性心肌梗死等血栓栓塞性疾病。

【不良反应】 ①发热、寒战、恶心、呕吐、肩背痛、过敏性皮疹；本品静脉滴注时可发生低血压，如血压下降应减慢滴注速度；过敏性休克罕见，轻度过敏反应不必中断治疗，重度过敏反应须立即停止静脉滴注，过敏反应可用抗组胺药物或激素处理。②出血，穿刺部位出血，皮肤瘀斑，胃肠道、泌尿道或呼吸道出血；重组链激酶用于急性心肌梗死溶栓治疗时，脑出血的发生率为 0.1%～0.3%。大出血时可用6－氨基己酸，输新鲜血浆或全血。③其他反应，本品用于急性心肌梗死溶栓治疗时可出现再灌注心律失常，偶见缓慢心律失常、加速性室性自搏性心率、室性期前收缩或室颤等；偶可引起溶血性贫血、黄疸及 GPT 升高；溶栓后可发生继发性栓塞，如肺栓塞、脑栓塞或胆固醇栓塞等。④本品应严格在临床医师的指导下用药。⑤急性心肌梗死溶栓治疗应尽早开始，争取发病 12 小时内开始治疗。⑥本品使用前用 5% 葡萄糖溶液溶解，在 4～6 小时内使用。⑦用链激酶后 5 天～12 个月内不能用重组链激酶。⑧用本品治疗血管再通后，发生心肌再梗死，可用其他溶栓药。

【禁忌】 ① 2 周内有出血、手术、外伤史、心肺复苏或不能实施压迫止血的血管穿刺等患者禁用；②近 2 周内有溃疡出血病史、食管静脉曲张、溃疡性结肠炎或出血性视网膜病变患者；③未控制的高血压，血压 >180mmHg/110mmHg 以上或不能排除主动脉夹层动脉瘤患者；④凝血障碍及出血性疾病患者；⑤严重肝肾功能障碍患者；⑥二尖瓣狭窄合并心房颤动伴左房血栓者（溶栓后可能发生脑栓塞）、感染性心内膜炎患者；⑦妊娠期妇女；⑧对链激酶过敏患者。

目标检测12－5

答案解析

一、单选题

1. 临床上人免疫球蛋白制剂的主要治疗疾病为

A. 预防麻疹和传染性肝炎　B. 糖尿病　C. 心脏疾病

D. 肾病　E. 呼吸系统疾病

2. 人免疫球蛋白的生物半衰期为

A. 5 天　B. 7～9 天　C. 10～15 天　D. 16～24 天　E. 20～30 天

3. 注射用重组链激酶的主要治疗疾病为

A. 糖尿病　B. 肾病　C. 急性心肌梗死等血栓性疾病

D. 呼吸系统疾病　E. 皮肤病

二、多选题

1. 下列哪些是血液制品的包括

A. 血液　B. 红细胞　C. 血小板　D. 血浆　E. 各种血浆蛋白

2. 目前国际上大规模生产和推广应用的血浆蛋白制品包括

A. 转输蛋白中的白蛋白　B. 各种免疫球蛋白　C. 凝血因子制剂

D. 血小板　E. 红细胞

3. 下列可以用作血液代用品的是

A. 右旋糖酐 1　B. 右旋糖酐 10　C. 右旋糖酐 40　D. 明胶　E. 右旋糖酐 60

4. 人血白蛋白的临床应用包括

A. 失血创伤、烧伤引起的休克　B. 脑水肿及损伤引起的颅压升高

C. 肝硬化及肾病引起的水肿或腹水　D. 低蛋白血症的防治。

E. 新生儿高胆红素血症

5. 目前血浆蛋白制品获得途径包括

A. 健康人血浆中分离、提纯　B. 用重组 DNA 技术制备重组血浆蛋白

C. 从特异免疫人血浆分离、提纯　D. 从动物血浆中提取

E. 从微生物中提取

三、简答题

1. 简述人血白蛋白的临床应用及主要不良反应。
2. 简述注射用重组链激酶的体内过程及临床应用。

书网融合……

知识回顾　微课　习题

（张在国）

第十三章　药物的稳定性及配伍变化

学习引导

据统计，目前全球已上市化学原料药（即 APIs）2000 多个，但每种药物化学结构不同，其理化性质及药理活性各异，药物的稳定性差异大，其储存方式、适应证、使用方法、有效期等各不相同。全球每年因储存方式或使用方法不当导致的药品质量事件甚至药害事件时有发生，给人们生活、生产带来重大经济损失，影响有效治疗和给人们安全用药带来极大危害，产生重大不良社会影响。如曾经年某私人诊所用刚过保质期的肾上腺素抢救患者，导致患者再中毒。

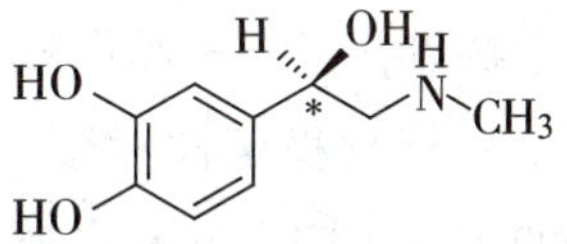

因此，药物的稳定性及配伍变化研究极其重要。具有什么样结构的药物才是稳定的？肾上腺素为什么会过期变质？如何防止肾上腺素变质？过期药品能否使用？肾上腺素有无配伍禁忌？中毒后如何抢救？

本章主要介绍影响药物稳定性的各种因素、降解变质的反应类型、防止药物降解变质的措施和药物的配伍变化类型及其特点等，简单介绍了药物有效期的表述方式、稳定性研究基本要求、药物相互作用、配伍变化的研究和处理方法等。

学习目标

1. **掌握**　引起药物降解变质的结构特征及反应类型。研究药物配伍变化的目的、药物制剂的配伍变化的类型及特点。

2. **熟悉**　影响药物稳定性的因素及其防止降解变质措施。药物之间物理、化学和药理的配伍变化。

3. **了解**　药物有效期的不同表示方式、药物稳定性研究基本要求及其与药物有效期的关系。药物的相互作用、配伍变化的研究和处理方法。

第一节　药物的稳定性及药品有效期

PPT

一、药物的稳定性

（一）概述

化学药物（原料药或制剂）稳定性是指其保持物理、化学、生物学和微生物学等特性的能力，是药物在生产、运输、贮存、使用等过程中的质量变化属性，药物的质量变化主要包含化学变化（如化学变质反应等）、物理变化（如吸潮、晶型改变等）和微生物变化（如微生物污染等）。因此，药物的稳定性直接关系到药品的安全性和有效性，一个降解变质的药物，不仅会使疗效降低，而且会产生毒副作用，给药物使用带来安全隐患。

稳定性研究是基于对原料药或制剂及其生产工艺的系统研究和理解，通过设计试验获得原料药或制剂的质量特性在各种环境因素（如温度、湿度、光线照射等）的影响下随时间变化的规律，为药品的生产、包装、贮存、运输条件及有效期（货架期）/复验期的确定提供科学依据，以保证临床用药安全有效。

稳定性研究具有阶段性特点，贯穿药品研发与生产的全过程。一般始于药品的临床前研究，包括药品注册前稳定性研究和上市后持续稳定性考察。稳定性研究的考察项目应选择在药品保存期间易于变化，并可能会影响到药品的质量、安全性和有效性的项目，以便客观、全面地反映药品的稳定性。具体品种的稳定性研究的考察方案应按照《中国药典》现行版有关规定，结合品种特点评估制订。考察项目一般包含性状、有关物质、含量、吸湿性及根据品种性质或特点选定的考察项目等。稳定性研究中如样品发生了显著变化，则应改变条件再进行试验。

（二）药物的变质反应

药物的变质反应是指药物在生产、运输、贮存、使用等各个环节中发生的一个或多个化学反应而导致其药物质量发生改变的过程。药物的变质反应的内在决定因素是药物的化学结构（包括药物的空间结构及光学结构），因此药物的变质反应是药物的固有属性，即一旦能引起药物化学结构中的某些官能团或化学键发生化学反应的外部条件，如温度、湿度、酸或碱、光照、空气等存在，经过一定时间的作用，即可发生变质反应。

药物的变质反应通常有水解、氧化、异构化、脱羧或脱水和聚合等。药物的降解过程比较复杂，有时一种药物可能同时或相继产生两种或两种以上的降解反应。水解及氧化反应是变质反应的主要类型。

实例分析 13－1

实例　阿司匹林固体在干燥空气中比较稳定，在潮湿环境中可水解成水杨酸，水杨酸在空气中可逐渐变为淡黄，红棕甚至深棕色，水溶液变化更快。

讨论　1. 引起阿司匹林降解变质的化学反应类型有哪些？

2. 是什么因素导致其降解变质的？

答案解析

1. 药物的水解反应　化学结构中含有水解基团的药物易发生水解反应，如盐类药物、羧酸衍生物（如酯及内酯、酰胺及内酰胺、酰脲及内酰脲、酰肼等）类药物、苷类及多聚糖类药物、肟类药物、活泼卤烃类药物等。一般情况下，羧酸衍生物类药物在离去酸的酸性相同或相当，空间位阻差别不大的情况下，水解速度具有如下规律：酚酯 > 醇酯 > 酰脲 > 酰肼 > 酰胺。

（1）盐类药物　盐类药物的水解通常生成对应的酸和碱。盐的水解一般为可逆反应，当药物水解生成的酸或碱在水中生成气体或沉淀或不能完全电离时，有利于水解反应的进行，故弱酸弱碱、强酸弱碱、强碱弱酸盐类药物在水溶液中均会发生不同程度的水解反应，而强酸强碱盐类药物则在水溶液中只电离而不会发生水解反应。盐类药物发生水解反应，通常不会改变药物的药理活性，但会给制剂带来如气体、沉淀、稳定性降低等不良影响。

无机盐类药物的水解，生成对应的无机酸和碱，并根据生成的酸和碱的酸碱度大小显示不同的酸碱性，如醋酸铝水解生成醋酸和氢氧化铝，析出氢氧化铝胶状沉淀，溶液呈微弱的酸性；硫酸锌水解生成硫酸和氢氧化锌，析出氢氧化锌胶状沉淀，溶液显酸性；碳酸氢钠水解后产生二氧化碳、水和氢氧化钠，溶液显碱性。

有机盐类药物主要是指有机碱或有机酸与药学上可接受的酸或碱金属离子形成的盐，因这类药物的有机酸或有机碱结构通常为弱酸或弱碱化合物，其水解生成游离的有机碱或有机酸，因其溶解度很小，当水解生成的有机酸或有机碱的量超过了其溶解度时，将沉淀析出。如乳酸环丙沙星水溶液受热可析出环丙沙星沉淀，含金属离子的抗炎药物磺胺嘧啶钠在弱酸作用下水解析出磺胺嘧啶沉淀。反应式如下。

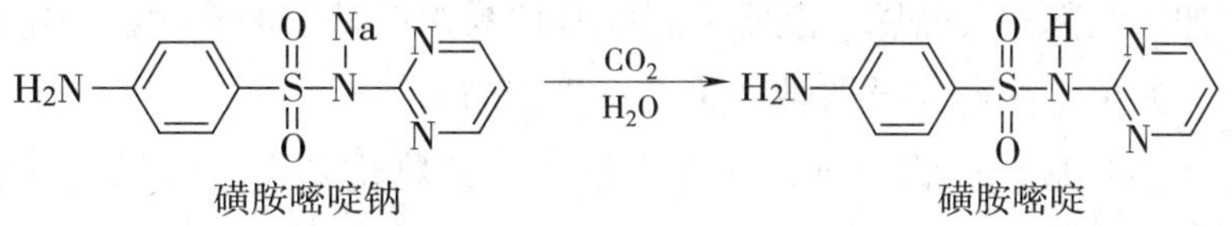

（2）酯及内酯类药物　酯类药物在酸/碱的催化下易水解生成相应的酸和醇或酚而变质，内酯类药物则水解开环而变质，如维生素 C。

无机酸酯类药物主要有硝酸酯、磷酸酯等，如硝酸异山梨酯、单磷酸阿糖腺苷、磷酸依托泊苷等药物均易水解生成对应的无机酸和含羟基化合物。

有机酸酯（R－COOR′）药物水解生成对应的酸及含羟基化合物而变质失效，其能否水解或水解的难易程度由其化学结构的空间位阻所决定，空间位阻小，则易于水解；空间位阻大，则难于水解或速度较慢。通常由低级脂肪酸酯或芳酸及芳基取代的脂肪酸所成的酯类药物，如醋酸酯、丙酸酯、琥珀酸酯和对氨基苯甲酸酯等药物，因其化学结构空间位阻较小，较易发生水解反应而变质，如阿司匹林、琥乙红霉素、普鲁卡因等均可发生水解变质。局麻药盐酸普鲁卡因在氢氧化钠溶液中析出油状的普鲁卡因，继续加热则水解生成二乙氨基乙醇，酸化则析出对氨基苯甲酸沉淀。反应式如下。

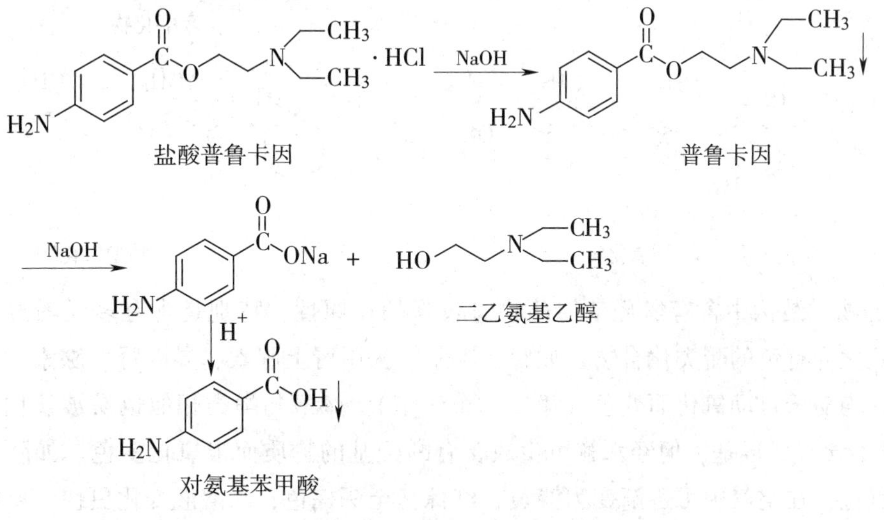

内酯类药物与酯类药物相似，易在酸、碱催化下发生水解反应而开环变质，尤其是在碱性条件下水解速度较快，如大环内酯类抗生素（如红霉素、阿奇霉素、地红霉素、罗红霉素等）在碱性条件下易水解开环而变质（第八章第三节）。

（3）酰胺及内酰胺类药物　酰胺类药物在酸/碱的催化下易水解生成相应的酸和胺类化合物而变质失效，内酰胺类药物则水解开环而变质失效。如对乙酰氨基酚及谷氨酰胺等酰胺类药物，青霉素类和头孢菌素等内酰胺类药物在酸性或碱性溶液中受热易水解失效（第八章第二节），谷氨酰胺在碱水作用下发生水解反应生成谷氨酸钠和氨气。反应式如下。

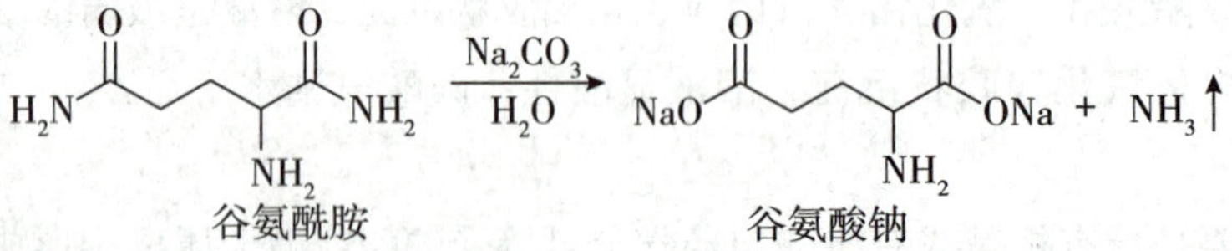

谷氨酰胺　　谷氨酸钠

（4）苷类及多聚糖类药物　苷类及多聚糖类药物通常较易发生水解反应，如氨基糖苷类抗生素、强心苷类药物、淀粉、糊精等均可水解而变质失效。氨基糖苷类抗生素链霉素在酸水作用下水解生成苷元和糖（第八章第四节）。

化学结构中含有如活泼卤素、酰脲、酰肼、肟等其他易水解基团的药物在一定条件下也易发生水解反应，从而变质失效。如抗结核药物异烟肼（第九章第三节）。

2. 药物的氧化–还原反应　药物的氧化–还原性质是药物重要而且常见的化学性质之一。药物的氧化–还原反应可发生在药物的生产、运输、贮存、使用全过程，其中发生在生产过程的氧化–还原反应所产生的产物常以药物的杂质的形式存在；而在运输、贮存、使用等过程发生的氧化–还原反应常因接触空气中的氧气而氧化降解变质。易发生氧化–还原反应的药物，其化学结构式中通常含有碳碳双键（C＝C）、羟基（–OH）、氨基（$-NH_2$）、巯基（–SH）、醛基（–CHO）等基团。

（1）碳–碳双键或共轭双键类药物　结构中含有碳–碳双键或共轭双键的药物易被氧化为二元醇或者被氧化为环氧化合物，如维生素A对紫外线不稳定，且易被空气氧化，生成环氧化物，在酸性介质中发生重排，生成呋喃型氧化物，反应式如下。

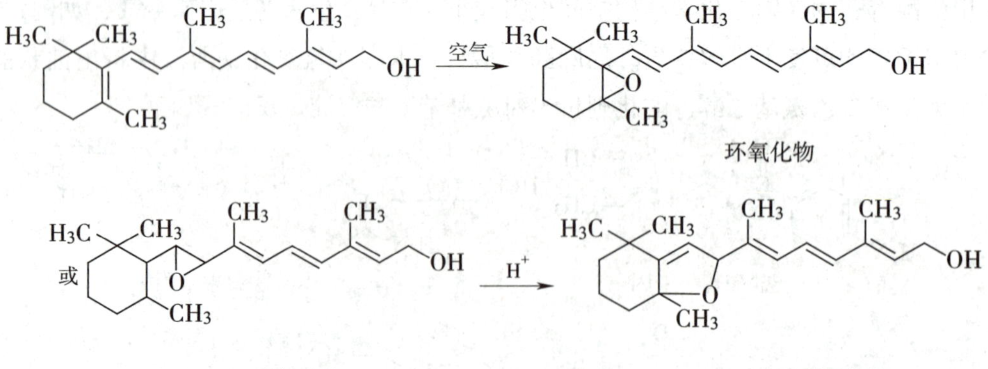

（2）酚类药物　结构中含有酚羟基的药物有较强的还原性，特别是含有多元酚羟基的药物，在碱性条件下易被氧化为有色的醌类化合物，如肾上腺素、去甲肾上腺素、异丙肾上腺素、甲基多巴等为邻苯二酚衍生物，均易于自动氧化而变色（第二章第三节）。烯醇与酚类相似也易被氧化变色，如维生素C。一些药物虽不含有酚羟基，但经水解可生成含有酚羟基的物质而被氧化变色。如阿司匹林水解产生的水杨酸较易氧化，在空气中可逐渐变为淡黄，红棕甚至深棕色，水溶液变化更快，反应式如下。

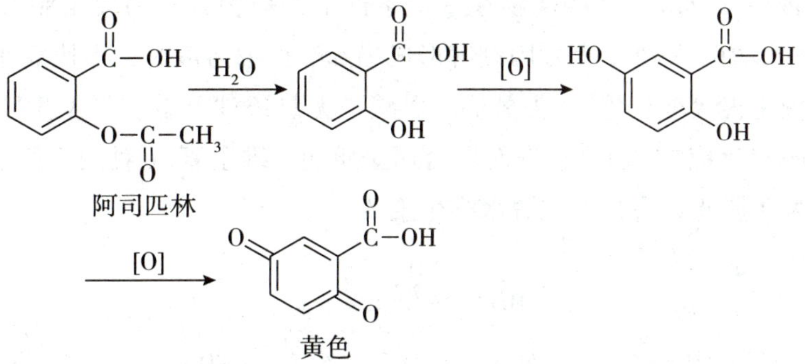

（3）胺类药物　结构中含氨基结构的药物具有一定的还原性，易被氧化成有色的氧化物，如盐酸普鲁卡因、氨基酸类药物、磺胺类药物等。一些药物虽不含有氨基，但经水解可生成含有氨基的物质而被氧化变色，如对乙酰氨基酚（扑热息痛）水解后生成对氨基酚，对氨基酚在光照及空气中被氧化为深色的氧化物（第四章第一节）。

（4）硫醇及硫化物类药物　结构中含有巯基、二硫键、硫杂环等基团的药物，具有还原性，易被氧化变质，如卡托普利、乙酰半胱氨酸及福多司坦等。因硫原子电负性小于氧原子，易给出电子，因此巯基较酚羟基或醇羟基更易氧化，生成二硫化物，如卡托普利通过巯基双分子键合形成二硫化合物，反应式如下。

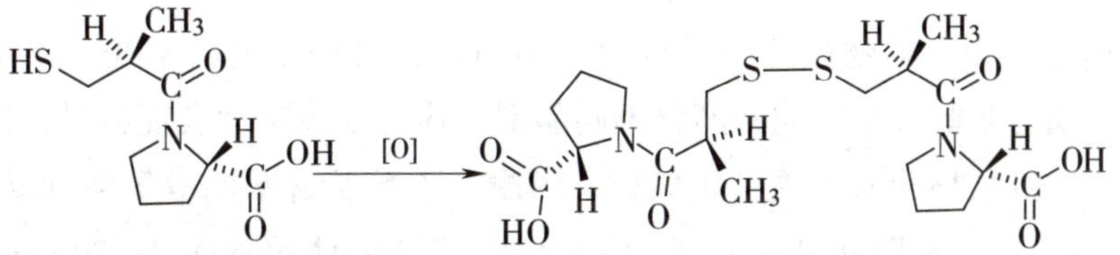

卡托普利　　卡托普利二硫化物（二聚物）

（5）醛基（或缩醛）类药物　结构中含醛基（或缩醛）结构的药物能被氧化成羧酸，如葡萄糖溶液能被氢氧化铜悬浊液氧化成葡萄糖酸，并产生氧化亚铜沉淀，反应式如下。

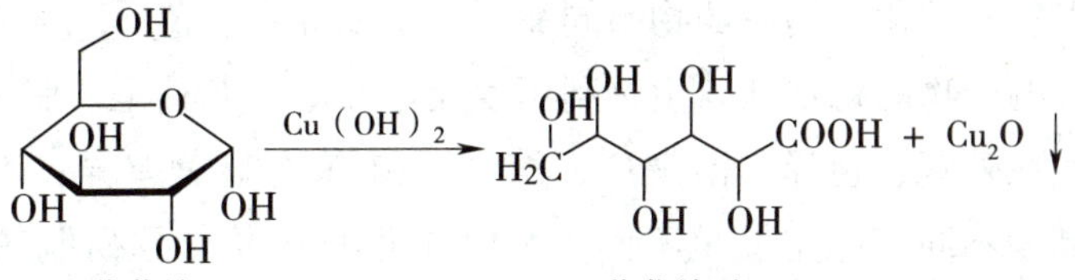

葡萄糖　　葡萄糖酸

3. 药物的其他变质反应　药物的变质反应除水解、氧化反应外，尚有异构化、脱羧或脱水、聚合反应和药物晶型转变等。

（1）药物的异构化　某些药物在生产、运输、贮存、使用过程中，药物分子发生异构化，使药物活性降低或失效；药物的异构化包括光学异构和几何异构两种。光学异构化对药物的疗效影响很大，光学异构化包括消旋化和差向异构化。如莨菪碱为左旋体，受热会发生部分消旋化，完全消旋化则称为阿托品。差向异构化是结构中的多个手性碳原子中仅一个手性碳原子的基团发生立体异构化。如维生素 C 主要以烯醇式存在，酮式量较少，其酮式异构体中的 3－氧代物极不稳定，在维生素 C 水溶液中易发生差向异构化，变成烯醇式结构。几何异构又称顺反异构，如维生素 A 在长期贮存中，会部分发生顺反异构化，使维生素 A 活性降低。

（2）药物的脱羧或脱水反应　某些药物在一定条件下，药物分子易发生脱羧或脱水反应，使药物活性降低或失效，毒性增加。如维生素 C 因潮解形成局部酸性浓溶液时，很快氧化成去氢抗坏血酸（尤其是在中性或碱性溶液中很快被氧化），去氢抗坏血酸在无氧条件下就容易发生脱水和水解反应，进一步脱羧脱水成呋喃甲醛（反应式如下），进而聚合而呈黄色；维生素 A 对酸不稳定，遇 Lewis 酸或无水氯化氢乙醇溶液，可发生脱水反应，生成脱水维生素 A。

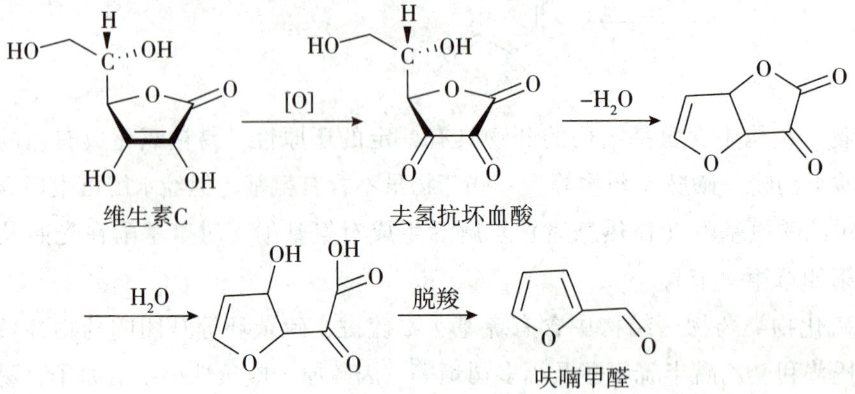

（3）药物的聚合反应　某些药物在一定条件（如光照/高温、强酸或强碱等）下，药物分子分解进而聚合成双分子或多分子化合物，使药物活性降低或失效，毒性增加。如 β - 内酰胺类抗生素很不稳定，青霉素钠盐在生产过程中很容易切断 β - 内酰胺环，发生分子间聚合反应而成聚合物。

（4）药物的晶型转变　很多药物因分子键合方式不同，导致分子或原子在晶格空间排列不同，形成不同的晶体结构，表现为多晶现象。同一药物不同晶型，热力学稳定性表现各异，通常只有一种晶体是热力学稳定型晶体。如抗结核药物利福平用氯仿、丙酮、丁醇及含水乙醇等溶剂结晶，可得无定型、A 型（Ⅱ型）、B 型（Ⅰ型）、S 型（SV 型）四种晶型，其稳定性顺序为 B 型（Ⅰ型）> A 型（Ⅱ型）> S 型（SV 型）> 无定型晶体；其无定型晶体最不稳定，质量差，B 型（Ⅰ型）晶体最稳定。多晶型药物受溶剂、温度、外力（如压力、搅拌等）等因素影响，常发生转晶变化，如利福平的无定型、A 型（Ⅱ型）和 S 型（SV 型）三种晶型在受热情况下，均可转变成稳定的 B 型（Ⅰ型）晶；使用不同的溶剂结晶，四种晶型可以相互转化。同一药物不同晶型，常在外观、色泽、溶解度、熔点、IR、溶出度等方面会有明显差异，影响药物的稳定性、生物利用度及疗效等，尤其是口服固体制剂这种影响更加明显，如利福平的四种晶型在外观、色泽、溶解度、熔点、IR 等有显著差异；不同晶体结构的晶体稳定性有差异，同种晶型结晶度不同其稳定性也不同；A 型（Ⅱ型）晶（原研制剂晶型）血清浓度和生物利用度与 B 型（Ⅰ型）晶（国内制剂晶型）相似，均高于 S 型（SV 型）晶体。因此，多晶型药物的稳定性研究须对晶型相关项目如熔点、IR 等进行考察。

（三）影响药物稳定性的因素

影响药物稳定性的因素较多，内在影响因素主要是药物的化学结构、物理结构如晶型等以及其电性效应等，药物的内在影响因素是药物是否稳定的决定性因素。外在影响因素则包含生产过程中重金属离子、药物制剂过程中添加的辅料的影响、包装材料以及贮存的环境如温度、湿度、光线、pH 和空气等的影响。药物稳定性的影响因素大致可分为化学因素和物理因素两大类。

1. 化学因素　影响药物稳定性的化学因素主要有酸碱度、金属离子、其他（如溶剂、电解质、辅料等）。

（1）酸碱度　很多药物的降解都受溶液的酸碱度的影响。H^+ 和 OH^- 浓度可催化药物的降解反应，其降解速度随 pH 的改变而改变。当 pH 较低时，可加速 H^+ 的催化；当 pH 较高时，则加速了 OH^- 的催化作用，对酸碱度高度敏感药物，其生产操作过程应尽量避免强酸或强碱的引入，如 β – 内酰胺类药物的生产。

(2) 金属离子　药物在生产过程中，往往会带入微量的金属离子。这些微量金属离子可对某些药物的水解及自氧化起催化作用，加速药物的降解变质。对药物降解变质起催化作用的二价以上的重金属离子主要有铜、铁、铂、铬、锌、锰等。如维生素 C 在重金属离子催化下，被氧化成去氢抗坏血酸后，破坏了分子中共轭体系，水解更加容易，去氢抗坏血酸继续水解生成 2，3 – 二酮古戊糖酸，最后被氧化成苏阿糖酸和草酸而失效；左旋多巴在含有金属离子的提取液中不稳定，易氧化变质。

(3) 其他化学影响因素　溶剂的极性和介电常数也会影响药物的降解速度，特别是对药物的水解影响较大。在极性较高的溶剂中，如果水解产物的极性较原药物大，则溶剂能促进药物的水解，反之，能延缓水解；在极性较低的溶剂中，如果水解产物的极性较原药物大，则可降低水解，反之，促进水解。当药物离子与催化水解的离子电荷相同时，采用介电常数低的溶剂如甘油、乙醇、丙二醇等，可降低水解速度；反之，当药物离子与催化水解的离子电荷相反时，则采用介电常数高的溶剂较好。如用介电常数较低的丙二醇 60% 制成的苯巴比妥钠注射液，稳定性提高，有效期可达 1 年；氯霉素的水解产物极性较小，其水溶液的稳定性比丙二醇溶液好。某些辅料可促使某些药物的降解变质，如聚乙二醇 (PGE) 能促进氢化可的松、阿司匹林的分解；硬脂酸镁也可促进阿司匹林的水解；对于多晶型药物，在溶解、湿法制粒等操作时，因溶剂原因可发生转晶或生成溶剂化物，影响药物的稳定性和生物利用度及疗效等。

2. 物理因素　影响药物稳定性的物理因素主要有温度、光、水分、其他（如包装材料等）。

(1) 温度　温度是化学反应的必要条件之一，因此温度对药物的降解反应有很大的影响。通常，温度的升高将加快药物降解变质反应的速度。有实验数据表明，温度每升高 10℃，水解反应速度提高 2 ~ 4 倍，氧化反应速度提高 2 ~ 3 倍。因此，这类药物在生产、运输、存储、使用过程应注意温度的控制，宜在相对低温下进行；同时，药物降解速度除受温度高低影响外，尚与受热时间长短相关；在相同温度下，受热时间越长，降解变质程度越高。这类药物的生产操作方式应综合评估温度和受热时间对药物稳定性的影响程度来选择。如半合成青霉素类药物生产宜选择低温短时操作，不得已需较高温度时，应选择瞬时高温操作方式进行。对于多晶型药物，在制备（结晶、干燥、强力粉碎等）及贮存过程中，因温度改变可能发生部分或全部转晶现象，影响药物的稳定性和生物利用度及疗效等。

(2) 光　光是一种辐射能，波长越短，能量越大，光能激发很多药物的氧化反应，并使其反应加快。药物的光解反应与药物的化学结构有关，一般药物结构中具有酚羟基、含 N 杂环、活泼卤素、伯胺等基团或官能团时，对光较敏感，易发生光解变质，如碘化钾在光照下分解变质。

(3) 水分　水作为化学反应介质之一。降解反应离不开水，无论药物吸附何种形式的水分，即使微量的水分也可加速药物的降解，如头孢菌素类药物、青霉素类药物、维生素 C 等均在潮湿的环境或水溶液中不稳定，易降解变质。

(4) 其他　不恰当的包装材质也可导致药物变质，如某些包装材质中的聚合单体可与某些药物发生偶联反应，从而导致药物变质不稳定。对于多晶型药物，在研磨、挤压等外力作用下，可发生部分晶体转晶，影响药物的稳定性和生物利用度及疗效等。

(四) 提高药物稳定性的方法

1. 控制温度　在药物制备过程中，往往需要加热溶解、浓缩、蒸馏、灭菌及干燥等操作，此时需要考虑温度对药物稳定性的影响，制订合理的工艺条件。如对不稳定的药物加热灭菌时，一般应选择短时间高温灭菌，灭菌后迅速冷却；生产及检验时，避免产热操作如强力研磨、挤压等。对热特别敏感的药物，如某些抗生素及生物制品，则采用无菌操作及冷冻干燥。在贮存药品过程中，也要根据温度对药物稳定性的影响来选择贮存条件。

2. 调节酸碱性（pH） pH 对药物的水解有较大影响，每种药物都有其保持稳定的适宜 pH，如对乙酰氨基酚在 pH 为 6.0 时最稳定，半衰期 21.8 年（25℃）。对于液体制剂，根据实验可得药物的最稳定的 pH（pHm），然后用适当的酸、碱或缓冲剂调节溶液 pH 至 pHm 范围。在调节 pH 的同时，还应选择适宜的缓冲剂。对 pH 较敏感的固体制剂和半固体制剂药物，应选择适宜 pH 的赋形剂或基质。

知识链接

常见药物最稳定时的水溶液 pH

药名	pH	药名	pH
水杨酸毒扁豆	2.0～3.0	硫酸链霉素	4.5～7.0
盐酸硫胺	3.0～3.9	尼克刹米	5.5～6.5
溴丙胺太林	3.3～3.6	氯霉素	6.0
溴甲胺太林	3.38	苯唑西林	6.53
盐酸普鲁卡因	3.4～4.0	青霉素 G	6.5
盐酸丁卡因	3.8	盐酸阿糖胞苷	6.9
硫酸阿托品	3.7	红霉素	7.8
碘解磷定	4.36	巴比妥钠	8.5～10.0

3. 改变溶剂 在水中很不稳定的药物，可采用介电常数小的乙醇、丙二醇、甘油等极性溶剂或在水溶液中加入适量的非水溶剂延缓药物的水解，减少药物的降解或降低其降解速度。

4. 控制水分及湿度 固体制剂应控制水分含量，在生产时控制空气相对湿度的同时，还可通过改进工艺，减少与水分的接触时间。如采用干法制粒、流化喷雾制粒代替湿法制粒，可提高易水解药物片剂的稳定性。

5. 遮光 对光敏感的药物制剂，制备过程中要遮光操作，并采用遮光材料包装及在遮光条件下保存，如采用棕色玻璃瓶存放或在包装容器内衬垫黑纸等。

6. 驱逐氧气 将配制液体的蒸馏水煮沸 5 分钟，可完全除去溶解的氧，但冷却后空气中的氧仍可溶入，必须立即使用或贮存于密闭的容器中再使用，也可在溶液中和容器空间通入 CO_2 或 N_2，置换其中的氧。此外，惰性气体的通入充分与否，对药品的质量影响很大，有时同一批号的注射液，色泽深浅不一，可能与通入的惰性气体量有关。对于固体制剂，为避免空气中氧的影响，也可以采用充 N_2 或真空包装。

7. 加入抗氧剂或金属离子络合剂 抗氧剂本身是强还原剂，遇氧后首先被氧化，消耗周围环境中的氧，从而避免药物被氧化。抗氧剂根据其溶解性能可分为水溶性和油溶性两种，常用的抗氧剂见表 13-1。

表 13-1　常用抗氧剂及适用范围

类别	抗氧剂	适用范围
水溶性	Na_2SO_3 $NaHSO_3$、焦亚硫酸钠 硫代硫酸钠 维生素 C、半胱氨酸	偏碱性药物溶液 弱酸性溶液 碱性药物溶液 注射剂的抗氧剂
油溶性	叔丁基对羟基茴香醚（BHA）、2，6-二叔丁基对甲酚（BHT）、维生素 E	油溶性药物 维生素 A、维生素 D 制剂

选用抗氧剂时应考虑药物溶液的 pH 及其与药物间的相互作用等。硫代硫酸钠在酸性药物溶液中可析出硫细颗粒沉淀，故只能用于碱性药物溶液。亚硫酸氢钠可与肾上腺素在水溶液中形成无生理活性的磺酸盐化合物；亚硫酸钠可使盐酸硫胺分解失效，亚硫酸氢盐能使氯霉素失去活性。氨基酸类抗氧剂无毒性，作为注射剂的抗氧剂尤为合适。

由于金属离子能催化氧化反应的进行，因此，易氧化药物制备时，应选用纯度较高的原辅料，操作过程中应避免使用金属器皿，以免引入金属离子，必要时还要加入金属离子络合剂。常用的金属离子络合剂有依地酸二钠、枸橼酸、酒石酸等，依地酸二钠最为常用，其浓度一般为 0.005% ~0.05%。如在维生素 C、青霉素类药物溶液中加入依地酸二钠（0.05%）以降低溶液中金属离子的浓度，从而减缓这些药物的降解变质。抗氧剂与金属离子络合剂联合使用效果更佳。

8. 药物稳定化的其他方法

（1）改进药物剂型或生产工艺　①制成固体制剂：凡在水溶液中不稳定的药物，制成固体剂型可显著改善其稳定性。供口服的有片剂、胶囊剂及颗粒剂等；供注射用的无菌粉针剂，是目前青霉素类及头孢菌素类抗生素的基本剂型；还可制成膜剂，如制备硝酸甘油片剂的过程中，药物的含量和均匀度均下降，将其制成膜剂，由于成膜材料聚乙烯醇对硝酸甘油的物理包覆作用使其稳定性提高。②制成微囊或包合物：采用微囊化和包合技术，可防止药物因受环境中的氧气、湿度、水分及光线的影响而降解或挥发性药物因挥发而造成损失，从而增加药物的稳定性。如维生素 A 制成微囊后提高了稳定性，维生素 C 及硫酸亚铁制成微囊，可防止氧化。如易氧化的盐酸异丙嗪制成 β-环糊精包合物，稳定性较原药提高。③采用直接压片或包衣工艺：对一些遇湿不稳定的药物压片时，可采用粉末直接压片、结晶药物压片或干法制粒压片等工艺。包衣也可改善药物对光及湿度的稳定性，如氯丙嗪、异丙嗪、对氨基水杨酸钠等，均制成包衣片；维生素 C 与微晶纤维素和乳糖直接压片并包衣，其稳定性提高。

（2）制备稳定的衍生物　药物的化学结构对制剂的稳定性起决定作用，不同的化学结构具有不同的稳定性。对易氧化不稳定的结构片段进行改造，如制成盐类、酯类、酰胺类或高熔点衍生物，可以提高制剂的稳定性。将有效成分制成前体药物，也是提高其稳定性的一种方法。

（3）加入干燥剂及改善包装　易水解的药物可与某些吸水性较强的物质混合压片，这些物质吸收药物所吸附的水分，起到干燥剂的作用，从而提高了药物的稳定性。如用 3% SiO_2 作干燥剂可提高阿司匹林的稳定性。

二、药品有效期

药品有效期是指该药品被批准的使用期限，表示该药品在规定的贮存条件下能够保证质量的期限。它是控制药品质量的指标之一。药品必须在规定期限内使用，才能保证药品的有效性和安全性。过期的药品药效降低，甚至会增加毒性等不良反应，使用后会对健康带来极大危害。

（一）药品有效期的表示方法和要求

1. 直接标明有效期　药品标签中的有效期应当按照年、月、日的顺序标注，年份用四位数字表示，月、日用两位数表示。具体标注格式为“有效期至××××年××月”或“有效期至××××年××月××日”；也可以用数字和其他符号表示为“有效期至××××. ××.”或者“有效期至××××/××/××”等。有效期若标注到日，应为起算日期对应年月日的前一天；若标注到月，则为起算月份对应年月的前一月。

2. 直接标明失效期　失效期某年某月，是指该药在该年该月的1日起失效。如标有“失效期：2016年10月”的药，只能使用到2016年9月30日。

3. 标明有效期年数或月数　可由生产日期推算。如某药品生产日期为2016年06月25日，有效期为3年，表明该药品可使用至2019年06月24日。

药品的有效期是指按药品规定的贮存条件储存的保质期限，贮存条件发生了改变，如拆开盒子、打开瓶盖等应及时使用，不宜长期储存。

即学即练 13-1

答案解析

某药品标示的生产日期为“2020年08月01日”，标示的有效期为“有效期至2023年07月”，则该药品须在什么时间前使用完毕？

A. 2023年06月30日　B. 2023年07月01日　C. 2023年07月31日

D. 2023年08月01日　E. 2023年08月31日

（二）药物稳定性试验基本要求及与有效期的关系

药物的化学结构不同，理化性质也不同，其稳定性各异。因此，药品的有效期与药品的稳定性有必然的联系。

稳定性试验的目的是通过考察药物在温度、湿度、光线的影响下随时间变化的规律，为药物的生产、包装、储存、运输条件提供科学依据，同时建立药物的有效期。稳定性试验包括影响因素试验、加速试验和长期留样试验。

影响因素试验是通过考察药物在高温、高湿、强光的影响下随时间变化的规律，是为了探讨药物固有的稳定性，了解其稳定性的影响因素以及可能的降解途径与降解产物，为制剂生产工艺、包装、贮存条件和建立降解产物分析方法提供科学依据以及考察制剂处方的合理性与生产工艺及包装条件。影响因素试验用1批原料药物或制剂进行，如试验结果不明确，则应加试2个批次样品，生物制品应直接用3批样品进行。

加速试验是在加速条件下进行，其目的是通过加速药物的化学或物理变化，探讨药物的稳定性，为制剂设计、工艺改进、质量研究、包装及其改进、运输、贮存提供必要的资料，可初步确定药物的有效期。

长期试验是在接近药物的实际贮存条件下进行，其目的是为制定药物的有效期提供依据。

加速试验和长期试验用3批样品进行。供试品应是一定规模生产的，原料药物的供试品批量相当于制剂稳定性试验所要求的批量，其生产工艺路线、方法、步骤应与大生产一致；制剂的供试品至少是中试放大规模生产出来的，其处方和工艺应与大生产一致。大体积包装的制剂如静脉输液，每批放大规模的数量通常应为各项试验所需总量的 10 倍。特殊品种、特殊剂型所需数量，根据情况另定。加速试验和长期试验供试品的包装应与拟上市包装一致。

目标检测13-1

答案解析

一、单选题

1. 影响药物易发生氧化或水解变质的内在因素是

A. 药物化学结构及其电荷效应　B. 氧化物　C. 金属离子
D. 温度　E. 溶液 pH

2. 影响易水解变质的药物的外在因素不包括

A. 光线　B. 金属离子　C. 水分　D. 溶液 pH　E. 温度

3. 下列哪类药物易发生水解变质反应

A. 酚羟基类药物　B. 氨基类药物　C. 酯及内酯类药物
D. 含硫及巯基类药物　E. 碳碳双键或共轭双键类药物

4. 下列哪类药物易发生氧化变质反应

A. 盐类药物　B. 醛基（或缩醛）类药物　C. 酯及内酯类药
D. 酰胺及内酰胺类药物　E. 苷类及多聚糖类药物

5. 一般情况下，下列哪类反应不属于变质反应类型

A. 水解反应　B. 氧化反应　C. 脱水和脱羧反应
D. 聚合反应　E. 取代反应

二、多选题

1. 对易氧化变质的药物，可采取的防止其变质的措施是

A. 充入惰性气体　B. 成盐成酯等结构修饰　C. 加入抗氧剂
D. 避光储存　E. 低温储存

2. 对易水解变质的药物，可采取的防止其变质的措施是

A. 充入惰性气体　B. 成盐成酯等结构修饰　C. 加入抗氧剂
D. 密封干燥储存　E. 低温储存

3. 影响药物稳定性的外在化学因素主要有

A. 金属离子　B. 溶液 pH　C. 温度　D. 水分　E. 光

4. 影响药物稳定性的外在物理因素主要有

A. 金属离子　B. 溶液 pH　C. 温度　D. 水分　E. 光

5. 提高药物稳定性的方法有

A. 对水溶液不稳定的药物，制成固体制剂
B. 为防止药物因受环境中的氧气、光线等影响制成微囊或包合物
C. 对遇湿不稳定的药物，制成包衣制剂
D. 对不稳定的有效成分，制成前体药物
E. 对生物制品，制成干粉制剂

二、简答题

1. 维生素 C 注射液在灭菌后，出现 pH 降低，请分析其原因。
2. 简述药物晶型对药物稳定性的影响。

书网融合……

知识回顾

PPT

第二节　药物的配伍变化

一、概述

药物的配伍变化是指多种药物或其制剂配合在一起使用时，常引起药物的物理化学性质和生理效应等方面产生变化，包括合理性配伍变化及不合理性配伍变化。配伍禁忌属于不合理性配伍变化，药物配伍后可能引起药物作用的减弱和消失，甚至引起毒副作用的增强，不能配合使用。在药物制剂临床治疗过程中，为了针对不同的症状和病情，达到更好的治疗目的，常采用联合用药的方式。这种配伍使用的目的可归纳为以下几种。

（1）预期某些药物产生协同作用，以增强疗效，如复方乙酰水杨酸片、复方降压片等。

（2）提高疗效、减少副作用，减少或延缓耐药性的发生等，如磺胺与甲氧苄啶联用、阿莫西林与克拉维酸联用。

（3）利用药物间的拮抗作用以克服某些副作用，如用吗啡镇痛时常配伍阿托品，以消除吗啡对呼吸中枢的抑制作用及胆道、输尿管及支气管平滑肌的兴奋作用。

（4）为了预防或治疗并发症而加用其他药物等。

知识链接

静脉药物配置中心

近年来，静脉药物配置中心（Pharmacy Intravenous Admixture Services，PIVAS）为药师实现药学服务提供了一个全新的工作模式，药师对病房静脉用药处方的安全性、有效性以及是否有配伍禁忌等进行审核，发现问题及时与临床沟通并对处方存在的问题定期汇总，适时干预，最大限度地减少不合理用药的发生，提高了医院的服务质量。

在处方审核过程中，我们比较容易遇到的就是处方中出现的配伍禁忌。配伍禁忌，即两种或两种以上药品混合使用，发生体外的相互作用，如出现浑浊、产生气体、变色等外观异常现象，或是有些药品配伍使药物的治疗作用减弱，导致治疗失败；或是有些药品配伍使副作用或毒性增强，引起严重不良反应；或是有些药品配伍使治疗作用过度增强，超出了机体所能耐受的能力，造成患者出现不良反应，甚至死亡。

二、配伍变化的类型

配伍变化可分为物理的、化学的和药理的三个方面。如从配伍的意愿来看可分为有意的和无意的。如从配伍变化所引起的后果来看可分为绝对不能配伍的（配伍禁忌）和非绝对的。

实例分析 13-2

实例　奥美拉唑（Omeprazole）为具有脂溶性的质子泵抑制剂，呈弱碱性，易浓集于酸性环境中，能特异性地作用于胃壁细胞质子泵所在部位，并转化为亚磺酰胺的活性形式，然后通过二硫键与质子泵的巯基呈不可逆结合，生成亚磺酰胺与质子泵（$H^+ - K^+ - ATP$ 酶）的复合酶，从而抑制该酶活性，使壁细胞内的 H^+ 不能转运到胃腔中，阻断了胃酸分泌的最后步骤，可使胃液中的胃酸量大为减少。

讨论　1. 奥美拉唑的化学结构特征是什么？

2. 哪些因素会影响奥美拉唑的稳定性？

3. 能与奥美拉唑配伍的溶媒是什么？对溶媒量有什么特殊要求？

4. 静脉滴注过程中需注意什么？

答案解析

（一）物理的配伍变化

几种药物相互混合，可能发生分散状态或其他物理性质的改变，如产生沉淀、潮解、液化、结块和粒径变化等，这些变化在条件改变的情况下可能恢复原来的形式。

1. 溶解度改变　不同性质溶剂的制剂配合在一起，常因药物在混合溶液中的溶解度变小而析出沉淀。例如15%的硫喷妥钠水性注射液与非水溶媒制成的去乙酰毛花苷（西地兰）注射液混合时可析出沉淀。酊剂、醑剂、流浸膏等是以乙醇为溶剂，若与某些药物的水溶液配合，有效成分很可能析出。含黏液质、蛋白质多的水溶液若加入过量的乙醇能产生沉淀。在某些药物饱和溶液中加入其他物质时可能发生分层或沉淀。例如芳香水中加入一定量的盐可使挥发油分离出来。

2. 吸湿、潮解、液化和结块　①吸湿性很强的药物或制剂如干浸膏、冲剂、乳酶生、干酵母、胃蛋白酶、无机溴化物等配伍时，在制备、应用或贮存中易发生吸湿潮解。②能形成低共熔混合物的药物配伍时，可发生液化。如牙科常用的消毒剂、止痛剂系利用苯酚与樟脑或苯酚、麝香草酚与薄荷脑的低共熔作用而制成液体滴牙剂。③散剂、颗粒剂吸湿后会逐渐干燥而引起结块。

3. 分散状态或粒径变化　乳剂、混悬剂中分散相的粒径可因与其他药物配伍，也可能因长时间贮存而粒径变粗，或分散相聚结或凝聚而分层或析出。导致使用不便或分剂量不均，甚至使药物的生物利用度下降。

（二）化学的配伍变化

产生化学配伍变化的原因很复杂，可能由于氧化、还原、分解、水解、复分解、缩合、聚合等反应所产生。反应的后果可以观察到变色、浑浊、沉淀、产气和发生爆炸等，另外疗效改变、产生毒副作用等观察不到的情况更应引起注意。

1. 变色　药物制剂配伍引起氧化、还原、聚合、分解等反应时，可产生有色化合物或发生颜色变化。易氧化药物与pH较高的药物配伍时，容易变色，这在分子结构中含有酚羟基的药物中较为常见。

例如维生素C与烟酰胺即使干燥粉末混合也会产生橙红色；多巴胺注射液与碳酸氢钠注射液配伍后会逐渐变成粉红至紫色；含酚羟基的药物与铁盐相遇颜色变深。此外，变色现象也可发生在某些固体制剂的配伍，如碳酸氢钠或氧化镁粉末能使大黄粉末变为粉红色，氨茶碱或异烟肼与乳糖粉末混合变成黄色，这种变色现象在光照射、高温、高湿环境中反应更快。前面的实例中提到的奥美拉唑为硫酰基苯并咪唑类结构，易受pH、光线、金属离子、温度等因素的影响，特别是在酸性条件下，奥美拉唑的化学结构发生改变，易出现聚合和变色现象。因此奥美拉唑粉针剂在临床使用时，需使用内含适量氢氧化钠的10ml专用溶媒溶解，使其溶液pH处于较稳定的偏碱性环境中，并选用生理盐水为溶剂，溶媒量尽量控制在100ml以内，且现配现用，配置完成后2小时内用完，最好是避光使用。

2. 浑浊和沉淀 液体剂型配伍应用时，若配伍不当，可能发生浑浊或沉淀。①pH改变产生沉淀：由难溶性碱或难溶性酸制成的可溶性盐，它们的水溶液常因pH的改变而析出沉淀，如水杨酸钠或苯巴比妥钠的水溶液遇酸或酸性药物后，会析出水杨酸或巴比妥酸。生物碱可溶性盐的水溶液遇碱或碱性药物后，则会析出难溶性碱的沉淀。②水解产生沉淀：如苯巴比妥钠溶液因水解反应能产生无效的苯乙基乙酰脲沉淀。硫酸锌在中性或弱碱性溶液中，易水解生成氢氧化锌沉淀，故硫酸锌滴眼剂中，常加入少量硼酸使溶液呈弱酸性，以防止硫酸锌水解。③生物碱盐溶液的沉淀：大多数生物碱盐的溶液，当与鞣酸、碘、碘化钾、溴化钾或乌洛托品等相遇时，能产生沉淀；小檗碱和黄芩苷在溶液中能产生难溶性沉淀。④复分解产生沉淀：无机药物之间可由复分解而产生沉淀，如硫酸镁溶液遇可溶性钙盐、碳酸氢钠或某些碱性较强的溶液时，均能产生沉淀；又如硝酸银遇含氯化物的水溶液时即产生沉淀。

3. 产气 药物配伍时，偶尔会遇到产气的现象。如溴化铵、氯化铵或乌洛托品与强碱性药物配伍，溴化铵和利尿药配伍时，可分解产生氨气。乌洛托品与酸类或酸性药物配伍能分解产生甲醛。有些药物配伍后产生气体属于正常现象。如含漱用的复方硼酸钠溶液、碱性芳香溶液，在配制时产生二氧化碳是正常的；又如泡腾散剂、泡腾片在服用时，却是利用其所产生的二氧化碳。

4. 分解破坏、疗效下降 许多药物在固体状态或溶液中加入一定的稳定剂时，处于较稳定的状态，但当与一些药物制剂配伍后，原来的条件如pH、离子强度、溶剂等发生变化而变得不稳定。如维生素B_{12}与维生素C混合制成溶液时，维生素B_{12}的效价显著降低。乳酸环丙沙星与甲硝唑混合不久，甲硝唑浓度降为90%。又如红霉素乳糖酸盐与葡萄糖氯化钠注射液配合（pH为4.5）6小时效价降低约12%，如与一些药物配合后pH下降至4.0左右，则6小时会失效50%以上（25℃）。这种情况往往肉眼观察不到，带来的危害更严重，所以更应引起注意。

5. 发生爆炸 大多数由强氧化剂与强还原剂配伍时引起。如以下药物混合研磨时，可能发生爆炸：氯化钾与硫、高锰酸钾与甘油、强氧化剂与蔗糖或葡萄糖等；又如碘与氧化氨基汞混合研磨能产生碘化氮，如有乙醇存在可引起爆炸。

6. 产生有毒物质 如溴化钾、溴化钠、碘化钾、碘化钠、硫酸亚铁等与含有朱砂的中药制剂配伍，易产生有毒的物质。

（三）药理的配伍变化

药理的配伍变化是指药物配伍使用后，它们的体内过程相互影响，造成药理作用的性质、强度、副作用、毒性等的变化，又称为疗效的配伍变化或药物相互作用。①协同作用：系指两种以上药物合并使用后，使药物作用增加，协同作用又可分为相加作用和增强作用；②拮抗作用：系指两种以上药物合并使用后，使作用减弱或消失；③增加毒副作用：系指药物配伍后，增加毒性或副作用。药物的这些相互作用，有些有利于治疗，如磺胺药联合甲氧苄啶，疗效显著加强；而有些则不利于治疗，如氨基糖苷类抗生素联合利尿剂呋塞米，耳肾毒性会增加。

三、注射液的配伍变化

（一）概述

由于心血管、抗生素、激素、抗肿瘤药物的发展和治疗、抢救工作的需要，注射药物联合应用的机会越来越多，品种也越来越广，情况极为复杂。多种注射液联合应用时，既要保持各种药物的有效稳定，又要防止因配伍发生理化和药理的配伍禁忌，给患者带来痛苦与危害。

（二）注射液配伍变化的主要原因

1. 溶剂组成改变　当某些含非水溶剂的制剂与输液配伍时，由于溶剂改变而使药物析出。如地西泮注射液含40%丙二醇、10%乙醇，当与5%葡萄糖或0.9%氯化钠或0.167moL/L乳酸钠注射液配伍时容易析出沉淀。

2. pH改变　注射液的pH是一个重要因素，在不适当的pH下会产生沉淀或加速分解。①许多有机碱在水中难溶需制成强酸盐，如氯丙嗪加盐酸制成盐酸氯丙嗪在水中易溶，但当加入碱性注射液于氯丙嗪溶液中则又会析出氯丙嗪。许多有机酸类（如巴比妥类、磺胺类）在水中难溶，需要制成强碱盐才能配成溶液，这类注射液与其他酸性注射液配伍后，由于混合液的pH降低，往往容易产生沉淀，如新生霉素与5%葡萄糖或pH低于6的输液配伍时可能出现沉淀。②其他如偏酸性的诺氟沙星与偏碱性的氨苄西林钠一经混合，立即出现沉淀，这都是由于pH改变之故。一般而言，凡二者的pH差距越大，发生配伍变化的可能性也越大。③pH变化也可引起变色，例如磺胺嘧啶钠、谷氨酸钠（钾）、氨茶碱等碱性较强的注射液可使去甲肾上腺素变色。输液本身的pH是影响混合后pH的主要因素。各种输液都规定不同的pH范围，而且所规定的pH范围比较大。例如葡萄糖注射液的pH为3.2～5.5，如其pH为3.2则与某些酸不稳定的抗生素配伍时，引起降解失效的程度较大。如青霉素G在混合后pH为4.5的溶液中4小时损失10%；而在pH 3.6时，1小时即损失10%，4小时损失40%。

3. 缓冲容量　对于一些加入缓冲剂的注射液，药液混合后的pH是由注射液中所含成分的缓冲能力决定的。缓冲剂抵抗pH变化能力的大小称为缓冲容量。含有有机阴离子如乳酸根、醋酸根的输液，有一定缓冲容量，但某些在酸性溶液中沉淀的药物，在含有缓冲能力的弱酸溶液中也会出现沉淀。如5%硫喷妥钠10ml加入生理盐水或林格液（500ml）中不发生变化，但加入含乳酸盐的葡萄糖注射液中则会析出沉淀。

4. 离子作用　有些离子能加速某些药物水解反应。如乳酸根离子能加速氨苄西林和青霉素G的水解，氨苄西林在含乳酸钠的复方氯化钠输液中4小时后损失20%。

5. 直接反应　某些药物可直接与输液中的一种成分反应。如四环素与含钙盐的输液在中性或碱性下，由于形成配合物而产生沉淀；头孢类抗生素遇Ca^{2+}、Mg^{2+}等离子会产生头孢烯-4-羧酸钙或镁的沉淀；羧苄西林与氨基糖苷类抗生素庆大霉素混合于输液中或分别滴注，都可明显降低庆大霉素的血药浓度。

6. 盐析作用　两性霉素B注射液为胶体分散系统，只能加入5%葡萄糖注射液中静脉滴注，在大量电解质的输液中则能被电解质盐析出来，以致胶体粒子凝聚而产生沉淀。

7. 配合量　配合量的多少影响到浓度，药物在一定浓度下才出现沉淀。如重酒石酸间羟胺注射液与氢化可的松琥珀酸钠注射液，在等渗氯化钠或5%葡萄糖注射液中，当浓度各为100mg/L时，未观察到变化，当浓度为300mg/L氢化可的松琥珀酸钠与200mg/L重酒石酸间羟胺混合时则出现沉淀；另外多数药物在溶液中降解属于一级反应速度过程，浓度增加反应速度加快，如氨苄西林钠1g、2g与5g室温时在5%葡萄糖注射液中的降解速度为5g＞2g＞1g。

8. 混合的顺序 药物制剂配伍时混合次序极为重要，有些药物配伍时产生沉淀的现象可用改变混合顺序的方法来克服。如氯霉素注射液（12.5%）以丙二醇与水为混合溶剂制成，每2ml含氯霉素250mg。氯霉素在水中溶解度仅0.25%，若将2ml氯霉素注射液先以100ml输液稀释后，再与维生素C、氨茶碱等注射液混合，不至于产生沉淀，如混合次序相反，则会形成沉淀且在短时间内不易重新溶解。在药物制剂配伍时应坚持先稀释后混合，逐步提高浓度的原则。

9. 反应时间 许多药物在溶液中的反应很慢，个别注射液混合几小时才出现沉淀，所以在短时间内使用是完全可以的。如磺胺嘧啶钠注射液与葡萄糖输液混合，约在2小时后出现沉淀。因此注射液与输液的配伍应先做试验，如在数小时内无沉淀并不影响药效，应将时间记录通知护理人员，在规定时间内输完。如需要输入的量较大时，可以分次输入，每次新配。

10. 氧与二氧化碳的影响 有些药物制备注射液时需在安瓿内填充惰性气体，以防止药物被氧化。有些药物也受二氧化碳的影响，如苯妥英钠、硫喷妥钠注射液，因吸收空气中的二氧化碳导致溶液的pH下降，也有析出沉淀的可能。

11. 光敏感性 有些药物对光敏感，如两性霉素B、磺胺嘧啶钠、维生素B_2、四环素类、雌性激素等药物。

12. 成分的纯度 有些制剂在配伍时发生的异常现象，并不是由于成分本身而是由于原辅料的不纯所引起。例如氯化钠原料中若含有微量的钙盐，当与2.5%枸橼酸钠注射液配伍时往往产生枸橼酸钙的悬浮微粒而沉淀。中药注射液中未除尽的高分子杂质在长期贮存过程中或与输液配伍时可能出现浑浊或沉淀，有时甚至产生严重的过敏反应。

注射液配伍变化的影响因素极其复杂，不仅要考虑药物本身的性质，而且要考虑注射液中加入的附加剂，如缓冲剂、助溶剂、抗氧剂、稳定剂等。它们之间或它们与配伍药物之间都可能出现配伍变化。此外，各生产厂家的工艺、处方、附加剂品种、用量往往不一，特别应引起注意。

四、配伍变化的研究与处理方法

（一）物理化学配伍变化的实验方法

1. 直接试验法 将临床应用的药物按临床要求配伍后观察研究其配伍变化情况，并可进一步通过紫外分光光度扫描、气相色谱（GC）、高效液相色谱法（HPLC）等方法检测有无新物质产生。

2. 间接试验法 可选择0.1mol/L盐酸、1mol/L溴化钠、饱和磷酸二钠、1mol/L氯化钙等9种无机盐溶液为代表与常用注射液混合，以研究其配伍变化；也有测定pH变化来研究配伍变化的情况。

（二）物理化学配伍变化常用的具体方法

1. 可见的配伍变化的实验方法 这方面实验方法较多，主要是将两种注射液混合，在一定时间内用肉眼观察有无浑浊、沉淀、结晶、变色、产气等现象。

2. 测定变化点的pH 许多注射液的配伍变化是由于pH变化引起的，所以有人提出用注射液变化点的pH作为预测配伍变化的参考。

3. 稳定性实验　临床上常会遇到将其他治疗药物加入输液中给患者滴注。若在规定的时间内（如 6 小时或 24 小时）药物效价和含量降低不超过 10%，一般认为是可允许的。

4. 紫外光谱、薄层层析、GC、HPLC 等方法的应用　注射液配伍后产生的物理化学变化可用这些方法检查，如可以鉴定产生的沉淀是哪种成分或鉴别是否有分解产物形成。

（三）配伍变化的处理原则

处理的一般原则应该是：了解医师的用药意图，发挥制剂应有的疗效，保证用药安全有效。在审查成分发现疑问时，首先应该与处方医师联系，了解用药的意图，明确对象及给药途径作为配伍的基本条件，例如患者的年龄性别、病情及其严重程度、用药途径等。对患有并发症的患者审方时应注意禁忌证，必须根据具体的对象与条件来判定。

在明确用药意图和患者的具体情况后，再结合药物的物理、化学和药理等性质来分析可能产生的不利因素和作用，对处方成分、剂量、发出量、服用方法等各方面要加以全面的审查，找出应对措施。必要时还须与医师联系，共同确定解决方案。

（四）配伍变化处理方法

物理的或化学的配伍禁忌的处理，一般可在上述的原则下按下法进行。

1. 改变贮存条件　有些制剂在患者使用过程中，由于贮存条件如温度、空气、水、二氧化碳、光线等影响会加速沉淀、变色或降解，故应在密闭及避光条件下，贮存于棕色瓶中，发出的剂量亦不宜多；另外，一些容易水解的需临时调配的制剂，应贮存于5℃以下以延缓其效价下降，发出量应尽量少。

2. 改变调配次序　改变调配次序常可克服一些不应产生的配伍禁忌。在很多溶液中，混合次序能影响生产工序的繁简与成品的质量。如将碳酸镁、枸橼酸与碳酸氢钠制成溶液剂时，须将枸橼酸溶解于水，先与碳酸镁混合溶解后再将碳酸氢钠溶入；倘若碳酸氢钠先与枸橼酸混合耗尽酸液，则不能配成溶液剂。

3. 改变溶剂或添加助溶剂　改变溶剂是指改变溶剂容量或改变成混合溶剂。此法常用于防止或延缓溶液剂析出沉淀或分层。

4. 调整溶液的 pH　H^+浓度的改变能影响很多微溶性药物溶液的稳定性。

5. 改变有效成分或改变剂型　在征得医师同意的条件下，可改变有效成分，但改换的药物应力求与原成分相类似，用法也尽量与原方一致。例如将 0.5% 硫酸锌与 2% 硼砂配伍制成滴眼剂能析出碱式硼酸锌或氢氧化锌，可改用硼酸代替硼砂；也可考虑改用其他剂型，如将次硝酸铋与碳酸氢钠制成合剂，因次硝酸铋在水中水解生成硝酸，与碳酸氢钠反应放出二氧化碳，可用次碳酸铋代替或将一种成分制成散剂，分别包装服用。

即学即练 13－2

下列不属于配伍禁忌处理方法的是

A. 密闭及避光保存，少量发放

B. 5℃以下低温保存并临用临配，少量发放

C. 枸橼酸、碳酸氢钠、碳酸镁依次加入水中制成溶液

D. 溶液稀配或使用混合溶剂配制溶液剂

E. 成盐或制成多腔袋包装形式

答案解析

注射液间产生物理化学配伍禁忌时，通常不能配伍使用，可分别注射或建议医师改用其他的注射液。

答案解析

目标检测13-2

一、单选题

1. 异烟肼合用香豆素类药物抗凝血作用增强属于什么变化

A. 药理学的配伍变化　　B. 给药途径的变化　　C. 适应证的变化

D. 物理学的配伍变化　　E. 化学的配伍变化

2. 将氯霉素注射液加入5%葡萄糖注射液中，氯霉素从溶液中析出，属于

A. 药理学的配伍变化　　B. 给药应径的变化　　C. 适应证的变化

D. 物理学的配伍变化　　E. 化学的配伍变化

3. 下列属于化学配伍变化的是

A. 分散状态变化

B. 某些溶剂性质不同的制剂相互配合使用时，析出沉淀

C. 发生变色

D. 潮解、液化和结块

E. 粒径变化

4. 多巴胺注射液加入5%碳酸氢钠溶液中逐渐变成粉红色，属于

A. 物理配伍变化　　B. 化学配伍变化　　C. 药理配伍变化

D. 生物配伍变化　　E. 环境配伍变化

5. 当某些含非水溶剂的制剂与输液配伍时会使药物析出，是由于

A. 溶剂组成改变引起　　B. pH改变引起　　C. 离子作用引起

D. 盐析作用引起　　E. 直接反应引起

6. 两性霉素B注射液为胶体分散系统，若加入到含大量电解质的输液中出现沉淀，是由于

A. 直接反应引起　　B. pH改变引起　　C. 离子作用引起

D. 盐析作用引起　　E. 溶剂组成改变引起

二、多选题

1. 下列属于化学配伍变化的是

A. 变色　　B. 分解破坏、疗效下降　　C. 发生爆炸

D. 潮解、液化和结块　　E. 产气

2. 下列属物理配伍变化的是

A. 变色　　B. 发生爆炸　　C. 结块　　D. 潮解　　E. 粒径变化

3. 下列属于物理配伍变化的是

A. 分散状态变化

B. 某些溶剂性质不同的制剂相互配合使用时，析出沉淀

C. 硫酸锌在弱碱性溶液中，析出沉淀

D. 潮解、液化和结块

E. 粒径变化

4. 下列属于化学配伍变化的是

A. 粒径变化

B. 生物碱盐的溶液与鞣酸相遇时产生沉淀

C. 某些溶剂性质不同的制剂相互配合使用时，析出沉淀

D. 产气

E. 硫酸锌在弱碱性溶液中，析出沉淀

三、简答题

1. 配伍变化可以分成几类？这几类的特点是什么？分别包括哪些配伍变化？

2. 引起注射液配伍变化的主要原因有哪些？

书网融合……

知识回顾　　习题

（林奉儒）

实验项目

实验一　药物剂量对药物作用的影响

【实验目的】

1. 练习小鼠的捉拿和给药方法。
2. 观察不同的给药剂量对药物作用的影响。

【实验原理】

影响药物作用的因素有药物方面、机体方面以及给药时间、生活习惯和环境等多方面的因素。其中药物方面的药物剂量又是尤其重要的一个因素。在一定范围内随着药物剂量的增大，药理效应也随之加强，但超过一定剂量范围，随着剂量的增加不仅作用强度增加，甚至改变作用性质，引起质的变化，出现中毒反应，甚至死亡。

【主要仪器及试药】

1. **主要仪器**　鼠笼，电子天平，1ml 注射器，小鼠灌胃针，大烧杯。
2. **试药**　生理盐水，0.2%和2%的戊巴比妥钠溶液，标记液。
3. **动物**　小白鼠。

【实验步骤】

1. 练习小白鼠的标记、捉拿和给药方法

（1）小鼠的标记方法　药理学动物实验中有空白对照组和实验组，往往同时使用多只小鼠，为了区别不同的小鼠以便于观察实验现象，应将小鼠进行标记避免混乱。常用的方法有染色法、鼠尾编号法、耳缘剪孔法、烙印法和号牌法等，学生实验常用染色法。染色法是将标记液涂在小白鼠背部的不同部位，以区别不同的小白鼠。常用的标记液有：3% ~5% 苦味酸溶液（黄色）、0.5% 中性品红（红色）、2% 硝酸银（咖啡色）。标记的原则是：先左后右，从上到下（实验图 1）。

（2）小白鼠的捉拿方法　小白鼠较温顺，一般不会咬人，但在捉拿过程中要动作轻柔。先用右手抓住鼠尾提起置于比较粗糙的实验台或鼠笼盖上，向后方轻拉鼠尾，趁其不备时用左手拇指和示指捏住小白鼠两耳及头部皮肤，翻转小白鼠使其腹部朝上，然后用无名指和小指压住鼠尾，使小白鼠完全固定在手掌心（实验图 2）。

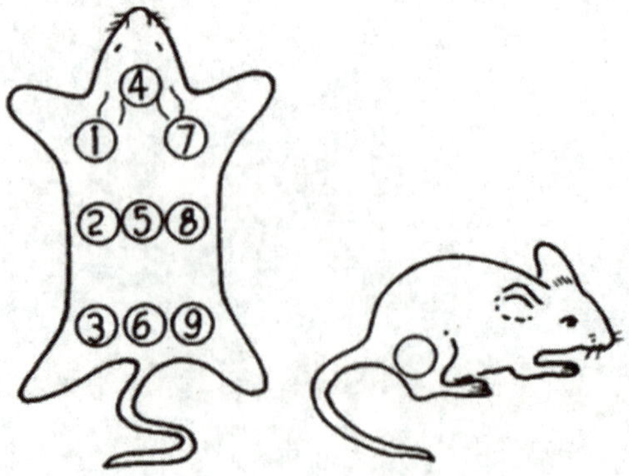

实验图 1　小鼠的标记

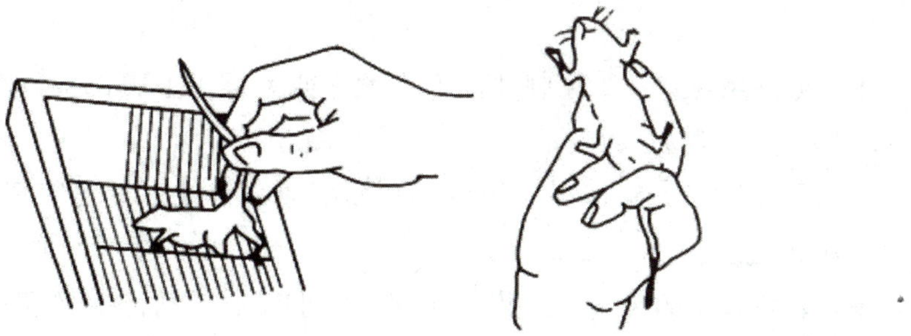

实验图 2　小鼠的捉拿

（3）小鼠的常用给药方法

①腹腔注射　腹腔注射是小白鼠常见的给药方法。左手捉持小白鼠，使其头部朝下，腹部朝上。右手持注射器自一侧下腹部向头部方向以 45°角刺入腹腔（有落空感）后注入药液。注射药量一般为 0.1～0.2ml/10g。注意进针部位不宜太高，刺入不宜太深，以免损伤内脏（实验图 3）。

②灌胃　将固定在左手中的小白鼠头部向上，颈部拉直，右手持灌胃器，自小鼠口角插入口腔并沿上颚轻轻插入食管 2～3cm，如插入无阻力、小鼠无挣扎，呼吸无异常，口唇无发绀等现象，即可注入药液，反之则拔出重插（实验图 4）。灌药量一般为 0.1～0.25ml/10g。

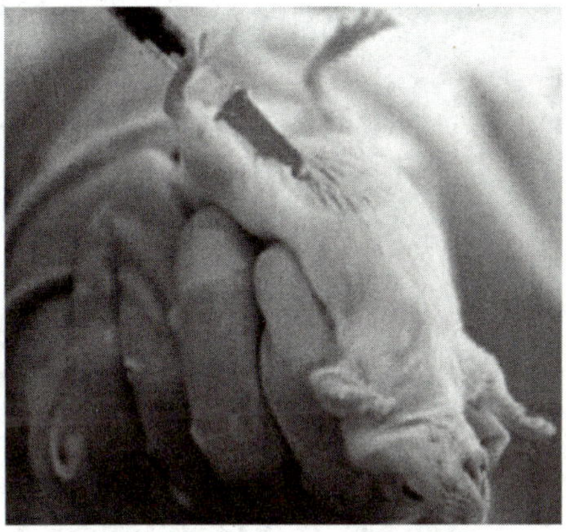

实验图 3　小白鼠的腹腔给药

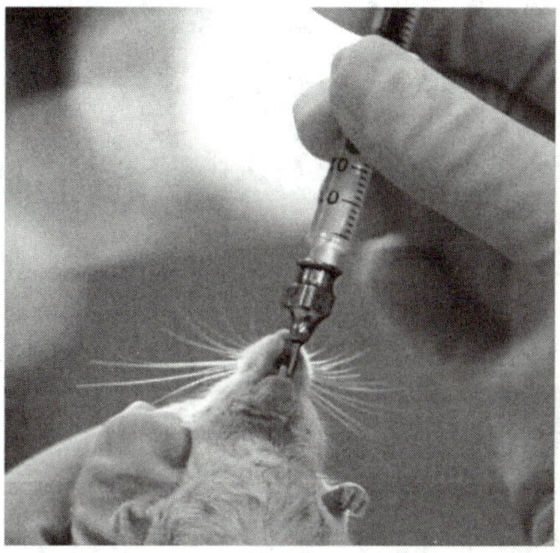

实验图 4　小白鼠的灌胃给药

2. 观察不同浓度的戊巴比妥钠注射液对小鼠的作用

（1）实验动物准备　取小白鼠 3 只，称重并标记编号，观察其翻正反射的情况，放入大烧杯观察正常的活动。

（2）给药　给 1 号、2 号、3 号小鼠分别腹腔注射生理盐水、0.2% 和 2% 的戊巴比妥钠溶液，注射剂量均为 0.2ml/10g。

（3）观察给药后反应　观察各鼠给药反应及反应出现时间，并进行比较。

（4）记录实验结果

鼠号	体重	药物	剂量	用药后反应	出现时间
1		生理盐水			
2		0.2% 戊巴比妥钠			
3		2% 戊巴比妥钠			

【注意事项】

1. 小白鼠的腹腔注射注意 ①穿刺部位不宜太深或太近于上腹部，以防针头刺伤内脏；②针头与腹腔的角度不宜太小，否则易进入皮下。

2. 小白鼠的灌胃注意 ①保持小鼠的头部和颈部成一直线，方便灌胃针头进入；②动作要轻柔，从口角进入，以免损伤食管。

3. 观察剂量对药物作用的影响 给药前仔细观察小鼠的活动情况及翻正反射，给药后也要仔细观察小鼠的活动情况及翻正反射，并记录给药时间、翻正反射消失时间及恢复时间。

【思考题】

1. 戊巴比妥钠属于哪一类药物？这类药物随着剂量的增加依次会出现哪些作用？临床用药应注意什么问题？

2. 举例说明近年来媒体报道或国家药品监督管理局通报的由于超剂量使用药品而导致的药品不良反应事件。

（邓庆华）

实验二　给药途径对药物作用的影响

【实验目的】

1. 继续练习小鼠的捉拿和给药方法。

2. 观察不同给药途径对药物作用的影响。

【实验原理】

给药途径也是影响药物作用的一个重要因素。不同的给药途径不仅影响药物吸收快慢、吸收程度、血药浓度，还影响药物的分布、消除，甚至改变药物作用的性质，如硫酸镁口服和注射出现不同的作用。

【主要仪器及试药】

1. 主要仪器　电子天平，1ml 注射器，小鼠灌胃针。

2. 试药　15% 硫酸镁溶液，标记液。

3. 动物　小白鼠。

【实验步骤】

1. 实验动物准备　取小白鼠 2 只，称重并标记编号，放入大烧杯观察正常的活动。

2. 给药　给 1 号、2 号小鼠分别灌胃和腹腔注射 15% 硫酸镁溶液，给药剂量为 0. 2ml/10g。

3. 观察给药后反应　观察并记录各鼠给药反应（如腹泻、兴奋或镇静等）及反应出现时间，并进行比较。

4. 记录实验结果

鼠号	体重	给药途径	药物	剂量	给药后的反应
1		灌胃	15% 硫酸镁溶液		
2		腹腔注射	15% 硫酸镁溶液		

【注意事项】

1. 进一步熟悉小鼠的捉拿、小鼠腹腔给药和灌胃给药，注意事项见实验一。

2. 给药后注意记录时间，观察现象并记录现象出现的时间。

【思考题】

1. 硫酸镁口服给药和注射给药分别产生什么作用，为何出现不同的作用？在临床上不同给药途径的硫酸镁分别有什么用途？

2. 11 岁女童，因发热 5 天，昏迷 1 天入院予生理盐水 500ml、柴胡注射液 14ml 静脉滴注，输约 260ml 时患儿面部手足部出现出血点未作处理，2 小时出现疼痛、烦躁、软瘫、二便失禁，予多巴胺、地塞米松静脉滴注后，患儿近 24 小时无尿，频繁呕吐咖啡样物，神志不清，四肢发凉，膀胱无明显充盈，诊为过敏性休克、急性肾衰，对症处理病情无好转，抢救无效死亡。思考：女童死亡的原因是什么？在临床用药过程中能否改变药物的给药途径（提示：柴胡注射液说明书上规定的给药途径是肌内注射）？

（邓庆华）

实验三　利尿药的药理作用

【实验目的】

1. 练习家兔的捉拿、耳缘静脉注射及灌胃方法。
2. 学会家兔的导尿方法。
3. 观察呋塞米的利尿作用。

【实验原理】

呋塞米主要作用在髓袢升支粗段髓质部和皮质部，特异性抑制管腔膜侧 $Na^+-K^+-2Cl^-$ 同向转运载体，使 Na^+、Cl^- 重吸收减少，肾脏稀释功能降低，NaCl 排出量增多，同时使肾髓质间液渗透压降低，影响肾脏浓缩功能及减少集合管对水的重吸收，从而产生强大的利尿作用。

【主要仪器及试药】

1. 主要仪器　磅秤、兔开口器、8 号和 10 号导尿管、100ml 量筒、10ml 注射器、50ml 注射器、兔解剖台、胶布等。

2. 试药　1% 呋塞米注射液、0.9% 氯化钠注射液、液状石蜡、1% 丁卡因溶液。

3. 动物　雄性家兔。

【实验步骤】

1. 练习家兔的捉拿、耳缘静脉注射、灌胃

（1）家兔的捉拿法　用右手抓住兔颈背部的皮毛，然后用左手托起其臀部，使家兔呈坐位姿势，不能只抓双耳。

（2）耳缘静脉注射　将家兔置于固定箱内，头露在外。家兔耳部的血管分布清晰，中央为动脉，耳外缘为静脉。选择血管相对较直且分支较少的部位，先拔去注射部位的被毛，用手指弹动或用乙醇擦拭兔耳，使静脉充盈。用左手示指和中指夹住耳根部，拇指和无名指固定兔耳，耳部消毒后，右手持注射器以斜 15°～20°角的角度使针头由静脉远端刺入，顺血管方向刺约 1～1.5cm，移动拇指于针头上以固定针头，放松示指与中指，先将少量药液推入，若无阻力感，并且血管立即变白，证明针头在血管内，将药液推入，注射完毕，拔出针头，用干棉球压迫针眼数分钟，以免出血（实验图 5）。注射药量一般为 0.2～2ml/kg。

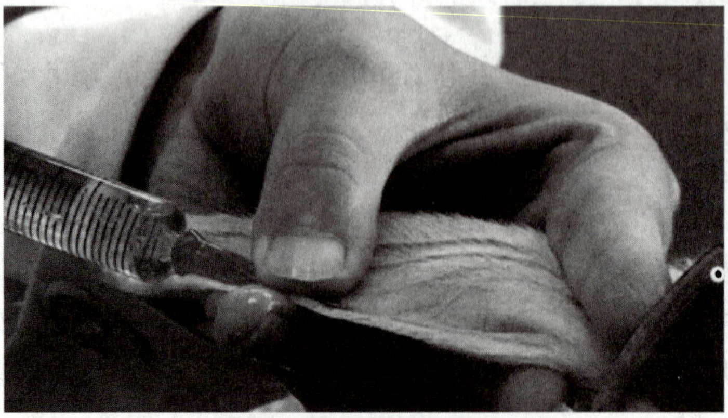

实验图 5　家兔的耳缘静脉注射

（3）灌胃方法　将家兔放在实验台上，一人左手抓住双耳，右手抓住两前肢，将兔固定；另一人将开口器横插于兔口中，缓慢旋转开口器，将兔舌压住并固定之，取 8 号导尿管，从开口器中部小孔沿上腭壁缓慢插入食管约 15～18cm。为避免误入气管，可将导尿管外口端放入清水杯中，如有气泡吹出，表示已误入气管中，需拔出重插；如无气泡，表明导尿管确实插在食管内，此时可取注射器接在导尿管上，将药液推入，再用少量清水冲洗管内残存药液。灌胃完毕，慢慢拔出导尿管取出开口器（实验图 6）。家兔一次的最大灌胃量为：80～150ml/只。

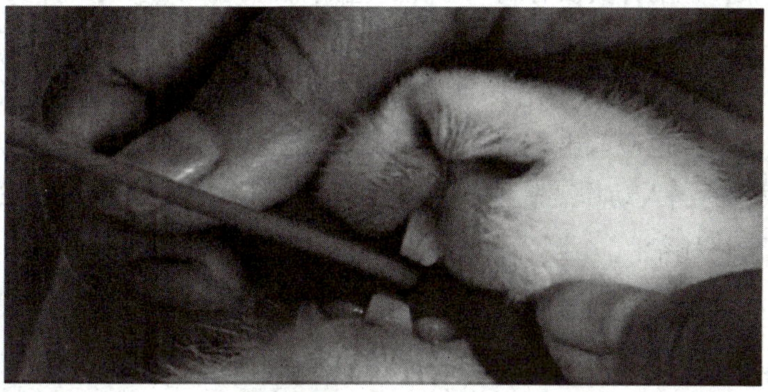

实验图 6　家兔的灌胃

2. 观察呋塞米的利尿作用

（1）取雄性家兔 2 只，称重编号。按 50ml/kg 温水灌胃，造成水负荷。

（2）30min 后将家兔固定于手术台上，将 10 号导尿管用液状石蜡和丁卡因浸润后从尿道慢慢插入膀胱。导尿管通过膀胱括约肌进入膀胱后，即有尿液滴出。此时，再插入 1～2cm，共插入 8～12cm，然后用胶布将导尿管固定在兔体上。最初 5 分钟内滴出的尿液弃去不计（实验图 7）。

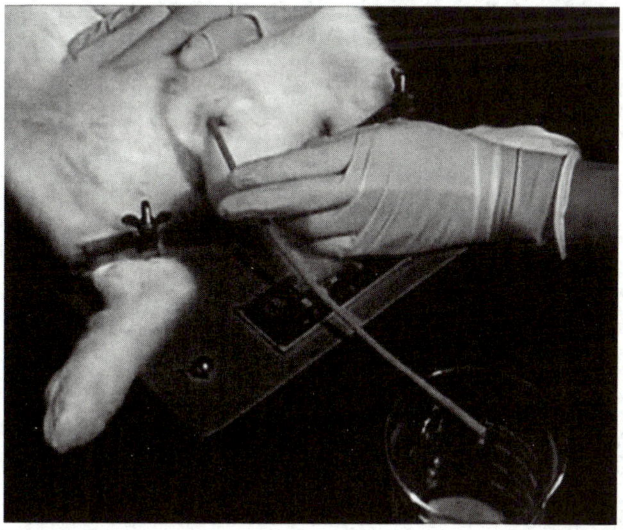

实验图 7　家兔的导尿

（3）收集 20 分钟的尿量。

（4）1 号兔耳缘静脉注射 0.5ml/kg，2 号兔耳缘静脉注射 1% 呋塞米溶液 0.5ml/kg。比较两兔给药前后尿量的变化，并记录 20 分钟、40 分钟内的尿量。

（5）记录实验结果

药物	给药前20分钟尿量	给药后20分钟尿量	给药后40分钟尿量
生理盐水			
呋塞米			

【注意事项】

1. 耳缘静脉注射应注意 应从耳缘静脉的远心端开始，否则再次注射会出现漏液现象。如果注射阻力较大或出现局部肿胀，说明针头没有刺入静脉，应用棉球按压针眼拔出针头，压迫片刻后重新选择进针部位进行注射。

2. 家兔灌胃应注意 固定家兔，一定要使其头部不能随意摆动。插入灌胃器的位置要正确，不要误入气管。若家兔挣扎厉害，也应取出导尿管重新插入。

3. 导尿注意 导尿管的插入动作要轻缓，以免损伤尿道口；插入深度也要适当；若尿道口受刺激红肿，可局部涂抹1%丁卡因溶液。

【思考题】

1. 根据所学的药理知识，分析用药前后尿量变化的原因。
2. 利尿药可以分为哪几类，各类利尿药是如何发挥利尿作用的，有何特点和用途？

（邓庆华）

实验四　阿司匹林的制备

【实验目的】

1. 掌握水杨酸的乙酰化反应和产品的结晶、精制、抽滤等方法。

2. 了解阿司匹林的制备方法。

【实验原理】

乙酸酐形成乙酰正离子，进攻酚羟基氧，打开水杨酸的分子内氧基完成 *O*－乙酰化。

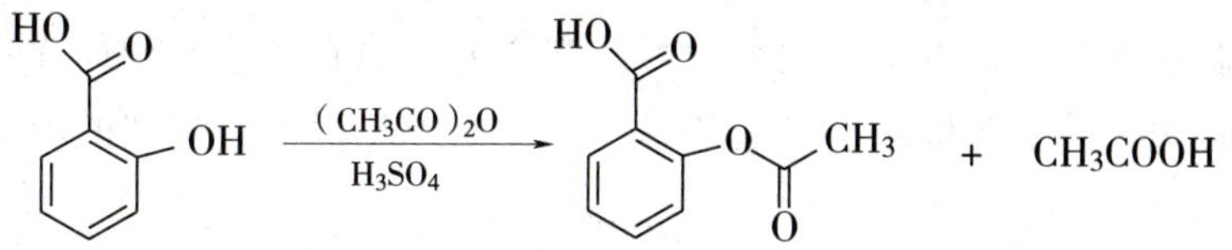

本品在制备过程中反应不完全或产物的分离步骤中分解可能会有杂质水杨酸的存在，它可以再纯化过程和产物的重结晶过程中可以被除去，水杨酸具有酚羟基，可与三氯化铁生成紫色络合物，阿司匹林酚羟基被乙酰化，不再与三氯化铁发生颜色反应，据此可将水杨酸杂质检出。

【主要仪器和试药】

1. 主要仪器　锥形瓶（100ml）、量筒（50 或 100ml）、抽滤瓶（250ml）、布氏漏斗（40ml）、恒温水浴锅（双孔）。

2. 试药　水杨酸（CP）、乙酸酐（CP）、浓硫酸（CP）、无水乙醇（CP）、蒸馏水。

【操作步骤】

1. 乙酰水杨酸的制备　称取水杨酸 5g，置于 100ml 锥形瓶中，加入乙酸酐 12.5ml，滴加浓硫酸 3～5 滴，轻轻振摇（注意勿将固体黏附于瓶壁上），至水杨酸溶解，再在 25～60℃水浴锅内反应 10 分钟，边加热边搅拌。若已析出结晶，仍于 25～60℃水浴内反应 10 分钟，冷却，待结晶析出后加蒸馏水 75ml，把该溶液放入水浴中冷却。待充分冷却后大量沉淀析出，抽滤，滤饼用蒸馏水 15ml 分 3 次快速洗涤，洗涤时先停止减压，用刮刀轻轻将滤饼拨松，切勿将滤纸刮破，以 5ml 蒸馏水浸湿结晶，打开减压装置抽滤，用玻塞压结晶；抽干，得阿司匹林粗品。

2. 精制　将乙酰水杨酸粗品移至 50ml 锥形瓶中，加入无水乙醇 15ml，于水浴中加热溶解，另取 40ml 蒸馏水预热至 60℃，将乙醇溶液倒入热蒸馏水中，这时如有固体析出，则加热至澄清，放置，冷却慢慢析出针状结晶，过滤。用 1∶1 乙醇水液 3～5ml 洗涤抽干，50℃干燥 1 小时，得阿司匹林精品，mp. 135～138℃。

3. 鉴别

（1）取本品 0.1g，加水 10ml，煮沸，放冷，加三氯化铁试液 2 滴，即显紫堇色。

（2）取本品 0.5g，加碳酸钠试液 10ml，煮沸 2 分钟放冷，加过量稀硫酸，可析出白色沉淀，并产生醋酸气味。

【注意事项】

1. 乙酰化反应仪器，量具必须干燥。

2. 乙酰化反应温度不宜过高，否则将增加副产物（水杨酰水杨酸酯，乙酰水杨酰水杨酸酯）的生成。

3. 反应结束后，往结晶里加入蒸馏水，一定要结晶充分形成后才能加入，加水时应慢慢加入，并有放热现象，甚至会使溶液沸腾。

4. 抽滤时，将布氏漏斗安装在抽滤瓶上，在布氏漏斗内垫上大小合适的滤纸，先将滤纸湿润，打开减压装置，抽紧滤纸，然后将待过滤结晶溶液慢慢倾于漏斗中。

【思考题】

1. 本试验乙酰化反应仪器为什么必须干燥？
2. 本试验中浓硫酸在反应中的作用机理是什么？
3. 试验是否用铁制仪器？分析本试验过程中可能产生的杂质有哪些？如何除去杂质？
4. 药典规定成品阿司匹林中要检测水杨酸的量，为什么？怎样检查阿司匹林中有游离水杨酸？

（李洪文）

实验五　磺胺醋酰钠的制备

【目的要求】

1. 掌握乙酰化反应的原理。
2. 掌握利用理化性质的差异来分离纯化产品的方法。
3. 了解 pH、温度等条件在药物合成中的重要性。

【实验原理】

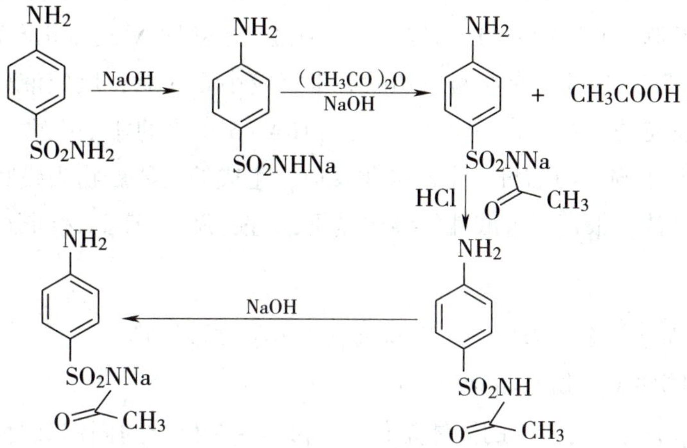

【主要仪器及试药】

1. 主要仪器　搅拌机 1 台、温度计（100℃）1 支、球形冷凝管（290mm/24mm×2）1 支、三颈瓶（250ml/24mm×3）1 只、恒温水浴锅 1 台、量杯（10ml）1 只、烧杯（50ml、100ml）各 1 只、抽滤瓶（250ml）1 只、布氏漏斗（60mm）1 只。

2. 试药　磺胺（药用）、乙酸酐（CP）、22.5% 的氢氧化钠的溶液（自制）、77% 的氢氧化钠溶液（自制）、40% 的氢氧化钠溶液（自制）、浓盐酸（CP）、活性炭（CP）。

【操作步骤】

1. 磺胺醋酰的制备　在装有搅拌器、冷凝管和温度计的 250ml 三颈瓶中，加入磺胺 26g 及 22.5% 的氢氧化钠溶液 33ml，开动搅拌器，于水浴上加热，逐渐升温至（50±5）℃，待溶解后，滴加乙酸酐 7.5ml，5 分钟后滴加 77% 的氢氧化钠液 4.5ml，保持反应液 pH 在 12～14 之间，反应温度在 50～55℃，随后每隔 5 分钟，交替滴加乙酸酐及 77% 的氢氧化钠液，每次各 2ml，滴加完毕继续在 50～55℃搅拌反应 30 分钟，反应毕，将反应液倒入 250ml 烧杯中，加水 30ml 稀释。放冷，用浓盐酸调 pH 至 7。待有沉淀析出，过滤，用少量水洗滤渣，合并滤液和水洗液，用浓盐酸调 pH 至 4～5，滤取沉淀压干，沉淀用 3 倍量 10% 的盐酸溶液溶解，放置 30 分钟，抽滤除去不溶物，滤液加少量活性炭室温脱色 10 分钟，滤除活性炭，滤液再用 40% 的氢氧化钠溶液调 pH 至 5，析出磺胺醋酰粗品，抽滤并收集产品，用 10 倍量的水加热使产品溶解，趁热过滤，滤液放冷，析出磺胺醋酰结晶，抽滤并抽干，干燥，得磺胺醋酰精品。mp. 179～182℃。

2. 磺胺醋酰钠的制备　将以上所得磺胺醋酰精品移至 100ml 烧杯中滴加少量水润湿后，于水浴中加热至 90℃，滴加 40% 氢氧化钠溶液至恰好溶解，溶液 pH 为 7～8。趁热过滤，滤液移至小烧杯中，放冷，析出结晶，抽滤，收集结晶，干燥，得磺胺醋酰钠纯品。

3. 鉴别 取本品约0.1g，加水3ml溶解后，加硫酸铜试液5滴，即生成蓝绿色沉淀。

【注意事项】

1. 本实验需用不同浓度的氢氧化钠溶液，22.5%的氢氧化钠溶液是作为溶剂使用，77%的氢氧化钠溶液则作为缩合剂，而40%的氢氧化钠溶液用于调溶液的pH。在操作中切勿用错，否则，会导致实验的失败。

2. 酰化时77%的氢氧化钠溶液与醋酐交替加料对提高产品磺胺醋酰钠的产率甚为重要，因为磺胺的N^1和N^4均可被乙酰化，当N^1成单钠盐离子型时，反应活性增强，可主要乙酰化在N^1上，故采用氢氧化钠和醋酐交替加料，控制pH至12~14，保持N^1为钠盐，来获取N^1乙酰化产物。

3. 在本实验中，溶液的pH调节是实验成功的关键，应小心注意，反应液处理时，在pH至7析出的固体不是产物，是未反应的原料磺胺，应弃去，在pH 4~5析出的才是产物，操作时勿搞错。

4. 在pH 12~14条件下磺胺与醋酐发生乙酰化反应，生成的主要产物为磺胺醋酰钠，副反应产物为磺胺钠盐和双乙酰磺胺钠盐，根据三者酸性的强弱差别，通过调节pH而达到分离、提纯的目的。

【思考题】

1. 乙酰化加成的原理是什么？为什么醋酐与氢氧化钠须交替加料？

2. 乙酰化反应后有哪些副产物？如何分离？

3. 反应液处理时，pH至7时析出的固体是什么？pH 4~5析出的固体又是什么？在10%的盐酸溶液中不溶物是什么？为什么？

（李洪文）

实验六　药物的定性鉴别实验（一）

【实验目的】

1. 掌握阿司匹林、对乙酰氨基酚、盐酸普鲁卡因、盐酸利多卡因、盐酸麻黄碱、苯巴比妥的定性鉴别方法和基本操作步骤。

2. 熟悉以上药物的理化性质。

【实验原理】

1. 阿司匹林　本品的水溶液加热放冷后，与三氯化铁溶液反应，呈紫堇色。本品的碳酸钠溶液加热放冷后，与稀硫酸反应，析出白色沉淀，并发出醋酸臭气。

2. 对乙酰氨基酚

（1）对乙酰氨基酚含有游离的羟基，可与三氯化铁试液反应显蓝紫色。

（2）本品为芳香第一胺的醋酰胺化合物，在酸性或碱性条件下可发生酰胺的水解，生成对氨基苯酚和醋酸，水解生成的对氨基苯酚在酸性条件下如稀盐酸和亚硝酸钠发生重氮化反应生成重氮盐，再与碱性β-萘酚偶合，形成红色偶氮化合物沉淀物。

3. 盐酸普鲁卡因

（1）药物中具有酯的结构，利用酯基水解反应进行鉴别。盐酸普鲁卡因碱化后，即析出普鲁卡因的白色沉淀。沉淀初热时熔融呈油状物，继续加热则酯基分解，放出二乙胺基乙醇的碱性蒸气；溶液酸化后析出对氨基苯甲酸的沉淀。

本品为盐酸盐，其水溶液加氢氧化钠溶液后游离，析出普鲁卡因白色沉淀，加热酯水解，产生二乙氨基乙醇（蒸气使湿润的红色石蕊试纸变蓝）和对氨基苯甲酸钠，放冷，加盐酸酸化，即析出对氨基苯甲酸白色沉淀，此沉淀能在过量的盐酸中溶解。

（2）本品具有芳香第一胺基，可用重氮化偶合反应鉴别。

4. 盐酸利多卡因

盐酸利多卡因在碱性条件下析出利多卡因，与铜盐生成有色配位化合物。其他局麻药不显此反应。

本品具叔胺结构，其水溶液加三硝基苯酚试液，即产生复盐沉淀，熔点为228～232℃，熔融时同时分解。

本品酰胺键上的氮能与金属离子生成有色的配位化合物。其水溶液加硫酸铜和碳酸钠试液，即显蓝紫色，加三氯甲烷振摇后放置，三氯甲烷层显黄色；其乙醇溶液与氯化钴试液显绿色，放置后，生成蓝绿色沉淀。

5. 盐酸麻黄碱

本品在氢氧化钠条件下与硫酸铜生成蓝紫色的配位化合物。

6. 苯巴比妥

（1）分子中具有苯环结构　①可与甲醛硫酸试剂作用，在两液层交界面产生玫瑰红色环；②可与亚硝酸钠-硫酸试剂反应产生橙黄色亚硝基苯衍生物。

（2）分子中具丙二线酰脲结构　能与重金属盐形成有色或不溶性的配合物。如与吡啶-硫酸铜试剂作用显紫红色。

【主要仪器及试药】

1. 主要仪器　试管、量杯、漏斗、烧杯、蒸发皿、酒精灯、水浴锅。

2. 药品与试剂

（1）药品 阿司匹林片、对乙酰氨基酚片、盐酸普鲁卡因注射液、盐酸利多卡因注射液、盐酸麻黄碱、苯巴比妥片。

（2）试剂 稀硫酸、硫酸、稀盐酸、盐酸、硝酸、亚硝酸、无水乙醇、碳酸钠、三氯化铁试液、0.1mol/L 亚硝酸钠、碱性 β-萘酚试液、10%氢氧化钠试液、20%氢氧化钠溶液、碳酸钠试液、硫酸铜试液、三氯甲烷、硝酸银试液、氨试液、石蕊试纸、三硝基苯酚试液、碳酸钠试液、硫酸铜试液、乙醚、甲醛、吡啶溶液（1→100）、铜吡啶试液。

【实验步骤】

1. 阿司匹林

（1）称量阿司匹林约0.1g，加水10ml，煮沸，放冷，加三氯化铁试液1滴，即显紫堇色。

（2）称量阿司匹林约0.5g，加碳酸钠试液10ml，煮沸2分钟后，放冷，加过量的稀硫酸，即析出白色沉淀，并发出醋酸的臭气。

2. 对乙酰氨基酚

（1）本品的水溶液加三氯化铁试液，即显蓝紫色。

（2）取本品约0.1g，加稀盐酸5ml，置水浴中加热40分钟，放冷；取0.5ml，滴加亚硝酸钠试液5滴，摇匀，用水3ml稀释后，加碱性 β-萘酚试液2ml，振摇，即显红色。

3. 盐酸普鲁卡因

（1）取本品约0.1g，加水2ml溶解后，加10%氢氧化钠溶液1ml，即生成白色沉淀；加热，变为油状物；继续加热，发生的蒸气能使湿润的红色石蕊试纸变为蓝色；热至油状物消失后，放冷，加盐酸酸化，即析出白色沉淀。

（2）芳香第一胺反应 取本品约1ml，加稀盐酸1ml，加亚硝酸1ml，加亚硝酸钠试液（0.1mol/L）数滴，滴加碱性 β-萘酚数滴，即呈橙红色沉淀。

4. 盐酸利多卡因

（1）取盐酸利多卡因0.2g（1支），加水20ml溶解后，分取溶液，取上述溶液10ml，加三硝基苯酚试液10ml，即生成利多卡因的苦味酸盐沉淀。

（2）铜盐结晶反应 取上述溶液2ml，加碳酸钠试液1ml和硫酸铜试液0.2ml，即显蓝紫色（配位化合物），加三氯甲烷2ml后振摇，三氯甲烷层显黄色。

5. 盐酸麻黄碱

取本品约10mg，加水1ml溶解，加20%氢氧化钠溶液1ml与硫酸铜试液2滴，即显蓝紫色。

6. 苯巴比妥

（1）取苯巴比妥约10mg，加硫酸2滴与亚硝酸钠约5mg，混合，即显橙黄色，随即转变橙红色。

（2）取苯巴比妥约50mg置试管中，加甲醛试液1ml，加水煮沸，冷却，沿管壁缓缓加硫酸0.5ml，使成两液层，置水浴中加热，界面显玫瑰红色。

（3）苯巴比妥显丙二酰脲类的鉴别反应。

取苯巴比妥约50mg，加吡啶溶液（1→100）5ml，溶解后，加铜吡啶试液1ml，即显紫色或生成紫色沉淀。

【注意事项】

1. 阿司匹林定性鉴别用三氯化铁试液鉴别反应十分灵敏，如用量过大，颜色过深时，可用水稀释后再观察。

2. 亚硝酸钠与盐酸反应生成亚硝酸，亚硝酸极不稳定，易分解，故重氮化实验中，应注意操作程序。

3. 盐酸普鲁卡因结构中因有游离的芳香第一胺基，对日光和空气中的氧敏感，重金属能促其氨基氧化。实验准备中，注意不要过早分装，不要使用铁器，以免外观变红影响实验结果。

【思考题】

1. 芳香第一胺的反应原理是什么？
2. 含有丙二酰脲结构的药物可用什么方法进行鉴别？

（刘　刚）

实验七　药物的定性鉴别实验（二）

【实验目的】

1. 掌握硫酸阿托品、肾上腺素、维生素C、硝酸异山梨酯、卡托普利、磺胺嘧啶、磺胺噁唑、异烟肼的定性鉴别方法和基本操作步骤。

2. 熟悉实验药品的理化性质。

【实验原理】

1. 硫酸阿托品

（1）硫酸阿托品显托烷生物碱类的鉴别反应。

（2）本品分子中具有莨菪酸结构，经水解生成莨菪酸，能够发生 Vitali 反应，取本品与发烟硝酸共热，可生成黄色三硝基衍生物，放冷，再加入乙醇及固体氢氧化钾少许，即生成深紫色的醌型化合物，放置后颜色渐消失。

2. 肾上腺素

本品具有邻苯二酚羟基，具有还原性，加盐酸溶液溶解后，加三氯化铁试液1滴，即显翠绿色；再加氨试液1滴，即变紫色，最后变成紫红色。

3. 维生素C

本品分子中的连二烯醇结构，具有很强的还原性，在空气中的氧化速度由pH和氧的浓度决定，在酸性条件下稳定性强于碱性，并受重金属离子催化；也可被氧化剂所氧化，如被硝酸银、碱性酒石酸铜、碘及2，6-二氯靛酚所氧化，生成去氢维生素C，利用此性质进行鉴别和含量测定。

4. 硝酸异山梨酯

（1）硝酸异山梨酯被硫酸破坏生成硝酸，加硫酸亚铁后，生成硫酸氧氮合亚铁，使两液层界面处显棕色环。

$$2HNO_3 + 6FeSO_4 + 3H_2SO_4 \longrightarrow 3Fe_2(SO_4)_3 + 4H_2O + 2NO$$

$$FeSO_4 + NO \longrightarrow Fe(NO)SO_4$$

（2）硝酸异山梨酯被硫酸水解，生成的硝酸，可使儿茶酚生成对-亚硝基儿茶酚，在硫酸溶液中变成醌肟，又与过量的儿茶酚缩合生成暗绿色靛酚类化合物。

5. 卡托普利　卡托普利结构中的巯基（-SH）能与亚硝酸作用，生成红色的亚硝酰硫醇酯。

$$R—SH + HNO_2 \rightarrow O═N—S—R$$

6. 磺胺嘧啶

（1）磺胺类药物具芳香第一胺基，在酸性条件下与亚硝酸生成重氮盐，重氮盐在碱性条件下与β-萘酚进行偶合，生成红色沉淀。

（2）磺胺类药物的磺酰胺基上的氢原子具弱酸性，在碱性条件下可被铜离子取代生成不溶性铜盐沉淀。

7. 磺胺噁唑　原理同磺胺嘧啶。

8. 异烟肼

（1）本品结构中的肼基可与芳醛缩合成腙，析出结晶。

（2）分子中含有肼的结构，具有强还原性。在酸性条件下，可与弱氧化剂氨制硝酸银试液作用，放出氮气并有银镜生成。

【主要仪器及试药】

1. 主要仪器 试管、量杯、漏斗、烧杯、蒸发皿、酒精灯、水浴锅。

2. 药品与试剂

（1）药品：硫酸阿托品、肾上腺素、维生素 C、硝酸异山梨酯、卡托普利、磺胺嘧啶、磺胺甲噁唑、异烟肼。

（2）试剂：稀硫酸、硫酸、硫酸溶液（1→2）、稀盐酸、稀硝酸、硝酸、发烟硝酸、二氯靛酚钠试液、三氯甲烷、无水乙醇、丙二酸、醋酐、乙醇、10%香草醛乙醇溶液、硝酸银试液、碱性 β - 萘酚试液、氨制硝酸银试液、硫酸亚铁试液、10%儿茶酚溶液、乙醇制氢氧化钾试液、0.1mol/L 亚硝酸钠试液数、0.4%的氢氧化钠溶液、硫酸铜试液、醋酸、三氯化铁试液、碳酸钠试液、无水磷酸氢二钠、无水磷酸二氢钾、氨试液、吡啶溶液（1→100）、铜吡啶试液、碳酸钠试液、醋酸铅试纸、色谱滤纸（称量无水磷酸氢二钠 0.76g 与无水磷酸二氢钾 0.18g，加水溶解至 100ml，将色谱滤纸在此缓冲液中浸泡后再晾干）。

【实验步骤】

1. 硫酸阿托品

（1）取硫酸阿托品细粉适量，置离心管中，加乙醇 2ml，振摇提取后，离心，取上清液作为供试品溶液；另取硫酸阿托品对照品适量，加乙醇溶解并制成每 1ml 中含 4.5mg 的溶液，作为对照品溶液。照纸色谱法试验，吸取供试品溶液 30μl 与对照品溶液 10μl，分别点样于同一色谱滤纸（称量无水磷酸氢二钠 0.76g 与无水磷酸二氢钾 0.18g，加水溶解至 100ml，将色谱滤纸在此缓冲液中浸泡后，再晾干）上，以水饱和正丁醇为展开剂，用上行法展开，在 105℃干燥 20 分钟，放冷，喷以稀碘化铋钾试液。供试品所显主斑点的颜色和位置应与对照品的主斑点相同。

（2）取本品与发烟硝酸共热，可生成黄色三硝基衍生物，放冷，再加入乙醇及固体氢氧化钾少许，即生成深紫色的醌型化合物，放置后颜色渐消失。

2. 肾上腺素片 取本品 2ml，加三氯化铁试液 1 滴，即显翠绿色；再加氨试液 1 滴，即变为紫色，最后变为紫红色。

3. 维生素 C 取本品 0.2g，加水 10ml 溶解后，分成二等份，在一份中加硝酸银试液 0.5ml，即生成银的黑色沉淀；在另一份中，加二氯靛酚钠试液 1～2 滴，试液的颜色消失。

4. 硝酸异山梨酯

（1）取硝酸异山梨酯约 10mg，加水 1ml，加硫酸 2ml，摇匀使药品溶解，放冷，沿管壁缓缓加硫酸亚铁试液 3ml，不振摇，使成两液层，界面处出现棕色环 。

（2）取硝酸异山梨酯约 2mg，加新制的 10%儿茶酚溶液 3ml，摇匀后慢慢滴加硫酸 6ml，溶液变为暗绿色。

5. 卡托普利 取卡托普利约 25mg，加乙醇 2ml 使溶解，加亚硝酸钠结晶少许和稀硫酸 10 滴，振摇，溶液显红色。

6. 磺胺嘧啶

（1）取本品约 50mg，加稀盐酸 1ml，振摇使溶解，加 0.1mol/L 亚硝酸钠试液数滴，充分振摇后，再滴加碱性 β - 萘酚试液数滴，即产生红色沉淀。

（2）取本品约0.1g，加水与0.4%的氢氧化钠溶液各3ml振摇使溶解，滤过，取滤液，加硫酸铜试液1滴，即生成黄绿色沉淀，放置后变为紫色。

若磺胺嘧啶为片剂，可取片粉适量（约相当于磺胺嘧啶0.5g），加氨试液10ml研磨使溶解，加水10ml，滤过，滤液置水浴上蒸发使氨挥发，放冷，加醋酸使成酸性，即析出沉淀，洗涤、用滤纸吸去水分后照上述两种方法试验。

7. 磺胺甲噁唑 步骤同磺胺嘧啶。

8. 异烟肼 取本品约10mg置试管中，加蒸馏水2ml使溶解，加氨制硝酸银试液1ml，即产生气泡与黑色浑浊，并在管壁上形成银镜。

【注意事项】

1. 磺胺类药物与铜盐反应时，加入氢氧化钠试液的量切勿过多，否则，将生成氢氧化铜蓝色沉淀，干扰鉴别。

2. 实验中各药的水解操作，应在水浴中进行，不能直火加热，否则药物会因温度过高，发生氧化或局部碳化，影响试验结果。

【思考题】

1. 异烟肼可与芳醛缩合成腙，析出结晶，是结构中的什么基团引起的？

2. 磺胺类药物与铜盐反应的原理是什么？

（刘　刚）

实验八　药物的稳定性实验

【实验目的】

1. 了解盐酸普鲁卡因、苯巴比妥钠、青霉素钠、维生素 C 的性质。
2. 通过实验现象加深对结构 – 外因 – 氧化及水解反应相互关系的认识。
3. 学习并掌握实验操作的技巧。

【实验内容】

盐酸普鲁卡因、苯巴比妥钠、青霉素钠（钾）、维生素 C 的降解变质反应。

【实验原理】

1. 盐酸普鲁卡因注射液　是临床上较常用的局麻药，主要应用于浸润麻醉和传导麻醉。由于盐酸普鲁卡因分子中含有酯键结构，其水溶液易受 pH、温度等因素的影响而水解失效。

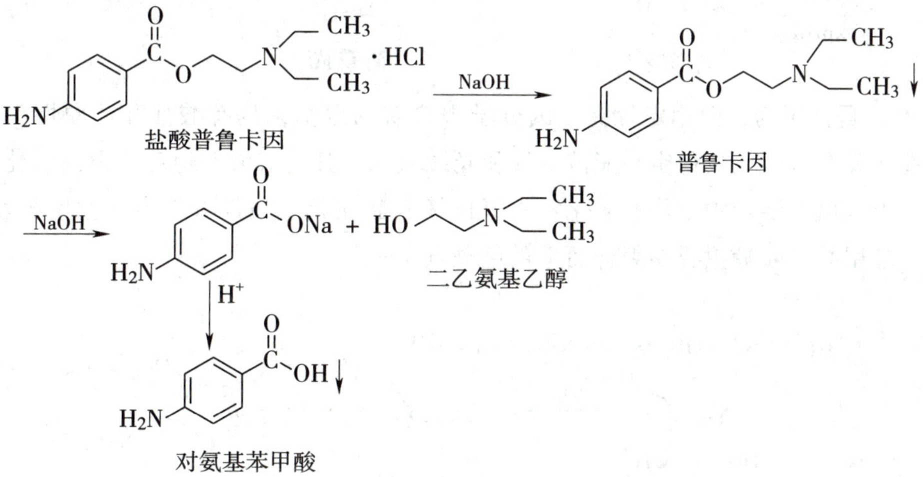

2. 苯巴比妥钠　主要用于治疗焦虑、失眠等疾病。由于巴比妥类药物属于酰胺类药物，在碱性溶液中容易水解，生成 2 – 苯丁酰脲沉淀，进一步分解生成氨气。

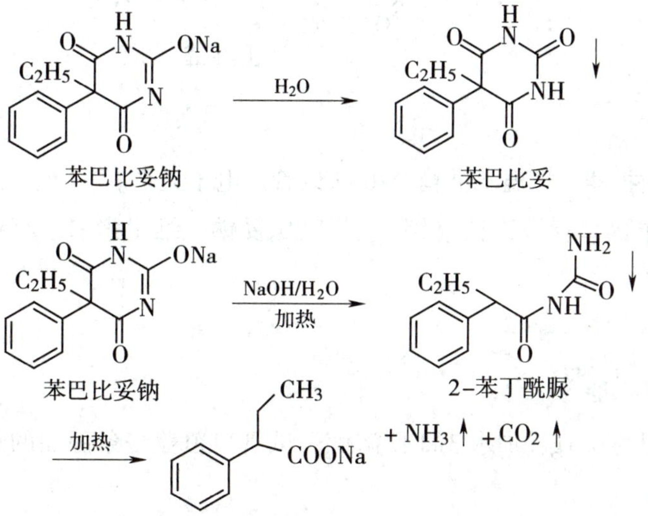

3. 青霉素钠　一直是临床上应用比较广泛的抗生素之一。但在水溶液中，青霉素的 β – 内酰胺环易

裂解为无活性的青霉酸，加热失去CO_2生成青霉噻唑酸，在pH为2或$HgCl_2$条件下，进一步水解生成青霉醛和青霉胺。

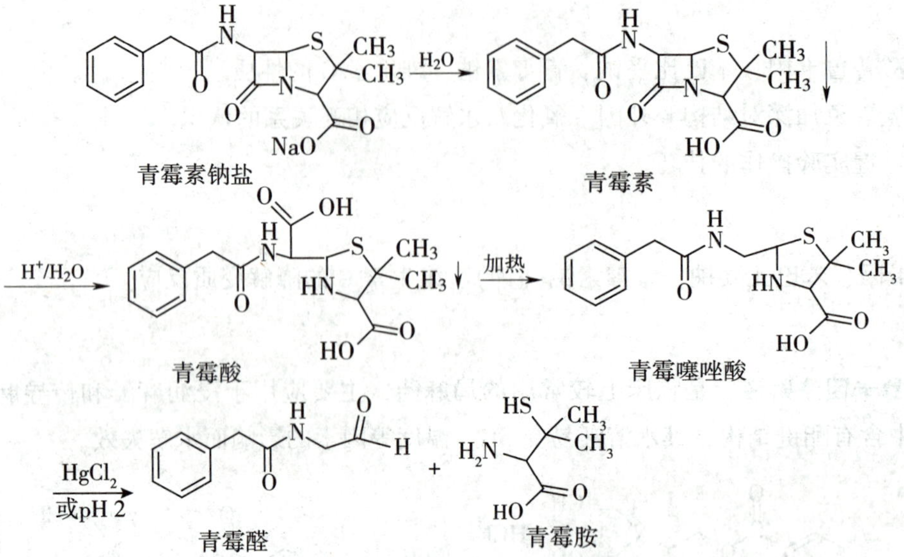

4. 维生素C 是常用药，但稳定性差，因分子中含有烯醇基，具有酸性和还原性，极易被氧化变质。本品固体在干燥空气中比较稳定，能被空气和光线氧化，其水溶液不稳定，很快氧化成去氢抗坏血酸，尤其是在中性或碱性溶液中很快被氧化；去氢抗坏血酸在无氧条件下就容易发生脱水和水解反应，进而脱羧生成呋喃甲醛，呋喃甲醛易聚合而呈黄色斑点。

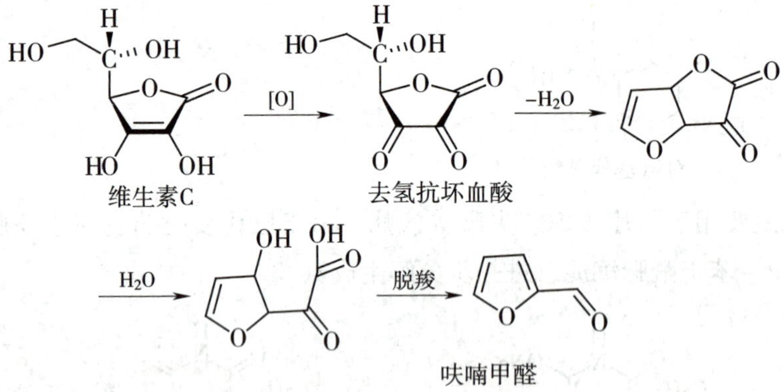

【主要仪器及试药】

1. 主要仪器 磁力搅拌器、恒温水浴箱、10ml试管、电子天平。

2. 试药 盐酸普鲁卡因、青霉素钠（钾）、苯巴比妥钠、维生素C、饱和碳酸氢钠溶液、10%盐酸、10%氢氧化钠溶液。

【实验步骤】

1. 盐酸普鲁卡因水解实验

（1）取盐酸普鲁卡因约0.1g，加水3ml使溶解，试管口覆盖一条湿润的红色石蕊试纸，于沸水浴上加热，石蕊试纸不变蓝。

（2）取盐酸普鲁卡因约0.1g，加水3ml，加10%氢氧化钠溶液1ml，试管口覆盖一条湿润的红色石蕊试纸，于沸水浴上加热，石蕊试纸变蓝。加稀盐酸数滴，产生白色沉淀。

2. 苯巴比妥钠水解实验

（1）取苯巴比妥钠约50mg，加水2ml使溶解，观察有否浑浊。放置2小时后，再观察有否显浑浊。

（2）取苯巴比妥钠约50mg，加10%氢氧化钠2ml，于沸水浴中加热0.5分钟，有氨气产生，试管口红色石蕊试纸变蓝。

3. 青霉素钠（钾）水解实验

（1）取青霉素钠（钾）约0.1g，加水5ml使溶解，观察溶液是否澄清无色，放置2小时后，再观察溶液有否显浑浊，有否显色。

（2）取青霉素钠（钾）约0.1g，加水5ml使溶解，加稀盐酸2滴，产生白色沉淀。

4. 维生素C的降解变质试验

（1）称取维生素C纯品10g，加入至250ml烧杯。

（2）向烧杯加入200ml水，用玻棒搅拌至溶解，用pH试纸测定其pH。

（3）将溶液均分为A、B、C、D四份于100ml单口瓶中。

（4）溶液A室温放置60分钟后观察溶液现象。

（5）溶液B加入搅拌子，开启磁力搅拌。放入沸水浴中加热搅拌60分钟后，观察溶液颜色变化。

（6）溶液C加入搅拌子，开启磁力搅拌。用饱和碳酸氢钠水溶液调pH至7再放入沸水浴中加热搅拌60分钟后，观察溶液颜色变化。

（7）溶液D加入搅拌子，开启磁力搅拌。用饱和碳酸氢钠水溶液调pH至8再放入沸水浴中加热搅拌60分钟后，观察溶液颜色变化。

【注意事项】

1. 盐酸普鲁卡因干燥品稳定，其水溶液随温度升高，pH增大而水解加快。实验中，加碱后普鲁卡因游离析出，产生白色沉淀。加热沉淀溶解，酸化又产生沉淀，酸过量，沉淀复溶。

2. 苯巴比妥钠干燥品稳定，水溶液不耐热、不耐碱，室温久置有部分分解

3. 青霉素钠（钾）干燥品稳定，水溶液室温久置即水解，更不耐酸、不耐碱。

4. 维生素C试验中用饱和碳酸氢钠调节pH及加热保温过程中，切记不能密封；室温放置保持在25℃。

【思考题】

1. 哪些结构类型的药物在一定条件下容易发生水解反应？

2. 为什么pH越高，维生素C水溶液越不稳定？

3. 影响药物氧化、水解变质的外因有哪些？

4. 实验中为什么红色石蕊试纸会变色？

（林奉儒）

实训项目

实训一　药品分类摆放实训（传出、中枢、解热镇痛药）

【实训目的】

1. 掌握常用药品的分类，能迅速准确进行传出、中枢及解热镇痛药的摆放或取药。
2. 熟悉药品分类的方法以及实施特殊药品管理的意义。

【实训内容】

1. 将药品按作用用途进行分类。
2. 区分药品与非药品。
3. 区分一般药品与特殊药品。
4. 按要求摆放相应药品。

【实训步骤】

1. 每个实训组需要　药品包装盒30个，包括三个系统药品、非药品，不同剂型的药品以及三层药品陈列架一个。

2. 按照分类摆放药品　将30种药品摆放在不同区域内，分区域摆放原则如下。

（1）按照四分开原则，即药品与非药品分开；内服药与外用药分开；处方药与非处方药分开；需冷藏的药品、中药材以及危险品等与其他药品分开。

（2）在四分开原则下，药品主要以作用用途进行分类、分区域摆放。

（3）针剂、外用药、中药丸剂要求按剂型分区域摆放，不按作用用途分类，不能混在其他类别药品的区域内。

（4）在同一个区域内摆放的药品在分作用用途的基础上同时按剂型集中摆放（或在分剂型的基础上按用途集中摆放）。

（5）特殊管理药品（毒、麻、精、放）要单独摆放。

【实训提示】

1. 注意事项　做到整齐摆放，同品名或同品种不同规格药品相邻摆放；商品正面向前（可立放，也可平放），不能倒置；50ml以上的液体剂型应立放，不能卧放。

2. 可选择的药品分类　①传出系统药品；②中枢神经系统药品；③解热镇痛药；④外用药品；⑤保健品；⑥特殊药品。

3. 操作要求　在6分钟内将30种药品正确整齐摆放在3个区域内，满分30分。未放在货架上的药品视同区域混淆。

【实训思考】

1. 药品按系统分类的原则是什么？
2. 处方药与非处方药的外观区别是什么？
3. 哪些药品属于特殊药品？

【实训报告】

详细记录药品的正确分类，并重点叙述药品与非药品区别以及一般药品与特殊药品的区别。

【实训测试】

项目	考核要求	分值	评分标准	扣分	得分
分区分类摆放	①药品与非药品分开、内服药与外用药分开、处方药与非处方药分开区域；②需冷藏的药品与其他药分开区域，特殊管理药品单独区域摆放；③要求主要以作用、用途进行分类、分区域摆放；④在同一个区域内摆放的药品在按作用、用途分类的基础上同时按剂型集中摆放	15	药品与非药品区域混淆每个扣 10 分		
			需冷藏的药品与其他药区域混淆每个扣 5 分		
			分类混淆每个扣 3 分		
			剂型未相对集中每个扣 2 分		
整齐摆放	①同品名或同品种不同规格药品相邻摆放；②商品正面向前，不能倒置；③50ml 以上的液体剂型应立放，不能卧放	15	同一药品未摆放在一起、同品名或同品种不同规格药品未相邻摆放每个扣 2 分		
			正面未向前每个扣 2 分		
			商品倒置每个扣 5 分		
成绩	完成时间		分数		

（刘　娟）

实训二　药品分类摆放实训（心血管、内脏、内分泌系统药）

【实训目的】

1. 掌握常用药品的分类，能迅速准确进行心血管、内脏及内分泌系统药物的摆放或取药。

2. 熟悉药品分类的方法以及实施特殊药品管理的意义。

【实训内容】

1. 将药品按作用用途进行分类。

2. 区分药品与非药品。

3. 区分一般药品与特殊药品。

4. 按要求摆放相应药品。

【实训步骤】

1. 每个实训组需要　药品包装盒 30 个，包括三个系统药品、非药品，不同剂型的药品以及三层药品陈列架一个。

2. 按照分类摆放要求将 30 种药品摆放在不同区域内，分区域摆放原则如下。

（1）按照四分开原则　即药品与非药品分开；内服药与外用药分开；处方药与非处方药分开；需冷藏的药品、中药材以及危险品等与其他药品分开。

（2）在四分开原则下，药品主要以作用用途进行分类、分区域摆放。

（3）针剂、外用药、中药丸剂要求按剂型分区域摆放，不按作用用途分类，不能混在其他类别药品的区域内。

（4）在同一个区域内摆放的药品在分作用用途的基础上同时按剂型集中摆放或在分剂型的基础上按用途集中摆放。

（5）特殊管理药品（毒、麻、精、放）要单独摆放。

【实训提示】

1. 注意事项　做到整齐摆放，同品名或同品种不同规格药品相邻摆放；商品正面向前（可立放，也可平放），不能倒置；50ml 以上的液体剂型应立放，不能卧放。

2. 可选择的药品分类　①心血管系统药品；②内脏系统药品；③内分泌系统药；④外用药品；⑤保健品；⑥特殊药品。

3. 药品摆放　在 6 分钟内将 30 种药品正确整齐摆放在 3 个区域内，满分 30 分。未放在货架上的药品视同区域混淆。

【实训思考】

1. 药品按系统分类的原则是什么？

2. 处方药与非处方药的外观区别是什么？

3. 哪些药品属于特殊药品？

【实训报告】

详细记录药品的正确分类，并重点叙述药品与非药品区别以及一般药品与特殊药品的区别。

【实训测试】

项目	考核要求	分值	评分标准	扣分	得分
分区分类摆放	①药品与非药品分开、内服药与外用药分开、处方药与非处方药分开区域；②需冷藏的药品与其他药分开区域，特殊管理药品单独区域摆放；③要求主要以作用用途进行分类、分区域摆放；④在同一个区域内摆放的药品在按作用用途分类的基础上同时按剂型集中摆放	15	药品与非药品区域混淆每个扣10分		
			需冷藏的药品与其他药区域混淆每个扣5分		
			分类混淆每个扣3分		
			剂型未相对集中每个扣2分		
整齐摆放	①同品名或同品种不同规格药品相邻摆放；②商品正面向前，不能倒置；③50ml以上的液体剂型应立放，不能卧放	15	同一药品未摆放在一起、同品名或同品种不同规格药品未相邻摆放每个扣2分		
			正面未向前每个扣2分		
			商品倒置每个扣5分		
成绩	完成时间		分数		

（刘　娟）

实训三　药品分类摆放实训
（抗生素、化学合成抗感染药、维生素、生物药物）

【实训目的】

1. 掌握常用药品的分类，能迅速准确进行抗生素、化学合成抗感染药、维生素、生物药物的摆放或取药。

2. 熟悉药品分类的方法以及实施特殊药品管理的意义。

【实训内容】

1. 将药品按作用用途进行分类。

2. 区分药品与非药品。

3. 区分一般药品与特殊药品。

4. 按要求摆放相应药品。

【实训步骤】

1. 每个实训组需要　药品包装盒30个，包括四个系统药品、非药品，不同剂型的药品以及四层药品陈列架一个。

2. 按照分类摆放要求将30种药品摆放在不同区域内，分区域摆放原则如下。

（1）按照四分开原则　即药品与非药品分开；内服药与外用药分开；处方药与非处方药分开；需冷藏的药品、中药材以及危险品等与其他药品分开。

（2）在四分开原则下，药品主要以作用用途进行分类、分区域摆放。

（3）针剂、外用药、中药丸剂要求按剂型分开区域摆放，不按作用用途分类，不能混在其他类别药品的区域内。

（4）在同一个区域内摆放的药品在分作用用途的基础上同时按剂型集中摆放（或在分剂型的基础上按用途集中摆放）。

（5）特殊管理药品（毒、麻、精、放）要单独摆放。

【实训提示】

1. 注意事项　做到整齐摆放，同品名或同品种不同规格药品相邻摆放；商品正面向前（可立放，也可平放），不能倒置；50ml以上的液体剂型应立放，不能卧放。

2. 可选择的药品分类　①抗生素；②化学合成抗菌药；③维生素；④生物药物；⑤外用药品；⑥保健品；⑦特殊药品。

3. 操作要求　在6分钟内将30种药品正确整齐摆放在4个区域内，满分30分。未放在货架上的药品视同区域混淆。

【实训思考】

1. 药品按系统分类的原则是什么？

2. 处方药与非处方药的外观区别是什么？

3. 哪些药品属于特殊药品？

【实训报告】

详细记录药品的正确分类，并重点叙述药品与非药品区别以及一般药品与特殊药品的区别。

【实训测试】

项目	考核要求	分值	评分标准	扣分	得分
分区分类摆放	①药品与非药品分开、内服药与外用药分开、处方药与非处方药分开区域；②需冷藏的药品与其他药分开区域，特殊管理药品单独区域摆放；③要求主要以作用用途进行分类、分区域摆放；④在同一个区域内摆放的药品在按作用用途分类的基础上同时按剂型集中摆放	15	药品与非药品区域混淆每个扣 10 分		
			需冷藏的药品与其他药区域混淆每个扣 5 分		
			分类混淆每个扣 3 分		
			剂型未相对集中每个扣 2 分		
整齐摆放	①同品名或同品种不同规格药品相邻摆放；②商品正面向前，不能倒置；③50ml 以上的液体剂型应立放，不能卧放	15	同一药品未摆放在一起、同品名或同品种不同规格药品未相邻摆放每个扣 2 分		
			正面未向前每个扣 2 分		
			商品倒置每个扣 5 分		
成绩	完成时间		分数		

（刘 娟）

实训四 医院的静脉用药调配

【实训目的】

熟悉静脉调配注意事项、操作规程及调配医嘱审核。

【实训内容】

1. 明确静脉调配的注意事项及操作流程。
2. 静脉调配医嘱审核。
3. 指导临床合理用药。

【实训步骤】

1. 每个实训组需要 写有医嘱的题卡。

2. 无菌操作前注意事项 掌握无菌操作前准备；无菌操作过程；无菌物品保管。

3. 无菌调配操作规程 掌握调配操作前准备；调配前的校对；静脉用药调配操作流程；调配操作中注意事项；危害药物调配操作要点。

4. 医嘱审核 请说出本医嘱上药品的分类、主要适应证、主要不良反应和禁忌证、药物相互作用，指导临床合理用药。

【实训提示】

（一）无菌调配前注意事项

1. 无菌操作前准备

（1）操作环境应清洁、宽敞、定期消毒；物品布局合理；无菌操作前半小时应停止清扫操作，减少走动，避免飞尘或漂浮物。①清洁过程必须从最清洁的区域向门外进行，从无菌区域到前室；②所有的清洁设备均应专用和每日消毒，使用后彻底冲洗、消毒；③用低棉纺抹布和稀释的消毒液，清洁所用的仪器设备、层流台的外表面等，一旦有证据表明细菌已对所用消毒液产生耐药性，则应立即更换消毒液。

（2）在进入洁净室前，应佩戴帽子、口罩，修剪指甲并洗手，穿着相应洁净服，戴无菌手套。

（3）当药品和物料从非控制室运送到洁净室前进行清洁和消毒，注意防止污染。

2. 无菌操作过程

（1）操作人员应面向无菌区，手臂应保持在腰部或操作台台面以上，不可跨越无菌区，并避免面对无菌区谈笑、咳嗽、打喷嚏。

（2）用无菌持物镊取用物品；无菌物品一经取出，即使未用，也不可放回无菌容器内；一套无菌物品仅供一次操作使用，以避免交叉感染。

（3）无菌操作整个过程中，一旦发现无菌物品疑有污染或已被污染，应予立即更换并重新灭菌。

3. 无菌物品保管

（1）无菌物品必须与非无菌物品分别放置。

（2）无菌物品不可暴露于空气中，应存放于无菌包或无菌容器，无菌包外须标明物品名称、灭菌日期，并按失效期先后顺序排放。

（3）定期检查无菌物品的灭菌日期及保存情况。灭菌包在未被污染的情况下保存期一般为 7 天，如过期或受潮应重新灭菌。

（二）静脉用药调配操作流程

1. 选用适宜的一次性注射器，拆除外包装，旋转针头连接注射器，确保针尖斜面与注射器刻度处于同一方向，将注射器垂直放置于层流洁净台的内侧。

2. 用75%乙醇消毒输液袋（瓶）加药处，放置于层流洁净台的中央区域。

3. 除去西林瓶盖，用75%乙醇消毒安瓿瓶颈或西林瓶胶塞，并在层流洁净台侧壁打开安瓿，应避免正对高效过滤器打开，以防药液喷溅到高效过滤器上。

4. 抽取药液时，注射器针尖斜面应朝上，紧靠安瓿瓶颈口抽取药液，然后注入输液袋（瓶）中，轻轻摇匀。

5. 溶解粉针剂时，用注射器抽取适量静脉注射用溶媒，注入粉针剂的西林瓶内，必要时可轻轻摇动（或置振荡器上）助溶。全部溶解混匀后，用同一注射器抽出药液，注入输液袋（瓶）内，轻轻摇匀。

6. 调配结束后，再次核对输液标签与所用药品名称、规格、用量，准确无误后，调配操作人员在输液标签上签名或盖章，记录调配时间，并将调配好的成品输液和空西林瓶与备份输液标签及其他相关信息一并放入框内，以供检查者核对。

7. 通过传递窗将成品输液送至成品核对区，进入成品核对和包装程序。

8. 每完成一组静脉用药调配操作，应立即清洁配置场所、台面，用清水或75%乙醇的无纺布擦拭台面，除去残留药液，移走与下批输液调配无关的药物、余液、注射器和其他物品。

调配完毕后，按调配操作规程规定的清洁消毒操作程序进行清洁消毒处理。

（三）静脉用药调配操作注意事项

1. 不得进行交叉调配操作。

2. 静脉用药调配所用的药品，如果非整瓶（支）用量，则必须在静脉用药标签上明显标识实际用量，以便校对。不影响质量、可多次重复使用的剩余药品，如胰岛素应按照药品说明书要求，置于准备区冷藏柜内存放，尽量缩短其室温存放时间。

3. 若两种以上粉针剂或注射液需加入同一输液时，必须严格按药品说明书要求和药品性质顺序加入；肠外营养液、高危药品和某些特殊药品的调配，应遵守相关的加药顺序操作规程。

4. 调配过程中，输液出现异常或对药品配伍、操作程序有疑问时，应停止调配、查明原因或与处方医师协商调整医嘱；发生调配错误应及时纠正，重新调配并如实记录。

（四）危害药物调配操作要点

危害药物调配时应拉下生物安全柜防护玻璃，前窗玻璃不可高于安全警戒线，以确保负压。

危害药物调配完成后，必须将留有危害药物的西林瓶、安瓿等单独置于适宜的包装内，与成品及静脉用药标签副联或者审方单（明细单）一并送出，以供核查。

调配危害药物用过的一次性注射器、手套、口罩及检查后的西林瓶、安瓿等废弃物，统一放置于专用塑料袋内，待当日调配工作结束后，封口，按规定统一处理。

（五）医嘱审核

主要审核：①患者是否对所用药物过敏？②给药剂量、频率、疗程是否正确？③是否有重复用药？

a. 同一药物医嘱有重复；b. 不同药物，但是含有相同成分的药物。④有无药物相互作用？a. 物理相互作用：配伍后发生物理化学反应；b. 药理相互作用：配伍后发生药理协同或者拮抗作用。

（六）在10min内将两组医嘱正确调配并记录，满分30分。

【实训思考】

1. 静脉调配过程中注意事项有哪些？
2. 静脉调配规程的主要内容包括哪些？
3. 静脉调配医嘱审查的主要内容是什么？

【实训报告】

完成医嘱审核并正确调配，考核合格。

【实训考核】

1. 无菌操作考核

序号	考核内容	考核要点	分数	评分标准	得分
1	操作规范	严格执行无菌操作，操作无污染	3	欠佳者酌情扣1~3分	
2	无菌操作前注意事项	正确说出无菌操作前准备；无菌操作过程；无菌物品保管。	4.5	错一个扣1.5分	
3	无菌调配操作规程	准确指出调配操作前准备；调配前的校对；静脉用药调配操作流程；调配操作中注意事项；危害药物调配操作要点。	7.5	错一个扣1.5分	
合计			15		

2. 医嘱审核考核

序号	考核内容	考核要点	分数	评分标准	得分
1	医嘱是否合理及原因	准确指出医嘱错误，并说明原因	2	错一个扣1分	
2	药品的分类	正确全面写出药品的分类	2	错一个扣1分 写出但分类不全扣0.5分	
3	适应证	正确全面写出药品的主要应用	3	写错一个扣1分，少一小项扣0.5分	
4	不良反应和禁忌证	正确全面写出药品的主要不良反应及禁忌证	4	写错一个扣2分，少一小项扣0.5分	
5	药物相互作用	正确全面写出两药的相互作用	4	不全扣1~2分	
合计			15		

附：参考调配医嘱

1. 胃切除术后患者，医嘱如下，审核后有何不妥？应如何建议临床修改医嘱？修改后再调配。

医嘱：5%葡萄糖注射液（500ml/袋）　　500ml

注射用脂溶性维生素Ⅱ　　1支

复方维生素注射液　　1支　i. v. g. t. t　q. d

审核意见及原因："注射用脂溶性维生素Ⅱ"与"复方维生素注射液"中均含有维生素A、维生素D_2、维生素E、维生素K_1，此医嘱为重复给药，建议选用其一即可。

2. 腹腔、盆腔混合严重感染患者，医嘱如下，审核后何不妥？应如何建议临床修改医嘱？修改后再调配。

医嘱：5%葡萄糖注射液（500 ml/袋） 500ml

氨苄西林舒巴坦钠（4.5g/支） 9.0g i.v.g.t.t b.i.d

审核意见及原因：①氨苄西林属β-内酰胺类抗生素，分子中存在不稳定的β-内酰胺环，在溶液中受溶液pH影响很大，易降解甚至产生聚合反应，生成致敏物质。临床在选用β-内酰胺类抗生素的溶媒时，应根据药物的理化性质，尽量选择与药物自身pH相接近的溶媒。此外，当溶媒用量过多、滴注时间过长，易发生水解反应和分子重排，导致β-内酰胺环开环而失去抗菌活性，亦会增加降解产物及致敏概率。一般溶媒量以50~100ml为宜，最多不超过250ml，滴注时间以控制在0.5~1小时为宜，且应现配现用。②氨苄西林舒巴坦钠在弱酸性葡萄糖溶媒中分解较快，易产生聚合物，增加过敏反应，建议选用近中性0.9%氯化钠注射液作溶媒。③氨苄西林舒巴坦钠半衰期短，需一日多次给药，建议每次4.5g间隔6小时一次给药效果更佳。

3. 慢性肝炎患者，医嘱如下，审核后有何不妥？应如何建议临床修改医嘱？修改后再调配。

医嘱：0.9%氯化钠注射液100ml

多烯磷脂酰胆碱注射液（232.5mg：5ml/支） 5ml i.v.g.t.t b.i.d

审核意见及原因：多烯磷脂酰胆碱注射液，含有大量的不饱和脂肪酸基，与电解质溶液配伍（如：0.9%氯化钠注射液、林格液等）会产生盐析作用，破坏乳剂，使脂肪凝聚进入血液，导致血管栓塞。配制静脉输液时，只能用不含电解质溶液稀释（如5%和10%葡萄糖注射液、5%木糖醇溶液）。若用其他输液配制，混合液pH不得低于7.5，配制好的溶液在输注过程中保持澄清。只可使用澄清的溶液。

4. 肝硬化患者医嘱如下，审核后何不妥？应如何建议临床修改医嘱？修改后再调配。

医嘱：5%葡萄糖注射液250ml

维生素K_1 20mg

注射用还原型谷胱甘肽（0.6g/支）1.8g i.v.g.t.t q.d

审核意见及原因：注射用还原型谷胱甘肽含有巯基，在体内具有活性氧化还原系统、激活巯基酶、解毒等重要作用，并参与体内多种重要的生化代谢反应。其说明书提示与甲萘醌有配伍禁忌，维生素K_1是植物甲萘醌，两者不能配伍使用。

（刘 娟）

附录　药物结构中常见的化学骨架及名称

名称	化学结构	名称	化学结构
环戊烷	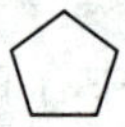	环己烷	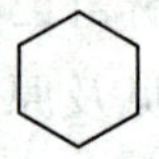
苯	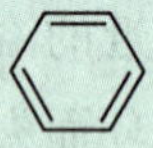	萘	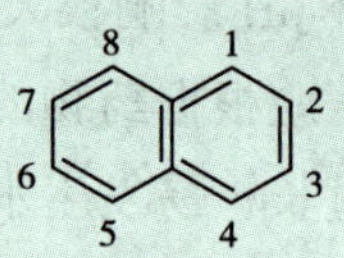
呋喃	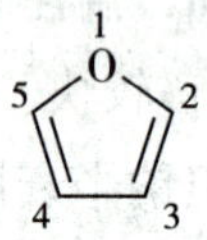	噻吩	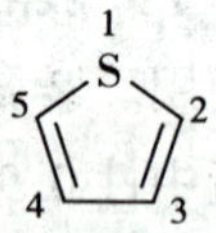
吡咯	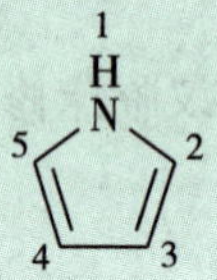	吡唑	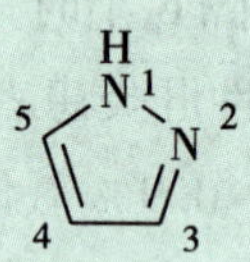
咪唑	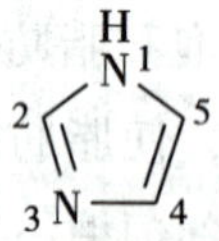	噁唑	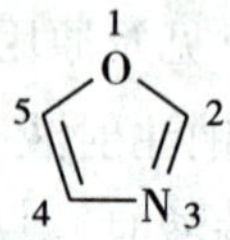
噻唑	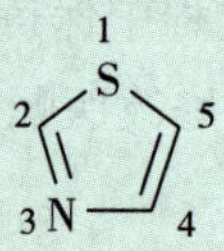	三氮唑 （1，3，4－三氮唑）	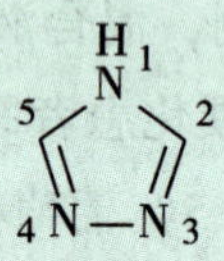
四氮唑 （1，2，3，4－四氮唑）	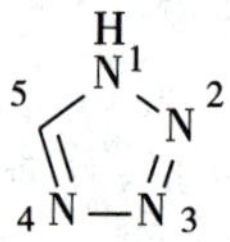	哌啶	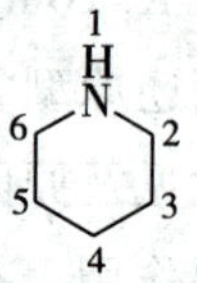
哌嗪	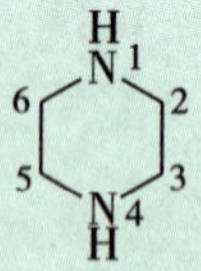	吡啶	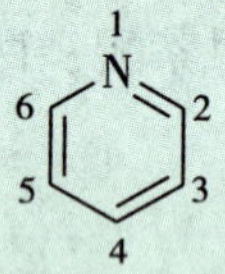
哒嗪	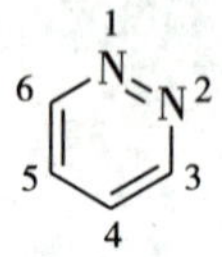	嘧啶	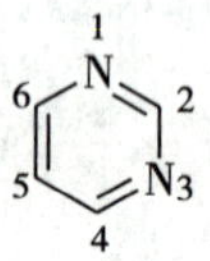
吡嗪	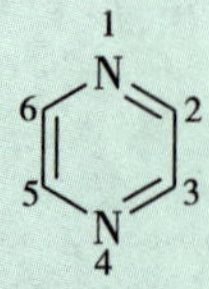	茚	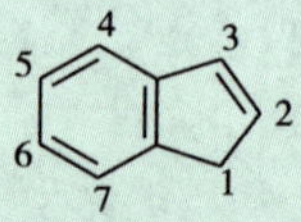
吲哚	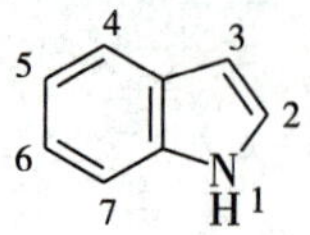	苯并咪唑	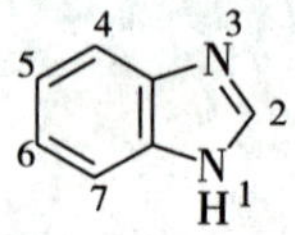

续表

名称	化学结构	名称	化学结构
喹啉	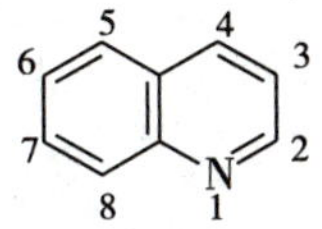	异喹啉	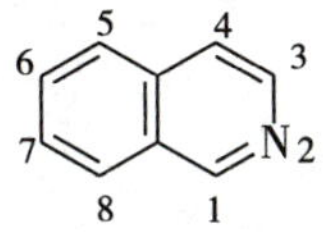
苯并嘧啶	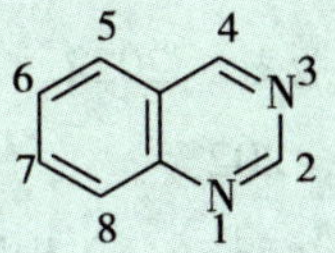	苯二氮䓬	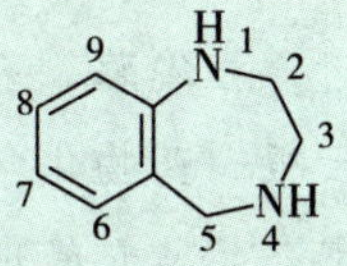
苯并噁唑	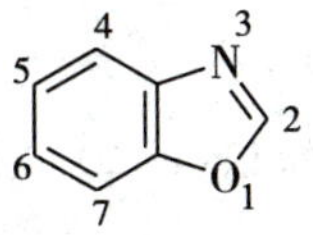	苯并噻唑	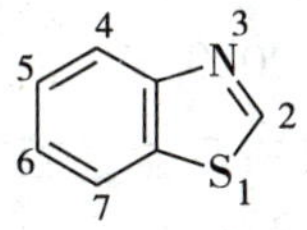
吩噻嗪	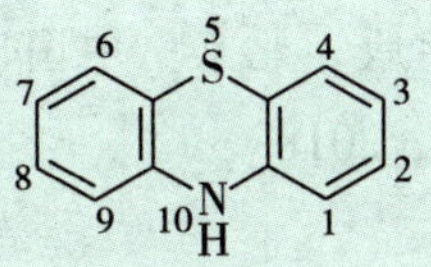	尿嘧啶	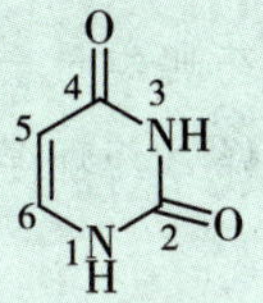
胸腺嘧啶	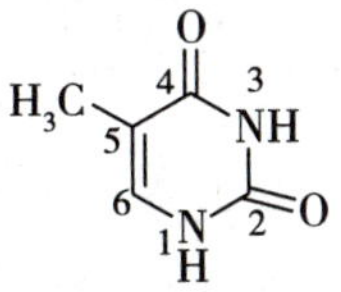	胞嘧啶	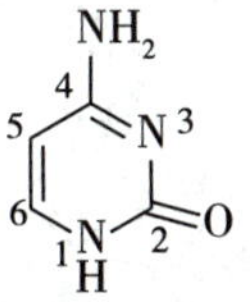
腺嘌呤	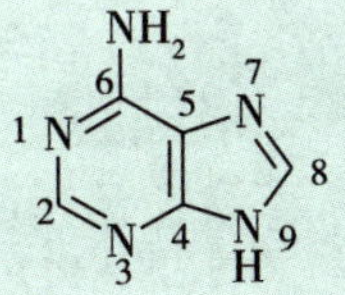	鸟嘌呤	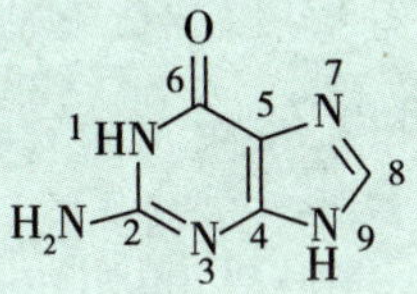
雌甾烷	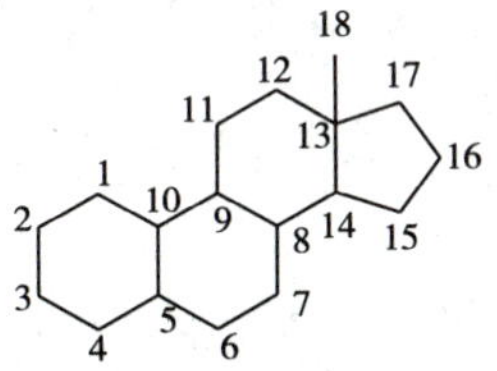	雄甾烷	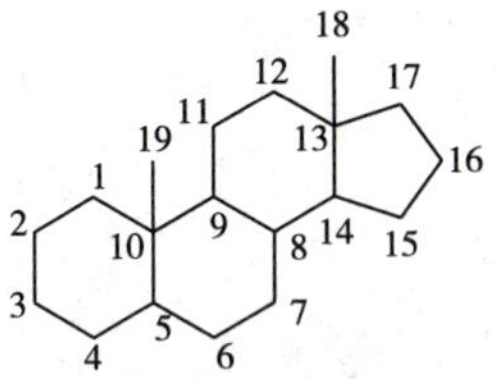
孕甾烷	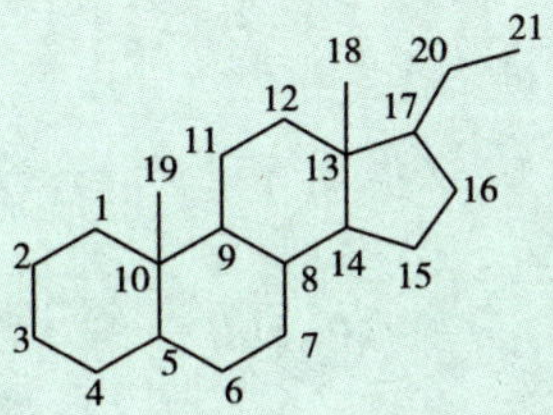		

（刘　刚）

参考文献

[1] 陈忠，杜俊蓉. 药理学［M］. 9版. 北京：人民卫生出版社，2022.

[2] 徐云根. 药物化学［M］. 9版. 北京：人民卫生出版社，2023.

[3] 国家药品监督管理局执业药师资格认证中心. 药学专业知识（一）［M］. 北京：中国医药科技出版社，2020.

[4] 国家药品监督管理局执业药师资格认证中心. 药学专业知识（二）［M］. 北京：中国医药科技出版社，2020.

[5] 国家药典委员会. 中华人民共和国药典［M］. 2020年版. 北京：中国医药科技出版社，2020.

[6] 杨宝峰. 药理学［M］. 9版. 北京：人民卫生出版社，2018.